Hermann Eberhard Richter, Adolf Winter

Schmidt's Jahrbücher der in- und ausländischen gesammten Medicin

Medicin

Jahrgang 1873

Hermann Eberhard Richter, Adolf Winter

Schmidt's Jahrbücher der in- und ausländischen gesammten Medicin
Jahrgang 1873

ISBN/EAN: 9783741125225

Hergestellt in Europa, USA, Kanada, Australien, Japan

Cover: Foto ©Lupo / pixelio.de

Manufactured and distributed by brebook publishing software
(www.brebook.com)

Hermann Eberhard Richter, Adolf Winter

Schmidt's Jahrbücher der in- und ausländischen gesammten

Medicin

SCHMIDT'S
JAHRBÜCHER

DER

IN - UND AUSLÄNDISCHEN

GESAMMTEN MEDICIN.

REDIGIRT

VON

Prof. Dr. HERMANN EBERHARD RICHTER
ZU DRESDEN,

UND

Prof. Dr. ADOLF WINTER
ZU LEIPZIG.

JAHRGANG 1873.

HUNDERT UND SECHZIGSTER BAND.

LEIPZIG, 1873.
VERLAG VON OTTO WIGAND.

JAHRBÜCHER

der

In- und ausländischen gesammten Medicin.

Bd. 160.   1873.   № 1.

A. Auszüge.

I. Medicinische Physik, Chemie und Botanik.

460. **Ueber die Darstellung salzfreier Albuminlösungen vermittelst der Diffusion; von Bernhard Aronstein in Dorpat.** (Arch. f. Physiol. VIII. p. 75—93. 1873.)

Angeregt durch die Angabe Graham's, dass es ihm gelungen sei, vollkommen aschenfreies Albumin darzustellen, einerseits, sowie durch den Widerspruch, den diese Angabe von Hoppe-Seyler und Kühne erfuhr, anderseits suchte A. nach einer Erklärung dieser sich widersprechenden Angaben und richtete seine Aufmerksamkeit auf einen Punkt, der bis jetzt noch wenig beachtet worden ist, nämlich auf die Beschaffenheit des zu benutzenden Pergamentpapiers. Veranlassung hierzu gab die Thatsache, dass in Betreff der Diffusionsfähigkeit des Hämoglobin sich gleichfalls entgegengesetzte Angaben in der Literatur finden. A. Schmidt hat behauptet, dass der Blutfarbstoff Diffusionsfähigkeit besitze, während Kühne und Preyer dieser Angabe entschieden widersprechen. Die Erklärung ist darin zu finden, dass Graham und Schmidt mit Papier aus einer u. derselben englischen Fabrik gearbeitet hatten, während Hoppe-Seyler, Kühne und Preyer sich eines deutschen Fabrikates bedient hatten. A. machte Versuche mit deutschem und feinem englischen. Durch das deutsche Papier drang kein Hämoglobin, während dasselbe durch das englische leicht hindurchtrat. Ganz dieselben Erfahrungen machte A. bei Versuchen, Eiweiss von den beigemengten Salzen durch Diffusion zu trennen; nur mit dem englischen Papier gelang dieses vollkommen, während das deutsche nicht bessere Resultate gab, als sie von Hoppe-Seyler und Kühne erzielt wurden.

Bei Anstellung der Diffusionsversuche wurden die von Graham angegebenen Regeln genau beobachtet. Die Flüssigkeitschicht innerhalb der Zelle war stets so dünn, dass sie den Boden derselben nur eben bedeckte; die Membran vegetabilischen Pergaments brauchte trotzdem nicht sehr gross zu sein, da zur Feststellung der abweichenden Reaktionen des reinen Eiweisses wenige Cubikmillimeter der betreffenden Flüssigkeit hinreichten. Das äussere Wasser wurde 2—3mal täglich gewechselt.

Als Eiweisslösungen benutzte A. sowohl das Blutserum als das Hühnereiweiss. Stets wurde das Volum des Blutserums, resp. der Eiweisslösung, vor und nach der Dialyse gemessen und hierdurch die Menge des während der Dialyse zur Eiweisslösung getretenen Wassers bestimmt. Die Wasserzunahme auf dem Dialysator erreichte höchstens 50% des Volums der Eiweisslösung.

Sämmtliche, zu einem Diffusionsversuche gehörenden Diffusate wurden zusammengegossen und auf dem Wasserbade eingeengt. Es gerannen dadurch geringe Eiweissmengen, welche stets in das Diffusat hinübertraten. Die Diffusate reagirten neutral oder alkalisch. In denselben liessen sich ohne weiteres Kochsalz, schwefels. Natron, sowie phosphor- und kohlens. Alkalien nachweisen; dagegen bewirkte selbst starke Uebersättigung mit Ammoniak keine Fällung phosphors. Erden.

In dem Diffusat sind ferner die diffusiblen stickstoffhaltigen Extraktivstoffe des Blutserums u. Eiereiweisses enthalten. Die Flüssigkeit hinterlässt beim Trocknen einen gelbbraunen, nicht unbeträchtlichen Rückstand, der beim Verbrennen Ammoniak entwickelt. Nimmt man nach dem Verbrennen die löslichen Aschenbestandtheile in heissem Wasser auf, so bleibt ein in Salzsäure löslicher Rückstand, der aus phosphors. Erden und überschüssigem Kalk besteht. Es gehen also in das Diffusat sowohl die in Wasser löslichen als trotz der alkalischen, resp. neutralen Reaktion desselben, auch die darin unlöslichen Blutsalze über. Da die unlöslichen Salze so gut als die löslichen bei ganz gelungenen Diffusionsversuchen ihrer ganzen Menge nach in das Diffusat übergehen, so folgt daraus, dass von einer Verbindung der erstern mit den Eiweisskörpern des Serums oder des Eiereiweisses, durch welche ihre Auflösung in diesen Flüssigkeiten bewirkt würde, nicht wohl die Rede sein kann; die Erdphosphate müssen in einer in Wasser löslichen diffusionsfähigen Verbindung mit einer organischen Substanz stehen, welche nicht zu den Eiweisskörpern gehört.

Nach beendeter Diffusion findet man das Serum sowohl als die Eiereiweisslösung immer stark von einem feinkörnig ausgeschiedenen Eiweisskörper getrübt. Dieser abfiltrirbare Niederschlag ist nichts anderes als fibrinoplastische Substanz oder Paraglobulin, welche sowohl im Serum als im Hühnereiweiss regelmässig vorkommen.

Verdünnt man eine durch Dialyse gereinigte und filtrirte Albuminlösung mit 8—10 Theilen dest. Wasser, ändert sie schwach an und kocht, so bleibt sie völlig klar; ebenso erleidet sie nicht die mindeste Veränderung durch Zusatz grosser Mengen Alkohol. Concentrirt man das Diffusat auf ein möglichst kleines Volumen und mischt es wieder zu der aus der Diffusionszelle gewonnenen Eiweisslösung, so hat dieselbe ihre frühern Eigenschaften wieder erlangt; sie gerinnt nun wieder beim Kochen und bei Zusatz von Alkohol.

Das reine Serum, resp. Eialbumin, ist also weder in der Hitze, noch im Alkohol coagulabel; die allbekannte Wirkung dieser Agentien auf die natürlichen Albuminlösungen beruht auf ihrem Gehalt an krystalloiden Substanzen. Setzt man zu den salzfreien Albuminlösungen etwas Kochsalz oder Chlorkalium, Jodkalium, Jodnatrium, schwefelsaure Magnesia etc. und kocht nun, so gerinnt das Eiweiss vollständig, ebenso entsteht durch Zusatz von Alkohol ein Niederschlag. Die Coagulirbarkeit des Albumins ist also abhängig von dem Gehalt der natürlich vorkommenden Lösungen dieser Substanz an löslichen Salzen. Man erkennt diess auch daraus, dass, wenn während des Diffusionsversuches von Zeit zu Zeit kleine Mengen aus dem Dialysator gewonnen werden, die durch Kochen erzeugten Albuminfällungen jedes Mal unbedeutender werden. Bringt man in eine durch Diffusion salzfrei gemachte Albuminlösung Kochsalz in sehr kleinen, aber steigenden Mengen, so erhält man eine Reihe von Flüssigkeiten, die in umgekehrter Ordnung alle Stadien der Hitze, resp. Alkoholfällung, von der Opalescenz bis zur Ausscheidung sämmtlichen Albumins zeigen. Der zur Coagulirung des ganzen Albumingehaltes des Blutserums oder der Hühnereiweisslösungen als Minimum erforderliche Kochsalzzusatz ist viel geringer als der gewöhnliche Salzgehalt dieser Flüssigkeiten.

Liess A. Eiweisslösungen, nachdem sie in 3 Tagen vollkommen salzfrei waren, noch einige Tage länger im Dialysator stehen, so wurden sie mit dem Eintritt der Zersetzung wieder durch Alkohol und Hitze fällbar. Diese Wiederkehr der Fällbarkeit erklärt sich einfach aus dem durch die Zersetzung bedingten Auftreten von Salzen, namentlich von Ammoniaksalzen, unter welchen das kohlens. Ammonium besonders geprüft und eben so wirksam wie das Kochsalz gefunden wurde.

Bekanntlich unterscheiden sich das Serum und Eieralbumin dadurch von einander, dass aus der Eialbuminlösung das Albumin durch Aether gefällt wird, nicht aber aus dem Serum. In vollkommen salzfreiem Zustande zeigen nun die beiden Lösungen gerade entgegengesetztes Verhalten gegen Aether. Bringt man aber in die salzfreien Ei-, resp. Serum-Albuminlösungen nur eine Spur Kochsalz, so stellt sich das frühere Verhalten wieder ein.

Als Ergebniss seiner Untersuchungen stellt A. folgende Sätze auf.

1) Das Albumin ist ein vollkommen in Wasser löslicher Körper, zu dessen Auflösung in den thierischen Flüssigkeiten weder die löslichen, noch die unlöslichen Salze derselben irgend etwas beitragen.

2) Das reine Albumin wird weder durch Siedehitze, noch durch Alkohol gefällt; die durch diese Agentien bewirkte Gerinnung desselben ist durch den Salzgehalt seiner natürlichen Lösungen bedingt.

3) Es existirt keine Verbindung des Albumins mit den unlöslichen Salzen der thierischen Körperflüssigkeiten, welcher diese Salze ihre Auflösung in den letztern verdanken; vielmehr werden dieselben durch Vermittlung einer im Blutserum sowohl als im Eiereiweiss enthaltenen organischen Substanz in Lösung erhalten, welche nicht zu den Eiweisskörpern gehört.

4) Neben dem Albumin enthalten das Blutserum und das Eiereiweiss einen andern wesentlich von demselben unterschiedenen, in Wasser unlöslichen, durch die krystalloiden Bestandtheile dieser Flüssigkeiten gelösten Eiweisskörper, — die fibrinoplastische Substanz oder das Paraglobulin.

5) Das reine Serumalbumin wird durch Aether gefällt, nicht aber das reine Eialbumin; bei Gegenwart von Salzen ist die Wirkung des Aethers die umgekehrte.   (Gscheidlen.)

461. Ueber einige chemische Reaktionen des thätigen und unthätigen Muskels; von Dr. Paul Grützner. (Arch. f. Physiol. VII. 4 u. 5. p. 254. 1873.)

Ausgehend von der Thatsache, dass der Muskel während seiner Thätigkeit Sauerstoff verbraucht, brachte G. denselben während oder nach seiner Thätigkeit mit Körpern zusammen, die leicht Sauerstoff abgeben, um zu sehen, ob auch diese ihres Sauerstoffs beraubt würden. Er operirte zuerst mit Indigo, der in concentr. Lösung einem Frosche entweder in das Herz oder in die Bauchvene eingespritzt wurde. Als das Thier gleichmässig blau gefärbt war, wurde der Ischiadicus der einen Seite durchschnitten, während der andere tetanisirt wurde. Nach einiger Zeit wurde nachgesehen, ob der Indigo reducirt worden war und sich diess an der Farbe zu erkennen gab, allein die Resultate waren nicht constant. Auch eine andere Art, die Einwirkung des Muskels auf den Indigo zu prüfen, nämlich Zerreiben der betreffenden Muskeln in einer verdünnten Indigolösung und nachträgliches Filtriren hatte dieselben schwankenden Resultate.

G. experimentirte daher mit Pyrogallussäure, welche bekanntlich leicht Sauerstoff aufnimmt. Die Wadenmuskeln eines Frosches wurden herauspräparirt, der eine hiervon 5 Min. mit Intervallen tetanisirt, der andere für sich in einer feuchten Kammer eben so lange aufbewahrt. Alsdann wurden beide gesondert mit $\frac{1}{2}\%$ Pyrogallussäure verrieben und die Emulsionen filtrirt. Es zeigte sich dabei ausnahmslos das Filtrat des thätigen Muskels wasserhell bis hellgelb, das des unthätigen aber bräunlich.

Noch auffälliger tritt ein Unterschied in der Reaktion der beiden Muskeln ein, wenn man statt der reinen Pyrogallussäure eine Mischung von Pyrogallussäure und einer Spur eines Eisenoxydulsalzes anwendet. Zerreibt man diese Mischung mit einem thätig gewesenen und einem unthätigen Muskel, so erscheint das Filtrat des thätigen Muskels hell violett, das des unthätigen rothbraun. Ersteres behält ziemlich lange seine Farbe, letzteres bräunt sich an der Luft immer mehr, so dass der Unterschied der Farben in den beiden Flüssigkeiten nach einigen Minuten noch auffälliger wird.

Hiernach läge es nun nahe, auch dem thätigen Muskel, der jene Mischung bläut wie jedes andere reducirende Mittel, eine reducirende Wirkung auf jene Flüssigkeit zuzuschreiben, um so mehr, da er durch seine Thätigkeit Sauerstoff verbraucht hat und ja auch aus dem arteriellen Blute oder übermangansaurem Kali sich durch Sauerstoffaufnahme restituirt. Allein es ist aus diesem Resultate nicht auf eine Reduktion zu schliessen, vielmehr ist die Violettfärbung durch den thätigen Muskel der Anwesenheit einer grössern Menge milchsauren Alkali's im thätigen Muskel zuzuschreiben, wie darauf bezügliche Versuche ergeben. (Gscheidlen.)

462. Beiträge zur Kenntniss der Glykogenbildung in der Leber; von Dr. Erwin Schoopffer. (Arch. f. experiment. Pathol. u. Pharmakol. I. p. 73—79. 1873.)

Cl. Bernard giebt an, dass man bei Thieren nach Injektion einer Zuckerlösung in einen Zweig der V. port. keinen Zucker im Harn findet, während der Harn nach Injektion von Zucker in eine Körpervene zuckerhaltig wird. Da über diesen Gegenstand nur 2 Experimente existiren, so unternahm es S. auf Veranlassung von Naunyn Versuche nach dieser Richtung anzustellen. Zu den Versuchsthieren wurden kräftige Kaninchen gewählt, denen Zucker an einem Tage in die V. cruralis, am andern in einen Zweig der V. mesenterica eingespritzt wurde. Wurde die Injektion vorsichtig und langsam in die V. mesenter. ausgeführt, so fand sich kein Zucker im Harn, während der in die V. crural. injicirte Zucker fast vollständig im Harn wiedergefunden wurde. Injicirt man die Zuckerlösung in die V. mesent. zu rasch, oder zu viel derselben, so ist Zucker im Harn nachzuweisen, sonst wird der Zucker in der Leber zurückbehalten, wie auch schon Tscherinow nachgewiesen hat, dass nach Fütterung mit Zuckerstoffen sich Glykogen in der Leber bildet.

Nach S. beruht die Bildung des Glykogens aus Zucker auf einer Wasserabgabe, einem Process, dem man im Thierkörper, und zwar gerade in der Leber, öfters begegnet. Vom chemischen Standpunkte sind keine Bedenken gegen die Glykogenbildung aus Zucker vorzubringen. Das Glykogen ist ein Anhydrid der Dextrose und bei Behandlung mit Säuren und Fermenten geht es unter Wasseraufnahme in dieselbe über.

Die Angabe von Eichhorst, dass nach Injektion von zuckerhaltigen Flüssigkeiten in das Rectum fast die ganze injicirte Zuckermenge im Harn wieder erscheint, konnte S. nicht bestätigen. Er bekam zwar öfters bei der Harnprobe auf Zucker einen gelblichen Niederschlag, bestimmbare Mengen von Zucker aber liessen sich nicht nachweisen. Auch macht S. darauf aufmerksam, dass Hundeharn sehr häufig normaler Weise Zucker enthält. (Gscheidlen.)

463. Alkohol im Gehirn Berauschter; von Dr. H. F. Kuyper. (Nederl. Tijdschr. v. Geneesk. I. Afd. 1. p. 1. 1871.)

Vf., Lehrer der Chemie in Zwolle, hatte vom Gerichte den Auftrag erhalten, zu untersuchen, ob eine Ertrunkene im berauschten Zustande in das Wasser gekommen sei. Der Leichnam war um 10 Uhr Morgens aufgefunden worden, nachdem die Person am vorhergehenden Abend um 8 Uhr von Zwolle fortgegangen war, um sich zu ihrer ½ Std. von der Stadt entfernt wohnenden Dienstherrschaft zu begeben. Bei der Sektion der Leiche, welche Abends 7 Uhr, also muthmaasslich 22 Std. nach dem Eintritt des Todes, stattfand, wurde der Magen mit seinem Inhalte in eine wohlverschlossene Flasche gegeben, und gleich am folgenden Morgen schritt der Vf. zur chemischen Untersuchung. Ausserdem war auch das Gehirn aus der Leiche genommen u. für die chem. Untersuchung zurückbehalten worden.

Beim Eröffnen der Flasche zeigte sich ein deutlicher Alkoholgeruch, der auch bereits bei der Sektion wahrgenommen worden war. Magen und Mageninhalt wurden mit kohlensaurem Natron neutralisirt und in eine grosse Retorte gegeben, die mit einem Liebig'schen Refrigerator für durchströmendes kaltes Wasser in Verbindung stand, und an dieselbe wurde ein in schmelzendem Eis stehender Recipient angefügt. Die Retorte wurde im Wasserbade erhitzt, und es wurden zunächst 22 C.-Ctmtr. (A) überdestillirt. Dann kam die Retorte in ein Oelbad und bei 120° C. wurden nach einander noch 5 Destillate genommen, nämlich B — 49 C.-Ctmtr., C — 42 C.-Ctmtr., D — 122 C.-Ctmtr., E — 270 C.-Ctmtr. und F — 120

C.-Ctmtr. Die geringen Mengen der einzelnen Destillate
gestatteten nicht die Benutzung des Aræometers, das spec.
Gew. derselben wurde daher bei 15°C. mittels des Pikro-
meters bestimmt, und danach wurden die Gewichtspro-
cente Alkohol in denselben berechnet, nämlich:

A — 0.9780 sp. Gew. enthielt 14.6 Alkohol
B — 0.9740 „   „   „   16.1
C — 0.9810 „   „   „   12.4
D — 0.9909 „   „   „   5.3
E — 1.0000 „   „   „   —
F — 1.0000 „   „   „   —

Für die 618 C.-Ctmtr. der gesammten Destillate aus Magen und Magenhalt berechnet Kuyper dann 22.1 C.-
Ctmtr. Alkohol.
    Als das Gefäss, worin das Gehirn seit 20 Std. auf-
bewahrt war, geöffnet wurde, verbreitete sich ein
schwacher Alkoholgeruch. Das Gehirn wurde in einer
Retorte auf ein Oelbad gebracht, und es wurden nach
einander 7 Destillate davon genommen, deren Gesammtmenge 930 C.-Ctmtr. betrug. Das erste bei 110° C. erhaltene Destillat betrug 22 C.-Ctmtr., hatte ein sp. Gew.
von 1.0017 und enthielt sehr wenig Alkohol. Die nachfolgenden Destillate waren bei 130° C. übergegangen;
das sp. Gew. betrug für das 2., 3. und 4. je 0.9970,
0.9960, 0.9990, für die 3 letzten 1.0000, die mithin gar
keinen Alkohol mehr enthielten. Die Alkoholmenge in
allen 7 Destillaten zusammen berechnet Kuyper auf
2.76 C.-Ctmtr.
    Das im Vergleiche mit dest. Wasser geringere spec.

Gew. der ersten Destillate vom Magen und vom Gehirn
glaubt nämlich Kuyper deshalb auf einen Alkoholgehalt
beziehen zu dürfen und nicht etwa auf einen durch vor-
gängige Zersetzung herbeigeführten Ammoniakgehalt, weil
die Entnahme der Theile aus der Leiche und ihre Untersuchung frühzeitig genug erfolgte. Auch gelang es Vf.,
aus jenen Gehirndestillaten, die sich durch ihr geringeres
sp. Gew. auszeichneten, unter Benutzung eines Refrige-
rators ein paar Tropfen Flüssigkeit isolirt zu sammeln,
die ganz gut verbrannten. Wenn übrigens das erste 22
C.-Ctmtr. betragende Destillat vom Gehirn ein höheres
sp. Gew. zeigte als dest. Wasser, so mag dies vielleicht
davon herrühren, dass zu allererst auch andere flüchtige
Stoffe mit übergehen, die schwerer sind als Wasser, ganz
abgesehen davon, dass diese erste Destillatprobe bei
niedrigerer Temperatur überging als die übrigen.

    Die neuern Untersuchungen haben bekanntlich
zu der Annahme geführt, dass der Alkohol innerhalb
des thierischen Organismus zum allergrössten Theil
zersetzt werde und dass nur Minima desselben wiederum aus dem Organismus austreten. Im vorstehenden Falle, wo die Untersuchung früher ausgeführt werden konnte, als es sonst wohl beim Menschen zu geschehen pflegt, wurde doch noch eine
verhältnissmässig grössere Menge desselben im Ge-
hirne nachgewiesen.   (Theile.)

II. Anatomie u. Physiologie.

464. Die Entwickelungsgeschichte der
Gelenke; von A. H. Schoemaker. (Nederl.
Tijdschr. v. Geneesk. 1. Afd. 14. 15. 1872.)
    In der vorliegenden Abhandlung wird zuvörderst
nach Luschka dargelegt, dass in dem ursprünglich continuirlichen Knorpelskelette durch das Auftreten von Trennungslinien, denen ein Flüssigwerden
der Intercellularsubstanz des Knorpels und wahrscheinlich auch der Uebergang von Chondrin in albu-
minöse Substanz zu Grunde liegt, die Bildung der
Gelenke eingeleitet wird. Die Synovialmembran
geht aus dem an der Trennungslinie vorhandenen
Perichondrium hervor: dieselbe bildet zunächst einen
cylindrischen Sack, der vom Rande der einen Gelenkfläche zum Rande der andern Gelenkfläche geht, was
aber bei den zusammengesetzten Gelenken sich mit
der Zeit ändert, indem die Gelenkflächen selbst allmälig ihre den Bewegungen des Gelenks entsprechenden Formen annehmen. Die meisten Gelenke,
namentlich an den Gliedmaassen, bilden sich in dieser Weise sehr frühzeitig; manche Gelenke aber entwickeln sich auch erst spät, z. B. die Costosternal-
gelenke erst in den letzten Wochen des Fötallebens.
Nach Hueter sollen sich die untersten Costoverte-
bralgelenke selbst erst in den ersten Lebensjahren
bilden; dagegen will Vf. diese Gelenke schon bei
einem 5monatlichen Fötus gebildet angetroffen
haben.
    Eine schon ältere Angabe Toynbee's (Philos.
Transact. 1841), dass nämlich in einem gewissen
Zeitraume des Fötallebens an den meisten Gelenken
von der Anheftungsstelle der Synovialmembran ein
dünnes gefässreiches Häutchen auf die knorpelige

Gelenkoberfläche sich fortsetzt, das nach der Geburt
geschwunden zu sein pflegt, kann Sch. nach seinen
Untersuchungen an 3 bis 4 Mon. alten Fötus nur bestätigen. Sobald übrigens in einer spätern Lebenszeit eine Entzündung der Synovialmembran auftritt,
kehrt jenes fötale Aussehen wieder; von der Anheftungsstelle der Synovialmembran aus setzen sich
Gefässe über die knorpelige Gelenkfläche fort, gleichwie beim Pannus die Gefässe der Conjunctiva in die
oberflächlichen Hornhautschichten sich fortsetzen,
weshalb man auch diese Form der beginnenden Gelenkentzündung als Synovitis pannosa bezeichnet.
    Ganz speciell erläutert dann Sch. die Entwicke-
lung des zum Hüftgelenke gehörigen Abschnitts des
Femur. Beim Fötus aus dem 5. Monate steht die
Spitze des Trochanter major gleich hoch, wie der
oberste Umfang des Caput femoris. Der gerade
nach innen gewandte Kopf des Knochens ist durch
eine Grube vom Trochanter major getrennt. Das
vom Rande des Acetabulum entspringende Kapselband inserirt sich oben in jene Grube, tritt aber
theilweise auch mit dem Schenkelkopfe selbst in
Verbindung. Auf dem durch das obere Ende des
Femur geführten frontalen Durchschnitte gewahrt
man, dass die Grenze der Schenkelbeinverknöche-
rung noch unterhalb oder ausserhalb der Anheftungs-
linie befindlich ist. Am Kapselbande ist der
vordere Theil, welcher vom Acetabulum entspringt
und das Ligam. Bertini darstellt, bereits entschieden
dicker und stärker gespannt, aber noch so kurz, dass
die vollständige Streckung des Femur ohne Zerreissung dieses Randes oder ohne Umbiegung der jetzt
ganz nachgiebigen festen Theile nicht zu Stande

kommen kann. Das Labrum cartilagineum ist bereits gut entwickelt. (Das *Schultergelenk* scheint beim Neugebornen in der Entwickelung noch nicht weiter vorgeschritten zu sein, als das Hüftgelenk beim 5monatl. Fötus, insofern hier die Gelenkkapsel auch noch mit dem Caput humeri in Verbindung steht.)

Die Vergleichung des obern Endes des Femur beim Neugebornen und beim Erwachsenen ergiebt dann Folgendes. Jener Theil des Knochens, der als dessen Hals bezeichnet wird, ist beim Neugebornen noch nicht vorhanden. Eine nach oben sichtbare Einschnürung zwischen Trochanter major und Caput femoris setzt sich zwar auf der Hinterseite fort, nicht aber auf der Vorder- und Unterseite, wo der Kopf ganz unmerklich in die Oberfläche des Femur übergeht. Der Hals ist noch ganz kurz und der Kopf des Knochens hat eine andere Stellung. Wollte man letzteren vom Schenkelknochen abtrennen, so würde die Schnittfläche der Längsachse des Schenkelknochens ziemlich parallel verlaufen, wogegen sich dieselbe beim Erwachsenen mehr der Horizontalen nähern würde. Der Schenkelkopf sitzt also beim Neugebornen gleichsam dem Femur auf, wird dagegen beim Erwachsenen vom obersten Theile des Femur getragen. Die Spitze des Trochanter major und die oberste Wölbung des Caput femoris liegen beim Neugebornen noch immer in gleicher Höhe, während beim Erwachsenen eine die Spitze des Trochanter major berührende Horizontale etwa den Mittelpunkt des kugelförmigen Gelenkkopfs trifft. Vergleicht man die Verhältnisse beim Neugebornen mit jenen beim 5monatl. Fötus, so zeigt sich eine wesentliche Veränderung in Betreff des Halses. Die Spitze des Trochanter major und die oberste Wölbung des Caput femoris liegen auch jetzt noch ziemlich in gleicher Höhe und die obere Grube zwischen beiden Theilen gleichwie die Anheftungsstelle des Kapselbandes sind unverändert geblieben. Am Frontaldurchschnitte des Gelenks gewahrt man aber, dass die Verknöcherungsgrenze innen und unten bereits 3—4 Mmtr. über jene Anheftungsstelle weg in die Kapsel hinein fortgerückt ist.

Das Knochenwachsthum schreitet hier nicht gleichmässig an der Verknöcherungsgrenze fort, sonst müsste die Knochenablagerung gleichzeitig im Trochanter major und im Caput femoris erfolgen. Dass dem nicht so ist, zeigen Frontaldurchschnitte des Hüftgelenks von im Alter weiter Vorgeschrittenen. An der Unterseite des Halses schreitet die Verknöcherung der Diaphyse rascher fort und der Verlauf der Verknöcherungsgrenze wird ein anderer. Während diese beim Neugebornen und selbst noch beim 8jähr. Kinde eine bogenförmigen Verlauf hat, so bildet sie bei einem 13jähr. Knaben mehr eine gerade Linie, die von oben nach unten und innen verläuft. Zwischen Trochanter major und Caput femoris besteht aber noch immer eine Knorpelbrücke beim 8jähr. Kinde. Erst wenn diese Brücke verknöchert, ist die obere Epiphyse des Femur in 2 be-

sondere Stücke, in den Trochanter major und das Caput femoris, zerfallen, deren Verknöcherung mittels besonderer Knochenkerne sich weiterhin vollendet. Das Kapselband seinerseits hat während dieser Entwicklung die gleiche Anheftung behalten, nämlich oben an der Basis des Trochanter major, unten am Winkel zwischen Hals und Körper des Schenkelknochens. Dadurch ist aber nicht blos der Kopf des Schenkelbeins, sondern auch dessen Hals innerhalb der Kapsel zu liegen gekommen.

Die Häufigkeit der *Entzündung des Hüftgelenks in der früheren Lebenszeit* erklärt sich nach Sch. aus dem grösseren Gefässreichthume und dem stärkeren Stoffwechsel der im Wachsthume begriffenen Knochen. Bei schwächlichen, scrofulösen Kindern bedarf es nur eines mässigen Reizes, um die physiologische Hyperplasie in eine pathologische, in Entzündung überzuführen. Der Hauptgrund indessen, warum während des schnellen Knochenwachsthums Entzündungen des Hüftgelenks so häufig vorkommen, ist darin gelegen, dass die Verknöcherungslinie des Halses nach innen von der Insertion der Kapsel sich befindet. Wenn an der Verknöcherungsgrenze die physiolog. Hyperplasie sich zur Ostitis gestaltet, so kann bei andern Gelenken, wo jene Grenze ausserhalb der Kapselinsertion liegt, eine Periostitis entstehen und ein Abscess unter der Beinhaut sich bilden, ohne dass das Gelenk selbst in den Krankheitsprocess hinein gezogen wird. Beim Hüftgelenke dagegen wird durch eine solche Ostitis nicht die Beinhaut afficirt, sondern die Synovialhaut, und somit entwickelt sich daraus eine Gelenkentzündung. (Am *Ellenbogengelenke* verhält sich das Kapselband zur Verknöcherungslinie in ähnlicher Weise, und es müssen wohl auch die häufigeren Entzündungen dieses Gelenks in früherer Lebenszeit auf diesen Umstand zurückgeführt werden.)

Zum Schlusse gedenkt Sch. noch der Unvollendetheit des *Kniegelenks* sowohl als des *Ellenbogengelenks beim Neugebornen*.

Bekanntlich bemühen sich die Kinderwärterinnen, die im Knie gebogenen Beinchen ihrer Pfleglinge in die gestreckte Stellung zu bringen und gewaltsam, zu deren Qual, durch Windeln darin zu erhalten. Die gebogene Haltung mag zum Theil davon herrühren, dass die Beugemuskeln auf der Hinterseite des Knies in Folge des bisherigen andauernden Gebogenseins etwas verkürzt sind, sicherlich aber hat auch der Umstand daran einen wesentlichen Antheil, dass die Kniescheibe zur Zeit noch eine andere Configuration hat, als beim Erwachsenen. Ihre Hinterfläche ist nicht eben oder sanft gebogen, sondern oben und unten eingedrückt, so dass der ganze Knorpel keilförmig zwischen Femur und Tibia sich eindrängt. Die Normalform stellt sich erst allmälig her, indem die Kniescheibe auf dem Femur auf und ab gleitet.

Die Verhältnisse des Ellenbogengelenks sind beim Neugebornen auch noch nicht die nämlichen, wie beim Erwachsenen. Neugeborne und junge

Kinder halten die Arme immer in gebogener Stellung und können dieselben auch nicht vollständig strecken. Der Grund dafür liegt darin, dass der Oberarmknochen gleich oberhalb des Ellenbogengelenks kaum dünner ist, als in der Mitte seines Körpers, denn die Fovea posterior und die Fovea anterior sind hier noch unvollständig ausgebildet. Erst durch das postfötale continuirlich wiederholte Andrängen des Olekranon auf der Hinterseite, des Proc. coronoideus auf der Vorderseite nehmen diese Gruben an Tiefe zu, manchmal selbst so sehr, dass ein den Oberarmknochen durchsetzendes Loch beim Erwachsenen angetroffen wird. (Theile.)

465. Die Nerven der Gallenblase; von Dr. Leo Gerlach in Heidelberg. (Med. Centr.-Bl. XI. 36. 1873.)

Bei allen untersuchten Thieren (Schaf, Schwein, Kaninchen, Meerschweinchen, Maus, Huhn, Ente, Frosch) liess sich ein mit Ganglien versehener Nervenplexus nachweisen, der theils zwischen der Serosa und der Muscularis, theils in der letztern liegt.

Am leichtesten ist dieser Plexus in der Gallenblase des Meerschweinchens zu verfolgen, wo sich nach Behandlung mit Müller'scher Flüssigkeit oder mit verdünnten Lösungen von doppeltchromsauren Salzen die Mucosa sowohl als die Serosa leicht ablösen lassen, und die nun übrig bleibende Muscularis zur Untersuchung ganz geeignet ist. Beim Meerschweinchen nun verlaufen die zur Gallenblase tretenden Nerven in dem Bindegewebe des Ductus choledochus und cysticus und geben an diese und an den Duct. hep. kleinere Aeste ab, welche mit einander anastomosiren und so Nervengeflechte bilden, die schon Ganglienzellen enthalten. Vom Gallenblasenhalse aus verlaufen die Nerven an der Seite der grössern Gefässe nach dem Fundus vesicae hin. Im 1. Drittel dieses Verlaufes kommen seitliche Verbindungsäste vor, aber noch keine Nervenzellen. Diese fangen erst am 2. Dritttheil an, sich zwischen die einzelnen Nervenfasern einzuschieben, oder sich seitlich an ein Nervenstämmchen anzulegen. Theilt sich ein Nervenstämmchen dichotomisch, so lagern sich Ganglienzellen zwischen die getheilten Hälften des Stämmchens, manchmal nur eine, meistens jedoch mehrere; doch fehlen diese Zellen auch wohl gänzlich. Die Anzahl der Zellen in den Knotenpunkten wächst in dem Maasse, als die Nervenstämmchen schwächer werden und sich dem Fundus mehr nähern. Man trifft dann auch häufiger einzelne Ganglienzellen, welche sich seitlich an Nervenfasern anlegen.

Aus diesem durch stärkere Nervenstämmchen gebildeten Nervennetze geht aber ein sekundäres Nervennetz ab, welches mehr der Muscularis selbst angehört. Die Aestchen dieses sekundären Netzes enthalten meistens nur halb so viele Nervenfasern als jene des primären. An den Abgangstellen dieser Aestchen befinden sich gewöhnlich 1 oder 2 Ganglienzellen. Die Knotenpunkte des sekundären Netzes werden in überwiegender Anzahl von Ganglien gebildet. Die Ganglienzellen liegen theilweise frei zwischen den einzelnen Nerven, theilweise in einer fein granulirten Zwischensubstanz. Die hierdurch gebildeten Ganglien sind rund oder oval, und enthalten 3, aber auch 15—20 Zellen. Uebrigens sieht man immer nur wenige Nervenfasern in die Ganglien treten oder aus denselben heraus kommen; die meisten Nervenfasern gehen über oder unter oder neben den Ganglien weg.

Die Ganglienzellen besitzen eine granulirte Zellsubstanz und einen scharf contourirten runden Kern mit nur einem Kernkörperchen. Man sieht multipolare und unipolare; häufig kommen aber auch bipolare in den Nerven des sekundären Netzes vor.

Die Nervenstämmchen der beiden Netze führen feine Primitivfasern. Bei einigen Thieren werden immer 2 bis 4 Primitivfasern von einer mit Kernen versehenen Scheide umgeben, und mehrere solche Bündel bilden dann ein Stämmchen des primären Netzes. Im sekundären Netze schwindet jene Scheide allmälig, so dass die einzelnen Fasern frei neben einander verlaufen. Bei andern Thieren findet diess auch schon bei den Stämmchen des primären Netzes statt.

Ueber die Endigung der Nervenfasern in den glatten Muskelfasern hat Vf. nur Folgendes wahrgenommen. Aus einem Stämmchen oder einem Ganglion des sekundären Netzes kann man bisweilen eine einzelne Nervenfaser austreten sehen, welche an einer gewissen Strecke ihres Verlaufs mehrere variköse Anschwellungen zeigt und bald darauf in ein kleines dreieckiges Körperchen übergeht, das wieder 2 feine Fortsätze ausschickt. Diese Fortsätze lassen sich noch eine Strecke weit verfolgen, verlieren sich dann aber zwischen den einzelnen Muskelfasern. (Theile.)

466. Erbliches Vorkommen eines Processus supracondyloideus humeri *beim Menschen*; von Dr. John Struthers in Aberdeen. (Lancet I. 7; Febr. 1873.)

Vf. lernte einen jungen Mann kennen, an dessen beiden Armen ein gutentwickelter Processus supracondyloideus zu fühlen war. Weitere Nachforschungen bei den Verwandten desselben ergaben Folgendes.

Der Vater hat linkerseits einen solchen Fortsatz, der allerdings nicht gleich stark hervortritt, wie bei dem Sohne, aber doch deutlich erkennbar ist; am rechten Arme ist Nichts davon zu fühlen. Der Vater hat 5 Söhne und 2 Töchter, die Töchter sind das 3. und 5. Kind. Beim ältesten Sohne fühlt man linkerseits einen deutlichen Fortsatz, beim 2. Sohne ebenfalls linkerseits einen weniger deutlichen Fortsatz; an den rechten Armen dieser beiden Söhne ist Nichts zu fühlen. Bei den 3 folgenden Kindern, den 2 Töchtern und dem 3. Sohne, ist nirgends etwas von einem Proc. condyloideus zu entdecken. Der 4. Sohn ist der von Str. selbst untersuchte junge Mann. Hier ist der Fortsatz auf beiden Seiten entwickelt, doch stärker auf der linken Seite. Beim jüngsten Sohne von 15 J. fühlt man den Fortsatz deutlich am linken Arme, aber Nichts am rechten Arme.

Der Proc. supracondyloideus kommt nach Str. weit häufiger vor, als man gewöhnlich annimmt. Nimmt man alle verschiedenen Grade seiner Entwickelung mit in Rechnung, so hat ihn Str. etwa einmal unter 50 Leichen angetroffen; bei Lebenden indessen liess er sich nicht in gleicher Häufigkeit erkennen.

Bemerkenswerth erscheint es, dass der fragliche Processus in dem mitgetheilten Falle vorwiegend an der linken Seite vorkommt. In Str.'s Sammlung finden sich gleichfalls mehrere Präparate, an denen derselbe nur an der einen Seite entwickelt ist.

(Theile.)

III. Hygieine, Diätetik, Pharmakologie u. Toxikologie.

467. Ueber die Einwirkung der Alkaloide auf die organischen Substrate des Thierkörpers; von Dr. M. J. Rossbach. (Verhandl. der physik.-med. Ges. zu Würzburg. N. F. III. p. 436. 1872.)

Vf. untersuchte die Einwirkung der Alkaloide auf die Eiweisstoffe, indem er Lösungen von Hühnereiweiss, Blutserum oder Muskelflüssigkeit mit Lösungen des salzsauren Chinin oder Morphin, oder essigsauren Veratrin, Strychnin oder Atropin versetzte und unter Anwendung gleicher Volumina der Eiweisslösungen, wovon eine alkaloidhaltig, die Temperaturen, bei denen sich in den zu vergleichenden Portionen Trübung oder Flockenbildung einstellte, beobachtete. Vf. fand, dass selbst sehr bedeutend verdünnte Eiweisslösungen nach Zufügung von Spuren eines Alkaloides bei weit niedrigeren Temperaturen getrübt werden, als wenn kein Alkaloid zugegen ist. An Freiwerden kleiner Mengen Säure aus den Alkaloidsalzen, welche die Coagulation bewirkt haben konnten, war nicht zu denken, da sorgfältig neutral dargestellte Alkaloidverbindungen in Anwendung kamen und sich Vf. durch direkte Versuche davon überzeugte, dass Neutralsalze, z. B. NaCl, in so kleinen Mengen der Eiweisslösution beigemischt, eine Trübung derselben nicht verursachten. Dagegen ergab sich, dass die in verdünnter Chlorwasserstoffsäure gelösten Eiweisspräcipitate durch phosphormolybdäns. Natron, Hg 7 [soll wohl heissen: Kaliumquecksilberjodid?], Jodjodkalium u. s. w. präcipitirt worden. also Alkaloid chemisch gebunden enthielten. Auf diese Affinität des Eiweisses zu den Alkaloiden (während die Säuren der Alkaloidverbindungen an das Natron des vorliegenden Natronalbuminates treten und lösliche Salze bilden) will Vf. die Giftigkeit der Alkaloide zurückführen [wieviel Mgrmm. Eiweiss das Thierkörpers bindet aber z. B. ein Quantum von 3 Mgrmm. Atropin? — es muss hierbei doch wohl noch auf anderweitige, mit den Hülfsmitteln der gegenwärtigen Chemie nicht nachweisbare Veränderungen der gen. Körpersubstrate ankommen]. Muskelflüssigkeit verhält sich den Eiweisslösungen analog.

Binz hat nachgewiesen, dass auf Chininzusatz zum Blute eine Schwächung der Ozonreaktion desselbene der Guajaktinktur gegenüber erfolgt; Vf. suchte dem Vorgange, welcher diese Schwächung einleitet, durch Versuche mit Hämoglobin, welches noch ausserhalb des Körpers seine wesentlichsten Eigenschaften beibehält, auf die Spur zu kommen. Diese

Experimente, deren Details in der Kürze nicht wiederzugeben sind, führten zu dem Resultat, dass die Alkaloide das Hämoglobin seiner Fähigkeit, Ozon zu binden und zu tragen, nicht berauben, sondern das Ozon nur fester an das Hämoglobin binden. Endlich prüfte Vf. das Verhalten des mit Alkaloiden behandelten Eiweisses zum Ozon der Blutkörperchen, von der Hypothese ausgehend, dass die Eiweisskörper im Organismus direkt durch das Ozon der Blutkörperchen oxydirt werden, experimentell und fasst seine Resultate in folgenden Schlusssätzen zusammen.

1) Die Alkaloide nehmen dem Albumin seine Affinität zum Ozon.

2) Die Alkaloide bewirken auch bei Temperaturen zwischen 30—40° an dem Verlust der Affinität zum Ozon kenntliche Veränderungen des Albumin.

3) Alkaloide vermögen ozonisirtes Eiweiss aus seinen Lösungen zu fällen.

4) Die Herabsetzung der Oxydationsfähigkeit des Protoplasma durch die Alkaloide ist durch die beschriebene Veränderung der Albuminate einerund die festere Bindung des Ozon im Hämoglobin andererseits bedingt.

(H. Köhler.)

468. Ueber Hydrargyrum oleinicum; von Dr. O. Martini zu Dresden.

Die erste Veranlassung, das Präparat praktisch zu versuchen, gab ein von Prof. John Marshall in London (Lancet I. 21; 25. May 1872) veröffentlichter Aufsatz über die Behandlung andauernder („persistent") Entzündung durch die örtliche Anwendung von Lösungen der Quecksilber- und Morphinm-Oleate. Im Wesentlichen bestehen die Präparate Marshall's d. h. Lösungen von Quecksilberoxyd in Oelsäure u. h. Quecksilberoleat in Oelsäure gelöst. Diesen Lösungen wird eine gewisse Menge Morphium zugesetzt, welches in Oelsäure leicht löslich ist und mit dieser ohne Zweifel eine chemische Verbindung eingeht. Das Mittel findet seine Anwendung in allen Fällen, wo man bisher die graue Quecksilbersalbe in Gebrauch zog, insbesondere also bei andauernden Entzündungen, zumal der Gelenke. Während das Unguent. hydrarg. einer. nur eine mechanische Mischung der feinsten Quecksilberkügelchen mit der schwarzen Quecksilberoxydula mit einer Salbenmasse darstellt, handelt es sich bei dem neuen Präparat um eine wirkliche Auflösung von Quecksilber in einem Oel- oder Salben-Medium. Auch die übrigen gebräuchlichen Quecksilbersalben (mit salpetern. Quecks.-Oxyd, mit Calomel, weissem Präcipitat, Deutojoduret etc.) sind in der Hauptsache ebenfalls nur mechanische Vermischungen und sämmtlich zu stark reizend, um örtlich zur Beförderung der Absorption gebraucht zu werden. Das Letztere war auch der Fall bei einem Versuche, welchen Marsh. mit einer Lösung von Sublimat in Aether machte, welcher Lösung er ohngefähr das Vierfache an Oelsäure zugesetzt hatte.

Betreffs der Darstellung des Hydrarg. oleinic. ergab sich, dass Quecksilberoxyd, welches durch Aetzkali oder Aetznatron aus einer Lösung des Metalls in Salpetersäure gefällt wurde — frisch dargestellt und gut getrocknet — leicht in Oelsäure löslich war. Marsh. liess verschieden starke Lösungen des Quecksilberoleats in Oelsäure darstellen, wobei nur die Vorsicht zu beobachten ist, dass man den Process nicht beschleunigt und keine hohe Temperatur anwendet, da sonst das Quecksilber sofort reducirt wird. Eine 5°/₀ Quecksilberoxyd enthaltende Lösung bildet eine vollkommen klare, hellgelbe Flüssigkeit, ähnlich dem Oliven-Oel, aber dünner; eine 10°/₀ haltige Lösung ist gleichfalls flüssig und vollkommen klar, aber dunkel wie Leinöl; eine 20°/₀ haltige Lösung bildet eine dunkle, gelbliche, salbenartige Masse, welche bei der Körpertemperatur leicht zerfliesst und auf die Haut gebracht einen durchscheinenden, klebrigen, farblosen Ueberzug bildet.

Marsh. behauptet, dass die Quecksilberoleate nicht nur reinlicher und sparsamer beim Gebrauch (wegen der bedeutendern Diffusionsfähigkeit der Oelsäure) als die graue Salbe seien, sondern auch leichter durch die Haut resorbirbar und rascher in ihrer medikamentösen Wirkung. Man soll die Oleate übrigens nicht in der gewöhnlichen Weise einreiben, sondern mit einem Pinsel auftragen oder mit einem Finger leicht über den Theil einreiben lassen. Wenn man dieses nicht thue, entständen leicht Hautreizungen, manchmal sogar Pusteln. — Bei Gelenkentzündungen ist der Zusatz von etwas Morphium (0.06 auf 4 Grmm.) sehr vortheilhaft, doch muss man reines Morphium nehmen, da das essigsaure und salzsaure Salz in Oelsäure unlöslich sind.

Im Allgemeinen genügt eine schwache Dosis dieser morphiumhaltigen Quecksilberoleate (10—30 Tropfen, anfangs tägl. 2 Mal, dann seltener). Marsh. will selbst bei Gebrauch von stärkeren Dosen keinen Speichelfluss oder sonstige Allgemeinerscheinungen beobachtet haben.

Die Krankheiten, bei denen Marsh. das Präparat mit grossem Erfolge angewandt hat, sind zunächst langwierige und bedeutendere Gelenkentzündungen (Knie, Hand), auch gewöhnliche Synovialhautentzündungen; dann erwies es sich nützlich (neben einer entsprechenden Allgemeinbehandlung) bei rheumatischen und arthritischen Gelenkaffektionen, ferner bei Verhärtungen der Brustdrüse nach Abscessen etc.,

bei hartnäckiger und schmerzhafter Entzündung der Mandeln, bei Nebenhodenentzündung, Periostitis, Lymphdrüsenentzündung und Eiterung, bei Hordeolum und Entzündung der Lidbindehaut. Bei Hydrocele war kein Erfolg zu beobachten. Auch bei manchen Formen von Hautkrankheiten erwies sich das Quecksilberoleat sehr nützlich, so bei Sykosis (die 5°/₀ haltige Lösung), bei Chloasma, Tinea, Porrigo. Bei nicht specifischer Psoriasis, sowie bei Ekzem half das Präparat nichts, dagegen war es sehr wirksam gegen Ungeziefer (Filzläuse).

Ganz besondere Vortheile verspricht sich Marsh. von den Quecksilberoleaten bei syphilitischen Affektionen, wo überhaupt Quecksilbergebrauch indicirt ist. Bei Syphilis congenita genügt ein erbsengrosses Stück der 20proc. Salbe früh und Abends in die Achselhöhle des Kindes gebracht, um nach 5 — 6 Tagen Allgemeinwirkungen hervorzubringen. Ebenso verdient diese Methode der Einverleibung des Hg bei Syphilis Erwachsener Beachtung, da sie gewisse Vorzüge vor den gewöhnlichen Inunktionen darbietet. Auch bei örtlichen, nicht ulcerirenden Syphilisformen ist das Präparat zur lokalen Applikation geeignet, ebenso bei späteren Erkrankungsformen (syphilit. Hodenaffektion etc.). Bei Iritis, sowohl der syphilit., als der nicht specifischen, soll man das verdünnte Oleat über die Augenlider streichen lassen.

Endlich hofft Marsh. von seinem Präparate auch bei andauernden Entzündungen innerer Organe Nutzen (Pleuritis, Pneumonie, Peri- und Endokarditis). Die Lösung von Morphium in Oelsäure (ohne Quecksilber) bewährte sich bei Neuralgien und Herpes zoster. Ausserdem hat Marsh. auch eine Lösung von Atropin in Oelsäure herstellen lassen, sowie Oleate von Zink und Kupfer. Auch für Cantharidin und Crotonöl ist die Oelsäure ein gutes Lösungsmittel.

Marsh. schliesst mit der Hoffnung, dass die fraglichen Präparate Aufnahme in die Pharmakopöe finden werden.

Das Hydrargyrum oleinicum ist ohngefähr seit Jahresfrist in verschiedenen Apotheken Dresdens dargestellt und von einzelnen Aerzten an Stelle der grauen Quecksilbersalbe verordnet worden. Die Mohren-Apotheke daselbst hat das Präparat in 5 verschieden starken Lösungen (5°/₀, 10°/₀, 15°/₀, 20°/₀, 25°/₀) dargestellt und besagt der beigefügte Bericht Folgendes:

„Das Hydrargyrum oleinicum ist oleinsaures Quecksilberoxyd, eine wirklich chemische Verbindung, in gleicher Weise wie das Bleipflaster oleinsaures Bleioxyd ist. Es wird bereitet durch Auflösen von Quecksilberoxyd in Olein (Oelsäure, Oleinsäure) in mässiger Wärme des Dampfbades; bei höherer Temperatur findet eine Reduktion des HgO zu Oxydul, auch wohl zu Metall Statt. Die Bereitung geht gleich gut von Statten, ob dazu ein auf trockenem Wege dargestelltes HgO benutzt wird, oder ein solches, das aus einer Lösung von salpetersaurem Quecksilberoxyd durch Fällen mit Kali erhalten wurde; letzteres hat nur den Vorzug der feineren Vertheilung für sich und die Lösung in Olein geht deshalb etwas schneller vor sich.

HgO löst sich in verschiedenen Verhältnissen in Olein; eine 5proc. Lösung (d. h. 20 Th. Olein und 1 Th. HgO) bleibt noch flüssig; eine 20—25proc. repräsentirt eine Salbe von praktikabler Consistenz; noch concentrirter scheint sich die Lösung zweckmäßiger Weise nicht machen zu lassen." [Von anderer Seite wird ein Gehalt von 20% als Maximum der herstellbaren Concentration bezeichnet.]

Auf der Abtheilung für weibliche Syphilitische im Stadtkrankenhause zu Dresden sind von mir 10 *Fälle von allgemeiner Syphilis* mit Hydrargyrum oleinicum behandelt worden. Die benutzten Präparate waren die von der obengenannten Officin gelieferten Lösungen in der Stärke von 20% und 25%, welche ich der Kürze halber als Hydr. olein. mitius und fortius bezeichnen liess. Das Mittel wurde an Stelle der Ungu. hydr. ciner. zu allgemeinen Inunktionen benutzt (nur vereinzelt auch zur lokalen Applikation bei Adenitis inguinalis etc.) und wie dieses in der gebräuchlichen Weise applicirt. Ich lasse die Kranken an 3 auf einander folgenden Abenden je 2 Grmm. der Salbe eigenhändig einreiben, und zwar am 1. Abend in die Ellbogenbeugen, am 2. in die Kniekehlen, am 3. in die Oberbauchgegend. Am 4. Tage wird nicht eingerieben, sondern ein warmes Bad genommen. Am 5. Tage beginnen die Einreibungen in der früheren Reihenfolge etc. Die sehr empfindlichen Kranken lasse ich die Inunktionen auch nur einen Tag um den andern vornehmen. Dabei natürlich das entsprechende diätetische Regime, strengste Reinlichkeit, adstringirende Gurgelwässer u. s. w.

Die benutzten Fälle waren sämmtlich frische, soweit sich ermitteln liess, noch nicht in Behandlung gewesene Fälle von allgemeiner Syphilis (Kondylomata lata, sekundär-syphilit. Erkrankungen der äussern Haut und der Schleimhaut, besonders des Mundes und der Nase).

Von den 40 Fällen wurden 26 mit der stärkern, 14 mit der schwächern Lösung behandelt.

Was nun die *lokale Applikation* des Hydrarg. oleinic. betrifft, so ist ein Vorzug vor der grauen Salbe nicht in Abrede zu stellen. Das Mittel ist reinlicher als diese, reibt sich sehr leicht in die Haut ein und wurde auch von den Kranken lieber als das Ungt. ciner. bei Inunktionen verwandt; es verursacht in der Regel gar kein Brennen in der Haut, höchstens in der ersten Zeit, aber niemals über eine Stunde anhaltend. Ein bald wieder verschwindendes Erythem wurde in einigen Fällen bei Frauen mit zarter Haut beobachtet, Bläschen- oder Pustelbildung gar nicht. Ein Zusatz von Oel zur Verdünnung und leichtern Einreibung war nicht erforderlich.

Auf *chronische Drüsenanschwellungen* scheint es eben so kräftig zu wirken, als Ungu. ciner., desgleichen gegen *Parasiten* (Filzläuse).

Die *Allgemeinwirkung* — auf welche es in den behandelten Fällen vorzugsweise ankam — scheint in milderer, langsamerer und schwächerer Weise einzutreten, als bei der grauen Salbe. Auffälliger Weise erwies sich die 20% haltige Lösung kräftiger, als die 25% haltige. Die wenigen (4) Fälle von eingetretener Salivation kommen insgesammt auf das Hydr. olein. mitius. Nur in einem Falle war die Quecksilberwirkung auf die Mundschleimhaut intensiver (starke Anschwellung der Zahnfleisches und der Zunge, Speichelfluss, oberflächliche Ulceration der Wangenschleimhaut etc.), in den 3 andern Fällen war nur Metallgeschmack, leicht blutendes, retrahirtes Zahnfleisch, geringe Vermehrung der Speichelsekretion bemerkbar. Die zur Einreibung gelangte Menge des Quecksilberoleats hatte in diesen Fällen nicht über 20 Grmm. betragen; in den übrigen Fällen war die Dosis meistentheils eine stärkere, bei der einen Kranken sogar 120 Grmm., ohne dass Salivation eingetreten wäre. Wie schon erwähnt, wurde diese in den 26 Fällen, welche mit starker Lösung behandelt wurden, niemals beobachtet. Es steht dahin, ob dieser Umstand ein rein zufälliger ist, oder seine Erklärung dadurch findet, dass das 20% Hydr. oxyd. enthaltende Oleat eine vollständigere chemische Verbindung darstellt und als solche leichter in den Organismus einverleibt wird. Weitere chemische Untersuchungen und klinische Beobachtungen müssen diese Frage zur Entscheidung bringen. Die syphilitischen Erscheinungen selbst, insbesondere die Kondylomata lata, zeigten bei dem Gebrauche des Hydr. oleinic. eine langsamere Rückbildung, als bei den gewöhnlichen Inunktionen mit Ungn. hydr. cinereum. In mehreren Fällen musste zur Beschleunigung der Kur das Mittel verlassen und zu anderen Präparaten (Ungu. ciner., Protojod. hydrarg., Kalium jod., Dec. Zittm. etc.) übergegangen werden.

Zu bemerken ist ferner noch, dass unter den 40 Kr. nicht weniger als 5 von Recidiven befallen wurden, und zwar theilweise sehr schwerer Art und schon in der Zeit von 6—9 Wochen nach der Entlassung aus dem Krankenhause. Es ist diess im Vergleich mit den sonstigen Beobachtungen über Inunktionskuren ein auffallend ungünstiges Verhältniss, da wir die Kranken nicht, wie beispielsweise beim Militär, nach der Entlassung unter einer gewissen Controle behalten, sondern es oft nur von Zufälligkeiten abhängt, ob die Kranken — vorzugsweise Dienstboten, Fabrikarbeiterinnen etc. — dasselbe Krankenhaus wieder aufsuchen. Prostituirte, welche wegen der fortgesetzten polizeiärztlichen Ueberwachung weitaus in der Mehrzahl nur lokale, primäre syphilitische Affektionen zeigen, wurden nur in ein paar Fällen der Behandlung mit Quecksilber-Oleat unterworfen.

Nach den gegebenen kurzen Mittheilungen steht wohl fest, dass das Hydrarg. oleinic. namentlich für die Privatpraxis und verschiedene lokale Affektionen, insbesondere auch für die von Marshall zunächst in's Auge gefassten andauernden Entzündungen (der

Gelenke etc.) mit oder ohne Morphium mit Recht zu empfehlen ist. Für Inunktionskuren gegen allgemeine Syphilis scheint es sich nach den bisherigen Erfahrungen weniger zu eignen; es sollen indessen die Versuche hierüber mit möglichst strenger Auswahl der Fälle im Stadtkrankenhause zu Dresden noch weiter fortgesetzt werden. Von Dresdner Aerzten hat der Augenarzt Dr. A. Schumann die gute Wirkung des Hydr. oleinic. bei Iritis und Retinitis bestätigt gefunden; er hat das Präparat Monate lang einreiben lassen, ohne dass Salivation sich eingestellt hätte. Selbst in veralteten Fällen von Retinitis ad maculam sah er öfters ganz ausgezeichnete Erfolge. Zu einer Applikation in den Conjunctivalsack erwies sich schon eine 1% haltige Lösung zu reizend. Med.-Rath Dr. Seiler gebraucht das Mittel sowohl in der Diakonissenanstalt, als ganz besonders auch in der Privatpraxis mit grösstem Vortheil an Stelle der grauen Salbe.

[Wir reihen hieran einige andere neuere Mittheilungen über therapeutische Verwendung von Oleaten.

Dr. Leonard Cane (Lancet II. 7; Aug. 16. 1873) berichtet über 2 Fälle von *Herpes circinatus* (Ringworm), in welchen das Hydrargyrum oleinicum mit bestem Erfolge zur Anwendung kam.

Im 1. F. zeigte sich ein scharf begrenzter etwas erhabener ringförmiger Fleck auf der Seite des Halses in der Grösse eines 2 Schilling-Stückes. Der Fleck hatte sich schnell vergrössert, an seinem Rande standen kleine Bläschen auf leicht entzündetem Grunde. Innerhalb des kreisförmigen Fleckes befanden sich kleine bräunliche Schüppchen, welche ein kleienartiges Ansehen boten. Wurden dieselben mit Aetzkalilösung behandelt, so konnte man an ihnen unter dem Mikroskope Sporen und Pilzfäden in grosser Anzahl erkennen. Etwas mehr als 20 Tropfen des 10% haltigen Quecksilber-Oleats wurden auf der kranken Stelle mit einem Stück Leinwand sanft eingerieben. Nach 3 Tagen fand sich an der betreffenden Stelle ein flacher, kreisförmiger, geröthoter Fleck von der gleichen Ausdehnung als der ursprüngliche. Bläschen waren nicht mehr zu sehen, auch konnte man keine Spur von Pilzfäden mehr entdecken. Der Vorsicht halber betupfte man die Stellen nochmals mit etwa 5 Tropfen der Flüssigkeit. Seit dieser Zeit ist die Affektion nicht wiedergekehrt. Das Mittel hatte weder Jucken noch Schmerzen verursacht.

Im 2. F. waren die kranken Hautstellen schon mit verschiedenen Mitteln ohne Erfolg behandelt worden. Der Ausschlag war fast um den ganzen Nacken herum, von dem einen Kieferwinkel zum andern, ebenso nach oben bis in den behaarten Theil des Hinterkopfes ausgebreitet. Einzelne isolirte Flecke zeigten sich auch unter dem Mundwinkel und auf der Oberlippe. Es waren mehrere Narben zu bemerken, herstammend von der früheren Behandlung mit starken Säuren; an einer Stelle befand sich eine empfindliche wunde Stelle, welche durch das Reiben des Halskragens offen erhalten wurde. Das Uebel bestand schon seit einigen Monaten und die älteren unterschieden sich ganz scharf von den frischeren Flecken; erstere waren entzündet und durch die verschiedenen angewendeten Mittel missfarbig. In dem Hause, in welchem Pat. wohnte, kam noch ein anderer Fall dieser Art vor.

Am 16. Juni wurde, nachdem die Haare kurz abgeschnitten worden waren, das genannte Präparat auf die kranken Stellen mittels Leinwand sanft eingerieben. Nach der Einreibung entstand eine geringe Reizung. Am 18. Juni hatten die älteren Flecke sich nicht weiter angebreitet, auch waren keine neuen dazu gekommen; man bemerkte indessen noch eine ziemlich starke Röthung in

der Umgebung der älteren Flecke u. einige Pusteln von der Einreibung herrührend. Die Applikation des Mittels wurde wiederholt. Zehn Tage nach der ersten Applicirung schien das Uebel völlig gehoben zu sein. Die Nackengegend zeigte nur noch einige blassrothe Stellen, die Flecke im Gesicht und am Kinn waren ganz verschwunden, die wunde Stelle war jetzt mit einem Schorf bedeckt und ziemlich geheilt. Einige Zeit darnach, nachdem die Lösung noch ein 3. Mal aufgestrichen worden war, erschien die Haut vollkommen gesund und das Uebel ist seitdem nicht wieder zurückgekehrt.

Neben den schon oben erwähnten Vorzügen des fragl. Präparates hebt Cane besonders den Umstand hervor, dass es leicht in die Talgdrüsen, in die Haarfollikel und selbst in die einzelnen Haare dringt; dies kann durch einen geringen Zusatz von Aether (1 : 8) noch befördert werden. Bei sehr empfindlicher Haut kann man auch eine schwächere Lösung des Quecks. (5%) verwenden und dieselbe mit einem Kameelhaar-Pinsel aufstreichen.

In einer kurzen Notiz in dem Bulletin gén. de Thérapeutique (LXXXV. p. 268; 30. Sept. 1873) werden die *Oleostearate* ihrer leichten Resorbirbarkeit halber gleichfalls zur therapent. Verwendung empfohlen. Behufs der Darstellung derselben soll man die betr. Basen entweder direkt mit den Fettsäuren in Verbindung bringen, oder eine solche dadurch herbeiführen, dass man eine Lösung der fragl. Salze in kleinen Portionen in eine Lösung von Mandelseife einträgt, wobei man sorgfältig darauf zu achten hat, dass weder ein Uebermaass an Seife, noch an Säure des angewandten Salzes vorhanden ist. Als eine sehr wirksame Salbe gegen *juckende* Ekzeme wird eine Mischung aus 3 Th. trocknem Zink Oleostearat und je 15 Th. Sevum cervecin. und Ol. Amygdal. dulc. empfohlen. Zur Bereitung derselben soll man das Oleostearat mit einer kleinen Menge Oel in einem Porcellan-Mörser bei gelinder Wärme lösen und dann die halbflüssige Mengung des Fettes und des Oeles hinzufügen. Wr.]

469. Mittheilungen über Strychninvergiftung; von John White; Crothers; Frederick T. Roberts; Delioux de Savignac; St. Clair Gray und einem Anonymus.

Dr. John White (Glasgow med. Journ. III. 4. p. 488; Aug. 1871) beobachtete folgenden Fall, in welchem durch Anwendung von Calabar in Verbindung mit Chloroform Heilung erzielt wurde.

Am 15. Aug., 10 Uhr Abends, wurde Vf. zu einer Dienstmagd gerufen, welche er in ausgesprochenem Emprosthotonus in ihrem Bett vorfand. Der Krampf kam bei der leisesten Berührung mit erneuter Heftigkeit. Die Augen der Pat. blickten wild; die Pupillen waren erweitert, es bestand Trismus, die Respiration war mühsam und der Puls sehr schnell. Die Paroxysmen kehrten alle 30—40 Sek., angekündigt durch Geschrei und das an das Zufallen einer Mäusefalle erinnernde Zuklappen des Unterkiefers bei Eintritt des Trismus wieder. Während der kurzen Ruhepausen brachte Vf. in Erfahrung, dass Pat. Rattenpulver (Strychnin) genommen habe. Vergeblich versuchte er Pat. durch einen Esslöffel voll Senf (in Wasser suspendirt), welcher nur theilweise verschluckt wurde, zum Erbrechen zu bringen. Die Kr. wurde daher chloroformirt und um 11 Uhr erhielt dieselbe 3 Ctgrmm. Extr.

physostigmatis und wurde anhaltend unter Einwirkung des Chloroform erhalten, wobei man, um das Befinden derselben zu controliren, die Einathmung aller 15 Min. aussetzte. Eine Stunde lang hielten die Paroxysmen, zuletzt allerdings minder intensiv, noch an. Um 12 Uhr 45 Min. kehrten sie sogar in verdoppelter Intensität zurück. Ein 3. Mal wurde 0.05 Grmm. Calabar-Extrakt gegeben; die Pupillen waren noch dilatirt; der Puls (130 bis 140, klein und unregelmässig. Es wurde wieder chloroformirt und mit Eintritt der vollen Wirkung des Anästhetikums sank der Puls auf 80 Schläge, stieg aber, sowie die Chloroformwirkung nachliess, alsbald wieder auf 130. In Absätzen wurde mit den Chloroform-Inhalationen bis 2 Uhr Morgens fortgefahren und dann damit aufgehört. Die Pulsfrequenz betrug sofort wieder 100 und bei jeder Berührung traten Krämpfe auf, aber viel schwächer als vorher. Pat. rief und beklagte ihren aus der Gegend verzogenen Geliebten, klagte über Schmerz in Kopf und Kiefer und wünschte wieder gerettet zu werden. Es wurden kalte Compressen auf die Stirn applicirt. Dem Eintritt der Calabarwirkung kündigte Pupillenverengerung an.

Um 2 Uhr 45 Min. erbrach Pat. und etwa 1 Std. später hatten die Krämpfe fast ganz aufgehört; Puls 86 weich und klein. Am nächsten Morgen um 9 Uhr fühlte sich Pat. noch sehr angegriffen, klagte über Schmerzen in fast allen Körpertheilen, als wäre sie durchgeprügelt worden; besonders schmerzhaft waren der Rücken und Nacken und die Kiefermuskeln. Pat. genas vollständig schon am folgenden Tage; sie hatte 2 Päckchen Rattenpulver in Wasser gerührt und Wasser nebst Bodensatz verschluckt, so dass die genommene Strychninmenge 3¹/₂ Graine (ca. 0.2 Grmm.) betrug.

Vf. glaubt, dass durch das Erbrechen des Senfwassers kein Gift mit heraus befördert worden ist und Calabar in Verbindung mit Chloroform die Wirkung des Strychnin auf die Medulla so lange aufhob, bis die Elimination des Strychnin aus dem Organismus vollendet war.

Ein Ungenannter, welcher einen missglückten Selbstmordversuch durch Strychnin machte, schildert im Philad. med. and surg. Reporter (XXVII. 2. p. 45. July 1872) seine subjektiven Empfindungen, während er unter dem Einflusse des Giftes stand.

Am 20. Nov., gegen 11 Uhr, verschluckte X. etwa 1 Gran Strychnium purum in trocknem Zustande; er sass dabei aufrecht im Bett. Als das Gift in den Magen gelangt war, ging X. nach dem Tische und trank ein Glas Wasser auch. Hierauf ging er, das Papier, worin das Strychnin aufbewahrt worden war, versteckt haltend, durch die Küche, die Treppe hinab und liess sich in einem Schaukelstuhle des Wohnzimmers nieder. Fünf Min. später machten sich Wadenkrämpfe bemerkbar; X. liess seine in nämlichen Zimmer beschäftigte Frau eras Schiffszwieback und später Eier herbeiholen. Die Krämpfe nahmen während dessen zu und wurden äusserst schmerzhaft. Ueberzeugt, er sei unzeitbar verloren sei, gestand X. hierauf seiner Verdacht hegenden Frau, was er gethan. Die Frau rief Hülfe herbei und schickte nach dem Arzte. Bei einem Versuche, sich vom Stuhl zu erheben, stürzte X. unter Convulsionen zur Erde. Beide Füsse wurden durch Krampf so gedreht, dass sie sich mit den Rücken berührten. Nur bei Nachlass des Krampfes, welcher bei jeder Berührung heftiger ausbrach, gelangten die Füsse in natürliche Stellung. Bei dem Versuche, X. in ein warmes Bad zu bringen, ergriff der Tetanus alle Muskelgruppen der untern Extremität, des Rückens, des Nackens und des Kiefers; nur die Arme waren noch frei. Die Schmerzen während der Paroxysmen wurden jetzt fürchterlich heftig und Pat. glaubte bei Eintritt derselben, dass ihm die Kiefer ausgerenkt würden. Alsbald wurden erst die Oberarme, dann auch die Vorder-

arme und Hände mit ins Spiel gezogen; Pat. fühlte sich steif wie ein Bret und so lange, bis wieder ein schrecklich schmerzhafter Krampfanfall, während dessen Arme und Hände mit halbflektirten Fingern in die Hüftengegend gepresst wurden, eintrat, unbeweglich; es war ihm, als hielte ihn eine fremde Macht in der Weise frei in der Luft schwebend, dass nur Kopf und Hacken der Füsse einen Stützpunkt hätten. Hierauf verlor X. unter dem Gefühl, als legte sich ein schwarzer Mantel um sein Hirn (?) das Bewusstsein. Nur von seiner Todesangst blieb ihm eine Vorstellung; er hörte sein Herz stürmisch klopfen und in seinem Kopfe hämmerte und tobte es, als müsse er bei einem solchen Schlage auseinanderbersten. Der Gedanke, dass nun der Tod nahe sein müsse, war X.'s letzter; er wurde darauf gänzlich bewusstlos.

Den Bemühungen des Arztes gelang seine Lebensrettung. Als X. das Bewusstsein wieder gewann und Besserung verspürte, war es ihm, als wenn die fürchterlichen Krämpfe sich alle nach unten, in die Beine erstreckten und auf diesem Wege, demselben, auf welchem sie eingetreten waren, den Körper verliessen. Ueber das angewandte Antidot findet sich nichts angemerkt.

Wir schliessen hieran folgende von Crothers (ebenda June 15. 1872) mitgetheilte Krankengeschichte.

Einem 45 J. alten Sioux-Indianer war, wahrscheinlich in den Morgenstunden, Strychnin mit dem Essen beigebracht worden. Vf., welcher gegen Mittag gerufen wurde, erfuhr, dass Pat. von dem Frühstück, das ihm bitter schmeckte, nur wenig genossen habe, alsbald bewusstlos geworden und von den heftigsten Convulsionen ergriffen worden sei. Besonders waren die hintern Rumpfmuskeln betroffen und es stellte sich der ausgesprochenste Opisthotonus ein. Später nahmen sämmtliche Muskeln des Körpers an den Krämpfen Theil und alle 30—40 Sek. erfolgte ein Anfall. Der Vergiftete hatte das Strychnin bei nüchternem Magen einbekommen. Dr. T. reichte 1.8 Grmm. Chloralhydrat; nach dieser Dosis hörten die Krämpfe auf und kehrten erst nach 30 Min. wieder; es wurden nochmals 0.9 Grmm. Chloral gegeben, worauf eine Ruhepause von 50 Min. eintrat; als dennoch die tetanischen Paroxysmen mit grosser Intensität wiederkehrten, erhielt Pat. eine 3. Chloraldosis von 1.8 Gramm. Er wurde ruhig, kam zu sich und verspürte 3 Std. lang keine Krämpfe. Als nach dieser Zeit noch ein gelinder Anfall auftrat, erhielt Pat. abermals 1.8 Grmm. Chloral, worauf Schlaf und Genesung erfolgte.

Dr. Frederik T. Roberts (Brit. med. Journ. Dec. 30. 1871) berichtet über folgenden Fall. Am 13. Nov. wurde ein Mann, welcher unregelmässig lebte und Tags vorher um 11 Uhr Abends nach Hause gekommen war, in seinem Bett todt aufgefunden. Die Leiche lag auf dem Rücken und gehörte einem sehr kräftigen Manne von 35 Jahren an; der Gesichtsausdruck war ruhig; die Finger hielten die kaum in Unordnung gebrachten Bettlaken umfasst; die Extremitäten waren kalt, der Rumpf noch warm anzufühlen. Dabei war die Leiche durchweg starr und steif, als wäre ein ganz besonders ausgesprochener Rigor mortis vorhanden. Einige Blutsenkungen an den tiefer gelegenen Partien waren bemerklich, sonst jedoch Verfärbungen der Haut nirgends zu constatiren. An der Stelle, wo der Kopf lag, fand sich ein vertrockneter Fleck, anscheinend von getrocknetem Schweisse herrührend, vor, ferner nirgends. Ein Fläschchen mit blauer Flüssigkeit und mehrere leere Kapseln von Rattenpulver-Packetchen lagen umher und erregten den Verdacht auf stattgefundenen Selbstmord. Die Obduktion wies am 3. T. n. d. Tode hochgradige cadaveröse Fäulniss bei schon vorhandenem Rigor mortis nach; die Muskeln waren wohl entwickelt und sehr dunkel; die Sinus des Hirns strotzten von dunklem Blut und auch die Hirnsubstanz selbst war abnorm blutreich, in den Hirnventrikeln war viel blutiges Serum enthalten. Ebenso waren auch die Lungen hyperämisch; das welke, schlaffe Herz enthielt rechterseits nur wenig flüssiges Blut, keine

Coagula, Magen und Darm erschienen blass. Im Mageninhalt wurde Strychnin chemisch nachgewiesen. Unzweifelhaft hatte Donatus eine grosse Dosis Rattenpulver
(Strychnin mit Anilin blau gefärbt) genommen und war an
dem von dem leeren Magen aus schnell resorbirten Gifte
rapid und ohne langen Todeskampf gestorben; daher
waren die Betttücher nicht in Unordnung; gleich nach
dem Tode durch Strychnin tritt Erschlaffung der zuvor
bretharten Muskulatur ein, ehe es zu der sehr hochgradigen Todtenstarre kommt; bei Donatus war im Gesicht die
Muskelerschlaffung, aber kein Rigor eingetreten, daher
der ruhige, durchaus nicht verzerrte Gesichtsausdruck.

Dr. Délioux de Savignac (Bull. de Thér.
LXXX. p. 49. 145. 193. Janv. 30. Febr. 28. Mars
15. 1871) spricht sich in einer breit angelegten, das
Bekannte enthaltenden Abhandlung über die *Präparate der Semina Strychnos*, die Vergiftung durch
solche und durch Strychnin und die Behandlung der
eben genannten Vergiftung aus. Vf. statuirt eine
allmälige Gewöhnung des Organismus für Strychnin;
die von Trousseau und Pidoux angenommene
Maximaldosis von 0.15 Grmm. pro die erklärt Vf. —
mit Recht — für zu hoch gegriffen. Ein Theil Strychnium purum entspricht 1.31 Sulfat, 1.17 Nitrat und
1.16 Chlorhydrat. Dél. giebt dem spirituösen Extrakt des Strychnossamens, welches neben den Alkaloiden Strychnin, Brucin und Igasurin wahrscheinlich Milchsäure enthält und in Dosen von 0.5 bis
0.75 Grmm. sichere Wirkungen äussert, den Vorzug
vor dem reinen Strychnin. Vergiftungen durch
dieses Präparat, von Goré in Boulogne-sur-mer 1853
beschrieben, sind nur 2 bekannt geworden. Auch
mit dem Extractum aquosum lassen sich, zu 0.05
bis 0.2 Grmm. angewandt, Wirkungen erzielen; es
wird jedoch, wie Vf. mit Recht rügt, von manchen
Aerzten in viel zu grossen Dosen angewendet. Das
Pulver des Strychnossamen, selbstverständlich gut
aufbewahrtes, schätzt Vf. als Medikament ebenfalls
sehr hoch. Vergiftungen sind allerdings seit Murray in ziemlicher Anzahl beschrieben (eine nach
1.2 Grmm. angeblich letal endende darunter), allein
es scheint, da selbst nach 16 Grmm. zwar ernste
Erscheinungen auftraten, jedoch nichtsdestoweniger
Genesung beobachtet wurde, als ob die Prognose in
Vergiftungsfällen durch Pulvis sem. strychn. im Allgemeinen günstig zu stellen wäre. Vergiftungen
durch Tr. sem. strychnos sind Vf. gar nicht bekannt
geworden. Da die drei Strychnos-Alkaloide' nur
dem Grade ihrer Wirksamkeit, nicht ihren Wirkungen
nach, differiren, ist das Bild, unter welchem die Vergiftung durch die genannten Alkaloide einer- und die
übrigen Präparate des Sem. strychn. andrerseits
auftritt, im Allgemeinen dasselbe. Ueber die Ver-
giftungssymptome in den genannten Fällen bringt
Vf. nur allgemein Bekanntes. Die Wirkung des
Strychnin auf die motorischen Rückenmarkstränge
versetzt die Muskelfaser nach seiner Ansicht in eine
Art von tonischem Krampf, Relaxation sowohl, wie
Zusammenziehung ausschliessend.

Vf. giebt hierauf eine historisch-kritische Uebersicht der hauptsächlichen von den Autoren empfoh-

lenen Behandlungsweisen der Strychninvergiftung,
der wir Folgendes entnehmen.

Orfila warf die Intoxikation mit Strychnosderivaten,
Pikrotoxin und Kampher durcheinander und rühmte *Eva-
cuantien* (Emetica, Laxantia) als Mittel, welche den ge-
fahrdrohenden Erscheinungen bei der Strychninvergiftung
Einhalt gebieten können. Von einem eigentlichen Antidot
ist bei O. keine Rede; Aether sulphur. und Terpentinöl
sollen die Kur ebenso unterstützen wie Chlor-Inhalationen.
Später suchte man das Strychnin in unlösliche Verbindungen mit andern Substanzen, namentlich Säuren, überzuführen; allein diese Verbindungen — wiewohl in Wasser
löslich — werden sämmtlich durch die freie Säure des
Magensaftes in Lösung und somit in den resorbirbaren
Zustand übergeführt. Hierher gehört das von Kurasek
in Wien empfohlene *Tannin* oder Dekokt gerbstoff-
haltiger Rinden und Wurzeln, sowie die von Donné und
Bouchardat gerühmte *Jod-* oder *Jodkaliumlösung.*
Da das Jodstrychnin an und für sich in hohem Grade
giftig u. nicht unlöslich ist, so hat es vor dem Strychnin-
tannat zum mindesten keinen Vorzug u. Délioux räumt
solchen vielmehr dem Tannin ein. Garrod hat *vegetabilische* oder *Thierkohle* empfohlen; sie soll das in den
Magen gelangte Strychnin aufsaugen und so lange zurückhalten, bis kräftig evacuirende Arzneimittel zur Hand
sind.

Nur nichts hat Pindell's Empfehlung von *fetten
Oelen* für sich, welche die Resorption des von ihnen ein-
gehüllten Strychnin verhindern sollen; verzögern mögen
sie die Resorption, hindern können sie dieselbe nicht.
Höchstens lässt sich zu ihren Gunsten vielleicht anführen,
dass Oel Manche zum Erbrechen reizt, also evacuirend
wirken kann. Ganz so unwirksam wie Oel ist die *Milch*
als Strychninantidot (Gorré). Gallard wies durch Versuche an Hunden nach, dass mit Strychnin gleichzeitig
gereichte Milch die Resorption des erstern ebensowenig
verhindert, wie als seinen toxischen Effekt aufzuheben
vermag. Nicht besser steht es mit dem von Bardet
empfohlenen *Chlorwasser*, welches das Strychnin zersetzen
soll. Zwar will Bardet von 20 Hunden, denen er Strychnin gegeben hatte, 16 gerettet haben, allein es liegt auf
der Hand, dass die Wirkung, welche in erwärmte Strychninlösung geleitetes Chlorgas hervorbringt, mit derjenigen,
welche beim Contakt von Strychnin und Chlorwasser im
Magen zu Stande kommt, sich nicht vergleichen lässt.
Thorel wollte *Kermes mineralis*, welche als Emetico-
catharticum wirken und zugleich zur Bildung unlöslichen
Schwefelstrychnins Veranlassung geben sollte, als Antidot
des Strychnins an Hunden erprobt haben. Die Commission
der Société de pharmacie (Bouchardat u. Gobley) erklärte jedoch diese Versuche nicht für hinreichend beweis-
kräftig.

Als Antagonisten des Strychnin glaubten Harley u.
Vulpian das Curare erkennt zu haben; Pelikan bestritt diese Ansicht u. gegenwärtig ist nach Délioux der
Streit durch Martin Magron's und Bulsson's Versuche wohl als zu Ungunsten des Curare entschieden zu
betrachten [?]. Die verschiedenen Stupefacientia: Hyoscyamus, Atropin, Opium sind mit so geringem Erfolg bei
Strychninvergiftung angewandt worden, dass wir über
diese Versuche mit Stillschweigen hinweggehen müssen.

Viel hat die antidotarische Wirkung des *Tabaks* dem
Strychnin gegenüber von sich reden gemacht. Haughton
in Dublin, O'Reilly, Chevers u. A. haben Fälle von
durch Tabakinfus geheilten Strychnintetanus beschrieben.
Dél. hält seine Kenntnisse über eine in so hohem Grade
wie das Nicotin giftige Substanz für noch nicht hinreichend, um die Anwendung des Tabaks, zumal in den
grossen, von Haughton vorgeschriebenen Dosen bei der
Strychninvergiftung gerechtfertigt zu finden. Dasselbe
gilt von dem durch Gallard gerühmten Coniin und
von dem durch Wookes und Hanson vorgeschlagenen
Aconitin.

Die *Cannabis indica* wandte Stacy Hemenway mit Erfolg gegen Strychninvergiftung an, und zwar heilte er eine solche durch grosse Dosen hervorgerufene 12 Std. nach Ingestion des Giftes durch das Alkohol. Extrakt der Cannabis ind. in wenigen Stunden. Dieser Fall steht vereinzelt da; die 12stündige Dauer des Strychnintetanus muss begründetes Bedenken erregen, denn meist tödten, wenn viel Strychnin genommen worden ist, schon die ersten Paroxysmen ziemlich rasch.

Die *Calabarbohne* verdient besondere Aufmerksamkeit als Antidot des Strychnin. Versuche an Thieren gaben für den Antagonismus beider Gifte ein günstiges Zeugniss; indessen haben Proben der Anwendung des Calabar als Antidot in Fällen von Strychninvergiftung bei Menschen, da Calabar selbst wieder ein gefährliches Gift ist, also trotzdem dass es langsamer als Strychnin zur Wirkung gelangt, nur in möglichst kleinen Gaben dargereicht werden darf, ihr Bedenkliches. Keyworth hat mit der Calabarbehandlung des Strychnismus einen glücklichen Anfang gemacht.

Pritchard, Rochester und Arnett glaubten in grossen Dosen *Kampher*, welche allerdings die Reflexerregbarkeit des Rückenmarks herabsetzen u. schliesslich Rückenmarkslähmung bedingen können, das Antidot des Strychnin entdeckt zu haben. Ein Neger soll damit gerettet worden sein. Arnett ist besonders von diesem Antagonismus, für dessen Existenz leider nur zu dürftige Belege beigebracht worden sind, fest überzeugt.

Endlich ist noch der *Chloroformirung* und *Aetherisirung* bis zur Erschlaffung der Muskulatur als Heilmittel der Strychninvergiftung zu gedenken. Es ist nicht zu leugnen, dass Maunson, Dresbach u. A. von diesem Verfahren grosse Erfolge gesehen haben. Vf. erkennt dieselben an und empfiehlt gleichzeitig innerlich Aconit zu reichen [?].

Schliesslich erklärt sich Vf. für den Gebrauch eines chemischen Mittels, welches Strychnin als unlösliche Verbindung niederschlägt (Tannin; Jod-Jodkaliumlösung). Damit sich letztere nicht in den freien Säuren des Magensaftes löse, räth er, alsbald ein Emeticum aus Tart. stibiatus, welcher durch seinen Kaligehalt die Reflexthätigkeit der Medulla herabstimmt, zu geben. Wo Tabak bei Strychnintetanus günstig wirkte, that er es als Emeticum [?]. — Bromkalium als Antidot des Strychnin zu nennen, hat Vf. vergessen.

St. Clair Gray (Glasgow med. Journ. III. 2. p. 167. Febr. 1871) gab eine Analyse über 143 aus der Literatur zusammengestellte Fälle von Strychninvergiftung.

Anlangend die physiologische Wirkung des Strychnin, so ist dieselbe durch kein einziges Symptom, welches allen Fällen gemeinsam zukommt, charakterisirt; 15—20 Min. nach Einverleibung des Giftes tritt Unwohlsein, Unruhe, Steifheit der Muskeln und Suffocationsgefühl ein. Die Respiration wird kurz und beschleunigt, die Frequenz der Herzschläge nimmt zu; bald darauf macht sich Muskelzittern bemerklich und es kommt erst in den Bewegungsorganen u. später in allen willkürlichen Muskeln zu den bekannten, an die Wirkungen intermittirender elektr. Schläge erinnernden Erscheinungen. Während dieser Periode ist der Puls nicht nur beschleunigt, sondern auch bald härtlich und kräftig, bald unregelmässig und schwer zu fühlen. Die Erregbarkeit der sensiblen Nerven und die Reflexthätig-

keit des Rückenmarks sind abnorm gesteigert, die Respiration cessirt, das Gesicht nimmt einen ängstlichen Ausdruck an, wird livid, der Herzschlag rapid und flatternd, die congestionirten Augen treten aus ihren Höhlen hervor, die Pupillen erweitern sich und während die Muskeln brethart werden, stellt sich unter Geschrei der Strychnintetanus, resp. Opisthotonus ein, welcher nach 2—5 Minütl. Dauer mit einer Ruhepause abwechselt und nach der geringsten Erregung der peripheren sensiblen Nerven gewöhnlich bald wiederkehrt. Die spätern Paroxysmen pflegen etwas weniger intensiv aufzutreten und sind häufiger als der erste von Trismus begleitet. Zuweilen geht während der Anfälle das Bewusstsein verloren; erstere wechseln mit den ruhigen Zeiten ab, bis Genesung oder der Tod eintritt. In letzterem Falle erlischt die Reflexerregbarkeit des (gelähmt werdenden) Rückenmarks vor dem Tode u. die Paroxysmen kehren verschwindend selten wieder.

Dieser anscheinend so charakteristische, gewöhnlich zu beobachtende Symptomencomplex der Strychninvergiftung kann zuvörderst dadurch wesentlich modificirt werden, dass die Prodromalerscheinungen des Tetanus ganz in Wegfall kommen und Tetanus das zuerst und allein in die Augen springende Intoxikationssymptom darstellt (Harley; Part; Paley; Watson u. A. m.).

Eine fernere, sehr wesentliche Abweichung von obigem Bilde des Strychnismus ist darin begründet, dass sich während des Anfangsstadium Cerebralsymptome, wie grosse Angst, Aufgeregtheit, später Verlust der Sprache und Stupor entwickeln (Christison).

Als sonstige Abweichungen führt Vf. an: 4 Mal Stossen mit den Armen und lautes Geschrei wegen Gefühl drohender Erstickung, 4 Mal Nackenkrämpfe, 1 Mal Constriktionsgefühl der Kehle, Brustbeklemmung und Starre der respiratorischen Muskeln, 2 Mal Erbrechen, dem der Paroxysmus auf dem Fusse nachfolgte, 2 Mal Gefühl von über den ganzen Körper verbreitetem Brennen in der Haut, wieder sogleich von Tetanus gefolgt, 2 Mal waren Schmerzen in der Lumbargegend und von da im Verlauf der Ischiadici in die unteren Extremitäten ausstrahlend, und 1 Mal halte die Starre der gesammten Körperoberfläche die zuerst auftretenden Symptome der Strychninvergiftung.

Während des tetanischen Stadium kommen ebenfalls Abweichungen vor. So z. B. waren unter 22 Fällen die Pupillen 7 Mal während des Paroxysmus und während der Ruhepause erweitert, 1 Mal in beiden Phasen verengt und 12 Mal während des Tetanus erweitert und während der Ruhe unverändert. Unter 110 Fällen war Trismus 17 Mal vorhanden. Der Puls war unter 23 Fällen 12 Mal klein, schwach und schnell, 2 Mal frequent (150) und voll, 1 Mal nicht frequent (74) aber schwach, 2 Mal unverändert, 2 Mal voll und hart und 4 Mal unregelmässig und comprimibel. In 33 Fällen war Opisthotonus sehr bedeutend ausgenommen; 74 Mal war Opisthotonus, 2 Mal Emprosthotonus und 2 Mal Emprosthotonus mit Opisthotonus abwechselnd zugegen.

In 19 Fällen war das Bewusstsein intakt, in 1 Falle schwand es erst kurz vor dem Tode, in 3 Fällen basand es nur während der Ruhepausen; 1 Mal wurde Stupor und 2 Mal complete Bewusstlosigkeit beobachtet. Vigla (1848) beschrieb einen Fall, bei welchem es zu Hallucinationen und hysterischen Erscheinungen kam.

Unter 33 Fällen traten die Krämpfe 2 Mal im Nacken, 14 Mal in den Unterschenkeln, 10 Mal in den Füssen zuerst auf. Die Hände waren 15 Mal geballt und die Arme 22 Mal über der Brust gekreuzt. 4 Mal war Risus sardonicus vorhanden. Endlich ist hervorzuheben, dass die Ruhepausen in seltenen Fällen sehr lang sein können. N u n n e l y und J o n e s sahen sie eine Stunde und länger dauern.

Von 109 Fällen gingen 57 in den Tod aus; die Genesung erfolgte 6—18 Stunden nach Ingestion des Giftes und war in der Regel vollständig. Nur D a r i a n erwähnt eines Kranken, welcher noch 6 Wochen nach seiner Wiederherstellung entzündliche Reizung des Magens zeigte, paraplegisch wurde und erst nach 3 Jahren vollständig wieder hergestellt werden konnte. Ebenso bestand in einem von P o w e l berichteten Falle Dyspepsie wochenlang nach der Genesung von Strychninvergiftung.

Ueber die Theorie der Strychninwirkung und die Ursache des durch gen. Gift bewirkten Todes bringt Vf. nur Bekanntes und auch dieses lückenhaft genug.

Der Leichenbefund ist in der Regel: Gesicht blass mit ruhigem Ausdruck, Augen geschlossen, Pupillen dilatirt, bedeutender Rigor, Wirbelsäule oftmals opisthotonisch gebogen, die Hände geballt, die Arme über der Brust kreuzweise flektirt, die tiefergelegenen Partien der Leiche livid, die Lungen besonders in den hinteren Lappen hyperämisch, das Herz contrahirt, fest anzufühlen, leer; Leber, Milz, Nieren etwas congestionirt; Magenmucosa fleckweise geröthet, Harnblase leer und Hirn wie Rückenmark nebst den Häuten derselben sehr hyperämisch mit Erguss von Serum in die Hirnhöhlen und den Subarachnoidealraum.

Die Beschaffenheit des Herzens ist unter diesen Befunden am meisten variabel; es war contrahirt und leer in 2, dilatirt in 1, welk und beinahe leer in 5, leer in 4, mit Blutgerinnseln gefüllt in 1, schlaff u. flüssiges dunkles Blut enthaltend in 1, contrahirt und wenig Blut enthaltend ebenfalls in 1, rechterseits dilatirt und viel flüssiges dunkles Blut enthaltend in 2 Fällen. Die Lunge war 16 Mal congestionirt; 2 Mal war es zu Lungenapoplexie gekommen. Congestionirte Stellen an der Magenmucosa wurden 8 Mal, Blutextravasate daselbst 2 Mal, blasse Beschaffenheit 4 Mal, Blässe des Duodenum 1 Mal, Blutüberfüllung des Dünndarms 8 Mal, und der Venenstämme des Dünndarms majus 2 Mal angetroffen. Die Milz war 4 Mal congestionirt. Die Hirn- und Rückenmarkshäute erschienen 12 Mal stark hyperämisch, 6 Mal normal beschaffen; 4 Mal waren die Plexus chorioid. von Blut strotzend; 6 Mal war das Hirn und 8 Mal das Rückenmark makroskopisch nicht verändert; 5 Mal hatte seröser Erguss in die Hirnhöhlen stattgefunden, 1 Mal war ein apoplektischer Herd im rechten Corpus striatum, 2 Mal Hirn-, 1 Mal Kleinhirn-Erweichung und 3 Mal Trübung der Arachnoidea vorhanden. Das Rückenmark war 2 Mal durchgehends erweicht, 1 Mal congestionirt und in der Höhe des 7. Rückenwirbels geschwollen und härter als in der Norm zu schneiden, u. 1 Mal befand sich in der Arachnoidea an jeder Austrittsstelle der Spinalwurzeln eine hyperämische Stelle. 1 Mal war das Rückenmark so stark erweicht, dass es stellenweise breiartig zerfloss, 12 Mal war viel Serum zwischen den congestionirten Rückenmarkshäuten ergossen, 1 Mal war der Centralkanal in der Medulla durch viel ergossenes Serum ausgedehnt, und 9 Mal waren Rückenmark und Meningen ganz normal beschaffen.

Für den Nachweis des Strychnin in foro empfiehlt Vf. folgendes Verfahren.

Die Leichencontents werden mit destillirtem Wasser im Mörser zu einem Brei verrieben, mit Essigsäure im

Ueberschuss versetzt, 24 Stunden bei 27°C digerirt, dann auf den Dialysator, welcher in der 10fachen Menge Wasser schwimmt, gebracht, das Dialysat nach 48 Stunden abgetrennt und durch Eindampfen auf etwa 4 Grm. concentrirt. Der Rückstand wird, falls er nicht sauer reagirt, mit verdünnter Essigsäure angesäuert, und von 5 zu 6 Minuten mit seinem doppelten Volumen Chloroform im Scheidentrichter so lange geschüttelt, als das Chloroform noch etwas aufnimmt. Ist dieser Zeitpunkt eingetreten, so wird die essigsaure, wässrige Lösung mit Ammoniak übersättigt und mit dem 4fachen Volumen Chloroform ebenso wie vordem die saure ausgeschüttelt. Die Chloroformauszüge werden auf flachen Uhrgläsern vertheilt, das Chloroform durch Erwärmen verjagt und die bei durchfallendem Licht perlmutterglänzenden Rückstände an Anstellung der O t t o'schen Farbenreaktion, für welche Vf. das Kaliumbichromat vorzieht, benutzt. Essigsäure ist für die Extraktion deswegen vorzuziehen, weil sie die Eiweisskörper vollständig coagulirt und dabei Amylan nicht in Zucker überführt. Chloroform löst Strychnin am besten. Die bekannte Farbenreaktion wird nach Vf. auch sichtbar, wenn man eine Lösung von Strychnin in Schwefelsäure auf ein Platinschälchen bringt und den — Pol einer Batterie mit dem Platin verbindet, den + Pol aber in die Strychninlösung tauchen lässt. Salzsäure ist zur Extraktion verwerflich, weil sie das Strychnin chemisch verändert. Ueber die übrigen Reaktionen und die Mikrosublimation des Alkaloides bringt Vf. nur Bekanntes.

Das physiologische Experiment an Fröschen — Hervorrufung von Tetanus, — gelang Vf. bei Applikation von $\frac{1}{30000}$ Gran Strychnin, es dauerte alsdann 15 Minuten, ehe die genannte Erscheinung zwar deutlich, aber nur kurze Zeit andauernd, zur Beobachtung kam. Ebenso rief Blut (15 Tropfen) von mit Blut vergifteten Thieren, subcutan injicirt, bei Fröschen Strychnintetanus hervor.

Die Behandlung hat in erster Linie die Evacuation des Magens durch Emetica, wobei demulcirende Getränke, Milch, oder einfach warmes Wasser nachtrinken zu lassen sind, anzustreben; ausserdem ist für Warmhaltung des Körpers durch warme Tücher, Steine etc. zu sorgen. Später empfiehlt sich ein Laxans. Sowie die Respiration beeinträchtigt erscheint, muss die künstliche Respiration eingeleitet werden. Von den Antidoten verspricht sich Vf. von Curare [?], Chloroform und Calabar am meisten; er sah die die Intensität und Häufigkeit der tetanischen Paroxysmen vermindern. Chloralhydrat erwies sich ihm bei Versuchen an Fröschen als kein Antidot des Strychnin. Die Thiere wurden auf einmal schlaff und starben in allen Fällen — ob durch Strychnin, oder durch Chloral, will Vf. dahingestellt lassen.

Endlich erwähnt Vf. noch mit Amylnitrit angestellter Versuche an Kaninchen. Leider gehen diese Thiere sehr häufig (10 von 20) während des ersten Paroxysmus zu Grunde; es waren 0.015 Grm. Strychnin angewendet und das Amylnitrit inhalirt oder subcutan injicirt worden. Der Erfolg war bei der Hälfte der Versuchsthiere günstig, die Thiere wurden gerettet; bei 4 andern wurde der Eintritt des Todes bis um 1 Stunde und 10 Minuten hinausgeschoben. Vf. will die Versuche mit Hunden, welche dem Strychnintetanus grösseren Widerstand leisten, wiederholen. Eine günstige Wirkung auf die Muskelstarre während des tetanischen Paroxysmus fiel allen bei den Versuchen gegenwärtigen Beobachtern in die Augen. Es ist indessen nicht zu vergessen, dass Amylnitrit, welches den Blutdruck in kürzester Zeit bis auf ein Minimum herabsetzt, seinerseits auch ein gefährliches Mittel und in sofern kein Antagonist des Strychnin ist, als es wie diesen den Blutgehalt der (erweiterten) Gefässe des Rückenmarks vermehrt.

(H. Köhler.)

IV. Pathologie, Therapie und medicinische Klinik.

470. Zur pathologischen Anatomie des Rückenmarks; von Dr. W. B. K e s t e v e n (St. Bartholom. Hosp. Rep. Vol. VIII. p. 1. 1872).

Nach einer kurzen Uebersicht über die normale Histologie des Rückenmarks wendet sich Vf. zunächst den pathologischen Veränderungen der *Blutgefässe* des Rückenmarks zu. Er bestreitet das Vorhandensein präformirter perivasculärer Räume und glaubt, dass das Auftreten von Hohlräumen um die Gefässe daher rührt, dass die früher abnorm erweiterten Gefässe sich zusammengezogen, oder dass Exsudationen und Zellenwucherungen stattgefunden haben. Gegen jene Auffassung spricht ihm namentlich, dass die erwähnten Räume einer selbstständigen Wandung entbehren und dass es noch nicht gelungen ist, ihren Zusammenhang mit den übrigen Lymphgefässcysten überzeugend nachzuweisen.

Blutstauungen im Rückenmark sah Vf. bei chronischen Krankheiten oft dem Tode vorausgehen. Blutergüsse auf der Oberfläche und in die Substanz des Markes fand er nach Tod durch Tetanus, Paralysis und in solchen Fällen, wo Convulsionen dem Tode vorausgegangen waren, dagegen gelang ihm der Nachweis von Anämie des Rückenmarks bei keiner Sektion.

Sehr selten sah er *Myelitis acuta*, und zwar waren in diesen Fällen nur die Häute und obern Fortsätze, nicht die Substanz des Rückenmarks selbst, entzündet. Vf. hält daher diesen Sektionsbefund in den meisten Fällen für eine irrige Auffassung beginnender Fäulniss. Häufig kam ihm dagegen Verfettung der Gefässe als Folge chronischer Ernährungsstörungen vor.

Betreffs der pathologischen Veränderungen der *Achsencylinder* und der *Neuroglia* macht Vf. auf einen häufig verkannten Zustand der Achsencylinder aufmerksam. Bei verschiedenen destruktiven Krankheiten des Rückenmarks werden in der grauen Substanz häufig zerbrochene Achsencylinder mit oder ohne Markscheide von ovaler, rundlicher, säulen- oder scheibenförmiger Gestalt getroffen, die wegen ihrer concentrischen Schichtung meist für Corpp. amylac. angesehen werden. Sie finden sich besonders nach Tetanus, Ataxia locomotoria, Paralys. progress. u. s. w. — Atrophie der Neuroglia zeigt das Auftreten radiärer Spalten auf Querschnitten des Rückenmarks an.

Graue Degeneration fand sich sehr ausgebreitet nach schweren Fällen von Paralyse und Ataxia locomotoria. Bei letzterer Krankheit kommt sie öfters, über weite Strecken der Hinterstränge, selbst bis

über die graue Substanz verbreitet, vor. Sogar die multipolaren Ganglienzellen mit ihren Fortsätzen sind bisweilen mit ergriffen. Der disseminirten Form begegnete Vf. bei chronischer Manie, D u c h e n n e 's Paralyse, Hydrorrhachis interna, Leukämie, Tetanus und Idiotie. In einem Falle von Pseudohypertrophia muscular. fand sich ebenfalls diese Form in Hirn und Rückenmark. Die sklerosirten Stellen assen sehr zahlreich in der weissen Substanz dicht unter der Hirnrinde, sehr spärlich dagegen in der Rinde selbst, im Corpus striat., Thalamus optic., sowie im Rückenmark. Denselben Befund in Begleitung von Gefässerweiterung traf Vf. bei einem 21jähr. Idioten, der von Jugend auf an Krämpfen gelitten hatte.

Den Ausgangspunkt der *Sklerose* sucht er in den Kernen der Neuroglia. Die kranken Stellen bei der disseminirten Sklerose haben viele Aehnlichkeit mit Amyloidkörpern, zeigen jedoch unter dem Polarisationsapparat ein granulirtes Aussehen und werden bei Drehung des Prisma nicht verändert, während bei letzterer diess der Fall ist.

Die *Körnchenzellen-Myelitis* fand sich namentlich bei paralytischen Krankheiten, dagegen nicht bei Tetanus.

Von Erkrankungen der *Nervenzellen* kamen Vf. nur Pigmentirung und Atrophie in einem Fall von fortschreitender Paralyse zu Gesicht.

Erweiterung des Centralkanals beobachtete er in 2 Fällen, das eine Mal unbedeutend bei einem Knaben, dessen Todesursache nicht angegeben ist, combinirt mit disseminirter Sklerose, das andre Mal hochgradig bis 0.06'' engl. im Durchmesser bei progressiver Muskelatrophie. Dabei zeigten sich divertikelartige Ausbuchtungen, so dass auf Querschnitten des Rückenmarks der Anschein entstand, als ob ein ebenfalls mit Epithel ausgekleideter Nebenkanal vorhanden sei (Abbild. eines ähnlichen Falles siehe Philos. Trans. pt 1. 1859. pl. 22 fig. 55).

Zur Erhärtung der Präparate giebt K. der reinen Chromsäure (1 : 300) vor ihren Salzen den Vorzug.

(Knecht.)

471. Ueber eine der spinalen Kinderlähmung ähnliche Affektion Erwachsener; von Dr. M. B e r n h a r d t in Berlin. (Arch. f. Psychiatr. III. 2. p. 370. 1873.)

B. berichtet über einen Fall von Lähmung aller 4 Extremitäten, die sich in wenig Tagen ohne Schmerzen herausbildete und so gut wie complet war. Die Sensibilität war von Anfang an erhalten, ebenso Urin- und Stuhlentleerung, Athembewegungen und die Funktion von Hirn und Hirnnerven. Pat.

3

war 35 Jahr alt und hatte sich wahrscheinlich erkäl-
tet. Schon vom 8. Tage an war die faradische,
direkte und indirekte Erregbarkeit in allen gelähmten
Muskeln wesentlich herabgesetzt, in den Unterschen-
kel-, Vorderarm- und Handmuskeln fast erloschen.
Diese Reaktionslosigkeit erhielt sich fast 1 Jahr
lang. Die galvanische Reaktion der gelähmten Muskeln, direkte und indirekte [?], war erhalten, anfangs
und zuletzt an einzelnen Muskeln erhöht. Auch die
mechanische Erregbarkeit war stellenweise erhöht.
Die Hand- und Finger- resp. Fussmuskeln atrophirten
auch allmälig stark, während die ganzen Glieder eine
Abnahme des Umfanges zeigten. Ein Jahr nach Beginn der Lähmung war dieselbe bis auf die Finger-
und Fussmuskeln exclus. gehoben, es bestand jedoch
noch grosse Schwäche fast überall. Die fehlerhafte
Reaktion bestand auch jetzt noch auf Faradisation
in den atrophirten und gelähmten Muskeln und war
auch in einzelnen Muskeln vermindert, die dem Willen
schon gut gehorchten.

B. schliesst aus den erwähnten Symptomen, dass
es sich um eine der spinalen Kinderlähmung analoge
Affektion handelte, und scheint geneigt, sowie bei
dieser [trotz den relativ häufigen entgegenstehenden Sektionsbefunden, die er allerdings nicht alle
kennt] eine peripherische Erkrankung des Nervensystems anzunehmen. Die Hauptdifferenz zwischen
beiden Erkrankungsformen besteht darin, dass in
den bisher bekannten, hierher gezählten Fällen bei
Erwachsenen von Duchenne sen. u. Gombault
fast alle 4 Extremitäten gleich schwer erkrankten.
[Duchenne jun. hat Fälle veröffentlicht, die zum
Theile wenigstens partiell waren. Auch Ref. glaubt
einen analogen, d. h. partiellen, hierher gehörigen
Fall beobachtet zu haben und hält diese partiellen
Fälle für viel gewichtiger als die durch die Allgemein-
heit der Lähmung ein fremdes Gepräge erhaltenden.]

Ausser dem vorstehenden sehr detaillirt berichteten Falle referirt B. noch kürzer über 2 weitere,
die gleichfalls junge Männer betrafen, von denen aber
der erste wohl schwerlich hierher gehört, da im ganzen Verlaufe die faradische Reaktion erhalten [doch
wohl normal?] war und die Krankheit überhaupt nur
3 Monate dauerte.

Der 2. Kr. zeigte Herabsetzung der faradischen
Reaktion und Atrophie der Muskeln, besonders der
rechten Körperhälfte, sonst dieselben Symptome, und
genau wesentlich schneller als der erste Pat., doch
langsamer als der zweite.   (Bärwinkel.)

472. Fall von Lähmung des Sympathicus;
von Dr. Otto in Pforzheim. (Deutsch. Arch. f. klin.
Med. XI. 6. p. 609. 1873.)

Eine sonst nervös gesunde Frau erkrankte plötzlich
unter Kopfschmerz, Erbrechen und Schwindel, zu denen
sich Sehschwäche gesellte. Nach 14 Tagen schwanden
erstere und der Schwindel bemerkte sich; dafür bemerkte
Pat. jetzt intensive Röthe an der linken Hälfte von Gesicht, Hals, Nacken und auch der Brust, doch hier nicht
blos links. Auch wurde die Sprache schwerfällig und das
Gedächtniss schlecht. Manchmal bekam Pat. Anfälle von
Hitze des Kopfes mit Schwindel und grösserer Röthe,
besonders bei heftigen Gemüthserregungen. Ausserdem
bestand Schlaflosigkeit u. deprimirte Stimmung. Dieser
Zustand dauerte wenigstens 1½ Jahr an und verschlimmerte sich allmälig. Dazu trat noch intensiver Schweiss
an den gerötheten Hautstellen und Nachts oft Athembe-
klemmung. Die Pupillen waren gleich weit, der Halssympathicus auf Druck nirgends empfindlich. Sensible u. motorische Störungen fehlten.

Vf. nahm Lähmung des Sympathic. an u. galvanisirte
denselben mit dem negativen Pole 3 Minuten lang täglich.
Gleich nach der 1. Sitzung war der Schwindel fast vorüber, das Erythem erblasste anfangs während der Sitzung,
verschwand später dabei ganz und nahm überhaupt ab.
Schlaf stellte sich bald ein, Sprache und Sehen besserten
sich, ebenso die Stimmung. Nach 18 Sitzungen war Heilung erzielt, bis auf Erröthen bei Gemüthserregungen, u.
blieb auch bestehen.

Es bestanden hier also alle Symptome der Lähmung des Sympathicus, abgesehen von der Verengerung der Pupille, die aber vielleicht bei Beschat-
tung der Augen doch vorhanden war. Eine Veranlassung fehlt; es handelte sich also um eine idio-
pathische Affektion. Sie erklärt alle Symptome
ganz gut u. weist sie von allen bisher veröffentlichten
Fällen in der grössten Vollständigkeit auf.

(Bärwinkel.)

473. Ueber tonische Krämpfe; von Dr.
Stich. (Deutsch. Arch. f. klin. Med. XI. 4. 5. p. 524.
1873.)

Stich berichtet zunächst über 2 Fälle von
Krampf des N. accessor. Willisii.

1. Fall. Der Krampf, längere Zeit klonisch, seit
einem Jahre aber tonisch, dauerte auch im Schlafe
an, reizte durch die beständige schiefe Haltung
des Kopfes die Arm- und Kopfnerven durch Druck
und wurde durch den constanten Strom nicht beeinflusst.

Der 2. Fall war frischer, vielleicht rheumatischer
Natur, betraf ein jugendl. Individuum. Der Krampf,
gleichfalls anfangs klonisch, beschränkte sich auf
den M. cucullar., und war nicht mit Schmerzpunkten
complicirt. Er heilte durch feuchtwarme Umschläge
und Galvanisation des M. cucullar. (mit positivem
Pole) in wenig Tagen, wenigstens für ³/₄ Jahr.

An diese Fälle reiht Stich 2 Fälle von Schuster-
krampf.

Er hält denselben mit Wahrscheinlichkeit für
einen Reflexkrampf, bedingt durch die sensiblen
Muskelnerven. Weniger plausibel scheint ihm die
Annahme einer Mittheilung der Erregung von andern willkürlich erregten motorischen Nerven auf
die krankhaft reagirenden. Für die erstere Auffassung spricht ihm der heftige Schmerz in den
spastischen Muskeln. Dieselbe Erklärungsweise
adoptirt Stich übrigens auch für die coordinato-
rischen Beschäftigungsneurosen.

Der 1. Fall betrifft einen 19jähr. Gesellen, der anfangs nur intensive an schmerzhafter Krämpfen der Hände,
der Adductoren der Oberschenkel u. Flexoren der Unterschenkel, nach am Kopf und Hals litt. Nach mehreren
Wochen wurden die Krämpfe tonisch und blieben ohne
Störung der Sensibilität u. ohne Fieber 2 Tage lang un-

unterbrochen an. Dann schwanden sie spontan, kehrten aber nach 2 Tagen spontan wieder, doch war die Temperatur jetzt erhöht. Die Beine wurden nach 1 Tag frei, die Hände erst später. Doch wurden sie nach 6tägiger Pause wieder befallen nach anstrengender Gartenarbeit. Starke stabile aufsteigende Galvanisation der Nn. ulnar. und median, linderte vorübergehend den Zustand, es trat aber heftige Verschlimmerung darauf ein, der dann wieder wenigstens für 3 Wochen krampffreie Zeit folgte. Pat. blieb auch später trotz Schusterarbeit gesund.

S t i c h sieht die Galvanisation nicht als heilendes Agens an, da ja erfahrungsmässig auch andere Mittel oft schnell helfen.

Der 2. Fall betrifft einen 22jähr. Gesellen, sowie der 1. Pat., von kräftigem gesundem Körper, der nach anstrengender Arbeit an schmerzhaftem, krampfhaftem Ziehen in den Vorderarmen litt, das sich mehrmals täglich zu leichtem Krampfe steigerte, der mehrere Minuten andauerte, von Schmerz gefolgt. Der constante Strom hob Schmerz u. Krampf schnell.

(Bärwinkel.)

474. Ueber Agoraphobie; von F. Björn-ström. (Upsala läkarefören. förhandl. VIII. 2. S. 105. 1872.)

An die Fälle W e s t p h a l s, die er im Auszug mittheilt, schliesst B. 3 in Schweden beobachtete Fälle an, welche grosse Aehnlichkeit mit demselben haben.

1) Ein 60jähriger Mann von schwächlicher Constitution und nervösem Temperament, der sonst keine Neigung zu Schwindel besass, auch nie einen Schlaganfall erlitten hatte und in seiner Jugend ein guter Tänzer gewesen war, wurde bei Ueberschreiten des Gustav-Adolph-Platzes in Stockholm, über den ihn sein Weg täglich führte, stets von Platzschwindel ergriffen, so dass es ihm rein unmöglich war, allein und ohne Führer über den Platz zu gehen. Ein einziges Mal im Laufe von 20 Jahren war er genöthigt, allein den Platz zu überschreiten; er war äussererst verwundert, dass er es zu Wege brachte.

2) Ein 28 J. alter, sehr blasser u. magerer, an Verdauungsstörungen in geringem Grade leidender Handlungsbuchhalter konnte seit 16 J. nicht über den grossen Markt in Upsala gehen und wagte kaum ohne die grösste Angst, sich demselben zu nahen. Der Grund dieser Erscheinung schien in einem organischen Herzleiden (Insuffi-cienz der Mitralklappe) zu liegen, seit wann dieses aber bestand, liess sich nicht genau ermitteln. Pat. erinnerte sich nur, im Sommer 1853 vorübergehend an Beklemmung und Herzklopfen u. in demselben Jahre an starkem Nasenbluten gelitten zu haben, an Rheumatismus hatte er nicht gelitten, als Kind war er gesund und munter gewesen u. hatte nie an Schwindel gelitten. Die Symptome des Platzschwindels traten zuerst im Sommer 1856 plötzlich auf, als Pat. an einem Morgen in Begleitung eines Kameraden über einen Platz ging; es befiel ihn ohne irgend welche bekannte Veranlassung plötzlich heftige Angst vor dem Ueberschreiten des Platzes, trotzdem gelang es zwar, aber seitdem konnte Pat. sich nicht wieder weit von seiner Wohnung entfernen; dieselbe Furcht befiel ihn nicht blos auf freien Plätzen, sondern auch an andern Stellen, die weit von seiner Wohnung entfernt waren. Sobald er nur kurze Strecken von seiner Wohnung sich entfernt hatte, wurde er ängstlich u. unruhig, zitterte am ganzen Körper und musste umkehren; in Begleitung konnte er etwas weiter gehen, als wenn er allein war; er wagte sich weder in die Kirche, noch in das Theater, noch in Concerte, glaubte aber, dass er sie ganz gut brauchen können würde, wenn sie nahe an seiner Wohnung gelegen wären. Die Angst hat bei dem Kr. verschiedene Veranlassungen, sie kommt,

wenn er rufen hört, wenn er einen Schlagschatten auf der Strasse oder Feuer sieht. Die Angst ist in keiner Weise motivirt, dass etwa der Kr. einen Schlag, Schwindel oder dergleichen fürchtete, sondern sie besteht in einer vollkommen unbestimmten und ungewissen Unruhe.

3) Ein 51 J. alter Beamter in Upsala hatte vor 4 J. einen leichten Schlaganfall gehabt, dem eine unbedeutende Parese des rechten Armes gefolgt war. Bald kehrte die Kraft in dem Arme fast vollständig wieder, aber bei jedem Versuch, eine Arbeit mit demselben zu verrichten, besonders beim Schreiben, hatte Pat. ein drückendes Gefühl im Kopfe, und bekam unüberwindliche Angst vor einem Schlaganfall. Dasselbe Gefühl stellte sich auch beim Lesen und andern geistigen Arbeiten ein; dadurch wurde Pat. darauf geführt, auf die geringste Veränderung in seinem Gesundheitszustande zu achten und in Folge dessen bildete sich bedeutende nervöse Reizbarkeit u. hypochondrische Gemüthsstimmung und Menschenscheu aus, die wohl als eine Form der Agoraphobie betrachtet werden kann. Obwohl Pat. sich gern in Bewegung machte, war er doch nicht im Stande, auf der Strasse spazieren zu gehen, sondern ging in einem Hinterhof spazieren, wo er nicht zu fürchten brauchte, einem fremden Menschen zu begegnen; in einem früheren Bekannten u. Freunden wich er aus, jede Unterhaltung mit einer Person, die nicht zu seinem kleinen Familienkreise gehörte, verursachte ihm Angst und Unruhe und jagte ihm das Blut in das Gesicht, wobei er einen Druck über den ganzen Scheitel empfand, jedoch kein Zittern spürte; er hielt deshalb sehr einförmig und zurückgezogen. Durch wiederholte Kaltwasserkuren besserte sich der Zustand des Kr. einigermaassen, so dass er wieder etwas schreiben konnte; die Menschenscheu blieb aber unverändert.

Obgleich die beiden letzten Fälle, wie B. meint, nicht genau dem typischen Bilde der Agoraphobie entsprechen, kommen sie demselben doch sehr nahe und gehören nach Ref's. Meinung jedenfalls zu dieser unter den mannigfachsten Variationen auftretenden Krankheitserscheinung, die man mit verschiedenen Namen (Agoraphobie, Eisophobie, Platzschwindel, Schwindelangst) belegt hat, die aber alle zu sehr das Hauptgewicht auf eine zufällig sich in den Vordergrund drängende Kundgebung dieses eigenthümlichen Zustandes legen, ohne das wahre Wesen des Zustandes selbst zu kennzeichnen. Platzschwindel, Furcht vor dem Alleinsein, Furcht vor der Möglichkeit irgend eines widerwärtigen Ereignisses können nach Ref's. Meinung nur als Aeusserungen dieses noch genauer zu erklärenden Zustandes aufgefasst werden, die je nach den zufälligen Verhältnissen einzeln dominiren oder auch wohl in demselben Falle abwechselnd vorkommen können.

(Walter Berger.)

475. Der Dengue bei der Garnison des Fort Willem I. in Java; vom Militärarzte J. J. de Wilde. (Nederl. Tijdschr. v. Geneesk. I. Afd. 28. 1873.)

Eine im J. 1872 in Java auftretende und langsam überall vordringende Epidemie zeigte sich etwa Mitte Decembers zuerst im Fort oder in der Festung Willem I. u. hielt daselbst bis zum Monat März an. Die Garnison, welche gut 2000 Köpfe und ausserdem etwa 900 Frauen und Kinder umfasst, liegt in der Festung selbst, in dem anstossenden Lager, sowie in dem etwa 1 Stunde entfernten Lager von Banjoebiroe am Fusse des Gebirges. Wurde die

Krankheit auch nicht gleich bei den ersten Fällen erkannt, so stand es doch bald unzweifelhaft fest, dass man es mit der zu Semarang bereits intensiv aufgetretenen Epidemie (die Krankheit hiess deshalb das Semarang'sche Fieber) zu thun hatte, das heisst mit dem Denguefieber oder Dandyfieber, welche letztere Benennung von dem Umstande entlehnt ist, dass die Kranken durch die Affektion der Muskeln und Gelenke genöthigt werden, eine gezwungene Haltung des Körpers anzunehmen.

Die Krankheit scheint nach d e W i l d e an keinerlei klimatische Verhältnisse gebunden zu sein, da sie im Berglande eben so gut vorkam, wie im Küstenlande. Ihm sind keine Thatsachen vorgekommen, die für ein Ansteckungsvermögen sprechen könnten. Nur ausnahmsweise gingen dem Krankheitsanfall Vorboten voraus, nämlich Schmerzen an unbestimmten Körperstellen oder Steifigkeit u. Anschwellung einzelner Gelenke, zumeist der Knie- und Fussgelenke; ein Paar Eingeborne klagten auch über Stechen in den Schenkel- und Wadenmukeln, und einmal gingen dem Ausbruche der Krankheit anginöse Schmerzen vorher. Das regelmässig sich einstellende Krankheitsbild war aber folgendes. Mehr oder weniger plötzlich erschien ein heftiger Fieberanfall, jedoch ohne ein Froststadium; Gliederschmerzen, die in kurzer Zeit durch grosse Intensität sich auszeichneten und besonders die Hand- und Fussgelenke befielen; starke Gehirncongestionen mit Kopfschmerz und dem Gefühl von Brennen in den Augen, Turgescenz der Gesichts- und Halshaut, wodurch das Aussehen der Kranken ein anderes wurde, als sonst bei Fieberkranken. Bei manchen Kranken, zumeist Einheimischen, gesellte sich zu den Schmerzen in den Beinen das Gefühl vollständiger Kraftlosigkeit, so dass sie nicht stehen konnten; einzelne Frauen empfanden solche Kraftlosigkeit mehr in den Armen. Diese Erscheinung war jedoch bald vorübergehend und oftmals zum Theil dem Umstande beizumessen, dass die Eingebornen gegen innere Krankheiten überhaupt nur mit geringer Energie anzukämpfen vermögen. Eine wirkliche Paralyse kam niemals vor. Der Appetit ging alsbald verloren, die Zunge war weiss oder auch dick gelbgrünlich belegt, die Kranken klagten über garstigen Geschmack, meistens auch über Uebelkeit, erbrachen sich jedoch selten, und dann viel Galle, der Stuhl war angehalten. Zumeist litten die Kranken durch Schlaflosigkeit, die ganze Nacht hindurch quälte sie eine Unruhe, und Manche phantasirten dabei. Die genannten Erscheinungen hielten ziemlich unverändert am folgenden Tage und in der folgenden Nacht an. Dann wurde die brennende trockene Haut feucht, zeigte aber noch immer eine etwas erhöhte Temperatur, der Kopfschmerz war erträglich, der Puls war klein und frequent, die Stuhlentleerung war durch die angewandten Mittel weich und vermehrt, und die Kranken fühlten sich ganz behaglich. Ausgenommen die mangelnde Esslust und den schlechten Geschmack zeigten Manche keine weiteren Krankheitserscheinungen, so dass sie

kein Bedenken trugen, das Bett u. selbst das Zimmer zu verlassen. Die Genesung war aber nur eine scheinbare, und fast ohne Ausnahme wurde dieses vorzeilige Verlassen des Krankenzimmers durch Nachkrankheiten gebüsst.

Am 3. oder spätestens am 4. Tage entwickelte sich ein Exanthem, zuerst als Erythem auftretend, auf dem sich kleine Erhabenheiten, wie vom Lichen tropicus bildeten. Manchmal waren es auch mehr oder weniger grosse prominente Flecken, wie bei Urticaria. Dazu gesellte sich starkes Hautjucken, das auch noch während der folgenden Tage anhielt. Meistens wurde dann am 4. Tage das Fieber wieder heftiger und die Muskelschmerzen traten wiederum mehr hervor. In den folgenden Tagen kam es zur Desquamation, am behaarten Kopfe in Schuppenform, am übrigen Körper in Staubform. Bei einzelnen Kranken hielt die Abschilferung an den Fingerspitzen mit Hartnäckigkeit an. Dagegen kam es auch bei einem Theile der Erkrankten zu keiner Desquamation.

Der sparsam entleerte Urin war meistens sehr dunkel gefärbt u. mehr oder weniger trübe. Einige Mal wurden auch Harnbeschwerden beobachtet, und einmal zeigte sich selbst Hämaturie.

Bei jenen Erkrankten, die sich gleich von Anfang an zu Bett gelegt, sich warm zugedeckt und die später eintretende Transpiration ruhig abgewartet hatten, war damit die Krankheit so ziemlich abgelaufen. Wenn sie dagegen zu früh ausgingen oder selbst ihre Geschäfte wieder übernahmen, so stellten sich alsbald von Neuem Schmerzen an verschiedenen Punkten des Körpers ein, auch wohl in der Lendengegend, zumal bei Frauen. Diese Schmerzen wurden manchmal höchst intensiv. Fieber pflegte jedoch nicht wieder zu kommen.

Dagegen dauerten die Verdauungbeschwerden fast bei allen Erkrankten hartnäckig fort. Auch kehrten die Kräfte theilweise nur langsam zurück. Ein paar Erkrankte litten auch an Stomatitis u. bei ein paar andern ging eine solche dem Ausbruche des Denguefiebers vorher.

Das Krankheitsbild zeigte bei den Kindern einige Verschiedenheiten: das Fieber war etwa zweimal 24 Std. anhaltend, manchmal mit wiederholten oder selbst anhaltenden Convulsionen gepaart, erhöhte Hauttemperatur, Appetitlosigkeit, Stuhlverhaltung; das Exanthem trat nur bei einigen in der letzten Zeit in stärkerem Grade auf und war ein paar Mal ganz scharlachartig; Schmerzen in den Gliedern traten nur in 4—5 Fällen in verschiedener Weise auf. Am 3. Tage oder höchstens am 4. war aber Alles vorüber, und auch der Appetit stellte sich wieder ein.

Wirkliche Recidive kamen nur ganz ausnahmsweise vor. Bei den meisten Erkrankten aber traten kürzere oder längere Zeit nach der scheinbaren Genesung Gliederschmerzen auf, die manchmal nicht rheumatischer Art, sondern wirkliche Nervenschmerzen zu sein schienen, insofern nicht nur einzelne

Schmerzpunkte hervortraten, sondern der Schmerz auch der Bahn eines einzelnen Nerven, etwa des Ulnaris, entsprach. Es zeigten sich diese Schmerzen vornehmlich in den Füssen und am Fussgelenke, am Schultergelenke, an den Fingern, manchmal auch im ganzen Arme, in den Knieen. Am häufigsten kam es vor, dass die Hand sich nicht schliessen konnte u. das Beugen der Finger erschwert war, vorzugsweise am Morgen, was in einigen Fällen Wochen lang anhielt. Bisweilen waren die afficirten Theile auch geschwollen, niemals jedoch ödematös. Einige Male zeigte sich Anschwellung der Sehnenscheiden. Herpes labialis wurde niemals wahrgenommen.

Die Erkrankten mussten das Bett hüten und strenge Diät halten; sie bekamen Chinin mit Pulv. Doveri, ferner Pulv. rad. Rhei, sowie spirituöse und reizende Linimente. War die Stuhlverhaltung ganz hartnäckig, dann wurde das Rheum durch Jalappe und Aloë ersetzt, u. zuletzt wurde auch wohl noch Magnesia sulph. gegeben. Den sonstigen gastrischen Störungen wurde durch Pulv. aërophorus begegnet. Aeusserlich kamen Spir. camphoratus, Lin. volatile, Tinct. nucis moschatae, auch wohl die landesübliche Tinct. Capsici in Anwendung, jedoch ohne sonderlichen Erfolg. Gegen die zurückbleibenden Gliederschmerzen erwies sich Extr. Aconiti mit Vin. Colchici wirksam.

Die Epidemie hielt etwas über 3 Monate an. Es kamen in Behandlung im:

December . . 34
Januar . . . 78
Februar . . . 36
März 17
165

u. zwar 55 Mann vom Militär (48 Europäer, 7 Eingeborne), 43 Frauen (22 Europäerinnen, 21 Eingeborne), 28 Kinder (24 Europäische, 4 von Eingebornen), 39 Pensionirte, Bediente u. dgl. (5 Europäer, 34 Eingeborne). Neger wurden fast gar nicht von der Krankheit befallen, was mit den früheren Erfahrungen in Westindien im Einklange steht.

Mit Ausnahme des Kindes eines Eingebornen ist in der ganzen Epidemie kein Todesfall vorgekommen.

Schliesslich theilt de Wilde noch historisch mit, dass dieser Krankheit zuerst im 2. Theile der Verhandelingen van het Bataviaasch Genootschap der Konsten en Wetenschappen durch den damaligen Physikus David Bylon in Batavia Erwähnung geschieht: derselbe berichtet dort kurz von einer epidemischen Krankheit, die im März 1779 in Batavia viele Inländer sowohl wie Kolonisten befiel, u. die man damals mit dem Namen Knokkelkoorts (Knöchelfieber) belegte. [Die gleiche Krankheit ist aber nach Pruner im Jahre 1779 unter dem Namen des „Knie-übels" auch in Unterägypten, in und am Cairo vorgekommen, u. Rush beobachtete dieselbe 1780 in Philadelphia.]
(Theile.)

476. Behandlung der Arthritis deformans mit dem constanten Strom; von Dr. Julius Althaus in London. (British medic. Journ. Septbr. 28. 1872.)

Vf. wiederholt Eingangs bereits bekannte histolog. Data über Arthritis deformans, welche Affection er rheumatische Gicht nennt. Die Behandlung anlangend, ist festzuhalten, dass die Krankheit eine besondere Ernährungsstörung des Involutions- u. Greisenalters ist,

dass sie daher nicht als chronische Entzündung auf antiphlogistische Weise bekämpft werden darf. Demgemäss sind auch immer schon Leberthran, Mineralsäuren, Strychnin, Eisen, China und Arsenik angewendet worden, in Verbindung mit den verschiedenen Thermen, ohne jedoch in vielen Fällen auch nur einen nennenswerthen Erfolg zu erreichen.

Dagegen hat Vf. von dem constanten galvanischen Strom in verschiedener Applikation gute Erfolge gesehen. Die meisten Pat. leiden nicht blos an den lokalen Störungen, sondern mehr oder weniger in ihren sämmtlichen Funktionen, ohne eigentlich krank zu sein. Der Schlaf und Appetit fehlt, es wird wenig Nahrung aufgenommen und schlecht verdaut, die Ausscheidungen sind träge oder unregelmässig, so dass meist ein ziemlicher Grad von allgemeiner Schwäche vorhanden ist. — Um die Innervation im Allgemeinen etwas anzuregen, applicirt Vf. den constanten Strom, in leicht erträglicher Stärke, 3—5 Minuten lang, den positiven Pol im Nacken, den negativen in der Magengrube, beide vermittelst breiter Platten. Durch dieses Verfahren erzielte Vf. gleichzeitig einen ruhigeren Schlaf, der weit erfrischender ist, als der durch Narkotika erzeugte. [Ref. kann nur bestätigen, dass die den Nacken resp. den Kopf berührenden Applikationen des const. Stromes in kurzer Zeit oft den Stuhl regeln, u. tiefen Schlaf herbeiführen.]

Das quälendste Symptom, die Schmerzen, werden rasch, oft in einer Sitzung, gehoben, indem man 2—5 Minuten lang den positiven Pol mit kleiner Oberfläche auf die schmerzhaften Stellen, den negativen mit breiter Fläche in die Nähe aufsetzt.

Bei Weitem die hartnäckigsten Störungen sind die durch Periostitis entstandenen Deformitäten; jedoch ist mit Geduld bei ausdauernder, anfangs täglicher, dann immer seltenerer Behandlung ein sehr guter Erfolg zu erzielen, besonders wenn Pat. nicht zu alt ist. Zuweilen muss noch die Galvanisation des Halssympathicus zur Unterstützung vorgenommen werden. Will dann die Besserung nicht weiter vorrücken, so ist es oft zu empfehlen, einen Monat zu pausiren. Selbstverständlich entschlägt sich Vf. nicht ganz der entsprechenden innern Medikation. Doch betrachtet er dieselbe immer nur als Unterstützungsmittel neben der eigentlichen Kur mit dem constanten Strom.
(Neubert.)

477. Ueber die sympathischen Erkrankungen des Knochenmarks bei innern Krankheiten; von Dr. E. Ponfick (Virch. Arch. LVI. 4. p. 534. 1872).

Während man früher dem Knochenmark eine grosse Beachtung gar nicht schenkte, haben mehrfache neuere Untersuchungen gezeigt, dass demselben in der Oekonomie des Körpers eine ziemlich bedeutende Rolle zufalle. Zuerst fand v. Recklinghausen, dass in die Cirkulation eingeführter unlöslicher Farbstoff sich wie in verschiedenen Parenchymen, so auch im Knochenmarke in Zellen eingeschlossen wiederfinde, welche letztere sonach contraktil sein müssen. Weitere Untersuchungen lehrten Ponfick, dass die Zellen des Knochenmarks den Zellen der Milzpulpa nicht blos morphologisch, sondern auch in ihrem Verhalten gegen Farbstoffkörnchen ganz gleich sind, und Neumann und Bizzozero fanden auch in andrer Beziehung, besonders in der Anordnung und Struktur der Gefässe des Markes, deutliche Analogie des Verhaltens im Milzgewebe. Auf pathologisch-anatomischem Gebiet zeigten sich diese Aehnlichkeiten beider Gewebe bei Leukämie (Neumann, Waldeyer). Vf. unternahm deshalb eine methodische Untersuchung des Markes bei allen Sektionen, wobei sich zwar ein deutlicher Parallelismus mit dem Verhalten der Milz bei vielen Allgemeinerkrankungen, aber doch nicht constante und vollkommene Identität des Befundes ergab. Die Bezeichnung „sympathische Affektionen" wählte Vf., weil sich dieselben im Gefolge allgemeiner Erkrankungen ganz in derselben Weise einstellten, wie die Lymphdrüsenaffektionen in einer bestimmten Region nach Lokalerkrankung der zugehörigen Partien.

Im normalen Zustande lassen sich für das Mark 3 Kategorien unterscheiden: das rothe lymphoide, das gelbe fettige, das gallertartige atrophische Mark. Das rothe Mark findet sich das ganze Leben hindurch in den Knochen des Rumpfes und Schädels, die fettige und schleimige Form kommt nur spurenweise daselbst vor; die grossen Röhrenknochen enthalten dagegen nur ganz früh rothes Mark und bald nach der Geburt treten zuerst in der Mitte der Gefässinterstitien Fettzellen auf, die sich immer vermehren, bis im 14. bis 15. Jahre nur noch an den Gefässen dünne scheibenartige Schichten rothen Markes vorkommen; alles Uebrige ist durch gelbes fettiges Mark ersetzt. Unter dem Einfluss der Atrophie im Alter, nach erschöpfenden Krankheiten u. s. w. wird das gelbe Mark honig- oder bernsteinfarben, die Fettkugeln in den grossen Fettzellen und dann diese selbst schwinden und werden durch eine zähflüssige, ganz homogene mucinartige Masse ersetzt, das atrophische gallertartige Mark. Das Knochenmark der Rumpfknochen enthält im Wesentlichen dieselben Parenchymzellen wie die Milz, auch hier kommen normaler Weise, aber sehr spärlich, grosse Zellen vor, in denen Blutkörperchen eingeschlossen sind.

Die Theilnahme des Markes an den Allgemeinerkrankungen erstreckt sich über das ganze Knochensystem, doch manifestiren sich die Krankheitsprodukte zunächst und wesentlich an den rothes Mark enthaltenden Rumpfknochen; die grossen fetthaltigen Röhrenknochen werden erst später ergriffen.

I. Solitäre Erkrankungen einzelner Knochen.

Thrombose. Selbst wenn sich ein vollständiger Verschluss der Hautvene bis an die Vena nutritia fortsetzt, wird bei der Menge abführender Gefässe

doch nur ein Theil des Parenchyma afficirt. Das Mark besonders um For. nutrit. ist dunkelroth gefärbt durch zahlreiche meist freie Blutkörperchen, die sich in der Pulpa vorfinden.

Embolie. Bei Embolie der Art. nutrit. befand sich in nächster Nähe derselben ein ca. taubeneigrosser, schmutziggrauweisser Herd von trocknem Aussehen, bestehend aus einem feinkörnigen Detritus mit spärlichen Zellenresten; ein circumscriptes Stück der Corticalis des Knochens war nekrotisch und in Exfoliation begriffen. In der Peripherie zeigte sich ein schwacher Ansatz zu demarkirender Eiterung.

II. Allgemeine Erkrankungen des Markes.

Geschwulstmetastasen. Miliare Tuberkel bei allgemeiner Tuberkulose sind im Mark durchaus nicht selten und zeichnen sich durch ein sehr typisches Bild aus. Man sieht sehr deutlich das graue oder in der Mitte verkäsende Knötchen, welches durch einen lebhaft rothen Gefässhof von dem gelben fettigen Marke abgesetzt ist.

Krebs und vorzüglich *Sarkom* sind bei genauer Untersuchung relativ häufig im Mark aufzufinden, selbst bei solitären Erkrankungen des Magens und Uterus. Die Hauptfundstätte sind die Rumpfknochen. Die meist den Tuberkel an Grösse übertreffenden Knoten sind granröthlich, ungemein gefässreich, gegen die Umgebung nicht sehr scharf abgegrenzt, meist weicher und zellenreicher als die Uraffektion.

Amyloide Degeneration fand Vf. unter sehr vielen Fällen nur zweimal, einmal eine leichte, einmal eine sehr intensive; die letztere war deshalb vorzüglich interessant, weil bei dem an Lungen- und Darmphthise Verstorbenen die grossen Abdominaldrüsen nur mässig entartet waren. Die Degeneration ist im Mark makroskopisch nicht wahrnehmbar, unter dem Mikroskop zeigen die mittlern u. kleinern Arterien die bekannte Schwellung und den Glanz der Wände, sowie die charakteristische Jod- und Schwefelsäurereaktion; Venen und Capillaren sind frei.

Multiple Verfettungsherde, als eine ganz eigenartige Affektion, fand Vf. ein einziges Mal bei einem Mädchen, welches an fibröser Atrophie der Lunge mit Empyem gestorben war. Neben Amyloidentartung von Leber, Milz, Nieren und Darm zeigten sich im Herzfleisch graubraune, fast gallertige Erweichungen und im Mark der grossen Röhrenknochen eine Masse ganz kleiner weissgelblicher Herde. Dieselben bestanden aus massenhaften sehr grossen Fettzellen, welche mit ganz feinen Fettkörnchen gefüllt u. theilweise schon wieder zu Detritus zerfallen waren. Das umgebende Markgewebe befand sich im Anfangsstadium der Atrophie.

Der senile *Marasmus,* sowie der kachektische, nach Phthisis, krebsigen und andern Geschwülsten, besonders wenn, wie beim Magencarcinom, die Ernährung leidet, der nach Lues, Diabetes mellitus, zuweilen auch nach langen Eiterungen, kennzeichnet sich nach Vf. durch eine parallele Affektion des *Knochenmarkes* und der *Milz*. Die letztere ist constant verkleinert, derb und zäh, das lymphoide Gewebe nicht blos absolut, sondern auch relativ zu den verdickten Trabekeln und Gefässen geschwunden, die Follikel sind klein und spärlich, die Pulpa fest, rothbraun. Das ganze Bild begreift man unter dem Namen der braunen Atrophie. Unter dem Mikroskop zeigt sich das follikulare Gewebe bis auf dünne Schichten in den Arterien geschwunden, die Wände der letztern verdickt, durch parallele Züge von Spindel- und Sternzellen, welche rothbraunes Pigment enthalten.

Ganz dieselben Zellen in mässiger Menge kommen in dem gallertig entarteten Knochenmark derselben Individuen vor und bedingen die dunklere Färbung desselben. Diese Zellen, welche aus den blutkörperchenhaltigen (s. im Eingang) hervorgehen, wie verschiedene Uebergangsformen zeigen, besitzen zum Theil noch eine kugelige oder elliptische Form, die Mehrzahl dagegen ist bedeutend verkleinert, schmal, spindelförmig oder mehrfach verästelt. Diese Metamorphosen erfordern augenscheinlich viel Zeit und stimmen sehr gut zu der langsamen Entwicklung der ganzen Affektion.

Im Anschluss erwähnt Vf., um Täuschungen zu verhüten, dass durch cadaveröse Veränderungen das braune Pigment sich häufig in schwarzes verwandelt.

Endocarditis verrucosa erzeugt in chronischen Fällen nur multiple kleine Hämorrhagien im sonst unveränderten Markgewebe; in akuten Fällen findet man entsprechend der häufig concurrirenden Milzvergrösserung eine dunkelrothe Färbung und Anschwellung des Markes, besonders auch an Stellen, wo sonst die gelbe Form vorherrscht. Man sieht dann eine fleischrothe pralle Masse, welche fast an Milzparenchym erinnert. Das Mikroskop zeigt daselbst lymphoides, noch mit Fettzellen gemischtes Mark, sehr grosse, dicht mit Blutzellen ausgefüllte Gefässe. Die zelligen Elemente sind die normalen, gemischt mit vorwiegend freien Blutzellen.

Bei den einzigen Falle von *Morbus maculosus Werlhofii*, den Vf. untersuchen konnte, zeigte sich eine starke, sofort durch die äussere Erscheinung wahrnehmbare Theilnahme des Markes. Das Mark der Rumpfknochen, im Ganzen sehr blassroth, enthielt dunkelschwarzrothe derbe Stellen von mässigem Umfang und nicht scharf begrenzt. In dem rein fettigen Mark der Röhrenknochen zeigten sich dieselben Erscheinungen theils in diskreten punktirten oder fleckigen Herden von geringer Ausdehnung, theils in diffusen schwarzrothen Infiltrationen, welche letztere in Farbe und Consistenz dem hämorrhagischen Lungeninfarkt glichen. Die kleinen Blutungen sassen vorwiegend in den Epiphysen, die grossen in den Diaphysen. Unter dem Mikroskop betrachtet enthielt das Mark sehr zahlreiche farbige Blutzellen im extravasculären Gewebe, welches theilweise zertrümmert war. In den Rumpfknochen erschienen daneben

noch spärliche blutzellenhaltige, lymphoide Elemente. In den Infarkten der Röhrenknochen waren die Gefässe verfettet und neben massenhaften freien Blutzellen einzelne lymphoide Körper vorhanden. Die sehr vergrösserte Milz enthielt keine Blutungen und nur spärliche blutkörperchenhaltige Pulpazellen neben zahlreichen kleinen Zellen.

Leukämie. Nachdem von N e u m a n n und W a l d e y e r 2 Fälle mit exquisiter Betheiligung des Knochenmarks mitgetheilt worden waren, und Neumann diese Betheiligung als constant aufzufassen geneigt war, bringt Vf. einen Fall bei, in welchem die von Neumann beschriebenen Veränderungen des Markes fehlten. Dasselbe war nur lebhaft roth, jedoch auch in den Röhrenknochen, und zeigte mikroskopisch eine starke Gefässfüllung, zahlreiche freie und viele in Pulpazellen eingeschlossene rothe Blutkörperchen. Ein zweiter vom Vf. untersuchter Fall bot dagegen denselben Befund, wie er von N. u. W. beschrieben wurde. Neben ausgesprochener Erkrankung des Blutes, der Milz, Leber, Nieren in der bekannten Form zeigten Femur und Tibia eine intensive, die Rumpfknochen eine mässige Betheiligung. Das Mark bildete eine ganz weiche, grünlichgelbe Masse, welche an der Luft grauröthlich ward, und so einem schleimigen, leicht blutigen Eiter sehr ähnlich war. Unter dem Mikroskop sah man eine Unmasse lymphoider Körper, besonders der kleinen, sowie der Uebergangsformen zwischen weissen u. rothen Blutzellen; blutkörperchenhaltige Zellen, sowie fertige Blutkörperchen nur spärlich. Von den Gefässen waren nur die grösseren erkennbar, die Capillaren verschwanden wegen ihrer geringen Füllung. Da die beiden letztgenannten Fälle beweisen, dass die Betheiligung des Markes ebenso wenig constant ist, wie die der Lymphdrüsen oder selbst der Milz, so wendet sich Vf. gegen die von Neumann aufgestellte Benennung „*myelogene Leukämie*", welche dem Knochenmark eine zu grosse Wichtigkeit zuschreibe, und schlägt den Namen „*medullare*" Form vor, entsprechend der schon anerkannten „lienalen" und „lymphatischen" Form.

Von der sogen. *Pseudoleukämie* konnte Vf. 2 Fälle untersuchen. Im ersten zeigte sich das Mark lebhaft roth, geschwollen und enthielt stark gefüllte Gefässe und viel freie Blutkörperchen neben zahlreichen kleinen Zellen in der Pulpa. Im 2. Fall war das Mark theils blass, theils lebhaft geröthet, mikroskopisch zeigten sich neben dem eben beschriebenen Befunde zahlreiche grosse Zellen, welche theils Blutkörperchen in verschiedenen Stadien der Auflösung, theils grosse glänzende Fettkugeln enthielten. Dieser Befund ist ganz ähnlich dem des oben beschriebenen 1. Falles von echter Leukämie.

Noch grössere Aufmerksamkeit, weil in physiologischer Hinsicht bedeutsam, verdienen Vfs. Befunde bei *akuten Krankheiten*.

Bei *Typhus abdominalis* sieht man nur eine etwas lebhaftere Röthung des Markes, unter dem Mikroskop aber findet man, wie in der Milz, so im

Knochenmark, eine enorme Vermehrung der im Normalen nur sehr spärlichen blutkörperhaltigen Zellen, welche ausserdem durch eine hochgesteigerte Aufnahme von Blutzellen, 25 u. darüber, zu mächtigen Körpern aufgetrieben sind. Die Gefässe sind stark gefüllt, enthalten neben den gewöhnlichen Zellen auch grössere farblose Elemente, und es erscheinen speciell die kleinen Arterien und Capillaren im Zustand der diffusen Verfettung.

Die in den Markzellen eingeschlossenen Blutkörperchen gehen allmälig zu Grunde und in den spätern Stadien der Reconvalescenz findet man eine enorme Menge dieser Zellen, dicht gefüllt mit gelbbrauner Masse oder getrennten Pigmentkörnern. Diese verschiedenen Degenerationen der Blutkörperchen erscheinen ebenso in der ganzen Milz, mit Ausnahme der Follikel. Ausserdem entdeckte Vf. die grossen Zellen in der V. lienalis, V. port., V. hep. und im Leberparenchym, besonders zu Seiten der Pfortaderästchen. — Ganz dasselbe Verhalten zeigte sich nach Zinnoberinjektionen. — Mikroskopisch erscheinen in diesem Stadium Milz und Knochenmark rostbraun gefärbt.

Zur Erklärung, warum gerade in Milz und Knochenmark vorzüglich dieses Auffangen von Blutkörperchen erfolgt, verweist Vf. auf die beiden Organen gemeinsame eigenthümliche Einrichtung der Cirkulation: Ähnlich wie in bekannter Weise in der Milz, entwickeln sich im Knochenmark aus den kleinen Arterien Capillaren von viel grösserer Weite u. sehr zarten Wandungen: Analogie der cavernösen Milzvene. Diese Anordnung bedingt eine beträchtliche Verlangsamung der Cirkulation, durch welche wieder das Austreten von Blutkörperchen durch die Wandungen sehr begünstigt wird (Cohnheim). In der That finden sich die oben beschriebenen blutkörperchenhaltigen Zellen in grösster Menge zur Seite der Gefässe, und zwar vorwiegend der cavernösen, und berechtigt dieser Umstand wohl zu der Annahme, dass diese Regionen wirklich die Hauptpforte in das Parenchym darstellen.

Ganz dieselben Verhältnisse, wie eben vom Typhus beschrieben, jedoch der Krankheitsintensität entsprechend schwächer ausgeprägt, finden sich bei *Febris recurrens*, *Intermittens*, *Typhus exanthematicus*, *Pneumonie*, *Pleuritis*, *Perikarditis*, *Peritonitis*, *Meningitis*, *pyämischen und sonstigen starken Fieberkrankheiten*. Die beschriebenen Vorgänge sind sonach dem Typhus nicht eigenthümlich, sie beweisen vielmehr, dass bei jeder stärkern fieberhaften Erkrankung die blutbildenden Organe in energische Mitleidenschaft gezogen werden u. besonders zum Wegschaffen der verbrauchten, resp. schädlichen Elemente dienen müssen; eine Funktion, die gegenüber der anbildenden Aufgabe dieser Organe bisher nur wenig betont wurde. [Ganz dieselben Angaben finden sich nicht nur betreffend der Zinnober-Injektionen, sondern auch, was die Milz anlangt, hinsichtlich der pyämischen Bakterienvergiftungen bei Birch-Hirschfeld.]

Die gedachten Befunde eröffnen ausserdem einen weitern Ueberblick über den enormen Stoffverbrauch bei Fieberkrankheiten und die daraus resultirende Blutverarmung. Vf. weist schliesslich wiederum auf die Analogie mit der sympathischen Erkrankung der Lymphdrüsen hin: dieselben enthalten bei akuten lokalen Leiden ihrer betreffenden Region in grossem Maasse dieselben Formen der blutkörperchenhaltigen Zellen, wie Milz und Knochenmark bei akuten Allgemeinaffektionen. Es versehen sonach Milz und Knochenmark fast gleichwerthig den Dienst von Lymphdrüsen des Gesammtorganismus. [So ausgedehnt diese höchst dankenswerthen Untersuchungen sind, so fordern sie doch sehr zu weiterer Vervollständigung auf; einestheils müssen die seltenen chronischen Affektionen noch öfter zur Beobachtung kommen, anderntheils verdient wohl bei den akuten Krankheiten die fernere Rückbildung u. das schliessliche Schicksal der deponirten Stoffe eine weitere Beachtung.]   (Neubert.)

478. Beiträge zur Lehre von den Krankheiten des Herzens und der grossen Gefässe; nach neuern Beobachtungen zusammengestellt von Dr. H. Peters zu Bad Elster.

Prof. Thomas Laycock zu Edinburg (Dubl. Journ. LVI. p. 1. [3. Ser. Nr. 19] July 1873) bespricht *die wiederkehrende Athemlosigkeit oder die stärker und schwächer werdende Respiration bei Herzkrankheiten*, auf welche bekanntl. Stokes die Aufmerksamkeit zuerst gelenkt hat. St. beschreibt in seinem Buche über die Krankheiten des Herzens u. der Aorta (p. 324) diese Krankheitsform und deren Aetiologie wie folgt: „Es giebt eine Erscheinung, welche mit einer Schwäche des Herzens in Verbindung zu stehen scheint und die ich nur bei fettiger Degeneration des Herzens gesehen habe. Diese Erscheinung besteht in dem Auftreten einer Reihe von Inspirationen, welche an Stärke bis zu einem Maximum zunehmen und dann an Kraft und Dauer abnehmen, bis ein Zustand von deutlicher Athemlosigkeit eintritt. In diesem Zustande bleibt der Kranke eine Zeit lang, so dass die Angehörigen ihn für todt halten, bis eine schwache Inspiration kommt, denen kräftigere nachfolgen, worauf dieser Wechsel von zu- und abnehmender Respiration von Neuem beginnt. Dabei ist das Abnehmen in Bezug auf die Dauer und Tiefe der Respiration eben so regelmässig, als das allmälige Ansteigen. Beim Abfallen ist jede folgende Inspiration weniger tief als die vorhergehende, bis gar keine Inspiration mehr sichtbar ist, und dann tritt augenscheinlich dieser athemlose Zustand ein. Diese Pause wird schliesslich durch eine ganz schwache Inspiration wieder unterbrochen, der nächste Athemzug ist etwas tiefer, bis dieser Athemparoxysmus wieder auf seiner Höhe angekommen ist, worauf er in absteigender Scala wieder sinkt.“

Diese Beschreibung ist nach Laycock zwar für einige Fälle sehr genau, doch passt sie nicht für alle; denn nicht selten ist das Athmen nur in Bezug auf Rhythmus und Tiefe unregelmässig, aber wenig oder gar keine Apnöe dabei vorhanden. Stokes hält die fettige Degeneration des Herzens für die Ursache dieser eigenthümlichen Störung der Respiration; Little hat dagegen eine andere Theorie über die Ursache dieser Krankheit aufgestellt. Nach seinen Beobachtungen kann dieses abnorme Athmen *ohne* gleichzeitige fettige Entartung des Herzens vorkommen, dann sind gleichzeitig andere Krankheiten des Herzens und der grossen Gefässe vorhanden, als: Atherom der Aorta, Insufficienz der Aorta und Mitralis, oder Erweiterung und Hypertrophie des linken Ventrikels. Little nimmt als Ursache eine ungleiche Thätigkeit der beiden Ventrikel in Folge einer der eben erwähnten Herzkrankheiten an. Nach seiner Ansicht ist in solchen Fällen der linke Ventrikel nicht fähig, das Blut vorwärts zu treiben, und hört dessen Contraktion hin und wieder auf. In Folge dessen bleibt das Blut in den Lungen, Pulmonalvenen und dem linken Vorhof, und da es vollständig oxydirt (oxygenated) ist, so reizt es das Respirationscentrum nicht mehr durch den Vagus. So wird das venöse Blut, welches zur Reizung des Vagus nöthig ist, nicht ersetzt; in Folge dessen hört die Respiration auf. Nach und nach machen die Contraktionen des Ventrikels den Vorhof und die Pulmonalvenen wieder frei, venöses Blut strömt wieder in die Lungen, reizt den Vagus wieder und regt dadurch die Respiration wieder an, anfangs schwach, aber allmälig immer stärker, da die Athembewegungen die Circulation unterstützen.

Diese Theorie beruht, wie Laycock hervorhebt, auf der Voraussetzung, dass der linke Ventrikel auch wirklich vorher mit seinen Zusammenziehungen aufhört. Sobald aber das Herz seine Thätigkeit während der veränderten Respiration fortsetzt, ist diese Theorie nicht mehr ausreichend. Es ist nun nachgewiesen, dass dieser Stillstand in einem grossen Theile der Fälle *nicht* eintritt; im Gegentheil war in einigen Fällen, auf die L. später zurückkommt, die Herzthätigkeit wenig gestört. Andrerseits treten manchmal Herzkrankheiten *mit unregelmässiger Herzaction* auf, ohne dass eine steigende und sinkende Respiration bemerkbar ist. — Wenn also einerseits die Thatsache durch die Praxis festgestellt ist, dass Strukturerkrankungen des Herzens nicht unbedingt diese unregelmässige Art der Respiration zur Folge haben müssen, so steht andrerseits fest, dass diese Respirationsanomalie constant mit Herzkrankheit verbunden vorkommt, und Laycock stimmt insofern mit Little überein, als derselbe annimmt, dass der Vagus dabei betheiligt ist.

Eine solche Neurose des Vagus beobachtete Laycock bei einem 56 J. alten Arbeiter O'H., der am 18. Nov. 1863 im Royal Hospital zu Edinburg aufgenommen wurde. Pat. hatte sich bis 4 Tage vorher ganz wohl befunden; am 14. Nov. klagte er über Beklemmung und Schmerzen auf der Brust. Anfangs hielt er sie für Folge von Ueber-

anstrengung bei der Arbeit, doch wurden die Beschwerden bald so bedeutend, dass er mit der Arbeit aufhören musste und sich zu Bett legte. Am nächsten Tage fühlte er sich wohler, doch den darauf folgenden Tag sehr schwindlig, so dass er sich wieder legen musste. Am 17. fand ihn seine Frau halb ausserhalb des Bettes, wie er den Urin ins Zimmer liess. Er gab an, dass sein linker Arm sehr schwer und unbeweglich sei, ebenso das linke Bein; dabei klagte er über etwas Kopfschmerzen in der Stirn und den Schläfen. Die Untersuchung im Hospitale ergab folgenden Befund. Rückenlage, Augenlider und Mund halb geschlossen, Körper und Extremitäten schlecht genährt; rechte Augenbraue gerunzelt, linke ganz glatt; Pupillen gleich gross, gut reagirend; Nasenflügel weit offen, beim Athmen nicht bewegt; rechte Wange gerunzelt, linke weniger. Oberlippe nach rechts und etwas in die Höhe gezogen, die Unterlippe gerade. Rechter Arm. Die Temperatur, mit der Hand geschätzt, normal; Sensibilität und Motilität ungeschwächt. Linker Arm. Temperatur niedriger, durch das Thermometer eine Differenz von 4° nachweisbar; Sensibilität geschwächt, aber nicht aufgehoben, geringer Widerstand beim Beugen und Extendiren. Arm halbgebeugt, Pat. konnte ihn nicht selbst erheben und palm, wenn man ihn hierzu aufforderte, den andern Arm dabei zu Hülfe; hob man den Arm in die Höhe, so fiel er schwer nieder. Linkes Bein. Temperatur niedriger als am rechten; Pat. unfähig, das Bein zu erheben, Sensibilität nicht vollkommen erhalten.

Sprache etwas erschwert, jedoch deutlich zu verstehen. Zunge dick belegt, ohne Mühe und etwas nach der linken Seite vorgestreckt. Urin und Stuhl gingen nicht unfreiwillig ab. Die Respiration war grösstentheils ruhig, aber häufig durch beschleunigtes und mühevolles Athmen unterbrochen. Zuweilen hörte die Respiration auf, ohne durch ein- oder zmaliges Husten zurückzukehren; wurde Pat. aufgeweckt und zu sprechen veranlasst, so kehrte die Respiration wieder. Die Pause im Athmen dauerte gewöhnlich ca. 30 Sekunden, dann folgten wieder ca. 25 Respirationen. Die Herzthätigkeit war bei diesem Zufalle beschleunigt und stürmisch. Die Percussion des Herzens war normal, jedoch kein Herzstoss zu fühlen. nur sehr erregter Herzthätigkeit war ein Herz Flattern (flattering) über die ganze Präkordialgegend verbreitet; die Herzaktion war sehr rasch, unregelmässig, unbestimmt, bald kräftiger, bald schwächer. Links an der Herzspitze hörte man an der Stelle des ersten Tones ein trockenes, rauhes Geräusch. Es wurde ein Klystir von Terpentinspiritus (30 Grmm.), Kochsalz und Unterschleim verordnet, wonach Pat. eine reichliche Oeffnung hatte. Am nächsten Tage Mittags war der linke Arm 2° kühler, als der rechte. Am 19. war die Sensibilität des linken Armes und Beines beträchtlich vermindert, das Tastgefühl ebenfalls geschwächt, die bei der Aufnahme bemerkte Steifigkeit aber verschwunden, die Abweichung des Gesichts nach rechts weniger bemerkbar. Auf die Frage, ob er Schmerzen habe, klagte Pat. etwas über Schmerzen in der Stirn, und über noch stärkere im Kreuze. Das Schlucken war nicht erschwert, der Urin enthielt kein Eiweiss. Am Tage der Aufnahme, sowie in der Zeit nachher hatte Pat. oft gegähnt. Bei der Visite wurde er oft schlafend angetroffen, wobei dieselben Respirationserscheinungen, aber keine Veränderung der Herzthätigkeit zu bemerken waren. Verordnung: Senfteige auf den Nacken und Rücken 15 Min. lang, stündlich zu wiederholen.

Am 21. klagte Pat. über Schmerzen auf der kranken Seite, sprach etwas deutlicher, Durst und Schläfrigkeit waren im Zunehmen, während der Nacht war er sehr unruhig und stöhnte fortwährend im Schlafe. Befragt, ob er Schmerzen habe, antwortete er „nur eine Schwäche auf der Brust", und brachte, aufgefordert, die schmerzhafte Stelle zu zeigen, seine Hand in die Gegend etwas über dem Proc. ensiformis. Ueber Athembeschwerden klagte er nicht. — Am 23. delirirte Pat. nach einer un-

4

ruhigen Nacht ein wenig. Er gab an, sich gut zu befinden, nur mit der linke Arm noch nicht ganz gut. Das Gesicht war mehr nach rechts verzogen, die Nasenflügel standen weit offen, die Sprache war weniger deutlich. Pat. war ausserordentlich abgemagert. Die Zunge erschien trocken und wich noch nach links ab, das Hervorstrecken derselben wurde dem Kr. etwas schwer. Das Gähnen nahm zu, das Schlucken war etwas erschwert. Am linken Knöchel bemerkte man einige Blasen. Am 24. zeigte sich bei übrigens ziemlich unverändertem Zustande eine neue Blase an der linken Wade, am 26. eine reichliche Urticarieruption am linken, in geringem Maasse am rechten Beine.

Am 1. Dec. klagte Pat. über Schmerzen in der rechten Seite, wo Reibungsgeräusch zu hören war. Husten gering, kein Auswurf. Am folgenden Morgen wurde die zu- und abnehmende Respiration nicht beobachtet, man hörte ein Reibungsgeräusch in der rechten Infraaxillargegend, hinten an der rechten Lungenbasis war Dämpfung, Rasseln und feines Knistern vorhanden; bei der Respiration bewegte sich die rechte Seite nur wenig und vorzüglich durch das Zwerchfell. Diese mangelhafte Bewegung der rechten Seite u. die Erkrankung der rechten Lunge und Pleura wurden auf motorische und trophische Paralyse bezogen. Am 4. klagte Pat. wieder mehr und es trat die eigenthümliche Respiration wieder auf. Am 5. war die Herzaktion ruhiger; es zeigte sich an der linken Hand Oedem. Am 9. fand man Oedem des linken Oberschenkels, der linke Fuss und untere Theil des linken Unterschenkels sehr kalt. Am 12. linkseitia Pleuritis. Während der nächsten 3 Tage anhaltendes Deliriren; des Nachts war Pat. sehr unruhig, schrie und stöhnte. Am Abend des 16. hatte er häufigeren Anfälle von Apnöe, die Herzthätigkeit war beschleunigt, aber regelmässig, ungefähr 130 in der Minute. Am 18. schien sich der Zustand etwas gebessert zu haben, doch trat am Abend dieses Tages Dyspnöe mit beträchtlich vermehrter Schwäche ein, Puls 60 und unregelmässig, Respiration beschleunigt und kräftig, 45—50 in der Minute. Die Erscheinungen von Seiten der Lunge hatten sich erheblich verschlimmert und der Kr. starb am 20. 1 Uhr Nachts. Die Sektion wurde nicht gestattet.

Von einer Erörterung der in dem mitgetheilten Falle vorhandenen Art der Herzaffektion sieht L. wegen Mangels der Sektion ab. Jedenfalls war die Lungenaffektion Folge von der Hemiplegie und hing von Veränderungen im Centrum des Respirationssystems ab. Auch ist augenscheinlich, dass die Erkrankung spinal war, da Ernährungsstörungen auftraten, wie sie bei Paraplegie und andern spinalen Neurosen vorkommen. Hierher gehören die niedrige Temperatur, die Urticaria, die Blasenbildung, das Oedem, welche Erscheinungen sich alle auf diejenigen Theile des Körpers beschränkten, die der Bewegungsfähigkeit und des Gefühls beraubt waren; auch die vermehrte Injektion der linken Wange kann der vasomotorischen Lähmung zugeschrieben werden. Bemerkenswerth ist übrigens, dass bei der linkseitigen Hemiplegie die Lungenerkrankung zuerst in der rechten Thoraxseite auftrat und erst gegen das Ende der Krankheit die linke Lunge ergriffen wurde.

Dieser Zusammenhang des unregelmässigen Athmens mit bestimmten krankhaften Zuständen der Nervencentra war auch in Dr. Cheyne's Fall deutlich sichtbar, der von Stokes genau beschrieben ist. Dieser Patient hatte ebenfalls eine Hemiplegie und gleichfalls Erscheinungen von Herzdege-

neration. Ferner erzählt Hawtrey Benson einen Fall von Mitralklappenerkrankung bei einem 19 J. alten Mädchen, welches dieses abnorme Athmen nur in halb komatösem Zustande hatte. Wenn Pat. aufgeweckt und die Nervencentra dadurch zu vermehrter Thätigkeit angeregt wurden, und ebenso wenn dieser halb komatöse Zustand vorübergegangen war, dann wurde die Respiration immer regelmässig. Benson nimmt nach seinen Beobachtungen 2 Ursachen der abnormen Respiration an, 1) einen gewissen krankhaften Zustand des Herzens, welcher eine mangelhafte Erregung der Pulmonalzweige des Vagus zur Folge hat; 2) eine Störung der Vaguscentra, welche Verminderung der Reflexthätigkeit herbeiführt. Ein bei Beurtheilung der Ursachen dieses abnormen Athmens besonders wichtiger Umstand, welchen Laycock in keiner der von ihm verglichenen Arbeiten erwähnt fand und welcher z. B. in dem oben mitgetheilten Falle vorhanden war, ist das gewöhnliche Vorkommen dieses Athmens während des Schlafes. Auch ist in keinem der Fälle die Schlaflosigkeit erwähnt, welche die Neurose des Vagus herbeiführt. Einen guten Beleg dafür liefert folgender von L. selbst beobachteter Fall.

W. S., 43 J. alt, Brauer, am 6. Febr. 1873 aufgenommen, klagte über Husten, kurzen Athem, Anschwellung des Scrotums, sowie die Beine und Schmerzen in den Inguinalgegenden. Aehnliche Anfälle hatte er vor 4—5 und vor 2 Jahren, wobei er jedes Mal 5—6 Wochen lag. Die jetzige Krankheit begann vor 3 Mon. mit Husten und kurzem Athem, das Oedem kam erst vor 6 Wochen. Sein Vater starb an Scharlach, eine Schwester an Hydrops. Befund bei der Aufnahme: Gesicht blass und geschwollen, Wangen gefässreich, an dem untern Winkel der rechten Scapula ein grosser Gefässnävus, einige kleinere am Thorax und Abdomen; Ober- und Unterschenkel gleichmässig ödematös, Scrotum stark ödematös, fortwährendes Frösteln, auch am warmen Fener; Temperatur 98.5° (F.), Haut feucht, Respiration 28. — Husten mit zähem, schleimig citrigem Auswurf, des Nachts gesteigert, zuweilen etwas mit Blutstreifen vermischt; Perkussionsschall hinten an beiden Lungenbasen leicht gedämpft, sonst normal; reichliche, pfeifende u. vollitönende Rasselgeräusche. — Vena jugul. ext. sin. etwas erweitert; Puls 72, sehr schwach und etwas unregelmässig. Herzstoss in der Präkordialgegend fühlbar, Stoss der Herzspitze zwischen der 4. und 5. Rippe, 1" nach innen von der Brustwarzenlinie; in der epigastrischen Gegend ein diffuser Impuls; Herzdämpfung vergrössert; Herztöne sehr unregelmässig, ein rauhes präsystolisches Geräusch an der Spitze, und an der Basis ein Geräusch mit dem 2. Tone; die Geräusche nicht constant, später vollständig verschwunden. — Urin 40 Unzen, spec. Gew. 1025, starker Eiweissgehalt. Unruhiger Schlaf, zuweilen Schwindel, auf dem rechten Ohr Taubheit.

6. Febr. Husten viel stärker; Schlaf schlecht, denn wenn Pat. im Begriff ist einzuschlafen, wird sein Athem immer langsamer, bis er schliesslich einige Sekunden ganz aufhört, dann fährt Pat. plötzlich entsetzt auf und nun wird die Respiration sehr beschleunigt. Puls 100 unregelmässig; Temp. 97.75° (F.).

Nachdem Acid. hydrocyanic., sowie Opium, Digitalis und Chinin vergeblich angewandt worden waren, erhielt Pat. am 15. Febr. 3 Mal tägl. 0.30 Grmm. Jodkalium mit 0.60 Bromkalium. 17. Febr. Schlaf besser, Urin weniger eiweisshaltig. 19. Febr. Puls 96, regelmässiger, aber unregelmässig bei jeder Anregung des Kr.; Schlaf viel besser, Athem regelmässiger, Husten und Auswurf geringer. Am 22. wachte Pat. nicht mit dem abnormen Athmen auf, die Respiration wurde nur immer schwächer, hörte aber nicht ganz auf. Wenn sie ganz schwach war, bemerkte man zuweilen Zuckungen des Mundes und der Glieder, dann folgte das rasche Athmen. Am 26. Erbrechen, am 1. März erwachte der Kr. wieder mit Apnöe, am 4. nahm er 20 Tr. Chlorodyne mit wesentlicher Erleichterung; am 6. eine 2. Gabe, konnte aber nicht schlafen und hatte den nächsten Morgen 8 Uhr wieder einen schweren Anfall von Dyspnöe, wobei er eine Zeit lang pulslos war. Am 8. nahm er mit gutem Erfolge Morphium. Von diesem Tage besserte sich sein Zustand zusehends, so dass er bis zum 23. Jeden Tag aufstehen konnte; an diesem Tage wurde er von Erysipel des linken Oberschenkels befallen, am 25. trat Brand ein und am 27. starb der Kranke.

Bei der Sektion zeigte sich das Herz hypertrophirt u. erweitert, das Gewicht desselben betrug 30 Unzen (900 Grmm.). Es bestand ein geringes Atherom der Klappen, welche aber gut schlossen. Die linke Lunge an der Spitze verdichtet, entweder durch Pneumonie oder pulmonale Apoplexie. Sechs Pinten Flüssigkeit im Abdomen. Die Corticalsubstanz der Nieren vermehrt, die Kapsel etwas anhaftend, die Oberfläche etwas granulirt, das fibröse Gewebe sichtlich vermehrt; einige kleine Cysten.

Dieser Fall giebt ein klares Bild davon, wie Schlaflosigkeit und Apnöe verbunden vorkommen. Mit Erstickungsgefühl ist die Apnöe nicht immer verbunden, wie z. B. im Fall des O'H. In einem andern von L. beobachteten Falle von Neurose des Vagus bestand im wachenden Zustande unregelmässiges und intermittirendes Athmen, im Schlafe zu- und abnehmende Respiration. Pat. gab an, dass sobald er in Schlaf versanke, er durch ein mit Athembeschwerden verbundenes Gefühl von Schwindel aufgeweckt würde.

Er litt an rechtseitiger Hemiplegie mit Schwächung des Sensorium. Der Puls war unregelmässig, keine Herzgeräusche; dagegen bestand Albuminurie und Oedem des rechten Armes und Beines. Bei der Sektion fand man keine cerebralen Störungen als verbreitete Atherome der Blutgefässe, dagegen zeigte sich eine kleine aneurysmatische Ausbuchtung in der Wand des vergrösserten linken Ventrikels, welcher mit einem wallnussgrossen Coagulum ausgefüllt war. Auch die trophischen und vasomotorischen Veränderungen in den Lungen fehlten nicht. Vor dem Tode hatte der Kr. starke Congestionen nach den Lungen, bei der Sektion fand man die linke Lunge auffallend blass und blutleer, die rechte dagegen stark hyperämisch, die Störung bestand also in der linken Hemisphäre, bez. dem linken Corpus striatum, doch über der Kreuzung. Bemerkenswerth war endlich, dass die rechte Niere ebenso wie die rechte Lunge stark hyperämisch und gross war, die linke Niere dagegen klein und nicht hyperämisch.

Da nun diese Art der abnormen Respiration eine Neurose des Vagus ist und nicht unbedingt von einer Herzkrankheit abzuhängen braucht, so ist anzunehmen, dass sie bei verschiedenen Krankheiten des Nervensystems vorkommen kann. In dieser Beziehung interessant ist der Fall einer an Albuminurie leidenden Dame, welche im Schlafe von der Angina pectoris ähnlichen Zufällen befallen wurde; später trat die zu- und abnehmende Respiration an die Stelle dieser Zufälle. Derartige Beobachtungen legen den Gedanken nahe, ob nicht die bei während der Narkose ausgeführten Operationen vorkommen-

den Todesfälle durch mehrfache auf die Herz- und Vaguscentra einwirkende Ursachen herbeigeführt werden. Bei chirurgischen Operationen wirken 3 Ursachen zusammen ein: 1) der Schmerz, 2) die Aufregung des Nervensystems durch die Operation, und 3) die durch die anästhetische Wirkung des Mittels herbeigeführte Depression. Das Studium des Processes der zu- und abnehmenden Respiration in seiner Beziehung zum Schlafe zeigt, dass die motorische Thätigkeit sich gleichzeitig mit der Thätigkeit des Sensorium vermindert, bis das Centrum des Sensorium durch das carbonisirte Blut gereizt wird.

Vf. fand in Charles Bell's „Nervensystem des menschlichen Körpers" (3. Ausg. p. 426) folgenden interessanten Fall mitgetheilt, in welchem die Apnöe mit Aufhören der Herzthätigkeit verbunden war. B. wurde von einem Arzte consultirt, welcher, so oft er im Begriff war einzuschlafen, gerade in dem Augenblicke, wo das Bewusstsein aufhörte, mit dem Gefühl von Todesangst und gewöhnlich mit Convulsionen erwachte. Seine Collegen beobachteten, dass, wenn er einschlief, seine Respiration langsamer und schwächer wurde, Herz und Puls auch langsamer schlugen und schliesslich zu schlagen aufhörten, dann erwachte der Kranke nach kurzer Zeit mit einem Gefühle schrecklicher Angst.

Bell erzählt bei dieser Gelegenheit, John Hunter habe einst, als er gewöhnlichen Ohnmachten vermisste, ein eigenthümliches, hartes Gefühl an der Pylorusgegend, zugleich mit dem Gefühle grosser Schwäche gehabt. Als er dabei zufällig in den Spiegel sah, glaubte er das Gesicht eines Todten zu sehen; an keiner der beiden Artt. radiales konnte er den Puls fühlen. Als er nun bemerkte, dass auch die Respiration aufhörte und er zu sterben fürchtete, nahm er seine ganzen Kräfte zusammen, um durch freiwillige Anstrengung der Muskeln das aussetzende unfreiwillige Athmen zu ersetzen. Als J. Hunter später in einem Anfalle von Angina pectoris starb, fand man bei der Sektion Degeneration der Artt. coronariae.

Vf. bemerkt, dass bei den einzelnen Fällen von Apnöe sich vielleicht entscheiden lasse, ob der rechte oder linke Vagus afficirt sei; neue experimentelle Beobachtungen scheinen nämlich zu beweisen, dass der rechte Vagus einen stärker hemmenden Einfluss auf das Herz ausübt als der linke. Auch soll es wohl möglich, dass der Phrenicus und das Diaphragma in den Fällen mit betheiligt sind, wo Respiration und Puls aufhören, wie z. B. bei Anfällen von Angina pectoris. Wenigstens führt Dr. Head einen solchen Fall an, wo bei der Sektion fettige Degeneration des Zwerchfells gefunden wurde.

In Bezug auf die Prognose bemerkt L., er halte sie dann für besonders schlecht, wenn die Apnöe mit Anasarka verbunden vorkomme. Von Heilmitteln empfiehlt er einerseits Jodkalium (0.3 Grmm.) und Bromkalium (0.9 Grmm.) Abends als Schlafmittel zu nehmen, ferner Morphium hypodermatisch, wodurch die Apnöe dem Kranken nicht fühlbar wird, da es die Erstickungsangst ist, durch welche der Kranke aufgeweckt wird. Vf. hat wiederholt einen Pat. beobachtet, bei welchem 15 Min. nach der

Morphiumeinspritzung die Apnöe aufhörte und das beschleunigte Athmen eintrat, ohne dass der Kranke erwachte. — Strychnin mit Eisen soll bei fettiger Entartung des Herzens gut thun, doch hält L. den Nutzen für etwas zweifelhaft und das Mittel für gefährlich. Sind die Rami gastrici des Vagus mit afficirt, so ist Acid. hydrocyanic. das wirksamste Mittel.

Unter der Bezeichnung *diphtheritische Endokarditis* theilt Prof. C. J. Eberth in Zürich (Virchow's Arch. LVII. 2. p. 228. 1873) folgenden Fall einer malignen ulceriösen Endokarditis mit, welche, wie es schien, ganz unabhängig von einer Wunddiphtherie als ein selbstständiger Process unter pyämischen Erscheinungen verlief.

Pat. soll mit Ausnahme einer syphilit. Affektion des Penis gesund gewesen u. erst am 25. Abends unter Frost erkrankt sein. Der Arzt fand ihn bewusstlos u. soporös, die Temp. war 41, P. 128. Am 27. Mittags 12 Uhr kam Pat. in das Spital, vollständig bewusstlos. T. 40, P. 150. Kopf beständig nach rechts gedreht, beide Bulbi nach rechts und oben gerichtet. Pupillen gleich weit, träge. Rechte Gesichtshälfte schlaff, die linke stärkere Falten bildend; Kiefer meist fest auf einander gedrückt, Rumpf sehr gut gebaut; Respiration sehr beschleunigt, angestrengt, schnarchend; Vesikulär-Athmen erkennbar. Herzstösse rein; Lungen sonor, Herz, Leber u. Milzdämpfung normal. Abdomen mässig voll; am Rumpfe zahlreiche Pigmentflecke, an den Oberschenkeln stellenweise rothe hyperämische Partien. Linker Arm meist steif ausgestreckt und dann selbst mit grosser Gewalt nicht zu bewegen; rechter Arm schlaff, nach dem Aufheben herunterfallend. Beine meist lang ausgestreckt. Vollständige Lähmung der Extremitäten war jedenfalls nicht vorhanden, denn dann und wann wurden bald die Beine angezogen, bald der rechte Arm bewegt, sowohl ohne äussere Anreizung, als bei Kitzeln, Stechen; der linke Arm wurde wenigstens bei äusseren Reizen einige Male bewegt. Eine Spur Sensibilität war noch vorhanden, auf Nadelstiche entstanden leichte Schmerzäusserung u. Anziehen der Beine. Keine Nackenstarre. Häufig leichte, zitternde Erschütterungen durch den ganzen Körper, ähnlich denen in Agone, keine eigentlichen Convulsionen; hier n. da auch leichte Körperstreckung. Eine Spur aufgefangenen Urins, durch die Kautelenunterlage verunreinigt, schien eiweissfrei zu sein. Kein Stuhl.

Der Zustand blieb im Wesentlichen derselbe. Die Temperatur sank bis 5 Uhr auf 38.6, hob sich von da an stetig bis 1 Uhr 15 Min. auf 42.4, der Puls stieg auf 168, wurde allmälig schwächer. Die stets angestrengte Respiration schwankte zwischen 48 und 60. Die Eisblase blieb ohne Wirkung, desgl. die Anwendung von 6 Blutegeln; innerlich konnte Nichts gereicht werden. Bis 10 Uhr ward Pat. ruhiger, von 10 Uhr an aber die Respiration wieder viel lauter, mehr agonal, der ganze Körper steif, nur der linke Arm fiel aufgehoben schlaff herunter; der Kopf wurde mehr ins Kissen gebohrt. Unter Elutritt von Lungenödem erfolgte der Tod 2 Uhr 3½ Min.

Sektion 6 Stdn. nach dem Tode. Kräftiger, gut genährter Körper, starker Rigor. Muskulatur dunkelroth. Pleurasäcke frei, im Herzbeutel einige Essl. Serum; aus den grossen Venen eine grosse Menge Cruorgerinnsel mit flüssigem Blut entleert. Unter dem Perikardium des l. Ventrikels einige punktförmige Extravasate neben einem miliaren Eiterherd. Unmittelbar über dem innern Zipfel der Tricuspidalklappen eine hämorrhagische Infiltration des subenocardialen Gewebes; die Klappen selbst intakt. Die Infiltration entsprach einem im Septum zwischen den beiden Aortenklappen befindlichen und auf diese sich erstreckenden unregelmässigen Spalt von ca. 8 Mmtr. Breite und 35 Mmtr. Länge, der von erbsen- bis kirschengrossen, polypösen weichen, grauröthlichen, körnigen Massen bedeckt und umsäumt wurde. Die perforirten Klappen hingen mit ihrer obern Insertionsstelle noch durch eine dünne mit Fibrinniederschlägen überzogene Brücke zusammen. Unmittelbar unter dem perforirten Septum der Aortenklappen fand sich ein schmales, etwa 1 Ctmtr. langes trichterförmiges Geschwür, das bis nahe unter das Endokardium des r. Vorhofs reichte und zum Theil mit körnigem Gerinnsel bedeckt war. Mitralis, Pulmonalklappe n, Herzfleisch und Endokardium ohne bemerkenswerthe Veränderung. Aorta und Carotiden frei. Lungen überall hyperämisch und lufthaltig; die Arterien frei. Larynx frei; Trachealschleimhaut graschwollen.

Milz 17 Ctmtr. lang, 11 Ctmtr. breit, 5 Ctmtr. dick, die Malpighischen Körperchen deutlich, die Consistenz weich, die Kapsel mittelig getrübt. — Leber gross, die Serosa der vorderen Fläche mit zarten hyperämischen Bindegewebsfranzen besetzt; in der Tiefe des r. Lappens ein kirschkerngrosser, leicht prominenter, scharf umschriebener Knoten vom Aussehen eines Gumma; Schnittfläche der Leber gleichmässig braunroth n. leicht körnig. Nieren mässig vergrössert, Kapsel leicht abzuziehen; die Oberfläche stark injicirt, von kleinen punktförmigen Extravasaten und Abscessen durchsetzt; in der Rinde mehrere erbsen- bis kirschengrosse graugelbe, eitrige Infiltrationen; das übrige Nierengewebe sehr hyperämisch, die Pyramidalis eben so blutreich wie die Rinde. — Im Darm, ausser einigen blutig infiltrirten Drüschen des Gekröses u. einer etwas stärkeren Injektion der Schleimhaut des Dünn- und Dickdarms keine bemerkenswerthe Veränderung. — Larynx unverändert, Trachealschleimhaut hyperämisch. Die Aorta und die Carotiden frei.

Schädeldach dünn, Diploë mässig injicirt. In den Sinus der Dura flüssiges Blut und frische Gerinnungen; die Pia der Convexität mässig stark injicirt, an einzelnen Stellen leicht milchige Trübung u. kleine Hämorrhagien. Schnitte durch letztere zeigten die Hirnrinde u. die angrenzende weisse Substanz einige Millimeter tief erweicht; die Erweichungsheerde waren von keilförmiger Gestalt. An der Grenze derselben bestand starkes Oedem der weissen Substanz. Die Art. fossae Sylvii sin. war an der Abgangsstelle der Art. insularis mit einem röthlich grauen Embolus und eine Länge von ca. 1 Ctmtr. vollständig verstopft. Der die Sylvi'sche Grube begrenzende Gyrus des Sylvi'schen Lappens erschien grauroth, durchsetzt von zahlreichen punktförmigen Hämorrhagien. An der äusseren Wand der rechten Sylvi'schen Spalte fand sich eine etwa 17 Mmtr. lange, 10 Mmtr. breite und über 1 Mmtr. tiefe Atrophie der Basis überhaupt u. die grösseren Venen der Pia waren stark mit Blut gefüllt. — In der Markssubstanz der rechten Hemisphäre, über dem Schhügel, befand sich um einen hämorrhagischen Kern in etwa kirschengrosser Erweichungsheerd, der fast bis zur Oberfläche des Gehirns sich erstreckte.

Die wesentlichste Veränderung bestand demnach in einer beträchtlichen ulcerativen Zerstörung der Semilunarklappen und der Aortenwand mit reichlichen körnigen und polypösen Wucherungen und Niederschlägen auf den erkrankten Partien. Als Folgen dieser Störung sind die hämorrhagischen Erweichungsheerde des Gehirns, die Embolie der linken Sylvi'schen Arterie, die zahlreichen capillaren Nierenhämorrhagien wie die miliaren und grösseren Abscesse zu betrachten. Jedenfalls sind die angeführten Veränderungen der Nieren und zum Theil auch die des Gehirns sehr frischen Datums und die eigentlichen finalen Processe. — Die weichen körnigen Auflagerungen der ulcerirten Aorta und ihrer Klappen bestanden der Hauptmasse nach aus einer trüben, bräunlichen feinkörnigen Substanz mit spärlichen Einsprengungen geschrumpften Fibrins.

Die einzelnen Körnchen dieser Masse waren kleine, gleichgrosse, glänzende Kügelchen etwa von der Grösse der feinen punktförmigen Körperchen, welche das diphtherische Exsudat bilden. Die isolirten Körnchen zeigten eine schwache Bewegung, die Mehrzahl war unbeweglich u. lag in einer homogenen Gallerte. Weder kochender Alkohol, noch kochende Alkalien wirkten auf diese Körper merklich ein, sie erblassten höchstens etwas. Jodtinktur u. Schwefelsäure färbten gelb. Diese Niederschläge, mithin unzweifelhaft diphtherisch, bestanden aus einer Unzahl kleiner Kugelbakterien. An Schnitten durch die im Alkohol erhärteten ulcerirten Partien der Aorta u. deren Auflagerungen bemerkte man immer diese Organismen, welche, abgesehen von etwas Faserstoff, fast allein jene Gerinnsel bildeten u. auch die Geschwürsränder durchsetzten. , Dasselbe gilt von dem trichterförmigen Geschwüre der Aortawand, nur mit dem Unterschied, dass hier in weitem Umkreis eine eitrige Infiltration bestand, die sich bis in die hämorrhag. Partien des rechten Vorhofs erstreckte. Auch hier kamen selbst in ziemlicher Tiefe des Gewebes grosse, runde Kolonien und zahlreiche zerstreute Einzelindividuen dieser Kugelbakterien vor. Die gleiche diphtherische Masse fand sich wieder in den punktförmigen Apoplexien und Abscessen als embolische Verstopfung der Nierenglomeruli, ebenso in den eitrigen Infiltrationen, wie sie in grosser Ausdehnung die noch restirenden Harnkanälchen der Pyramidalsubstanz erfüllte. Auch frei im Blut traf Vf. vereinzelte Kugelbakterien. Der gelbe Knoten der Leber bestand aus einem derben mit feinkörnigem, fettigem Detritus durchsetzten Bindegewebe und dürfte wohl als syphilitischer Tumor betrachtet werden.

In auffallendem Gegensatze zu dem plötzlichen Eintreten und raschem Verlaufe steht die bedeutende ulcerative Zerstörung der Aortenwand und ihrer Klappen. Selbst wenn der Process an der Aorta ursprünglich ein rein diphtherischer war, so ist es doch kaum möglich, dass innerhalb 72 Stunden die Mykose eine so bedeutende Zerstörung herbeigeführt hat. Da nun auch die Veränderungen in den übrigen Organen sich in einem sehr vorgeschrittenen Stadium befanden (frische Embolien neben solchen mit beginnender Abscessbildung), so liegt es wohl näher, die heftigen Symptome von dem Beginn der secundären embolischen Processe abzuleiten. Ob die Herzaffektion ursprünglich eine *einfache* fibrinöse oder ulceröse Endokarditis war und erst später auf den veränderten Stellen Bakterien Wurzel gefasst haben, oder ob schon von Anfang eine rein diphtherische Mykose, die längere Zeit latent blieb, bestand — bleibt unentschieden.

Bei der metastatischen *puerperalen* u. *pyämischen* diphtherischen Endokarditis sind es die auf der Wundfläche vegetirenden und von da in die Gewebsspalten und Gefässe eingedrungenen Bakterien, die während ihres Kreislaufes zu kleinen Kolonien herangewachsen u. in den Blutgefässen stecken geblieben sind oder in den Herzohren und auf den Klappen sich angesiedelt haben. In dem eben mitgetheilten Falle fehlte dagegen jede frische Verletzung und es ist gänzlich unbekannt, auf welchem Wege die Bakterieninvasion erfolgt ist. Auch hat Vf. in diesem Falle keine bakteritischen Wucherungen im Darme gefunden, von wo aus die Invasion hätte möglicherweise stattfinden können. Dagegen ist daran zu erinnern, dass der Kranke vor 2 Jahren einen Schanker hatte, über dessen Natur nichts Näheres in Erfahrung zu bringen war. Vielleicht sind von einem ursprünglich diphtherischen Geschwür aus die Bakterien in den Körper gewandert und haben die diphtherische Zerstörung des Endokardium verursacht.

Derartige Erkrankungen sind übrigens nach Vf. keineswegs auf Milzbrand zurückzuführen. Soviel er bei Thieren gesehen hat, bedingt diese Krankheit keine nennenswerthe Eiterung, wenigstens nicht in denjenigen Organen, die bei der Diphtherie die Lieblingssitze der secundären Abscesse sind. Die Diphtheriebakterien sind vorzugsweise Eiterungserreger; Auch hat Vf. nie beobachtet, dass die Anthraxbakterien eine besondere Neigung haben, auf den Herzklappen sich festzusetzen. Diese Eigenthümlichkeit der Diphtheriebakterien erklärt zugleich die grössere Häufigkeit der secundären Abscesse in den Organen des *grossen* Kreislaufs, denn das Endokardium der Klappen u. des Herzens bildet gewissermassen für die im Blut cirkulirenden Mikrophyten eine Haltstation, von der aus Bakterienemboli in die verschiedenen Arteriengebiete gelangen.

Eine in Bezug auf die secundären Wirkungen der Endokarditis bemerkenswerthe Mittheilung machte Dr. Gerald Yeo (Dubl. Journ. LV. p. 480. [3. Ser. Nr. 17.] May 1873) in der patholog. Ges. zu Dublin.

Das betr. Präparat stammte von einer Frau, welche in den letzten 7 Jahren wiederholt von ihm beobachtet worden war. Bei der Aufnahme in das Whitworth Hospital litt sie an akutem Rheumatismus, mit Endokarditis complicirt. Bei der Entlassung war der Rheumatismus zwar gehoben, es zeigten sich jedoch Spuren der endokarditischen Erkrankung. Bald kehrte Pat. zurück mit deutlichen Erscheinungen einer Mitralstenose. Seit dieser Zeit litt sie im Laufe des letzten Jahres häufig an Dyspnöe, Husten, Hämoptyse und Herzpalpitationen. An der Spitze des Herzens hörte man ein lautes systolisches, an der Basis ein leises doppeltes Geräusch. Zuletzt stellten sich die untern Extremitäten ödematös und es stellte sich beträchtlicher Ascites ein. Der Tod erfolgte, nachdem 4 T. zuvor plötzlich erhebliche Steigerung der Dyspnöe eingetreten war.

Beim Oeffnen des Perikardium kam nur der rechte Ventrikel zu Gesicht. Derselbe war ausgedehnt, mit halb coagulirtem Blut gefüllt, beträchtlich hypertrophirt, an einer Stelle ³⁄₄" dick und an dem meisten dicker als der linke. Die Semilunarklappen der Pulmonalis waren normal, die Tricuspidalis erschien ein wenig verdickt. Der rechte Vorhof war mit schwarzem flüssigen Blut, die Auricula dextra mit untergelaufenen, krümligen, graubraunen Fibrinmasse u gefüllt. Der linke Vorhof war eng, seine Wand etwas verdickt; die Auricula sin. enthielt ebenfalls eine beträchtliche Menge alter fibrinöser Klumpen. Das verengte, knorpelharte linke Ostium atrioventriculare liess die Spitze des kleinen Fingers nicht durch. Die Mitralklappen waren dick und stark contrahirt, die Chordae tendineae derselben ganz verschwunden, die Papillarmuskeln daher unmittelbar an dem Rand der verdickten Klappen angeheftet. Der linke Ventrikel war etwas hypertrophirt; die Semilunarklappen der Aorta erschienen rigid, 2 von ihnen zusammengewachsen. Aorta ganz gesund.

Lungen luftleer und ödematös mit Ausnahme der vordern und untern etwas emphysematösen Ränder; auf den Schnittflächen helle, schaumlose Flüssigkeit. An dem vordern Theile des linken obern Lappens eine dichte, dunkle, wallnussgrosse, hervorragende Anschwellung, an dem hintern Theile des untern Lappens eine ähnliche, harte, orangegrosse, hämorrhagische Auftreibung. An der vordern Oberfläche des untern rechten Lungenlappens 2 harte, schwarze Auftreibungen, die obere kirschgross, die untere ungefähr hühnereigross. Alle diese Tumoren waren deutlich umschrieben, ihre Durchschnitte hatten die Gestalt einer Pyramide, mit gegen die Pleura gerichteter Basis, und auf der Schnittfläche trat eine dunkelschwarze Flüssigkeit aus.

Die *Pulmonalarterie* erschien von den Semilunarklappen an bis in ihre feinsten Verzweigungen unregelmässig erweitert und unelastisch, ihre innere Fläche über und über mit harten, gelblichen hervorragenden Massen bedeckt, von denen einige an ihrer Oberfläche rauh und wie gewöhnliche atheromatöse Entartungen (ulcers) aussahen. Diese Erkrankung scheint am stärksten in den engeren Zweigen der Arterie aufgetreten zu sein, zu geringerem Grade war auch in der unmittelbaren Nähe des Herzens vorhanden. — Die die hämorrhagischen Infarkte versorgenden, an ihrer Spitze eintretenden Gefässe waren mit zähen, fibrinösen, abgeplatteten Pfröpfen gefüllt, welche den Wänden der Gefässe fest anhafteten.

Leber beträchtlich vergrössert; in den Nieren einige Merkmale parenchymatöser Entzündung; die übrigen Organe gesund.

VI. hebt die Seltenheit der Ausdehnung der atheromatösen Entartung der Art. pulm. hervor, mit welcher er die Hypertrophie des rechten Ventrikels in ähnlicher Weise in ursächliche Verbindung bringt, wie solche beim linken Ventrikel bei Erkrankung der Aorta zu Stande kommt. Die zerreiblichen fibrinösen Massen in der Auricula waren die Quelle für die Embolie, in den zu den Infarkten führenden Gefässen. Die Fortführung der Emboli fand wahrscheinlich in den letzten Tagen vor dem Tode statt und veranlasste die plötzlich auftretende intensive Athemnoth. Demnach wurde der Tod durch die Erkrankung der rechten Seite herbeigeführt, während die Endokarditis der linken Seite sicher die entfernte Ursache aller Veränderungen war. Die in Folge der akuten Endokarditis entstandene Insufficienz der Aorta und Stenose der Mitralis hatte Stauung in den Lungen und Ausdehnung der Pulmonalarterie herbeigeführt. Die dadurch bedingte fortwährende Reizung der Wand der Arterie verursachte die intensive chronische *Endarteriitis deformans* (Virchow). Der rechte Ventrikel wurde dadurch, dass er das durch die Arterie und in den Lungen sich entgegenstellende Hinderniss überwinden musste, beträchtlich vergrössert. Dieselben Hindernisse in der Cirkulation veranlassten die Ausdehnung des Vorhofes, Verlangsamung des Blutstromes und Thrombose in der Auricula, welche letztere zur Embolie in den Aesten der Lungenarterie mit ihren Folgen Veranlassung gab.

Durch das *gleichzeitige Vorkommen von Ver-*

engerung des Mitral- und Tricuspidal-Orificium und das Fehlen eines präsystolischen Geräusches bemerkenswerth erscheint folgender Fall, über welchen Dr. Cryan (Dubl. Journ. LV. p. 91. [3. Ser. Nr. 13.] Jan. 1873) berichtet.

M. R., 27 J. alt, unverheirathet, am 27. März 1872 im St. Vincents Hospital aufgenommen, gab an, bis vor 6 Jahren gesund gewesen zu sein, wo sie 1 Monat lang an rheumat. Fieber krank gelegen habe. Von dieser Krankheit erholte sie sich rasch und blieb gesund bis vor 2 J., seit welcher Zeit sie an Herzklopfen und kurzem Athem nach jeder Anstrengung zu leiden begann. Vor 9 Mon. bekam sie noch Husten und spuckte 2 Mal einen Theelöffel voll Blut aus, bemerkte auch zum ersten Male Abends leichte Anschwellungen der Knöchel.

Bei der Aufnahme klagte Pat. über Schwäche, Dyspnöe, kurzen Husten mit etwas schleimigem Auswurf und über einen schmerzhaften Druck und Spannung in der Gegend der rechten falschen Rippen, unter welcher der glatte Rand der Leber 2'' weit hervorragte. Kein Ascites, Oedem der blassen und kalten Beine, kein Appetit, Stuhl regelmässig, Urin sparsam, nicht eiweishaltig, Menstruation 4 Mon. ausgeblieben. Der Herzstoss war kräftig, schwirrend und ausgebreitet, dabei etwas unregelmässig; der Radialpuls sehr klein, schwach, unregelmässig, synchronisch mit dem Herzstosse, 90 in der Minute; seine Kleinheit contrastirte gegen die Kraft des Herzschlages. Respiration schwach, 36 in der Minute. Bei der Perkussion zeigte sich das Herz nach rechts und unten vergrössert und deutliche Pulsation im Epigastrium; der Stoss der Herzspitze war zwischen der 5. und 6. Rippe, 1'' nach innen von der linken Brustwarze zu fühlen. An keiner Stelle über dem Herzen war ein Schnurren fühlbar. Links an der Herzspitze hörte man ein weiches, blasendes, systolisches Geräusch, welches sich in der Nähe der Herzbasis verlor, in der Axilla wieder hörbar war. Dieses Geräusch nahm die Stelle des 1. Tones über dem linken Ventrikel ein und verdeckte denselben vollständig; es war am lautesten unmittelbar über und nach aussen von der Spitze zu hören und vollständig synchronisch mit dem Puls der Carotis. An der Herzbasis hörte man kein Geräusch, die Aortentöne waren schwach, die Pulmonaltöne laut, der 2. besonders kräftig. Die VV. jugulares ext. waren angeschwollen, pulsirten aber nicht. Die VV. jugulares int. zeigten bis 2'' weit über den Clavikeln deutliche mit den Contractionen der Ventrikel synchronische Pulsationen. Pulsiren der Arterien nicht bemerkbar, auch keine Geräusche in den Gefässen des Halses. Ueber beiden Lungenspitzen war der Perkussionston hinten etwas gedämpft und feines Schleimrasseln hörbar.

Während der nächsten 12 Tage nahmen die Kräfte allmälig ab; es traten zeitweise asthmatische Anfälle auf. Am 10. April waren Dyspnöe und Husten quälender, das systolische Geräusch manchmal nicht zu hören, die Pulsation in den Radialarterien nicht zu fühlen. Am Morgen des 11. April wurde Pat. nach einer schlaflosen Nacht von heftiger Dyspnöe befallen und klagte über starken Druck in der Herzgegend. Der Herzstoss war sehr schwach, unregelmässig, oft intermittirend; Töne beinahe unhörbar; Radialpuls war nicht zu fühlen, dagegen eine schwache Pulsation in den Artt. brachiales. Pat. verfiel am Abend in eine Art Synkope, in welcher sie im Laufe der Nacht starb.

Bei der 12 Std. nach dem Tode vorgenommenen Sektion zeigte sich das Perikardium frei von Verwachsungen oder andern Zeichen der Entzündung und enthielt ½ Pinte einer hellen, gelblichen Flüssigkeit. Das Herz hatte eine runde Form und wog 11 Unzen. Das Muskelgewebe war roth und fest und zeigte bei der mikroskopischen Untersuchung keine Spuren fettiger Entartung. Der linke Ventrikel war normal gross, weder erweitert, noch hypertrophirt, seine Höhle ganz leer. Linker Vorhof auf das Zweifache seiner normalen Grösse erweitert, seine Wände hypertrophirt, an einzelnen Stellen $\frac{1}{2}$'' dick, in seiner Höhle etwas rothes, geronnenes Blut, Pulmonalvenen um das Doppelte ihrer normalen Dimensionen ausgedehnt. Das Orificium der Mitralis war so contrahirt, dass die Spitze des kleinen Fingers nicht in dasselbe eindringen konnte; vom Vorhof aus gesehen hatte es eine halbmondförmige Gestalt mit harten und rauhen Rändern; die Mitralklappe war verkürzt, contrahirt und ganz verkalkt, ihr Ventricularorificium erschien oval und rigid offen stehend. Die primären oder vor den Papillarmuskeln entspringenden Chordae tendineae erschienen verkürzt und verdickt, die vom rechten Bündel hatten sich grösstentheils vereinigt; die sekundären Chordae tendineae waren zum grössten Theile verschwunden, ebenso wie die dünne, gewebeartige Rand (edge) der Mitralklappe, an welchem sie normalerweise inserirt sind; die beiden Papillarmuskeln waren in Grösse und Struktur unverändert. Die Aortenklappen schlossen gut, die eine hintere war undurchsichtig und etwas verdickt. Die Aorta war ebenfalls normal, doch ihr Durchmesser um $\frac{1}{3}$ verkleinert. Der rechte Ventrikel war mässig erweitert und hypertrophirt. Das Orificium und die Klappe der Tricuspidalis waren so stark contrahirt, dass man blos den Zeigefinger einführen konnte; die Spitzen der Klappe waren undurchsichtig und etwas verdickt, aber nicht verkalkt, die Papillarmuskeln etwas vergrössert. Die Pulmonalarterie war hypertrophirt und erweitert, ihr Umfang betrug 4''; die Pulmonalklappen waren gesund. Der rechte Vorhof war etwas hypertrophirt, seine Höhle erweitert, und ebenso wie die Höhle des rechten Ventrikels über die Hälfte mit dunkelrothen Coagulis gefüllt. Die Lungen waren stark hyperämisch.

Das Fehlen des präsystolischen Geräusches in diesem Falle war nach Cr. wahrscheinlich die Folge davon, dass der Blutstrom, welcher die beiden verengten atrio-ventrikulären Orificien passirte, sehr klein war. Ausserdem weist er darauf hin, dass man, wenn bei Mitralregurgitation der Spitzenstoss nicht weiter nach unten gerückt ist, die andern Zeichen von Erweiterung und Hypertrophie des linken Ventrikels fehlen, dabei der Radialpuls sehr klein und schwach, dagegen der Herzstoss stark ist, trotz Fehlen eines präsystolischen Geräusches mit Wahrscheinlichkeit auf das Bestehen einer beträchtlichen Verengerung des Mitralorificium schliessen kann.

Dr. Yeo (Dubl. Journ. LV. p. 490. [3. Ser. Nr. 17.] May 1873) knüpft an folgenden Fall von *Thrombose des Herzens mit Infarkten* in verschiedenen Organen einige Bemerkungen über die *sogen. wahren Herzpolypen.*

Bei einem 52 J. alten Weibe, welches mit hochgradiger Dyspnoe und Schwäche im Whitworth Hospital aufgenommen wurde, fand man schwache Herztöne ohne abnorme Geräusche und im Urin eine beträchtliche Menge Eiweiss. Unter dem Gebrauche von Tonicis und einer nahrhaften Diät besserte sich der Zustand derartig, dass Pat. das Hospital nach kurzer Zeit verlassen konnte. Nach 1 Woche kehrte sie jedoch zurück; ihre Extremitäten waren jetzt ödematös, die Herzstösse rasch und sehr schwach; hinten über die Lungen hörte man verbreitete bronchitische Rasselgeräusche. Am 1. Tage ihrer Ankunft spie Pat. eine beträchtliche Menge Blut aus; die rechte Lunge war in ihrem untern Theile bei der Perkussion vollständig gedämpft, die Herzaktion sehr beschleunigt, unregelmässig und schwach. Der Zustand blieb bis zum Tode (ohngefähr 10 T. später) unverändert.

Sektion. Perikardium gesund, Herz gross u. schlaff, das Muskelgewebe in einem vorgerückten Stadium fettiger Entartung. Der rechte Vorhof war mit einem grossen

schwarzen halb geronnenen Blutklumpen ausgefüllt, welcher die ganze Höhle des Vorhofs einnahm, in die VV. cavae hineinragte und mit einer trocknen, harten, graubraunen, krümligen, plattenartig zusammengefügten fibrinösen Masse zusammenhing, welche die Auricula fest verstopfte. Der ausgedehnte rechte Ventrikel enthielt einen grossen, weichen, saftigen, elastischen Klumpen, welcher in die Pulmonalarterie hineinragte. In seiner untern Spitze befanden sich unregelmässige Massen von zerreiblichem, dunkelgrau gefärbtem Fibrin, welche unter den Columnae carneae zerstreut fest an der Wand des Ventrikels anhafteten. Der linke Vorhof enthielt ebenfalls ein grosses, frisches Coagulum, verwachsen mit einem fibrinösen Coagulum, dem rechten Seite ähnlichen Thrombus. Der linke Ventrikel, ausgedehnt, mit verdickter, aber welcher, blasser, schlaffer Wandung, enthielt ein zähes, elastisches Coagulum, von der eigenthümlichen Beschaffenheit der Blutklumpen, wie sie sich so häufig *nach dem Tode* in den Herzhöhlen bilden. In der Spitze des linken Ventrikels sah man eine ausgedehnte, unelastische, graue Masse, welche mit dem grossen Klumpen lose zusammenhing, aber nach Aussehen und Struktur vielmehr mit dem in der Spitze des rechten Ventrikels gefundenen Klumpen Aehnlichkeit hatte.

Linke Pleura gesund; im rechten Pleurasack ungefähr 3 Pinten einer dünnen, molkähnigen Flüssigkeit, der untere Lungenlappen dadurch fest gegen die Wirbelsäule angepresst. Die diesen bedeckende Pleura mit einem weichen, weissgelblichen fibrinösen Exsudate bedeckt; linke Lunge in den hintern Theilen hyperämisch (congested), in den vordern emphysematös. An ihrem vordern untern Rande 2 ungefähr 1—2'' grosse Pyramiden von harter gedrängter Struktur, über die Oberfläche der Lunge hervorragend. Der von dem flüssigen Exsudate zusammengepresste vollständig luftleere Lappen erscheinen bei der Durchschneidung in seinem untern Theile dicht, rigid und röthlich schwarz gefärbt, im obern elastisch, zähe, weich röthlichgrauer Farbe. Aus diesem Theile ergoss sich bei Druck etwas klare, seröse Flüssigkeit, aus dem untern röthlich schmutzige, dicke Flüssigkeit. Der untere, grössere Zweig der untern Theilung der Pulmonalarterie rechterseits war durch ein ganzes Lumen mit einem fibrinösen Klumpen fest verstopft, und es zeigte sich, dass dieses Gefäs den verstopften (engorged) Theil des Lappens versorgte. Die zu den 2 kleinern hämorrhagischen Kegeln der andern Lunge führenden Arterien waren ebenso durch dichte Thromben verstopft. — Die Oberfläche beider Nieren hatte ein unregelmässiges, körniges (nodulated) Aussehen und tiefe, sternförmige Eindrücke. Die Kortikalsubstanz war blass und weich, die der linken durchsetzt mit unzähligen kleinen grauen konischen Infarkten, mit nach der Oberfläche des Organs zugekehrter Basis. Uebrige Organe gesund.

Vf. hebt hervor, dass sich in dem mitgetheilten Falle in allen Höhlen des Herzens Coagula, sogen. wahre Herzpolypen, vor dem Tode gebildet hatten. Er hat dieselben am häufigsten in der rechten Auricula gefunden, nicht selten muss man jedoch die Auricula vollständig umwenden, um den kleinen, an ihrer Wand haftenden Klumpen zu finden. Daher kommt es, dass die Coagula an dieser Stelle gewöhnlich übersehen werden, während man sie in den Spitzen der Ventrikel bemerkte. Die Erscheinungen, welche beweisen, dass diese Coagula sich *vor dem Tode* gebildet haben, sind im mitgetheilten Falle sehr deutlich ausgesprochen; als solche bezeichnet Vf. namentlich folgende. 1) Sie sind dunkel rothgrau oder schmutzig braungelb gefärbt. 2) Ihre Oberfläche ist rauh und unregelmässig. 3) Sie haften an der Wand der Höhle fest an. 4) Sie sind

hart, trocken und zerreiblich.   5) Sie haben gewöhnlich eine mehr oder weniger deutliche platten-
förmige Zusammensetzung, woraus hervorgeht, dass
sie sich durch auf einander folgende Ablagerungen
gebildet haben.

Als weitern Beweis für die Bildung der gedachten Gerinnsel während des Lebens führt Vf. die hämorrhagischen Infarkte in den Lungen an, die offenbar durch von dem im rechten Herzen gebildeten
Thrombus gelöste Emboli entstanden sind.   Der
ganze Leichenbefund, sowie die Entstehung der
Coagulationen an solchen Stellen, wo der Strom des
Blutes am wenigsten schnell ist, beweisen, dass die
Verlangsamung der Cirkulation in Folge der fettigen
Entartung des Herzens als Ursache derselben zu betrachten ist.

Der Fall von *jettiger Degeneration des Herzens*, über welchen Dr. Hayden (Dubl. Journ.
LVI. p. 68. [3. Ser. Nr. 19] July 1873) berichtet,
erscheint für die Diagnose der Herzgeräusche nicht
ohne Interesse.

Ein Gärtner, 45 J. alt, welcher schon vor 2 J. an
Bronchitis und leichter Pleuritis rechterseits im Hospital
krank gelegen hatte, wurde am 13. Jan. 1873 von Neuem
mit Bronchitis und Emphysem aufgenommen. In der Zeit
zwischen der 1. und 2. Aufnahme im Hospital hatte er an
Ohnmachtsanfällen gelitten; auch im Hospitale traten
mehrere solche auf, während Pat. im Bett lag. Die Dauer
derselben betrug 2—3 Minuten. Das Herz war vergrössert,
der Herzstoss kaum zu fühlen. An dem unteren Theile
des Sternum hörte man, wenn der Kr. den Athem anhielt,
ein lautes systolisches Geräusch, welches sich dem auf-
steigenden Theil des Aortenbogens entlang eine Strecke
nach aufwärts, aber nicht bis in die Carotiden, verfolgen
liess. Der Puls war regelmässig, aber schwach. Am
27. Jan. starb der Kr. in einem der erwähnten Anfälle
binnen wenigen Minuten.

Bei der *Section* fand man die Lungen emphysematös
mit deutlichen Zeichen wiederholt überstandener Bronchitis. Das Herz war weich und vergrössert, sein Gewicht
betrug 18 Unzen (ca. 540 Grmm.). Der rechte Ventrikel
war beträchtlich erweitert, der linke erweitert und hypertrophirt. Die Aorta war ausserordentlich ausgedehnt, so
dass man 4 Finger und den Daumen in dieselbe einführen
konnte. Das Orificium war gleichfalls erweitert, aber die
Klappen waren entsprechend ausgedehnt; sie schlossen
gut und waren undurchsichtig, es konnte kein Blut aus
der Aorta zurückfliessen. Die Aorta war rauh, an einigen
Stellen ihrer Innenfläche fanden sich Fissuren, unmittelbar oberhalb der Klappen über einer dieser Fissuren haftete eine Fibrinflocke von der Grösse eines Sixpence fest
an der Wand des Gefässes.

Vf. hebt in Bezug auf die differentielle Diagnose
zwischen der Erkrankung der Aortenklappen und
des ersten Theiles der Aorta hervor, dass das Geräusch, wenn es seinen Ursprung an dem Orific.
aortic. hat, auch in den grossen Arterien des Halses
hörbar ist. Sind die Aortenklappen aber gesund, so
hört man das Geräusch niemals in den Carotiden, es
erstreckt sich dann nur 2—3 Zoll dem Gefäss entlang nach aufwärts und ist dann auf Rauhheiten in
dem ersten Theile der Aorta zu beziehen.

*Dilatation und Hypertrophie der Ventrikel
mit Fettentartung neben ausgezeichneter atheromatöser Entartung der Arterien* beobachtete Dr. James

Little (Dubl. Journ. LV. p. 305 (3. Ser. Nr. 15]
March. 1873) bei einem 62 J. alten Manne, der
stets an Gicht gelitten hatte.

Den letzten Anfall hatte Pat. im Jan. 1872, kurz
darauf bekam er eine Bronchitis, welche ihn einige Wochen
an das Zimmer fesselte. Jedoch musste er gerade in die
Zeit, als der Katarrh sich besserte, seiner Geschäfte wegen
ausgehen, und seit dieser Zeit klagte er über brennende
Schmerzen in der Brust. Im August wurden seine Bein-
geschwollen. Als er bald darauf ins Hospital kam, war
das Oedem noch auf die untern Extremitäten beschränkt,
wenig Flüssigkeit in der Bauchhöhle. Pat. hatte Husten
mit wenig zähem Auswurf und quälende Athembeschwerden; über dem untern Drittel der Lungen hinten hörte
man feines Knisterrasseln, wahrscheinlich in Folge von
Lungenödem. Die Herzdämpfung war beträchtlich vergrössert, der Herzschlag ausserordentlich schwach, über
dem l. Ventrikel hörte man zuweilen ein weiches systolisches Geräusch. Pat. war sehr reizbar, am Tage schläfrig
und des Nachts ruhelos. Die Harnentleerung wurde bald
sehr gering, Eiweiss enthielt der Harn nie. Pat. verfiel bald in einen apathischen Zustand, in dem er starb.

Bei der 36 Std. n. d. T. gemachten *Section* fand man
das Herz gross und schlaff, seine Höhlen mit schwarzem
flüssigen Blute gefüllt. Die Ventrikel waren dilatirt und
hypertrophirt; das Muskelgewebe fettig entartet. Die
Aorta änderndes und thoracica hatte eine tiefe scharlachrothe Farbe, welche auch bei wiederholtem Abspülen fortbestand; dieselbe Erscheinung zeigten die rechte Ar.
femoralis und brachialis. In den Blutgefässen zeigten sich
alle Stadien des atheromatösen Processes. An einigen
Stellen fand sich ein röthlich gelber (buff coloured) Fleck
an anderen Stellen hatten die neu gebildeten Atherome das
Epithel des Gefässes zu einem kleinen Tumor erhoben,
an anderen Stellen war das Epithel verschwunden und es
atheromatöses Geschwür zurückgeblieben, an noch andern
Stellen, wie z. B. an der arteriellen Oberfläche der einen
Valv. sigmoidea, waren kalkartige Platten abgelagert.
Ausserdem zeigte die Tunica intima überall, wo man Arterien aufschnitte, eine tief scharlachrothe Farbe. Auch
die Art. coronariae waren von dem atheromatösen Process
ergriffen.

Vf. hebt hervor, dass der mitgetheilte Fall sehr
für die Annahme spreche, dass der atheromatöse
Process auf entzündlichen Vorgängen in den Gefäss-
häuten, nicht auf einer Ablagerung aus dem Blute
beruhe. Vor Jahren hatte der betr. Kr. atheromatöse Erkrankung der Blutgefässe gehabt, welche
Hypertrophie der Ventrikel herbeiführte. Später
fanden in den Häuten der Arterien mehr akute entzündliche Veränderungen statt, so z. B. vorzüglich
in den Artt. coronar. cordis. Da hierdurch die Blutzufuhr zu den Muskelgewebe des Herzens beschränkt
wurde, unterlag dasselbe der fettigen Entartung.
Auch in Bezug auf die serösen Ergüsse bei Herzkrankheiten schreibt Vf. dem atheromat. Process
eine sehr beträchtliche Wirkung zu, indem durch
den Verlust der Elasticität der Arterien der linke
Ventrikel zu stärkerer Anstrengung genöthigt wird
und durch die vermehrte Reibung in Folge der
Rauhigkeiten in den Capillaren grössere Neigung zur
Stagnation eintritt. Obschon Pat. während der letzten
Wochen seines Lebens meist im Bette gesessen hatte,
wobei die Arme mehr herabhingen als die Füsse,
war das Oedem doch nur auf letztere beschränkt;
die Sektion zeigte auch den atheromatösen Process
in den Artt. femorales beträchtlich weiter vorge-

schritten als in den brachiales. Das Herz hatte, obgleich es dilatirt und schwach war, doch noch Kraft genug, um das Blut in die Gefässe der oberen Extremitäten zu treiben, weil es dabei durch verhältnissmässig gesunde Arterien unterstützt wurde, es war aber nicht im Stande, das Blut mit gleicher Kraft durch die unteren Extremitäten zu treiben, weil in diesen die Arterien rigid und unelastisch waren.

Eine *Verletzung* wurde nach Dr. M'Swiney (Dubl. Journ. LV. p. 307 [3. Ser. Nr. 15] March 1873) als Ursache der Herzerkrankung eines kräftigen Mannes angegeben, welcher nach kurzem Aufenthalte im Hospitale an Lungenapoplexie verstorben war.

Bei der *Sektion* fand man, dass eine beträchtliche Menge einer rauhen, unregelmässigen, kalkhartigen Substanz den halben Rand des linken Ostium atrio-ventriculare einnahm. Die Klappen waren contrahirt und verdickt, so dass dadurch ein fortwährendes Offenstehen des Ostium herbeigeführt wurde. Der Kr. gab an, nie an akutem Rheumatismus gelitten zu haben, überhaupt immer gesund gewesen zu sein, bis er ungefähr 2 J. zuvor von einem Andern von hinten ergriffen u. mit grosser Gewalt niedergeworfen worden sei. Er habe danach für einige Minuten das Bewusstsein verloren und einige Stunden später viel Blut ausgespuckt. Von dieser Zeit an sei er kränklich u. magerer geworden und habe an einer Krankheit des Herzens (mit den gewöhnlichen Erscheinungen) gelitten.

M'S. nimmt an, dass in Folge der heftigen Erschütterung, welche eingetreten war, als Pat. zu Boden geworfen wurde, irgend eine Stelle im Gewebe der Klappen, der Chordae tendineae oder der Muskelsubstanz des linken Ventrikels zerrissen und dadurch die Hämoptyse und Endokarditis veranlasst worden sei.

Schliesslich möge hier noch Erwähnung finden, dass C. Carter (Med. Times and Gaz. Jan. 18. p. 75. 1873) in der patholog. Ges. zu London das Herz eines an Pneumonie verstorbenen Knaben vorgelegt hat, an dem eine *vierte* Klappe am Ostium der Lungenarterie deutlich ausgebildet war. Von dieser Abnormität abhängige Störungen der Cirkulation waren während des Lebens nicht beobachtet worden. (Fortsetzung folgt.)

479. Fall von Oesophagitis phlegmonosa diffusa; von F. A. O. Belfrage und P. Hedenius (Upsala läkarefören. förhandl. VIII. 3. S. 245. 1873).

Eine vorher stets gesunde Frau von 42 J. hatte vor ungefähr 12 J. an Ileus von mehrtägiger Dauer gelitten; vor ungefähr 3 J., kurz vor ihrer letzten Entbindung, bekam Pat., ohne vorher an irgend welchen gastrischen Erscheinungen gelitten zu haben, ein ziemlich beträchtliches Bluterbrechen, sie erholte sich aber wieder nach der Entbindung und blieb mit Ausnahme von Herzklopfen und geringer Kurzathmigkeit bei stärkeren Bewegungen lange Zeit vollkommen gesund, namentlich waren Esslust und Verdauung ganz gut. Am 2. Sept. 1872 trat, angeblich in Folge von Steckenbleiben einer Gräte, ein störendes Gefühl verursacht, heftiger Schüttelfrost und gleichzeitig heftiger Schmerz in der Brust auf, mit bedeutendem Fieber, heisser Haut und Schweiss; dabei klagte die im 5. Monate schwangere Kr., die sich vor dem Schüttelfrost nicht un-

wohl befunden hatte, über heftige, vom Magen und vom untern Theile des Brustbeins ausgehende und nach links auswärts bis zum Rücken sich erstreckende Schmerzen; Vomituritionen traten mitunter auf, aber zu wirklichem Erbrechen kam es nicht. Das Epigastrium war gegen Druck bedeutend empfindlich, aber sonst war der Unterleib indolent. Von der Fischgräte merkte die Kr. nichts mehr, sie klagte überhaupt nicht über Schmerzen oder Beschwerden beim Schlingen während des Verlaufs der Krankheit, der Schlund war etwas geröthet, aber ein fremder Körper konnte nicht entdeckt werden. Die Auskultation der Lungen ergab nichts Abnormes, die Herzdämpfung war vergrössert und über dem Herzen hörte man, am stärksten an der Basis und über der Aorta, ein langgezogenes blasendes Geräusch neben dem ersten Herzton und ein kürzeres neben dem zweiten, über der Carotis blos einen Ton. Die Leberdämpfung war nicht vergrössert, Stuhlgang war vorhanden gewesen. An eine Vergiftung zu denken, lag keine Veranlassung vor. Senfteige und warme Breiumschläge auf die Magengrube, Selterswasser und Morphium, sowie Klystire, brachten gar keine Besserung, die folgende Nacht verging schlaflos und die Schmerzen, die weder schneidend, noch stechend, sondern mehr krampfartig waren, steigerten sich zu einer bedeutenden Heftigkeit, so dass die Kr. sitzen musste, weil sie manchmal zu ersticken fürchtete. Die Haut war feucht, der Durst heftig, der Puls hatte 100 Schläge. Uebelkeit oder Erbrechen waren nicht vorhanden, jedoch häufiges Aufstossen, das aber keine Erleichterung brachte. Subcutane Morphiuminjektionen hatten Aufhören der Schmerzen für einige Stunden und Schlaf zur Folge. Am 4. September hatte sich der Zustand der Kr. noch mehr verschlimmert, die Schmerzen hatten die ganze Nacht angedauert und hatten nun ihren Sitz mehr nach rechts an die Lebergegend, wo Empfindlichkeit gegen Druck bestand, u. von da aus reichten sie bis über die rechte Schulter. Die Gesichtsfarbe war cyanotisch, die Respiration schien erschwert, die Leberdämpfung war in der Axillar- und Mamillarlinie vollständig verschwunden. Von der 3. Rippe an, später am Tage von der 5. an, fand sich heller und tympanitischer Perkussionsschall, im Epigastrium dagegen nach links von der Mittellinie Dämpfung in einer Ausdehnung von etwa 2 Zoll, die nach oben in die Herzdämpfung überging. Ueber dem hintern und untern Theile der rechten Lunge gab die Perkussion einen kurzen Schall und die Auskultation Bronchialrespiration mit Rasselgeräuschen, denen über Cavernen ähnlich. Der Husten war unbedeutend, der Puls klein und frequent (120 Schläge), die Haut heiss, der Harn war ziemlich stark eiweisshaltig. Die Kr. abortirte am Abend, wobei ziemlich starker Blutverlust erfolgte, collabirte und starb am 5. Sept. Vormittags.

Bei der *Sektion* fanden sich Magen und Därme ziemlich stark von Gasen aufgetrieben, eine Schlinge vom Colon transversum lag zwischen Bauchwand und Leber. Zeichen von Peritonitis fanden sich nicht, nur an einer Stelle Injektion in der Nähe des Magens. Das Perikardium enthielt etwas blutig gefärbte Flüssigkeit. Das Herz war vergrössert, hauptsächlich der Längsrichtung nach, die Spitze wurde ausschliesslich von der linken Kammer gebildet, beide Hälften enthielten dunkles, dünnflüssiges und lufthaltiges Blut; die Vergrösserung betraf nur die linke Herzkammer. Das Aortenostium war verengt, seine Klappen waren verdickt, retrahirt und verwachsen und enthielten Kalkablagerungen. Die Muskulatur erschien bedeutend verdickt, braungrau gefärbt und spröde. — Beide Pleuren enthielten ziemlich viel stark blutig gefärbte Flüssigkeit, die rechte zeigte stellenweise Entzündungserscheinungen; beide Lungen waren in den untern Theilen luftleer und retrahirt. — Der Oesophagus zeigte von aussen nichts Ungewöhnliches, aber etwa 6 Ctmtr. unterhalb des Ringknorpels begann eine bedeutende Verdickung seiner Wandung, die sonst ziemlich glatt war, aber hier

und da schwachknollige Erhöhungen auf der Innenseite
zeigte. Die Verdickung erstreckte sich abwärts bis zur
Kardia und betrug 8—12 Mmtr. in der Dicke, sie beruhte
ausschliesslich auf einer Veränderung des submukösen
Bindegewebes, das 5—9 Mmtr. dick war, auf der Schnittfläche ein homogenes Aussehen, graugelbe Farbe und
feuchten Glanz zeigte und glatt und markig war; bei geringem Drucke quoll aus demselben eine graugelbe, trübe
Flüssigkeit in reichlicher Menge aus, die sich durch die
mikroskopische Untersuchung als Eiter erwies. Die
Schleimhaut des Oesophagus war von der gewöhnlichen
Dicke, anämisch, glatt und eben, ohne Längsfaltung und
zeigte weder Ulceration, noch sonst etwas Abnormes, was
als Folge der Heizung eines fremden Körpers hätte gedeutet werden können, nur war ihre Farbe wegen des durchscheinenden Eiters etwas graugelb, ebenso wie die der
Muskelhaut. Der krankhafte Process erstreckte sich eine
Strecke lang in den Magen hinein, wo an der Kardia in
einer Länge von 8 Ctmtr. an d. kleinen Curvatur bedeutende
Verdickung der Wandung bestand, auf derselben Veränderung beruhend wie der Krankheitsprocess im Oesophagus,
der unmittelbar durch die Kardia auf den Magen überging.
An der Stelle, wo die Magenwand die grösste Dicke hatte,
mass die Submucosa 1 Ctmtr., und bereits beim Einschneiden quoll gelblich weisser, ziemlich dicker Eiter in
reichlicher Menge heraus; die Magenschleimhaut, die
sonst überall gesund war, zeigte an dieser Stelle eine
etwas gelbliche Färbung.

Von der reichen Epithelialbekleidung an der Schleimhaut des Oesophagus fand man bei der Untersuchung des
Präparates nur unbedeutende Spuren; zwischen den Bündeln aus feinen glatten Muskelfasern lagen stellenweise
Eiterzellen; in der sehr stark geschwollenen, aufgelockerten, gelben und saftigen Submucosa waren die fibrillären
Bindegewebsbündel sehr deutlich, stark wellig, geschlän-
gelt und in weiten Abständen von einander, die Lücken
dazwischen wie lauter Eiter ausgefüllt; im Ganzen waren
die Eiterzellen gut erhalten und mehrkörnig, manche
zeigten Fettmetamorphose in verschiedenen Graden; auch
in die Bindegewebsinterstitien zwischen den Muskelbündeln
und zwischen diese selbst setzte sich die Eiterinfiltration
fort, die Muskelfasern hatten zum Theil ihre Querstreifung
eingebüsst.

Primäre phlegmonöse Entzündung des Oesophagus gehört zu den grössten Seltenheiten, besonders
aber ist bei diesem vorliegenden Falle noch hervorzuheben, dass sie keine secundäre war, weil weder
im Magen eine Spur einer Entzündung aufzufinden
war, noch die Schleimhaut des Oesophagus irgend
welche Zeichen von Entzündung oder eine Spur einer
andern Affektion zeigte als Anämie.

(Walter Berger.)

**480. Ueber Dysidrosis; von Dr. Tilbury
Fox. (Brit. med. Journ. Sept. 27. 1873.)**

Eine 36jähr. Frau bemerkte auf dem linken Ringfinger ein kleines juckendes Bläschen und bald darauf
einen Kreis kleiner Pusteln rings um das Bläschen. Die
Affektion breitete sich langsam in 5 Mon. bis auf den
Handrücken aus und machte viel Beschwerden. Pat. kam
deswegen in die Klinik, wo ihr Merkurialsalbe verordnet
wurde. Danach verschlimmerte sich das Exanthem und
breitete sich über die Vorderarme aus; die Haut
war heiss u. es bestanden daneben allgemeine Symptome:
Schwäche in den Gliedern, flüchtige Hitze, unruhiger
Schlaf mit Hallucinationen, profuse Menstruation und
Schweisse. Pat. kam deshalb wieder in die Klinik, wo
man beide Hände und Arme gleichmässig ergriffen fand.
Auf Rücken und Volarflächen der Finger und Hände
und an den Vorderarmen sassen überall hirsekorngrosse
Bläschen, zum Theil auf gerötheter Basis, einzeln, zerstreut, in Gruppen oder confluirend zu kleinen Blasen;

stach man letztere an, so floss ein Tropfen ganz klarer,
alkalisch respirirender Flüssigkeit aus. Zwischen den Fingern war die Haut hier und da durch darunter befindliche
Flüssigkeit ein wenig erhoben; hier erschien die Haut
weiss und macerirt, die Flüssigkeit aber schwach saner:
nirgends waren Krusten zu bemerken. An der Innenfläche
zeigten sich ausser jenen Bläschen eine Anzahl durchscheinende Punkte wie Sagokörner unter der Haut, nicht
über diese erhaben, offenbar erweiterte, von Schweiss
erfüllte Follikel. Dazwischen fanden sich Uebergangsformen zwischen einzelnen Bläschen und grössern macerirten Flächen, sowie kleine rothe Punkte, die aus Bläschen entstanden waren, deren Inhalt vertrocknete, ohne
dass die Haut platzte. An den macerirten Stellen war
ein sehr unangenehm saurer Geruch bemerkbar. Pat.
klagte über heftige brennende Schmerzen an den betr.
Stellen.

Diese, so viel F. weiss, noch nirgends beschriebene Affektion war nach seiner Ansicht dadurch
entstanden, dass der Schweiss sich in den Follikeln
gestaut und diese erweitert, sodann die Haut emporgehoben und macerirt hatte. Es sei diess dieselbe
Affektion der Schweissdrüsen wie die Acne bei den
Talgdrüsen.

Auf den ersten Anblick sah die Krankheit aus
wie Ekzem, sie unterschied sich aber von diesem
dadurch, dass sie nicht mit einer Entzündung
des Papillarkörpers, sondern mit Ausdehnung der
Schweissfollikel begann und dass das Exsudat klar
und flüssig blieb, nicht eitrig wurde und zu Krusten
vertrocknete.

F. hält diese Affektion für nicht selten, sie
kommt auch an den Füssen und im Gesicht vor,
häufig bei Gichtleiden. Sie wird sehr gewöhnlich
mit Ekzem verwechselt; doch giebt F. zu, dass auf
die erwähnte Art auch ein wirkliches Ekzem verursacht werden könne. Er hat diese Krankheit
immer bei leicht schwitzenden schwachen, erschöpf-
ten und „nervösen" Personen beobachtet und glaubt,
dass sie zu den Neurosen gehöre.

Therapeutisch empfiehlt F. dagegen Diuretika,
Chinin, Sem. Strychnos und Arsen, äusserlich Cerat,
Aq. plumbi, schwache Carbolsäurelösung, Stärke
mit Calmuspulver, Perubalsam 1 : 30 Fett mit etwas
weissem Präcipitat.   (B. Wenzel.)

**481. Bemerkungen über Hautkrankhei-
ten; von Dr. Dyce Duckworth. (St. Bartholom. Hospit. Rep. Vol. VIII. p. 43. 144. 1872.)**

In einem Falle von *Herpes circinatus* auf der
Vorderseite des Thorax bei einem 15jähr. Bur-
schen fanden sich in den von den gelbrothen Flecken
abgeschlachten gelben Schüppchen Sporen u. Mycelium
von Trichophyton. Die Affektion heilte unter dem
Gebrauch einer Sublimatsalbe. In einem 2. Falle,
wo sich die Krankheit auf den Hals beschränkte,
ergab sich ein von der Strasse aufgehobenes wollenes
Halstuch als wahrscheinliche Infektionsquelle.

In 2 Fällen von *Keloid* auf dem Sternum hatte
sich die Affektion in dem einen 9 Mon. nach Applikation eines Vesikator auf der Narbe entwickelt,
in dem andern war sie anscheinend spontan entstanden.

Von *Pemphigus chron.* werden 2 Fälle mitgetheilt. Bei einer Frau von 30 Jahren trat nach Bädern mit Kreosot Besserung ein, auch brachte das Bestreichen der entstehenden Blasen mit Collodium der Kranken Erleichterung. Die der Luft ausgesetzt gewesenen Körpertheile blieben ziemlich frei von Blasen. Bei dem 2. Kranken, einem 66jähr. Koch, hatte das Leiden hauptsächlich den rechten Arm und das rechte Bein befallen, einmal wurde auch eine Blase auf der Backenschleimhaut bei ihm beobachtet. Therapie erfolglos.

Ein Fall von *Lichen planus*, der beide Seiten des Unterleibes bis nach den Inguinalgegenden und dem Gesäss hin einnahm, wurde bei einem 37jähr. Manne beobachtet. Die Affektion bestand anfänglich aus einzelnen flachen rothen Papeln, die mit der Zeit zu kleinen Flecken zusammenflossen, und machte den Eindruck eines frühen Stadium von Lichen ruber. Die Krankheit verschlimmerte sich während eines mehrwöchentlichen Aufenthaltes im Hospital. Ein ähnlicher Ausschlag bei einer 22jähr., im 3. Mon. schwangern Frau — Sitz an den untern Extremitäten — besserte sich nach 8tägigem Gebrauch von Sol. Fowleri.

Von *Lichen ruber* sah Vf. einen sehr ausgeprägten Fall bei einem 19jähr. Tischlerlehrling, einem kleinen, dürftig genährten, nervösen Menschen. Der ganze Körper war dicht bedeckt mit einem rothen papulösen Exanthem, welches sich an einzelnen Stellen in feinen silberglänzenden Blättchen abschuppte, am deutlichsten war dasselbe an der Vorderfläche des Rumpfes und an den Extremitäten. Die Haut war allgemein etwas verdickt u. weniger als normal verschiebbar, Schmerzempfindung so gut wie nicht vorhanden. Die Schweisssekretion beschränkte sich auf die Achselhöhle; der Urin zeigte ein sehr geringes spec. Gewicht. Die Behaarung des Kopfes, der Achselhöhle und Genitalien war normal; auf der übrigen Haut waren die Haarfollikel mit erkrankt. Das Leiden besteht seit 10 Jahren und soll plötzlich aufgetreten sein. Von Hebra's Beschreibung weicht der Fall durch das Fehlen von Schmerzempfindung in der Haut, von Erkrankung der Nägel und von Fissuren der Finger ab. Ein therapeutischer Erfolg konnte nicht erzielt werden.

Von *Ichthyosis simplex* werden 3 Fälle mitgetheilt. Der 1. betrifft ein Mädchen von 23 Jahren, die am ganzen Körper damit behaftet ist, bei normal beschaffenen Händen und Füssen. Ein Bruder und eine Schwester von ihr sind in gleicher Weise befallen, vier andere Geschwister und die Eltern gesund. Die Krankheit besteht von der Kindheit an; die Beschwerden nahmen im Winter und bei Ostwind zu. Therapie erfolglos.

Der 2. Fall fand sich bei einem 8jähr. Knaben; die Krankheit war 8 Mon. nach seiner Geburt bemerkt worden. Vorderarme, Hände, Fusssohle und Unterleib waren frei. Seine Mutter litt seit 8 Jahren an Psoriasis der Knie und Ellenbogen, die nur wäh-

rend der Schwangerschaft abheilte. Syphilis war nicht nachzuweisen.

Beim 3. Fall, einem 5jähr. Mädchen von dürftiger Entwicklung, beschränkte sich das Leiden auf die Arme, den obern Theil des Rumpfes und die Beine. Hautkrankheiten in der Familie waren nicht vorhanden.

Ein Fall von *Ichthyosis disseminata* bei einem 2jähr. Knaben war dadurch merkwürdig, dass die braungrauen, verdickten Hautstellen nur auf der rechten Körperhälfte sassen. Sie bestanden in einer Hypertrophie der Papillen mit zahlreichen Haaren zwischen denselben. Ein Fall mit linkseitigem Sitz der Affektion wird aus dem 1. Bande der Barthol. Hosp. Reports citirt.

Von *Atrophie der Haut* beobachtete Vf. einen Fall bei einem 20jähr. Commis. Das Leiden hatte sich seit 7 W. entwickelt. Bei seiner Vorstellung in der Klinik zeigte sich an der linken Seite der Stirn eine glatte, glänzende, leicht gelblichbraune Stelle von verminderter Sensibilität. Die Haut ist hier fester angeheftet und von dichterm Gefüge als die normale daneben und bleibt beim Schwitzen trocken. Von ¼″ oberhalb der linken Augenbraue erstreckt sich die Stelle bis auf die behaarte Kopfhaut, woselbst die Haare theils durch Ausfallen, theils durch Abbrechen verloren gegangen sind und leichte Abschuppung besteht. Nach der Schläfe zu schreitet das Leiden fort. Vf. schreibt die Krankheit einer Nervenaffektion, im vorliegenden Falle des Nervus supraorbitalis zu und citirt einige analoge Fälle, welche diese Ansicht bestätigen, aus Wilson, disease of the skin. (5. Ed. p. 404.)

Von *Acne rosacea* kam ein schwerer Fall bei einer Wärterin von 29 Jahren vor. Der Hauptsitz des Leidens waren Nase und Kinn, weniger befallen Wangen und Stirn. Die Krankheit bestand seit 8 Jahren; Alkoholmissbrauch war nicht nachweisbar. Innerlich wurden nacheinander Sublimat, Chinin, Eisen und Magnes. sulph. gegeben; örtlich wandte man Waschungen mit Zinklösung und Kalkwasser nebst Glycerin, später Kalkwasser mit Schwefel (Sulph. praec. 15, Spir. camphor. 60, Aq. calc. 120 Theile) an; ausserdem wurden die eiternden Knoten geöffnet, die indolenten mit Nitras Hydrarg. tonebirt. Im Laufe von 2 Mon. trat verschiedene Besserung ein. Später erfolgte ein Recidiv, bei welchem die erwähnten Kalk- und Schwefelwaschungen, sowie Waschungen mit Sodalösung rasch Besserung erzielten.

Bei einem 22jähr. Schenkmädchen mit *Lupus syphiliticus* sass das rothe höckerige Syphilid auf Nase, Stirn und zwischen den Schulterblättern. Um den Mund u. am Kinn fanden sich Narben. Sonstige Symptome von Syphilis fehlten, doch gestand Pat. später, dass sie 1 Jahr zuvor eine Affektion der Genitalien gehabt habe. Die Therapie bestand in Jodkalium, von 0.90 auf 3.75 Grmm. tägl. steigend, ausserdem in Chinarinde, Ammoniak und Leberthran. Die kranken Stellen wurden mit Hydrarg. bicyanat. bestrichen. Die Heilung erfolgte innerhalb 3 Monaten.

In einigen Fällen von *Psoriasis* fand Vf. Einreibungen mit Olivenöl, bes. unter Zusatz von etwas Carbolsäure, sehr wirksam. Er empfiehlt sie namentlich für solche Fälle, bei denen Theer und Arsenik nicht vertragen werden oder die Krankheit erst beginnt.

Porrigo decalvans, *Area Celsi*. Die Krankheit ist nach Vf. in England, besonders in London, ziemlich verbreitet, unter 3000 Hautkranken fand er sie in London 70mal; eben so oft aber Herpes tonsurans.

Die Haut war an der befallenen Stelle nicht immer verdünnt, niemals geröthet oder abschuppend oder in der Sensibilität verändert. Hauptsächlich wandte Vf. seine Aufmerksamkeit den auf der kahlen Stelle stehenden Haarstümpfen zu. Diese sind nach ihrem freien (Bruch-) Ende zu keulenförmig verdickt und dunkler gefärbt, nach der Wurzel zu verdünnt und heller. Unter dem Mikroskop zeigt sich das freie Ende aufgefasert und mit einer körnigen Masse infiltrirt, die Wurzel verdünnt und ohne Wurzelscheide. Bisweilen fehlt die Anschwellung u. findet sich statt derselben nur vermehrtes Pigment, auch sind die Enden nicht immer aufgefassert. Die langen Haare in der Umgebung der kahlen Stellen sind häufig dunkler u. dicker als die normalen, oft sehen sie aus wie mehrfach um ihre Achse gedreht, auch ist das Pigment in ihnen nicht selten unregelmässig vertheilt. Meist stehen sie locker und haben atrophische Wurzeln, doch werden sie trotzdem bisweilen mit der Wurzelscheide ausgezogen. Auch an den langen Haaren begegnet man einer oder mehreren Anschwellungen, Stellen, an denen sie am leichtesten abzubrechen pflegen. Bisweilen sieht man in den kranken Haaren, namentlich im Bereich der Anschwellungen, die Zellen der Marksubstanz vermehrt und körnig u. fettig entartet. Die Oberfläche der Haare ist im untern Theile meist mit Fetttröpfchen bedeckt,

nicht selten finden sich die erwähnten Anschwellungen dicht über der Wurzel nur durch eine Einschnürung von dieser getrennt.

In verdünnter Kalilösung treten die körnigen Elemente, sowie die Lockerung der Faserzellen in den kranken Haaren sehr schön hervor. Ueberhaupt ist das Verhalten derselben gegen Kalilösung, Aether u. Glycerin wie bei normalen Haaren; nur in starker Schwefelsäure fasern sich bei erstern die Faserzellen auf und bilden eine Krause um das Haar, was bei gesunden Haaren nicht eintritt.

Parasitische Elemente konnte Vf. bei dieser Krankheit niemals auffinden u. er glaubt, dass andere Beobachter jene Fetttröpfchen und den körnigen Inhalt der Bruchenden dafür angesehen haben.

Eine allgemeine Lockerung der Kopfhaare wie sie Rindfleisch (Area Celsi. Arch. f. Dermatol. u. Syph. 4 Heft) beschreibt, beobachtete Vf. nur in ganz schweren Fällen bei Erwachsenen. Auch stimmt er mit der Annahme R's., dass bei Porrigo decalv. die kranken Haare stets ausserhalb des Haarfolikels abbrechen, nicht überein, sondern hält Ersteres nur für eine zufällige Erscheinung. Betreffs der weitern Kritik der R.'schen Untersuchungen muss auf das Original verwiesen werden.

Als Ursache der Krankheit sieht Vf. eine Störung der trophischen Nerven an u. erklärt sich bestimmt gegen einen parasitischen Ursprung derselben. Dabei unterscheidet er jedoch zwischen diesem Leiden u. dem im Bereich von Neuralgien vorkommenden Ausfallen der Haare. Ausserdem trennt er die in disseminirten Flecken auftretende Form der Krankheit von der serpiginös über grössere Körpertheile, selbst den ganzen Körper fortschreitenden und stellt für erstere die Prognose günstig, für letztere nicht.

Therapeutisch wandte Vf. die von Rindfleisch empfohlene Tinct. capsici nebst Glycerin erfolgreich an, neuerdings versuchte er auch nach von Erlach's Vorschlag das Oleum therob. mit gutem Erfolg.
(Knecht.)

V. Gynäkologie und Pädiatrik.

482. Fall von Episiorrhaphie; von Dr. Ferdinand Riedinger (Berl. kl. Wchnschr. X. 14. 1873).

Da neuerdings häufig die Kolporrhaphie der von Fricke 1832 behufs Retention des vorgefallenen Uterus ausgeführten Episiorrhaphie vorgezogen wird, so theilt Vf. nachstehenden Fall aus Prof. v. Linhart's Klinik in Würzburg mit, in welchem durch letztere völlige Heilung erzielt wurde.

Eine 42jähr., seit 11 Jahren verheirathete Frau litt seit 10 Jahren am Prolapsus uteri, den sie einige Monate nach ihrer ersten, mit der Zange beendigten Niederkunft bemerkt hatte, der sich aber besonders nach der 2., normal verlaufenen Geburt beträchtlich vergrösserte; in den letzten 3 Jahren liess er sich nur unter Schmerzen reponiren, es stellten sich Harn- und Stuhlbeschwerden ein und das Gehen sowie die Arbeit waren sehr behindert.

Es fanden sich nicht allein am Muttermunde des vollständig prolabirten Uterus Ulcerationen, sondern auch in der invertirten Vagina; der Cervix uteri war nicht stark verlängert. Nach erzwungener, schmerzhafter Reposition wurde so lange Horizontallage nebst Injektionen von Zinc. sulph. in die Scheide und mittels des Katheter à double courant in die Uterushöhle ausgeführt, bis die Ulcerationen geheilt waren (14 Tage). Hierauf wurde in tiefer Narkose (1 Theil Alkohol auf 10 Theile Chloroform) die Patientin in Steinschnittlage unter der üblichen Assistenz fixirt. Prof. Linhart trug sodann die Schleimhautoberfläche an der Innenseite der grossen Schamlippen und auch theilweise der Scheide mit Pincette und Scalpell ab, wobei nur sehr geringe Blutung eintrat. Die Vereinigung fand durch Adaption beider Wundfläch. mittels der Zapfennaht (nach Koch) am obern Wundwinkel statt; die Vereinigung der unteren, ziemlich weit klaffenden Wundränder geschah durch 10 Knopfnähte. Bei Seitenlage (mit angezogenen Schenkeln) wurde hierauf 2 Tage lang ein Eisbeutel am Perinäum applicirt. Am 4. Tage

wurde die erste, am 5. die andere Hälfte der Knopfnähte, am 8. Tage die Zapfennaht entfernt. Die Vereinigung war vollständig gelungen. Nach nochmals 8tägiger Ruhelage theils auf den Seiten, theils auf dem Rücken, aber stets mit zusammengebundenen Oberschenkeln, wurde der Patientin das Aufstehen gestattet, wobei sie eine T-Binde trug. Nach 1½ Jahren hatte sich in Folge des Coitus die neugebildete Scheidenöffnung auf das Doppelte vergrössert.

Ueber den Stand des Uterus findet sich merkwürdiger Weise gar keine Notiz, ausser dass Vf. den Vorwurf, dass durch die Episiorrhaphie der vollständige Prolapsus nur in einen unvollständigen verwandelt werde, nicht für beachtenswerth hält, da man mit der Zurückhaltung des Uterus in der Scheide alles Nöthige erreiche. Als Beförderungsmittel des günstigen Verlaufes der Heilung im mitgetheilten Falle sieht Vf. besonders Linhart's Vereinigung der Zapfen- und Knopfnaht an, während er die von Blasius angewendete Kürschnernaht für weniger zweckmässig hält u. das von Unna u. Hendriksz empfohlene Verfahren, an der hintern Commissur zum Abflusse der Sekrete eine Spalte offen zu lassen, ganz verwirft. (E. Kormann.)

483. Nutzen des Pressschwamm *bei Lage-* *und Volumenveränderungen der Gebärmutter;* von Dr. Klencke in Hannover (Deutsche Klinik 32. 1873).

Dr. Krone in Hannover wendete bei einer 41jähr., äusserlich sehr robusten, dennoch aber äusserst nervösen Frau, welche an einer Retroflexion und Hypertrophie des Uterus litt, Pressschwamm an, um etwaige interne Neubildungen zu finden. Nach wiederholter täglicher Einführung von immer stärkeren Pressschwämmen bei anhaltender Bettlage zeigte sich die Uterushöhle leer; trotzdem wurde die Einlegung, stets bei fortgesetzter Bettlage, wiederholt, und Kr. sah mit der Zeit den Uterus immer weicher werden und sich allmälig selbst aufrichten. Nachdem so einige Wochen verfahren worden und der Uterus aufgerichtet geblieben war, wurde täglich ein mit Glycerin getränkter Wattetampon in das hintere Scheidengewölbe gebracht und der Frau die Bewegung erlaubt, wobei sich zeigte, dass der Uterus nicht allein seine normale Lage beibehielt, sondern auch normale Grösse und Consistenz erreicht hatte, sowie dass alle hysterischen Beschwerden verschwunden waren. Nachdem noch einige Höllensteininjektionen einen übermässigen Sekretionsprocess des Uterus beseitigt hatten, war die Frau geheilt. Klencke erzählt noch 3 ebenso von ihm selbst behandelte Fälle, in denen es sich um chronische Metritis und Hypertrophie des Uterus mit Verengung des Halskanals und in dem einen Falle mit Retroversion des Uterus handelte. Die Behandlung währte meist gegen 5 Wochen und wurde bei sehr starker Verengerung des Halskanals mit Laminariastiften begonnen. Der Erfolg war stets wie im obigen Falle.

Die Wirkung des Pressschwammes vergleicht Vf. mit der des Wochenbettes; er glaubt, dass Krone's Methode eine künstliche Hervorrufung des Lochialzustandes des Uterus in geringerem Grade sei, durch den die Rückbildung des Organes etc. vermittelt wird. Da sich die meisten dieser Uteruskrankheiten aus Störungen des Wochenbettes herleiten lassen, so ist die Methode als künstliche Fortsetzung und Ergänzung des normalen Rückbildungsprocesses zu betrachten. (Kormann.)

484. Ueber Retroflexio uteri, *mit Hinsicht* *auf die Bedeutung derselben für Conception und* *Schwangerschaft;* von Prof. Dr. Stadfeldt in Kopenhagen. (Ugeskr. f. Läger. 3. R. XVI. 22. 1873.)

Eine 42 J. alte Frau, die von ihrem 24. bis zum 39. Lebensjahre 9 Mal ohne Kunsthülfe geboren hatte, war seit Mitte Juni 1870 wieder geschwängert u. befand sich dabei wohl bis zum 6. Septbr., wo sie an Drängen und Ziehen im Becken mit Harnbeschwerden zu leiden begann, die sich bis zur völligen Unmöglichkeit der Harnentleerung steigerten. Bei der Aufnahme am 15. Sept. fand sich die Harnblase, die seit 24 Stdn. nicht entleert worden war, stark gefüllt und bis zu 7—8 Ctmtr. oberhalb der Symphyse ragend. Bei der Untersuchung durch die Vagina fand man den schwangern Uterus retroflektirt, mit dem Fundus in der Höhlung des Os sacrum, die Portio vaginalis hochstehend und dem hintern obern Theile der Symphyse. Die Retroflexion wurde durch bimanuelle Untersuchung nach Entleerung der Harnblase bei Eindrückung der Bauchwand oberhalb der Symphyse festgestellt, wobei man das Promontorium deutlich oberhalb der Uterusgeschwulst fühlen konnte. Der Winkel zwischen Cervix u. Corpus uteri betrug etwa 90° und die Beugungsstelle war leicht zu fühlen. Genau derselbe Befund zeigte sich auch bei einer Untersuchung am nächsten Tage. Als St. aber den retroflektirten Uterus reponiren wollte, traf er ihn wider allen Erwarten in seiner normalen Lage und fand gleichzeitig, dass sich die Retroflexion durch direkten bimanuellen Druck auf den Fundus und Cervix uteri hervorrufen u. dass der Uterus durch Druck in entgegengesetzter Richtung sich wieder in seine normale Lage bringen liess, u. dass der man den schwangern Uterus um seine Querachse an der Beugungsstelle drehen konnte. Die Harnblase wurde nun fleissig entleert, und nachdem der Blasenkatarrh geheilt u. der Uterus so gross geworden war, dass er nicht mehr unter das Promontorium gleiten konnte, wurde die Kr. nach Hause entlassen. Am 1. März 1871 gebar sie ohne Kunsthülfe ein ausgetragenes lebendes Kind; das Wochenbett verlief normal. Bei einer Untersuchung am 26. Mai fand man den Uterus spitzwinklig retroflektirt, die Vaginalportion mitten im Becken; die Flexion liess sich mit der Sonde, die 8 Ctmtr. weit eingeführt werden konnte, ausgleichen.

Dieser Fall spricht für die Ansicht, dass Retroflexio uteri bei Schwangerschaft schon vor derselben vorhanden ist, wenigstens vorhanden sein kann; ausserdem schien aber auch eine gewisse Intermission der Incarcerationszufälle zu bestehen, die der bleibenden Incarceration voranging, und es scheint, als ob die Bauchpresse oder der Druck der andern Unterleibsorgane in ätiologischer Beziehung doch eine gewisse Bedeutung habe. Obgleich nun weitere Untersuchungen St. keine fernern Aufklärungen über dieses Verhalten gegeben haben, ist er dadurch doch in Bezug auf Conception und Sterilität in dergleichen Fällen zu Ansichten gelangt, die von den gewöhnlichen etwas abweichen. Dass Retroflexio uteri Sterilität bedingt, wie Marion Sims nach seinen

Untersuchungen an sterilen Weibern mit Ausserachtlassung anderer möglicher Ursachen annimmt, ist zwar richtig, aber nicht, dass sie Sterilität bedingen muss. St. hat in den letzten 2 Jahren 36 Fälle von mindestens rechtwinkliger Retroflexio uteri bei verheiratheten Frauen beobachtet, in denen keine Behandlung behufs der Reposition zur Anwendung kam, und doch trat bei 8 von diesen Frauen binnen des erwähnten Zeitraume Schwangerschaft ein. St. hat den Schwangerschaftsverlauf von Anfang an beobachtet, bei 7 die Retroflexion vor der Conception festgestellt u. bei allen wieder während des Wochenbetts; eine von diesen Frauen war zur Zeit der Mittheilung zum zweiten Male seit Beginn der Beobachtung schwanger; von den übrigen 28 waren 7 nur während der beiden Beobachtungsjahre steril gewesen. Die ganze Schwangerschaftsstatistik der beobachteten Frauen ergiebt, dass sie zusammen 133 Mal zu rechter Zeit geboren haben, so dass auf jede einzelne 3.7 Schwangerschaften kommen. Keine von den 8 Frauen, die während der beiden Beobachtungsjahre schwanger wurden, abortirte, wohl drohte manchmal Abortus, aber die Gefahr liess sich stets durch eine geeignete Behandlung beseitigen; in andern Fällen waren aber auch keine drohenden Erscheinungen vorhanden. Bei der Untersuchung im 2. oder 3. Schwangerschaftsmonate fand man den Fundus uteri in der richtigen Lage und die Flexion ausgeglichen. Bei den 36 beobachteten Frauen kam im Ganzen überhaupt nur 15 Mal Abortus vor, und zwar nur bei einer geringen Anzahl, so dass die Retroflexion nach St. keine ätiologische Bedeutung für den habituellen Abortus zu haben scheint.

In therapeutischer Beziehung hebt St. eine sorgfältige Ueberwachung in den ersten Schwangerschaftsmonaten hervor; sobald sich Anzeichen von drohendem Abortus zeigen, muss man, selbst wenn sie nur unbedeutend sind, die Reposition bewerkstelligen u. absolute Ruhe einhalten lassen, bis der Uterus so gross geworden ist, dass er nicht mehr unter das Promontorium gedrängt werden kann. Wenn die Kr. nicht im Bett bleiben können, ist die Reposition und Zurückhaltung des Uterus in der normalen Lage mittels Pessarien bis zum 4. Monate erforderlich.

In Bezug auf die Diagnose der Retroflexio uteri gravidi mit Incarcerationserscheinungen hebt St. die Möglichkeit einer Vortäuschung dieses Zustandes durch eine kleinere Geschwulst in der Fossa Douglasii mit peritonitischen Zufällen hervor u. erwähnt 2 Fälle, in denen die Diagnose bei der ersten Untersuchung besondere Schwierigkeiten bot. In dem einen dieser beiden Fälle fühlte man die Geschwulst in das Lacunar post. vaginae herabgedrängt, die Vaginalportion an der vordern Beckenwand nach oben gedrängt, nach Beseitigung der peritonitischen Erscheinungen konnte man aber deutlich fühlen, dass der Uterus von einer hinter ihm liegenden Geschwulst, die wahrscheinlich vom Ovarium ausging, nach vorn gedrängt wurde; auch die Annahme von Schwangerschaft erwies sich als unrichtig. (Walter Berger.)

485. Ueber Sterilität des Weibes; von Dr. H. Kisch. (Wien. med. Presse XIV. 14—24. 1873.)

Die Sterilität, deren Häufigkeit bei verheiratheten Frauen sich nach Simpson, Spencer-Wells und Sims ungefähr wie 1 : 8 verhält, entsteht aus 3 verschiedenen Bedingungen: 1) der Unfähigkeit zum Coitus, 2) der Unfähigkeit zur Befruchtung und 3) der Unfähigkeit zur Keimbildung.

1) Die *Unfähigkeit zum Coitus* ist bei Frauen seltner als bei Männern. Ausser Adhärenzen der grossen und kleinen Schamlippen, welche immer zufälligen Ursprungs sind, giebt es an der eigentlichen Vulva keine Veränderungen, welche im Stande wären, Sterilität zu verursachen. Excesse in der Grösse der Klitoris oder Atrophie derselben scheinen keinen wesentlichen Einfluss zu üben. Bei dem selten vorkommenden Hermaphrodismus transversus wird Schwangerschaft nur ausnahmsweise beobachtet. Courty sah Frauen, bei denen ein Excess in der Länge der kleinen Schamlippen ein ernstes Hinderniss beim Coitus setzte, indem diese sich im Momente der Inmission gegen die Vagina kehrten; dasselbe kann bei Hypertrophie und Elephantiasis sich ereignen. Ferner sind als Ursachen der Unfähigkeit zum Coitus zu erwähnen: Mangel, Zweitheilung, abnorme Oeffnung der Vagina, Imperforation des Hymen, die membranöse Obturation der untern Partie der Vagina und extreme Enge des ganzen Kanales. Wenn die Obturation der Scheide nicht vollständig ist, so kann ausnahmsweise doch Befruchtung stattfinden, auch wenn eine Inmission des Penis unmöglich ist. Zur Beseitigung einer Verengerung ist die Anwendung des Bistouri in Verbindung mit dilatirenden Körpern von Nutzen. Die Zweitheilung der Vagina ist nur dann eine Ursache der Sterilität, wenn jeder der so gebildeten Scheidentheile zu eng ist oder wenn der weitere Theil, in welchen der Penis eingebracht werden kann, blind endigt; man hat also in solchen Fällen eine künstliche Erweiterung oder eine Trennung der Zwischenwand vorzunehmen. Die abnormen Mündungen der Vagina können in die Blase, die Urethra oder das Rectum führen; durch chirurgische Hülfe kann es gelingen, einen Vulvo-Uterinkanal herzustellen; Fälle, wo Befruchtung und Geburt durch den Mastdarm stattgefunden haben, sind ausnahmsweise beobachtet worden. Eine zu grosse Kürze der übrigens normal gebildeten Scheide kann dadurch Sterilität bedingen, dass sie die Entleerung des Samens ausserhalb der Richtung der Uterinachse zur Folge hat, eine zu grosse Länge und Weite dadurch, dass die befruchtende Flüssigkeit sich in dem membranösen Kanale verliert, ohne in den Uterus zu gelangen. Eine fehlerhafte Insertion der Vagina an dem Uterus kann ebenfalls Ursache der Unfähigkeit zur Befruchtung werden, indem sich eine vordere seitliche oder am häufigsten hintere Aufnahmstasche für das Sperma bildet. Aber auch bei vollständiger anatomischer Integrität des Genitalapparates kann der

Coitus unmöglich werden durch funktionelle Störungen oder eine Veränderung der Vitalität dieser Organe: Vaginismus, krampfhafte Contraktion der Vagina und des Sphincter cunni.

2) Die *Unfähigkeit zur Befruchtung* kann auf mechanischen und organischen Hindernissen beruhen, die ihren Sitz im Uterus oder in den Tuben haben, oder durch Anwesenheit pathologischer Flüssigkeiten in diesen Organen veranlasst werden. Fehlen des Uterus und embryonaler Zustand desselben sind natürlich absolute Veranlassung zur Sterilität. Auch nach dem Pubertätsalter kann der Uterus und mit ihm gewöhnlich zugleich die Ovarien die Charaktere des fötalen Zustandes beibehalten, was unheilbar ist. Bei nicht vollständiger Entwicklung des Uterus, was durch Touchiren erkannt werden kann, ist nach Courty der Versuch zu machen, durch Elektricität oder durch Simpson's extrauterines galvanisches Pessarium in Verbindung mit innerlich gerichteten tonischen Mitteln Heilung zu erzielen. Eine absolute und unheilbare Veranlassung zur Sterilität bietet ferner das Fehlen der Höhle des im Uebrigen scheinbar normal entwickelten Uterus, sei es in Folge von einer Entwicklungshemmung der Müller'schen Gänge oder von Adhärenzen der entgegengesetzten Wände der Mucosa. Atrophie des Uterus kann geheilt werden, wenn dieselbe in Folge einer Entbindung eintritt und man bald darauf therapeutisch eingreift: tonisirende Mittel, Hydrotherapie, Seebäder, Elektricität, Dilatatorien u. s. w. Der Uterus bicornis oder septus sind nicht unbedingt Ursachen der Sterilität. Imperforation des Collum uteri kann leicht in wirksamer Weise behandelt werden, ebenso Verwachsung des innern Muttermundes. Bedeutendere Flexionen des Uterus sind Ursachen der Sterilität und unheilbar, wenn die Flexion durch Adhärenzen unterhalten wird, welche die Reposition unmöglich machen. Bei der einfachen Flexion muss man sich bemühen, durch die geeigneten Mittel die Geradrichtung der Gebärmutter zu bewirken, in complicirten Fällen kann es nöthig werden, noch überdiess eine theilweise Resektion der convexen Lippe des Collum uteri vorzunehmen, um auf diese Weise einen direkten Eingang in den Cervikalkanal zu schaffen. Durch rationelle Behandlung oder selbst nur momentane Hebung der Deviation gelingt es, günstigere Bedingungen für die Befruchtung herbeizuführen. Inversion des Uterus bedingt natürlich Sterilität, Senkung desselben dagegen nicht. Hypertrophie des Collum, möge sie letzteres ganz oder nur eine Lippe betreffen, kann die Befruchtungsfähigkeit beeinträchtigen und macht zuweilen die Abtragung nöthig; ausserdem erfordert die Hypertrophie des Collum die Anwendung einer resolvirenden Therapie. Für den Fall, dass es nicht gelingt, einen geradlinigen, zur Befruchtung geeigneten Uterinkanal herzustellen, schlägt Courty vor, eine *künstliche Befruchtung* in folgender Weise zu versuchen. Der Penis soll mit einem Condome bekleidet werden, wobei darauf zu achten ist, dass des-

sen Cöcum nicht auf der Eichel aufliegt, damit nach vollendetem Coitus das Sperma in dem Condome aufgefangen wird; mit einer kleinen, mit einer Uterinsonde versehenen Glasspritze soll dann sofort die Samenflüssigkeit in die Uterushöhle gebracht werden. Die nicht hypertrophischen Schwellungen des Collum können ebenso wie die Hypertrophie selbst Ursachen der Sterilität abgeben; in allen diesen Fällen ist die geeignete Behandlung mittels Scarifikationen, Glycerin, Alkalien, resolvirenden Mitteln u. s. w. nöthig. Organische Veränderungen, wie Fibroide, Polypen, Carcinome sind zwar nicht absolute Ursachen der Sterilität, bringen aber grosse Hindernisse in den Uterinfunktionen mit sich, welche die Schwangerschaft vereiteln. Endlich können übermässige oder fehlerhafte Sekretionen die Befruchtung mechanisch sowohl wie chemisch beeinträchtigen. Die Krankheiten der Tuben verursachen Sterilität, indem sie das Zusammentreffen der Ovula mit dem Sperma verhindern. Die physiologischen Hindernisse der Befruchtung hängen von einer angebornen oder zufälligen physiologischen Unvollkommenheit ab oder von einer Verhinderung, welche irgend ein krankhafter Zustand der Vollendung der Funktion entgegensetzt. Einerseits kann zu grosse Kälte oder Unempfindlichkeit, andererseits zu grosse Reizbarkeit, Nymphomanie, Hysterie der Sterilität zu Grunde liegen, woraus der praktische Arzt die Behandlungsart abzuleiten hat.

3) *Unfähigkeit zur Keimbildung oder zur Ovulation* veranlasst am sichersten Sterilität im eigentlichen Sinne des Wortes. Diese Sterilität kann absolut und andauernd oder relativ und vorübergehend sein; Ersteres bezieht sich auf die Abwesenheit des keimbildenden Organes, auf Fehler seiner Entwicklung, Atrophie, organische Veränderung oder selbst Desorganisation der Ovarien, das Zweite auf Suspension der keimbildenden Thätigkeit unter dem Einflusse eines lokalen pathologischen Zustandes, einer theilweisen Alteration des Gewebes oder auf Störung der Gesundheit und der ganzen Constitution. Unter den materiellen Veränderungen der Ovarien ist zunächst das Fehlen derselben zu erwähnen, mit welchem in der Regel Anomalien der Vagina, des Uterus und der Tuben gleichzeitig bestehen; häufiger als gänzliches Fehlen ist rudimentärer Zustand der Ovarien. Betrifft der Mangel oder der rudimentäre Zustand nur ein Ovarium, so geht die Ovulation ebenso von Statten, als wenn beide Ovarien normal vorhanden wären. Ein atrophischer Zustand der Ovarien soll durch übermässigen Genuss von Opium oder auch von Alkohol herbeigeführt werden. Fibröse Degenerationen, Cysten, Tuberkulose und Krebs der Ovarien hemmen natürlich die Keimbildung vollständig in dem kranken Ovarium; wenn nur ein Ovarium erkrankt ist, so können trotzdem beide Ovarien unproduktiv sein, aber es kann das gesunde periodisch seine Thätigkeit fortsetzen, ja es vermögen selbst gesund gebliebene Partien eines erkrankten Ovarium noch periodisch Ovula ab-

zustossen. Verschiedene pathologische Zustände können, auch wenn sie nicht tiefe organische Alterationen veranlassen, die Funktion der Eierstöcke zeitweilig oder dauernd aufheben, z. B. akute und chronische Oophoritis. Inwiefern allgemeine, mehr oder minder lange dauernde krankhafte Zustände oder Störungen der Constitution durch Klima, Alter, Temperament, Schwäche, ausserordentliche Abmagerung, Obesitas, Idiosynkrasien u. s. w. auf die Funktion der Ovarien einzuwirken vermögen, ist sehr schwierig zu präcisiren, denn man sieht zuweilen inmitten von Schwächezuständen, welche der Thätigkeit der Eierstöke am mindesten günstig erscheinen, Schwangerschaft eintreten. Bei chron. Krankheiten bleibt in der Regel in der ersten Zeit ihrer Entwicklung die Funktion der Ovarien und das periodische Eintreten der Menstruation erhalten, wenn aber die organische Veränderung Fortschritte macht, das Blut verarmt, der Körper abmagert, hektisches Fieber eintritt, so erlischt auch die Thätigkeit der Ovarien und des Uterus. Chlorose und Chloroanämie beeinträchtigen oft, aber nicht immer die Funktion der Ovarien. Höchst auffällig ist das grosse Procentverhältniss, in welchem die Sterilität zur Obesitas der Frauen steht, obgleich in manchen Fällen die übermässige Fettentwicklung die Fruchtbarkeit des Weibes durchaus nicht beeinträchtigt.

Das Fehlen der Menstruation ist, was die Fruchtbarkeit des Weibes betrifft, fast immer ein schlechtes prognostisches Zeichen und, ausgenommen bei leichter Atrophie des Uterus, ist von keiner Behandlung viel zu hoffen. Das sogenannte physiologische Fehlen der Menstruation ist ebenfalls gewöhnlich mit Unfruchtbarkeit vergesellschaftet, obwohl Fälle vorliegen, dass Frauen, die niemals menstruirt waren, dennoch geboren haben. Anomalien der Menstruation können durch mechanische oder krankhafte Zustände veranlasst werden. Hämorrhagien oder Metrorrhagien scheinen der Fruchtbarkeit kein Hinderniss zu bieten, allein durch die Tendenz, sich öfter auch bei den geringsten Anlässen zu wiederholen, führen sie zu Abortus und so zur Sterilität.
(Sickel.)

486. Ueber das Verhalten des Cervix uteri *während der Cohabitation*; von Dr. A. Wernich. (Berl. klin. Wchnschr. X. 9. 1873.)

Vf. sucht seine frühere Behauptung, dass die Aufnahme des Sperma in den Uterus als eine *unerlässliche* Bedingung für die Befruchtung betrachtet werden müsse [vgl. Jahrbb. CLVI. p. 338], durch neue Erfahrungen von seiner und Anderer Seite zu erhärten. Stimmt man dieser Behauptung bei, so muss man auch sofort den zur Erreichung dieses Zweckes stattfindenden Vorgang, die Erektion des untern Uterusabschnittes, als einen *nothwendigen* bezeichnen, wenn auch zugegeben werden kann, dass eine Conception auch dann noch stattfinden kann, wenn der Samenerguss nur in die Vagina statthatte. — Dass dieser Vorgang, die weibliche Erek-

tion, so selten von den praktischen Gynäkologen beobachtet worden ist und daher meist noch als zweifelhaft betrachtet wird, erklärt Vf. daher, dass gerade auf diesem Gebiete psychische Hemmungseinflüsse äusserst mächtig sind und dass die gynäkologische Untersuchung ganz verschieden von einer *stärkeren* geschlechtlichen Aufregung ist. „Es ist daher eine einschlagende Beobachtung kaum anders als durch ein Versehen möglich, da sie durch beiderseitige Decenz meist geradezu verhindert wird. Um so wichtiger ist die Thatsache, dass die erektilen Vorgänge am Uterus unmittelbar beobachtet, ja sogar an einem descendirten Uterus *gesehen* worden sind." Dr. Beck (Med. and surg. Reporter 12. Oct. 1872. — Med. Centr.-Bl. 56. 1872) berichtet darüber Folgendes.

Eine geschlechtlich leicht erregbare, verheirathete, 32jähr. Frau litt an einem Gebärmuttervorfall 2. Grades. Als B. nach Aneinanderlegen der grossen Labien, wobei der Muttermund hell beleuchtet wurde, 2—3mal leise über den Cervix strich, trat der Orgasmus in folgender Weise ein: Die Portio vaginalis war bisher hart und fest gewesen, der Muttermund fest geschlossen; plötzlich öffnete sich letzterer bis auf reichlich Zollweite, machte blitze einander 5—6 schnappende Bewegungen, wobei jedes Mal das Os externum kräftig in den Cervix hineingezogen wurde und die Partie gleichzeitig sich ganz weich anfühlte. Binnen 12 Sekunden war der Vorgang abgeschlossen und der Zustand wieder völlig der vorherige. — Die dabei stattgehabten Empfindungen schilderte Pat. als *qualitativ* gleich mit denen beim Coitus, aber kürzer andauernd. — B. sah während des Vorganges die Theile sehr „congestionirt".

Die Erklärung, weshalb diese Vorgänge nur im *Gefässapparate* und nur in dem des *Cervix* stattfinden, findet Vf. in der besondern Construktion der Gefässe des Cervix, die einer Zusammenziehung und Erweiterung fähig sind. Wie in seinem früheren Aufsatze weist er auch hier wieder auf Henle's Darstellung der Gefässe der Cervikal- und Vaginalportion hin. Die enorme Ringfaserschicht der feinern Arterien und Venen, der geschlängelte parallele Verlauf der ersteren, der dicht unter der Oberfläche stattfindende, fast sinusartige Ursprung der Venen im untern Uterusabschnitte geben den anatomischen Beweis, dass nur hier, und nicht, wie Rouget und Ducolliez wollen, im ganzen Uterus eine Erektion möglich ist. — Als *pathologische* Zustände dieses Erektionsapparates sieht Vf. einen grossen Theil der als *chronischer Infarkt der Vaginalportion* bezeichneten Frauenleiden an, da er häufig die Folge einer durch lange andauernde geschlechtliche Reize missbräuchlich angeregten, sozusagen „chronisch gewordenen" Erektion ist. Ein anderes pathologisches Vorkommniss bei sonst gesunden Personen sind die *Cohabitationsblutungen*, die natürlich von Hymenal-, Menstrual- und andern traumatischen Blutungen zu unterscheiden sind. Dr. Schlesinger jr. erzählt (Wien. med. Wchnschr. XXII. 5. 1872) von einer 23jähr. Verheiratheten, welche jedes Mal nach der Begattung 24—36 Std. lang einen Blutabgang aus den Genitalien bemerkte, dessen Quelle Schl. im Uterus constatiren konnte, ohne dass ausser einem leichten Cervikalkatarrh irgend eine Erkrankung, besonders keine Erosion, nachweisbar war. Die Frau bemerkte, dass für das Zustandekommen der Metrorrhagie die *faktische* Ausübung des Coitus gar nicht erforderlich sei, sondern schon die geschlechtliche Aufregung an und für sich dazu genüge.

VI. hält gegen Schl. diese Cohabitationsblutungen für nicht selten und erzählt 2 einschlägige Fälle. Ob diese Blutungen den ersten Beginn der Veränderungen, welche nachher den sogenannten chron. Infarkt bilden, signalisiren, lässt VI. noch dahingestellt. (Kormann.)

487. Ueber die Beweiskraft des Corpus luteum für Schwangerschaft, *nebst einem Fall von Auffindung eines unbefruchteten Eies im jungfräulichen Uterus;* von Dr. William T. Benham. (Edinb. med. Journ. XIX. p. 97. [CCXVIII.] Aug. 1873.)

Die 25jähr. Ch. S. war wegen Epilepsie im Dec. 1864 in der Irrenanstalt zu Bristol aufgenommen worden und am 26. März 1873 daselbst gestorben. Die epileptischen Anfälle, mit Aufregung verbunden, waren gewöhnlich einige Tage vor Beginn der sonst normalen Menses eingetreten und mit dem Verschwinden derselben wieder weggeblieben. Vier Tage vor dem Tode fühlte sie sich unwohl, bekam die Anfälle und blieb in ihrem Bett im Separatzimmer, von einer Wärterin bedient, bis zum Ende; 3 T. vor demselben bemerkte man, dass sie menstruirte, die Blutung hatte, als sie starb, noch nicht aufgehört.

Bei der 40 Std. nach dem Tode vorgenommenen *Sektion* zeigte der ganze Körper grossen Blutreichthum, auf der vordern Fläche des Thorax befanden sich zahlreiche kleine Extravasationen, wie Flohstiche, die tiefliegenden Theile waren stark sugillirt, Gehirn, Rückenmark und ihre Häute ausserordentlich blutreich, ebenso Uterus, Ovarien und Fallopische Röhren, welche herausgenommen worden. Hier ragten die oberflächlichen von Blut strotzenden Venen stark hervor. Die äussern Geschlechtstheile befanden sich in jungfräulichem Zustande. An dem besonders erheblich congestionirten Ovarium der linken Seite, u. zwar an seinem obern vordern Rande mehr innerlich als in der Aussenfläche gelegen, war eine bohnengrosse, von einem Adergeflecht umgebene, glatte, bläuliche Erhabenheit sichtbar. An der obern Fläche derselben bemerkte eine kleine warzenförmige von Blutgefässen umringte Erhabenheit, welche durch Ausdehnung des Bauchfellüberzuges gebildet und welche ausdehnende Substanz zu enthalten schien. Auf ihrer höchsten Stelle sah man einen unregelmässigen dunklen Flecken, wie wenn eine kleine durch ein Blutcoagulum verschlossene Oeffnung daselbst gewesen wäre. Ein Durchschnitt brachte eine volle von zum Theil entfärbtem Fibrin erfüllte Höhle zum Vorschein, ganz — mit Ausnahme der warzenförmigen Erhebung — umgeben von einer gelben, ziemlich festen Masse, welche von zahlreichen Blutgefässen, die von dem umliegenden Gefässkranze ausgingen, durchbohrt war. Durch die Loupe sah man, wie diese Blutgefässe an der Stelle immer endigten, wo das entfärbte Fibrin organn. Diese Höhle war ½'' lang und ⅓'' breit. Nähere Untersuchung liess in der gelben Substanz feste Körnchenmasse erkennen, über deren Oberfläche zahlreiche Fettkügelchen ausgestreut waren. Wo die Blutgefässe in grösserer Anzahl durchgingen, gewann sie dadurch einen gelbbrothen Anstrich.

Es ist klar, dass man hier im jungfräulichen Eierstocke einem Corpus luteum begegnet war,

welches einem dergleichen im befruchteten Zustande in jeder Beziehung glich, so dass es von dem von Vielen, z. B. Paterson, Lee, Montgomery, Müller, Ramsbottham u. a. m. beschriebenen *wahren* Corpus luteum eines befruchteten Weibes nicht unterschieden werden konnte.

Um das anscheinlich erst jüngst entschlüpfte Ovulum aufzufinden, öffnete VI. die Gebärmutterhöhle, wo er in der Mittellinie, etwa 1'' oberhalb des Os internum einen kleinen, runden, röthlichweissen Körper traf, der in der pulpigen, dunkelrothen Schleimhaut, die den ganzen Uterus auskleidete, fest vergraben lag. Unter der Loupe zeigte derselbe eine weissröthliche sammetartige Oberfläche, welche bei stärkerer Vergrösserung Mengen von weissen Fäden erkennen liess.

Der Durchmesser dieses Körpers, sammt der davon nicht ganz zu trennenden Decidualsubstanz betrug ¹/₂₀''. Velpean hat ein 14 Tage altes Eichen beschrieben, welches ⁵/₁₂'' Durchmesser hatte, während seine Zotten ¹/₁₂'' lang waren. Bei Durchschneidung des Körperchens floss eine eiweissähnliche Flüssigkeit aus und es verlor seine runde Gestalt. Man sah dann Nichts als die collabirte Höhle.

Die Möglichkeit, dass das unbefruchtete Ei in den Uterus gelangen und daselbst verweilen kann, ohne vom Monatsflusse zerstört oder weggespült zu werden, ist hierdurch bestätigt, sowie es nicht unwahrscheinlich ist, dass auch die Befruchtung im Uterus selbst stattfinden kann. Der Fall macht es ferner wahrscheinlich, dass das Ei im Anfange der Menstruation losgelassen wird, denn das im Uterus vorgefundene Ei hatte sicherlich nicht weniger als 2 Tage zu seiner Wanderung bedurft, wofür auch die Beschaffenheit des im gelben Körper befindlichen Faseratoffgerinnsels spricht. Weiter ist aus der hochgradigen Blutüberfüllung zu schliessen, dass dieselbe den Graaf'schen Follikel geschwellt und zur Berstung beigetragen hat, dass diess zur Menstruationszeit der gewöhnliche Vorgang ist, und dass, wofern die Anschwellung zu einer Menstruationszeit nicht hochgradig genug wird, um die Sprengung des Bläschens zu bewirken, oder dasselbe nicht genügend vorbereitet ist, die Periode vorübergehen kann, ohne dass ein Ovulum abgeht. (E. Schmiedt.)

488. Ueber Endometritis decidualis chronica *als Ursache von Abortus in manchen Fällen von Lageveränderung des Uterus;* von Dr. Kronid Slavjansky in Petersburg. (Edinb. med. Journ. XIX. p. 134. [CCXVIII.] Aug. 1873.)

Phillips hat in der geburtsh. Ges. zu London erwähnt, dass bei Retroflexion des Uterus Theile des abortirenden Eies lange zurückbleiben. Als Ursache hiervon wurde angenommen: von Barnes eine krankhafte Veränderung der Struktur des Uterus, seine Anschwellung und die Vergrösserung seiner Höhle, von Braxton Hicks die Blutstauung, welche dem Druck einer Blutsäule von 3'' gleichkomme und Extravasate setze, wodurch das Ei absterbe, von Hicks und Rasch das Hinderniss, welches der Knickungswinkel setzt. VI. hat 2 Fälle in dieser Beziehung untersucht.

C

1. *Fall*. Die 25jähr. Soldatenfrau M. L., Mehrgebärende, gut und kräftig gebaut, aber sehr anämisch, kam am 17. Febr. 1871 in die Petersburger Klinik. Brust und Bauch waren gesund; nur tiefer Druck unmittelbar über der Symphysis pubis war schmerzhaft. Die Vaginalschleimhaut fühlte sich glatt und nicht faltig an, während der untersuchende Finger mit blutigem Schleime überzogen worden war. Die Scheide war nicht heiss. Der Cervix uteri stand tief und weit hinten in der Excavation des Sacrum, er war vergrössert, weich; aus dem 2 Ctmtr. weiten Muttermunde floss fortwährend blutiger Schleim in mässiger Menge ab. Der innere Muttermund liess die Fingerspitze nicht eindringen. An dieser Stelle war der etwa zur Grösse einer Mannsfaust hypertrophirte Uterus in einem Winkel von mindestens 90° anteflektirt, so dass man bimanuell den Fundus direkt über der Symphyse ballotiren konnte. Der Uterus liess sich zwar leicht bewegen und in seine normale Lage repouiren, fiel jedoch jedesmal in seine frühere anomale Lage zurück. Seine Substanz war gegen Druck empfindlich und härtlich, auch das seitliche Vaginalgewölbe, während in seinen Bändern u. s. w. Anschwellung und Härte nicht zu fühlen waren. — Die Frau war sehr schwach, klagte über Schwindel beim Gehen und Stehen und über hypogastrische Schmerzen.

Aus der Anamnese ergab sich, dass die Frau seit dem 15. Lebensjahre regelmässig menstruirt gewesen und in ihrer Ehe 3 Kinder normal geboren, auch nie an Nachgeburtsblutungen gelitten hatte. Die Menses waren jedesmal wiedergekehrt, sobald sie zu stillen aufgehört hatte. Ihre letzte Niederkunft hatte sich unter ungünstigen Verhältnissen zu Ende 1869 während des Marsches ereignet, und schon am Tage nachher war sie wieder gegangen und an ihren gewöhnlichen Beschäftigungen zurückgekehrt. Einige Wochen lang ging blut und dann bis zu ihrer Ankunft in Petersburg nach 6 Monaten viel weisser Schleim ab. Am Ende d. Mai 1870 bemerkte sie alle Symptome der Schwangerschaft, welche normal verlief, bis im September in Folge einer durch den Tod ihrer Tochter erlittenen Gemüthsbewegung plötzlich unter wehenähnlichen Leibschmerzen eine starke Blutung aus den Geschlechtstheilen eintrat. Seitdem hatte Pat. das Gefühl, als ob ein fremder Körper in ihrem Leibe sich befände und hielt die Frucht für todt. Später traten alle 2—3 Tage starke Blutungen und krampfhafte Leibschmerzen auf, bis im Februar, nachdem bereits vor 14 Tagen Vergrösserung und Anteflexion poliklinisch festgestellt war, unter heftigen Wehenschmerzen ein Ei ausgestossen wurde. Drei Tage nachher kam die Frau in die Klinik und brachte die ausgestossene Frucht mit, selbst noch zweifelnd, ob sie schwanger gewesen sei oder nicht.

Das Ei hatte kugelige Gestalt, 8 Ctmtr. im Durchmesser. Manche Stellen seiner Oberfläche erschienen rauh und siebartig, manche zeigten haselnussgrosse Blutextravasate. Die Dicke der Eisackwandung betrug im Allgemeinen nur 0.25 Ctmtr., eine Stelle vom Umfange des halben Handtellers war 1 Ctmtr. dick. Der Inhalt war blutig-seröse Flüssigkeit, worin ausser den schwimmenden Faserstoffflocken der 8.5 Ctmtr. vom Kopf bis zum Steissbein messende Fötus an den 5 Ctmtr. langen Nabelstrange aufgehängt war. Eine feine aus Faserstoff bestehende Membran, die sich leicht abstreifen liess, überzog den Fötus, der keine Spur von Fäulniss zeigte, auch ganz normale Haut und Muskulatur hatte. Die Nabelschnur setzte sich an die dickere Partie der aus dem Amnion einerseits und aus dem Chorion und der Decidua andererseits gebildeten Eihäute. Die verdickte Partie des Sacks, wo innen die Placenta ansass, war sehr hart, fibrös und enthielt nur wenig Stellen, wo man die schwammige Struktur der normalen Placenta erkennen konnte. An der Innenfläche der Placenta fanden sich eine Anzahl in die Eihöhle hervorragende Extravasate von Erbsen- bis Mandelgrösse. Die Decidua war sehr fest und schwer zerreisslich, ihr Gewebe fibrös, dickfaserig, die dazwischen eingelagerten Deciduazellen sparsam und fettig entartet.

Auch andere weisse Zellen waren in grosser Anzahl besonders in der Nähe von Blutgefässen darin eingebettet. Aus der Decidua serotina senkten sich Fortsätze in die Placenta, welche ein Netzwerk bildeten, in dessen Maschen die Chorionzotten sich einlagerten. Zwischen den Zotten und den Decidualfortsätzen fand man an einzelnen Stellen frisch coagulirtes Blut, anderwärts Blutgerinnsel in verschiedenen Stadien der regressiven Metamorphose; Bindegewebe hatte sich aus den Decidualfortsätzen entwickelt.

Aus diesen Veränderungen ist ersichtlich, dass eine Thrombosis sinuum placentae vorhanden war, genau wie sie Vf. in einem früheren Falle (Arch. f. Gynäkol. V. 1873) beschrieben hat. Auch die Zotten der Placenta foetalis zeigten sich mit wenigen Ausnahmen, wo die schwammige Textur der Placenta noch zu sehen war, verändert. In den frischen Thromboren war ihr Epithel fettig degenerirt und ihre Gefässe liessen sich schwer erkennen, so dass man statt der Zotten nur Bindegewebe sah. In den ältern Thromben konnte man weder Epithel noch Zellen, sondern nur noch Bindegewebe erkennen. Durch das Mikroskop sah man die Epithellage des Amnios deutlich, aber sein Bindegewebe war sehr fibrös und es bestand Fettentartung der Zellen.

Nach diesem Befunde und der Anamnese liegt eine Schwangerschaft vor, welche 9 Monate gedauert hatte, deren Produkt aber ein höchstens 4 Monate lang normal entwickeltes Ei gewesen war. Der Verlauf der Schwangerschaft war durch Fluor albus, Metrorrhagien und Schmerzen gestört gewesen. Die Ursachen dieser Erkrankungen, der unvollständigen Entwicklung der Frucht und der Verlängerung der Schwangerschaft über die Zeit, wo eigentlich der Abortus hätte zu Stande kommen sollen, ergeben sich aus Folgendem. Da die ersten Symptome von Erkrankung der Geschlechtsorgane sich im letzten Kindbett kundgegeben hatten, so ist anzunehmen, dass die combinirte Anteversion und Anteflexion nicht angeboren, sondern erworben worden sei; als Gelegenheitsursache sind das frühzeitige Verlassen des Bettes, das Gehen und Arbeiten zu betrachten. Eine Endometritis catarrhalis bestand lange Zeit in Folge der nun eingetretenen Flexion, welche wiederum eine neue Conception nicht verhindert hatte. Mit dem Wachsthum des schwangern Uterus verstärkte sich die Abweichung von der normalen Lage, sowie die daraus resultirende Störung der Blutcirkulation in ihm. Die Blutstauung verursachte chronische Entzündung der Decidua. Diese Membran und auch die Serotina gingen unter, die darin befindlichen Blutgefässe wurden comprimirt und die Cirkulation gehemmt (Endometritis decidualis chronica diffusa.) Hierdurch kamen allmälig die Thrombosen in den Sinus der Placenta zu Stande, aber auch wenn man den Effekt der Anteflexion hinzurechnet, die Gefässrupturen und Metrorrhagien bei geringer Steigerung der Blutzufuhr. Eine solche Steigerung erfuhr Pat. in Folge der durch den Tod ihrer Tochter verursachten Gemüthsbewegung im 4. Schwangerschaftsmonate. Durch die Hämorrhagie kam die Cirkulation wieder ins Gleichgewicht, nur die Extravasate blieben auf der Decidua zurück und wirkten wie fremde Körper, indem sie die peripheren Enden der Uterusnerven reizten, Reflexcontractionen der Muskelfasern und damit die spasmodischen

Schmerzen erregten. Dass trotz 3wöchentl. Dauer der Blutungen und Schmerzen kein Abortus zu Stande kam, ist in dem festen Gefüge der anomalen Decidua begründet, die zähig und schwer zerreisslich war, so dass die Gebärmuttercontraktionen sie zu zerreissen nicht vermochten. Erst nachdem ihr Gewebe in Folge schlechter Ernährung wegen der vorhandenen Extravasate und der Obliteration vieler Gefässe, fettig degenerirt war, kam der Riss zu Stande. So lange im Anfange der Schwangerschaft die Cirkulation in der Serotina frei war, konnte auch der Fötus kräftig wachsen. Als aber die Thrombosis sinuum placentae weit um sich griff, wurde seine Ernährung behindert und sein Wachsthum stand endlich still, obwohl das Leben bis kurz vor dem Abortus fortbestand, denn er zeigte keine Spur von Fäulniss.

2. *Fall.* Die 45jähr. Arbeitersfrau A. J. wurde wegen Metrorrhagie am 6. April 1871 in die Klinik aufgenommen. Sie hatte 8 Kinder normal geboren, war im Oct. 1870 zuletzt menstruirt gewesen und glaubte im December darauf schwanger geworden zu sein. Anfang December war sie auf dem Eise gefallen, so dass sie einige Zeit weder zu sitzen noch zu liegen im Stande war, und am 6. Dec. begann eine bis zum 1. Jan. dauernde, von spasmodischen Schmerzen begleitete Metrorrhagie. Solche Blutungen wiederholten sich öfter bis zur Mitte des März, dann befand sich die Frau 2 Wochen lang recht wohl, bis sie 4 Tage vor ihrer Aufnahme wieder von jenen Anfällen ergriffen wurde. Die übrigens gesunde, aber anämische Pat. klagte über Schmerz im Hypogastrium, die Vaginalportion war hart und grоss, der Muttermund liess den Finger ein, der dahinter einen elastischen Sack fühlte. Die Vaginalportion war auch über der Symphyse durchzufühlen, während der Muttergrund in der Kreuzbeinaushöhlung lag, so dass die Knickungsstelle der Retroflexion einen Winkel von etwa 90° bildete. Der Uterus selbst erreichte die Grösse einer Mannsfaust. Aus dem Muttermunde floss etwas Blut. Warme Injektionen und Secale führten nach einigen Tagen die Austreibung des Fötus und der Eihäute herbei. Ersteren bekam P. nicht zu sehen. Letztere aber zeigten die für Endometritis decidualis chronica charakteristischen Merkmale. Die Placenta war 8 Ctmtr. gross und im Mittelpunct 2 Ctmtr. dick, sehr hart und nur wenig Stellen von schwammiger Struktur; ihre übrigen Theile waren hart, dunkelroth der schmutziggelb, daszwischen Fötalzotten eingestreut. Das daran hängende Stück Nabelschnur war 2 Ctmtr. lang. Die Decidua serotina war dick und hart, mit vielen Uterextravasatcentren in retrogressiver Metamorphose. Unter dem Mikroskope zeigte ihr Gewebe sehr dicke bröse Bündel; daszwischen Spindelzellen, hier und da Körnchen enthaltend. In der Nähe der Blutextravasatentren gab es Spuren fettiger Degeneration. Das Epithel der wenigen, aber gut erhaltenen Placentarzotten war nicht kernreich; es war granulirt und hatte schwammige Zellen. Die Verhärtung der Placenta wurde durch Thrombosis sinuum placentae veranlasst, deren Blut in verschiedenen Stadien retrogressiv metamorphosirt war. Hier waren auch die Fötalzotten der fettigen Entartung unterlegen; Chorion und Amnion waren normal, boten aber Folge Infiltration mit weissen Zellen.

Aus beiden Krankengeschichten ist der Schluss zu ziehen gestattet, dass die Ursachen der Verhaltung der Eireste bei Abortus mit Retroflexion vergesellschaftet, nicht nur die von Barnes, Hicks, Rasch angenommenen sind, sondern, dass die Thrombosis sinuum placentae und die Endometritis decidualis chronica, mit ihrer fibrösen Eihautent-

artung, welche der rechtzeitigen Ruptur der Decidua hinderlich ist, gleichfalls in Rede stehende Erscheinung veranlasst. (E. Schmiedt.)

489. Schwere Blutung nach der Entbindung, *behandelt mit Injektion von Ferrum sesquichloratum*; von E. R. Townsend. (Dubl. Journ. LVI. p. 83. [3. Ser. Nr. 19.] July 1873.)

Am 26. Sept. wurde Vf. zu einer Frau gerufen, welche an einer heftigen Blutung nach der Geburt ihres 2. Kindes litt. Die Geburt selbst war ohne Kunsthülfe vor sich gegangen; bald darauf wurde die Placenta ausgestossen, mit ihr aber eine grosse Menge Blut. Die Blutung wurde durch Anwendung von Druck und von Kälte etwas gemindert, allein der Uterus wurde bald wieder weich und neue Mengen von Blut ergossen sich. Vf. fand die Pat. sehr schwach und bleich; der Magen war sehr stark angegriffen, der Puls kaum fühlbar. Zunächst liess er die Kr. eine möglichst flache Lage einnehmen u. comprimirte den schlaffen, umfangreichen Uterus, wobei eine Menge geronnenen Blutes entleert wurde. Unter dem Gebrauche von Ergotin und Wein schien die Blutung ganz still zu stehen, als plötzlich ein starker Blutstrom hervorstürzte und der Uterus unter der Hand weich wurde. Es wurde wieder Kälte angewendet, die Pat. erbrach jedoch Alles und wurde äusserst erschöpft; der Puls war kaum zu entdecken. Die Contraktionen des Uterus liessen sich nicht aufrecht erhalten. Eine Einspritzung mit Ergotin (30 Ctgrmm.) in den Arm schien anfangs von einiger Wirkung zu sein, allein das Blut floss immer noch langsam und bei jedem Brechacte wurde jedesmal eine grössere Quantität Blut ausgestossen. Unter diesen Umständen entschloss sich Vf. zur Injektion eines Gemisches aus 60 Grmm. einer starken Lösung von Ferr. sesquichlor. und 180 Grmm. warmen Wassers. Ein Theil dieser Flüssigkeit floss allerdings wieder ab, allein der grösste Theil wurde im Uterus zurückbehalten. An der Radialarterie war jetzt kaum eine leise Bewegung zu spüren; dagegen war die Herzthätigkeit rapid und stürmisch. Pat. zeigte durchaus keine Reaktionserscheinungen, die Blutung stand jedoch und der Uterus fühlte sich etwas fester an. Pat. erhielt jede halbe Stunde einen Esslöffel voll Fleischbrühe und als sie Vf. nach einigen Stunden wieder sah, war der Gesichtsausdruck lebendiger; Erbrechen war nicht wieder eingetreten, es bestand keine Blutung mehr, kein Schmerz bei Druck, nur der Puls war ziemlich noch derselbe. Unter einem geeigneten stärkenden und erährenden Verfahren erfolgte vollständige Herstellung; ja vom 3. Tage ab trat die Milchabsonderung wieder ein, so dass Pat. ihr Kind selbst säugen konnte. (Höhne.)

490. Fälle von chronischer Inversion des Uterus; von George Kidd (Dubl. Journ. LVI. p. 55. [3. Ser. Nr. 19.] July 1873); G. Johnston (l. c. p. 57); H. Hunt (Amer. Journ. N. Ser. CXXXII. p. 574. 1873).

1. *Fall.* Im Dec. 1872 kam eine Dame zur Behandlung des Dr. Kidd, bei welcher vor 5 Mon. wahrscheinlich durch zu starkes Ziehen am Nabelstrange nach ihrer 4. Entbindung eine Inversion des uteri veranlasst worden war. Seit dieser Zeit litt Pat. fast ununterbrochen an Metrorrhagie. Die Untersuchung ergab in der Vagina einen Tumor, der sich bald als eine fast complete Inversion der Gebärmutter herausstellte. Der Hals des Tumors war von den Muttermundslippen umgeben. Die Frau war sehr bleich und anämisch. Nachdem sie einige Tage ruhig im Bett gelegen hatte, wurde die Reduktion des invertirten Uterus versucht. Unter Chloroformnarkose führte K. seine ganze Hand in die Vagina ein, brachte den Tumor zwischen Daumen und die übrigen Finger und indem er ihn so stark als möglich

zusammenpresste, schob er allmälig den Uterus an seinen Platz.

2. Fall. Eine 35jähr. verheirathete Frau wurde am 1. Jan. 1871 von ihrem 5. Kinde entbunden, und zwar ohne Kunsthülfe; am 25. Juli wurde sie im Hospital unter Dr. Johnston aufgenommen. Sie litt seit ihrer letzten Niederkunft an Blutungen aus dem Uterus, und zwar war nach ihrer Angabe in der Zeit des Abganges der Placenta, welcher durch die beistehende Person etwas gewaltsam befördert worden war, eine grössere Blutung entstanden, so dass sie bewusstlos wurde. Trotzdem nährte sie ihr Kind selbst, die Blutungen dauerten mehr oder weniger fort, verminderten sich aber in erheblichem Maasse, nachdem die Frau das Kind entwöhnt hatte. Bei der Untersuchung fand man eine nicht ganz vollständige Inversion der durch die Vulva hervordringenden Gebärmutter. Am 2. Aug., also 7 Monate nach Entstehung der Inversion, wurde die Pat. chloroformirt und der invertirte Uterus mittels der Hand wieder in seine frühere Lage gebracht. Die Operation selbst dauerte etwa 20 Minuten, dabei trat keine grössere Blutung ein, überhaupt erfolgte seitdem keine abnorme Blutung wieder. Die Kranke genas bald, und am 6. Aug. ergab die Untersuchung mit der Sonde normale Form und Lage des Uterus. Die Menstruation ist seitdem ganz normal geblieben.

3. Fall. Eine 23jähr. schwächliche Frau hatte am 3. Aug. 1869 ohne Kunsthülfe, aber nach langer Geburtsarbeit geboren, die Placenta war adhärent, der Nabelstrang dünn und schwach gewesen, das Kind, ein Mädchen, hatte 6 Pfd. gewogen. Fünf Tage nach der Entbindung waren Harmbeschwerden aufgetreten und bei der Untersuchung fand Hunt den Uterus invertirt u. tief herab in die Vagina getreten. Es wurde ein Versuch gemacht, den Uterus bei Aethornarkose zu reponiren, aber ohne Erfolg, da die Ringfasern des Uterushalses sich in zu starrer Contraktion befanden, man beschränkte sich deshalb darauf, ein Pessarium einzulegen, Anodyna anzuwenden und die Kr. im Bett liegen zu lassen. Zehn Tage darauf war der Uterus noch unverändert in derselben Lage, die Frau war sehr schwach u. litt sehr an Husten. Bald darauf begann sie sich besser zu fühlen und konnte umhergehen, aber der Uterus war immer noch invertirt. H. verlor die Kr. eine Zeit lang aus dem Gesicht und sah sie erst am 1. Oct. wieder, wo er den Uterus reponirt und in normaler Lage fand. Etwa 6 Wochen nach der Entbindung hatte eine Veränderung stattgefunden, die Geschwulst war immer höher hinaufgerückt und kleiner geworden, bis sie zuletzt gar nicht mehr zu fühlen war. Nach der Entwöhnung des Kindes traten die Katamenien wieder auf und blieben regelmässig bis zum Tode der Kr., der durch Lungentuberkulose herbeigeführt wurde.

Dr. Hunt hebt die Seltenheit einer spontanen Reposition der Inversion des Uterus hervor. Nach der neuern Lehre von der Involution des Uterus nach der Entbindung durch Fettentartung, muss man annehmen, dass eine Reduktion des invertirten Uterus in der 6. oder 7. Woche nach der Geburt recht wohl möglich ist, da zu dieser Zeit die Fasern nur wenig Contraktilität und Widerstandsfähigkeit besitzen müssen, so dass der Körper recht gut durch den Halskanal hindurchgedrängt werden kann.

(Höhne.)

491. Fall von spinaler Kinderlähmung *mit Sektion;* von Prof. Roth in Basel. (Virch. Arch. LVIII. 2. p. 263. 1873.)

Der 2jähr. Pat. starb an Diphtheritis 11 Mon. nach dem Beginne der Lähmung. Dieselbe war im Verlaufe einer fieberhaften Krankheit aufgetreten und hatte

das Gehen unmöglich gemacht. Sie betraf beide Beine, besonders das rechte, besserte sich aber wieder nach Elektrisirung. Das rechte Bein war wesentlich magerer als das linke und wurde nachgeschleppt.

Es fand sich in der Lumbalschwellung fast bis zum untern Ende des Markes reichend in einer Ausdehnung von 30 Mmtr. ein myelitischer Herd, der hauptsächlich das rechte Vorderhorn betraf und nach oben und unten an Intensität abnahm. Ein zweiter kleinerer und schmälerer lag links, aber auf die Mitte der Lendenschwellung beschränkt, im Vorderhorne. Der pathologische Process charakterisirt sich durch Körnchenzellen, die theils in der Adventitia grösserer Gefässe, theils im Gewebe zerstreut lagen, durch Bindegewebswucherung, Atrophie der Nervenfasern und fast gänzlichen Mangel an multipolaren Ganglienzellen. Die Ausläufer des Processes nach oben und unten bildeten mit Körnchenzellen besetzte Gefässe. Die vordern Wurzeln, besonders rechts, waren im Niveau der Myelitis atrophisch.

Roger und Damaschino fanden dieselbe Veränderung, Clifford Albutt rothe Erweichung in Folge von Complikation mit Blutung. In andern besonders alten Fällen fand man bloss die sekundäre Atrophie der Vorderhörner, so Charcot und Joffroy, Recklinghausen, auch Müller. Bisweilen war auch nur der Vorderseitenstrang sklerosirt bei normalem Vorderhorne, so in den Fällen von Cornil und Laborde.

Ob es auch periphersiche Kinderlähmungen giebt, lässt sich noch nicht sicher entscheiden.

(Bärwinkel.)

492. Meningitis basilaris, *Ausgang in Genesung;* von Dr. Ludwig Fleischmann in Wien. (Jahrb. f. Kinderheilk. N. F. VI. 4. p. 404. 1873.)

Ein 6jähr. Mädchen mit Spuren überstandener Rhachitis, besonders des Kopfes, hatte vor einigen Jahren Pertussis gut überstanden und zuletzt an Anämie u. einer grossen nervösen *Reizbarkeit* und *Schlaflosigkeit* gelitten. Die Eltern sind schwächlich, leiden an nervösen Störungen, eine ältere Schwester ist gesund; eine jüngere ist angeblich an Meningitis [Hydrocephaloid?] gestorben sein.

Die Pat. erkrankte nach Genuss von jungem Weine unter *Kopfschmerzen* und *Erbrechen.* Vf. sah sie in grosser Fieberhitze und halb bewusstlosem Zustand; die Pupillen reagirten träge; *Unterleib eingezogen, Stuhlverstopfung.* Am 1. Tage noch mehrmaliges Erbrechen (Erumschläge auf den Kopf, innerlich Calomel mit Rheum. Am 2. Tage dauerte trotz Stuhlentleerung Fieber, Erbrechen und Somnolenz fort. Am 3. Tage hatte das Erbrechen nachgelassen, das Fieber war gesunken; somnolenter Zustand, eingezogener Unterleib, *häufiges tiefes Aufseufzen;* Puls retardirt (60—70 in der Minute) regelmässig; dabei zeigten sich Coïndet'sche Striche und Trousseau'sche Flecke auf der Haut; bisweilen einseitige Röthung des Gesichts, grosse Unruhe (Jodkalium in grösserer Dosis, Eisumschläge auf den geschorenen Kopf). Am 5. Tage erfolgte das Aufseufzen seltner, die Pupillen reagirten besser; Bauchdecken noch eingezogen, Stuhl angehalten, Puls 60—70; Fieber nur gering. Am 8. Tage trat Appetit ein. Auf der Haut des Gesichts und am Sternum wurde Acme Jodinica sichtbar (Jodkalium weggelassen). Am 12. Tage Fleischhunger. Bei einem Versuche das Bett zu verlassen, Schwindelanfälle. Am 17. Tage war das früher sehr lebhafte Kind noch sehr ruhig und still. Am 20. Tage bestand noch Empfindlichkeit gegen Licht und bei Gehrräuschen ein rauschähnlicher Zustand. Vom 23. Tage ab Landluft und Jodeisensyrup.

Vf. bespricht eingehend die Differentialdiagnose, die ja bekanntlich so vielfache Schwierigkeiten bietet. Er schloss zuvörderst den anfänglich angenommenen Gastrokatarrh, sowie Gebirnhyperämie in Folge von Insolation sehr bald aus und nahm eine Meningitis basilaris an. Hier sind es wieder nur 2 Formen, welche klinisch durchaus unterschieden werden können, nämlich die tuberkulöse und die einfache Basilarmeningitis; zu letzterer rechnet Vf. alle diejenigen Fälle, welche als geheilte Meningitis tuberculosa beschrieben werden.

Die unter diesem Namen klinisch zusammengefassten Fälle unterscheidet er 1) als akute Miliartuberkulose der Meningen; 2) als Meningitis der Tuberkulösen mit oder ohne Tuberkelbildung auf den Meningen und andern Organen; 3) als seröse Ergüsse in die Gebirnventrikel (zunächst entzündlichen Ursprungs) und 4) als einfache Meningitis der Basis des Gehirns.

Als Zeichen des *günstigen* Verlaufes im obigen Falle betont Vf. schliesslich nochmals das mässige Fieber, den geringen Kopfschmerz, den *stets regelmässigen Puls*, die *stets erhaltene Beweglichkeit der Pupillen* und das *Auftreten des Jodexanthems*. (Kormann.)

493. Die Heilbarkeit des wahren Croup ohne Brechmittel; von Dr. Hermann Klemm in Leipzig. (Jahrb. f. Kinderheilk. N. F. VI. 4. p. 372. 1873.)

Brechmittel nützen, wie diess bekannt ist, nur im Anfange, d. h. zu einer Zeit, wo man meist Pseudocroup und wahren Croup noch nicht sicher von einander unterscheiden kann. Es beseitigt hier das Brechmittel, gleichviel welches, den Krampf der Stimmbänder und der angrenzenden Theile. Giebt man später, in der Hoffnung, Membranen zu lösen, nochmals Brechmittel, so wirken sie meist nicht mehr oder, wenn Erbrechen eintritt, werden doch keine Membranen gelöst und die Kinder nur unnöthig geschwächt. Vf. sah in 4 Fällen entschieden günstige Resultate von der *Priessnitz'schen Behandlung*, die früher bereits Hauner empfahl. Der eine dieser 4 Fälle, den Vf. ausführlich erzählt, erscheint allerdings als ein schwerer wahrer Croupfall, nur fehlt die mikroskopische Untersuchung des späterhin eintretenden, dicken, gelben, schleimig-eiterigen Auswurfs. Vf. empfiehlt die Kaltwasserbehandlung in diesen Fällen angelegentlichst und giebt für dieselbe folgende Winke: Die Pat. dürfen nicht herumgetragen werden, weil dabei nicht die genügende Schweisssekretion erzeugt wird. Die Einwicklungen müssen zeitig angewandt werden, damit nicht erst Kohlensäurevergiftung des Blutes eintritt; die Einwicklungen sind daher sofort zu beginnen, wenn nach einmaligem Erbrechen keine Besserung folgt oder wenn ersteres überhaupt gar nicht eingetreten ist. Die Wiederholung der Einwicklungen geschieht aller 2 Std.; nur wenn genügende Schweisssekretion nach der ersten Einwicklung nicht bald erfolgt, wird sie schon nach 1 Std. wiederholt. Als unterstützende lokale Mittel gebraucht Vf. Inhalationen von Aq. Calcis oder eine Lösung von Kali chloricum. Die örtliche Anwendung von Arg. nitric. nach Bretonneau empfiehlt Vf. nicht, besonders weil es allerdings bei Kindern zu schwer ist, mittels des Spiegels den Pinsel in den Kehlkopf einzuführen, andere Methoden aber gar nichts nützen würden. — Wesentliche Linderung der Athmungsbeschwerden wird durch mässige Dosen von Morphium erzielt, welches selbst in lethalen Fällen insofern nützt, als es eine Euthanasie bewirkt. Dass in solchen Fällen die Tracheotomie noch Hülfe bringen *kann*, wie es in der That der Fall ist, übergeht Vf. mit absolutem Stillschweigen. (Kormann.)

494. Zur Aetiologie des Pemphigus neonatorum; von Dr. G. Koch in Wiesbaden. (Jahrb. f. Kinderheilk. N. F. VI. 4. p. 412. 1873.)

Vf. beobachtete *in der Praxis einer Hebamme* 8 Fälle von Pemphigus neonatorum im Zeitraume von 3 Mon., während zu derselben Zeit nur noch 2 Fälle in der Praxis zweier verschiedenen Hebammen in Wiesbaden ausfindig gemacht werden konnten. Dabei waren 5 Kinder in Steisslage geboren worden, die Mütter waren theilweise krank, die Kinder elend — Umstände, welche eine häufigere Berührung von Hebamme und Kind erforderten. Vf. nimmt daher eine *Contagiosität* des Pemphigus neonatorum an, wie Steffen in Stettin. Die Behandlung wurde tonisirend (Leberthran) und mit täglichen warmen Bädern (2mal mit Zusatz von Sublimat) geleitet. Zwei Fälle verliefen tödtlich, einer unter den Erscheinungen von Ikterus neonatorum, mässiger Nabelblutung u. eitriger Rhinitis (Syphilis der Grosseltern nicht auszuschliessen), der andere ohne andere Ursachen, als dass der Pemphigus ein sehr elendes Kind befallen hatte.

(Kormann.)

VI. Chirurgie, Ophthalmologie u. Otiatrik.

495. Ueber das antiseptische System *in Lister's Klinik*; von Rickmann J. Godlee. (Lancet I. 20. 21; May 1873.)

Auf Grund eines mehrmonatlichen Aufenthalts in Edinburg und mit Erlaubniss von Prof. Lister theilt G. über die neuesten Verbesserungen der antiseptischen Methode Folgendes mit.

Lister benutzt jetzt 3 antiseptische Substanzen, nämlich die *Carbolsäure*, die *Borsäure* und das *Chlorzink*, deren jede ihre besondern Eigenschaften besitzt, die sie für bestimmte Fälle indicirt erscheinen lassen. Die Carbolsäure unterscheidet sich von den beiden andern Substanzen durch ihre Flüchtigkeit, wodurch ihre vorzugsweise Anwendung in Höhlungen bedingt wird, da durch die verdunstende Carbolsäure die zu den Höhlen dringende Luft desinficirt wird. Ihre Anwendung geschieht jetzt mittels der [in ihrer Zusammensetzung den Lesern unserer Jahrbücher bekannten] Gaze. Zum Gebrauche als Waschung bedient man sich der wässrigen Carbolsäurelösungen im Verhältnisse von 1 : 20 und 1 : 40. Die erstere wird benutzt, um schon bestehende Organismen zu zerstören, z. B. bei complicirter Fraktur, um die Epidermis an der Stelle, wo eine Operation gemacht werden soll, zu reinigen, oder um ein Geschwür zu reinigen, das sich bereits im Stadium der Putrescenz befindet. Die schwächere Lösung wird zur Zerstäubung beim Wechsel des Verbandes benutzt. Säge u. Knochenscheere werden mit einer öligen Carbolsäurelösung (1 : 10) vor der Operation desinficirt, auch wird eine solche Lösung für gewisse, weiter unten zu beschreibende putrescirende Geschwüre nützlich sein, während Messer und die meisten andern Instrumente einfach in die wässrige Lösung getaucht werden. Katheter werden vor ihrer Einführung in eine ölige Lösung (1 : 50) getaucht.

Was die *Borsäure* betrifft, so hat L i s t e r ihre geringe Löslichkeit in Wasser auf ingeniöse Weise benutzt bei dem sogen. „Borlint", um in demselben eine grössere Menge dieser Säure vorräthig zu halten. Da dieselbe sich viel leichter in heissem als in kaltem Wasser löst [die Borsäure löst sich in 20 Th. kalten und in 4 Th. warmen Wassers], so taucht man ein Stück Lint in eine gesättigte Lösung von Borsäure in heissem Wasser; es setzt sich bei der Abkühlung Borsäure ab, und da die Wundsekrete nur langsam darauf wirken, so bleibt das Lint längere Zeit als Antiseptikum wirksam. Eine saturirte Lösung in kaltem Wasser wird auch als Waschung benutzt, und man kann, indem man darin getränkte Leinwand auf ein Geschwür und Borlint darüber legt, einen feuchten Verband herstellen; meistens aber soll man den Borlint allein als trockenen Verband benutzen. Der Vortheil der Borsäure besteht in der geringen Reizung, die die sich fast fettig anzufühlende Masse ausübt, doch eignet sie sich nur für oberflächliche Geschwüre.

Chlorzink, welches ja schon seit langer Zeit in der Chirurgie Anwendung findet, zeichnet sich durch seine kräftige Wirkung gegen Fäulniss und dadurch aus, dass es noch 3 Tage die davon berührten Theile von Putrescenz befreit. Doch da es, wie die Borsäue, nicht flüchtig ist, ausserdem stark kaustisch wirkt, so hat L i s t e r die Anwendung desselben in seiner Praxis auf eine bestimmte Zahl von Fällen beschränkt. Er benutzt eine Lösung von 40 Gran auf 1 Unze Wasser (ca. 2.40 : 30 Grmm.) auf eine Wundfläche, nachdem er in einem Theile operirt hat,

wo sich schon Zersetzung eingestellt hat, oder wo eine Communikation mit einer der natürlichen Körperhöhlen stattfindet (z. B. nach Durchschneidung von Fisteln), und wenn auch hierdurch der Fäulnissprocess nicht gänzlich getilgt wird, so können die schädlichen Produkte, so lange als die Wirkung des Chlorzinks dauert, auf die Körperhöhle keinen Einfluss üben. — Auch nach Operationen im Gesicht und im Munde fand L i s t e r die Wirkung des Chlorzinks sehr günstig. So wendete er in einem Falle von Resektion einer Unterkieferhälfte wegen Sarkom die Chlorzinklösung frei auf die Wunde an, während über die Incision in der Haut Borlint gelegt und prima int. erzielt wurde. In den ersten 3 Tagen nach der Operation roch der Athem des Pat. nicht im Geringsten übel.

Bei Anwendung von Carbolsäurelösung auf eine wunde Fläche hat sich meist der Uebelstand herausgestellt, dass die seröse Sekretion in den ersten Stunden beträchtlich zunimmt. Diesem Uebelstande sucht L. durch Einlegung eines Drainagerohrs, das oben und unten schräg abgeschnitten ist, zu begegnen. Oder aber man kann sich in solchen Fällen eines in Carbolsäure getränkten Schwammes bedienen, der auf die Wunde aufgelegt wird.

Es ist ein grosser Irrthum, zu glauben, dass bei keinem der Fälle L i s t e r's Eiterung eintritt, und ein noch grösserer Fehler ist der öfter begangene, die antiseptische Behandlung aus dem Grunde zu verlassen, weil Eiterung eingetreten ist. Eiterung kann durch irgend einen äussern Reiz oder durch nervöse Irritation oder durch ein chemisches Agens wozu auch Antiseptika gehören, bedingt werden; ohne Eiterung heilen im Allgemeinen Geschwüre nicht.

Die *Hautüberpflanzung* nach R e v e r d i n wird jetzt auch vielfach von L i s t e r unter Zuhülfenahme der antiseptischen Methode so geübt, dass die Geschwürsfläche zunächst von putrefizirenden Stoffen durch Applikation von Carbolsäure oder Borsäure befreit wird; die Stelle, von der die Hautlappen genommen werden, wird durch Waschen mit Carbolsäurelösung ebenfalls gereinigt. Dann wird ein kleines Stück Epidermis mit einem scharfen Scalpel, eben nur so abgehoben, dass Blut entzogen wird, und auf dem Daumennagel in ganz kleine steck-nadelkopfgrosse Stücke geschnitten, nachdem der Daumennagel durch Borsäurelösung gewaschen ist. Diese Stücke werden auf die granulirende Fläche gebracht und mit einem Verbande aus Protektiv und Borlint bedeckt. Borsäurelösung wird dann auch zur Zerstäubung gebraucht und so gelang es, in einem Falle 21 Hautläppchen von den genannten Grösse anzuheilen. [Es ist unsererseits stets die Wichtigkeit und der ausserordentlich günstige Erfolg der antiseptischen Heilmethode von Beginn der Publikationen L i s t e r's an betont worden. Die öfter mitgetheilten Unterschiede zwischen den einzelnen Antisepticis scheinen aber zum Theil auf Spitzfindigkeiten hinauszukommen.]

sich die Lister'sche complicirten Frakturen sen. In diesen Fällen 'e günstigen Einwirkun- e Erfolge schon so viel hiedenen Berichten mit- agefführten Fälle füglich (Aaché.)

on Gelenkneuralgien; lerl. klin. Wchnschr. X.

e anf diese Krankheits- iamen den hysterischen emacht. Seine Mittbei- and wenig Beachtung seinem Handb. d. Chir.), ne Erfahrungen io einer über Lokal-Neurosen". auf. Sodann haben sich [deren beide Abhand-). ausführlich mitgetheilt . 209 und Bd. CLVI. egenstande beschäftigt. er trotz vieler vortreff- der in Rede stehenden t. Wernher's Fälle, — 12 Jahren vorkamen, ichend verlaufende be- 'Alle differiren in ihrer von Brodie gezeich- schied schon die Cox- e und bezeichnete mit heit, bei der annächst lelenks erkrankt waren, 'krankung des Gelenks lede stehende Affektion, enk und die umgebende asern, schlägt Vf. den or.

weiblichen Geschlechte t sich vorzugsweise bei ieren Stände. Dieselben „Nervenschwäche" mit örungen, oder an ans- ktionen. Doch kommt tmädchen und Männern gastrische Reizung und i Ursachen an. Schon ach unbedeutenden me- Gelenke Neuralgie zu- einen Fall von Kniege- Volkmann (Pitha Bd. II. p. 678. 1872) denen schwer erkrankte Kapseln und theilweise neuralgischen Schmer- let „nervöse, schmerz- und „Gelenk- (und endlich die erstere Kate-

gorie kommt bei jungen Frauen und Mädchen vor: bei ihnen sind Muskeln contrahirt — eine Contrak- tur, die vielfach als eine reflectorische zu deuten ist; zu einer solchen kann übrigens auf reflectorischem Wege eine reine Neuralgie führen. — Auch in Folge akuter Krankheiten und Erkältungen ist Gelenkneu- ralgie beobachtet worden — im Ganzen also treten diese Neuralgien in Folge derselben ätiologischen Momente wie alle übrigen Neuralgien auf, und spielt gerade in der in Rede stehenden Kategorie die Hysterie eine wichtige Rolle.

Am Häufigsten ist Knie- und Hüftgelenk afficirt, wovon Esmarch eine Erklärung gegeben [vgl. Jahrbb. CLVII. p. 209]. Auch in den Gelenken der Wirbelsäule, die ja nach Luschka zahlreiche sen- sible Nervenfasern besitzen, kommt sie häufig vor („Spinalirritation" bei Hysterischen). — Während meist die Affektion monoarticular ist, tritt sie zuwei- len gleichzeitig oder nach einander in mehreren Ge- lenken auf. Auch symmetrisch kommen in beiden Körperhälften derartige Erkrankungen vor, die dann aber als Zeichen einer chronischen Myelitis zu deuten sind. Diese letzteren Erkrankungen sind im Ganzen noch nicht genügend gewürdigt. Oft gehen solche multiple excentrische Gelenk-Neuralgien der Tabes dorsualis Monate lang voraus. Im Anschluss daran bemerkt Vf. noch, dass er bei mehreren leichteren Fällen von Hemiplegie nach Hirnhämorrhagie meh- rere Wochen nachher eine sehr heftige Neuralgie des Schultergelenks der gelähmten Seite habe ent- stehen sehen.

Die Symptome des Leidens sind die der Neu- ralgien überhaupt, aber mit den durch ihre meist hysterische Grundlage bedingten Modifikationen. Den bei entauen Neuralgien nachweisbaren Valleix'- schen Schmerzpunkten entsprechend zeigen auch die Arthroneuralgien dieselben Punkte. B. fand am *Hüftgelenk* einen Schmerzpunkt in der Mitte zwischen Tuberositas ischii und Troch. major und einen zweiten dicht nach aussen von der Spina anterior sup. ossis ilium, für das *Kniegelenk* fand Esmarch denselben am innern Rande der Patella; am Fuss- gelenke fand B. in einem Falle 2 Schmerzpunkte am äusseren und inneren Knöchel; am *Schultergelenk* ist gewöhnlich der N. brachialis empfindlich und in einem Falle von Neurose des *Ellenbogengelenks* fand Benedict den Cond. ext. humeri gegen Druck empfindlich, am *Handgelenk* fand Esmarch Druckschmerz am Proc. styloid. ulnae. Ebenso fehlt, wie bei den übrigen Neuralgien, die cntane Hyperal- gesie nicht, oft über weite Körperflächen sich er- streckend, der später cntane Anästhesie folgt. Auch Paralgien hat B. beobachtet, ebenso machen sich Störungen in der vasomotorischen Nervensphäre zu- weilen auffallend geltend. Es zeigt sich zuweilen periodischer Temperaturwechsel, ebenso rufen zu- weilen Bewegungen des Gelenkes eine plötzliche Hyperämie hervor. Geringe Anschwellung des Ge- lenkes und knarrende Geräusche hat Esmarch beobachtet und Brodie hat schon auf das vorübergehende Auftreten einer Quaddel aufmerksam gemacht. Die Gelenke werden durch spastische Muskelcontraktionen fixirt und zwar meist in der Extension. Nachts zeigt sich meistens Nachlass der Schmerzen.

In Bezug auf die *Therapie* ist die Berücksichtigung des Allgemeinzustandes in psychischer und physischer Beziehung von ausserordentlichster Wichtigkeit. Auch der Zustand der Genitalorgane muss explorirt werden, da, wie Sims 2 Mal sah, Neurose des Hüftgelenks mit Leiden der Sexualorgano in Verbindung steht. Nach Esmarch soll die örtliche Behandlung möglichst negativ sein; die Kr. sind zu veranlassen, das kranke Gelenk baldmöglichst zu gebrauchen. Er empfiehlt Massiren und kalte Douchen. Bei den Arthroneuralgien sonst gesunder Personen sind alle die gegen die Neuralgien sonst gebräuchlichen Mittel: hypodermatische Injektionen von Narcoticis, ableitende Mittel, innerlich Arsenik und die Elektricität in Anwendung zu ziehen. B. hat 7 Fälle von Arthroneuralgien gesehen, die je 2 Mal die Hüfte und das Knie, 1 Mal das Fussgelenk und 2 Mal Knie- und Hüftgelenk gleichzeitig betrafen. Sechs Fälle kamen auf das weibliche Geschlecht, bei 4 Kr. bestand hysterische oder nervöse Reizung; in einem Fall war starker Blutverlust, in einem ein übrigens sonst normal verlaufenes Wochenbett die Ursache. Im 7. Falle handelte es sich um einen 40jähr. Herrn aus den gebildeten Ständen; ein ätiologisches Moment war durchaus nicht nachzuweisen. Folgende 4 Fälle konnte Vf. genau beobachten.

1) Ein 29jähr. früher stets gesundes Dienstmädchen hatte 9 Wochen nach der Entbindung, nach der sie eine rechtseitige Mastitis suppurat. überstanden hatte, heftige Schmerzen im rechten Knie, das auch etwas geschwollen gewesen sein soll. Nach Schröpfköpfen verschwand die Anschwellung des Knies und es kamen nun Schmerzen in der rechten Hüfte hinzu, die Schmerzen traten paroxysmenweise auf; Pat. will Crepitation gefühlt haben; auch Erscheinungen in der vasomotorischen Sphäre waren vorhanden. Am Tage vor Eintritt und am ersten Tage der Menstruation trat Verschlimmerung ein. Die Untersuchung ergab keine Veränderung der Gelenke, aber hochgradige Anästhesie und Analgesie der ganzen rechten Oberschenkels und besonders in der Gelenkgegend. Die elektrische Reizbarkeit der Muskeln zeigte wie die Erregung der Nerven keine Abnormität. Heilung mittels Faradisation.

2) Eine 43jähr. Kaufmannsfrau hatte mehrfache reichliche Blutungen nach der Entbindung. Zehn Wochen nach der Entbindung trat heftige Neuralgie des rechten Kniegelenks auf und gleichzeitig Schwäche desselben. Die Schmerzen schwangen Nachts vollständig. Die objektive Untersuchung ergab nichts Abnormes. Galvanisation verschaffte anfänglich etwas Linderung, doch waren die Erscheinungen, als Vf. seinen Aufsatz schrieb, in derselben Weise wie früher vorhanden.

3) Eine 36jähr. exquisit hysterische Frau leidet seit einer Reihe von Jahren an anfallsweise auftretender Neuralgie beider Hüft- und Kniegelenke. Die Behandlung vermochte bisher keine Änderung zu erzielen.

4) Eine 19jähr. Frau, die früher stets an „Magenschmerzen" und Dysmenorrhöe gelitten hatte, bekam ca. 3 Monate nach einem normalen Wochenbette heftige Neuralgie des linken Hüftgelenks; ausser einer leichten Anschwellung des Hüftgelenks waren die Theile völlig normal. Bäder, Galvanisation, Bewegungen und innerlich Chinin wurden mit sehr gutem Erfolge angewandt.

(Asché.)

497. Ueber Polyarthritis septica; von Oberstabsarzt Dr. Starcke (Deutsche milit.-ärztl. Ztschr. II. 8. p. 415. 1873).

Ein ausserordentlich kräftiger Soldat, der früher stets gesund gewesen, namentlich nie an rheumatischen Affektionen gelitten hatte, meldete sich, nachdem er bei dem Reitunterricht sein Knie stark angestrengt hatte, mit Schmerzen im linken Knie; dasselbe schwoll stark an und war bei Bewegungen sehr schmerzhaft. Stark erhöhte Temperatur 39.8—40, Puls 112—120, Abends Fröstein, starke Schweisse. Am 9. Tage der Erkrankung trat Anschwellung des rechten Ellenbogengelenks und beider Schultergelenke auf, ebenso Druck und Beklemmung in der Herzgegend, die Herztöne waren dumpfer als normal; am 14. Tage zeigte sich linksseitige und am 16. auch rechtsseitige Parotitis, gleichzeitig an den seitlichen und hinteren Thoraxabschnitten Reibegeräusche, starker Meteorismus; die Anschwellung des Kniegelenkes wuchs dabei; über dem Herzen trat am 4. Tage nach der Erkrankung ein schabendes Reibungsgeräusch auf, das, mit den Herztönen isochron, sich bei zunehmender Inspiration verstärkte; in der Haut zeigten sich erbsengrosse, purpurrothe Flecke; unwillkürliche dünne zum Theil blutig gefärbte Stühle, Delirien, Muskelzittern. Alle diese Erscheinungen mussten die Diagnose eines septischen Processes sichern. Am 24. Tage starb Pat.

Bei der Autopsie fand sich exquisit purulente Synovitis des linken Kniegelenks; der Inhalt der anderen ergriffenen Gelenke war mehr serös-purulent; beide Lungen mit der Pleura contin. durch Adhäsionen verwachsen, mehrere haselnussgrosse Abscesse enthaltend. In dem linken Pleurasack ragte an der 3. Intercostalraum ein durchbrochen naher Abscess von Taubeneigrösse hinein, der in dem intermuskulären Gewebe der Intercostalmuskeln entstanden war; ein Abscess von gleicher Grösse fand sich im oberen Abschnitt des M. rectus abdominis. Im Herzbeutel einige Esslöffel voll hellgelb gefärbter, mit wenig Fibrin vermischter Flüssigkeit; das ganze Pericard mit mehreren Linien dicker warzenförmiger Schwarte bedeckt; im Herzmuskel mehrere Abscesse; das Endokardium und die Herzklappen frei. Abscesse fanden sich auch in den Nieren, nicht aber in Leber und Milz.

Der Inhalt der Gelenkhöhlen, namentlich des zumeist ergriffenen Kniegelenks, den nur die Synovialis, nicht aber Knochen und Knorpel, die intakt waren, geliefert hatte, bestand aus schmierigem, leicht blutig gefärbtem Eiter, war also jedenfalls ein eingedicktes Produkt, welches seine flüssigen Theile in die allgemeinen Cirkulationswege abgegeben hatte. Bei Erwägung der Frage, welches diese Wege gewesen seien, schliesst Vf. die Venen aus, da die sorgfältigste Untersuchung keine Veränderung, namentlich keine Thrombosen in ihnen ergeben hatte. Hiernach kann man nur die Lymphgefässe als jene Wege bezeichnen, durch welche der flüssige Theil des Gelenkinhalts in das Cirkulationssystem des Körpers gelangte. Da sonst bei Lymphgefässen, die offen in Abscesshöhlen münden, Lymphgefäss- und Lymphdrüsenentzündungen entstehen, im vorliegenden Falle diess aber nicht geschah, so nimmt Vf. an, dass, während dort die Einführung der Stoffmassenhaft und rasch geschieht, hier nur sehr feine Partikel langsam übertraten, die eine Verstopfung der Lymphbahn nicht herbeiführten. Vielleicht ver-

Lage der Beine und der
e stürmische Aufnahme
tikel sehr klein sind, so
'iltrum der Lymphdrüsen-
, gelangen in den venösen
durch Agglutination und
. Diese Thätigkeit der
lers hervorgehoben wer-
, polyartikularen und die
neuerer Zeit auf Erkran-
urückführen will, wovon
ng im vorliegenden Falle
(Asché.)

ig der Gelenkkrank-
's Distraktionsmethode;
(Nederl. Tijdschr. v.
. p. 157—183. 1873.)

ndlung ist in der Haupt-
itung der gleichnamigen
:hode (Jahrbb. CLIII.
iultate in der Halle'schen

befremdlich, dass Volk-
ie anzubringende, durch
iastende Schlinge mittels
, weil der sonst benutzte
hel und den Fussrücken
a a n n und dessen Nach-
i nicht zum Ziele mit dem
ben blos an die untere
bis zur Mitte der Wade
ia über die Wade hinauf
igter Gipsverband gleitet
n die dadurch zu befesti-
t angehängt wird. Soll
kt werden, dann darf der
das Knie hinaufreichen;
ge Einwirkung des Zugs
dern. Nach Sch. ver-
zweckmässig angelegter
Vorzug vor der Heft-

iten besitzt die sogen.
iedene Vorzüge, die in-
nach Vfs. Meinung über-
Altem hält Sch. die An-
s durch die Distraktions-
im Hüftgelenke etwas
omit der intraartikulare
n Extensionsgewicht von
i nicht ausreichend, um
i der Weber'sche Ver-
icht des atmosphärischen
werden, von einander zu
davon, dass in der vor-
a Lig. Bertini eingefügt
500 Pfd. zu tragen ver-
maion des Oberschenkels
. 1.

das Maximum der Spannung erlangt. So lange daher
das Gelenk nicht wenigstens theilweise zerstört ist,
werden die Gelenkflächen durch das gewöhnliche
Distraktionsgewicht nicht auseinander gerückt werden können. Was aber den intraartikularen Druck
betrifft, so stimmt Sch. mit Busch darin überein,
dass derselbe durch die Einwirkung des Distraktions-
gewichts nicht etwa eine Abnahme erfährt, sondern
eher zunimmt. Wir wissen ja durch Bonnet, dass
die Capacität des Hüftgelenks bei mässiger Beugung
des Oberschenkels eine grössere ist, als im gestreckten Zustande des Gliedes. Im gebeugten Zustande
ist die starke Kapsel an der Vorderseite nicht gespannt; wird aber der Schenkel durch das Distraktionsgewicht gestreckt, dann entfernen sich die An-
heftungspunkte der Kapsel von einander und das gespannte vordere Band drückt nun auf die Flüssigkeit
oder auf die Granulationen, die darunter befindlich
sind. Je mehr das vorher gebogene Hüftgelenk in
Streckung versetzt wird, um so mehr verliert auch
der Gelenkhöhlenraum und um so stärker wirkt der
durch die Kapsel ausgeübte Druck. Ja der günstige
Erfolg der Distraktionsmethode bei Hüftgelenkleiden
scheint gerade theilweise auf Rechnung des erhöhten
intraartikularen Drucks zu kommen.

Die Fälle von Coxitis pflegen erst dann zur Behandlung zu kommen, wenn scheinbare Verlängerung
des Gliedes, verbunden mit Abduktion und Rotation
eingetreten ist, und wenn schmerzhafte Muskelzusam-
menziehungen, zumal zur Nachtzeit, sich eingestellt
haben. In diesem Stadium hat man manchmal mit
Erfolg alsbald zum Distraktionsverfahren gegriffen:
bereits nach wenigen Stunden trat ein Nachlass der
Schmerzen u. der krampfhaften Zusammenziehungen
der Flexoren ein. Wenn man für solche Fälle das
Aufhören oder doch eine Verringerung des intraartikularen Drucks hat geltend machen wollen, so
beruft sich Sch. auf seine Erfahrung, dass nicht
alle das Gelenk umgebenden Muskeln sich im contrahirten Zustande befinden, sondern eher eine Erschlaffung der Muskulatur auf der Hinterseite des
Gelenks sich darstellt und nur die Flexoren auf der
Vorderseite meistens krampfhaft angespannt sich
zeigen. Busch geht aber noch weiter. Nach ihm
ist weder die gebogene Stellung noch der Schmerz
durch Muskelcontraktur bedingt, sondern lediglich
durch die starke Anspannung der Hemmungsbänder
auf der Vorderseite des Gelenks. Busch benutzt
deshalb in solchen Fällen nicht die langsam wirkende
Distraktion, sondern führt die Streckung der Extremität ganz rasch in Chloroformnarkose aus. Uebrigens hat Stromeyer schon vor vielen Jahren eine
Erfahrung gemacht, die für eine reflektorische Zu-
sammensziehung der Flexoren spricht. Bei einer beginnenden Coxitis mit unerträglichem Knieschmerz
durchschnitt derselbe die krampfhaft contrahirten
Muskeln, den Pectineus und Sartorius, und unmittelbar danach war der Schmerz verschwunden.
Sch. erachtet es in solchen ganz akuten Fällen für

angemessen, dass man zuerst während der Chloroformnarkose die Ausdehnung des Beins ganz plötzlich vornimmt und dann die Distraktion zur Anwendung bringt. Bei den mehr chronischen Fällen, die
gewöhnlich zur Behandlung kommen, greift Sch.
sogleich zur Distraktion: dadurch wird die Reflex-
contraktion der Muskeln an der Vorderseite des Gelenks aufgehoben und der Gelenkkopf bekommt eine
bessere Stellung. Bei der andauernden Beugung,
Abduktion u. Adduktion nämlich drückt das Collum
femoris continuirlich gegen den obern und hintern
Rand des Labrum cartilagineum der Pfanne, das
Caput femoris aber gegen die innere untere Wand
der Pfanne, an welchen Stellen auch Volkmann
den Beginn der Ulceration angefunden hat. Durch
die Distraktion wird der abnorme Druck auf den
Pfannenrand aufgehoben, der Schmerz lässt nach und
den Gelenkzerstörungen wird vorgebeugt; an eine
Abnahme des intraartikulären Drucks oder an ein
Auseinandergehen der Gelenkflächen braucht man
dabei nicht zu denken.

Mit der Verbesserung der abnormen Becken-
stellung, wie Schede dieselbe durch das Distraktionsverfahren zu Stande kommen lässt, ist Sch.
einverstanden. Ist das kranke Bein scheinbar verkürzt, dann hat man die Extension auf der kranken
Seite, die Contraextension auf der gesunden Seite
anzubringen; ist das kranke Bein scheinbar verlängert, dann muss sowohl die Extension als auch
die Contraextension auf der kranken Seite angebracht werden. Zur letztern aber gebraucht man
ein schwereres Gewicht als zur erstern, ja man
unterstützt wohl dessen Wirkung noch durch ein
am gesunden Beine angebrachtes extendirendes Gewicht.

Im Ganzen räumt Sch. der Distraktionsmethode
vor dem Gipsverbande bei Coxitis den Vorzug ein;
er verwirft sie jedoch bei jenen selteneren Fällen,
wo die Gelenkentzündung nicht synovialen Ursprungs
ist, sondern an der Verknöcherungslinie zwischen
Kopf und Hals des Oberschenkels angefangen und
von da erst auf die Synovialis sich ausgebreitet hat.
Auf die Kniegelenk-Affektionen übergehend,
sucht Sch. nachzuweisen, dass hier ein Auseinander-
weichen der Gelenkflächen und eine Abnahme des
intraartikulären Drucks durch Distraktion ebenfalls
nicht angenommen werden könne, unerachtet des
angeblich beweisenden Fundamentalversuches von
Hueter. Bei Kniegelenkentzündungen von kürzerer
Dauer, wenn noch keinerlei Verwachsung zwischen
den Gelenkflächen besteht und dieselben nur durch
die permanente Beugung gegen einander gedrückt
werden, u. wo die Kranken Bewegungen der Schmerzen wegen vermeiden, besteht die beste Kurmethode
darin, dass in Chloroformnarkose langsam und vorsichtig Streckung vorgenommen und das Glied dann
in gestreckter Lage festgehalten wird, wozu sich
zumeist der Gipsverband eignet. Bei chronischen
langsam verlaufenden Fällen wurde die Distraktion
auch in Halle ohne Erfolg in Anwendung gezogen,

auf den ganzen Verlauf der Krankheit blieb sie ohne
wesentlich bestimmenden Einfluss. Ist dagegen der
Entzündungsprocess vollständig abgelaufen und hat
das Kniegelenk durch Verkürzung von Muskeln,
Bändern, Aponeurosen und selbst durch Formveri-
derung der Gelenkflächen eine abnorme Stellung bekommen, welche die Brauchbarkeit beeinträchtigt,
so ist eine umsichtig ausgeführte Distraktion am
Platze. Je nach der Besonderheit des Falles u:
nach der Beschaffenheit des verunstalteten Gelenks
kann es sich nöthig machen, dass den zur Anwendung kommenden Gewichten besondere Angriffs-
punkte zuertheilt werden. Bei solchen vollständig
abgelaufenen Fällen verdient die Distraktionsmethode
entschieden den Vorzug vor dem Brisement forcé und
vor der durch Maschinen ausgeführten Streckung.

(Theile.)

**499. Mittheilungen über Transfusion des
Blutes; zusammengestellt von Dr. H. Leisrink.**

Im Anschluss an unsern Bericht über die Transfusion des Blutes (Jahrbb. CLVIII. p. 265) besprechen wir hier einige neuerdings zu unserer
Kenntniss gekommene einschlagende Arbeiten.

I. *Zur Casuistik der Transfusion.*

Die Inaug.-Dissert. von Anton v. Zuchowski.
(Breslau 1873. 8. 30 S. Druck von H. Lindner
enthält in den einleitenden allgemeinen Bemerkungen
nichts Neues, wenn auch die geschichtlichen Rückblicke sehr kritisch zusammengestellt sind. Wichtig
ist dagegen eine von Z. mitgetheilte Casuistik.

A. *Vergiftungen.*

Prof. Fischer hat nach Z. 4mal wegen Vergiftung mit *Kohlendunst* die Transfusion ausgeführt.
In dem 1. Falle wurde ein depletorischer Aderlass
gemacht und zugleich am andern Arme eine Einspritzung von 180 Grmm. defibrinirten Menschen-
blutes, der noch eine zweite von 60 Grmm. folgte.
Der erste Eindruck war ein günstiger, doch erfolgte
nach 7 Std. der Tod.

Der 2. Fall betraf ein 23jähr. Dienstmädchen,
welches eine ganze Nacht in Kohlendunst gelegen
hatte. Es wurden zuerst 500, 2 Std. später noch
250 Grmm. Blut eingespritzt; 3 Std. nach der Operation trat der Tod ein.

Die 3. Transfusion (500 Grmm. Blut) wurde
ebenfalls bei einem Dienstmädchen gemacht; Tod
1 Std. danach.

Der 4. Fall, in der Breslauer Klinik beobachtet,
betraf einen Packträger, der ebenfalls die ganze
Nacht in Kohlendunst gelegen hatte. Die Operation
änderte nichts, am nächsten Tage trat der Tod ein.

Eine Transfusion von 60 Grmm. wegen Vergiftung mit *Opium* bei einem 3jähr. Kinde blieb ganz
ohne Erfolg.

Ebenfalls erfolglos wurde die Bluteinspritzung
bei einer Vergiftung mit *Belladonna* ausgeführt.
Tod nach 8 Stunden.

Bei 4 verschiedenen Patienten, welche an *Pyämie* litten, unternahm F i s c h e r im J. 1865 die Operation. Bei den 3 ersten war die Amputation des Oberschenkels ausgeführt worden. Jeden 2. Tag wurde bei ihnen eine neue Transfusion von 180 Grmm. gemacht, so dass der erste Pat. 6, der zweite 3, der dritte 4 Einspritzungen bekam; alle diese starben nach kurzer Zeit. Bei dem 4. Pat. mit complicirter Unterschenkelfraktur wurden 2 Transfusionen ohne Erfolg gemacht.

B. Bei *Blutleere* machte F i s c h e r 3mal die Transfusion. Die erste bei einem österr. Soldaten 1866, dem wegen wiederholter arterieller Blutungen die Art. femoralis unterbunden wurde. Darauf eine neue Transfusion von 500 Grmm.; Tod 1 Tag nach der Operation.

In 2 Fällen wurde wegen Blutungen bei *Placenta praevia* die Transfusion ausgeführt. Beide Kr. starben kurz nach der Operation.

Wegen Blutung aus einem *Carcinoma uteri* wurde in der gynäkolog. Klinik in Breslau eine *arterielle* Transfusion in die Art. radialis von 300 Grmm. defibrinirten Blutes unternommen. Der Widerstand war jedoch so gross, dass man von der arteriellen Transfusion absehen u. die venöse ausführen musste. Nachdem 100 Grmm. Blut eingespritzt waren, wurde der Puls voller. Tags darauf wurde der Zustand befriedigend. Am 6. Tage nach der Operation war das Befinden wieder ein sehr schlechtes, es wurde daher abermals 150 C.-Ctmtr. defibrinirten Blutes in die Vena mediana eingespritzt. Trotzdem erfolgte an demselben Tage der Tod. Die Sektion ergab nichts Positives.

Eine weitere *arterielle* Transfusion wurde von Dr. M a a s s wegen starker Blutung bei *Placenta praevia* unternommen. Auch hier musste von der Arterie Abstand genommen und die Einspritzung in die Vene fortgesetzt werden, weil der Widerstand zu gross war. Es wurden 91 C.-Ctmtr. defibrinirten Blutes transfundirt; Heilung. Dr. M a a s s machte ferner mit günstigem Erfolge eine Transfusion wegen dauernder *Hämatemesis*. Leider ist die Menge des transfundirten Blutes nicht angegeben. Es folgen nun verschiedene *Transfusionen* wegen Cholera, die Ref. weiter unten anführt.

Wegen *Leukämie* wurde in der Breslauer chir. Klinik einmal die *arterielle* Transfusion gemacht. Nachdem 100 Grmm. defibrinirten Blutes eingespritzt waren, trat plötzlich der Tod ein. Die Haut der Seite, an welcher die Art. radialis zur Operation benutzt worden war, färbte sich dunkelroth. Die Sektion ergab für den plötzlichen Tod keine Erklärung.

Dr. N e p v e u (Gaz. de Par. 36. 1873) giebt in seinen „Etudes récentes" über die Transfusion durchaus nichts Neues. Ref. möchte nur darauf aufmerksam machen, dass er nicht, wie ihm Hr. N e p v e u anlichtet, die arterielle Transfusion H u e t e r's herausgestrichen, sondern im Gegentheil in seinem Vortrag sich für die venöse Transfusion entschieden hat.

L a n d i (Il Raccogl. med. XXXVI. 19 ; Luglio 1873) machte die Transfusion bei einem Manne, der mit den Erscheinungen hochgradiger *Anämie* nach Verletzung der Art. radialis am 7. Oct. 1869 in das Krankenhaus zu Pisa gebracht worden war. Nachdem sich Pat. etwas erholt hatte, wurde unter verschiedenen Schwierigkeiten die Arterie unterbunden. Schon am andern Tage zeigte sich jedoch Gangrän am betr. Arme, und da dieselbe unter Verschlimmerung des Allgemeinbefindens sichtlich fortschritt, so wurde am 8. Oct. eine Transfusion von 80 Grmm. defibrinirten Blutes gemacht, 2 Std. nachher trat der Tod ein. Bei der Sektion fand man nur den höchsten Grad von Blutleere.

L a n d i meint, und wohl mit Recht, dass er zu spät transfundirt habe. Dafür, dass neben der Anämie auch Septikämie vorgelegen habe, fehlen die Beweise.

Wesentlich glücklicher mit seiner Transfusion war G. B. F a b b r i (Il Raccogl. med. XXXVI. 22 ; Agosto 1873).

C. T., früherhin immer gesund, mit dem 15. J. regelmässig menstruirt, im 19. J. zum 1. Male entbunden, hatte im Febr. 1872 ihre zweite Niederkunft. Von da an stellten sich jedoch stetig heftiger werdende Blutverluste ein, welche die Kr. sehr herunterbrachten. F a b b r i fand als Ursache dieser Blutung einen gestielten Polypen am Fundus des Uterus, der zum Muttermund herausragte. Derselbe wurde durch die Ligatur beseitigt, die Blutungen standen, doch erholte sich die Kranke nicht. Am 29. Dec. 1872 machte F a b b r i deshalb eine Transfusion von 30 Grmm. defibr. Blutes, welche von dem günstigsten Erfolge begleitet war. Anfang Febr. wurde Pat. geheilt entlassen.

Fälle von Transfusion wegen *Cholera* sind mehrfach veröffentlicht worden.

Z u c h o w s k i (a. a. O.) theilt mit, dass 1866 auch von Prof. F i s c h e r Transfusionen wegen Cholera gemacht worden sind, doch weiss F. von keinem günstigen Falle. In demselben Jahre hat Dr. v. P a s t a u, am Allerheiligenhospital, mehrere Transfusionen gemacht, doch hat die Transfusion in 4 Fällen u. die Infusion von 1% Kochsalzlösung in 2 Fällen durchaus nichts bewirkt. In 2 Fällen ist Genesung eingetreten; beide Male hat v. P. 500 Grmm. defibrinirten Blutes im asphyktischen Stadium eingespritzt.

Dr. W h e l a o n hat ebenfalls wegen Cholera Infusion einer Salzlösung in die Vene gemacht, ohne jeden Erfolg. (The Clinic V. 12 ; Sept. 1873.) Der Puls hob sich für einige Zeit; nach 2 Std. trat jedoch der Tod ein.

Glücklicher war Dr. S t a d t h a g e n (Berl. klin. Wchnschr. X. 38. 1873).

Frau K., 29 J. alt, kam am 26. Aug. mit Cholera in das Barackenlazareth von Moabit. Im Laufe der letzten Nacht war stürmischer Durchfall und Erbrechen aufgetreten. Bei der Aufnahme war die Haut welk, die Temperatur in der Achselhöhle 36.0, im After 38.0° C. Puls 40, klein. Reiswasserstühle und Erbrechen weisslich

trüber Massen; heftige Wadenkrämpfe; letzte Harzent-
leerung Morgens 5 Uhr. Trotz geeigneter Behandlung
Zunahme des Collapsus. Abends 8 Uhr starke Cyanose;
Puls an der Radialis nicht fühlbar; 2. Herston nicht zu
hören. Temperatur in der Achselhöhle 35.4, im After
37.0° C.; kein Urin gelassen. Transfusion von 180 Grmm.
defibr. Blutes in eine Vene. Schon während der Operation ward der Puls deutlich fühlbar, Temperatur wieder
36.0 in der Achselhöhle, 37.0° C. im After. Aussehen
und Befinden besserten sich schnell. Schon am nächsten
Morgen gallig gefärbte Stühle. Die Reaktion verlief
langsam und zögernd, aber ohne Störung. Temperatur
bis zum Abend des 4. T. unter 37.0° C. Nach 31stiger
Anurie wurde am Morgen des 29. Aug. stark eiweisshaltiger Urin entleert. Der erste feste Stuhl erfolgte am
10. T. nach Beginn des Anfalls. Am 7. Sept. konnte die
Kr. geheilt entlassen werden.

In einem 2. Falle hatten schon durch 18 Std. Reiswasserstühle bestanden und alle Cholernerscheinungen
waren in hohem Grade entwickelt. Puls selbst an den
Carotiden kaum zu fühlen; 2. Herston verschwunden.
Wie lange Anurie bestanden hatte, war nicht zu ermitteln. Transfusion wie im 1. Falle. Nachts nur eine
zeitweilige Besserung. 24 Std. nach der Operation trat
der Tod ein.

Mit Recht weist St. darauf hin, dass der 1. Fall
eine Aufforderung giebt, auf dem Wege fortzufahren,
und möchte Ref. hinzufügen, nicht im letzten Augenblick zu transfundiren.

Leider (man verzeihe dem Ref. diesen Stoss-
seufzer) haben wir auch 2 neue Instrumente zu re-
gistriren, von denen das eine, von Dr. J. Roussel
erfunden, an Dr. P. Niemeyer in der Zeitschrift
„Daheim" schon einen beredten Vertheidiger gefunden hat. Ob eine solche populäre Beschreibung
der Transfusion und in einer solchen Zeitschrift jetzt
am Platze sei, wagt Ref. nicht zu entscheiden,
möchte jedoch auf die Gefahr solcher Expektorationen
hingewiesen haben. Der fragliche Apparat, der
sogen. hermetische Transfusor, wird uns von dem
Erfinder selbst (Wien. med. Wchnschr. XXIII. 37.
1873) als ein „unfehlbares, praktisches und leicht
zu benutzendes Instrument" dargestellt. Ref. ist
jedoch der Meinung, dass dieser Transfusor — der
übrigens in Wien einen Preis bekommen haben soll
— zwar sehr hübsch erdacht ist, aber nicht im
Stande sein wird, die bisher benutzten Spritzen zu
verdrängen.

Aus der von R. gegebenen Beschreibung seines
Instrumentes und der Anweisung zum Gebrauche
desselben heben wir Folgendes mit seinen eigenen
Worten hervor.

„Der Transfusor ist gänzlich aus schwarzem Kaut-
schuk, hartem oder weichem, verfertigt, mit Ausnahme
der Lancette und eines kleinen gläsernen Rohres. Das
innere desselben muss vor der Benutzung mit warmem
Wasser befeuchtet werden. Ueberhaupt bietet diese
weiche, warme, feuchte Röhre, aus organischen Substanzen verfertigt, in Bezug auf das durch dieselbe geleitete
Blut keinen grossen Unterschied mit der Ader, aus welcher
letzteres entspringt.

Den Anfang des Instruments bildet ein ringförmiger
Saugnapf, aus welchem die Luft vermittelst der speciellen
Kautschukballons vollständig geleert wurde; dieser Ballon
ist dazu bestimmt, das Instrument genau an die Haut an-
zuheften und beim Einsaugen des Blutes jedwede Berührung mit der Luft zu vermeiden.

Der Saugnapf enthält einen Cylinder, in welchem
sich ein luftdichter Kolben mit einer Lancette befindet;
die Länge dieser wird durch eine Schraube regulirt. In
den Cylinder mündet eine Adspirationsröhre, deren unde-
res Ende im Wasser liegen muss.

Der Cylinder, welcher den Anfang des Kanals bildet,
den das Blut zu durchlaufen hat, findet seine Fortsetzung
in einer Saug- oder Druckpumpe, welche mit einem
Spritzröhrchen versehen ist, das in die Ader des Pat. geleitet wird.

Schon vor der Operation muss man ein Gefäss mit
warmem Wasser (30°) gemischt mit 50 Cigrmm. per
Liter Kochsalz oder kohlensaurer Pottasche oder Soda gefüllt haben.

In diese Flüssigkeit bringt der Operateur den Transfusor, um ihn zu waschen, erwärmen, reiben, kurzu
überhaupt um sich zu überzeugen, dass er vollständig in
Ordnung ist.

Diese Flüssigkeit ist dazu bestimmt, am Anfange der
Operation den Transfusor auszufüllen, damit die innere
Luft verdrängt werde. Gleich nach vollendeter Operation
wird der Chirurg die Flüssigkeit nochmals benutzen, um
das Instrument vom Blute gänzlich zu reinigen, bevor es
noch hart oder kalt geworden ist.

Bei der Operation selbst muss man den Saugnapf
vermittelst des besonders dazu bestimmten Kautschukballons an der Haut festhalten; was die Lancette betrifft,
so wird sie genau in der Mitte der Ader den gewünschten
Platz einnehmen, da die beiden Heftmarken accurat die
Richtung der Ader in gerader Linie verfolgen.

Sobald der Transfusor am gewünschten Ort festsitzt,
so muss das Saugrohr in die oben beschriebene Flüssigkeit
gebracht werden; durch die Handhabung der Pumpe
steigt das Wasser bis zur Haut hinauf, umgiebt die Lancette, füllt das ganze Instrument aus, zugleich verdrängt
es vollständig jede Spur von innerer Luft und bemerkt
man die Luftblasen in dem Glasrohre bei ihrem Durch-
gange.

Wenn man sich überzeugt hat, dass der Apparat
keine Luft mehr hat, so schliesst man den Adspirations-
hahn und drückt die Lancette ab. Das Blut strömt dann
vollständig hinter dem durch das Spritzröhrchen abfliessen-
den Wasser ein.

Wenn sich das Blut an der Spitze des Spritzröhrchens
zeigt, so wird dieses in den oben beschriebenen Einschnitt
der Ader eingeschoben, während man zugleich die Transfusion durch Pumpen fortsetzt.

Jede Bewegung der Transfusionspumpe bringt von
einer Ader in die andere ca. 30 Grmm. Blut, und zwar
rapid, direkt, sicher, mit Vermeidung irgend welcher
noch so geringer Berührung mit der Luft, ohne dass das
Blut erkalte oder gerinne.

Die ganze Operation, zu deren Vollziehung es gegenden Kautschukballon 10—12 Mal in Aktion zu setzen
dauert nur 3—4 Minuten."

Wie es möglich sein soll, alle diese Manipulationen auf dem Schlachtfelde auszuführen, was Ref.
besonders hervorhebt, ist für Ref. nicht klar.

Das zweite neu empfohlene Instrument beruht
auf einer viel einfacheren Basis und ähnelt dem
Gesellius'schen Transfusor in manchen Stücken.
Dr. Wolfs (Deutsche Ztschr. f. Chir. II. 6. p. 533.
1873) empfiehlt nämlich den Heber als den einfachsten und vollkommensten Transfusionsapparat.
Ein einfacher Irrigator, in warmes Wasser gestellt,
nimmt das defibrinirte Blut auf und leitet es durch
einen Gummischlauch, der mit einer Kanüle versehen ist, in die Vene des blutempfangenden Menschen.

Schliesslich haben wir noch der direkten Lamm-
bluttransfusion zu gedenken, welche nach dem Vor-

schläge von Gesellius von Dr. Oskar Hasse in Nordhausen ausgeführt wird. Eine vorläufige Mittheilung, wenn man diesen Ausdruck benutzen darf, findet sich im *Tageblatte der 46. Versammlung deutscher Naturforscher und Aerzte zu Wiesbaden* (Nr. 7). Hoffen wir, dass dieser kurzen Notiz bald eine ausführliche Mittheilung folgt. II. hat die direkte Thierblutüberleitung in 12 Fällen ausgeführt, 5mal bei Phthisis, 2mal bei Chlorose, 2mal bei Kachexie nach schweren Krankenlagern, 1mal bei Kachexie nach Spondylarthrocace, 1mal bei Carcinoma ventriculi und 1mal bei akuter Anämie nach Placenta praevia. Im letzten Falle trat schnell Genesung ein. Beide kachektische Kranke genasen, die chlorotischen besserten sich langsam. In dem Falle von Carcinom wurde vorübergehende Besserung, bei der Spondylarthrocace Hebung des Ernährungszustandes und Besserung der Eiterung bewirkt. Besonders bei den Phthisikern sollen, aber enorm günstige Resultate erzielt worden sein. Die Reaktion war durchgehend sehr stürmisch. Erhebliche Dyspnöe, die sich selbst zur Apnöe steigerte, nöthigte zur Abbrechung der Transfusion nach 60—90 Sekunden. Eine halbe Stunde nachher folgte heftiger Schüttelfrost mit Steigerung der Temperatur bis zu 40,9° C., darauf tiefer Schlaf und Gefühl von Wohlbehagen beim Erwachen. Die Patienten zeigten bald eine Zunahme des Körpergewichts um mehrere Pfund, schnelles Wachsen der Muskelkraft und grosse Regsamkeit des Geistes. In einzelnen Fällen fand sich eine einmalige geringe Ausscheidung von Eiweiss u. Blutfarbstoff im Urin.

500. Ueber Operationen unter lokaler Anämie nach *Prof. Esmarch's Methode;* von Wm. Mac Cormac; Cripps; Erichsen; Menzel.

Mac Cormac (Med. Times and Gaz. Sept. 20. 1873) hat das Verdienst, in England die Esmarch'sche Methode zur blutlosen Operation eingeführt zu haben. Er erzählt in diesem kleinen Aufsatz, dass die Methode ihm so wichtig erscheine, dass er die erste Gelegenheit ergreife, seine Erfahrung darüber mitzutheilen. Der ausführlich erzählte Operationsfall betrifft ein 5 Jahr altes Mädchen mit einer Nekrose an der Tibia. Nachdem das Kind chloroformirt worden war, legte M. C. in der uns bekannten Weise (vgl. Jahrbb. CLIX. p. 220) den Esmarch'schen Apparat an. Während der ganzen Operation floss kein Tropfen Blutes.

Diesem ersten Versuche sind weitere Nekrosen-Operationen gefolgt, ferner eine Resektion des Kniegelenks und eine Amputation. Auch in diesen Fällen ist kein Tropfen Blutes verloren gegangen.

In einem 2. Artikel (Lancet II. 15; Oct. 1873) wird mitgetheilt, dass das Esmarch'sche Verfahren im *St. Thomas, Guy's, London* und *St. Bartholomew's Hospital* angewendet worden ist, und zwar bei den verschiedensten Operationen auch mit dem gleichen günstigen Erfolg. Hervorgehoben

wird, dass, obgleich die Operationen bis zu einer halben Stunde dauerten, keine üblen Nachwehen sich eingestellt haben. Interessant ist die Bemerkung, dass das Blut sich an der Wunde nach Vollendung der Operation und Abnahme des Schlauches in einigen Fällen augenblicklich gezeigt habe, in andern erst nach mehreren Sekunden bis zu einer Minute.

Eine ganz hübsche Vereinfachung des Esmarch'schen Verfahrens giebt Harrison Cripps an (Lancet l. c.).

Es ist nur die Frage, ob diese Aenderung des ursprünglichen Verfahrens sich in der Praxis bewähren wird. Der Vorschlag ist folgender. Die Enden eines 21" langen, ca. ³/₈" dicken Gummischlauches werden fest mit einander verbunden, so dass ein elastischer Ring von ca. 7" Durchmesser gebildet wird. Dazu gehört ferner eine ausgehöhlte Rolle, welche auf einem Holz zwischen 2 Handgriffen läuft. Man legt nun z. B., um Arm und Hand blutleer zu machen, 3—4 Touren des Ringes um die zusammengelegten Finger und um die Hand, fügt in den freien Theil des Ringes die Handhabe ein und indem man letztere um das Glied bewegt, rollt man eine Tour von den Fingern ab, um eine neue an dem Vorderarm anzulegen. Indem man so fortfährt, lässt man hinter sich einen blutleer gemachten Körpertheil. Cripps selbst giebt jedoch an, dass dieses Verfahren nicht hinreicht, um am Kniegelenk den Widerstand der Flexorenscheue zu überwinden. Auf jeden Fall sind weitere Mittheilungen über erfolgreiche Anwendung dieses Verfahrens abzuwarten.

In der Nummer der Lancet vom 18. Oct. 1873 (II. 16) werden 2 Briefe von Thom. Radford und John Erichsen veröffentlicht, welche sich auf das Esmarch'sche Verfahren beziehen. Der erstere derselben ist ohne Interesse für uns.

Erichsen behauptet, dass einem englischen Chirurgen der Ruhm der Erfindung der blutleeren Operation gebührt, u. zwar dem Herrn Clover. In einem Falle von Amputation des Femur bei einem sehr anämischen Menschen wurde das ganze Bein von den Zehen an bis zum Perinäum sorgfältig eingewickelt und dadurch thunlichst alles Blut ausgetrieben, ehe das Schraubentourniquet angelegt wurde. Bei diesem Verfahren soll kaum etwas Blut verloren gegangen sein.

Abgesehen davon, dass Esmarch sein Verfahren nicht allein bei Amputationen angewendet, sondern auf alle Operationen an den Extremitäten ausgedehnt hat, möchten wir doch darauf hinweisen, dass die Wirkung eines Schraubentourniquet in keinem Falle so energisch sein kann, als die des Esmarch'schen Gummischlauchs, und zwar aus dem Grunde, weil von dem erstern nur die Hauptarterie comprimirt wird, von dem letztern aber die Compression alle zu dem Gliede auslaufenden Gefässe, Venen und Arterien, trifft. Jeder, der eine Amputation hoch oben am Oberschenkel gemacht hat, wird aber erfahren haben, wie stark die Blutung aus den grossen Venen, sowie aus den Arterien an der hintern Seite des Oberschenkels ist.

Eine weitere hierher gehörige Mittheilung machte Dr. Arthur Menzel zu Triest (Gaz. Lomb. XXIII. 24. 1873). Sie betrifft die Exstirpation einer kindskopfgrossen sarkomatösen Geschwulst an der Innenseite des Oberschenkels eines 65 J. alten Mannes. M. wickelte vor Beginn der Operation die ganze Extremität bis über die Geschwulst ein und umschnürte den Oberschenkel dicht unterhalb der Weiche mit 4 Windungen eines elastischen Gummirohrs. Es wurde nun die Geschwulst blosgelegt, die den Weichtheilen angehörte und mit den Muskeln zum Theil fest verwachsen war. Die Art. und V. cruralis mit dem N. saphenus traten in die Geschwulst ein, die sie von einem Ende bis zum andern durchliefen; die Gefässe mussten unterbunden werden. Die ganze wegen der Lösung der Adhäsionen sehr schwierige Operation dauerte ³/₄ Std.; der Kr. verlor aber keinen Tropfen Blut und die Operation liess sich wie am Cadaver ausführen. M. lockerte, um sich von der örtl. Hämorrhagie zu überzeugen, einen Moment das Kautschukring und sofort strömte das Blut aus etwa 50 Muskelästen. (Leisrink.)

501. *Melanotischer Tumor des Auges, Ausschälung des Bulbus und Applikation von Zinkchloridpaste auf die Geschwulstreste in der Augenhöhle;* von George Lawson. (Transact. of the clinic. Society V. p. 1. 1872.)

Eine 62jähr., schwächliche und durch lange Schmerzen sehr herabgekommene Frau, deren 92jähr. Mutter noch lebte und in deren Familie keine dyskrasischen Krankheiten beobachtet waren, wurde wegen seit ca. 3 Mon. bestehenden Exophthalmus linkerseits aufgenommen. Wiederholte Schmerzanfälle sollten sich seit ca. 3 Jahren in dem Auge eingestellt haben. Der Augapfel war offenbar von einer melanotischen Masse erfüllt, welche, nach hinten in den Orbitalraum durchgebrochen, die Hervordrängung des Bulbus bedingt hatte. — Zuerst wurde der Bulbus und die Geschwulst in der Augenhöhle ausgeschält, dann die Blutung mit dem Glüheisen gestillt, dann wurde die Zinkchloridpaste mit Hülfe von Leinwandstreifen, welche in einen Wattetampon eingewickelt waren, an die Orbitalwände applicirt. Es stiessen sich grössere Stücke von den knöchernen Wänden los, aber die Granulation wurde eine gutartige. Das Allgemeinbefinden der Pat. besserte sich, sodass deren Entlassung, 3 Monate nach der Operation, binnen Kurzem zu erwarten war. Eine Untersuchung der Geschwulst ist nicht mitgetheilt. Vf. hat schon mehrfach bösartige Geschwülste in der Orbita mit Zinkpaste erfolgreich behandelt und glaubt diese Methode empfehlen zu können. [Wenn Vf. behauptet, dass Morgan im Jahr 1864 zuerst diese Methode bei Encephaloid der Orbita empfohlen habe, so mag dies für England richtig sein. Die Jahrbb. enthalten aber bereits im Jahr 1859 (Bd. Cl. p. 328) einen Fall von Geschwulst der Augenhöhle, in welchem von Zehender die Zinkpaste selbst bei erhaltenem Bulbus an die Orbitalwände applicirt wurde.]   (Geissler.)

502. Ueber einige seltenere syphilitische Erkrankungen des Auges; von Ignaz Barbar aus Sambor (Inaug.-Dissert. Zürich 1873 [1]) u.

—————
[1] Herrn Prof. Horner für die Zusendung meines besten Dank. G.

Francis E. Anstie (Transact. of the clin. Soc. IV. p. 192. 1871).

Die vier ersten Krankengeschichten, welche die genannte Dissertation enthält, beziehen sich auf *Gummigeschwülste* des Ciliarkörpers u. der Sklera, (2 F.), die sich als flache Vorwölbung der Sklera dokumentirten und mit der einfachen unscheinbaren Skleritis einige Aehnlichkeit hatten, und (ebenfalls 2 F.) auf Gummata der Iris und des Ciliarkörpers. Iritis war mehrfach der eigentlichen Neubildung vorangegangen. Die Diagnose wurde durch das gleichzeitig bestehende Allgemeinleiden gesichert.

Der fünfte Fall betrifft eine *Neuritis optica syphilitica mit akuten Herderkrankungen in Gehirn und Leber.* Wir lassen ihn abgekürzt folgen:

Ein kräftig gebauter Mann von 43 Jahren war vor ca. 4 Wochen nach einem Anfall von Kopfschmerz und Erbrechen beiderseits plötzlich sehschwach geworden u. jetzt fast erblindet. Die ophthalmoskop. Untersuchung ergab trübe, undurchsichtige Papillen mit noch erhaltenen Contouren, breite, gefüllte Venen u. rechts ein Extravasat. Pat. litt seit längerer Zeit an unzweifelhaft syphilitischen Geschwüren im Rachen, sowie an Knochenauftreibungen der Tibia und des Stirnbeins. Unerwartet gesellten sich dem Sehnervenleiden schon nach wenigen Tagen paralytische Erscheinungen hinzu: der linke Arm, dann das Gebiet des linken N. facialis, dann das rechte Bein wurden gelähmt, das Schlingen und die Sprache wurden erschwert u. der Tod erfolgte bereits nach 12 Tagen, ohne dass Fieber, Convulsionen, oder psychische Störungen eingetreten waren. Sektionsbefund: Die Sehnerven in der Schädelhöhle waren vom Foramen opticum des Keilbeins an bis über das Chiasma hinaus bis auf 9 Mmtr. im Durchm. verdickt und geröthet; innerhalb der Orbita hatten beide Nn. optici eine ampullenförmige, fluktuirende Erweiterung der Sehnervenscheide. Das mikroskop. Unters. der Sehnerven innerhalb der Schädelhöhle zeigte die Nervenbündel durch Oedem auseinander getrieben, die Nervensubstanz selbst breiartig zerstört und durch Körnchenkugeln, lymphoide Zellen und Amyloidkörper ersetzt; innerhalb der sackartigen Erweiterung der Scheide des orbitalen Nerventheiles fanden sich Wucherung der Bindegewebsbalken und Einlagerung lymphoider Zellen in den Sehnervenpapillen waren die Gefässe strotzend gefüllt, das Stützgewebe war verdickt. Ferner fanden sich *Syphilome:* beiderseits haselnussgrosse an der Uebergangsstelle der Markmasse des Kleinhirns in die Crura cerebelli ad corpora quadrigemina; im Hinterlappen der linken Grosshirnhemisphäre nach aussen und oben vom Hinterhorn u. ein erbsengrosser Tumor etwas weiter nach vorn dicht unter der Rinde. Endlich war unterhalb der rechten Olive an dem verlängerten Mark eine weiche, 5 Mmtr. lange, 4 Mmtr. breite Einlagerung, die sich nach oben fast bis zur Rautengrube erstreckte, vorhanden. Die letztere Neubildung war jedenfalls die Ursache der raschen, unter Lähmung verlaufenden deletären Ausgangs. In der etwas verkleinerten Leber fanden sich zahllose Knoten von Hirsekorn- bis Nussgrösse.

Dr. Anstie berichtet über folgenden *Fall von Facialneuralgie in Folge von Syphilis, verbunden mit ocularer Paralyse u. anderen Veränderungen.*

Eine 35jähr. Frau hatte zuerst als 17jähr. Mädchen an Migräne gelitten, wahrscheinlich in Folge von angestrengter Näharbeit. Nach ihrer Verheirathung im 20. J. hatte die Migräne (rechterseits) aufgehört; sie hatte 3 gesunde Kinder geboren, aber während der Laktation der jüngsten sich weniger gesund gefühlt. Bald nach dem Abstillen traten tägliche Anfälle einer heftigen *Trigeminusneuralgie* in allen 3 Aesten rechterseits auf und kam

danach wurde 'das Sehvermögen des rechten Auges verworren. Die Untersuchung ergab als neuralgische Punkte: Supraorbital- u. Infraorbitalkanal, Schläfen- u. Parietalgegend und die untere Zahngegend. Der Levator palpebrae u. alle (?) *Augenmuskeln* waren *geläkmt*, nur der M. rect. internus war noch schwach beweglich, die Pupille war normal, die Bindehaut war gereizt, es bestand Thränenfluss u. etwas Lichtschen. Die Accomodation für die Nähe war sehr geschwächt, beim Sehen mit beiden Augen war Diplopie vorhanden. Die *Haut der rechten Gesichtshälfte* war *anästhetisch*; der *Geruch* war *beiderseits* aufgehoben, ebenso der *Geschmack* in der *rechten* Zungenhälfte. Mit grosser Wahrscheinlichkeit war die Frau nach der Geburt des letzten Kindes syphilitisch geworden, denn es wurde bei genauer Untersuchung die Entwicklung eines Exanthems, sowie eine specifische Affektion des Gaumens constatirt. Die Pat. erhielt täglich 2 Grmm. Jodkalium. Ganz gleichmässig ging die Neuralgie zurück, sowie sich Geschmack u. auch Geruch wieder herstellte. Am hartnäckigsten widerstand die Augenmuskellähmung. Nach einem Versuch mit Quecksilber und Chinin bedurfte es noch einer 2. Jodkaliumkur von 6 Wochen; nach Ablauf dieser Zeit war die normale Thätigkeit der Augenmuskeln fast vollständig zurückgekehrt.   (Geissler.)

503. Ueber Iridotomie; von L. v. Wecker (Annal. d'oculist. Septbr. Octbr. 1873.) [1]

Die *Iridotomie* ist eine durch die Iridektomie verdrängte, fast verschollene Operation. Wenn ihr in dessen A r l t in seinem Lehrbuch einen „hohen Werth" zuspricht, wiewohl ihre Indikationen beschränkt sind, so verdient sie doch vielleicht nochmals geprüft zu werden. Diess hat jetzt v. W e c k e r gethan. Er führt zunächst mehrere historische Details an, die wir nur kurz berühren können. Ihr Erfinder ist Ch e s e l d e n (1728), dann wurde sie von H e u e r m a n n (1756), von Gu é r i n (1769) u. von J a n i n (1772) modificirt. Als W e n z e l (1786) die Ausschneidung der Iris lehrte, kam die einfache Incision selbst in Frankreich in Vergessenheit, während sie in andern Ländern überhaupt nur wenig Eingang gefunden hatte. M a u n o i r (1812) suchte vergeblich, ihr wieder zu Recht zu verhelfen. v. G r ä f e hat sie in seinen letzten Lebensjahren wieder hervorgesucht, wie uns aus einem interessanten Briefe an M e y e r in Paris (siehe dessen Traité des opérations etc. pag. 79) erhellt; auch B o w m a n hat sie nicht unbeachtet gelassen.

Wir lassen hier ganz bei Seite, in welcher Weise und mit welchen Instrumenten die genannten Operateure verfahren sind und wenden uns sogleich zu der Methode v. W e c k e r 's.

Das zugehörige Instrumentarium besteht (ausser Sperrhaken u. Fixationspincette) aus einem geraden und einem gekrümmten Lanzenmesser, die an der Basis eine Hemmung haben, damit die innere Wundgrösse genau 4 Mmtr. beträgt, ferner aus zwei gekrümmten Scheerenpincetten, welche vor den geraden den Vorzug der Haltbarkeit u. des sichern Schnittes besitzen.

Die *Iridotomie* ist entweder eine einfache oder eine doppelte.

1) Die *einfache* Iridotomie besteht darin, dass man am Hornhautrand das Lanzenmesser an der Stelle einsticht, welcher gegenüber die Incision in den Sphinkter der Iris stattfinden soll. Die Zurückziehung der Lanze muss sehr langsam geschehen. Dann wird die Scheerenpincette geschlossen eingeführt, ein eventuell entstandener Irisvorfall zurückgedrängt. Ist dieses Instrument bis an den zu durchschneidenden Pupillarrand gelangt, so wird es geöffnet und die untere Branche hinter die Iris geschoben. Die Iris befindet sich nun zwischen den Scheerenblättern, die allmälig noch weiter geöffnet und vorwärts geschoben werden. Dann genügt der Scheerenschluss, um die Iris zu spalten. Die Scheerenpincette wird hierauf ausgezogen und das Auge geschlossen. Wenn sich wieder Kammerwasser angesammelt hat, sieht man die Ränder des Schnittes klaffen. Die Operation verlangt sehr tiefe Narkose und setzt, da die Gefahr die Linse zu verletzen sehr gross ist, eine äusserst geschickte Hand voraus!

Die *Indikationen* sind: Schichtstaar, centrale Hornhautleukome, Leukome mit vorderer Synechie, also mit einem Worte diejenigen Störungen, welche eine Pupillenbildung aus rein optischen Gründen erfordern. Will man gleichzeitig antiphlogistisch, entspannend auf das Auge wirken, so wird man immer die Iridektomie vorziehen, die ja auch in der Hand des weniger Geübten ungefährlich ist.

2) Die *doppelte* Iridotomie wird bei den linsenlosen u. durch Pupillarverschluss erblindeten Augen am Platze. Hier durchstösst man im ersten Akt mit dem Lanzenmesser nicht nur den Hornhautrand, sondern auch die dahinter ausgespannte Iris. Bei genügender Narkose des Kr. entleert sich nach dem Zurückziehen der Lanze nur sehr wenig Glaskörper. Man schiebt dann die Scheerenpincette ein, geht mit dem einen Blatte hinter die Iris durch die vom Lanzenmesser gebildete Oeffnung, führt das Instrument nach unten u. innen 5—6 Mmtr. tief u. schneidet dann mit einem Schlage die Iris u. die falschen Membranen durch, wendet sich dann nach aussen u. wiederholt den Schnitt, so dass beide an der Hornhautwunde in der Form eines /\ zusammentreffen. Bisweilen kann auch ein einfacher Schnitt genügen. Immer soll die Incision in die Richtung der stärksten Spannung der Iris fallen u. zwar so, dass die Cirkelfasern senkrecht durchschnitten werden. Darnach richtet sich natürlich auch die Wahl der Einstichsstelle am Hornhautrande. Die Reaktion nach dieser Operation bleibt ganz aus, sie ist viel ungefährlicher als die Iridektomie oder Iridorrhexis. Sie hat keine innere Blutung zur Folge und beseitigt mit Sicherheit die auf den Ciliarkörper einwirkende Hemmung. Sie kann auch von weniger Geübten ohne Schaden für den Patienten ausgeführt werden.

                   (Geissler.)

VII. Medicin im Allgemeinen.

504. Beitrag zur normalen und pathologischen Anatomie der Lymphdrüsen; von G. Armauer Hansen, Unterarzt am Lungegaardshospital für Spedalske zu Bergen. [1])

Vf. vergleicht in der vorliegenden sehr bemerkenswerthen Abhandlung, für welche er von der Universität einen Preis erhalten hat, die Anordnung der Marksubstanz der Lymphdrüsen mit dem Bluthenstand einer Umbellifere; eine denselben von oben her umfassende Hand würde die Cortikalsubstanz repräsentiren. In der Cortikalis besteht die Lymphdrüsensubstanz bekanntlich aus runden und oblongen Partien (Cortikalampullen von His), die Ampullen erscheinen convex gegen die Marksubstanz hin und zwei oder mehrere Markstränge münden in sie ein, im Uebrigen sind die Ampullen von innen her begrenzt von den obersten Sinus der Marksubstanz, deren Trabekel sich in ihrem Rand inseriren. An einzelnen Stellen gehen Keile der Marksubstanz bis hinauf unter die Kapsel, zwischen solchen liegt oft eine einzige Ampulle. In der Regel haben die Ampullen breite Anastomosen und man kann sie betrachten als in allen Richtungen ausgedehnte Markstränge, die vollständig oder theilweise mit einander verschmolzen sind. Zwischen den Ampullen und der Lymphdrüsenkapsel trifft man mit jedem Schnitt einen Sinus in grösserer Ausdehnung, meist nur eine Ausdehnung von Balken, welche von der Kapsel entspringen; die Balken entspringen als Kämme von der Innenfläche der Kapsel, die sich erst später zwischen den Ampullen und ihren Anastomosen in dünnere Balken auflösen (man sieht dieses Verhalten deutlich, wenn man ein Stück der Kapsel abreisst, die Balkenkämme theilen ihre Innenfläche in grosse rundliche Felder). Aus dem angegebenen Verhalten der Schnitte ergiebt sich, dass der Sinus sich flächenartig zwischen Kapsel und Ampullensubstanz ausbreitet, die Fortsetzungen dieses Sinus umschliessen die von der Kapsel ausgehenden Balken und werden selbst wieder umschlossen von den Anastomosen der Ampullen; beim Uebergang in die Marksubstanz gewinnen die Sinus wieder Terrain und umschliessen die schmalen Markstränge.

Um ein Schema für die verschiedene Form des Hilus zu erhalten, braucht man nur eine Mesenterialdrüse, deren Hilus nur durch einen flachen Einschnitt angedeutet ist, zusammen zu falten; denkt man sich die Spalte zwischen den zusammengebogenen Theilen der Peripherie durch Bindegewebe ausgefüllt (Hilusstroma), so kann man alle Grade der Hilusentwicklung darstellen. Die Blutgefässe treten hauptsächlich am Hilus aus und ein und vertheilen sich fast ausschliesslich an Markstränge und Ampullen. Die

Vasa afferentia münden in die Sinus sowohl mitten über der Ampullenwölbung, als ihre Zweige manchmal ein Stück durch die Kämme der Kapsel hindurch verlaufen. Der Ursprung der Vasa efferentia ist schwieriger nachweisbar, man findet jedoch in manchen Präparaten ihren Ursprung im Hilus vollkommen entsprechend der Mündung der zuführenden Lymphgefässe. An manchen Stellen sieht man, wie die Injectionsmasse sich in die Ampullen hinein gedrängt hat.

Ein für pathologische Zustände wichtiges Verhalten zeigt sich, wenn man ein grösseres Lymphgefäss (z. B. der Inguinalgegend) injicirt, die Injektionsmasse dringt nur in eine beschränkte Zahl von Lymphdrüsen ein, und auch in diese nur unvollständig; das Lymphgefäss theilt sich nämlich, wenn es sich einer Drüsengruppe nähert, in mehrere Aeste, welche in verschiedene Drüsen münden und nicht unter einander communiciren. Indessen erhalten auch dieselben Drüsen Aeste von verschiedenen Lymphgefässen.

An injicirten Präparaten sieht man, wie die Blutgefässe, abgesehen von grössern Stämmen in Kapsel und Balken, sich ausschliesslich in Marksträngen und Ampullen finden. Betrachtet man den zunächst um den Arterienstamm liegenden Theil des Balkens, in welchem er verläuft, als seine Adventitia, so geschieht der Uebergang von Balken zu Marksträngen dadurch, dass die Adventitia von Lymphzellen infiltrirt wird (analog dem Verhalten der lymphatischen Arterienscheiden in der Milz). Nach dem Eintritt in den Markstrang löst sich die Arterie theils in Capillaren auf, theils setzt sie sich in unter einander anastomosirende grössere Aeste fort, die endlich in den Ampullen sich in Capillaren auflösen. Die Venen verhalten sich beim Uebergang von Marksträngen zu Balken analog. Markstränge und Ampullen sind demnach als eigenthümlich veränderte Gefässadventitien aufzufassen. Auch solche Gefässe, welche von der Kapsel her in die Balken verlaufen, gehen in die Ampullen ein (gegen His).

Indem das Reticulum der Markstränge von den Balken entspringt, bleibt um die Arterie herum eine Scheide übrig, an welcher sich die Balken des Reticulum inseriren; in der Scheide finden sich zahlreiche Kerne, mit der Dicke der Arterien nimmt die Scheide an Mächtigkeit ab und an den Capillaren ist sie kaum mehr nachweisbar; wie die Capillaren verhalten sich die kleineren Venen, an den grösseren wird die Scheide deutlicher. Unter pathologischen Verhältnissen treten oft die Scheiden viel stärker hervor. Ob die Scheide unterbrochen ist, konnte Vf. nicht entscheiden. Auf diese Weise liegen also die Gefässe eigentlich ausserhalb des Netzwerkes oder richtiger in Kanälen, welche vom Netzwerk gebildet sind. Die Weite der Maschen des Reticulum ist schwankend, im Ganzen sind sie mehr polygonal,

[1]) Bidrag til Lymphkjertlornes normale og pathologiske Anatomi. Christiania 1871. 4. 47 pp. Für direkte Uebersendung spreche ich den besten Dank aus. Wr.

iehr langgestreckt und
der Ampullen, in den
hmissiger. Nach der
d Markstränge au sind
:eiter, eine membranöse
lemonstriren.
len bezeichneten Hohl-
len Ampullen als in den
enthalten nicht bloe
ngiebt), sondern auch
bon des Reticulum ver-
nach den Vacuolen zu,
a Längsachsen concen-
ı plötzlich nehmen die
»mosiren wenig und in-
inden an den Gefässen,
ubt) verlaufen buchtig.
Lymphzellen in grossen
das Zusammenfallen der
: allein Folge der leich-
:llen. Die sogen. Va-
:iner Vermehrung der
illen; solche finden sich
Bekanntlich sind an
:eticulum menschlicher
ı Knotenpunkten kaum
ın lassen solche leichter
der Ampullen). Die
ase findet meist in der
ale verlieren ihre Mus-
in die Kapsel; die in
ge sind klappenlos, sie
:ourirte Linie begrenzt,
lässigen Abständen (ihr
). Beim Uebergang in
tzlich die Lymphwege,
den Sinus ausgespannte
Balken dieses Netzes
ıach Vfs. Erfahrung von
Sinus her, die Balken
Endothelien umkleidet
aastomosirender Zellen.
Zustande treten die er-
ır pathologischen Ver-
tuberkulösen Lymph-
use die Endothelien die
Kapsel, Balken, Sinus-
stränge). Die Silber-
auchen nicht zu über-

a beweisen, dass su-
cht selbstständige Be-
ıs liegen bleiben. Vf.
en Blutfarbstoff in den
ı auf den Sinusdrähten.
ich in zahlreichen pa-
ch ist das Verhalten
nphdrüsen Tätowirter
die angenommene zel-

len-producirende Funktion der Lymphdrüsen sind Vfs.
Untersuchungen nicht zum Abschluss gekommen.

Von *pathologischen* Zuständen der Lymphdrüsen
bespricht Vf. zunächst die *akute u. subakute Schwellung* derselben. Er beginnt seine Schilderung mit
der Untersuchung der geschwollenen Cervikaldrüsen
eines Kindes, welches an *Diphtheritis* starb. Die
sämmtlichen Blutgefässe dieser Drüsen waren bedeutend erweitert. Die Sinus schmäler (durch Injektion nicht vollständig zu füllen), die Markstränge
breit. Bei Injektion gehärteter Drüsen füllten sich
die Vasa afferentia theilweise. Die Fasern des Reticulum erschienen dünner, ihre Maschen weiter. Auffallend war die Deutlichkeit der Kerne in den Knotenpunkten. Die Lymphzellen vermehrt, zum Theil
vergrössert, nicht selten doppelte Kerne enthaltend.
In den Sinus die Endothelzellen deutlich, körnig.
Durchaus ähnlich verhielten sich die Inguinaldrüsen
eines in Folge von Phlegmone der Corpora cavernosa
pyämisch Verstorbenen; auch hier Zellvermehrung
in Marksträngen und Ampullen, Verschmälerung der
Sinus. Ebenfalls übereinstimmend verhielten sich
die Mesenterialdrüsen eines an Diarrhöe verstorbenen
syphilitischen Kindes; nur waren hier die Sinus bedeutend weiter. Die Mesenterialdrüsen eines Le-
prösen, welcher an Ascites litt, waren im Verhalten
ihres Netzwerkes analog, aber hier waren die Sinus
ganz enorm erweitert; die Endothelien traten mit
ungewöhnlicher Deutlichkeit hervor. An manchen
Stellen erschienen die Markstränge durch die Erweiterung der Sinus zusammengedrückt.

Die Bronchialdrüsen eines Pneumonischen und
die Mesenterialdrüsen von Typhösen boten eine solche
Uebereinstimmung, dass Vf. dieselben gemeinschaft-
lich beschreibt; auch die typhös infiltrirten Peyer'-
schen Plaques wichen von denselben nicht ab. Der
einzige Unterschied bestand darin, dass sich in den
Bronchialdrüsen nirgends nekrotische Partien befanden, wohl aber in den typhösen. Zunächst fällt
auf die grosse Menge der bereits von Billroth beschriebenen grössern Zellen, manche scheinen Lymphzellen einzuschliessen und in manchen finden sich
Vacuolen; die meisten grössern Zellen liegen in Ampullen und Marksträngen (gegen Billroth's Angabe). Ferner fand Vf. das Netzwerk ausgeweitet,
seine Bälkchen verdünnt, buchtig verlaufend (der
Zusammenhang ist dabei so locker, dass Schnitte
dieser Partien Pinseln nicht ertragen). Die Blutgefässe sind enorm erweitert, ihre Scheide ist überall
sehr deutlich sichtbar, die Gefässendothelien treten
deutlicher als im normalen Zustande hervor; in der
Scheide finden sich zahlreiche spindelförmige Zellen,
die Scheiden sind an manchen Stellen von Lymphzellen vollgepfropft (wahrscheinlich von emigrirten
Blutzellen). Ob die Kerne in den Knotenpunkten
des Reticulum sich vergrössern und entwickeln
(Billroth), darüber wagt Vf. auf Grund seiner
Präparate keine bestimmte Aeusserung. Die Lymph-
sinus erscheinen sämmtlich mehr oder weniger er-

weltert; ihre Balken gedehnt und verdünnt. Die
Endothelzellen sind überall auffallend gross. Die
Sinus sind vollgepfropft von Zellen; die meisten
dieser Zellen sind wahrscheinlich durch die Lymphgefässe zugeführt (gleiche finden sich auch in den
Mesenteriallymphbahnen). An nekrotischen Lymph-
drüsenpartien liess sich die Ursache der Nekrose
nicht bestimmt erkennen, sowohl Drüsensubstanz als
Sinus fallen der Nekrose anheim; es lässt sich nicht
beweisen, dass die (in den meisten Fällen nicht
absolute) Hinderung des Lymphstromes Ursache
derselben ist.

Bei der knotigen Form der *Lepra (Spedalsk-
hed)* sind nur diejenigen Lymphdrüsen befallen,
welche peripherisch afficirten Theilen entsprechen,
die Lymphdrüsenaffektion muss demnach eine sekun-
däre sein; das tritt auch deutlich hervor bei dem
Gang der Affektion, welcher sich in den verschiedenen
Erkrankungsgraden auf einander folgender Drüsenpackete ausspricht. Die Consistenz der erkrankten
Drüsen ist vermehrt, an der Oberfläche finden sich
halbkuglige Vorragungen. Die am meisten befallenen
Drüsen zeigen opake Ampullen und Markstränge, im
Ililusstroma herrscht eine bräunliche Färbung vor,
Kapsel und Balken sind grau durchscheinend, am
Rand der Ampullen zeigen sich oft scharf markirte
rothbraune Streifen (natürliche Injektion von Blutroth), in dieser Weise setzen sich die verschiedenen
Bestandtheile der Lymphdrüsen sehr scharf gegen
einander ab; die opaken Stellen nehmen an den
weniger befallenen Stellen an In- und Extensität ab.
Die zu- u. abführenden Lymphgefässe werden meist
erweitert gefunden; ihr Inhalt war stets klar, wenige
Zellen enthaltend. Die Injektion der Lymphdrüsen
von den Lymphgefässen aus findet in den stärker
befallenen Theilen bedeutenden Widerstand, der sich
jedoch durch anhaltenden Druck überwinden lässt.
Das opake Aussehen der Ampullen und Markstränge
rührt von der Anhäufung regressiver Elemente her.
In den Lymphdrüsen findet man (entsprechend dem
Befund in den Knoten) zwei- u. mehrkernige Zellen,
grösser als normal, häufig bräunliche Knoten einschliessend. Das Reticulum in Ampullen u. Marksträngen verhält sich verschieden an verschiedenen
Stellen, manchmal ist die Weite der Maschen normal,
die Kerne in den Knotenpunkten sind fast überall
deutlich; wo sich regressive Elemente in grösserer
Anzahl finden, sind die Maschen ausgedehnt, die
Bälkchen werden dünner, nicht selten defekt. Die
Gefässscheiden und die Gefässendothelien treten hervor. An stärker befallenen Drüsen sind (wie das
die schwierige Injektion andeutet) die Sinus bedeutend verengt. Die natürliche Injektion mit Blutroth, welche offenbar von den Erweichungsherden
der Lepraknoten herstammt, lässt jedoch auch hier
die Sinus oft deutlich hervorstehen, der Farbstoff ist
vielfach in den Endothelzellen eingeschlossen. In
den weniger befallenen Lymphdrüsen ging die Injektion leichter von Statten und die Sinus waren hier
weiter, die Sinusfäden waren oft verdickt, die Endo-

thelzellen fest mit denselben zusammenhängend. Die
Persistenz der regressiven Elemente in den Lymphdrüsen ist so gross, dass Vf. bisher keine geschrumpfte Lymphdrüse fand, welche auf eine stattgefundene Resorption hätten schliessen lassen. Aus
seinen Untersuchungen schliesst Vf., dass die Lymph-
drüsenmasse selbst, resp. die Lymphzellen, der eigentliche Sitz der Affektion sind, sie sind es, die den
von der Peripherie zugeleiteten inficirenden Stoff aufnehmen; die der Peripherie zunächst gelegenen Drüsen sind am stärksten befallen, sie nehmen also
mehr Infektionsstoff auf, als die weiter oberhalb gelegenen; aber selbst in den stark befallenen Drüsen
finden sich noch anscheinend unafficirte Lymphzellen, die Zahl dieser unveränderten Zellen nimmt
in den weiter oben gelegenen Drüsen mehr und mehr
zu; es scheint demnach, dass die Lymphzellen
schliesslich wahrscheinlich allen Infektionsstoff aufnehmen, wenn nur die Drüsenreihe von genügender
Länge ist. Es ist also nicht das mechanische Hinderniss der Lymphcirkulation, das den Infektionsstoff
aufhält, dieses hält nur die Lymphe auf und trägt
dazu bei, dass dieselbe ihren Infektionsstoff vollständiger abgiebt.

Sekundäre Affektionen von Lymphdrüsen bei
Tuberkulose innerer Organe ergeben eine ziemliche
Mannigfaltigkeit des Befundes, der sich jedoch auf
den mehr oder weniger chronischen Verlauf zurückführen lässt. Die Lymphdrüsen (in den vom Vf.
untersuchten Fällen bestand neben Lungentuberkulose, Tuberkulose verschiedener innerer Organe)
sind meist vergrössert, fester; die Lymphgefässe erweitert, sie enthalten Zellen von der doppelten Grösse
normaler Lymphzellen. Die in den Drüsen gelegenen käsigen Knoten erheben oft die Oberfläche
grobhöckrig, viele derselben sind oft von fibrösen
Kapseln begrenzt, andere von zellreichen Schichten.
Die käsigen Partien mit ihrer Begrenzung prominiren
auf der Schnittfläche; die Drüsenmasse zwischen den
käsigen Knoten ist selten relativ normal, meist enthält sie miliare, gelatinös aussehende Knötchen, in
Drüsen mit glatter Oberfläche findet man meist keine
käsigen, aber wohl die erwähnten gelatinösen Knötchen. Beim Zerzupfen dieser Knötchen findet man
dicht zusammengepackte Massen runder und kantiger
grosser Zellen und meistens auch Riesenzellen. In
schwächer afficirten Drüsen findet man die Sinus
stets erweitert, erfüllt mit eben solchen Zellen, wie
sie die zuführenden Lymphbahnen enthalten. In
käsig afficirten Drüsen liegt die käsige Masse oft
deutlich in den stark comprimirten Sinus [?], während andere Sinus (collateral) ausgedehnt sind.
Manchmal enthalten die Sinus weissliche Pfröpfe,
aus dicht angehäuften Zellen und feinkörniger Masse
bestehend (Coagulation des Sinusinhaltes), ähnliche
Thromben finden sich manchmal in den zuführenden
Lymphgefässen (diese Coagula kann man auspinseln,
nicht die Tuberkelknötchen). Der *Sitz der Tuberkel*
(abgesehen von solchen, welche in Kapsel u. Balken
sitzen) *ist stets in Ampullen und Marksträngen*.

Die Maschen des Reticulum der tuberkulösen Drüsen sind stets bedeutend erweitert, trotzdem sind die Bälkchen nicht verdünnt; die Gefässscheiden treten deutlich hervor. In den Maschen des Reticulum finden sich zahlreiche grosse Zellen angehäuft. Die Begrenzung der isolirt liegenden Tuberkel ist meist scharf und wird von einem Netzwerke mit schmalen oblongen Maschen gebildet. An recht dünnen Schnitten sieht man (die meist in der Mitte gelegenen) Riesenzellen des Tuberkels oft nebens isolirt, mit langen Protoplasmaausläufern, die sich zwischen den übrigen Zellen verlieren. Das Reticulum ist meist in der Mitte der Tuberkel zu Grunde gegangen, in der Peripherie finden sich Ueberreste desselben. Ob die Ausläufer der Riesenzellen und der sonstigen Tuberkelzellen mit dem Reticulum zusammenhängen, konnte Vf. nicht entscheiden. Als Beginn der Tuberkelbildung muss man die dichtere Zusammenhäufung grösserer Zellen ansehen, diese Anhäufungen sind nicht an die Gefässe gebunden, Vf. glaubt vielmehr, dass die Tuberkelzellen aus den präexistirenden Lymphzellen hervorgehen, die wachsenden Zellen geben sich wahrscheinlich durch gegenseitigen Druck ihre mannigfaltige Form und sie drängen zugleich das Reticulum aus einander, einzelne Zellexemplare entwickeln sich dabei zu riesenartiger Grösse; mit der Behinderung der Ernährung durch die gedrängte Zellmasse tritt Verkäsung ein, eine Metamorphose, welche übrigens in verschiedenen Drüsen nach verschiedener Zeitdauer einzutreten scheint. Um manche käsige Knoten findet sich die erwähnte fibröse Kapsel, andere gehen allmälig in das umgebende Drüsengewebe über. Die normal in Drüsenkapsel und Balken vorkommenden Bindegewebszellen sind meist vergrössert, Tuberkel treten hier als begrenzte Infiltrationen von Rundzellen auf und enthalten ebenfalls meistens Riesenzellen, das benachbarte Bindegewebe nimmt ein reticulirtes Ansehen an.

Die von Klebs vermuthete Entwicklung der Riesenzellen aus Lymphendothelien ist nach Vfs. Meinung bei dem ausschliesslichen Sitz in Ampullen und Marksträngen für die Lymphdrüsen ausgeschlossen, auch die Blutgefässendothelien scheinen hier ausser Frage zu sein; freilich bekommt man manchmal an gehärteten Präparaten Riesenzellen zu Gesicht, welche im Lumen präformirter Kanäle zu liegen scheinen, an deren Wänden sich Ueberreste von Zellen mit epithelialer Anordnung erkennen lassen; doch meint Vf., diese Bilder könnten als Kunstprodukte durch Härtung und Ausfallen der übrigen Zellen bei der Schnittführung erklärt werden. Die Uebergänge zwischen Lymph- u. Tuberkelzellen sprechen für Entstehung aus erstern, z. B. in den Bronchialdrüsen finden sich Uebergänge von Pigmentzellen zu pigmentirten Myeeloplaques. Auch in den Lymphgefässen entstehen die Tuberkel nicht im Lumen, sondern sie drängen sich in dasselbe hinein, verhalten sich also gerade wie an Venen.

An Darmpräparaten von Individuen, welche nach profusen Diarrhöen starben, fand Vf., abgesehen von Tuberkeln und Ulcerationen der Follikel, eine starke Zellinfiltration der Mucosa; in den entsprechenden Mesenterialdrüsen wurden zuweilen Tuberkel aufgefunden, doch besonders auffallend war die enorme Erweiterung der Sinus und die ausgebreitete käsige Entartung der comprimirten Follicularsubstanz, während Tuberkel in manchen dieser Drüsen nicht vorhanden waren; die käsigen Partien in denselben waren in ihrer Form unregelmässiger und ohne scharfe Begrenzung.

Da Vf. bei seinen Untersuchungen über die Lymphdrüsentuberkulose die Arbeit von Schüppel nicht kannte, ist die Uebereinstimmung, welche seine Schilderungen in ihrem thatsächlichen Theil mit den Resultaten des eben genannten Forschers in vieler Hinsicht haben, um so mehr hervorzuheben.

Ueber die secundäre Carcinose der Lymphdrüsen, sowie über die amyloide Degeneration derselben sind Vfs. Untersuchungen nicht abgeschlossen, doch scheint ihm, dass für letztere zwei Formen anzunehmen sind; die eine, wo die Affektion in den Blutgefässwänden beginnt, die andere, wo nur die Sinus befallen sind. Scrofulöse Drüsen untersuchte Vf. von 3 Individuen. Er fand in denselben käsige Knoten, welche den Vacuolen entsprachen, im Uebrigen waren hier das Reticulum durch Zellhäufung ausgedehnt, die Sinus comprimirt, die Gefässe erweitert; in einer andern „scrofulösen Drüse" fand Vf. Knötchen mit Riesenzellen, welche die grösste Aehnlichkeit mit den Lymphdrüsentuberkeln darboten. Aus dem anatomischen Verhalten dieser Drüsen möchte man schliessen, dass man in den scrofulösen Lymphdrüsen eine primäre Lymphdrüsentuberkulose vor sich habe, oder aber man müsste die Tuberkelbildung überhaupt nur als eine Form chronischer Entzündung betrachten. In dem ersten Satze liegt wieder eine grosse Uebereinstimmung mit der Anschauung, welche Schüppel über das Verhalten der Lymphdrüsenscrofulose zur Tuberkulose gewann, obwohl Vf. bei seinem kleinen Material diese Frage nicht bis in ihre weiteren Consequenzen verfolgen konnte.

Die der Abhandlung beigegebenen zahlreichen und gut ausgeführten Abbildungen tragen wesentlich zum klaren Verständniss des Textes bei.

(Birch-Hirschfeld.)

505. Beitrag zur physiologischen und pathologischen Anatomie der Lymphgefässe der menschlichen Haut; von Prof. Alfred Biesiadecki. (Unters. aus dem pathol.-anat. Institute in Krakau p. 1. Wien 1872. W. Braumüller.)

Die neueren Untersuchungen haben nachgewiesen, dass die Lymphgefässe allenthalben von einer Membran begrenzt für sich abgeschlossen sind, und dass man zwischen Blut- und Lymphgefässen besondere Räume (Lymphräume) unterscheiden muss, welche ihren zum grössten Theil aus dem Blute stammenden Inhalt (Serum und Zellen) in die Lymphgefässe entleeren. Das Durchtreten der Flüssigkeit und der Zellen durch die zarte Lymphgefässwand, also der Uebergang aus den Lymphräumen in die Lymphgefässe, kann nur erfolgen, wenn innerhalb der Lymphräume der Flüssigkeitsdruck ein grösserer ist, als innerhalb der Lymphgefässe, ferner müssen die Wände der letzteren in einem gewissen Grade von Gespanntsein erhalten werden, da sonst die Flüssigkeit der Lymphräume erstere sehr leicht zusammendrücken würde. Obwohl die Lymphgefässe im *Corium* ein Netz bilden, welches seiner Configuration nach nicht dem Blutgefässnetz entspricht, so legen sich doch häufig den Lymphgefässwänden unmittelbar Capillargefässe an, die selbst in das Lumen derselben hineinragen. Bei Transsudation von Blutserum aus den Blutgefässen gelangt daher ein Theil direkt in die Lymphgefässe und erfüllt die Höhle der letzteren; da aber die Flüssigkeit hier freien Abfluss findet, wird der Druck in den Lymphgefässen immerhin geringer sein als in den Lymphräumen; zugleich wird aber durch die direkte Transsudation die Lymphgefässwand in einem Spannungsgrade erhalten, welcher das Durchtreten des Inhaltes der Lymphräume in die Lymphgefässe gestattet. Die Lymphgefässe des *Unterhautzellgewebes* besitzen jedoch (wenigstens am Dorsum penis und Vorderarm, welche Gegenden Vf. speciell untersuchte) eigene Blutgefässe, welche mit einem dichten Capillarnetz das Lymphgefäss umspinnen; diese Gefässe liegen in der Adventitia des Lymphgefässes und gelangen auch zwischen die Zellen der Muscularis. Die Mächtigkeit dieses Gefässapparates spricht dagegen, dass die einzige Funktion desselben die Ernährung der Lymphgefässwand sein sollte. Die Existenz dieser Blutgefässe ist für die Erklärung einiger pathologischer Vorgänge innerhalb der Lymphgefässe von grösster Bedeutung. So erklären sich die bei der Lymphangioitis der Haut auftretenden, dem Verlauf der Lymphgefässe des Unterhautzellgewebes entsprechenden rothen Streifen dadurch, dass die das Lymphgefäss umspinnenden Gefässe ausgedehnt und hyperämisch sind.

Verhalten der Lymphgefässe im indurirten Schanker. Die Untersuchung fand an excidirten Vorhäuten Statt. Im indurirten Corium findet man Lücken (runde, ovale, längliche), deren Lichtung im Verhältniss zu der der Blutgefässe gross ist, ja in der Partie unterhalb der Papillen übertrifft der Durchmesser dieser Lücken den der Blutgefässe um das Dreifache. Die Grenze dieser Räume bildet ein scharfer Saum, in welchem hie und da ovale zarte Kerne eingebettet sind; Capillarschlingen legen sich bis an den Begrenzungssaum dieser Lücken und ragen in sie hinein. Die Lücken sind meist leer, nur wo mehr Blutgefässe in nächster Nähe sind, enthalten sie Exsudatzellen. Vf. erklärt die erwähnten Lücken für Quer- oder Schiefschnitte erweiterter Lymphgefässe, denn 1) sind die Blutgefässe im indurirten Schanker bedeutend enger als die des normalen Präputiums; 2) besitzen Blutgefässe eine mächtigere Haut; 3) sind diese Lücken an Präparaten,

deren Blutgefässe mit farbiger Injektionsmasse gefüllt werden, immer frei von derselben.

Die Erweiterung der Lymphgefässe in einem derartig verdichteten Gewebe, beweist, dass innerhalb derselben der Flüssigkeitsdruck ein bedeutender sein musste.

Nebenbei erwähnt Vf. einen Befund, der neben der Trockenheit und der Zellinfiltration der indurirten Stelle für viele Fälle die knorplige Härte des indurirten Schankers erklärt. Es ist diese die *Neubildung von Bindegewebsfasern*, die vorwiegend in der Peripherie des Schankers an jener Stelle erfolgt, wo sich in Folge collateraler Hyperämie ein Oedem entwickelt hat. Man sieht hier in den Interstitien des Bindegewebes zahlreiche grosse Bindegewebszellen mit reichlichem Protoplasma; sie sind entweder vielgestaltig mit mehreren Ausläufern oder spindelförmig mit zwei langen Fortsätzen, an welchen der Uebergang des granulirten Protoplasma in die starre homogene Substanz der Bindegewebsfasern nachweisbar ist. Einige dieser Zellen zeigen doppelten Kern, andere sind wie abgeschnürt.

Chronische Lymphangioitis. Vf. hatte in 2 Fällen Gelegenheit, das am *Dorsum penis* von einem harten Schanker aus verlaufenden derben Lymphstrang zu untersuchen.

Das Lumen des Lymphgefässes war stellenweise durch ein Fibrincoagulum verengt, welches aus einem dichten Fibrinnetz mit eingelagerten Lymphzellen bestand. An der Innenfläche der Intima lagen spindelförmige gekörnte Zellen (abgelöste Endothelien). An anderen Stellen war die Lichtung des Lymphgefässes durch ein zerfallendes Fibrincoagulum völlig verschlossen, indem kleine Körperchen, die fadenförmig angereiht waren, den Verlauf der Fibrinfäden, Körnchenhaufen die früheren Lymphzellen bezeichneten. An vielen anderen Stellen war durch Verdickung und Faltung der Intima das Gefässlumen verschlossen; die Intima zeigte dann rundliche, oblonge, polygonale Lücken, welche von Bindegewebsfasern begrenzt waren und zahlreiche Exsudatzellen enthielten. Die *Muscularis* war dadurch verbreitert, dass zahlreiche Gruppen von Exsudatzellen ihre querverlaufenden Bündel auseinander drängten; die *Adventitia* war schmal, nur hie und da lagen in ihr Exsudatzellen. Einzelne Abschnitte des Lymphgefässes enthielten im Lumen ein Netz, welches durch Glätte, Glanz und Dicke der Fasern sich vom Fibrinnetz unterschied und welches wahrscheinlich aus Lymphzellen entstanden ist. Die nächste Umgebung des Lymphgefässes war wenig verändert, selten fanden sich zwischen den Fettzellen einzelne Exsudatzellen.

Es ergiebt sich hieraus, dass die Veränderungen im subcutanen Lymphgefäss unabhängig von der nächsten Umgebung desselben verlaufen u. nur dann eine Erklärung finden, dass diese Lymphgefässe eigene Blutgefässe besitzen; die die Lymphgefässwand infiltrirenden Zellen stammen wahrscheinlich aus diesen Blutgefässen. Die Verengerung oder selbst Verstopfung des subcutanen Lymphgefässes erklärt auch die bedeutende Erweiterung der innerhalb der Induration gelegenen Lymphgefässe.

Hautgeschwülste, welche aus erkrankten Lymphgefässen bestehen.

Ein 19jähr. Mädchen besass an der Brust zahlreiche, livid gefärbte, scharf umschriebene, über dem subcutanen Zellgewebe verschiebbare derbe Knötchen, welche sei der Kindheit bestanden; eines dieser exstirpirten Knötchen wurde dem Vf. von Prof. Hebra zur Untersuchung übergeben. Schon mit schwacher Vergrösserung sah man, dass das ganze Corium von verschiedenen grossen Löchern siebartig durchbrochen war. Im obersten Corium und in den Papillen fehlten derartige Löcher. Bei starker Vergrösserung zeigten alle Löcher einen scharfen Begrenzungssaum, die Contour zeigte an einzelnen Stellen noch einen Beleg von platten Zellen, welche höchstens in doppelter Reihe lagen, die Löcher waren theils leer, theils von einer Colloidsubstanz erfüllt. Die meisten Oeffnungen waren für sich abgeschlossen, einige zeigten eine schlauchförmige Verlängerung, welche mit dicht aneinander gereihten Zellen gefüllt war; diese Fortsätze hatten besonders scharfe Contour, welche sich in diejenige der Oeffnungen continuirlich fortsetzte. Die Richtung, in welcher diese Schläuche verliefen, war in der Regel etwas schief aufsteigend zur Hautoberfläche. Durch parallel zur Hautoberfläche geführte Schnitte überzeugte sich Vf., dass diese Schläuche ein mit Zellen gefülltes Netz bildeten, welches an den Knotenpunkten durch die beschriebenen Oeffnungen unterbrochen ward. Die Configuration dieses Netzes entspricht den Lymphgefässen der Haut. Ueber dem Knötchen ist die Schleimschicht mächtiger, die Papillen sind dichter, breiter und länger, sie bestehen aus einem dichten Bindegewebsgeflechte; ebenso besteht das Corium aus sklerotischem Bindegewebe. Die Schweissdrüsen sind von normaler Beschaffenheit, auch an den Haar- und Talgdrüsen ist nichts Abnormes nachweisbar.

Die netzförmige Anordnung, die Weite, der Mangel einer dickern Begrenzungswand lassen die beschriebenen Schläuche als veränderte, mit Zellen ausgefüllte Lymphgefässe ansehen; die Zellen des Inhalts sind zum Theil colloid entartet, in Folge dessen sind die Knotenpunkte des Schlauchnetzes zu kugeligen Räumen erweitert. Schwieriger erscheint die Beantwortung der Frage nach der Abstammung der Zellen im Innern der Schläuche. Sind sie an Ort und Stelle entstanden, dann können sie nur von den Endothelien der Lymphgefässe abstammen, dagegen spricht nach Vfs. Meinung die Erhaltung der scharfen Begrenzung der betreffenden Räume. Folglich müssen die Zellen aus der Nachbarschaft in die Lymphgefässe hineingelangt sein, da aber in den benachbarten Geweben keine Veränderungen sich vorfinden, welche auf Zellvermehrung schliessen lassen, so müssen die Zellen wahrscheinlich aus den Blutgefässen dorthin gelangt sein. Wenn die Sache sich so verhält, dann ist anzunehmen, dass auch im Corium einige Blutgefässe im nähern Zusammenhang mit den Lymphgefässen stehen.

Die untersuchten Knoten, welche einem syphilitischen papulösen Exanthem zum Verwechseln ähnlich sahen, haben in ihrer Struktur die grösste Aehnlichkeit mit jenen Neubildungen, welche als Schweissdrüsenadenome beschrieben wurden; Vf. weist darauf hin, wie nach einem Ausspruch Virchow's diese Geschwülste noch eine genauere Bearbeitung erfordern.

Die aus den geschilderten Untersuchungen gewonnenen Schlüsse stellt Vf. in folgenden Sätzen zusammen.

1) Es ist ein innigerer Zusammenhang zwischen einigen Blut- und Lymph-Gefässen des Coriums vorhanden und letztere besitzen im subcutanen Bindegewebe besondere, denselben vorwiegend zukommende Blutgefässe.

2) Diese Behauptung bekräftigen auch einige pathologische Veränderungen der Haut, indem

a) in der syphilitischen Induration des Präputium die Lymphgefässe bedeutend erweitert sind;

b) die Lichtung des Lymphgefässe, welches von dem indurirten Präputium im subcut. Bindegewebe des Dorsum penis verläuft, ausgefüllt ist mit einem, theils zerfallenden, theils sich organisirenden Fibrincoagulum und die Lymphgefässwand zahlreiche Exsudatzellen zeigt, die in dem umgebenden Bindegewebe fehlen;

c) indem angeborne Hautgeschwülste vorkommen, in welchen die Lymphgefässe ausgefüllt sind mit Zellen, während das Nachbargewebe nur geringe Veränderungen zeigt.

3) Die Härte einer syphilit. Induration beruht zum Theil auf einer Bindegewebsneubildung.

(Birch-Hirschfeld.)

506. Beiträge zur Lehre von der physikalischen Untersuchung; nach neuern Mittheilungen zusammengestellt von Dr. P. Niemeyer in Magdeburg.

I. *Zur Technik.* Dr. W. Hesse (Arch. der Heilk. XII. p. 556. 1872) bringt einen neuen *Hammer* (Schlägel) und ein neues *Plessimeter* in Vorschlag.

Das Plessimeter ist von *Glas*, der Durchsichtigkeit wegen, welche gestattet, die perkutirte Fläche unter Wirkung des Druckes zu betrachten und ebenso wie das Pl. aus Elfenbein beim Anschlage zu „schneppern". Die Convexität der untern Fläche gestattet vollkommnere Coaptation, das Material Desinfektion des Instruments, die eingeschliffene Ctmtr.-Scala direkte Messung. (Für 10 Gr. das Stück, 3 Thlr. das Dutzend zu beziehen von J. Reinisch in Bodenbach.) [Ref. giebt die geltend gemachten Vorzüge zu, hat aber leider schon praktische Belege beizubringen für die Reminiscenz: „Es ist von Glas: wie leicht bricht das!" —] Uebrigens wird die mittelbare Perkussion entbehrlich durch H's. ingeniösen *Perkussions-Schlägel.* Derselbe ist in der That nur ein *Paukenschlägel* im Kleinen [der ja auch unmittelbar applicirt wird, Ref.], arbeitet vermöge seiner Leichtigkeit und der Weichheit seines Materials exakter als selbst der Finger. Abgesehen von der Billigkeit und der Möglichkeit, das Instrument aus dem Stegreife herzustellen, perkutirt es auch stets *linear.* Da ein Plessimeter entbehrlich ist, bleibt die andere Hand frei, und die eine in Gebrauch genommene ist im Stande, so schnell zu arbeiten, dass auch die mobilen Perkussionszeichen controlirt werden.

Unter dem Namen *Phonometrie* führt Dr. J. Herm. Baas, der schon einen werthvollen Beitrag (Jahrbb. CXLVII. p. 303) zur Diagnostik lieferte, eine Technik des Schnellverfahrens ein, welche reiche Ausbeute verspricht (Deutsch. Arch. f. klin. Med. XI. 1. p. 9—42. 1872).

An Stelle des Plessimeters und Hammers tritt die *Stimmgabel* und, wenn man will, das „*Anschlageholz*" (zu beziehen für 48 Kr. vom Schreiner Schwahn zu Heppenheim a. d. W.). Die wohldurchdachte und überall akustische Kennerschaft bekundende Entwickelung ist in Kürze folgende.

Die Phonometrie giebt ebenso wie die Perkussion Aufschluss über Lage und Grenzen der Organe und den Grad des Widerstandes, den sie der aufgesetzten Gabel leisten. Wie bei der Perkussion ist zu unterscheiden zwischen *unmittelbarer* und *mittelbarer*, *starker* und *schwacher* Phonometrie. Den Einwand, dass es eines Ersatzes der Perkussion nicht bedürfe, schneidet Vf. mit folgender treffenden Bemerkung ab: „Es ist grosser Gewinn, wenn man zur Erlangung ein und desselben Resultates zwei gleiche Wege hat, besonders bei rein sinnlichen Wahrnehmungen, die nicht von Jedem und nicht immer gleich aufgefasst werden."

Phonometrie der Brust und des Unterleibes unter normalen Verhältnissen. — Die Autodidaktik beginnt am Besten am Unterleibe, wo man die Gabel, nachdem man sie angeschlagen, auf ein (mit der Perkussion vorher gefundenes) Darmstück aufsetzt: man erhält „starke Resonanz". Die innere Hälfte der Infraclaviculargegend dagegen giebt „schwache Resonanz", auf der Leber endlich ergiebt sich „fehlende Resonanz". Ueber Magen oder Darm thut die Dicke der Bauchwand das Ihrige zur Verminderung der Resonanz, welche sich auch beim *Drängen* einstellte. Die untere Lebergrenze ist durch den sofortigen Uebergang der starken Resonanz in fehlende erkenntlich. Die vordere Milzgrenze ist nur bei „Residuen von Intermittens" festzustellen. Volle Blase und schwangerer Uterus schwachen erheblich ab. Die Brust giebt eine gleichmässig schwache Resonanz, mit dem relativen Maximum in der Infraclaviculargegend. Die Supraclaviculargegend liefert relativ schwache, überhaupt unsichere, daher auf die Lungenspitzen nur mit Vorsicht zu deutende Resonanz. Die Schlüsselbeine, auf welche unmittelbar aufgesetzt wird, resoniren in den zwei inneren Drittheilen eben so stark als die Infraclaviculargegend. Das Sternum (ebenfalls stets unmittelbar zu prüfen) resonirt am stärksten über dem mittleren Theile, danach kommt die Gegend des Manubrium mit einem gewissen Grade von Abschwächung gegen den mittleren Theil. Am schwächsten resonirt der Proc. xiphoideus. — Die vorderen Brusthälften geben bis zur Leber und zum Herzen (ausgenommen die Gegend der weiblichen Mamma oder des starken Musc. pectoral.) eine verhältnissmässig hohe Stufe der schwachen Resonanz. Obere Leber- und Herzgrenze sind an der Linie der fehlenden Resonanz leicht zu erkennen. Die Verschiebung der Grenzen bei In- und Exspiration gelingt mit der Gabel nicht so leicht als mit der Perkussion. Die obere Milzgrenze ist in einzelnen Fällen leicht zu bestimmen. An der hinteren Brustwand ist die Resonanz im Allgemeinen schwächer als an der vorderen. Oben erhält man folgende Stufe vom Minder zum Mehr: 1) äussere Hälfte der Oberschulterblattgegend, 2) Schulterblattgegend, 3) innere Hälfte der letzteren, Gegend zwischen Scapula und Wirbelsäule, meist auch Gegend vom Schulterblatt abwärts bis zur Lungengrenze. Die Seitengegenden des Thorax geben geringere Resonanz als der untere Theil des Rückens. Leber, Milz, Herz geben innerhalb der gewöhnlichen Grenzen fehlende Resonanz. Auch durch die Kleidung vermochte B. die Unterschiede von starker und fehlender, ja selbst von schwacher und fehlender Resonanz aufzufassen.

Resonanz-Reihen. — Im Allgemeinen zeigen die phonometrischen Einzelheiten dieselben Normen, welche Skoda (5. Aufl. p. 4 ff.) für die Perkussions-Resonanz aufstellte. Weiter anknüpfend an die von Seitz (u. Zamminer, Auskult. u. Perkuss. p. 179 ff.) aufgestellten „*Reihen*" stellt B. *für die schwingende Gabel nur die eine Reihe von starker zu fehlender Resonanz* auf, legt aber „aus praktischen Gründen" als Mittelstufe noch die *schwache Resonanz* ein. Die Reihe der starken entspricht dem tympanitischen, die der schwachen dem nicht tympanitischen, die der fehlenden dem matten Perkussionsschall. Die anderen Perkussionsreihen haben kein phonometrisches Aequivalent; B. ist sogar der Ansicht, dass „heller", „höher", „leerer" Schall nur unsachliche Ausdrücke für Wandlungen der Resonanz seien, geht auch über zu dem Nachweise, „dass die vorhandene oder fehlende Resonanz die Grundlage der richtig aufgefassten perkutorischen und phonometrischen Erscheinungen zugleich ist." [Ref. giebt zu, dass Vf. hier eine richtige kritische Fährte aufweist, möchte sie aber schärfer formulirt und auf „hoch" und „tief" nicht apodiktisch angewendet wissen. Die phonometrische Untersuchung der Mundhöhle bei geschlossenen Lippen unter wechselnder Verkleinerung oder Vergrösserung des resonirenden Hohlraumes ergiebt deutliche Wandlungen der Höhe u. Tiefe.] Hieran schliesst sich eine „vergleichende Gegenüberstellung der speciellen Angaben der Plessimetrie und der Phonometrie", welche abermals den Parallelismus zwischen beiden Methoden darlegt.

Das *Gefühl des Widerstandes* wird durch die Stimmgabel eben so deutlich wie bei der Plessimetrie wahrgenommen.

Den Schluss bilden mehrere Beispiele von Untersuchung krankhafter Zustände mittels der schwingenden Gabel.

Dr. Paul Guttmann (Berlin. klin. Wchnschr. X. 7. 1873) benutzte, wie Baas, eine Stimmgabel mit dem Eigentone a, legte aber eine Klemmschraube an, durch deren Verschiebung die Scala bis herab zu d erzeugt werden konnte, und fand, dass letzterer Ton die Resonanzverhältnisse deutlicher gebe als der höhere a. Er zieht aus Opportunitäts- wie aus praktischen Gründen die mittelbare Form der Phonometrie vor, zu welcher ausser dem Plessimeter auch der Finger benutzt werden kann. Der Gabelanschlag soll in der Regel *mittelstark* erfolgen. Die Beschreibung des normalen Befundes am Brustkorbe stimmt mit der von **Baas** überein, doch will G. für die Lebergegend statt „fehlende" R. „viel schwächere" gesagt wissen. Die Verschiebung der Grenzen bei In- und Exspiration vermochte G. nicht nachzuweisen, hält auch die Abgrenzung der Lungenspitzen für unsicher. Am Herzen fand er die „Resonanzfigur" nicht congruent mit der Dämpfungsfigur, meist nämlich kleiner; die obere Milzgrenze ist phonometrisch bestimmbar. Die Resonanzverschiedenheiten zwischen Brust- und Bauchhöhle sind nicht erheblich. Steht so die Phonometrie der Perkussion in vielen Stücken nach, so kommt sie ihr in Bezug auf das Resistenzgefühl gleich, wenn auch nur in geringerem Grade. — Auf pathologischem Gebiete waren die Resultate folgende. Starke *Verdichtungen* der Lunge gaben sich durch verminderte Resonanz zu erkennen, jedoch weder so prägnant noch so scharf begrenzt wie bei Perkussion. *Lungenhöhlen* waren direkt phonometrisch nicht zu erkennen, nur indirekt an der durch das umgebende luftleere Gewebe bewirkten Verminderung. *Pleura-Exsudat* gab starke Verminderung, welche jedoch an der Uebergangszone verschwamm. Bei *Herzerweiterung* war der Bezirk ebenfalls kleiner. [Ref. hat bei Verdichtung der Lungenspitzen die Verminderung der Resonanz so deutlich gefunden, dass sie sich selbst dem Kr. aufdrängte.]

II. DDr. H. **Eichhorst** und H. **Jacobson** stellten eine praktische Prüfung der von **Gerhardt** (Lehrbuch etc. 2. Aufl.) veröffentlichten Untersuchungen an, welche die Schallzeichen mit den Hülfsmitteln der neueren Akustik zur Zerlegung der Klänge betreffen (Med. Centr.-Bl. XL. 17. 1873).

1) *Näherten* sie den Präcordialgegend einen auf sol_2, ut_2, mi_2, sol_1 abgestimmten Resonator, den sie mit dem eigenen Ohre verbunden hatten, so hörten sie häufig einen diastol. Ton verstärkt hervortreten. Eine Verstärkung des ersten Tones war nur selten nachweisbar. Unter pathologischen Verhältnissen hörten sie ebenfalls den Phasen der Herzbewegung entsprechende, sonst durch Geräusche verdeckte Töne. Die von **Gerhardt** bei *aufgesetztem* Resonator vernommene Constanz des ersten Tones an der Spitze vermochten sie weder zu vernehmen noch überhaupt zu erklären, können auch bejahenden Falls sie nicht als Argument gegen die muskuläre Natur dieses Tones anerkennen.

2) Die Zerlegung des vesiculären und trachealen Athemgeräusches, wie sie **Gerhardt** mit Erfolg vorgenommen haben will, ist Vff. nicht gelungen.

3) Die Herstellung des „constanten" Flämmchenbildes des tympanitischen Perkussionsschalles vermochten Vff. weder zu erreichen noch überhaupt zu erwarten. Die Flämmchenbilder des tympanitischen, waren beim normalen nichttympanitischen Schall dieselben wie beim tympanitischen. [Ref. glaubt die Unhaltbarkeit der **Gerhardt**'schen Nova zusammenhängend nachgewiesen zu haben in seinen med. Abhandl. Bd. II. p. 272.]

Dr. **Jatschenko** (Deutsch. Arch. f. klin. Med. XII. 1 u. 2. p. 64. 1873) widmet der alten Controverse vom *tympanitischen und nichttympanitischen* und vom *„vollen" Schalle* eine raisonirende Studie, welche die Theorien **Skoda's** und **Wintrich's** kritisch sichtet und gegenüberstellt. Durch erstere findet er den tympanit. Schall bei substantivem Emphysem nicht erklärt. **Wintrich's** Folgerungen stehen mit **Skoda's** richtigen Versuchen in Widerspruch. Zur Lösung der Frage muss man sich vorerst darüber einigen, ob die Lunge oder die Brustwand oder beide zugleich den tympanit. Schall bedingen. Zur Prüfung der ersten Möglichkeit (**Skoda**) setzte Vf. in einen Magen auf der einen Seite ein Manometer, von der anderen blies er Luft ein und fand, dass mit der steigenden Luftanfüllung der Schall nur seine Höhe wechselte und das Manometer still stand. Als sich der nichttympanit. Schall [nach welcher Procedur? Ref.] zeigte, stieg das Quecksilber schnell. Daraus folgt, dass der tympanit. Schall durch das Gleichgewicht des Luftdrucks, nicht durch die geringere Luftmenge (**Skoda**) entsteht, was auch die physiologischen Versuche von **Donders** und **Karson** beweisen. Vf. erblickt hierin eine Bestätigung der von **Hoppe** aufgestellten, aber unbewiesen gelassenen Theorie.

Skoda's Lehre vom *vollen* Schall findet Vf. „unentwickelt", **Wintrich's** experimentelle Einwürfe aber nicht stichhaltig, weil sie nur dem Scheine entnommen seien. Denn thatsächlich ist es nicht erstaunlich, dass die lange Dauer eines Schalles ohne Hülfe eines Zeitmessers an eine Tiefe gebunden „scheint". Es liegt nahe, den sehr vollen Schall bei Emphysem aus Verminderung der Lungenelasticität zu erklären, als „etwas Mittleres" zu betrachten. „Je elastischer der Körper ist, desto grössere Schwingungen macht er bei gleicher Stärke des Stosses und desto mehr werden auch seine entferntesten Theile in Schwingungen versetzt." Doch fragt es sich, ob es bei Perkussion der Brust überhaupt nothwendig sei, auf die Grösse von irgend etwas zu schliessen. Nicht der grosse Umfang der Brusthöhle, sondern der Grad ihrer Wandungselasticität bedingt die Völle.

Nunmehr fragt sich: wodurch unterscheiden sich der helle, volle und tympanitische Schall als verschiedene Grade von Elasticität der Brustwand? — Wiederholung jenes Experimentes mit dem Magen führt zu folgendem Resultate: der Magen stellt eine unendliche, durch Luft gespannte Saite dar, deren Elasticität wieder unendlich gespannt ist im Vergleich mit der Elasticität der Brustwand: daher deutlich tympanit. Schall. Demnach richten wir uns bei der Erkennung des hellen, vollen und tympanit. Schalls nur nach der Stärke und Dauer des Schalls.

III. Ueber *Manometrie der Lunge (Pneumatometrie)* haben DDr. **Oskar Lassar** (Inaug.-Diss. Würzburg 1872. Theinsche Druck. 8—61 S.) und **Hermann Eichhorst** (Deutsch. Arch. f. klin. Med. XI. 3. p. 268. 1873) mit dem von **Walden-**

burg angegebenen Quecksilber-Manometer (Jahrbb. CLII. p. 154) Untersuchungen angestellt.

Lassar, unter Riegel's Leitung arbeitend, kann der neuen Methode nicht jenen grossen diagnostischen Werth, den Waldenburg in Aussicht stellt, beimessen, und zwar mit Rücksicht auf eine grosse Reihe von Fehlerquellen, welche er im Verlaufe seiner Untersuchungen immer höher anschlagen lernte und in der Schrift (p. 7—14) ausführlich erörtert. Immerhin erklärt L. das Pneumatometer für ein Mittel, um bei bestimmten Krankheitstypen Wesen und Unterschied der exspiratorischen und inspiratorischen Dyspnoe zu ergründen. In diesem Sinne theilt er als vorläufiges Rohmaterial die an 50 Personen gewonnenen Resultate mit, wovon 37 gesund waren, 5 Emphysematiker, 7 Tuberkulöse mit Spitzendämpfung behaftete. Notirt wurde ausser Stand, Alter, Constitution, Diagnose die Weite des Thorax in Centimetern, wie sie sich bei tiefster Inspiration und nach vollständiger Exspiration in der Papillarlinie zeigte. Eine evidente Correspondenz zwischen diesen Verhältnissen trat nicht hervor, nur bei auffallender Atheminsufficienz stellte sich der Unterschied zwischen der grössten und der geringsten Weite des Thoraxumfangs als ziemlich klein heraus. Diese Verbindung der Stethometrie mit der Pneumatometrie ist überhaupt von Belang. Endlich findet Vf., dass die Höhe, zu welcher die Quecksilbersäule hinaufgebracht wird, von geringerer Bedeutung ist als die, auf der sie kurze Zeit gehalten werden kann und welche den eigentlichen Luftdruck angiebt.

Eichhorst findet ebenfalls, dass bei der Grösse der unvermeidlichen Fehlerquellen nur aus einer sehr grossen Zahl von Beobachtungen sichere Schlüsse zu ziehen seien, und theilt vorläufig solche mit, welche mit den Waldenburg'schen übereinstimmen. Das Instrument verbesserte er in der Art, dass er zwischen dem einen Schenkel und dem Kautschukschlauch einen Hahn einschaltete, mit welchem er die durch die Athmung gehobene Quecksilbermenge ohne Zuthun der Versuchsperson auf der einmal erreichten Höhe erhielt. Die Athmung geschah immer durch den Mund. Die Zahl der Untersuchten betrug 150. Die Resultate sind folgende: 1) Unter normalen Verhältnissen ist der Exspirationsdruck grösser (selten eben so gross) als der Inspirationsdruck, dessen Minus etwa $^1/_3$ beträgt. 2) Bei Frauen sind die Werthe beider Athmungsphasen durchschnittlich um die Hälfte kleiner als bei Männern. 3) Constitution und Alter haben keinen Einfluss auf die Druckwerthe. 4) „Exspirationsinsufficienz" (Waldenburg) ist vorhanden bei Emphysem, chronischem Bronchialkatarrh, Asthma bronchiale, bei welchen also der Inspirationszug stets den Druck der Ausathmung an Grösse übertrifft. 5) Im Anfange der Lungenphthise besteht inspiratorische Insufficienz, zu welcher sich im weiteren Verlaufe exspiratorische gesellt. 6) Bei Pneumonie und Pleuritis bleibt das normale Verhältniss zwischen In- und Exspirationsdruck gewahrt, doch nehmen die absoluten Werthe

an Grösse ab. Der Inspirationszug scheint etwas stärker herabgesetzt zu werden als der der Exspiration. 7) Gravidität, Tumoren und Exsudate in der Bauchhöhle erzeugen exspiratorische Insufficienz.

IV. *Theorie der Athemgeräusche.*

Baas liefert folgenden experimentellen Beitrag zur Aufklärung der Frage über den Entstehungsort des sogen. Vesiculär-Athmens u. der Rasselgeräusche (Deutsch. Arch. f. klin. Medic. IX. p. 816. 1871).

1) Versuche an einfachen Röhrchen. Beim Blasen durch solche hörte B. kein Geräusch, obgleich das Auslöschen einer Flamme zeigte, dass der Luftstrom hindurchgegangen sei und das Lumen der Röhre bedeutend grösser war als das der feinsten Bronchien. 2) Röhrchensystem. Auch beim Durchblasen durch den Querschnitt eines spanischen Rohres mit ca. 100 Röhrchen entstand kein Geräusch. 3) Röhrchensystem mit angehängten Bläschen von Kautschukpapier ergab ebenfalls kein Geräusch. 4) Flüssigkeit in feinsten Röhrchen mit und ohne Bläschen schlug für Hervorbringung „trockener" Geräusche fehl [natürlich! Ref.]. — Die Schlüsse Vfs. lauten: 1) In sehr engen Röhren und kleinsten Räumen resp. in Luftsäulen von so geringem Durchmesser entstehen keine selbstständigen Geräusche. 2) Bei Gegenwart von geringen Flüssigkeitsmengen entstehen Geräusche in feinsten Röhrchen und kleinsten Räumen. Ferner folgert Vf., dass die bisherigen Theorien vom Bläschengeräusch falsch seien. Indem er dieses Resultat kategorisch fest hält, gelangt er durch Anschliessung zu einer Ansicht, die der Beau'schen Wiederhalltheorie sehr nahe kommt, nämlich: „Alle über der Lunge hörbaren, normalen Inspirationsgeräusche werden durch unter stetiger Reflexion geschehende Fortpflanzung von Schallwellen vom Kehlkopfe und den darüber liegenden Gebilden her erzeugt und verändern je nach dem Raume, nach welchem sie sich fortpflanzen, ihren Charakter, ihre Qualität, so dass sie in den grossen und grösseren Bronchien als Bronchialathmen mit Toncharakter, in den feinsten und den Infundibulia als sog. inspiratorisches Vesiculärgeräusch gehört werden. Das über der Brust hörbare Exspirationsgeräusch ist einzig als wahrer Wiederhall vom Kehlkopf und den darüber gelegenen Gebilden her aufzufassen."

Schlüsslich sucht Vf. die dieser Theorie entgegenstehenden Lyoner Experimente zu „entkräften". [Ref. kann nur bezüglich des Exspirationsgeräusches beistimmen, sieht aber bezüglich des Inspirationsgeräusches die Oscillationstheorie nicht entkräftet, glaubt auch, dass diese Frage, wie schon Hrn. Note l gegenüber geltend gemacht wurde (Jahrbb. CLII. p. 99), nicht auf exclusiv inductivem Wege gelöst werden darf, dass insbesondere der „schlürfende" Charakter des Bläschengeräusches auf die Analogie mit selbstständigen Stenosengeräusches und mit dem *Placentargeräusch* verweist.] Die zweite Schlussfolgerung lautet: „Rasselgeräusche entstehen in den feinsten Bronchien und in den Bläschen."

(Schluss folgt.)

B. Originalabhandlungen
und
Uebersichten.

XIII. Beiträge zur Lehre von dem Krebs.

Nach neuern Untersuchungen und Beobachtungen zusammengestellt

von

Dr. *Hermann Meissner* in Leipzig.

1. Artikel: *Casuistik*[1]).

Zur Pathologie des *Lebercarcinoms* hat Dr. Ed. Hess (Inaug.-Diss. Zürich 1872. Zürcher u. Furrer. 8. 81 S. u. 1 graph. Tabelle) einen schätzenswerthen Beitrag geliefert.

Bezüglich der ätiologischen Momente liess sich in 25 auf Prof. Biermer's Klinik beobachteten Fällen nur einmal ein Trauma (Fall auf das rechte Hypochondrium) und 1mal Alkoholmissbrauch (der Kr. war Schnapsbrenner) nachweisen. Von den begünstigenden Momenten ist zunächst die Heredität, die bei Krebs überhaupt in 19 von 171 F. (9%)

erwiesen ist, für den Leberkrebs nicht ermittelt worden, wenn auch in einzelnen Fällen angegeben ist, dass die Eltern an Magen - oder Oesophaguskrebs, oder an Wassersucht gestorben seien. Das Alter des Kr. ist beim Leberkrebs, wie beim Krebs überhaupt, ein ziemlich hohes; am häufigsten tritt er im 40. bis 70. J., seltner im 20. bis 40. J., und sehr selten noch früher auf.

Die procentischen Altersverhältnisse waren nach den verschiedenen Angaben von I. Frerichs (aus 83 F.), II. Köhler (aus 71 F.), III. Smoler (aus 54 F.) und IV. Biermer und Andern (aus 89 F.) folgende:

		Im Alter von 20—30 J.,	30—40 J.,	40—50 J.,	50—60 J.,	60—70 J.,	über 70 J.
erkrankten nach	I.	8.4%	16.8%	49.4%		22.8%	2.4%
	II.	9.8%	11.2%	15.5%	51.0%	22.5%	9.8%
	III.	3.7%	11.1%	46.5 / 38.8%	29.6%	12.9%	3.7%
	IV.	12.3%	10.1%	68.5% / 23.6%	33.6%	14.6%	6.5%
Im Durchschnitt:		9.1%	12.5%	54.2%		16.5	5.7%

Als Mittelzahl ergiebt sich das *Alter* von 45.4 Jahren.

Das *Geschlecht* scheint beim Leberkrebs ohne wesentlichen Einfluss zu sein ; beim Weibe ist derselbe wenig oder gar nicht häufiger ; nur scheint er beim Weibe ein Jahrzehnt früher, als beim Manne, seine grösste Häufigkeit zu erreichen.

Die Häufigkeit des Vorkommens ist sehr beträchtlich, sowohl im Verhältniss zu den Verstorbenen überhaupt, als auch zu den an Krebs Gestorbenen; doch weichen die verschiedenen Angaben sehr auseinander.

Im Prager pathol.-anat. Institut fanden sich bei 5000 Leichen 477 Krebse innerer Organe u. darunter 125 Leberkrebse (=1:40 im Verhältniss zur Zahl der Krebse überhaupt); Oppolzer fand unter 4000 Kr. bios 52 Leberkrebse (=1:75 im Verhältniss zur Zahl der Kranken, nicht der Sektionen), Van der Byl bei 639 Sektionen

20 Leberkrebse (1:39); in Paris starben von 1829—40 9118 Personen an Krebs, u. zwar 578 an Leberkrebs (nur = 1:15.8); nach Marc d'Espine ist dieses Verhältniss = 1:8, in Wien = 1:5, in Prag, wie erwähnt = 1:4.

Der *sekundäre* Krebs ist weit häufiger als der primäre, nach Frerichs in dem Verhältniss von 4.13:1, nach Rokitansky von 5:1. Nach anderen Angaben differiren dieses ausserordentlich, indem z. B. Oppolzer ein Verhältniss von 2.1, Meissner von 21:1 angiebt. In den Fällen von sekundärem Leberkrebs ist am häufigsten der Magen primär erkrankt, und zwar nach der Zusammenstellung von Hess in 53 F. 22mal; in 172 F. (von Frerichs, Oppolzer, Förster, Van der Byl) begleitete der Magenkrebs 73mal den Leberkrebs, also in demselben Verhältniss (von 1:2.4). In den übrigen Pfortadergebiet fanden sich in allen 295 F. 6mal Krebs des Pankreas, 3mal des Peritonaeum, 1mal des Duct. choledoch., 3mal der Milz, 2mal der Nieren, 9mal des Darmes ; ausser dem Bereiche der Pfortader bestand 7mal Krebs des Uterus, 5mal der Ovarien, je 1mal der Scheide, des Oesophagus, der harten Hirnhaut, des Gehirns, 2mal des Mediastinum und 11mal der Lunge, 12mal der Mamma, 10mal der äussern Genitalien.

[1]) Schluss. Vgl. Jahrbb. CLVIII. p. 177. 285.

Die *geographische* Verbreitung des Leberkrebses
erstreckt sich über alle Klimate; doch scheint er in
den gemässigten Dreiten häufiger zu sein.

Die *Symptome* lassen sich in 2 Hauptformen
sondern, je nachdem entweder starke Vergrösserung
der Leber, grosse Kachexie, intensiver Ikterus,
Ascites und Hydrothorax bestehen, oder diese Erscheinungen einzeln oder insgesammt fehlen. Die
Vergrösserung der Leber kann einen solchen Grad
erreichen, dass dieselbe bis ins Becken hinabreicht
u. selbst, wie in einem F. von S e n f t, zum Geburts-
hinderniss werden kann; seltner wächst der Tumor
nach der Brusthöhle hin, wie in dem Falle von
W m. R o b e r t s (vgl. Jahrbb. CXXXV. p. 25.).
Bemerkenswerth ist das Knistern und Neuledergeräusch beim Betasten einzelner Knoten, welches zuweilen, ohne dass Peritonitis bestände, beobachtet u.
von A n d r a l als emphysematöses Knarren bezeichnet
wird. Die Vergrösserung bestand nach F r e r i c h s
in $^2/_3$ aller Fälle u. fehlte nach B i e r m e r in 24 F.
nur 2mal; 1mal war entschiedene Leberatrophie
durch Druck der Knoten auf die Gefässe entstanden.
Schmerz der Leber bei Druck ist in der Regel vorhanden; in 31 F. von Frerichs fehlte er nur
2mal, in 24 F. von Biermer 4mal. Derselbe
hat mitunter keine nachweisbare Ursache; nach
B u d d ist er von der Lage der Geschwulst und der
Schnelligkeit ihres Wachsthums abhängig; doch
können auch starke Spannung der Leberkapsel, Peritonitis, Reibung der Prominenzen am Bauchfell,
Durchbruch der Knoten durch die Kapsel, Lageveränderung (Rücken- oder linke Seitenlage), Leberhyperämie, Gallensteine etc. zu Grunde liegen. Die
Diagnose des Leberkrebses wird erleichtert durch
gleichzeitige Knötchenbildungen unter der Haut
(H e n o c h); die von V i r c h o w hervorgehobene
Schwellung der linken Supraclaviculardrüse als
Symptom des Krebses in den Unterleibsorganen
wurde von H. nur dann beobachtet, wenn neben der
Leber auch die Retroperitonäaldrüsen ergriffen waren;
häufiger fand er dagegen Schwellung der rechtsseitigen Inguinaldrüsen. *Ikterus* hat nach H. eine ganz
untergeordnete Bedeutung; er kam nach Frerichs
in 31 eigenen Fällen nur 13mal und in 60 andern
aus der Literatur gesammelten F. 26mal vor; nach
V a n d e r B y l in 29 F. nur 2mal, nach D a m b e r-
g e r und B i e r m e r in der Hälfte aller Fälle. Die
häufigste Ursache desselben war Beeinträchtigung der
grössern, zuweilen auch der kleinern Gallengänge;
mitunter fehlte jedoch jede Erklärung. Das Verhalten der Gallenblase giebt Aufschluss über den Sitz
der Compression oder Verschliessung der Gallenwege, indem dieselbe collabirt, wenn das Hinderniss
vor oder im Duct. cysticus sitzt, dagegen sich ausdehnt u. von aussen als Geschwulst fühlbar wird, wenn
dasselbe am Duct. choledochus sitzt. Ebenso können
auch die grössern u. kleinern Gallenwege sich bedeutend erweitern u. sogar blasenähnlich an der Leberoberfläche hervorragen, wie im folgenden in B i e r-
m e r's Klinik zu Zürich beobachteten Falle.

Eine 65jähr. Näherin, die am 3. Nov. 1865 in die
Klinik eintrat, war im Frühjahr zuvor mit Mattigkeitsgefühl, Appetitlosigkeit, Brechreiz, dumpfem, bei Druck zunehmendem Schmerz im rechten Hypochondrium erkrankt,
magerte beträchtlich ab und bekam vor 3 Wochen plötzlich Ikterus. Die Untersuchung ergab ausser dem hochgradigen Ikterus mit Hautjucken und Schlaflosigkeit die
Leberdämpfung 2 Finger breit unter dem Thoraxrand
ragend; der linke Leberlappen füllte das ganze Epigastrium, war deutlich fühlbar, aber ohne Unebenheiten;
die Milz normal; der Stuhl diarrhoisch, der Unterleib
schmerzhaft. Nach wenigen Tagen waren zwischen dem
rechten und linken Leberlappen Unebenheiten deutlich
nachweisbar; das Leber stieg bei der Inspiration bis zum
Nabel herab. Wegen des höhern Alters der Kr., der Abmagerung, der Schwellung und Unebenheiten der Leber,
des Ikterus und der normalen Milzdämpfung wurde Leberkrebs diagnosticirt. Am 18. Oct. stellte sich beträchtliches
Fieber ein (39.6° C.), später Eiweisstrübung im Urin,
Schmerzhaftigkeit und Oedem der untern Extremitäten,
hartnäckige Diarrhöe, Kräfteverfall, am 15. Jan. Somnolenz, unwillkürliche Harn- und Stuhlentleerungen, Pruritus an den Genitalien, Oedem der Hände, Ascites, am
20. Jan. Temperaturerniedrigung (34.9° C.) und am
27. Jan. erfolgte der Tod unter den Erscheinungen des
Lungenödems. Die *Section* ergab starken Ikterus, mässigen Ascites; die Leber verkleinert, stumpfrandig, nach
oben mit dem Zwerchfell, nach unten mit dem Magen,
Duodenum und Pankreas verwachsen; die Oberfläche des
linken Lappens mit zahlreichen varikösen Strängen, das
blasig erweiterten Gallengängen, bedeckt. Die Gallengänge
beider Lappen, bes. des linken, ausserordentlich erweitert, so dass der linke Lappen fast ganz in ein System
von zackartigen, für den Zeigefinger und selbst für den
Daumen durchgängigen Erweiterungen verwandelt schien;
diese Gänge waren dickwandig, mit blasser, wässrig
schleimiger Galle erfüllt; das dazwischenliegende Leberparenchym bestand aus atrophischen Alveolarüberresten
und blauroth injicirten Gefässen; die Gallenblase war
brüchig, klein, mit 8 abgeschliffenen, weissen Cholestearinsteinen erfüllt; im linken Leberlappen neben der
Incisur für die Gallenblase ein fast aprikosengrosser runder Krebsknoten. Der Pankreaskopf gleichfalls in einen
apfelgrossen runden Krebstumor verwandelt, welcher die
grossen Gallengänge comprimirte, während die V. portae
an der Peripherie desselben erweitert war. Die übrigen
Organe atrophisch, ohne bemerkenswerthe Veränderungen.

Die Compression reichte hier bis an den Leberhilus und es wurden daher nur die kleinen Gallengänge ausgedehnt, während im folgenden F. auch
die grossen erweitert waren.

Ein 75jähr. Zimmermann war vor 4 Wochen mit der
Lebergegend auf einen Stuhl gefallen, hatte darauf mehrere Tage lang an Schmerzen gelitten und nach kurzer
Zeit eine schmerzlose Schwellung daselbst bemerkt, verlor den Appetit, wurde seit 8 Tagen sehr matt und zeigte
bei der Aufnahme in B i e r m e r's Klinik am 30. Sept. 1861
hochgradigen Ikterus und sehr bedeutenden Marasmus;
die Bogen des 8.—10. Rippenknorpels ziemlich stark nach
aussen gewölbt, das rechte Hypochondrium und das
Mesogastrium bedeutend geschwollen, der Unterleib
etwas eingesunken, mit 2 hühnereigrossen Geschwülsten
zwischen der rechten Crista ossis Ilei und dem vordern
Rande der 9. linken Rippe, welche dem stark verlaufenden Leberrande entsprachen. Unter zunehmender
Schwäche ohne Fieber, mit Diarrhöe, Delirien und
schliesslichem Singultus und Schlingbeschwerden erfolgte
der Tod nach 2 Mon. am 29. Nov. Die auf Leberkrebs
gestellte Diagnose wurde durch die *Section* bestätigt.
Der rechte Leberlappen war ganz unter den Rippen verborgen, der linke reichte bis zur linken Parasternallinie;
am untern Rande rechts von der Incisur eine mit dem
Magen verwachsene faustgrosse, blasenförmige, an der

Itals knollige und verhärtete Geschwulst, die krebsig infiltrirte Gallenblase, die mit graublauer dünner Flüssigkeit und 55 Gallensteinen erfüllt war. Die Leber war mit dem Duodenum verwachsen, der rechte Lappen 20 Ctmtr. hoch, der linke 11 hoch und 10 lang, die vordere Fläche uneben gerunzelt, mit kleinen, z. Th. sternförmig angeordneten Verhärtungen; am obern Rande 2 rundliche, genabelte, gelbweisse, grossenbengrosse Infiltrationen; am Lobus quadratus ein intensiv gelb gefärbter Infiltrationsherd, ein ebensolcher in der Tiefe mit demselben zusammenhängender, fast apfelgrosser Knoten in der Porta hepatis, dessen Oberfläche mit kleinen Knötchen traubenartig besetzt war, die beim Einschneiden einen gelbbraunen Saft entleerten. Im linken Leberlappen die Gallengänge enorm erweitert, mit viel dünnflüssiger Galle erfüllt; der scharfe Rand beider Lappen mit zahlreichen blasig erweiterten Gängen besetzt; die übrigen Gänge ampullenförmig erweitert, ihre Wandungen des Epithels beraubt, der Inhalt deutlich auf Gallenpigment, nicht auf Gallensäuren reagirend. Der linke Duct. hepat. ähnlich einer 2. Gallenblase, ausgedehnt; in einem der grössern Aeste ein grünlich braunes, würfelförmiges, haselnussgrosses Concrement, welches wie die übrigen Gallensteine aus Cholepyrrhinschalen bestand; oberhalb desselben der Gallengang bis an die Peripherie bedeutend erweitert; die V. portae durch den Hauptkrebsknoten etwas comprimirt, strotzend mit Blut erfüllt; das Leberparenchym nicht ganz geschwunden; die Leberzellen mit Fetttröpfchen erfüllt. Das Omentum minus zusammengezogen, mit kleinen Knötchen besetzt; die Nieren geschwellt, die Milz wenig vergrössert; die übrigen Organe intensiv ikterisch gefärbt, sonst wenig verändert.

Der Ikterus und die Erweiterung der Gallenwege war hier durch Druck eines Krebsknotens in der Porta, nicht ganz am Hilus der Leber, bedingt, und da noch kein Schwund des Parenchyms eingetreten war, hatte der Ikterus einen sehr hohen Grad erreicht. Ein 2. Moment zur stärkern Ausdehnung eines Theils der Gallenwege war die Einklemmung eines Gallensteines in einem Hauptaste des Duct. hepaticus. *Gallensteine* finden sich bei Leberkrebs überhaupt häufig, aber fast nur bei gleichzeitigem Ikterus. Hess fand sie in 49 F. von Leberkrebs bei intensivem Ikterus 16mal, nur einmal nicht; die Häufigkeit ihres Vorkommens richtet sich besonders nach der durch die Verschliessung der grössern Gallenwege bedingten längern Dauer der Gallenstase. Der von Steinen abhängige Ikterus ist an Intensität meist schwankend, ebenso wie der durch Katarrh der Gallenwege bedingte, da die Obliteration meist keine dauernde ist; aber auch bei bleibendem Verschluss der Gallenwege kann der Ikterus schliesslich abnehmen, wenn das secernirende Leberparenchym atrophirt. Ganz verschieden ist die Zeit u. die Art des Auftretens des Ikterus; bald zeigt sich derselbe als 1. Krankheitssymptom, bald erst kurz vor dem Tode; bald tritt er plötzlich sehr intensiv auf, bald entwickelt er sich ganz allmälig.

Der *Ascites* ist gleichfalls nicht regelmässig vorhanden und nach Budd mehr von der Lage als von der Zahl der Krebsknoten abhängig, indem dieselben auf die Pfortader drücken und Gerinnselbildung in derselben bedingen, oder selbst in das Lumen derselben hineinwuchern; meist ist dann das centrale Ende der Pfortader erweitert, die Milz geschwollen, die Leber meist atrophirt. Eine Erweiterung der

Pfortaderverzweigungen findet dagegen statt, wenn der Abfluss des Pfortaderblutes aus der Leber gehemmt ist, wie im folgenden Falle.

Bei einem 64jähr. Manne, der an Leberkrebs gestorben war, zeigte die Sektion sehr starke Abmagerung, ikterische Hautfärbung, reichliche gelbgefärbte Ascitesflüssigkeit. Die Leber nahm das ganze rechte Hypochondrium, das Epigastrium und einen Theil des Mesogastr. ein u. ragte nach oben bis zur 4. Rippe, war etwa um das Dreifache vergrössert, 33 Ctmtr. breit, der rechte Lappen 24 hoch u. 11 dick, der linke 20 Ctmtr. hoch; die Oberfläche mit vielen grossen zusammengeflossenen und einzelnen kleinen, gelbweissen, rundlichen, in der Mitte vertieften, genabelten Knoten besetzt; mehrere grosse Knoten in der Porta hepatis; die Milz war Leber verwandelt. Auf dem Durchschnitt erschien der grösste Theil des Leberparenchyms in z. Th. schon verkäste Krebsmasse aufgegangen; wo das Parenchym noch erhalten war, die Venen stark mit Blut ausgedehnt, besonders an der Peripherie, so dass auch dem Ausdrücken des Blutes das Gewebe eine schwammige Beschaffenheit darbot. Der Magen war mit der Leber verwachsen und zeigte an Pylorustheil eine in die Höhlung pilzförmig hineinragende Krebsmasse. Die Milz war etwas gross, aber blutarm und gerunzelt; die Lungen enthielten mehrere kirschkern- bis nussgrosse, graugelbe Krebsinfiltrationen.

Eine häufige Ursache des Ascites bei Krebs ist nach Frerichs auch chronische Peritonitis; ferner zuweilen die Hydrämie oder auch begleitende Bright'sche Niere.

Der Häufigkeit nach fand Frerichs in 31 eigenen Beobachtungen 18mal reichliches Fluidum, das 5mal rein serös, 8mal serös fibrinös, 4mal bluthaltig, 1mal rein blutig war, und in 60 fremden F. bestand 30mal Ascites, 19mal nicht (11mal nicht erwähnt); in Biermer's F. fand sich 15mal Ascites, darunter 9mal hochgradig, und zwar 9mal hell serös, 6mal flockig getrübt, 1mal stark bluthaltig; in 35 fremden Fällen war nach Hess 15mal Ascites angegeben.

Oedem und allgemeine Wassersucht sind neben Ascites nicht selten, ohne jedoch damit nothwendig zusammenzuhängen, meist in Folge von Hydrämie oder Gerinnselbildung und Verstopfung der Venen, oder von Druck auf die Vena cava oder von Bright'scher Niere. In Biermer's 25 F. bestanden dieselben 12mal, 10mal nur an den untern Extremitäten, meist nur an den Fussrücken und den Unterschenkeln, 1mal auch an den Genitalien, 1mal an den Händen.

Milzvergrösserung findet sich bei Krebs der Leber verhältnissmässig selten; nach Frerichs in 91 F. nur 12mal, in Biermer's 25 F. nur 3mal.

Ein 24jähr. Mann, welcher in Folge einer heftigen Durchnässung am 2. Jan. 1863 unter Frost u. Schmerzen in der rechten Schulter erkrankte u. 14 Tage lang wegen rechtseitiger Pleuritis mit Schwindel, Hitze und Stechen in der rechten Seite bettlägerig war, erholte sich darauf nicht wieder, behielt dauernde Schwäche, Herzklopfen, Auftreibung des Leibes, bes. nach dem Essen, u. Schmerzen in beiden Iliacalgegenden, bes. beim Stuhlgange, und zeigte am 19. April zuerst Ikterus der Conjunct., zunehmende Schmerzen in der rechten Achsel und Thoraxapertur und Leberschwellung, sowie häufiges profuses Nasenbluten. Am 30. April war der Stuhl noch gallig gefärbt, die Milz gleichfalls vergrössert, 4.5 Ctmtr. in der Paraxillarlinie, 5 Ctmtr. in der Mammillarlinie den Thoraxrand überragend, die Leber 2 Ctmtr. über dem Nabel begrenzt, hart, schmerzhaft; der anfänglich

starke Ascites war nicht mehr sicher nachweisbar. Am
3. Mai wurde der Kr. somnolent; unwillkürliche Entleerungen, Collapsus, Petechien auf dem Epigastrium stellten
sich ein u. am 21. Mai erfolgte der Tod. Die Krankheit
wurde erst durch die *Sektion* aufgeklärt. Die Leber zeigte
sich fast ganz unter den Rippen versteckt, nur im Epigastrium als eine durch Einziehungen und Knollen lappig
getheilte, blasse, grangelbe Masse sichtbar, mit dem Pankreas und Zwerchfell verwachsen, mit diesen 6²/₃ Pfd.
wiegend. Die Oberfläche daselbst graoweiss, markig,
an den übrigen Stellen grau bis blassbraun, mit durch-
schimmerndes gelblichen Herden, auf der untern Fläche
lappig degenerirt, der Rand abgestumpft; das Parenchym
des grössten Theils des rechten Lappens von einer diffusen,
stark gelblich gefärbten, fettig entarteten Markschwamm-
infiltration eingenommen, aus welcher bei Druck an vielen
Stellen etwas Eiter, u. aus den blassgelben Partien eine
mit krümlichen, käsigen Theilchen vermischte Saftmasse
austrat. Diese Markschwammmassen waren von deutlich
injicirten rothen Säumen umgeben u. durch häulich weisse
Bindegewebssäuge von einander abgegrenzt. Die Gallenblase ragte zur Hälfte unter dem Leberrande hervor. Die
Milz war sehr vergrössert, 1²/₃ Pfd. schwer, 20.6 Ctmtr.
lang, 13 breit und 6 dick, mit Magen u. Nierenkapsel verwachsen, an der Oberfläche glatt, blassgrau gefärbt,
durch weisse versästelte Züge marmorirt, auf dem Durchschnitt regelmässig gefleckt, mit grauröthlichen, etwas
hervorragenden follikelähnlichen Herden u. dunkelrother
Zwischensubstanz; die Consistenz war ziemlich derb, die
Milzvenen erweitert. Nieren ziemlich gross und lang,
Pankreas etwas geschwellt, aber wenig infiltrirt; im rechten Pleurasack nur sehr geringer seröser Erguss, der
rechte Lungenlappen hyperämisch, in den untern Theilen
atelektatisch, milzähnlich braunroth, lederartig, im Wasser
untersinkend.

Statt der Knotenbildung fand sich hier eine weit-
gehende markige Krebsinfiltration des Leberparenchyms, ferner zeigte die Ober- u. Schnittfläche das
Bild einer vorher gegangenen interstitiellen Hepatitis,
welche durch Uebergreifen des entzündlichen Processus von der Pleura auf das Zwerchfell und die
Leber entstanden sein mochte. Die Vergrösserung
der Milz war nur durch die sekundäre Krebsinfiltration bedingt, da alle Staungsmomente fehlten.
In andern Fällen, wo die Milz durch Staung vergrössert ist, findet sich auch stets auch starker Ascites.

Blutungen werden bei Leberkrebs nicht sehr
häufig und nur in spätern Stadien beobachtet. Sie
erfolgen entweder in der Leber selbst durch Arrosion
der Gefässe, oder in übrigen Pfortadergebieten in
Folge der Staung, oder aus der Nasen- u. Mundschleimhaut u. unter der Haut in Folge skorbutischer
Blutzersetzung. Die Leberblutungen erfolgen besonders bei lockerm u. gefässreichem Markschwamm,
entweder aus den Gefässen der Neubildung oder den
mit degenerirten Lebergefässen; das Blut ergiesst
sich in die Krebsmasse, aus dieser eine Cyste
machend, oder es zerwühlt zugleich das Lebergewebe, oder bricht in den Bauchfellsack durch und
wird dort abgekapselt, oder es tritt in den freien
Bauchraum und mischt sich mit dem etwa schon bestehenden Ascites. Beispiele für beide Formen sind
folgende Fälle.

Ein 45jähr. Mann, der vor 6 J. eine Darmentzün-
dung überstanden und schon damals eine sehr vergrösserte
Leber gezeigt hatte, erkrankte Anfang Dec. 1861 in Folge
von Erkältung mit grosser Mattigkeit, Appetitlosigkeit,
Frösteln, bemerkte nach wenig Tagen eine gelbe Haut-

färbung und harte Anschwellung des Bauches und wurde
am 19. Dec. in Diermer's Klinik aufgenommen. Die
Untersuchung ergab ziemliche Abmagerung, hochgradigen
Ikterus und beträchtliche Leberschwellung, die sich bis
2 Finger breit unter den Nabel und bis ins linke Hypochondrium erstreckte. Unter zunehmender Verschlimmerung der Erscheinungen erfolgte der Tod am 31. Jan.
1862.

Die Sektion ergab die Leber enorm vergrössert, beide
Hypochondrien ausfüllend, das Zwerchfell beiderseits
stark nach oben drängend und namentlich rechts eine in
die Brusthöhle hineinragende kuglige, faustgrosse Geschwulst bildend. Bei der Herausnahme der Leber fiel
daselbst ein grosser Bluterguss auf von etwa ³/₄ Schoppen
geronnenen Blutes, welches sich auf der obern Leberfläche
unter dem Zwerchfell und unterhalb einer Verwachsung
zwischen dem kleinen Netz, Bauch- und Zwerchfell angesammelt hatte; ausserdem schimmerten auf der Oberfläche der Leber zahlreiche grössere und kleinere Knollen
durch und auf der Schnittfläche zeigte sich eine fast totale gelbe, krebsige Infiltration, welche zum grössten
Theil diffus war, an der Convexität des rechten Lappens
aber apfelgrosse Tumoren bildete, welche an der Oberfläche hervorragend, z. Th. genabelt, z. Th. radiär angeordnet und im Centrum atrophisch verkümmert waren.
Die grössten Durchmesser waren 36 Ctmtr. in der Breite,
29 für die Höhe des rechten und 15 für die des linken
Lappens, das Gewicht der Leber einschliesslich des damit
verwachsenen Stückes vom Zwerchfell, der rechten Niere,
des Pankreas und eines Stückes Colon und Duodenum betrug 17¹/₂ Pfd. Die Gallenblase war klein, mit wenig
grüner, zäher Galle erfüllt, in ihren Wandungen z. Th.
carcinomatös infiltrirt; die Einmündung des Dnct. choledoch. in das Duodenum äusserst fein und zusammengefal-
len, der obere Theil desselben durch einen Krebsknoten
verschlossen; ebenso der Dnct. hepat.; die feinern Gallenwege ziemlich ausgedehnt, mit schmutzig grönlichgelber
Flüssigkeit und zahlreichen grönlichgelben Cholepyrrhin-
kalkschalen gefüllt; die Drüsen zwischen Pankreas und
Leber vergrössert, infiltrirt, die rechte Niere plattgedrückt.
Milz klein, gerunzelt, höchst anämisch; die linke Niere
ziemlich gross, stark anämisch, stellenweise dunkelgrün infiltrirt.

Ein 59jähr. Schnapsbrenner, starker Gewohnheits-
trinker, zeigte bei der Aufnahme am 16. Nov. 1866 ungemein elendes Aussehen, eingefallenes, fast strohfarbenes
Gesicht, Oedem der Beine und der Hände, grosse Somnolenz, starke Dyspnöe; Zwerchfell stark hinaufgedrängt,
im Niveau des 5. Intercostalraums, die Dämpfung des
Herzens in der Form der Hydropericardie, Lungen hinten
beiderseits gedämpft, viel Schnurren und Pfeifen in den
obern Partien. Im Unterleib sehr viel Transsudat; die
Leber unter dem sehr aufgetriebenen Colon transvers.
ballotirend und fühlbar, gross, weit nach unten und links
sich ausdehnend, zugleich fest und hart; am linken Lappen eine kleine Erhabenheit. Nach vorgenommener
Punktion entleerte sich statt des erwarteten Serum reines
Blut, das auch bei einer 2. Punktion wieder anstral. Der
Kr. wurde immer elender, zeigte am 17. Nov. Suffusionen
im Unterhautzellgewebe, etwas ikterische Hautfarbe;
eine 3. Punktion ergab abermals eine reichliche Menge
Blut; die Leber fühlte sich jetzt deutlich knollig an und
ragte nach links bis zur horizontalen Nabellinie herab.
Am 19. erfolgte der Tod. Die Diagnose, welche von
Anfang an mit Wahrscheinlichkeit auf Leberkrebs, und
2 Tage vor dem Tode mit Sicherheit auf gefässreiches
Carcinom der Leber und Blutung in den Bauchfellsack
lautete, wurde durch die *Sektion* bestätigt. Diese ergab
sehr ausgedehnte Suffusionen im Unterleib, welche die
Muskulatur durchsetzten; in der Bauchhöhle eine grosse
Menge stark bluthaltiger Flüssigkeit, die Leber stark
vergrössert, mit reichlichen Knoten besetzt, 34 Ctmtr.
breit, der rechte Lappen 26 hoch und 9 dick, der linke
18 hoch und 18 breit. Die meisten Knoten waren gelbweiss, markig, stellenweise mit ausgedehnten Gefässen,

an einer Stelle mit mehrern blanrothen, bis erbsengrossen Prominenzen bedeckt, welche aus lauter Gefässen bestanden und wahrscheinlich die Quelle der Blutung waren; einzelne Knoten waren leicht genabelt, der grösste Theil fettig entartet; die Gallenblase von Knoten umgeben, klein, wenig Galle enthaltend, die Lymphdrüsen zwischen Magen und Leber geschwellt und theilweise infiltrirt; im Ligam. gastroduoden. eine wallnussgrosse, mit schmutzigbräunlicher colloider Masse gefüllte Cyste. In der grossen Magencurvatur, 4¹/₂ Ctmtr. vom Pylorus, eine ovale, 9 Ctmtr. lange, 5 Ctmtr. breite, oberflächlich ulcerirte markschwammartige Krebsmasse. Im rechten obern Lungenlappen eine ausgedehnte genuine Infiltration; Aorta hochgradig atheromatös; die übrigen Organe wenig verändert.

Die 2. Art der Blutungen in Folge von *Stauungen in dem Pfortaderbereiche*, geschieht meist in die Schleimhaut des Magens (Bluterbrechen) oder Darmes (theerartige oder rein blutige Stühle) oder in die Nieren, und ist mit Transsudationen in die serösen Säcke, namentlich das Peritonäum, verbunden. Die 3. Art der Blutung endlich, die scorbutähnlichen Petechien und Ekchymosen im Unterhautzellgewebe und die Blutverluste aus Nasen-, Mund-, Rachen- u. Vaginalschleimhaut werden nach Leyden, auf Grund der Experimente von Dusch an Thieren, auf die Einwirkung der Gallensäuren, besonders der Cholalsäure, auf das Blut bezogen. Dem entsprechend fand Frerichs in 4 F. von erschöpfenden Blutungen stets einen intensiven Ikterus und meist auch Delirien und Somnolenz; doch fand Biermer in leichtern Fällen von Nasen- und Mundblutungen keinen oder nur leichten Ikterus. Derselbe beobachtete nämlich heftiges Nasenbluten 2mal bei Ikterus melas, weniger bedeutendes 2mal bei geringer und fehlender Gelbsucht; ausserdem 1 F. von Magenblutung neben Ascites, Hydrothorax und starkem Ikterus, 1 F. von Nierenblutung neben starkem Oedem der untern Extremitäten und geringem Ascites, und 1 F. von Extravasat in die Dura-mater.

Verdauungsstörungen sind meist bei Leberkrebs vorhanden und gehören mit zu den ersten Erscheinungen desselben. Die Leiden des Magens sind verursacht durch einen Katarrh desselben in Folge von Stauung des Blutes, oder durch Krebs desselben, durch Druck der vergrösserten Leber, ausgedehnte Verwachsungen mit derselben, Compression durch hochgradigen Ascites oder Meteorismus. Hervorzuheben sind von den Darmerscheinungen besonders die starke Gasentwicklung und meteoristische Auftreibung des Unterleibes, besonders beim Fehlen der Galle; ferner Singultus, der nach Bamberger durch sympathische Reizung des Zwerchfells entstehen soll.

Nach Frerichs' Beobachtungen fehlten die Magenstörungen nur 6mal, und Darmstörungen nur 3mal; 4mal fand er hartnäckige Diarrhöe, die sich 1mal bis zur Dysenterie steigerte; in Biermer's 25 F. wurden die Magenstörungen nur 3 und die Darmstörungen nur 3mal vermisst; 3mal war Singultus und 1mal hartnäckiges Erbrechen ohne Stenose des Magens vorhanden.

Von Seiten der *Athmungsorgane* wird besonders häufig Dyspnöe in Folge von Beengung des Brustraums durch Hochstand des Zwerchfells, oder durch serösen oder blutigen Erguss in die Pleura bei allgemeiner Hydrämie, oder durch Pleuritis nach Perforation der verjauchenden Leberknoten in den Brustraum oder durch Druck infiltrirter Bronchialdrüsen auf einen grossen Bronchus an der Lungenwurzel beobachtet. Sekundäre Krebsknoten in den *Lungen* wurden von Frerichs gar nicht, von Biermer in 3 F. in geringem, das Athmen nicht hindernden Grade beobachtet. Bei der Sektion finden sich die Lungen meist ödematös, zuweilen auch entzündlich infiltrirt. Von Seiten des Herzens werden Palpitationen und Angstanfälle, ja selbst Geräusche beobachtet, welche einen organischen Herzfehler vortäuschen, und nach Cruveilhier durch Druck der geschwollenen Leber auf das Herz und durch Verdrängung des letztern erzeugt werden, nach neuern Untersuchungen aber auf intensiver Anämie beruhen (Biermer's „progressive perniciöse Anämie").

Fiebererscheinungen sind bei Leberkrebs selten, wenn auch häufig der Puls beschleunigt erscheint. Sie sind abhängig von zufälligen oder durch den Krebs bedingten Complicationen, oder von der Anämie (sogen. anämisches Fieber), oder von rascher Entwicklung und schnellem Wachsthum des Krebses. Im weitern Verlaufe, besonders bei Ausbreitung des Krebses über mehrere Organe, entwickelt sich zuweilen hektisches Fieber mit Frostanfällen und pyämischen Erscheinungen (Bamberger); ebenso treten Schüttelfröste und hohes Fieber bei Verjauchung des Krebses und Pylephlebitis, oder auch bei Resorption zerfallener Krebsmassen ins Blut ein. Dagegen treten bei Verschliessung der Gallenwege und dadurch bedingtem hochgradigen Ikterus starke Verlangsamung des Pulses und Erniedrigung der Temperatur ein, welche in 1 F. von Biermer volle 14 Tage lang anhielten (P. sank bis zu 52, die Temp. bis zu 34.4° C. herab), also nicht auf dem Verfall des Organismus beruhen konnten (Frerichs), sondern durch die Aufnahme der Gallensäuren in das Blut und die Zersetzung desselben bedingt waren.

Albuminurie fand sich in den 25 F. von Biermer 4mal, und zwar 2mal bei gleichzeitiger Nierenerkrankung. Nach Alfr. Vogel wird im *Urin* regelmässig eine Verminderung des Harnstoffs und der Chloride beobachtet; die schwarze Färbung des Urins durch Salpetersäure giebt ein diagnostisches Hülfsmittel für den melanotischen Krebs zur Hand.

Eine hochgradige *Abmagerung* ist die nothwendige Folge der verschiedenen mit Leberkrebs zusammenhängenden Störungen; nur geringe Abmagerung wurde von Oppolzer einige Mal, von Frerichs und Henoch je 1mal, von Biermer 2mal beobachtet. Namentlich werden besonders bei rasch wachsenden Tumoren viel Albuminate dem Blute entzogen (nach Budd's Berechnung bei einer in 5 Mon. entstandenen, 5 Pfd. schweren Krebsmasse die Albuminate von 20 Pfd. Blut). Diese Abmagerung und Anämie wird noch befördert durch die häufigen Transsudationen, die gestörte Verdauung, mangelhafte Blutbereitung u. s. w.

Die *Dauer* des Leberkrebses ist meist 10 bis 20 Wochen, im Mittel 17 Wochen; die kürzeste Dauer betrug nach Biermer 5 Wochen, die längste ¹/₂ Jahr. Bei Angaben von 6—7jähr. Dauer sind nach Hess offenbar andre Erkrankungen, die mit Leberkrebs übereinstimmende Erscheinungen zeigten, mit eingerechnet worden. Bei sehr kurzer Dauer ist von Bamberger, Frerichs und auch von Biermer anhaltendes Fieber beobachtet worden.

Von einer *Heilung* des Leberkrebses kann wohl nicht die Rede sein, wenn auch Oppolzer 3 und Bochdalek 7 F. von Heilung (syphilitischer Lebertumoren?) beobachtet haben wollen. Die rückgängigen Metamorphosen sind nur anatomische, örtlich begrenzte Heilungsvorgänge ohne klinische Bedeutung für den Gesammtorganismus.

Die *Diagnose* des Krebses der Leber ist, wenn alle Symptome vorhanden sind, wie Volumzunahme, Knoten, Schmerzhaftigkeit bei Druck, fehlende Milzschwellung, Kachexie, sehr leicht. Wo einzelne derselben fehlen, kann man zu einer Wahrscheinlichkeitsdiagnose gelangen, wenn wässriger Ascites, beträchtliche Verdauungsstörungen, höheres Alter des Kr., oder hereditäre Momente vorliegen, oder Krebse in andern Organen oder unter der Haut neben Schwellung und Schmerzhaftigkeit der Leber beobachtet werden. In andern Fällen, besonders im ersten Anfang bei alleinigem Vorhandensein von Verdauungsstörungen, hochgradiger Entkräftung und Gefühl von Völle und Schwere des Unterleibs, ist die Diagnose nur durch Ausschliessung andrer Erkrankungen der Leber und der Nachbarorgane möglich, z. B. des multilokulären Echinococcus, der durch seine langsame Entwicklung (3, selbst 30 Jahre) und die constante Milzschwellung sich unterscheidet, des Leberabscesses, der durch seinen fast stets akuten Verlauf von wenig Wochen und das intermittirende Fieber, den seltnen Ikterus, die mässige Leberschwellung, die fluktuirenden Knoten, die begleitende Milzschwellung und die geringe Abmagerung charakterisirt ist; ferner von der syphilitischen Hepatitis, die sich nach Biermer durch die geringere Dicke der Leber (an der geringern Resistenz bei der Palpation erkennbar) unterscheidet. Eine Verwechslung mit der amyloiden Degeneration der Leber, mit der Cirrhose, Schnürleibleber, Ektasie peripherischer Gallengänge und ausgedehnter Gallenblase wird sich in der Regel leicht vermeiden lassen. Mehr Schwierigkeit macht das Magencarcinom, besonders wenn der Magen mit dem linken Leberlappen verwachsen ist; doch wird hier immer noch ein tympanitischer Ton durchklingen, und der Tumor mehr eine diffuse, nicht umgreifbare Härte darstellen. Auch das Carcinom des Netzes kann, wie ein Fall von Frerichs beweist, mit Leberkrebs verwechselt werden, während Krebs der rechten Niere meist durch einen tympanitischen Streifen von der Leber abgetrennt und mit Albuminurie und Hämaturie verbunden ist.

Als sekundäre, nicht kr[...] gen oder zufällige Com[...] vor Peritonitis, Pleuriti[...] ödem, Scorbut, Echinoc[...] neration der Leber.

Bezüglich der Ausb[...] heiten durch Leberkreb[...] dass Tuberkulose von [...] Leberkrebs beobachtet v[...] kulose ist äusserst sel[...] Stadium regressiver Met[...] von Biermer in 25 [...] Ferner sollen weder Ty[...] gleichzeitig mit dem C[...] aber organische Herzfe[...] gegenseitig nicht aussc[...] von Biermer, wo ei[...] pösen Wucherungen d[...] führte.

Dr. John Richa[...] Journ. May 22. 29. 1[...] bridge Wells Infirmary [...] krebs mit sehr ausgespr[...]

Ein 60jähr. Mann, f[...] erkrankte vor 3 J. an schw[...] dem grosse Schwäche, m[...] kelt und Druckgefühl im I[...] nie aber an Gelbsucht; wl[...] fühl zu heftigem Schmerz[...] chondrium. Bei der Aufn[...] anämisch, das Gesicht well[...] tympanitisch aufgetrieben [...] Finger breit den Thorax[...] Nähe der Mittellinie bei I[...] war belegt, mit seitlichen [...] Stuhl habituell verstopft, [...] mit viel Bodensatz, sonst [...] und Erbrechen. Die verb[...] genden und abführenden [...] Erfolg, der Kr. wurde [...] 11wöchentlicher Behandlu[...] Leberrand ragte jetzt um [...] rand vor, mit 2 deutlich füh[...] Die oberflächlichen Bauch[...] hervortretend; leichter D[...] haft, wohl aber die Erschü[...] Schmerz und die Uebelke[...] beseitigt; doch verfiel der [...] 3monatlicher Behandlung. [...] sehr vergrössert, unter d[...] den Magen bedeckend und [...] erfüllend, beide Oberfläc[...] grossen, runden, kugligen [...] z. Th. hervorragenden K[...] Peritonäalüberzuge durch [...] filamentöses Gewebe le[...] solche Knoten, durch gle[...] parenchym abgesondert, [...] Leber zerstreut. Dieselber[...] fahl strohgelb, von der [...] ganz homogen, ohne Gef[...] Gewebe, mürbe, und zelg[...] reiche kernhaltige, gestre[...] freie Kerne, Zellen mit G[...] stearinplättchen, amorphe[...] Fettmolekel. Das noch [...] schmutzig hellroth und zelg[...] alle Uebergangsstufen zu [...] zellen; die Gallengänge w[...]

mit hellgelber Galle gefüllt. Das Oment. gastro-hepat. war fettlos, glich einer rothen, fibrovaskulären Membran und enthielt zahllose kleine, hirsekorn- bis erbsengrosse, harte granulirte Körperchen, welche unter dem Mikroskop dieselben Krebszellen und Molekel, aber mit mehr fibroiden Elementen, wie die Leber, zeigten. Der Magen war klein, mit atrophischer Schleimhaut, die Milz klein, dunkel, breiig zerfliessend, das Pankreas atrophisch, die Nieren und sonstigen Unterleibsorgane normal; die Brustorgane wurden nicht untersucht.

Ein Beispiel von Verwechslung von Pyloruskrebs mit Leberkrebs liefert folgender Fall.

Ein 52jähr. Mann, der im April 1867 zur Aufnahme kam, klagte über Schmerz im Epigastrium, war sehr abgemagert, kachektisch, zeigte Anasarka und beträchtliche Schwellung der Leber, die nach oben über die Mamma hinauf und nach unten unter dem Thoraxrand hervorragte; der Stuhl war thonfarbig, der Urin gallehaltig; Ende Juni trat Ikterus hinzu, der bis zum Tode am 12. Juli anhielt. Die Diagnose lautete auf primären oder sekundären Leberkrebs, weil keine deutlichen Anzeichen für Magenkrebs vorlagen, aber viele Erscheinungen für Leberkrebs sprachen: dumpfer, ziehender Schmerz vom rechten Hypochondrium nach der Schulter, starke Vergrösserung der Leber u. schwerer anhaltender Ikterus. Die Sektion ergab dagegen keinen Leberkrebs, sondern Pyloruskrebs, welcher mechanisch die V. portae und den Duct. choledochus verschloss und hierdurch hyperämische Leberschwellung, Gelbsucht und Wassersucht herbeiführte.

Magenkrebs und Encephalom der Leber wurde im folgenden Falle irrthümlicher Weise vermuthet.

Eine 50jähr. Dame, welche früher nach Aufregungen öfters an Asthma cardiac. gelitten hatte, war seit einiger Zeit abgemagert, blass und anämisch geworden. Im Sept. 1868 hatte sie Blut durch Hämorrhoiden verloren und erschien im Gesicht wachsig, gelblich, kachektisch, klagte über Schmerzen im Epigastrium und Druck im rechten Hypochondrium, litt an Uebelkeiten, Erbrechen, Blähungen und allgemeiner Unwohlbefinden. Der Thorax war rhachitisch comprimirt, die Leber nach oben und unten vergrössert, das Epigastrium aufgetrieben; der Urin sehr sauer, gallig gefärbt. Ende Nov. zeigte sich Dämpfung im obern Drittel beider Lungen mit Bronchialathmen, feuchtem Rasseln und glasig schleimigem Auswurf. Bald begannen die Beine zu schwellen, die Kraftlosigkeit nahm zu und am 20. Jan. erfolgte der Tod. Die Sektion ergab in den obern Theilen beider Lungen graue und gelbe, in Zerfall begriffene Tuberkel; die Leber sehr gross, blass, muskatnussartig, verfettet; der Magen stark nach links verdrängt, senkrecht im linken Hypochondrium gelagert, katarrhalisch verändert. Die sämmtlichen Magenerscheinungen waren also nur durch die mechanische Verschiebung, nicht durch Krebs bedingt.

In den weitern Bemerkungen über Diagnose, die im Ganzen nur das Bekannte enthalten, spricht sich f. dahin aus, dass Krebs des Omentum dieselbe am leisten erschwere.

Auch bei Pyämie können Knoten am geschwollenen Leberrande fühlbar werden, doch sichern hier die akuten constitutionellen Erscheinungen, Schüttelfröste, Schweisse u. s. w., sowie die traumatische oder sonstige Krankheitsursache die Diagnose.

Krebs und Cirrhose der Leber in eigenthümlicher Vertheilung beobachtete Dr. Luigi Corazza (Bull. delle Scienze med. di Bologna. Serie 5a. XI. 342., s. a. Sep.-Abdr. Bologna. Gamberini e Parmeggiani 1871. 8. 28 pp.).

Ein 46jähr. Mann, der beide Eltern an Schlagfluss,

eine Schwester an Drüsenkrankheit und eine andere an Schwindsucht verloren hatte, im Uebrigen aber bis auf Hämorrhoidalbeschwerden mit Neigung zu Stuhlverstopfung und Erbrechen gesund gewesen war, erkrankte vor 3 W. mit Unwohlsein, wozu vor 10—11 T. Ikterus, grosse Schwäche und vor einigen Tagen hartnäckiges Erbrechen einer schmutzig weissen Flüssigkeit und dünnfällige, graue Stuhlentleerungen traten. Bei der Aufnahme in das Hospital am 29. Oct. 1867 war der Kr. sehr abgemagert, die Hautfärbung gelblich grün, die Mundschleimhaut trocken, geröthet, Puls langsam, Temp. normal; der Unterleib aufgetrieben, gespannt, mit ascitischer Flüssigkeit erfüllt, die oberflächlichen Bauchvenen in Form der Medusenhäupter ausgedehnt, die Leberdämpfung nicht deutlich zu ermitteln. Im Epigastrium jedoch entschieden verkleinert; die Milz vergrössert; der Magen aufgetrieben; im rechten Hypochondrium ein Gefühl von Völle und Schmerz, besonders bei Druck, der Stuhl war durchfällig, rothgrau, der Urin spärlich, grünbraun, mit viel Gallenpigment und Spuren von Eiweiss; die untern Extremitäten etwas ödematös. In den folgenden Tagen wurde der Kr. unruhiger, collabirte, hatte unwillkürliche Stuhl- und Urinentleerungen, Delirien und starb im Koma am 7. Tage. Die Sektion ergab: im Perikardium und in den Pleurahöhlen, bes. rechts, grünliches Exsudat; am Exokardium ekchymotische Flecke; am rechten mittlern Lungenlappen elastische erbsengrosse, flache, rothgelbe, leicht auschälbare krebsartige Knoten; in der Bauchhöhle 6 Liter grüngelbe Flüssigkeit; das Peritonäum normal. Die Leber war dunkelgelbgrün, der rechte Lappen kaum vergrössert, mit etwas über die Oberfläche hervorragenden, gelblichen, im Centrum blässern und festern Knoten besetzt, im Innern mit etwa 8—10 grössern, rundlichen, gelblichrothen, welchen Krebsknoten durchsetzt; die Gallengänge ausgedehnt, federkieldick, stellenweise sackförmig ausgedehnt, mit grüner, eingedickter Galle erfüllt; die dazwischen liegende Lebersubstanz intensiv gelbgrün, fast homogen, mit feinen weissen Linien durchzogen. Der linke Leberlappen war entschieden verkleinert (11 Ctmtr. in der Breite, 8 von vorn nach hinten und 4 in der Dicke messend), an der Oberfläche und im Durchschnitt deutlich granulirt, entschieden cirrhotisch, ohne Spur von krebsiger Entartung, die Gallenblase mit kaum gelblichem, serösem Schleim erfüllt; die Drüsen in der Porta hepat. vergrössert, erweicht, aus breiiger Masse bestehend; die Vena portae an ihrer Theilungsstelle in der Leber mit geronnenem Blute und einer körnigen, weich markigen Hervorragung oder Neubildung erfüllt, mit Fibrinauflagerungen, welche von der Venenwand auszugehen schienen, aber bei genauerer Untersuchung mit einer hinter der Vene gelegenen und durch die Venenwand hindurchgewucherten krebsigen Drüse zusammenhingen; etwas darüber fand sich im rechten Pfortaderaste eine ähnliche polypöse Neubildung, welche bis zur innern Oberfläche vorgedrungen war, ohne das Gefäss ganz zu perforiren; nur das Epithel hatte sich abgeschilfert. Die übrigen Gefässe normal; die Milz vergrössert und welch; die übrigen Organe unverändert. Die mikroskopische Untersuchung der Knoten in Lunge und Leber, der entarteten Pfortaderdrüsen und der in die Pfortader selbst hineinragenden Neubildungen ergab die Charaktere des Markschwamms.

Die Diagnose blieb während des Lebens ungewiss, da der starke Ascites, der Collateralkreislauf, die Hämorrhoiden, die Diarrhöe, die Verkleinerung des linken Leberlappens und der Magenerweiterung mehr für Lebercirrhose, der dagegen starke Ikterus dagegen für eine die grössern Gallenwege und die Pfortader zusammendrückende Neubildung sprachen, das Alter, die Abmagerung und die Oedeme aber bei beiden Krankheiten vorkommen.

Eine ähnliche Beobachtung machte Dr. Nicoli bei einem 74jähr. Manne, der wegen eines Schenkelbruches im Oct. 1868 zur Behandlung kam.

Der Kr., welcher früher an wiederholten Pneumonien und an chronischem Rheumatismus des linken Fusses, sowie seit Jahren an Husten und Schwächegefühl gelitten hatte, war schlecht genährt, die Haut erdfahl, fettlos, uneiastisch, das rechte Hypochondrium etwas hervorragend, die Leberdämpfung 2 Finger breit unter dem Thoraxrand begrenzt, der Unterleib nicht aufgetrieben; erst 6 W. später trat unter stärker hervortretenden Erscheinungen der Kachexie Schwellung des Unterleibs hinzu, der Stuhl war hartnäckig verstopft, später durchfällig und am 16. Dec. erfolgte der Tod. Die *Section* ergab obsolete Tuberkel in beiden Lungenspitzen; an der Basis derselben, besonders rechts, einzelne erbsengrosse, rothgelbe Knoten von käsiger Consistenz; eben solche hanfkorngrosse Knötchen an der bedeckenden Pleura und dem Zwerchfell. Im Unterleib 3 Liter fast blutrothe Flüssigkeit; die Leber nicht vergrössert; der linke Lappen etwas verkleinert, mit granulirter Oberfläche und stumpfem Rande, fahl, beim Durchschneiden knirschend, ohne fettige Entartung; der rechte Lappen glatt, mit zahlreichen bis hühnereigrossen, käsigen Knoten durchsetzt, welche zum Theil die Glisson'sche Kapsel und das Peritonäum aufgeweicht hatten und ganz entschieden markschwammiger Natur waren; die Gallenblase klein, dickwandig, mit wenig dicklicher, dunkler Galle erfüllt; das Peritonäum am Zwerchfell und im Colon mit zahlreichen kleinen Krebsknötchen durchsetzt; die Milz etwas vergrössert; die übrigen Organe wenig verändert.

Bemerkenswerth war in beiden Fällen das Bestehen von Krebs im rechten und Cirrhose im linken Leberlappen, ohne dass die eine Affektion in das Gebiet der andern übergriff. Die Annahme, dass ursprünglich die ganze Leber von diffuser Cirrhose ergriffen gewesen sei und diese Cirrhose im rechten Lappen zum Ausgangspunkte des Krebses geworden sei, ist nicht recht wahrscheinlich, weil die Cirrhose keinen günstigen Boden für die Entwicklung des Krebses abgiebt, und weil, selbst wenn diess der Fall wäre, kein Grund vorliegt, warum nicht auch der linke Lappen krebsig entartete, weil endlich bei diffuser Cirrhose der Leber kein so intensiver Ikterus bestehen kann. Viel wahrscheinlicher ist es, dass sich die Cirrhose, wie es Regel ist, zuerst im linken Leberlappen entwickelte, dass sich daneben im rechten Lappen Krebs ausbildete und beide Affektionen gleichzeitig weiter fortschritten, bis sie sich gegenseitig an der Grenze beider Lappen in ihrer weitern Entwicklung hemmten. — Die Diagnose machte hier wegen der complicirten, beiden Affektionen angehörigen Symptome grosse Schwierigkeiten. Der intensive Ikterus sprach mehr für Krebs und speciell für einen Druck krebsig geschwollener Drüsen im Hilus auf den Duct. hepat. und choledochus; Ascites ist bei Krebs und Cirrhose vorhanden, jedoch bei letzterem in höherm Grade; in dem 1. Falle war er bedingt weder durch krebsige Peritonitis, noch durch ein Cirkulationshinderniss der V. portae in der Leber selbst, sondern durch die Compression des Stammes dieser Vene durch die krebsig geschwollenen Drüsen und namentlich durch die krebsige Wucherung in der Wandung und dem Lumen der Vene selbst, welche im Verein mit der Thrombose den Kanal völlig verschloss und die beträchtliche Milzschwellung, die Hämorrhoiden und die blutig serösen Transsudate in Darmkanal zur Folge hatte. Wo sich also intensiver Ikterus mit starkem Hydrops, Milztumor u. s. w. neben Verkleinerung und Granulirung des linken Leberlappens, also Erscheinungen finden, die nur zum Theil zur Cirrhose stimmen, kann man eine auf den linken Leberlappen beschränkte Cirrhose annehmen und daneben Krebsentwicklung im rechten Leberlappen vermuthen mit Druck der krebsig entarteten Drüsen des Hilus auf die grössern Gallengänge und die Vena portae. Der Lungenkrebs war ohne Zweifel sekundär durch Vermittelung der Venen oder Lymphgefässe entstanden, und zwar wie gewöhnlich, vorzugsweise im rechten Lappen. Auch die Wucherung in der Pfortader war sekundär durch Ueberwucherung des Krebses einer Hilusdrüse auf die Gefässwandung entstanden, während in manchen andern Fällen der sekundäre Pfortaderkrebs auch ohne vermittelnde Affektion der Wandungen beobachtet wird. Corazza spricht sogar die Vermuthung aus, dass der Krebs im rechten Leberlappen gleichfalls sekundär durch Vermittelung des cirkulirenden Pfortaderblutes entstanden sei, während der linke Lappen wegen seiner Armuth an Pfortadergefässen vom Krebs verschont geblieben sei.

A. Feroci in Pisa (Il Raccoglitore med. di Forli XXXVI. 1. 2. Genn. 1873) beobachtete folgenden Fall von Leberkrebs, der in ätiologischer Beziehung und durch das langsame Auftreten und die geringe Ausbildung der Affektion der Verdauungsorgane ein gewisses Interesse darbietet.

Ein 40jähr. Mann von schwächlich lymphatischer Constitution, dessen Mutter an Tumor albus gestorben war, hatte 1855 eine nervöse Krankheit überstanden, die sich 1861 wiederholte, mit Schmerzen längs der Wirbelsäule, Schwäche der untern Extremitäten, Krämpfen und Fieber (mässige Myelitis); 1865 bekam er eine rechtseitige Pleuritis exsudativa. In den letzten Jahren war er durch den Verlust seiner Frau sehr melancholisch, hatte sich dem Genuss geistiger Getränke ergeben und führte eine angestrengt sitzende Lebensweise. Seit Sept. 1871 fühlte er grosse Schwäche, Rückenschmerzen, Appetitlosigkeit, Schlaflosigkeit, seit dem März 1872 Schmerzen im Epigastrium und beiden Hypochondrien mit Fleischhunger und Völlegefühl, welche erst nach einigen Stunden wieder nachliessen. Seit dem 1. April war der Kr. bettlägerig, Puls 92, klein, verschwindend, Temp. 38,2° C. Nach 4 T. war der Leib weniger empfindlich und zeigte jetzt bei der Untersuchung eine unregelmässige harte Schwellung, welche sich von der Leber ausgehend über das ganze Epigastrium bis zur linken Mammarlinie ausbreitete und nicht fluktuirte, so dass trotz des fehlenden Ikterus Leberkrebs diagnosticirt wurde, nachdem andere Leberkrankheiten, wie Fett- oder Speck- oder Pigmentleber, Syphilis, Echinococcus u. s. w., ausgeschlossen worden waren. Die Behandlung war palliativ. Nachdem sich die Erscheinungen der Peritonitis nach wenig Tagen gebessert hatten, befand sich der Kr. ziemlich wohl, bis er Anfang Juli hydropische Schwellung des Leibes und der Beine, Leibweh, Schwäche, Schlaflosigkeit ohne Fieber bekam. Hinzutretende Diarrhöe und zahlreiche Phlyktänen am ganzen Körper linderten zwar die hydropischen Erscheinungen etwas, schwächten aber den Kr. sehr; am 9. Sept. starb derselbe ohne Todeskampf. Die *Section*, die auf den Unterleib beschränkt blieb, ergab ca. 8 Liter ascitische Flüssigkeit, diffuse chronische Peritonitis mit zahlreichen, weissen hirsekorngrossen Granulationen, welche besonders auf dem verkürzten und verdickten Oment. major sehr gedrängt sassen. Die Leber ragte nach unten bis zur Nabellinie und erfüllte das ganze Epigastrium bis zu den falschen Rippen, wog 2212 Grmm., war 23 Ctmtr. breit, der rechte Lappen 21 Ctmtr. von vorn nach hinten und 10 Ctmtr. von oben nach unten, der linke Lappen 18 u. 5 Ctmtr. messend. Die Oberfläche war mit erbsen- bis hühnereigrossen Knoten besetzt, die röthlichweiss, zum Theil fibrös hart, zum Theil markähnlich weich und stellenweise in der Mitte nabelförmig vertieft waren. Das Peritonäum war daselbst verdickt, nur schwer ablösbar; die Gallenblase klein, verdickt, mit wenig Galle und 4 Gallensteinchen erfüllt; die Milz klein, hart, aber sonst normal; ebenso das Pankreas und die übrigen Unterleibsorgane. Die Knoten an der Leber ergaben sich als Markschwamm in verschiedenen Entwicklungsstufen, die sich auch unter dem Mikroskop deutlich von einander unterschieden. Die kleineren weicheren Knötchen bestanden vorzugsweise aus grössern epitheläähnlichen Zellen, die in ein sehr zartes Stroma eingebettet waren; in den grösseren härteren Knoten waren die Zellen kleiner u. zeigten sich mehr freie Kerne in einem gröbern Stroma; in den grössten härtesten Knoten fanden sich die wenigsten und kleinsten Zellen und vorwiegend Fett- und Proteingranulationen in einem sehr stark entwickelten Stroma, so dass hier die Geschwulst der Sarkomform sich näherte.

Primären disseminirten Leberkrebs beobachtete Dr. Russell (Med. Times and Gaz. July 16. 1870) im Birmingham Gen. Hospital.

Ein 61jähr. Mann, der angeblich erst seit einigen Mon. an zunehmender Schwäche gelitten hatte, klagte beim Eintritt in das Hospital über Schmerzen im Unterleib, hartnäckigen Stuhlverstopfung, aber kein Erbrechen, schwachen Ikterus der Haut und Conjunctiva. Letzterer nahm allmälig zu, Anasarka stellte sich ein und der Tod erfolgte nach 1 Mon. an Erschöpfung. Bei der Sektion fand sich die Leber enorm vergrössert, 36 Ctmtr. breit u. 27 Ctmtr. hoch, 8250 Grmm. schwer; sie hatte ihre Form im Allgemeinen beibehalten, nur der rechte Lappen war unverhältnismässig vergrössert; sie war gleichmässig, glatt und nirgends verwachsen; der rechte Lappen periweiss, mit zahllosen, den Leberläppchen ähnlichen, aber etwa doppelt so grossen und deutlicher hervortretenden Heerden durchsetzt, die fest, elastisch, beim Einschneiden knirschten u. etwas trüben Saft austreten liessen, der aus spindelförmigen oder mehr rundlichen, 0.025—0.05 Mmtr. grossen, kernhaltigen Zellen bestand. Die weissen Herde selbst zeigten nirgends eine Spur von Lebergewebe, sondern bestanden aus feinen, aber festen, sich vielfach kreuzenden Bindegewebssträngen, in deren Lücken die genannten Zellen eingelagert waren. Im linken Lappen fand sich ein citronengrosser u. mehrere kleinere, ebenso beschaffenen Krebsknoten. Die übrige Leber war tief galliggefärbt, mit kleinen, stecknadelkopfgrossen, weissen Punkten gleichmässig durchsetzt; die vorhandenen Leberzellen, abgesehen von ihrer galligen Durchtränkung, normal. In den übrigen Organen fanden sich nirgends Krebsablagerungen, die Bauchhöhle war mit viel klarer Flüssigkeit erfüllt, die Milz nur 75 Grmm. schwer.

Der folgende Fall von Leberkrebs, welchen Dr. Panthel zu Bad Ems (Memorab. XVII. 4. p. 161. 1872) mittheilt, ist wegen der Entwicklung ohne charakteristische Erscheinungen, Zusammentreffens mit *Schwangerschaft* und der dadurch bedingten eigenthümlichen Erscheinungen bemerkenswerth, welche bei der Entbindung an das Vorhandensein eines zweiten Kindes denken liessen.

Eine 42jähr. Frau, welche im April 1871 wegen heftiger Leibschmerzen ärztliche Hülfe verlangte, hatte bereits 9 Kinder, darunter Zwillinge, geboren und seit 7 Mon. wieder die Periode verloren, aber sonst nicht das Uebelbefinden, wie bei früheren Schwangerschaften gehabt. Sie war ziemlich abgemagert, der Leib stark ausgedehnt, stellenweise mit Härten; die innere Untersuchung ergab hochstehende, noch unbestimmbare Kindestheile, die Auskultation undeutliche fötale Geräusche. Ueber der Symphyse und sodann rechts und links über dem Nabel harte, glatte, der Bauchwand anliegende Anschwellungen mit anscheinenden Kindesbewegungen; die rechte hypochondrische und epigastrische Partie bis zur rechtsseitigen Härte mit Darmton; die Leber nur im obern Theile ihrer Lagerstätte nachweisbar. Am 6. T. gebar sie sehr leicht ein 7 Mon. getragenes, 3 Pfd. schweres Kind, welches 6 Std. lebte. Nach der Geburt war noch eine Anschwellung rechts neben und über dem Nabel fühlbar und der untersuchende Finger stiess auf einen dem Schaldengewölbe ballotirend anfliegenden, runden, harten, glatten, kindskopfgrossen Körper, so dass eine zweite Frucht mit dem Kopfe vorzuliegen schien. In den folgenden Tagen waren fötale Geräusche nicht mehr zu hören, dagegen dauerten die scheinbaren Kindsbewegungen bei Druck auf die entsprechenden Stellen fort. Am 7. Tage nach der Geburt traten plötzlich äusserst heftige Schmerzen im Leibe und Ikterus auf, mit Appetitverlust, unstillbarem Durst, Kraftlosigkeit, Oedem, nach 3 W. Erbrechen schwärzlicher Massen und nach 30 T. erfolgte der Tod. Die Sektion ergab die Leber bis ins Becken reichend, carcinomatös entartet, in der eigentlichen Lebergegend sehr dünn, platt, zurückgedrängt, längs des Rippenbogens mit einem darüber verlaufenden, durch Luft sehr ausgedehnten Darmstück verwachsen, in der Nabelgegend zu einem 2 Fäuste starken, breiten Tumor mit glatten Flächen anschwellend, dann wieder in eine schmale, eingeschnürte, die Bauchwand nicht berührende Partie übergehend und hinter der Symphyse mit einer faustgrossen, harten, glattwandigen Anschwellung endigend; der Uterus normal zurückgebildet; sonst ausser hochgradiger Abmagerung und starkem Ikterus nichts Bemerkenswerthes.

Primären Leberkrebs in Folge örtlicher Reizung (durch Gallenstein?) beobachtete Prof. Arthur Willigk in Olmütz (Virchow's Arch. XLVIII. 3 u. 4. p. 524. 1869) im folgenden Falle.

Ein 64jähr. Tagelöhner war 6 W. vor seiner letzten Erkrankung wegen hochgradigen Ikterus mit bedeutender Schmerzhaftigkeit und Vergrösserung der Leber (die 5 Ctmtr. unter dem Rippenbogen hervorstand) und fühlbar ausgedehnter Gallenblase in das Hospital aufgenommen, aber schon 12 T. darauf (am 20. Aug. 1869) genesen wieder entlassen worden, bis er am 11. Oct. wieder mit Ikterus zur Aufnahme kam. Der Unterleib war gegen Druck unempfindlich, die Leber nur noch etwa 5 Ctmtr. den Thoraxrand überragend, an Stelle der Gallenblase eine Furche nachweisbar. Der sehr herabgekommene Kr. starb nach 8 T. und die Sektion ergab: die Leber mässig vergrössert, das Peritonäum an der Convexität etwas verdickt, rechterseits mit mehreren Sehnenflecken besetzt, in der Gallenblasengegend tief narbig eingezogen; die untere Fläche daselbst durch kurzes Bindegewebe mit der rechten Colonflexur und dem emporgezerrten Pylorus fest verwachsen. Vom Duodenum aus gelangte man mit einer starken Sonde leicht in den Duct. choledoch., welcher in die Weite einer Federspule bis zur Pforte verlief, dort sich mässig verengerte und deutlich geknickt erschien, während die Lebergallengänge bis zu ihren feinern Verästelungen hochgradig erweitert waren und besonders im linken Lappen ein System von vielfach ausgebuchteten, zum Theil für den kleinen Finger durchgängigen Kanälen darstellten. Der Inhalt derselben be-

10

stand aus einer farblosen, mit Epithelflocken gemengten Flüssigkeit; die Innenwandungen waren glatt, in Folge von Fettentartung fahlgelb gefleckt. In der Leberpforte waren diese Gänge von einer sehr dichten, hellgelb gefärbten Schwiele umgeben, welche sich baumförmig verzweigt bis auf verschiedene Entfernungen in das Leberparenchym begleitete, andererseits in der Umgebung des Duct. cyst. und der Gallenblase bis zur convexen Leberfläche reichte. Die Gallenblase war zu einer haselnussgrossen, dickwandigen, mit der umgebenden Schwiele untrennbar verwachsenen Kapsel eingeschrumpft, die durch einen kurzen, weiten Gang mit dem Duct. choledoch. zusammenhing und eine dickbreiige gelbbraune Masse enthielt. Das Leberparenchym war mürbe, intensiv gelbgrün gefärbt, die Leberlymphdrüsen mässig geschwollen. Die schwielige Neubildung bestand fast durchgehends aus sehr dichtem, deutlich fibrillärem Bindegewebe; in der Nähe der Gallenblase und einiger andern peripherischen Stellen war sie weicher, saftig und zeigte entschieden die Beschaffenheit des Medullarkrebses mit grossen Zellen und grossen ovalen, oft mehrfachen Kernen, ohne Spur eines Zerfalles. Auch an andern Stellen der Schwiele zeigten sich bei genauerer Untersuchung kleinere Zellenherde von gleichfalls junger Bildung. Sonst war nirgends eine Spur von krebsiger Erkrankung im Körper nachzuweisen.

Es bestand hiernach eine von der Umgebung der Gallenwege ausgehende Bindegewebswucherung, welche einen chronischen Reizungs- oder Entzündungszustand in denselben vorausssetzen liess. Die Ursache desselben liess sich aber mit grösster Wahrscheinlichkeit auf eine Einklemmung von Gallenconkretionen in der Leberpforte beziehen, hierfür sprach sowohl die Beschaffenheit der Gallenblase und des Duct. cyst., als auch die bedeutende Erweiterung des Duct. choledoch. bei vollkommen freier Anmündung desselben in das Duodenum, namentlich aber auch die enorme Erweiterung der Lebergallengänge bei dem nur mässigen Grade von Verengerung des Duct. hepat. in der Leberpforte; endlich spricht für diese Annahme der Befund der Krankheit bei der 1. u. 2. Aufnahme, indem die anfangs geschwollene Leber beträchtlich wieder abgenommen, der Schmerz nachgelassen und statt der sichtbar geschwollenen Gallenblase eine Furche sich eingestellt hatte. Während des Durchganges der Conkretionen durch den Duct. choledochus erreichte die Gallenstauung ihren höchsten Grad und die wahrscheinlich mehrtägige Einklemmung derselben am Beginn des gemeinschaftlichen Gallenganges mochte die schon bestehenden Reizungszustand in der Umgebung gesteigert und somit den ersten Impuls zur Entwicklung einer krebsigen Wucherung gegeben haben. Mit der Ausstossung der Conkretionen schwand der Ikterus wieder, die entleerte Gallenblase schrumpfte ein, die Gallenwege blieben aber erweitert und die einmal eingeleitete und fortschreitende Krebswucherung hatte schliesslich wieder Verengerung des Duct. hepat. in der Leberpforte mit abermaligen Stauungserscheinungen zur Folge. Der Beginn der Krebsentwicklung dürfte hiernach höchstens auf die Zeit der Gallensteineinklemmung, 9. W. vor dem Tode, zurückdatirt werden, wofür auch die jugendliche Beschaffenheit der Krebszellen spricht.

Gallenblasen- und Leberkrebs in Folge von Gallenblasensteinen wurde von Dr. Luigi Corazza (Bull. delle Sc. med. di Bologna. Serie 5 s. XII. p. 123. 1871. S. a. Separatabdruck) in der Klinik des Prof. Brugnoli beobachtet.

Eine 48jähr. Frau, die am 14. Oct. 1867 in das Hospital aufgenommen wurde, litt seit 7 J. an unbestimmtem Uebelbefinden mit Schmerzen und Klopfen im Unterleib, seit 1 J. an entschiedenen Schmerzen in der Lebergegend, Stuhlverstopfung, Hämorrhoiden und Kopfweh, bemerkte in der letzten Zeit eine Härte unter dem rechten Rippenbogen und war seit 20 T. schwerer erkrankt mit Schüttelfrösten und Ikterus. Bei der Aufnahme hatte sie eine intensiv gelbgrüne Hautfärbung, heftigen Pruritus, grosse Unruhe bei langsamem Puls (52), fast farblosen Stuhl, sehr gallehaltigen Urin. Am untern Leberrand in der Gegend der Gallenblase zeigte sich eine Erhöhung in Folge eines festen, nicht knotigen, faustgrossen, cylindrischen Tumors mit senkrechter Achse, der mit der Leber unmittelbar zusammenhing; der Musculus rectus abdom. der rechten Seite war durch Reflexaktion gespannt; die Leber ragte in der Mittellinie etwas unter dem Schwertfortsatz hervor, wenig vergrössert, glatt; die Milz normal, Ascites nicht vorhanden. Am 1. Dec. wurde die Kr. auf Verlangen gebessert entlassen, obwohl die Geschwulst eher vergrössert erschien. Bei der 2. Aufnahme am 11. Febr. 1869 hatte die Kr. keinen Appetit, viel Durst, stationären Ikterus, zuweilen Erbrechen, kein Fieber, lancinirende Schmerzen, seit 4—5 T. Unterleibsschwellung (Ascites). Die Kr. war im höchsten Grade abgemagert, der Tumor aber wegen der Unterleibsschwellung nicht mehr fühlbar, sie hatte hochgradige Beklemmungen und Angst, aber keinen Husten, Fieber, Oedem der Füsse, braungrünen Urin mit Spuren von Eiweiss. Am 3. Tage darauf hatte die Kr. eine neue Verschlimmerung mit peritonitischen Schmerzen, Schlucksen und unwillkürlichem Stuhl, Bewusstlosigkeit, Koma; sie starb am 17. Febr.

Die Sektion ergab ikterische Färbung sämmtlicher Gewebe und Exsudate, hypostatisches Oedem in den Lungen, enorm viel grünliche, trübe Flüssigkeit mit Exsudatflocken und Pseudomembranen in der Bauchhöhle, das Peritonäum getrübt, injicirt; die Leber fast ganz mit dem Zwerchfell verwachsen, eher verkleinert, zeigte an untern vordern Rande an der Stelle der Gallenblase eine faustgrosse, fest mit dem Colon transvers. verwachsene Masse. Das Leberparenchym war graugelblich, etwas fester als gewöhnlich, ohne Granulationen; der linke Lappen und der obere Theil des rechten Lappens war etwas verdichtet mit etwas erweiterten Gallengängen, sonst normal; nach unten zu änderte sich das Parenchym und ging nach dem Tumor hin immer mehr in eine braungraue, erdfarbige, markschwammähnliche Masse über. Die in den krebsigen Tumor verwandelte Gallenblase bestand aus einem eigenthümlichen Gewebe, welches stellenweise aus Anhäufungen von breiartig erweichter Masse, gemischt mit festerer Substanz, und im Centrum eine grössere Anhäufung derselben zerflüsslichen, grauröthlichen Masse mit eingebetteten Gallensteinen enthielt. Im Ganzen waren es 18 Steine, meist von der Grösse kleiner Haselnüsse, regelmässig polyedrisch, weissgelblich glänzend, zusammen 18 Grmm. schwer, weich, mit dem Nagel ritzbar, concentrisch geschichtet, mit einem dunkelgrünen Kern; sie bestanden aus Cholestearin mit etwas Kalk, der Kern aus Schleim und Galle (Cholepyrrhin). Nach der Entfernung der Steine blieb eine fast apfelgrosse Höhle mit unentlich abgegrenzter, krebsig erweichter Wandung zurück; in dieser fand sich eine vielleicht erst künstlich entstandene Communication mit dem Colon nahe der Flexura hepatica, durch welche ein Steinchen in den Darmkanal gelangt war.

Es bestand hiernach primärer Krebs in der Gallenblase und dem benachbarten Bindegewebe.

welcher sich entweder auf dem Wege der Gallengänge oder durch direkte Contaktwirkung auf den
Duct. choledoch. und hepaticus und auf den untern
Rand der Leber selbst ausgebreitet hatte. Für die
Annahme eines prim. Gallenblasenkrebses sprechen
nicht nur ähnliche Befunde von Frerichs, Markham, Durand-Fardel, Pepper u. A., sondern auch die auf die Gallenblase beschränkten
Symptome während des Lebens und die positiven
und negativen Sektionsergebnisse. Schon Lebert,
Henoch, Frerichs haben das Zusammentreffen
von Steinen mit Gallenblasenkrebs hervorgehoben,
und wenn auch die Annahme, dass der Krebs Gallen-
blasenkatarrh und dadurch erst secundär Steinbildung hervorgerufen habe, wohl aufgestellt werden
kann, so ist es doch viel wahrscheinlicher, einen
umgekehrten Process anzunehmen, dass sich nämlich
die Steine in Folge eines Gallenblasenkatarrhs primär
und durch die mechanische Reizung secundär Krebs
bei einem dazu disponirten Individuum entwickelt
habe, um so wahrscheinlicher, als auch Klebs bei
nachweislich sehr alten Steinen die ersten Anfänge
des Gallenblasenkrebses beobachtete. Die Perforation
des Darms und der Uebergang von Gallensteinen in
denselben mochte erst durch die Manipulationen bei
der Sektion eingetreten sein, da sich im Leben keine
Gallensteine im Stuhl gezeigt hatten, und da auch
die von Durand-Fardel bei Perforationen beobachtete Diarrhoe nicht eingetreten war. Die diffuse
serös eitrige Peritonitis war entweder durch direkte
Ausbreitung des Entzündungsprocesses, oder durch
Erguss von etwas erweichter Krebsmasse in die
Bauchhöhle, wohl kaum durch blosse Hemmung der
Pfortadercirkulation eingetreten; der Ikterus musste
als Folge der Verstopfung des Duct. hepat. betrachtet
werden.

Fungus haematodes der Gallenblase beobachtete Dr. Rickards im Royal Free Hospital (Lancet II. ; Oct. 1872).

Ein 50jähr. Mann, der am 5. Juli 1872 zur Aufnahme
kam, hatte an Dyspepsie und seit 3 Wochen an Ikterus
gelitten, wozu bald Erbrechen und Abmagerung trat und
2 schmerzhafte, bei Druck empfindliche Geschwülste in
der untern epigastrischen Gegend nahe dem linken Rippenknorpeln und unter den rechten falschen Rippen sich
zeigten. Im Hospital nahmen Ikterus, Erbrechen, Abmagerung und Schwäche immer mehr zu und nachdem
sich noch allgemeine Empfindlichkeit des Unterleibes eingestellt hatte, erfolgte der Tod 6 Wochen nach der Aufnahme. Die Sektion ergab eine scirrhöse Verdickung mit
Ulceration der Portio pylorica des Magens und scirrhöse
Verhärtung des Pankreaskopfes, welche die Geschwulst
in der linken epigastrischen Gegend bildeten. Die rechts
gelegene Geschwulst bestand aus der vergrösserten und
verhärteten Gallenblase, welche birnenförmig unter dem
Rande des rechten Lappens hervorragte, uneben, röthlich
gelb erschien und beim Einschneiden zerfallene hellrothe
Krebsmasse austreten liess. Die innere Wand der Gallenblase war verdickt, erodirt, der Duct. hepat. und cystic.
verstopft, consolidirt; die Leber geschrumpft u. atrophisch,
mit Galle durchtränkt, ohne Spur von Krebsablagerung.
Die Därme durch frisches Exsudat und Eiter untereinander verklebt, die Drüsen sämmtlich normal. Die mikroskopische Untersuchung der Neubildungsmassen ergab
den für Fungus haematodes gewöhnlichen Befund.

Zwei Fälle von *Krebsimpfung in Punktionskanälen bei carcinomatöser Peritonitis* kamen
nach Dr. J. Reincke (Virchow's Arch. LL. 3.
p. 391. 1870) kurze Zeit hinter einander auf der
innern Station des allgem. Krankenhauses in Hamburg unter Dr. Engel-Reimers zur Beobachtung.

Eine 72jähr. Frau, früher gesund, hatte seit 8 Wochen
eine rasche Zunahme des Unterleibs bemerkt und war
vor 8 Tagen punktirt worden, wobei 1 Eimer voll Flüssigkeit entleert wurde. Bei der Aufnahme (21. Oct. 1869)
war die Kr. sehr kraftlos, dyspnoisch, hatte starken
Ascites und leichte Schwellung der Beine. Am 22. Oct.
und 1. Nov. wurden die Punktionen wiederholt und dadurch jedesmal 1/2 Eimer stark eiweisshaltige, klare
Flüssigkeit entleert, worauf im Epigastrium ein harter,
querliegender, wurstförmiger, dem Finger ausweichender
Tumor bemerklich wurde. Nach der 4. und 5. Punktion
am 12. und 17. November fanden sich in der entleerten
Flüssigkeit einzelne kleine runde Zellen mit zahlreichen
Ausläufern. Seit Anfang Nov. hatte sich an den Punktionsstellen eine stetig an Umfang zunehmende, harte Infiltration in den Bauchdecken unter der verschiebbaren Haut
entwickelt. Eine neue Punktion am 24. Nov. entleerte
keine Flüssigkeit, so dass Scarifikationen der stark
ödematösen Bauchhaut erforderlich wurden; und unter
Zunahme der Dyspnöe, der Kreuzschmerzen und des
Kräfteverfalles erfolgte der Tod am 1. Dec. Die Sektion
(18 Std. n. d. T.) ergab starke Anfüllung des Unterleibes und Oedem der Beine. Die Lungen in ihren hintern und untern Theilen mit pleuritischen Adhäsionen,
zahlreichen, stecknadelkopfgrossen, z. Th. confluirenden
Ekchymosen, ödematös, nur ganz unten etwas comprimirt.
In der linken Art. pulmon. zahlreiche Aeste 2. Ordnung
durch alte, schon theilweise entfärbte Pfröpfe verstopft;
in der rechten die beiden den untern Lappen versorgenden
Aeste 2. Ordnung völlig verstopft, die übrigen frei; die
Bronchien stark geröthet, mit zähem Schleim erfüllt,
sonst normal. In der Bauchhöhle 1/2 Eimer voll gelblicher,
klarer Flüssigkeit. Der in der Umgegend der Punktions-
öffnungen während des Lebens gefühlte harte Tumor bestand aus einem flachen, scharfauslaufenden, thalergrossen,
markigen Krebsknoten, welcher genau an der Stelle der
Stichöffnungen zwischen den Bauchmuskeln gewuchert
war und noch Pigmentreste von bei den Punktionen er-
gossenem Blute einschloss. Das ganze Bauchfell war mit
einer, bis 6 Mmtr. dicken, theils platten-, theils netzförmigen Krebsanflagerung bedeckt, welche z. Th. aus confluirenden, vielfach dem Lauf der Lymphgefässe folgenden
Krebsknötchen bestand und das grosse Netz zu einer
(auch während des Lebens gefühlten) wurstförmigen, dem
Colon transversum anhängenden Masse zusammengezogen
hatte, die Leberpforte und den Milzhilus ausfüllte, ohne
die Pfortadercirkulation zu hemmen. Der Leberüberzug
war mit zahlreichen Krebsknötchen besetzt, das Parenchym
aber frei davon, braun, atrophisch. Beide Ovarien in
gänseeigrosse Cystengeschwülste verwandelt. Die Innenfläche der Cysten mit Krebsknoten und Platten besetzt,
das übrige Parenchym krebsig infiltrirt, z. Th. markig,
z. Th. käsig zerfallen; die Cysten waren stellenweise
deutlich nachweisbar aus solchen zerfallenen Krebsmassen
hervorgegangen. Der Uterus durch Verschluss der Cervikalkanals in eine wallnussgrosse Hydrometra verwandelt.
Beide Cruralen durch alte, entfärbte Gerinnsel vollständig
verstopft. Unter dem Mikroskop erschien die Neubildung
als ein kleinzelliger Krebs mit ziemlich reichlichem Stroma.
Die neugebildeten Knoten in den Bauchdecken zeigten genau
dieselbe Struktur, wie der Bauchfellkrebs, war aber durch
das normale subperitoneale Bindegewebe und einen Muskel
vollständig von demselben getrennt.

2) Eine 69jähr. Frau bemerkte seit Anfang August
1869 eine rasch wachsende Schwellung des Unterleibs;
dazu trat Ende Sept. und wieder Anfang Oct. eine stigige
Erkrankung mit Appetitlosigkeit, Magendrücken und Er-

brechen; die Schwäche nahm überhand; seit Mitte Nov. wurden die Beine ödematös und am 4. Dec. wurde die Kr. ins Krankenhaus gebracht. Die Untersuchung ergab eine angeblich mehrere Jahre alte, 7 Ctmtr. lange, 2½ Ctmtr. breite, ovale Geschwulst, welche von der linken Mamma bis zur Achselgrube ragte und daselbst mit den Lymphdrüsen zusammenhing; sie war hart, wenig verschiebbar, mit unregelmässigen Ausläufern, die bedeckende Haut in der Breite von 2.5 Ctmtr. adhärent und geröthet. Der Unterleib war besonders rechts unten stark kuglig vorgewölbt, 90 Ctmtr. Im grössten Umfang, stark gespannt, deutlich fluktuirend, bis nahe zum Rippenbogen heranf mit gedämpftem Perkussionsschall. Die innere Untersuchung der Genitalien ergab hinter dem unbeweglichen Uterus im hintern Scheidengewölbe einen harten, knolligen, unbeweglichen Tumor, der auch vom Rectum aus gefühlt wurde. Die Punktion am 7. Dec. ergab 3300 C.-Ctmtr. einer klebrigen, braunrothen, beim Kochen vollständig gerinnenden Flüssigkeit, mit sehr vielen rothen Blutkörperchen, einzelnen etwas grösseren, den Leukocythen ähnlichen Zellen, die „Ausländer anschickten und elasogen", mehreren noch grössern Zellen mit 1 oder mehreren grossen ovalen Kernen, deutlichem Kernkörperchen und grossen, oft mehrfachem Vacuolen; ausserdem fanden sich noch viele, aus kleinen, meist rundlichen Zellen bestehende, Zapfen, die ganz dieselben grossen Kerne und Vacuolen enthielten. Nach der Punktion fühlte man entsprechend dem Quercolon das geschrumpfte Netz als wurstförmige Geschwulst und vielfache Knollen in der Tiefe des Beckens. Es erfolgte beträchtliche Erleichterung des Befindens, doch zeigte sich am 16. Dec. an der Punktionsstelle in den Bauchdecken unter der verschiebbaren Haut ein kleiner Tumor; seit dem 18. traten des Abends Beklemmungsanfälle ein; am 22. wurde eine neue Punktion erforderlich, welche 1500 Ctmtr. ebenso beschaffener Flüssigkeit entleerte; Anfang Januar 1870 zeigte sich auch an der 2. Elasticitässtelle ein kleines Knötchen unter der Haut; der Ascites nahm rasch wieder zu und unter unstillbarem Erbrechen, zunehmendem Magen- und Kreuzschmerz und raschem Kräfteverfall erfolgte am 10. Jan. der Tod. Bei der Sektion fand sich der Unterleib mit aufgetriebenen Venensträngen bedeckt, stark geschwollen, die Beine ödematös. In der linken Brusthälfte reichliches pleurit. Exsudat mit vollständiger Compression des linken untern Lappens. In der linken Brusthälfte viel freie Flüssigkeit; das Peritonaeum fast überall in eine schiefergraue, mit linsengrossen Knoten und netzförmigen Leisten bedeckte krebsige Masse verwandelt, in der Gegend beider Punktionsstellen am dicksten (6 Ctmtr.); die Därme mit zahllosen stecknadelkopf- bis erbsen- und kirschengrossen, grauweissen Knötchen bedeckt, das Netz zu einem beweglichen, 11 Ctmtr. langen und 2½ Ctmtr. dicken, festen Krebsstrang verwandelt. Leber, Milz und Magen vielfach unter einander verwachsen, namentlich der Uterus, Harnblase, Ovarien und mehrere Darmschlingen zu einem unentwirrbaren, mit Krebsmassen durchsetzten Knäuel verbunden, so dass der Douglas'sche Raum und die linke Regio iliaca völlig abgesperrt erschienen; der mittlere Theil der Flexura iliaca in ein den Finger kaum durchlassendes starres Rohr verwandelt, im obern Theile sehr erweitert. Beide Ovarien im Durchschnitt in grosse welasliche, saftreiche Krebsmassen verwandelt, kirschkerngrosse haselnussgrosse, glattwandige Cysten einschliessend. In der linken Seite des Fundus uteri ein haselnussgrosser Knoten; in der Portio pylorica des Magens eine ringförmige Krebsablagerung; die Magen- und Darmschleimhaut völlig normal. Leber, Milz und Nieren atrophisch. An den Punktionsstellen im Unterhautzellgewebe kleine pigmentirte Krebsknoten, welche durch völlig gesundes Gewebe von dem erkrankten Peritonaeum abgetrennt waren. Unter dem Mikroskop zeigten sich in diesen Massen dieselben Elemente, wie in der abgezapften Flüssigkeit, mit nur mässig entwickeltem Stroma; nur fehlten die Vacuolen. Der harte Tumor der Mamma bestand fast ausschliesslich aus schwieligem Bindegewebe mit einzelnen kalkig ent-

arteten Milchgängen und einzelnen Maschen mit kleinzelligem Inhalt (Scirrhus).

Beide F. stimmen auffällig mit einander überein, abgesehen vom Scirrhus der Mamma im 2. F., welcher offenbar in keinem direkten Zusammenhang mit der übrigen Krankheit stand. In beiden F. bestand primärer Krebs der Ovarien und sekundärer des Peritonaeum und der mesenterialen Drüsen, beide Male war der Krebs durchaus auf diesen Bereich beschränkt bis auf die kleinen Uterusknoten im 2. F.; beide Male bestand Ascites und hatten sich in den Punktionskanälen neue Krebswucherung entwickelt, welche durch gesundes zwischenliegendes Gewebe von dem Peritonaealkrebs getrennt, nur durch längere Berührung mit den Krebselemente enthaltenden Ascitesflüssigkeit entstanden sein konnten. Es fand also keine von der Hauptmasse ausgehende continuirliche Krebswucherung in den verletzten Nachbargeweben statt, wie man dies nach Krebsexstirpationen beobachtet, ebensowenig Krebswucherung durch einfache Reizung der Theile, da z. B. subcutane Injektionen, Decubitus u. s. w. bei Krebskranken nie wieder Krebswucherungen veranlassen; vielmehr fand hier eine direkte Impfung durch Krebsmassen statt. Wenn Uebertragungsversuche von Individuum zu Individuum gerade neuerdings zu negativen Resultaten geführt haben, so erklärt diess R. durch die dabei üblichen grossen Mengen von Impfmasse, die grössern Incisionen und Eröffnung seröser Höhlen, wodurch eine heftige Reaktion erzeugt werde, welche den aus wahrscheinlich nur kurzlebigen Krebselementen den Boden zum Fortkommen entziehen. Daher schlägt R. vor, bei derartigen Versuchen nur kleine Mengen von frischem Krebssaft mittels der Pravaz'schen Spritze an mehrfachen Stellen zu injiciren.

Folgende 2 Fälle von krebsiger Peritonitis kamen nach Dr. J. R. Hardie unter Dr. J. Matth. Duncan (Med. Times and Gaz. Oct. 19. 1872) in der Edinburgh Royal Infirmary zur Beobachtung.

Eine 43jähr. Frau, seit 20 J. verheirathet, seit der Geburt ihres einzigen Sohnes vor 19 J. immer kränklich, vor 8 J. wegen Gebärmuttervorfall und Mutterblutung in Hospitalbehandlung, hatte vor 9 Mon. im 3. Schwangerschaftsmonate abortirt und darauf 4 Mon. lang an Menorrhagie, später an Amenorrhöe gelitten. Bei der Aufnahme in das Krankenhaus am 29. Oct. 1866 war der Unterleib stark geschwollen, unregelmässig gestaltet, es bestand unterhalb der Linie von der Mitte des rechten Ligam. Poupart. über den Nabel bis zur Milzgegend absolute Dämpfung und in den untern Theilen Fluktuation, sowie Auftreibung der oberflächlichen Venen. Die Vaginaluntersuchung ergab am Muttermund einen kleinen Polypen und links hinter der Portio vaginalis eine von oben herabragende Härte. Der Umfang des Leibes über dem Nabel gemessen betrug 136 Ctmtr. Vier Wochen später erschien bei der Perkussion die linke untere Hälfte des Unterleibsresonant, die rechte gedämpft. Nach vorübergehender Besserung durch Diuretika maass der Unterleib am 15. Dec. noch 99 Ctmtr. und am 30. wurde die Incision vorgenommen, wobei sich zunächst mehrere erbsen- bis mandelgrosse perlweisse Körper nebst 8 bis 9 Pfd. Flüssigkeit entleerten, worauf der in die Wunde eingeführte Finger eine grosse Geschwulst fühlte. Die Dämpfung war nach der Operation nur wenig vermindert. Am

9. Jan. fühlte sich die Kr. seit einigen Tagen beträchtlich besser, klagte aber über die heftigsten Rückenschmerzen bei jeder Bewegung. Eine Punktion des Unterleibs entleerte 4½ Pfd. röthliche Flüssigkeit ohne körperliche Beimengungen. Am 10. Jan. äusserst heftige Leibschmerzen, Kopfweh, Delirien, schwacher, unregelmässig beschleunigter Puls, Collapsus, Tod.

Die Sektion ergab beim Oeffnen des Unterleibs viel röthlich gelbes Serum mit viel frei herumschwimmenden runden Krebsknoten. Das Peritonäum mit zahlreichen, stecknadelkopf- bis orangegrossen milchweissen bis dunkelrothen Krebsknoten besetzt; das grosse und das kleine Netz fast ganz in solche Krebsmassen verwandelt; ebenso die untere Fläche der Leber und Milz; die Leber war mit zahlreichen Knoten durchsetzt, die Mesenterialdrüsen vergrössert, krebsig entartet. Das Becken mit einer Geschwulst erfüllt, die aus dem krebsig infiltrirten Uterus, den beiden über faustgrossen Ovarien, den entarteten Lymphdrüsen und dem Peritonäum bestand. Am Uterus war nur der Hals und der Mund frei. Das Zwerchfell war gleichfalls krebsig und zeigte an seiner obern Fläche eine dunkle, schwammig wuchernde Masse, welche mit einer ähnlichen Geschwulst in der linken Pleura zusammenhing.

Eine 53jähr. Frau, Mutter von 5 Kindern, deren jüngstes 14 J. alt war, hatte später 2mal abortirt und seit Mai 1870 zuerst Schwäche und Müdigkeit und seit Febr. 1871 Schwellung und schmerzhafte Spannung des Unterleibes gespürt. Bei der Aufnahme am 3. April maass der Unterleib über dem Nabel 102 Ctmtr., war fluktuirend, zeigte unregelmässig wechselnde gedämpfte und resonante Stellen. Die Vaginaluntersuchung ergab nichts Abnormes; Fieber war nicht vorhanden, Puls 88, Temp. 37.2° C. Es wurde arsenigs. Eisen (3mal täglich 0.006 Grmm.) und Tinct. opii (20 Tropfen) angeordnet. Am 13. April zeigte sich unter Fieberbewegung die rechte Regio iliaca schmerzhafter, nebst Geschwulst der Füsse und Unterschenkel; am 20. fand man einen pustulösen Ausschlag an den Armen, wenige Tage später einen allgemeinen, schliesslich dunkelroth werdenden Ausschlag am ganzen Rumpfe; am 1. Mai erfolgte der Tod.

Die Sektion ergab im Unterleib 2 Liter klares gelbes Serum; das ganze grosse Netz in eine zähe, 2 bis 4 Ctmtr. dicke, 23 Ctmtr. von oben nach unten und 35 Ctmtr. von rechts nach links messende Masse verwandelt; dieselbe war an der vordern Fläche in den untern ⅓ flach gelappt, an der hintern tiefer gelappt, mit gestielten, ihrerseits wieder gelappten Geschwülstchen besetzt; die Appendices epiploicae geschwollen, krebsig entartet; das kleine Netz zappig verdickt, 4 Ctmtr. dick; das Peritonäum glänzend, stellenweise mit Exsudat bedeckt; der Magen an beiden Curvaturen krebsig verdickt, sonst frei. Die Dünndärme verdickt, der Peritonäalüberzug rauh, granulirt, mit injicirten Gefässen. Das parietale Peritonäum verdickt, aber glatt und nicht hyperämisch; die beiden Ligamenta ederartig; beide Ovarien vergrössert, das rechte 9.5, das linke 9 Ctmtr. hoch. Die mikroskopische Untersuchung der Krebsmassen ergab ein fibröses Stroma mit eingebetteten Oeltröpfchen und zahlreichen runden und ovalen Zellen mit ovalen Kernen.

Die Diagnose war in beiden Fällen nicht richtig gestellt worden; denn selten zeigen sich die unregelmässig zerstreuten peritonäalen Knoten mit den übrigen physikalischen und constitutionellen Erscheinungen so deutlich, dass man mit Sicherheit Krebs diagnosticiren könnte, zumal, wenn noch Complicationen, wie Hydrops ovarii, Netzcysten, Darmstriktur inzutreten. Die beträchtliche Unterleibsschwellung, ie anfänglich mehr durch Flatulenz, später durch flüssiges Exsudat bedingt ist, die unregelmässige, ihren Ort wechselnde Dämpfung in Folge der Ab-

kapselung der Flüssigkeit durch feste Adhäsionen, die Schmerzen, Verstopfung u. s. w. sind eben so gut bei einfacher, als bei krebsiger Peritonitis vorhanden.

Ein Cancroid der epigastrischen Gegend mit Affektion des Peritonäum wurde von Prof. Francesco Rizzoli in Bologna (Bull. delle Sc. med. di Bol. Ser. 5. XV. p. 341, s. a. Sep.-Abdr. Bologna 1873. Gamberini e Parmeggiani. 8. 15 pp.) durch Exstirpation zur Heilung gebracht.

Obwohl R. in einem Falle von Nabelkrebs, welcher sich bis aufs Peritonäum erstreckte, die Operation mit ungünstigem Erfolge vorgenommen hatte (Bull. delle Sc. med. di Bol. 1872) und Ed. Bouqué in Gent (Bull. de la Soc. de méd. de Gand 1873) durch diesen Erfolg sowohl, als auch durch die zahlreichen Drüsenschwellungen, die allgemeine Kachexie und die Unmöglichkeit der gänzlichen Exstirpation sich von der Operation eines seit Monaten bestehenden, knochenharten, in der Mitte ulcerirten Krebsknotens im Epigastrium eines 47jähr. Mannes hatte abhalten lassen, — versuchte R. doch abermals die Operation im folgenden Falle, da die örtlich beschränkte Geschwulst, der Mangel an erblicher Anlage, der günstige Gesundheitszustand der Kr. und die normale Beschaffenheit des Magens eine bessere Prognose gestatteten.

Eine 47jähr. Frau, welche angeblich in Folge eines vor mehreren Mon. erlittenen Nadelstiches im Anfang des Jahres ein kleines Hautknötchen im Epigastrium bemerkte, zeigte bei der Vorstellung Mitte April 1873 links von der Mittellinie 1 Ctmtr. von dem Proc. xiphoid. entfernt eine bohnengrosse, harte, höckrige, mit dem Musc. rect. und der Haut fest verwachsene Geschwulst; die Haut war livid, dünn, glänzend, dem Aufbrechen nahe. Bei der Exstirpation fand sich der Verdacht, dass das Peritonäum mit afficirt sei, bestätigt. Dasselbe wurde mit feinen Zangen emporgehoben und mit entfernt; bei der mikroskopischen Untersuchung erschien dasselbe ebenso wie die übrige Geschwulst krebsig entartet in dem Umfange von 2 Centesimi, während die Hautwunde einen Umfang von einem Doppelgulden hatte; der eingeführte Finger fühlte deutlich den Magen und das normale Peritonäum in der Umgebung. Nach Unterbindung von mehreren Aestchen der Art. epigastr. und Ausfüllung der Wunde mit durchlöcherten Leinwandläppchen und Charpie hatte die Kr. in den ersten Stunden etwas Nausea und Unterleibsschmerzen, welche jedoch bald wieder schwanden, worauf ruhiger Schlaf folgte. In der Umgebung der Wunde trat nur geringe Entzündung ein, am 20. Mai war die Oeffnung des Peritonäum vollständig verschlossen und bald auch die ganze Wunde fest vernarbt, so dass die Bildung einer Hernia ventralis nicht möglich war.

Contraindicirt war dagegen die Operation im folgenden Falle, wo der Krebs in der epigastrischen Gegend sekundär nach Magenkrebs eingetreten war.

Eine 55jähr. Frau litt seit 2 J. an Nausea, Erbrechen, Appetitlosigkeit, stechenden Schmerzen, besonders im Epigastrium und rechten Hypochondrium, und bemerkte im Dec. 1871 eine Schwellung etwas rechts über dem Nabel, welche besonders bei Druck sehr schmerzhaft war; das Erbrochene erschien schwarz, kaffeesatzähnlich. Seit Wochen wuchs der Tumor rasch und bei der Aufnahme am 16. Juni 1872 war derselbe weich elastisch, bei der Perkussion in der Mitte matt, nach der Peripherie zu etwas gedämpft, in der weiteren Umgebung tympanitisch, etwas beweglich; die Haut im Centrum geröthet, am Rande fast normal, adhärent, die Hautvenen aufgetrieben; bei Druck deutliches Knarren, wie von Gas, zu fühlen. Nach kurzer Zeit öffnete sich der Tumor und entleerte stinkende Gase und darauf viel Brei und übelriechende dunkle Flüssigkeit; der Finger gelangte durch die Oeffnung in eine tiefe Höhle. Nach 4 Tagen erfolgte der Tod. Die *Section* ergab krebsige Infiltration der Magenwände; am Pylorus einen harten grauen, höckrigen, den Magen umfassenden Tumor, welcher mit der Bauchwand, sowie mit dem gleichfalls infiltrirten Colon transvers. und der Glisson'schen Kapsel verwachsen war. Die Oeffnung hatte den Umfang eines Fünfcentesimalstückes.

Nabelkrebs wurde von Demarquay (Gaz. des Hôp. 74. 1870) in den letzten Jahren 3mal beobachtet.

Bei einem ältern Manne zeigte sich eine faustgrosse bläuliche Geschwulst, welche weich und mit heftig stechenden Schmerzen verbunden war. Da dieser offenbare Markschwamm sowohl mit dem Peritonäum als auch mit der Haut des Nabels verwachsen zu sein schien, so wurde von der Operation abgesehen. Bald darauf stellte sich auch die dem Krebs eigenthümliche Hautfärbung ein und es erfolgte der Tod.

Ein über 60 J. alter Mann zeigte eine gleichfalls vom Nabel ausgegangene, grosse, platte Geschwulst, die weich, pappig, halbfluktuirend war und die ganze Dicke der Bauchwand in der Breite von 2 Händen umfasste; an mehreren Stellen fanden sich Oeffnungen, aus denen schwammige, gallertartige Masse hervorragte, die in jeder Richtung mit der Sonde leicht durchbohrt werden konnte, ausserordentlich leicht blutete und ausserordentlich viel Serum entleerte. In Folge der reichlichen seröblutigen Verluste starb der Kr. nach kurzer Zeit.

Der letzte Fall betraf eine 54jähr. Frau, welche vor 2 J. ihre Regel verloren hatte und gleichzeitig ein rasches Wachsthum eines angebornen Naevus am Nabel bemerkte; schliesslich excorirte derselbe, gab an wiederholten kleinen Blutungen und zur Absonderung anlöser, wenig riechender Flüssigkeit Veranlassung. Bei der Vorstellung am 3. Mai 1870 war die Geschwulst hühnereigross und wurde, da der Gesundheitszustand nicht gestört war, obwohl sich schon 2 kleinere Geschwülste in der Inguinalgegend zeigten, exstirpirt. Die Untersuchung ergab ein Papillom. Auch die Inguinaldrüsen wurden kleiner, so dass man einen dauernden Erfolg der Operation hoffen konnte, als Ende Mai die Drüsen wieder zunahmen, der Gesundheitszustand der Kr. sich verschlimmerte und somit ein Wiederbeginn der Krebswucherung mit früher oder später tödtlichem Ausgang zu befürchten stand.

Einen Fall von *Darmkrebs* theilt Dr. Karl Bettelheim (Med.-chir. Rundschau. Jan. 1871, u. a. Separatabdr.) mit.

Eine 51jähr. Frau, die seit 1 J. an wiederholten Anfällen von Stuhlverstopfung und Unterleibskrämpfen gelitten hatte, bemerkte seit dieser Zeit eine Geschwulst im Unterleibe, welche von dem behandelnden Arzte für eine bewegliche Niere gehalten wurde. Nach 31tägiger Dauer eines neuen Krampfanfalls kam sie am 2. Jan. 1870 zur Untersuchung. Etwas über der linken Spina art. sup. war eine ziemlich faustgrosse Geschwulst zu fühlen, die von oben nach unten gar nicht, etwas aber seitlich und sehr leicht von vorn nach hinten beweglich war, indem die bedeckende Haut sich leicht verschieben und abheben liess. Die 3—4 Querfinger breite und 5—6 lange Geschwulst konnte nach hinten nicht völlig umgriffen werden und war von Rectum und von der Vagina aus nicht zu fühlen. Der Unterleib, im Uebrigen wenig aufgetrieben, bei Druck nur etwas empfindlich, zeigte alle 10 Min. eine sicht-, fühl- und hörbare Darmanschwellung, welche krampfhafte Schmerzen veranlasste. Die Kr. war sehr abgemagert und leicht gelblich gefärbt. Eine bewegliche Niere konnte hiernach ausgeschlossen werden, da eine Einklemmung derselben bei dem Fehlen der plötzlich von

den Lenden nach dem Nabel ausstrahlenden, ausserst heftigen Schmerzen, bei dem Fehlen von Ekel, Erbrechen, Angst, Blut- und Eitergehalt im Urin sicher nicht vorlag; vielmehr musste eine Darmstenose, und zwar, da alle andern Ursachen fehlten, eine Neubildung im Colon descendens über der Flexura sigmoidea angenommen werden; am wahrscheinlichsten war ein vom submucösen Gewebe ausgehendes fibröses Carcinom. Hierfür sprach die Lage, Dauer und fortschreitende Entwicklung der Geschwulst, die Perkussionsdämpfung und die eigenthümliche Beweglichkeit derselben, aus der eine von oben nach unten verlaufende Befestigung der Geschwulst folgern musste. Die Stuhlverstopfung blieb trotz aller Mittel hartnäckig bestehen; dennoch erschien die Anlegung eines künstlichen Afters contraindicirt, da der Meteorismus nicht bedeutend genug war und noch keine antiperistaltische Bewegungen (Ileus) eingetreten waren; es wurde daher am 11. Tage des Darmverschlusses 1 Pfd. Quecksilber gegeben und dadurch ein Herabdrängen der Geschwulst herbeigeführt, ohne dass beträchtlich vermehrte peristaltische Bewegungen mit Kolikschmerzen (Fränkzel), oder gesteigerte Unruhe (Löwenhardt) beobachtet wurde. Die Kr. hatte das Gefühl, als ob sich etwas zum Mastdarm herausdrängen wollte und beim Eingehen in das Rectum bemerkte man, dass sich in dasselbe von seinem hintern und obern Ende schief von links nach rechts ein von der Mastdarmschleimhaut überzogener harter Tumor in Form eines nach unten stumpf zugespitzten Zapfens eindrängte. Da aber weder Abgang von Winden noch Stuhlentleerung erfolgte, so wurde am 14. Tage abermals 1 Pfd. Quecksilber gegeben, worauf die Geschwulst noch grösser wurde und immer tiefer herabdrängte. Diese in den Mastdarm invaginirende secundäre Geschwulst musste als ein herabgedrängtes, von Fäkalmassen, vielleicht auch schon vom Quecksilber angefülltes Stück des oberhalb der Striktur ausgedehnten Dickdarms (Divertikel) betrachtet werden; die Prognose erschien höchst ungünstig. Am 15. Tage des Darmverschlusses schrie jedoch die Kr. beim Versuche, den Tumor nach links und oben zurückzudrängen, plötzlich laut auf und gleichzeitig liess plötzliches Nachgeben der Geschwulst, intensiver Fäkalgeruch, sowie blutige Färbung des Fingers eine Darmzerreissung befürchten. In der folgenden Nacht bekam die Kr. 14 ausgiebige Entleerungen von meist aufgelöstem Koth, aber auch von grössern Kothknollen und fein emulgirtem Quecksilber. Der Abgang von Quecksilber dauerte noch über 3 Wochen lang fort u. noch am 20. Tage wurden mehr als 60 Grm. Quecksilber auf einmal entleert. Die Krämpfe schwanden, der Meteorismus liess nach, der von den Bauchdecken aus fühlbare Tumor wurde kleiner (durch den Fortgang der darüber angesammelten Fäces), der sekundär im Mastdarm aufgetretene Tumor nahm täglich ab u war am 21. April gar nicht mehr auskehrbar. Dagegen wurde im Febr. die Gegend des Bauchtumors schmerzhaft, die bedeckende Haut röthete und verdünnte sich und am 13. Febr. öffnete sich der wallnussgrosse Abscess u. entleerte mässig viel mit Luftblasen gemengte, gelbe, einfache, penetrant fäkal riechende Flüssigkeit mit etwas emulgirtem Quecksilber, so dass eine Perforation des Darmes nach aussen unzweifelhaft bestand, wenn auch kein Abgang von Koth oder Winden beobachtet wurde. Die Entleerung des Eiters und später einer mit Luftblasen gemengten zähen Flüssigkeit dauerte noch einige Tage fort, bis sich die Oeffnung verschloss und eine narbige Hauteinsenkung zurückblieb. Nach vorübergehender Besserung bildeten sich im Juni unter brennenden Schmerzen am innern und untern Rande der trichterförmig eingezogenen Narbe 2 derbe, harte, linsen- bis erbsengrosse, bewegliche, von normaler Haut überzogene Knoten; dieselben vermehrten sich und vereinigten sich schliesslich zu einer wallnussgrossen, knotigen, knorpelharten, gefässreichen, rosenrothen Geschwulst. Die Bauchhaut heftete sich immer mehr an die gleichfalls wachsende innere Geschwulst an, einzelne Leistendrüsen linkerseits schwollen an, die Kr. wurde immer kachektischer, verfiel und starb am 4. Oct. nach etwa 2jähr. Leiden.

Trotz des fehlenden Sektionsberichtes ist dieser Fall doch bemerkenswerth, nicht nur wegen der relativen Schwierigkeit der Diagnose, sondern auch wegen der eigenthümlichen Wirkung des Quecksilbers, der sekundären Invagination in den Mastdarm, der nur 1mal auftretenden Strikturerscheinungen, der Hebung des Darmverschlusses nach mechanischer Lüftung dieser sekundären Geschwulst, wegen Perforation des Darms nach aussen und Wucherung der Neubildung durch die Bauchwand nach aussen.

Dr. Keppler (Wien. med. Presse XIII. 6; 11. Febr. 1872) theilt 2 F. von *Mastdarmkrebs* aus der chir. Abtheilung des Prof. Dittel mit, in welchen, ebenso wie in 2 andern aus demselben Jahre mit günstigem Erfolge operirt wurde. Den günstigen Erfolg schreibt K. der Anwendung der galvanischen Schlinge zu, indem hierdurch die Blutung möglichst vermieden wird, ein nur kurzes unbedeutendes Wundfieber eintritt, auch weniger leicht eine Eiterinfiltration des umgebenden Zellgewebes in Folge der Thrombenbildung beobachtet wird. Zwar wird fast regelmässig nach kurzer Zeit ein Recidiv beobachtet und das Leben nur selten über 1 Jahr gefristet (nach Nussbaum in 4 F. bis zu 17 Mon., Schuh bis über 15 J., Billroth bis 2½ J.), gleichwohl bleibt die Operation des Mastdarmkrebses indicirt und wird von Simon und Nussbaum selbst da noch empfohlen, wo die gänzliche Exstirpation unmöglich ist, während sie nach Liefrane u. A. contraindicirt ist, wenn die obere Grenze der Geschwulst mit dem Finger nicht mehr erreicht werden kann.

Ein 53jähr. Mann, der am 23. März 1871 operirt und am 3. Mai geheilt entlassen worden war, fühlte nach 7 Mon. neue Beschwerden und zeigte bei der Aufnahme am 25. Nov. harte knotige Massen in der Umgebung des Mastdarms, Härte im Mittelfleisch und in der Gegend des linken Kreuzbeins, stellenweiser Röthung und Ulceration der Haut, so dass an eine Operation nicht zu denken war.

Ein 36jähr. am 11. März operirter Mann, der im April mit Recidiv wieder zur Aufnahme kam, wurde nach abermaliger Exstirpation am 23. Mai mit heilender Wunde entlassen.

Ein 49jähr. Mann hatte seit 1 J. Abgang blutigen Schleimes beim Stuhlgang bemerkt, zu dem sich seit 5 Mon. heftige Schmerzen und allgemeine Abmagerung und seit Kurzem sehr häufiges Drängen zum Stuhle gesellten. Am 4. Oct. 1871 ergab die Untersuchung eine knotige Induration des Mastdarms, die gerade noch für den Finger durchgängig war und 5 Ctmtr. hoch hinaufragte. Bei der Operation wurde der Mastdarm mit einem kreisförmigen Schnitte auf 2.5 Ctmtr. Entfernung von seiner Umgebung lospräparirt, mit der Muzeux'schen Hakenzange herabgezogen, und nach Durchstechung mit einem gekrümmten Trokar durch die galvanokaustische Schlinge exstirpirt. Die Blutung war sehr gering; als Verbandmittel bewährte sich ein Pulver von Theer mit 5 Th. Gips; am 18. Oct. wurde noch ein kleines Knötchen an der rechten Seite des Afters exstirpirt u. am 25. Nov. verliess der Kr. bis auf unwillkürliche Stuhlentleerungen geheilt die Anstalt. Im Jan. 1872 soll wieder Eiter und

Blut aus dem Mastdarm entleert worden sein, so dass ohne Zweifel Recidive erfolgt war.

Ein 60jähr. Kaufmann litt seit 3 J. an Schmerzen beim Stuhl, später auch beim Wasserlassen und hatte seit 14 Tagen starke Mastdarmblutungen. Die Krebsbildungen ragten hier etwas höher hinauf als im vorigen Falle und hatten auch die Umgebungen der Prostata u. der Samenbläschen in ihr Bereich gezogen. Die Operation war hier viel schwieriger, da die Gefahr einer Verletzung der Harnröhre und des Douglas'schen Raumes vorlag, die begleitende Blutung nicht unbedeutend; auch erfolgte nach 6 Tagen ein Wundergyssel, dennoch war der weitere Verlauf günstig und am 11. Jan. 1872 konnte der Kr. geheilt entlassen werden; auch vermochte er (wohl nur bei festem Stuhle) die Fäces auf kurze Zeit zurückzuhalten.

Ulcerirten Mastdarmkrebs will Dr. A. Arpem zu Capoliveri (Imparziale 1. Marzo 1871, s. a. Presse méd. XXIII. 40. 10. Sept. 1871) durch *Magensaft* in folgendem Falle geheilt haben.

Eine 38jähr. Frau, seit 9 J. verheirathet, aber unfruchtbar, stets an Schmerzen beim Coitus leidend, obwohl sie stets regelmässig menstruirt war, litt seit 4 J. an lancinirenden Schmerzen im Hypogastrium, welche nach dem Rectum ausstrahlten und besonders beim Entleeren des Urins und Stuhls sich verschlimmerten; ferner an Leukorrhöe und Appetitlosigkeit. Sie kam mit profuser Metrorrhagie, schmerzhaftem Mastdarmkrampf und Fieber am 2. Nov. 1869 zur ärztlichen Behandlung. Das Gesicht und die ganze Haut erschien schmutziggelb; der Uterus war vergrössert, hart, nueben höckrig, das Collum uteri geschwürig, die Ovarien verhärtet, bei Druck sehr schmerzhaft; im Mastdarm fühlte man mit dem Finger an der Vorderwand ein grosses Geschwür mit fungösen Anschwellungen, die als krebsig betrachtet wurden [ohne genauere Untersuchung]. Bis Ende Mai 1870 wurden tägliche Waschungen mit Kali hypermangan. (13 Grmm. auf 1000 Wasser) vorgenommen, worauf der Blutfluss nachliess, die Menstruation schmerzlos, regelmässiger, das Blut auch die Uleus colli sich verkleinerte. Das Ulcus recti war weniger schmerzhaft, aber sonst stationär geblieben. Vom Juni an wurde nun künstlicher Magensaft von Schiff in Form von Pepsin (3mal täglich, 25 Grmm. mit Wasser und Glycerin emulgirt) angewendet. Das 1. Mai bekam die Kr. darauf äusserst heftige Schmerzen mit Ohnmachten, Herzklopfen, Blasenkrampf und Entleerung von flüssigem und geronnenem Blute mit gallertigen, gelblichen, höchst übelriechenden Geschwulstfetzen. In den folgenden 20 Tagen wurde zur Linderung der Schmerzen nach ¼ Std. mit gutem Erfolg ein Mandelölklystür gegeben. Jedesmal gingen Geschwulstfetzen mit oder ohne Fäces ab und nach Verlauf von 3 Wochen hatte die Kr. keine Schmerzen, keine Blutentleerungen mehr, guten Appetit, gesunde Gesichtsfarbe, zeigte im Mastdarm nur noch ein kleines, fast ebenes Geschwür. Nach einer längern Reise stellte sich die Frau wieder vor. Sie erschien blühend und gesund; im Mastdarm zeigte sich nur noch eine halbkreisförmige, 7 bis 8 Ctmtr. lange flache Narbe, sonst nirgends Abnormitäten, der Uterus war völlig normal.

Diese Beobachtung würde werthvoller sein, wenn die Diagnose eines Krebses nicht etwas zweifelhaft wäre und wenn nicht schon vor der Anwendung des Magensaftes eine Besserung der Geschwüre beobachtet worden wäre.

Ein Fall von *Colloidkrebs des Mastdarms* wurde von Dr. K. Ledeganck am Höp. St. Pierre (Presse méd. XXIII. 52. 3. Dec. 1871) genauer untersucht.

Das Präparat stammte nach den Angaben von Dr. Desgain in Anvers von einem 70jähr. Greise, der seit 1 J. an Mastdarmverengerung mit hochgradigen arteriellen

Hämorrhoidalblutungen, Erbrechen kaffeesatzähnlicher Massen, habitueller Verstopfung und Kolik. Neigung zu Mastdarmvorfall. Nierenkolik, Lithiasis und Harngries gelitten hatte. Nachdem Laxirmittel und Purgantien die Verstopfung nicht beseitigt hatten, wurde durch Crotonöl (1 Tr.) mit Calomel (0.6 Grmm.) nach 20 Std. eine äusserst heftige Entleerung erzielt mit Abgang einer ringförmigen Geschwulst von der Dicke eines starken Daumens mit einer 4 Ctmtr. weiten Oeffnung. Diese Masse war frisch durchscheinend, rosenroth, zitterte wie Gallerte und bestand aus verschiedenen, nicht ganz concentrischen, häutigen Lagen. Ein Durchschnitt zeigte unter dem Mikroskop ein Netzwerk von Bindegewebsbündeln als Stroma der Geschwulst, u. in den Alveolen desselben die zelligen Elemente des Colloidkrebses. Die jüngern Zellen waren noch intakt, rund oder oval gestreckt, mit 1—2 undeutlich contourirten Kernen, und stellenweise in Theilung begriffen; die ältern waren oft nur noch durch concentrische granulöse Streifen im Umfange der Alveolen angedeutet; hier und da war auch das Bindegewebe colloid entartet, mit wuchernden Zellen durchsetzt. In Essigsäure trat keine wesentliche Aenderung der Geschwulst ein, während bei der Schleimentartung Trübung und bei der fibrösen Entartung Aufhellung der Krebselemente erfolgte. Im Krebssaft liessen sich noch Cholestearinplatten nachweisen.

Der Sitz der Geschwulst musste ins Colon descendens oder selbst ins S romanum verlegt werden; die Art der Schichtenbildung und die Gegenwart einzelner glatter Muskelfasern ergab die Geschwulst als eine entartete Valvula connivens des Dickdarms. Die Prognose konnte nur ungünstig sein, da sich der Colloidkrebs durch seine rasche Ausbreitung in der Continuität auszeichnet, da die colloide Entartung aller Gewebe leicht zu heftigen arteriellen Blutungen führt, und da hier schon ausgesprochene Kachexie und wahrscheinlich auch Colloidkrebs des Magens bestand.

Zottenkrebs des Mastdarms und der Harnblase nebst Rectovesicalfistel fand Dr. Alfred Nobiling in München (Bayer. ärztl. Int.-Bl. 31. 1870) in der Leiche eines ca. 50jähr. Mannes, bei dem während des Lebens Koth durch die Harnröhre und Harn aus dem Anus abgegangen war.

Im obern Theile des Rectum zeigte sich eine pilzförmige, höchst gefässreiche, 1½ Ctmtr. hoch über das Niveau der Schleimhaut hervorragende, 6 Ctmtr. breite, kreisförmige Wucherung mit beträchtlicher Verengerung des Darmrohrs. Die Neubildung hatte sich nach vorn weiter ausgebreitet und war nach die Blase durchgebrochen. Die ganze hintere Wand derselben bis herum zum Blasenhals war mit längern und kürzern zarten Zotten bedeckt, deren Enden mit Krystallen von phosphors. Ammoniakmagnesia inkrustirt und stellenweise durch die Harneinwirkung verschorft waren. In der Mitte der Neubildung, von Zotten überdeckt, fand sich eine kaum linsengrosse Fistel zwischen Blase und Rectum.

Aus der Monographie über *Nierenkrebs* von Dr. Emile Neumann[1]) heben wir Folgendes hervor.

1) *Aetiologie.* Dieselbe ist beim Nierenkrebs wie bei allen andern Krebsformen dunkel. Sein Vorkommen ist jedenfalls nicht so selten, wie Tanchou auf Grund der Todtenregister des Departements der

Seine von 1830—40 angiebt (auf 9118 Krebsfälle überhaupt nur 3 Nierenkrebse), da Lebert in 447 Krebsfällen 12mal Nierenkrebs beobachtete. Dem Alter nach ist der Nierenkrebs am häufigsten zwischen dem 50. u. 70. Lebensjahre, dann in der Kindheit bis zum 10. Jahre, namentlich in den 4 ersten Lebensjahren, seltener zwischen dem 20. u. 40. Jahre und am seltensten vom 10. bis 20. Jahre. Dem Geschlecht nach ist das männliche vorzugsweise disponirt, bes. in höherm Alter, während in den jüngern Jahren die Geschlechtsunterschiede weniger Einfluss haben.

Nach Lebert waren in 11 F. 7 männl., 4 weibl. Kr.,
   „   Rosenstein   in 35 F. 22   „   13   „   „
   „   Roberts   in 52 F. 37   „   15   „   „
      dagegen bei 18 Kindern 11   „   7   „

Auf die *Erblichkeit* wird von N. nur wenig Gewicht gelegt und traumatische Einwirkungen hält er für ganz unwesentlich. Der sekundäre Nierenkrebs entsteht bes. häufig durch Infection von entferntern Stellen, seltener durch direkte Ausbreitung von der Nachbarschaft aus.

2) *Pathologische Anatomie.* Der primäre Nierenkrebs betrifft meist nur eine Niere, und zwar häufiger die rechte als die linke; der sekundäre fast stets beide Nieren.

Rosenstein fand in 33 F. 10mal beide, 16mal die rechte, 7mal die linke Niere erkrankt, Roberts in 53 gesammelten F. 6mal beide Nieren (dabei nur 2mal primär), 27mal die rechte, 20mal die linke ergriffen.

Die verschiedenen Krebsformen sind in der Niere fast sämmtlich vertreten, doch kommt der Markschwamm bei Weitem am häufigsten vor, besonders wenn man mit N. den Fungus haematodes, den melanotischen u. den Cylinderzellenkrebs hinzu rechnet; ziemlich selten findet sich der Scirrhus und am seltensten der alveoläre oder Colloidkrebs. Der Markschwamm beginnt gewöhnlich in der Rindensubstanz in Form von unregelmässigen, an verschiedenen Stellen hervorragenden Knoten, während das dazwischen liegende Gewebe noch völlig normal oder atrophisch oder entzündet erscheint; nicht selten ergreift er auch die ganze Niere, indem er dieselbe unregelmässig infiltrirt. Die Form der Niere kann dabei normal bleiben, oft ist sie aber ganz unregelmässig. Die Grösse derselben ist nur ausnahmsweise geringer, meist um das 2- bis 3fache des normalen Volumens, zuweilen ganz enorm gesteigert (Robert fand sie 8—9 Pfd., van der Byl 31 Pfd., Spencer Wells 16—17 Pfd. schwer). Die Consistenz ist meist weich, birnmarkähnlich mit scirrhösen oder breiig erweichten Herden; die Färbung je nach dem Gefässreichthum weisslich oder schwach röthlich, zuweilen aber auch dunkelroth. Die Erweichung kann schliesslich zur Bildung von Cavernen, erfüllt mit mehr oder weniger zähflüssigem Detritus oder mit schwärzlichem Blute führen, oder auch durch Bersten der wenig widerstandsfähigen Gefässwände beträchtlichere Hämorrhagien veranlassen (von Lebert hämorrhagischer Krebs, von Rayer fälschlich Fungus hématode genannt). Wäh-

---

[1]) Essai sur le Cancer du Rein. Paris. Adr. Delahaye. 1873. 8. 86 pp.

rend bei der krebsigen Apoplexie sich hauptsächlich Blut- und Fibringerinnsel in dem zerrissenen Krebsgewebe mit ihren fernern Zersetzungsprodukten finden, ist das Carcinoma haematodes charakterisirt durch die vorherrschende Entwicklung von Gefässen, namentlich von Capillaren, welche nach Cornil nicht selten mikroskopisch kleine Aneurysmen, bes. an ihren Schlingen und Umbiegungsstellen, zeigen. Bemerkenswerth ist dabei, dass die secundären Neubildungen dieselben Gefässerweiterungen und Hämorrhagien bemerken lassen, wie die primären Tumoren, wie ein ausführlich mitgetheilter Fall von Cornil beweist.

Während des Lebens hatten Hämaturie und andere Erscheinungen eines Nierenkrebses, Kachexie und Paralyse nebst Mangel der Reflexbewegungen bestanden. Die Sektion ergab Carcinoma teleangiectodes der linken Niere, der Lymphdrüsen des Mesenterium und der linken Supraclaviculargegend, der Lymphgefässe, der linken Lunge, der letzten Lendenwirbelkörper u. der Dura-mater, Compression der Nerven der Cauda equina, Atrophie der Hüftnerven, körnig fettige Entartung der Muskeln der untern Extremitäten (Mém. de l'Acad. XXXI. p. 337).

Während dieses Carc. teleangiectodes in den Nieren nicht gerade selten vorkommt, ist die Existenz des melanotischen Krebses noch fraglich, da nur Rayer einmal kleine melanotische Ablagerungen in der Rindensubstanz beobachtet haben will. Das Epitheliom der Niere ist gleichfalls äusserst selten und sein Vorkommen wird nur durch einen einzigen Fall von Robin (Mém. sur l'épithélioma du rein, Paris 1855) belegt, den N. ausführlich mittheilt.

Bei einem 51jähr. Manne hatte sich seit 12 J. ein Tumor in der rechten Seite des Leibes fast ohne andere Symptome als die der fortschreitenden Kachexie entwickelt; 6 W. nach der Aufnahme in das Hospital war der Tod erfolgt. Bei der Sektion fand man die ganze rechte Niere in eine unregelmässige Geschwulst verwandelt, welche 14 Ctmtr. hoch, 12—13 breit und 7—8 dick war und 2 seitliche, etwa citronengrosse Auswüchse zeigte. Die untere Hälfte war gänzlich in eine rahmige oder kittähnliche Masse zerfallen, die obere noch ziemlich fest, die Krebssubstanz noch deutlich vorhanden, während die tubulöse Substanz gänzlich zerstört war. Beide Theile der Geschwulst bestanden aus unregelmässigen Epithelmassen, welche, in dem untern Theile besonders, enorm gross, pflasterähnlich oder prismatisch, mit Fetttröpfchen erfüllt waren, n. liessen nirgends eine bestimmte schichten- oder röhrenartige Anordnung erkennen.

Die Frage nach der Entwicklung des Nierenkrebses ist noch dunkel und Gegenstand lebhafter Erörterungen; während Morel, Cornil, Ranvier, Johnson u. A. stets eine Hyperplasie der Bindegewebskörperchen annehmen, führen bekanntlich Waldeyer, Rindfleisch, Knoll u. A. den Ursprung des Krebses auf die Epithelien der Harnkanälchen zurück; N. neigt sich auf Grund einer eigenen Beobachtung der letztern Anschauung zu.

Die anatomischen Veränderungen, welche sich durch Ausdehnung der Krebsgeschwulst in der Nachbarschaft entwickeln können, sind sehr mannigfaltig. Die fibröse Kapsel ist fast stets verdickt, zuweilen mit stark ausgedehnten Gefässen durchzogen. Die Nebennieren sind zuweilen krebsig entartet, in der

Regel aber normal. Das Nierenbecken ist nicht so selten krebsig entartet, wie Rayer angiebt; der Ureter häufig durch einen krebsigen Pfropf oder ein Blutgerinnsel verstopft, zuweilen auch durch den Nierentumor von aussen her comprimirt und unwegsam gemacht. Die Nierenvene ist nur selten völlig intakt; meist dringt die Krebsmasse nach Zerstörung der Wandung in ihre Lichtung bruchartig hinein, verstopft dieselbe, gelangt häufig bis zur V. cava inferior und hat Thrombose der V. iliaca und cruralis zur Folge, wie ein ausführlicher mitgetheilter Fall von Laboulbène (Compt. rend. des séances et Mém. de la Soc. de Biol. 1855. 2. Sér. II. p. 51) beweist. Ferner sind häufig die benachbarten Lymphdrüsen erkrankt, zunächst die des Nierenbeckens, welche durch Druck auf die Venen Oedeme und durch Compression des Ureters Hydronephrose herbeiführen können, sodann die vor den Wirbeln gelegenen Drüsen, das Periost und die Wirbel selbst. Endlich werden in der Regel Verwachsungen des Nierentumors mit den Nachbartheilen beobachtet; mit der Leber, welche allmälig krebsig entartet, mit der Milz und dem Magen, welche seltener afficirt werden, mit den Därmen und der Bauchwand, welche perforirt werden können (Rayer sah Perforation des Duodenum, Abele der Bauchwand).

Andere Veränderungen treten in Folge der allgemeinen Infektion, der krebsigen Diathese ein. Die secundären Krebsablagerungen in entferntern Organen können wohl durch dem primären Tumor entstammende krebsige Elemente im Blute bedingt sein; doch bedarf diese Ansicht nach N. noch weiterer Beweise.

Nach Lebert hatte sich der Nierenkrebs in 12 F. 1mal, nach Roberts in 42 F. 26mal generalisirt, und zwar 14mal in den Lenden-, Mesenterial- und Wirbeldrüsen, 13mal in den Lungen, 11mal in der Leber, 4mal in den Nebennieren, 3mal im Herzen, 3mal in den Wirbeln und Rippen, je 1mal in Blase, Uterus und Penis. Auffällig ist das seltene Vorkommen von secundären Krebsablagerungen in den untern Harnwegen.

Meist ist beim primären Krebs nur die eine Niere krebsig entartet; die andere ist sehr häufig hypertrophirt, zuweilen fettig entartet, seltner atrophisch, mitunter wird interstitielle Nephritis beobachtet. Sehr selten gesellt sich Pyelitis calculosa zum Carcinom. Tuberkulose der Lungen fand Rayer mehrmals neben Markschwamm der Nieren; Tuberkel in einer krebsigen Niere wurde aber nur von Rosenstein 1mal beobachtet. Zuweilen wird auch Entzündung der Nierenkelche, des Nierenbeckens und des Ureters erwähnt.

3) *Symptomatologie*. Die Hauptsymptome des Nierenkrebses, der Abdominaltumor mit wiederholter Hämaturie, können zuweilen fehlen o. die Krankheit kann ohne alle Erscheinungen oder mit nicht charakteristischen Symptomen bis zum Tode verlaufen. Man kann hiernach 4 Klassen unterscheiden: 1) Fälle ohne Vergrösserung der Nieren und ohne Hämaturie (latente Fälle), 2) Fälle mit Nierenschmerzen und

habitueller Hämaturie (des Krebses verdächtige
Fälle), 3) Fälle mit Nierenschwellung und mit
Hämaturie, 4) Fälle mit Nierenschwellung ohne Hämaturie.
Die Nierenschwellung wurde in 52 Fällen von
Roberts nur 2mal vermisst. Bei Schwellung der
rechten Niere kann die Leber beträchtlich von oben
nach unten und von hinten nach vorn verdrängt
werden (Fall von Doederlein); bei Schwellung
der linken Niere wird die Milz und das Zwerchfell
nach oben verschoben; bei Sitz des Krebses in der
obern Nierenhälfte bleibt die Geschwulst oft lange
Zeit unter den Rippen verborgen, bei Sitz in den
untern Theilen oder Affektion der ganzen Niere ist
die Geschwulst im Hypochondrium durch Palpation
oder Perkussionsdämpfung leicht nachweisbar, kann
jedoch durch Darmschlingen, namentlich rechts durch
das Coecum und das Colon ascendens, links durch
das Colon descendens, verdeckt werden; indessen
kann der Nachweis dieser vorliegenden Darmschlingen zur Unterscheidung von andern oberflächlichen Tumoren dienen (Roberts). Der Tumor
folgt den Bewegungen des Zwerchfells nicht, sondern
ist unbeweglich, meist elastisch, gewöhnlich hart u.
fest, zuweilen aber fast fluktuirend. Er erzeugt mitunter durch Compression der Venen ein aneurysma-
ähnliches Geräusch (nach Ballard u. Bristowe)
oder führt in Folge von Thrombose der Venen zu
Erweiterung der oberflächlichen Bauchvenen, Oedem
der untern Extremitäten, zuweilen auch des Hodens,
und zu Ascites.
Die Hämaturie fand sich nach Roberts in
49 Fällen 24mal, kommt jedoch auch bei andern
Affektionen vor, so dass sie nur als erste Krankheitserscheinung oder neben andern Symptomen von
Werth erscheint. Die Blutung ist zuweilen so gering, dass sie nur mit Hülfe des Mikroskops erkannt
werden kann. Besonders charakteristisch für die
Nierenblutung sind aber mit Blutkörperchen durch-
setzte Harncylinder. In grösserer Menge färbt das
Blut den Urin fleischwasserähnlich bis dunkelroth
oder es bildet schwarze spulwurmähnliche Cylinder,
wenn es innerhalb der Ureteren oder der Blase gerinnt. Nierenkolik wie bei der Pyelitis calculosa
wird dabei nicht beobachtet, doch gehen meist
Schmerzen in der Lendengegend voraus. Selten ist
die Blutung andauernd, meist periodisch, abwechselnd mit normaler Urinsekretion, wenn der Ureter
vorübergehend durch Gerinnsel verstopft ist und nur
die andere Niere funktionirt, oder bei Anurie, wenn
der Blasenhals oder die Harnröhre verstopft ist.
Meist tritt die Blutung gleich im Anfange der
Krankheit, selten erst gegen das Ende derselben (in
1 Falle von Townsend 3 T. vor dem Tode) ein.
Fast stets geht derselben keine nachweisbare Ursache voraus; nur zuweilen ist sie durch eine äussere
Gewalt (Sturz oder Schlag) verursacht und dann
stets sehr beträchtlich. Die Reaktion des Urins ist
nicht verändert, die Menge desselben normal, zuweilen jedoch vermindert. Fibrin und Eiweiss

werden, wenn sie nicht als Blutbestandtheile auftreten, nur selten als Zeichen einer begleitenden
Bright'schen Krankheit beobachtet; ferner finden
sich Leukocythen und Epithelialzellen, sowie organischer, vom Tumor abstammender Detritus; auch
Eiter bei begleitender Pyelitis. Der von Moore als
charakteristisch hervorgehobene Befund von spindelförmigen vielkernigen Zellen ist durchaus werthlos,
da dieselben von den aus der Blase und dem Becken
stammenden verschiedenartigen Epithelzellen gar
nicht unterschieden werden können.
Der Schmerz hat für die Diagnose des Nierenkrebses nur eine sekundäre Bedeutung, bald kann
er ganz fehlen, bald ist er continuirlich, bald anfallsweise. Zuweilen ist er mit der Empfindung des
Druckes u. der Beklemmung verbunden. Oft strahlt
derselbe längs der letzten Intercostalnerven oder
längs der untern Extremität aus, so dass man an
eine Intercostalneuralgie oder Ischias denken könnte;
nie ist er aber mit Retraktion des Hodens, wie bei
der Pyelitis, verbunden.
Allgemeiner Natur und weniger bezeichnend
sind die Verdauungsstörungen, Appetitlosigkeit oder
unstillbarer Hunger (in 4 Fällen von Roberts bei
Kindern), habituelle Verstopfung, später mit Durch-
fällen abwechselnd u. schliesslich in andauernde Durchfälle übergehend. Meist findet sich auffällige Abmagerung und Kraftlosigkeit und bald auch Hydrops.
Der Puls ist normal oder selbst verlangsamt, die
Temperatur häufig erniedrigt, nur gegen Ende der
Krankheit zuweilen fieberhaft erhöht, die Respiration
in späterer Zeit durch die Grösse der Geschwulst
beeinträchtigt und dyspnoisch. Die Haut ist meist
trocken, erdfahl, das Gesicht blass, selten, nie zu
Anfang, strohgelb, die Intelligenz fast stets normal.
Die sekundären Ablagerungen in andern Organen
machen nur selten besondere Erscheinungen; in der
Lunge werden sie nur selten diagnosticirt, in der
Leber zuweilen durch die fühlbaren Knoten und Erhebungen an der Oberfläche erkannt. Der Krebs
der Knochen macht äusserst heftige Schmerzen; die
hinzutretenden Complikationen (Blutungen, Peritonitis) haben ihre besondern Erscheinungen.
Der Verlauf der Krankheit ist äusserst verschieden, bald äusserst rapid und continuirlich, bald
durch scheinbare Besserungen unterbrochen. Der
Tod erfolgt meist im Zustande des äussersten Marasmus, seltener in Folge erschöpfender Blutungen, noch
seltener in Folge einer Darmperforation unter Eintritt heftiger Peritonitis. Nie wurde der Tod unter
urämischen Erscheinungen beobachtet, wenn auch
ein solcher Ausgang nicht unmöglich erscheint. Die
Dauer der Krankheit ist sehr verschieden, im Allgemeinen bei Kindern kürzer als bei Erwachsenen;
bei Kindern nach Roberts 10 W. bis 14 Mon., im
Mittel 7 bis 8 Mon., bei Erwachsenen 5 Mon. bis
7 J., im Mittel 2½ Jahr. Als bemerkenswerth hinsichtlich des Verlaufs und der Symptome theilt N.
3 Fälle mit von Jaccoud (Bull. de la Soc. anat.

1858), Dufau (Bull. de l'Acad. Paris 1870 s. u.)
u. Hawkins (Lancet 1856. I. p. 626).

4) Die *Diagnose* ist nicht immer leicht, zuweilen
selbst unmöglich, da eigentliche pathognomische
Zeichen fehlen. Höchst wahrscheinlich ist dieselbe,
wenn Unterleibstumor, Hämaturie, örtlicher Schmerz
und Krebskachexie zusammen auftreten, schwieriger,
wenn einzelne dieser Zeichen fehlen. So kann der
Krebstumor der linken Niere leicht verwechselt
werden mit einer geschwollenen Intermittensmilz,
Ovariumcyste oder andersartigen Nierengeschwulst;
der Krebs der rechten Niere ausserdem mit einem
Lebertumor, von dem er sich durch seine Unbeweglichkeit beim Athemholen unterscheidet. Der tympanitische Klang zwischen Leber- u. Nierendämpfung
in Folge einer dazwischen liegenden Darmschlinge
kann bei Verwachsungen fehlen und ebenso kann der
tympanitische Beiklang des Nierentumor in Folge
des schief von unten und aussen nach oben und
innen verlaufenden Colon ascendens bei Compression
oder Verschiebung desselben schwinden.

Nach B r i g h t kann bei vorhandenem Zweifel
die Diagnose dadurch gesichert werden, dass man
bei Nierenkrebs mit dem Finger unter den Thoraxrand greifen kann, bei Leberkrebs nicht. Der Umstand, dass die Niere in der Lendengegend unter
dem Rande des Musc. quadrat. gelegen ist, lässt sich
nicht zur Diagnose des Nierenkrebses verwerthen,
weil sich der Tumor bei weiterm Wachsthum in der
Regel nach vorn und unten (seltner nach oben) ver-
schiebt. Die Diagnose des Krebses der linken Niere
von einer geschwollenen Intermittensmilz stützt sich,
abgesehen von der Anamnese, ebenso wie die der
rechten auf die Unbeweglichkeit des Tumors beim
Athmen, auf den Befund des Colon descendens vor
dem Organe, während die Milz unmittelbar der
Bauchwand anliegt, und auf den zwischen Milz und
Tumor gelegenen tympanitischen Ton.

Nur hierdurch war in dem folgenden, von P e t e r
u. N. unter C h o y a u beobachteten Falle eine richtige Diagnose möglich.

Ein 58jähr. Mann, der seit 8 T. über spontane, sehr
heftige, anhaltende Schmerzen im Oberarmgelenk klagte,
zeigte bei der Aufnahme am 18. Sept. 1872 verstärkten
Herzstoss mit Mitralklappenfehler, sonst nichts Abnormes,
so dass Arthritis rheumat. diagnosticirt wurde. Doch
blieb die dagegen eingeschlagene Behandlung ohne allen
Erfolg, die Schmerzen wurden immer heftiger, lancinirend,
stärkere Abmagerung und gelblich kachektische Hautfärbung stellte sich ein. Die Untersuchung ergab 6 W.
nach der Aufnahme in der linken Seite des Leibes einen
harten, ovalen, von oben nach unten verlaufenden Tumor,
der durch einen tympanitischen Ton von der Milzdämpfung
getrennt war, sowie eine davor gelegene, cylindrische,
bewegliche Masse, das Colon descendens, so dass trotz
Mangels von Hämaturie und Schwellung in der linken
Lendengegend ein Nierenkrebs diagnosticirt wurde. Der
Tod erfolgte unter Delirien u. leichtem Koma am 6. Nov.
1872. *Section*: In der Bauchhöhle reichliches Serum,
die linke Niere gänzlich in einen Medullarkrebs verwandelt, nur an einer Stelle noch etwas erhaltene Rindensubstanz; der Ureter durch eine hereingewucherte Kreb-
masse verstopft; zahlreiche Lymphdrüsen im Nierenhilus,
vor der Aorta u. s. w. erweicht; die V. cava frei; die

Nebennieren normal; ebenso die Milz. Leber mit zahlreichen kleinsten bis haselnussgrossen Krebsknötchen
durchsetzt; an der Lungenoberfläche sehr kleine, graue,
wahrscheinlich krebsige Granulationen; am Herzen eine
Verhärtung und Verdickung der Mitralklappe, der rechte
Oberarmkopf, einschliesslich der Synovialis u. der peripherischen Muskeln, in eine theils harte, theils weiche,
bis gallertartige Krebsmasse verwandelt; der Knorpel
normal; am chirurgischen Halse ein wahrscheinlich erst
nach dem Tode entstandener Bruch.

* Die histologische Untersuchung ergab in den anscheinend noch gesunden Theilen der Nierenrinde die Tubuli
um die Hälfte verkleinert und durch zahlreiche Keime in
dem gewucherten interstitiellen Bindegewebe auseinander
gedrängt (hochgradige interstitielle Nephritis); die eigentliche Krebszone war hiervon durch eine deutliche Bindegewebszone abgetrennt; in letzterer zahlreiche, den Harnkanälchen ähnliche Räume mit Elementen, welche zwischen den Nierenepithelien und Krebszellen mitten inne
standen, also für die Entstehung der Krebszellen aus den
Epithelien der Harnkanälchen zu sprechen schienen. In
den Leberknoten dieselben Krebselemente, aber keine umgebende Bindegewebszone.

Eine Verwechselung des Nierenkrebses mit einer
Eierstocksgeschwulst wird durch Beachtung des Um-
standes vermieden, dass letztere von der Inguinal-
und Iliacalgegend ausgehend nach oben wächst und
wegen ihres Zusammenhanges mit dem Uterus bei
Bewegungen des letztern sich mitbewegt. Doch berichtet R o b e r t s einen Fall, in welchem irrthümlicher Weise schon die Ovariotomie angefangen
wurde, und wo es sich um einen Markschwamm einer
beweglichen Niere handelte, welche vor den Därmen gelegen war. Eine Verwechslung mit einer
Sterkoralgeschwulst im Colon ascendens oder
descendens kann wohl stets leicht vermieden werden;
dagegen können in seltenen Fällen, wie in dem Falle
von R a y e r, die *Lendendrüsen* so schwellen, dass
sie selbst bei der Sektion bei oberflächlicher Untersuchung eine Nierengeschwulst simuliren. Auch
wird es in der Regel leicht sein, die krebsige Niere
von andern Nierengeschwülsten zu unterscheiden.
Zunächst werden sich alle fluktuirenden Geschwülste
leicht unterscheiden lassen, wenn nicht ausnahmsweise Erweichung des Krebses mit falscher Fluktuation die Diagnose erschwert, da namentlich bei
Echinococcus das Hydatidenschwirren und die Entleerung von Cysten durchaus nicht immer beobachtet
wird. Hydronephrose ist meist mit heftigen Schmerzen verbunden, der Nierenabscess, da er fast stets
durch Steine bedingt ist, mit Nierenkolik und Harngries.

In den seltnern Fällen, wo Hämaturie das einzig beobachtete Symptom ist, ist es leicht, die Nierenblutung von der Harnröhren- und Blasenblutung
zu unterscheiden. Blutungen der Harnröhre werden durch die Anamnese (Tripper oder Verletzungen),
durch das continuirliche Abträufeln von reinem Blut
und durch das Klarerwerden des Urins während des
Wasserlassens erkannt, bei Ursprung des Blutes aus
der Blase aus dem Nieren ist dagegen der Urin mit dem
Blute gemischt u. wird zum Schluss immer dunkler.
Das aus der Niere stammende Blut ist innig mit dem
Urin gemischt, dunkelroth, und der Urin giebt beim

Steben einen chokoladenfarbigen Niederschlag; das Blut aus der Blase ist dagegen mehr hellroth und in Form von Flocken und Gerinnseln mit dem Urin gemischt; bei längerem Verweilen im Ureter endlich ist es in Form eines Wurmes geronnen. Ist der Sitz der Blutung in den Nieren sichergestellt, so wird man Nierenkrebs vermuthen, wenn der Urin sonst normal, ohne Eiter, Eiweiss, Harngries u. andere Beimischungen ist, keine Nierenkolik vorausging, namentlich aber zwischen den Blutungen ohne sonstige Ursache rheumatismus- oder neuralgieähnliche Schmerzen auftreten. Wo die Schmerzen fehlen, leiten zuweilen die allgemeinen Erscheinungen, fortschreitende Abmagerung und hochgradige Blässe zu einer richtigen Diagnose. In dem folgenden, von Edgard Hirtz beobachteten Falle bestand nur hartnäckige Diarrhöe, welche an eine Darmtuberkulose denken liess.

Ein 45jähr. Mann, der im Sept. 1871 erkrankt und 6 Mon. lang wegen hartnäckiger Durchfälle im Hospital gewesen war, ohne eine wesentliche Besserung zu erfahren, zeigte bei der Aufnahme am 25. Juni 1872 unter Descroizilles hochgradige Blässe, schwach gelbliche Hautfärbung, Schmerzen in der Lendengegend, Schwäche; die Untersuchung ergab keinen Anhalt zur Erklärung dieser Erscheinungen. Unter zunehmender Kachexie, Somnolenz und Koma erfolgte am 2. Sept. der Tod. — Die Section ergab die Lungen völlig gesund, das Pankreas etwas fest, die Milz hyperämisch, beide Nieren um ⅓ vergrössert, nur noch Spuren der Rinden- und Marksubstanz zeigend, fast ganz in ein festes Gewebe verwandelt, das beim Schaben einen weissen Milchsaft gab und sich unter dem Mikroskop als Encephaloidkrebs erwies.

5) *Prognose und Behandlung.* Die Prognose ist wie bei andern internen Krebsen lethal. Die Behandlung kann daher nur symptomatisch sein. Die Exstirpation der krebsigen Niere wurde nur in Folge eines diagnostischen Irrthums von Wolcott (Philad. med. and surg. Reporter 1861. p. 126) vorgenommen und ist unter keinen Umständen indicirt.

Krebsige Entartung der Nieren bei *Kindern* wurde von Dr. P. M. Braidwood (Liverpool med. and surg. Reports IV. p. 45. Oct. 1870) 4mal beobachtet, ist also nicht allzu selten, wird aber bei der Schwierigkeit der Diagnose leicht übersehen.

Der primäre Nierenkrebs, welchen Br. vorzugsweise berücksichtigt, ist bei Kindern stets infiltrirt durch das ganze Organ, nicht umschrieben, ist markschwamm- oder birnmark-ähnlich u. enthält Cysten, gelbliche Fasern und weissliche, mehr lockere Substanz und Blutgerinnsel. Er ergreift zuerst das die Malpighi'schen Körper umgebende Bindegewebe, dann die festern fibrösen Gewebe u. zuletzt die elastischen Harnkanälchen, schreitet also von der Rinde nach den Pyramiden fort. Die Kapsel ist dabei verdickt, leicht abziehbar, die Venen sind nach Walshe durch Krebsmassen bisweilen bis zu dem Umfange der V. cava ausgedehnt und die Lymphdrüsen geschwollen. Unter dem Mikroskop zeigt sich in dem festern Partien ein sparsames Netzwerk von zarten Fasern, welches kleine ovale, rundliche oder un-

regelmässige Zellen einschliesst, während in dem flüssigen Cysteninhalt grössere vielkernige Zellen sich finden; ausserdem sind aber auch die Harnkanälchen in der Peripherie solcher Krebsknoten und ihre Malpighi'schen Endigungen mit kleinen runden Krebszellen ausgekleidet oder durch Anhäufungen derselben stellenweise ausgedehnt. Es scheinen hiernach die Bindegewebszellen der Rinde und die Zwischenpyramidensubstanz ebenso wie die Epithelzellen der Nierengewebes in Krebszellen umgewandelt oder durch dieselben verdrängt worden zu sein. Bei Kindern ist die Niere trotz ihrer gleichmässigen Infiltration doch in Folge der hervorragenden Cysten höckrig und enorm vergrössert. Die weitern Angaben Br.'s stimmen mit den von Neumann gemachten überein. Die von Br. selbst beobachteten Fälle sind folgende.

1) Bei einem 19 Mon. alten Knaben entdeckte die Mutter beim Waschen eine wallnussgrosse Geschwulst zwischen den falschen Rippen und der linken Crista ilei, und der consultirte Arzt wandte Jodtinktur äusserlich und Leberthran äusserlich und innerlich 3 Mon. lang ohne Erfolg an. Die Geschwulst wuchs rasch, das Befinden verschlechterte sich; seit 14 Tage wurde weniger Urin entleert, allmälig stellte sich Schwellung der linken Fusses und Unterschenkels ein. Die Messung des Leibes, 3 Wochen vor der Untersuchung, bei dieser u. 3 Wochen nach derselben ergab folgende Resultate:

	I.	II.	III.
um die Crista Ilei	47 Ctmtr.	56 Ctmtr.	51 Ctmtr.
unmittelbar üb. d. Crista Ilei	51 „	60 „	65 „
unmittelbar unter den falschen Rippen	54 „	61 „	(unmittelbar unter d. Nabel
unmittelbar über dem Nabel	56 „	62 „	69 „

Aus diesen Messungen erkennt man die Richtung, nach der sich solche Nierengeschwülste entwickeln. Zuerst in der seitlichen Lendengegend zwischen den untern Rippen und der Crista Ilei entdeckt, wuchs der Tumor nach oben, bes. aber nach unten und vorn nach dem Pubes und dem Nabel hin. Der Unterleib des Knaben war bei der 1. Untersuchung stark geschwollen, mit grossen oberflächlichen Venen bedeckt, der Tumor gleichmässig, stellenweise fluktuirend, der Magen und die Därme nach oben und rechts gedrängt; der Urin bei chem. und mikroskop. Untersuchung normal. Unter zunehmender Abmagerung, mit der das rapide Wachsthum des Tumors gleichen Schritt hielt, starb der Knabe an Erschöpfung, 5 Mon. nach der ersten Entdeckung der Geschwulst. Bei der Section fanden sich alle Organe gesund, mit Ausnahme der in einen 5 Kgrmm. schweren Tumor verwandelten linken Niere.

2) Ein 16 Mon. altes Mädchen erkrankte plötzlich (4 Mon. vor dem Tode) mit beträchtlicher Hämaturie, welche 4 Tage lang anhielt. Einen Monat später entdeckte die Mutter einen apfelgrossen Tumor in der linken Seite des Unterleibs unter den Rippen; der Urin wurde reichlich, schmerzlos und ohne Blut entleert. Unter zunehmender Abmagerung wuchs die Geschwulst rapid und ergab sich bei der Section als ein 4 Kgrmm. schwerer Markschwamm der linken Niere; alle andern Organe waren gesund; im Urin waren nie Eiter- oder Krebszellen aufgefunden worden.

3) Ein Knabe zeigte im Alter von 4 Mon. eine Schwellung in der rechten Seite unter den Rippen, welche in die Mitte zwischen dem Nabel und den untern Rippenknorpeln am meisten hervorragte und deutlich fluktuirte. Der Urin war immer normal und in normaler Menge entleert worden. Das Kind starb, nachdem es an hartnäckigem Er-

breches und Durchfall gelitten, unter Krämpfen im Alter von 8 Monaten. Die Geschwulst der rechten Niere wog 750 Grmm., der rechte Ureter war durchgängig. Erblichkeit war in keinem der 3 Fälle nachweisbar.

Die wichtigsten Symptome des Nierenkrebses bei Kindern sind hiernach der rasch wachsende Unterleibstumor und die Hämaturie. Selten ist die Blutung excessiv und erschöpfend, meist nur unbedeutend und aussetzend, so dass Br. sie für eine Folge der frühern oder spätern krebsigen Entartung und Ruptur der Malpighi'schen Körperchen hält. Auffällig ist, wie wenig die Gesundheit der Kinder bei Krebs der Nieren leidet; oft werden nur hochgradige Abmagerung und Hinderung des Athmens durch die Grösse der Geschwulst beobachtet; das Kind isst viel, hat viel Durst, der Stuhl ist regelmässig und die andere Niere versieht die Funktion der kranken. Der Tod erfolgt zuweilen plötzlich durch Ruptur, meist aber durch allmälige Erschöpfung. Die Dauer der Krankheit ist im Mittel 7—8 Mon. (1—12 Mon. im Minimum und Maximum).

In seinen Bemerkungen über die Diagnose, welche jedoch nur das Bekannte enthalten, hebt Br. hervor, dass es oft mit beträchtlichen Schwierigkeiten verbunden sei, die bösartige Natur der Wucherung nachzuweisen. Oft sei hierzu nur das rapide Wachsthum derselben zu verwerthen. Das Mikroskop gewähre keine zuverlässige Stütze, da bei Erkrankung beider Nieren der Urin doch normal sein kann, und da der Befund von Krebszellen im Urin in der Regel auf Blasenkrebs hindeutet, also nur dann für Nierenkrebs verwerthet werden kann, wenn im Uebrigen keine Erscheinungen von Seiten der Blase vorhanden sind. Auch dürfen die Krebszellen nicht mit den so häufig im Kinderurin vorkommenden Uebergangsformen des Epithels der Harnwege verwechselt werden; häufig erscheinen die Krebszellen in Folge der Einwirkung des Urins ganz verändert und mit Blutkörperchen gemischt. Man findet dann einen dicken, schmutzigen, blutig gefärbten Niederschlag im Urin, der reichliche Blutkörperchen, gemischt mit spindelförmigen, ovalen und unregelmässigen Zellen, einschliesst.

Ein *Myoma sarcomatodes renum* wurde von Dr. Rahn-Escher bei einem 17 Mon. alten Mädchen beobachtet und von Prof. C. J. Eberth mikroskopisch untersucht (Virchow's Arch. LV. 3 u. 4. p. 518. 1872).

Das Kind war bis zum 14. Mon., wo es wegen leichter Angina in Behandlung kam, anscheinend gesund, zeigte aber eine über gänseeigrosse Geschwulst in der rechten Seite des Unterleibes, welche nach oben in die Leber überzugehen schien, nach innen und unten scharfrandig endete und nach aussen bis in die Gegend der rechten Niere sich erstreckte, so dass die Diagnose zwischen Leber- und Nierentumor schwankte. Der Tumor wuchs rasch und hatte nach 10 Wochen, 2 Wochen vor dem Tode, die ganze rechte Unterleibshälfte bis über die Mittellinie hinaus eingenommen; der Unterleib war stark gespannt, konisch vorgetrieben, die Bauchwand mit einem reichlichen Venennetz durchzogen, dabei bestand starker Ascites und hochgradiges Oedem der untern Extremitäten. Nach wenigen Tagen zeigte sich auch in der rechten Nie-

rengegend eine stärkere, in den Haupttumor übergehende Anschwellung. Unter reichlicher Diarrhöe, Abnahme der Diurese, hochgradiger Dyspnöe und Kräfteverfall erfolgte nach 14 Tagen der Tod. Bei der Sektion erschien der Magen, die Leber und Gedärme durch einen über Mannskopf grossen Tumor weit nach links verschoben; in der linken Niere ein pürsichgrosser, weisser, markiger Tumor und in der Serosa der untern Zwerchfellsfläche mehrere linsen- bis bohnengrosse markige Knoten. Der Haupttumor war rundlich, leicht nierenförmig, durch einige kirschen- bis wallnussgrosse Hervorragungen uneben, 25 Ctmtr. lang, 21 Ctmtr. breit, 4160 Grmm. schwer. Die Oberfläche der vordern Geschwülste war von einer glatten, serosa-ähnlichen, fest anhaftenden Membran, die hinter der Bauchwand anliegende Fläche von einer festern, mehr fascienähnlichen Haut überzogen. Die blasse, etwas vergrösserte rechte Niere lag in einer hintern Ausbuchtung des Tumor, das Nierenbecken war mässig erweitert, von mehrern warzigen, blumenkohlähnlichen, bis bohnengrossen, weissen, markigen Wucherungen der angrenzenden Neubildung durchbrochen. Der Niere, innig mit der Geschwulst verwachsen, wenn auch fast überall deutlich von derselben abgegrenzt, zeigte im Durchschnitt hochgradige interstitielle Bindegewebswucherung, welche sich von der Nierenrinde bis in die Neubildung erstreckte. Die letztere erschien im Durchschnitt aus mehrern verschiedenen grossen, durch welches, spärliches Fasergewebe getrennten Knoten zusammengesetzt, weiss, an der Oberfläche einem derben, fibrosarkomatösen Gewebe ähnlich, wie bei einem Fibromyom; sie enthielt im Innern eine dunkelrothe, fleischähnliche, über apfelgrosse Einlagerung, die, deutlich und regelmässig gefasert, zahlreiche Ausläufer in die weisse Geschwulstmasse ausstrahlen liess. Die äussersten leichtfaserigen Partien der Geschwulst zeigten nicht nur makroskopisch, sondern auch mikroskopisch eine grosse Aehnlichkeit mit der Muskulatur des schwangern Uterus. Ausser kleinen und grössern Spindelzellen mit homogenem, mattglänzendem Inhalt und stabförmigem Kern (glatte Muskelfasern) fanden sich sehr viele quergestreifte Muskelfasern von der Grösse einer einkernigen Spindelzelle bis zu der einer vollkommenen Faser mit zahlreichern Kernen, welche meistens ganz oberflächlich, gewissermassen auf dem quergestreiften Inhalt lagen. Ferner zeigten sich noch viele kurze Spindel- und Rundzellen. In der übrigen Geschwulst überwogen die einfachen Spindel- und Rundzellen und bildeten sogar in den weichern Stellen nebst feinen Bindegewebe und Blutgefässen die einzigen Bestandtheile, so dass die Geschwulst daselbst mehr den Charakter eines Spindelzellensarkom oder eines Fibrosarkom zeigte. Die centrale fleischähnliche Masse bestand fast nur aus schmalen und ziemlich langen, deutlich quergestreiften Muskelfasern. Der apfelgrosse Tumor der linken Niere enthielt in den weichern Stellen nur verfettete, indifferente runde Zellen, in den festern ein Gemisch von Rund- u. Spindelzellen, war also rein sarkomatös. In den kleinen Knötchen der Zwerchfellserosa fanden sich ausser den in dem linken Nierentumor beobachteten Elementen noch zahlreiche glatte u. quergestreifte Muskelfasern von beträchtlicher Länge, ein Beweis, dass auch streifichfaserige Myome Metastasen bilden können.

Ob die Neubildung primär von den Nieren oder von den Nebennieren ausgegangen war, liess sich nicht mit Sicherheit bestimmen, da die Nebennieren in dem Sektionsbericht überhaupt nicht erwähnt worden sind. Dagegen liess sich eine Abstammung der Neubildung von präexistirenden Muskeln, von der Muskulatur der Bauchwand oder der Lendengegend mit Sicherheit ausschliessen. Man muss daher eine Heteroplasie der Muskelzellen annehmen, wenn man nicht eine Aberration von Muskelelementen und eine spätere Wucherung derselben anneh-

men will, eine Annahme, welche bei dem Reichthum
des Zwischengewebes des Wolff'schen Körpers an
Keimzellen für Bindegewebe und Muskeln nicht allzu
gezwungen erscheint.

Ein der grossen Schwere der Geschwulst wegen bemerkenswerther Fall von Krebs der linken Niere wurde
nach Barth (Bull. de l'Acad. XXXV. 21 u. 22; Nov. 1870.
p. 783) von Dufan in Mont-de-Marsan beobachtet.

Ein 52jähr. Mann, dessen Grossmutter an Uteruskrebs gestorben war, erkrankte im 26. Lebensjahre an
Hämorrhoiden, welche 9 J. später die Unterbindung mehrerer enormer Mastdarmknoten erforderlich machten. Im
40. J. kehrten die Blutungen wieder, verbunden mit
Schweregefühl und Schmerzen in den Lenden, bes. links.
Im 50. J. erkrankte Pat. von Neuem mit Fieber, Uebelkeiten und Erbrechen und zeigte jetzt eine enorme Geschwulst im linken Hypochondrium, welche bis 5 Ctmtr.
vom linken Schambeinast entfernt herabreichte. Der
Tumor war anfangs indolent, wurde später sehr schmerzhaft; dazu traten intermittirende Schmerzen im N. cruralis; der Kr. wurde kachektisch u. starb an Erschöpfung.
Die linke Niere zeigte sich in eine höckerige, 11 Pfd.
schwere Markschwammmasse, ohne Spur eines normalen
Gewebes, verwandelt, die stellenweise fest, stellenweise
zu einem röthlichen Brei zerfallen war. Der
Barth sah selbst einen Krebs der linken Niere, der
für einen Abscess gehalten und deshalb punktirt wurde.

Melanotische Krebswucherung im Unterleib,
wahrscheinlich von einer *Nebenniere* ausgehend,
fand nach Barth (l. c. p. 785) Dr. Mérier in
Saint-Dizier.

Ein 47jähr. Mann bekam 2 Mon. vor seinem Tode
plötzlich heftige Schmerzen im linken Hypochondrium,
welche, durch Antiphlogose erleichtert, nach 8 Tagen
mit erneuter Heftigkeit wiederkehrten, worauf Verschlech-
terung des Allgemeinbefindens eintrat. Nach einem 3.,
äusserst heftigen Schmerzanfalle mit schwarzem Erbrechen und Collapsus erfolgte der Tod. Die Sektion ergab an der Stelle der linken Niere eine melanotische
Krebsmasse, anscheinend von einer Nebenniere ausgegangen. In der Mittellinie im Grunde des Beckens lag
eine faustgrosse, in der Mitte gefurchte, wahrscheinlich
durch Verschmelzung beider Nieren entstandene einzige
Niere, welche einen einzigen, sehr kurzen Ureter nach
rechts unten in die Blase schickte.

Gleichfalls von der Nebenniere scheint die Sar-
kombildung auch in folgendem Falle ausgegangen
zu sein, welcher von Dr. Joseph Coats (Glasgow med. Journ. IV. 3. p. 332. May 1872) veröffentlicht worden ist.

Die Kr., welche im Jan. und Febr. 1870 in dem
königl. Krankenhause zu Glasgow unter Dr. M'Call Anderson behandelt wurde, hatte seit 2 J. an einer Schwellung in der rechten Seite des Leibes mit Gelbsucht gelitten, welche erst vor einem Monaten wieder schwand,
während sich eine wahrscheinlich schon vorher vorhandener Tumor in der linken Seite bemerklich machte, welcher
schliesslich jede Seitenbewegung und das Aufrichten des
Körpers hinderte u. Erschöpfung und Dyspnöe zur Folge
hatte. Die Kr. war sehr fett, aber schlaff, die Haut
düster, welk, die untern Extremitäten ödematös. Der
Tumor nahm die ganze linke Seite des Unterleibs ein,
war fest, etwas beweglich. Bis nahe zur Mittellinie ergab die Perkussion fast vollständige Dämpfung, erst
5 Ctmtr. nach rechts von der Mittellinie tympanitischen
Ton, nach oben 7.5 Ctmtr. über dem Nabel durch eine
2.5 Ctmtr. breite Zone mit hellem Perkussionsschall begrenzt, von wo aus bei schwacher Perkussion ein tympanitischer Schall bis zur linken Crista Ilei ant. sup. herab-
ging (das Colon descendens). Umfang des Leibes in der
Nabelhöhe 109 Ctmtr., am untern Rande der 7. Rippe 93,

am untern Rande der Mamma 83, Entfernung von der
Spitze des Schwertfortsatzes bis zur Symphysis pubis
54 Ctmtr. Unter zunehmender Mattigkeit und Dyspnöe
erfolgte der Tod. *Sektion.* Der Tumor nahm die linke
Bauchhälfte ein, war nach vorn nicht adhärent,
nach oben mit Dünndärmen und der Leber leicht verwachsen, in der Tiefe dagegen fest adhärent u. nahm
daselbst eine von den Nierengefässen ausgehende Arterie
und Vene auf. Er zeigte hinten eine Grube für die
locker anhaftende linke Niere, war unregelmässig gelappt,
33 und 23 Ctmtr. In beiden Durchmessern haltend, mit
Einschluss der Niere 9 Kilogrm. schwer. Im Durchschnitt von vorn nach hinten zeigte er eine dünne Binde-
gewebskapsel mit reichlicher Fetteinlagerung, hatte Ma-
kelconsistenz, war verschieden gefärbt, blassroth oder
gelblich grau (in Folge von Verfettung) u. aus einzelnen,
bald welchern, bald härtern Läppchen von 1—10 Ctmtr
im Durchmesser zusammengesetzt. Die linke Nebenniere
war nicht vorhanden. Im rechten Nierenbecken ein aus
Harnsäure bestehender Harnstein mit Phosphatschale,
die rechte Nebenniere normal. In den Lungenspitzen
alte Narben, in der rechten Mamma ein harter wallnussgrosser Knoten; sonst Nichts Abnormes. Die mikroskopische Untersuchung ergab in dem Tumor überall
vorwiegend Zellen und sehr spärliches Intercellular-
gewebe, aber kein Stroma. Die Zellen waren rund,
von 0,0063 Mmtr. Durchmesser, oder getrocknet, spindelförmig, von 0.016 Mmtr. Länge und 0.0032 Breite,
letztere meist in paralleler Richtung faserähnlich verlaufend. Ausserdem fanden sich fast überall Pigment-
häufungen in Form von braunen Körnchenhaufen von
0.013 bis 0.025 Mmtr. im Durchmesser. Diese Pigmentzellen schienen bei einer starken Vergrösserung unter der
Immersionslinse in langen Röhren eingeschlossen zu sein,
die jedoch mit den Gefässen in keinem nachweisbaren Zu-
sammenhange standen. In den weicheren Geschwulsttheilen waren die Zellen mit zahlreichen Fetttröpfchen gefüllt.

Die vorliegende Neubildung ist hiernach als pig-
mentirtes oder melanisches Fibrosarkom (Paget's recurrent fibroid, Lebert's fibroplastischer Tumor) zu bezeichnen. Für Entwicklung von der Nebenniere aus spricht die Lage der Geschwulst im Verhältniss zur Niere u. zu dem vor derselben verlaufenden
Colon descendens, das Eintreten von Nierengefässen
in die Geschwulst und die Gegenwart von Pigment
in derselben.

Ein von Dr. F. Munoz (El Siglo méd. 838.
839. Enero 1870) beobachteter Fall von *Scirrhus
vesicae* erscheint wegen der Ausbreitung der Krebswucherung und ihrer Complication mit *Steinbildung*
bemerkenswerth.

Ein 30jähr. Mann hatte als Soldat das gelbe Fieber
gehabt, auch einmal an Tripper u. geschwollenen Leistendrüsen gelitten. Vor 14 Monaten bekam er Schmerzen
in der Lendengegend, namentlich linkerseits, die sich bis
in die Tiefe des Beckens hinein erstreckten; dazu gesellten
sich einige Tage hindurch Hämaturie und gastrische Störungen, Abmagerung und allgemeine Schwäche. Vor
einem Vierteljahre hatte Pat. wieder Hämaturie, Schmerzen beim Harnlassen und Geschwulst der linken Seite,
bekommen und war deshalb wiederum auf einige Zeit in
ein Hospital gegangen.

Bei der Aufnahme in die Klinik zu Madrid am 26. Oct.
1869 erschien der Kr. fahl, stark abgemagert; das linke
Bein bis zum Lig. Pouparti hinauf ödematös; das linke
Hypochondrium aufgetrieben u. etwas schmerzhaft, ebenso die rechte Seite schmerzhaft. Dabei frequenter,
etwas voller Puls, fortwährendes Harndrängen mit tröpf-
weisem Abgange eines ammoniakalischen Harns und mit
Schmerzen in der Dammgegend. Gleich beim ersten Erkranken will der Kr. sandartige Massen entleert haben.

Nachdem sich die Schmerzhaftigkeit des Unterleibes durch Opiate gemindert hatte, fühlte man bei einer nähern Untersuchung die Prostatalappen vergrössert und hart, den Blasengrund aber verdickt und empfindlich gegen den Fingerdruck. Die Sonde gelangte ohne Mühe in die Blase, die nur wenig ausgedehnt und etwas empfindlich gegen Berührung war. Es wurde Nephritis calculosa diagnosticirt und neben Sitzbädern innerlich Theerwasser verordnet. Unter Steigerung der Schmerzen und Hinzutreten von heftigem Fieber erfolgte am 12. November der Tod.

Sektion: Ureteren über 2 Ctmtr. dick, mit Flüssigkeit erfüllt, linke Niere 18 Ctmtr. lang; oben 10 Ctmtr., in der Mitte mit Einschluss des Nierenbeckens 15 Ctmtr. u. unten 7 Ctmtr. breit; das Nierenbecken bis zur Mitte der Wirbelsäule ausgedehnt, der Ureter an der Einmündung in die Harnblase nur für eine feine Sonde durchgängig. Rechte Niere 12—13 Ctmtr. lang u. 7 Ctmtr. breit; die Nierenkelche und Nierenbecken ebenfalls erweitert. Die zusammengezogene Harnblase lag hinter den Schambeinen; ihr Scheitel hing in einer Strecke von 4 Ctmtr. fest mit zwei Darmschlingen zusammen, die ein geröthetes Aussehen und dicke harte Wandungen von speckartiger Beschaffenheit hatten. Unterhalb dieser beiden Darmschlingen war die Harnblase mit der Schamfuge verklebt; der Scheitel und der obere hintere Theil der Harnblase bildeten eine harte Geschwulst, in welcher das Bauchfell, der rechte Ureter u. das umgebende Bindegewebe mit eingeschlossen waren. An der durchschnittenen Harnblase zeigten sich die drei oberen Viertheile der hintern Wand u. die oberste Partie der vorderen Wand verdickt und von speckartiger Beschaffenheit; das Trigonum vesicale und die Prostata erschienen geschwellt. Die Harnblasengeschwulst enthielt eine von warzigen Vorsprüngen umgebene ulcerirte Höhle und darin eine 2 Ctmtr. lange Rinde, wahrscheinlich die Schale eines darin befindlich gewesenen Steines; Fragmente jener Rinde enthielten phosphorsauren Kalk, aber keine Urate.

Nach Vf. entwickelte sich der Scirrhus vesicae durch den Reiz eines Blasensteines, der dabei encystirt und später aufgelöst wurde, oder vielmehr in Fragmente zerfiel, die mit dem Harn abgingen.

Eine *Papillargeschwulst* der Harnblase beobachtete Dr. Will. Pepper (Philad. med. Times II. 30; Dec. 15. 1871) bei einem 38jähr. sehr kräftigen, mässig lebenden Manne, der seit vielen Monaten an heftigen Anfällen von Hämaturie gelitten hatte, angeblich in Folge von Ueberanstrengung beim Heben. Die Anfälle kehrten alle paar Mon. wieder und hielten mehrere Tage lang an; das Blut war sehr reichlich, dunkel mit Gerinnseln gemischt. Die Blutung wurde durch eisige. Eisen u. Suppositorien aus Tannin u. Opium meist rasch beseitigt. Das Befinden litt darunter nur in der letzten Zeit. Der letzte Anfall trat am 29. October und dauerte äusserst heftig fort, bis unter Collapsus am 8. November der Tod erfolgte. Die *Sektion* ergab allgemeine hochgradige Anaemie. Die Blase, durch hellrothe Blutgerinnsel stark ausgedehnt, zeigte an der Basis des Trigonum eine halbwallnussgrosse, rothe, sehr gefässreiche, der welche, leicht zerreissliche Geschwulst, welche im Wasser flottirende dendritische Verzweigungen darbot. Die feinern Papillen bestanden aus einigen Capillaren, bedeckt mit mehreren Lagen cylindrischen Epithels. Es schien daher eine gutartige Papillargeschwulst vorzuliegen.

Einen Fall von primärem *Blasenkrebs* beschreibt Dr. J. Ashurst (Philad. med. Times II. 38. p. 266. April 1872).

Ein 45jähr. Mann, der seit 7 Mon. häufig an schmerzhaften Wasserlassen u. krampfhaften Unterleibsschmerzen gelitten hatte, bemerkte vor 5 Mon. eine harte Geschwulst über dem Schambein. Er war schwächer geworden, jedoch fast bis zur Aufnahme in das Hospital arbeitsfähig gewesen. Die Geschwulst erschien bei der Untersuchung vom Rectum aus als eine die Blase umgebende Krebsmasse. Beim Katheterisiren wurde wenig Urin entleert u. ergab sich Verengerung der Blase, keine Harnverhaltung, keine Blutungen; die Blasenwände nicht mit dem Tumor verwachsen. Durch Opiumsuppositorien wurden die Schmerzen gänzlich beseitigt; trotzdem nahm die Schwäche immer mehr zu; der Kr. wurde fast blödsinnig, hatte unwillkürliche Stuhl- und Harnentleerungen, delirirte, die Bauchwände verwuchsen mit der Krebsgeschwulst und unter ausgesprochener Krebskachexie erfolgte der Tod an Erschöpfung 6 Wochen nach der Aufnahme. Bei der *Sektion* ergab sich krebsige Infiltration der Blase mit Affektion der Bauchwände, des Rectum und einiger Dünndarmwindungen. Die Schleimhaut der Blase und der Därme war jedoch normal; die Blasenhöhle sehr verengert. Nieren gross, Nierenbecken und Ureteren erweitert; Leber muskatnussartig, Milz u. a. Unterleibsorgane normal. Beide Lungen mit zahlreichen Knoten durchsetzt, die jedoch nicht krebsiger, sondern embolischer Natur waren. Letztere waren dreieckig, z. Th. abscessähnlich erweicht, z. Th. härter, aus jungen runden zelligen Elementen und zusammengesetzten granulirten Körperchen bestehend. Der Krebs ergab sich als ein fibröses Carcinom mit dichtgedrängten Bindegewebsfasern, spindelförmigen Zellen u. einzelnen kleinen Alveolen mit freien zelligen Elementen.

Den Mangel der Schmerzen und der Hämaturie erklärt Vf. durch das Freibleiben der Blasenschleimhaut. Die rasche Entwicklung u. Hochgradigkeit der „Krebskachexie" war mehr eine Folge der nicht krebsigen Lungenaffektion u. beweist, dass die Kachexie mehr von der Affektion lebenswichtiger Organe, als von der Ausdehnung u. Dauer der Krebserkrankung abhängig ist. Ebenso war der rapide Verlauf u. der rasche Eintritt des Todes mehr durch den Zustand der Lunge, als durch den Blasenkrebs bedingt.

Markschwamm des Hodens beobachtete Tirifahy (Journ. de Brux. LIII. p. 474. Nov. 1871) bei einem 23jähr. Manne.

Pat., lymphatischen Temperaments u. zur Fettsucht geneigt, hatte Ende Mai 1871 eine leichte Schwellung des linken Hodens bemerkt, welche im September schon einen Durchmesser von 8 Ctmtr. erreicht hatte. Bei der Untersuchung am 16. Sept. fand T. die Scrotalhaut normal, nirgends angewachsen, die subcutanen Venen nur wenig angetrieben. Der Tumor, deutlich fluktuirend, war glatt, schmerzlos, völlig undurchscheinend, der Inguinalring geschlossen. Die Explorativpunktion ergab sehr viel Blut, so dass eine Haematocele vorzuliegen schien; bei einer 2. Punktion am 11. Oct. ging jedoch, obwohl die Geschwulst grösser und schwerer geworden war (12 Ctmtr. im Durchmesser, 600 Grmm. schwer), nur wenig Blut ab. Und wenn auch die mikroskopische Untersuchung keine Krebselemente ergab, so wurde doch Markschwamm für wahrscheinlich gehalten. Bei der Incision am 2. Nov. ergab sich in der That die Tunica vaginalis völlig leer von Blut und der Hoden selbst entartet. Derselbe wurde nun nach Unterbindung des Stranges en masse abgetragen und die blutende Fläche mit Zinkchlorür behandelt. Die mikroskopische Untersuchung des Hodens ergab die Elemente des Markschwammes.

Dieser Fall ist von diagnostischer Wichtigkeit, indem er darthut, wie leicht ein weicher Markschwamm echte Fluktuation simuliren und wie selbst die Probepunktion ein falsches Resultat ergeben kann.

Ueber einen Fall von *Medullarkrebs des Hodens* mit secundären Ablagerungen in verschiedenen andern Organen berichten Maunder u. Sutton (Brit. med. Journ. March 26. 1870.)

Unter den Mittheilungen über Krebs des Hodens findet sich ferner ein Fall von *Scirrhus*, über welchen Maunoury (Gaz. hebd. VIII. 40. 1871) berichtet.

Ein 40jähr. Mann bemerkte vor 6 J., dass der linke Hode ohne besondere Veranlassung grösser und härter wurde und auch bei Bewegungen schmerzte, so dass er seit 5 J. ein Suspensorium trug; nach stärkern Anstrengungen wurde der Hode oft rasch grösser, nahm aber dann in der Ruhe wieder ab. Vor 3 J. entwickelte sich ein neuer Tumor über dem Hoden; vor 1½ J. wurde durch Punktion ¾ Glas röthliche Flüssigkeit entleert; doch wurde die Geschwulst darauf rasch grösser und schmerzhafter; der Kr. verlor den Appetit, magerte ab, hatte seit 3 Wochen Beschwerden beim Gehen, u. wurde am 22. Juni 1871 in Verneuil's Abtheilung des Hospital Lariboisière aufgenommen. Die Geschwulst war jetzt faustgross, bis zum Canalis inguinalis und zur Peniswurzel ausgebreitet, uneben, von holzartiger Härte. Beim Betasten ergaben sich deutlich 2 durch eine Einschnürung getrennte Tumoren, von denen der untere dem Hoden entsprechende ovoid, hühnereigross, härter u. unebener, der obere dem Samenstrang entsprechende noch grösser, aber weniger hart und uneben war u. die Form eines mit der Spitze nach unten, mit der Basis nach dem Inguinalkanal u. dem cavernösen Körper gerichteten Kegels hatte. Die bedeckende Haut war normal, nicht adhärirt, die Fossa inguinalis normal, die Drüsen nicht geschwollen. Bei der Operation am 3. Juli liess sich die untere Geschwulst leicht, die obere aber wegen ihrer Adhäsionen am Corp. cavernos. und der Ileopectinealfläche nur schwierig nach Einschneiden der vordern Wand des Inguinalkanals und Unterbindung mehrerer Arteriolen entfernen. Der Operirte ging nach mehrwöchentlichem Krankenlager an Pyämie zu Grunde.

Der Sektionsbericht fehlt. Dagegen ergab die von Dr. Nepveu vorgenommene Untersuchung der operirten Geschwulst Folgendes: Der eigentliche Hode war fest mit der Tunica vagin. verwachsen, 9 Ctmtr. lang, 6 Ctmtr. breit, unregelmässig oval, holzartig hart, zeigte im Durchschnitt ein Netz von enormen, harten und realtenten Bindegewebsbalken, welche fächerartig vom Corp. Highmori nach der Tun. vagin. ausstrahlten, von 3 bis 8 Mmtr. von derselben entfernt in einer blättrigen, mit ihr verwachsenen Bindegewebsschicht sich auflösten. In diesem Balkenwerk waren feinere und gröbere Bindegewebemassen eingeschlossen mit polymorphen Zellen, die in den verschiedensten Stadien sich befanden, meist grösser als die Epithelzellen der Samenkanälchen waren und nicht von diesen abstammen konnten, die die Canaliculi comprimirt, atrophisirt und fast ganz ohne Epithel sich zeigten. Die Tun. vaginal. war 3—4 Mmtr. dick, krebsig infiltrirt, bes. nach dem Nebenhoden zu. Das Corp. Highmori knirschte unter dem Messer, enthielt Krebsheerde, theilweise in fettiger Entartung; der Nebenhode saß pilzartig dem Hoden auf, war ebenso krebsig entartet. Ueberall setzten sich fettige und atheromatöse Entartung, stellenweise kaotige oder netzartige, mit Fettkörpchen erfüllte Lymphgefässtränge, hier und da einige kleine Cysten, nirgends Muskelfasern.

Es lag hier ein allerdings sehr seltener, aber unzweifelhafter Scirrhus des Hodens vor, welcher Rindfleisch's Zweifel an der Existenz desselben widerlegt. Auffallend ist die Analogie desselben mit dem so häufigen Scirrhus der Mamma; in beiden Fällen findet sich Bindegewebecirrhose mit Krebsheerden, welche nebst den normalen Gewebeelementen durch den Druck des Bindegewebes z. Th. atrophiren. Während jedoch bei der Mamma die Ausbreitung des Scirrhus eine unbeschränkte ist, wird sie beim Hoden durch die Tunica vaginalis gehindert, so dass die Wucherung nur längs des Vaginalkanals über den Nebenhoden fortschreitet u. schliesslich den ganzen

Körper afficiren kann. Die Prognose ist natürlich in beiden Fällen gleich ungünstig.

Ein 36jähr. Mann, welcher im London Hospital im Febr. 1870 zur Aufnahme kam, war vor 7 Mon. an Hodenkrebs erkrankt und hatte seit 3 Wochen Blutspucken und rasche Abmagerung gezeigt. Da die Hodenerkrankung keine merklichen Fortschritte machte und die Lungenerscheinungen mehr in den Vordergrund traten, so wurde von einer Operation abgesehen. Nach 1 Woche wurde der Kr. plötzlich blind und bekam später nur dann und wann etwas Sehkraft wieder; die ophthalmoskopische Untersuchung ergab nur unbestimmte Trübung im Umkreis der Sehnervenpapillen, aber kein Exsudat. Das Blutspucken wiederholte sich, schien jedoch n. Th. von einem Mundgeschwür herzurühren. Die physikalische Untersuchung ergab diffuse Infiltration in beiden Lungen. Der Puls war immer beschleunigt, meist 110—120, & Temp. etwas erhöht, zwischen 37.8° u. 38.6° C. schwankend. Der Tod erfolgte am 2. März. Die *Sektion* ergab mehrere wallnussgrosse, schwarze Blutgerinnsel ähnliche Krebsablagerungen in beiden Hirnhemisphären. Ähnliche Markschwammmassen in beiden Lungen, sowie eine grössere, welche Krebsmasse an der Leber; der linke Hode war gänzlich entartet, im obern Theile weich, in der untern Hälfte verhärtet; keine Fistelkanäle, keine Lendendrüsenverhärtungen; der rechte Hode normal; nirgends entzündliche Veränderungen in den parenchymatösen Organen.

Der Krebs hatte den Charakter einer sehr gefässreichen, rasch wachsenden Markschwammmasse und war ohne Zweifel primär vom Hoden ausgegangen; bei dem Mangel aller entzündlichen Processe konnte die Temperaturerhöhung nur auf das rasche Wachsthum des Krebses bezogen werden; es ist also dieses Unterscheidungszeichen von Lungentuberkulose nicht immer zutreffend.

Zwei Fälle von *Epithelialcarcinom des Penis*, welche in Bezug auf Aetiologie, Diagnose und Krankheitsverlauf ein grosses Interesse darboten und von Syphilis nur mit Hülfe des Mikroskops unterschieden werden konnten, beobachtete Dr. Geber auf der Abth. des Prof. Zeissl (Wien. med. Presse XII. 4; 22. Jan. 1871).

Ein 37jähr. Mann bemerkte im Juni 1868 4 Wochen nach einem Coitus am Rande der Vorhaut eine unbedeutende Excoriation, welche nach 3 Wochen ein erbsengrosses speckiges Geschwür mit aufgeworfenen Rändern bildete und von dem dazugezogenen Arzte als syphilitisches Geschwür ausschliesslich lokal behandelt wurde. Da aber die Infiltration in der Peripherie immer mehr zunahm und der Zerfall continuirlich weiter schritt, so ging der Kr. nach 5 Mon. in das Brünner Hosp. St. Anna und wurde auch hier antisyphilitisch behandelt. Die Ulceration ergriff immer mehr überhand und es musste bald die an kurzem Stiele hängende Glans und ein Theil der Corpp. cavernosa abgetragen werden, worauf das Geschwür binnen 6 Wochen verheilte. Doch bemerkte der Kr. während der Heilungsperiode eine schnell wachsende, wenig schmerzhafte Drüsenschwellung in der rechten Leistenbeuge, welche nach 4 W. fluktuirt haben soll und nach Anwendung von Wiener Aetzpaste in ein Geschwür überging, dessen Grund durch hyperplastisch vergrösserte Lymphdrüsen neben erschien. Durch Excision eines Theils dieser Lymphdrüsen wurde das Geschwür gereinigt und binnen 5 Mon. bis auf eine lineäre Wundfläche zugeheilt. Der Kr. ging jetzt wieder an die Arbeit, doch schon nach 4 Wochen waren die überarbeiteten Stellen wieder aufgebrochen und bei der Aufnahme in das Wiener Krankenhaus zeigte sich ein handgrosses, 4 Ctmtr. tiefes Trichtergeschwür mit missfarbigem Grunde und steil aufgeworfenen Rändern, el-

mehreren Hohlgängen und hypertrophirten Lymphdrüsen in der Tiefe. Da auch hier die antisyphilitische Behandlung erfolglos blieb, so wurde ein Stückchen excidirt, das es der mikroskopischen Untersuchung sich als Epithelialcarcinom ergab. Wiederholte Aetzungen mit Kali causticum ergaben nach Abfall des Schorfes stets wieder das alte Krankheitsbild; in den letzten 4 Wochen kam der Kr. sehr herab, die Wunde wurde immer grösser, schrundig, schmerzhaft, leicht blutend. Auf Druck wurde aus einer fischen eine zu breiiger Masse zerfallene Lymphdrüse entleert, die Cholestearin und Fettsäurekrystalle, sowie Eiterkörperchen und Epithelialzellen in zusammenhängenden Haufen enthielt. Die Lungen und das Herz ergaben sich normal, die Milz war sehr, die Leber mässig vergrössert.

2) Ein 38jähr. Mann kam mit einem viergroschenstückgrossen, durch die ganze Vorhaut greifenden Geschwür am Penisrücken am 15. März 1870 zur Aufnahme in die Lebra'sche Klinik. Der übrige Theil der Vorhaut erschien ödematös, phimotisch, die Lymphgefässe waren strangartig fühlbar, die Leistendrüsen beiderseits geschwellt, schmerzlos. Der stetige Fortschritt des Zerstörungsprocesses erregte auch hier den Verdacht eines Epithelialcarcinoms, der sich durch die mikroskopische Untersuchung bestätigte. Die Destruktion des Penis schritt rasch vorwärts, in beiden Leistengegenden hatten sich nach 3 Mon. sekundäre Knoten und Ulcerationen gebildet und nach 6monatl. Aufenthalt im Spital starb der Kranke. Die Sektion ergab eine von der Inguinalgegend auf das benachbarte Peritonaeum übergreifende carcinomatöse Wucherung; in den Lungen fand sich Tuberkulose mit Cavernenbildung; die übrigen Organe waren normal.

Die Differentialdiagnose zwischen Syphilis und Epithelialcarcinom war in beiden Fällen in Anbetracht der Lokalität des Uebels und im 1. F. auch hinsichtlich der vorgeblichen Ursache unmöglich und erst der entschieden bösartige Verlauf in beiden Fällen machte auf eine mögliche Krebsbildung aufmerksam; doch ist die Ansicht von Koester, dass das von den Klinikern als Ulc. rodens oder phagedaenicum bezeichnete Geschwür zuweilen krebsiger Natur sei, nicht richtig. Die mitgetheilten Fälle beweisen, dass neben dem klinischen auch der histologische Standpunkt zu berücksichtigen ist.

Wegen Krebs des Penis wurde nach Dr. Ralph d. Townsend auf der chirurg. Klinik des Dr. Maury im Philad. Hosp. (Philad. med. and surg. Reporter XXV. 17. [764] p. 368. Oct. 1871) mit dem Ecraseur amputirt.

Der Kr., 22 J. alt, kam vor 7 Mon. wegen eines über erbsengrossen Knotens in der Eichelfurche zur Aufnahme. Wegen der Unmöglichkeit, die Vorhaut zurückzuziehen und des seltenen Vorkommens nicht syphilitischer Affektionen am Penis eines jungen Mannes wurde die Affektion anfänglich für Schanker gehalten. Doch blieb die hiergegen eingeschlagene Behandlung völlig ohne Erfolg und nach geschehener Phimosenoperation stellte sich die Bösartigkeit des Uebels heraus. Die begleitenden Schmerzen wurden auch durch die grössten Mengen von Morphium nicht gelindert. Nach Einführung eines Katheters wurde das Ende des Penis mit dem Ecraseur binnen einer Min. abferart und die geringe Blutung durch Unterbindung einer Arterie gestillt.

Scirrhösen Abscess der Prostata und des Perinaeum, welcher durch hinzutretenden Hospitalbrand völlig beseitigt wurde, beobachtete Santiago J. Vasquez (El Siglo méd. 876; Oct. 1870).

Ein 41jähr. Mann, der früher an Intermittens und Tripper gelitten hatte, erkrankte im Frühjahr 1869 mit einer „Reizung" in der Harnröhre und bemerkte nach einigen Mon. einen Tumor in der Perinäalgegend. Bei der Untersuchung am 22. Jan. 1870 zeigten sich daselbst die Erscheinungen eines akuten phlegmonösen Abscesses, der grösstent eine enorme Menge Eiter entleerte, worauf ein scirrhöser Infarkt der Prostata fühlbar wurde; letztere war hypertrophirt und über taubeneigross. In Folge des Hinzutritts von pulpöser Gangrän (Hospitalbrand) zur Wunde entwickelte sich ein enormes Geschwür, welches die ganze Perinäalgegend, einen Theil des Scrotum und der Inguinalgegend einnahm und eine Zerstörung der Prostata und des scirrhösen Gewebes zur Folge hatte. Zwar ging auch die Pars bulbosa und prostatica der Urethra zu Grunde, so dass der Urin längere Zeit hart von aus dieser Stelle abfloss; doch wurde durch Compression, tonisirende und antiseptische Behandlung die Narbenbildung so weit befördert, dass schliesslich nur mehrere kleine Fistelgänge bestanden, durch welche kaum einige Tropfen Urin abflossen.

J. J. Woodward[1] theilt einen Fall von primärem Brustdrüsenkrebs mit sekundären Wucherungen in den verschiedensten Organen mit.

Eine 43jähr. Wittwe bemerkte zuerst im Juni 1865 eine Geschwulst in der rechten Mamma, welche im Nov. 1866 hühnereigross, hart, uneben und etwas schmerzhaft erschien. Nach der durch Johnson Eliot vorgenommenen Operation erholte sie sich nicht wieder vollständig, sondern litt an zunehmender Schwäche, Appetitlosigkeit und Bleichheit. Im April 1867 wurde sie bettlägerig, bald darauf zeigte sich eine neue Geschwulst in der Brust und deutliche Milzschwellung; die Schmerzen waren unbedeutend; dennoch magerte die Kr. immer mehr ab, wurde immer hinfälliger und starb am 22. März 1868. Die Sektion (von Dr. D. S. Lamb vorgenommen) ergab die linke Brust in eine kleine, harte, knotige Geschwulst umgewandelt; die Lymphdrüsen in den Achselhöhlen, am Hals und in der Schenkelbeuge geschwollen und hart; die Brust- und Bauchhöhle mit gelbem Exsudat erfüllt; die Lungen von Exsudat übersogen, aber nicht adhärent, der untere linke Lappen blutreich, ödematös; das Pericard mit etwas serösem Exsudat. Die Brustdrüsengeschwulst erschien als eine knotige Scirrhusmasse, 9 Cmtr. lang, 6.5 breit und 2.5 dick, und zeigte nur einzelne atrophische Milchalveolen und Gänge mit grossen Drüsenepithelzellen zerstreut in dem eigenthümlichen scirrhösen Gewebe. Letzteres bestand aus einem festen, faserigen Bindegewebsstroma mit zahlreichen kleinen Zellen und feinen elastischen Fasern, und aus einem alle Lücken dieses Stroma ausfüllenden Geflecht von unregelmässigen, varikösen, kernhaltigen Protoplasmacylindern (den Koester'schen Zellcylindern entsprechend). Diese Cylinder schienen jedoch nicht aus besonderen Zellen zu bestehen, sondern aus einem körnigen Protoplasma und zahllosen 0.01—0.013 Mmtr. grossen Kernen, welche beim Ausdrücken theils nackt, theils von anhängendem Protoplasmasaum umgeben in dem Krebssafte schwammen (den typischen Krebszellen der Autoren entsprechend). Diese kernhaltigen Cylinder hatten 0.035—0.05 Mmtr. und mehr im Durchmesser, u. erschienen im Querdurchschnitt als runde oder ovale, mit Kernen erfüllte Protoplasmamassen (die Mutterzellen der Autoren); in Glycerin- und Balsampräparaten sog sich oft das Protoplasma der Cylinder von dem Bindegewebsstroma zurück, so dass der klare, durchscheinende Rand des letztern als Hüllmembran sich darstellte („Membrana limitans"). Die Kerne der

[1] On the minute anatomy of two cases of cancer, Report to the Surgeon General of the U. S. Army, War department, Surgeon General's office, April 29. 1872. Washington, in 4. 10 pp. n. 3 phot. Abbildungen.

12

Cylinder waren durchscheinend, aber im frischen Zustande
schwach granulirt u. schlossen meist einen einzigen grossen
Nucleolus ein; in den Balsampräparaten waren sie deutlicher granulirt, nur selten zeigten sich verlängerte Kerne
mit 2 Nucleolen oder andern Zeichen der beginnenden
Theilung. Die Bindegewebekerne waren meist länger,
aber schmäler als die der Cylinder, zuweilen in kleinen
Reihen von 2, 4 und mehr Kernen geordnet, meist von
einer kleinen Menge Protoplasma umgeben. In der Peripherie der Geschwulst fand sich mehr oder weniger ver-
ändertes Fettgewebe; die Matrix zwischen den Fettzellen
war sehr vermehrt, die Kerne derselben waren zahlreicher
und vergrössert, die sonst an einander liegenden Fettzellen
weit auseinander gedrängt; auch die Bindegewebesepta
zwischen den Fettläppchen waren beträchtlich verdickt
(0.035—0.05 Mmtr. stark) u. schlossen stellenweise Kerncylinder ein. Die Leber war fast normal gross, mit zahlreichen kleinen, harten, weisslichen Knötchen durchsetzt,
die stets den Verlaufe der Pfortadergefässe in den inter-
lobulären Räumen folgten; ihre Struktur war dieselbe wie
in der Brustdrüse, nur war das Netzwerk der Kerncylinder
weniger gestreckt und erschien daher im Durchschnitt,
je nachdem derselbe schief oder quer verlief, häufiger als
in der Brust, in runden oder ovalen Formen. Die Krebsknoten in der Leber bestanden demnach in einem korn-
haltigen Bindegewebestroma, in welchem zahlreiche grosse,
runde, ovale oder elliptische „Mutterzellen" mit zahlreichen
Kernen eingebettet waren. Nirgends schienen die Leberzellen selbst an der Wucherung mit theilzunehmen, im
Gegentheil waren sie durch die in die Leberzellen hinein-
wuchernden und den Gefässräumen oder dem Maschenwerk
der Leberzellen folgenden Kerncylinder comprimirt. Am
Rande der Knoten waren stellenweise diese zu Grunde
gegangenen Leberzellen zu einer Art Stroma umgewandelt,
dessen Maschenräume mit den Zell- oder Kerncylindern
erfüllt waren. Die Milz war enorm vergrössert, 23.8 Cimtr.
lang, 13.8 breit, 9.5 dick, 2100 Grmm. schwer; unter
mehrfache tiefe Lappungen und unter dem Peritonäalüberzug zahlreiche kleine Krebsknötchen. Letztere hatten
dieselbe Struktur wie die Leberknötchen, nur unregel-
mässigere Maschen und stellenweise dickere Cylinder.
Die Ovarien waren in 4½ Cimtr. lange, ovale, knotige,
scirrhöse Massen umgewandelt, die Graaf'schen Follikel
waren geschwunden, die Struktur wie in der Brustdrüse,
nur die Maschen der Kerncylinder länger gestreckt und
das Bindegewebestroma deutlicher faserig. Im Perikardium
visc. und pariet. fanden sich noch zahlreiche weisse,
flache Verdickungen, welche aus einer unvollkommen
faserigen Matrix und zahlreichen kleinen eingebetteten
Körperchen bestanden und wahrscheinlich einem einfach
entzündlichen, nicht krebsigen Process ihren Ursprung
verdankten.

Bemerkenswerth war in diesem Falle die grosse
Aehnlichkeit der Struktur aller Wucherungen trotz
der Verschiedenartigkeit der Organe; in allen fand
sich eine netzförmige Ausbreitung der Krebszell-
cylinder zwischen den Bindegewebemaschen. W.
hängt daher hinsichtlich der Entstehung und Weiter-
entwicklung des Krebses der Koester'schen Lymph-
gefässtheorie an; doch fand er bis jetzt nie ein
Lumen im Centrum der Zellcylinder und glaubt
daher bei dem ausserordentlichen Umfange des pathologischen Netzwerks, dass nicht nur die normalen,
mit Epithel ausgekleideten Lymphcapillaren, sondern
sämmtliche Lymphräume zwischen dem Bindegewebe
in Krebscylinder umgewandelt werden können. Der
Befund oder der Mangel von Zellwänden in dem
Protoplasma ist nach W. unwesentlich; dieselben
sind von W. in ältern Bildungen oft auch gefunden,
von Koester in andern vermisst worden, und

hängen jedenfalls von dem verschiedenen Alter derselben ab. Von der epithelialen Natur der Kreb-
zellen kann sich W. nicht überzeugen, vielmehr nimmt
er an, dass sie aus gehäuften weissen Blut- und
Lymphzellen entstehen, sowohl wegen des Fehlens
eines Lumens in den Zellcylindern, als auch wegen
des häufigen Mangels von Zellwandungen, als und
namentlich wegen der Aehnlichkeit der jüngern
Cylinder mit gewöhnlichem Granulationsgewebe.

Besondere Beachtung verdienen die beigegebenen
mikrophotographischen Darstellungen eines Präparates von primärem Brustdrüsenkrebs, welcher sich
von den vorliegenden Fälle hauptsächlich durch den
grösseren Fettreichthum und die bedeutenderen Grössen
der einzelnen Fettzellen unterschied, und eines Präparates von den beschriebenen Leberknoten. Die
Darstellungen verdienen wegen ihrer absoluten Treue
einen bedeutenden Vorzug vor den nach Zeichnungen
gemachten Holzschnitten, Kupferstichen u. s. w.,
welche häufig mehr den theoretischen Ansichten des
Zeichners, als den natürlichen Thatsachen entsprechen.
Wegen ihrer Kostspieligkeit und ihrer leichten Ver-
gänglichkeit sind jedoch die gewöhnlichen photo-
mikrographischen Bilder wegen Vervielfältigung
in Büchern geeignet, als der in Amerika jetzt ge-
bräuchliche Woodbury- und der Albertype-Druck,
von denen namentlich der letztere, der in den vorliegenden Darstellungen angewendet ist, sich durch
grössere Billigkeit empfiehlt.

Ueber folgenden, in Prof. Billroth's Privatpraxis vorgekommenen Fall von Brustdrüsen- u.
Achseldrüsen-Carcinom mit metastatischen Tumoren in der Schädelhöhle berichtet Dr. F. Steiner
(Wien. Wchnschr. XX. 24; April 1870).

Eine 37jähr. Frau bemerkte im Juni 1867 aus
ohne bekannte Ursache entstandenen, über erbsengrosse,
verschieblichen Knoten in der rechten Mamma, einwärts
von der Warze, der bei der ärztlichen Untersuchung am
8. Jan. 1868 schon hühnereigross erschien. Am 13. Febr.
waren auch die Achseldrüsen deutlich hart und geschwellt,
so dass bei der Operation ausser der Mamma auch mehrere
wallnussgrosse Drüsenpackete in der Achselhöhle, welche
wegen ihres tiefen Sitzes die Unterbindung kleinerer Gefässe und der Vena axillaris erforderlich machten, weg-
mehrere Drüsen unter dem Schlüsselbein entfernt werden
mussten. Nach vorübergehendem Oedem des Armes und
Eröffnung eines periphlebitischen Abscesses an der inneren
Ileuspforche erfolgte günstige Heilung. Im Juli 1868
stellte sich die Kr. wieder vor mit einer wallnussgrossen
beweglichen Drüse über dem rechten Schlüsselbein; dabei
klagte sie über periodische, sehr heftige Schmerzen im
rechten Arm und Ameisenlaufen in den Fingern, so dass
ein Druck dieser Drüse auf den Plexus brachialis vermuthet und dieselbe 3 Mon. später, obwohl sie in dieser
Zeit etwas geschrumpft war, exstirpirt wurde. Unter dem
Mikroskop zeigte sie ein unregelmässiges bindegewebiges
Stroma mit vielen Fettkörnchen, aber sehr vereinzelte
Krebszellen, so dass jedenfalls ein vollständiger Rückgang
der carcinomatösen Infiltration der Drüse durch Verfettung
vorlag. Die kleine Wunde verheilte schnell, die Schmerzen im Arm und das Pelzigsein der Finger liess etwas
nach, ohne jedoch ganz zu schwinden, bis nach 3 Monaten
die Schmerzen im Arm wieder heftiger wurden und gleichzeitig sehr heftige, öfters von Erbrechen und Würgen begleitete, blitzähnliche Schmerzen im Hinterhaupte auftraten. Die Kr. zeigte jetzt an der Wundnarbe am Rand

wieder eine bohnengross geschwollene Drüse, welche von
Billroth als neue Drüseninfektion betrachtet wurde,
während der heftige Kopfschmerz als Symptom eines
metastatischen Hirntumors aufgefasst wurde. Der Schmerz
wurde immer heftiger und konnte durch Morphiuminjektionen nur auf einige Stunden gelindert werden, kehrte
aber dann immer heftiger wieder, bis nach 4 Woch. Daner
nach einem äusserst heftigen Schmerzparoxysmus lebhaftes
Irrereden, Gesichtshallucinationen, erotische Erregungen,
geringe Tobsucht sich einstellten. Nach 4 Tagen traten
wieder die heftigsten Schmerzausbrüche ein. Da das
Morph. keine Wirkung mehr änsserte, so wurde Chloralhydrat (15 Grmm.) gegeben, worauf die Kr. in ruhigen
Schlaf verfiel; nach 5 Stunden kehrte jedoch der Schmerz
äusserst heftig wieder und erst durch wiederholte Darreichung von Chloral mit folgender Einspritzung von 0.015
Grmm. Morph. gelang es, 11stündigen Schlummer herbei-
anführen, so dass von nun an stets Chloral mit Morph.
combinirt, und zwar stets mit dem besten Erfolg, angewendet wurde. In der Folgezeit wechselten Perioden von
Geistesstörung mit Schmerzanfällen ab; 6 Tage vor dem
Tode zeigte sich Glossopharyngeuslähmung mit mühsamer
näselnder Sprache, 4 T. später etwas Fieber u. unter zunehmendem Collapsus erfolgte der Tod am Ende des 6. W. der
neuen Erkrankung. Die *Sektion* ergab die Dura mater
mässig blutreich, prall gespannt, die Hirnwindungen abgeplattet, das Hirn stark serös durchfeuchtet, in den Ventrikeln 6 Grmm. klares Serum. An der der Basis der
Kleinhirnhemisphären zugekehrten Fläche der D.-M. 3 Tumoren, der grösste, über wallnussgrosse, sass rechterseits
am hintern Rande des absteigenden Schenkels des Sin.
transv. D.-M., der 2., um Weniges kleiner, weiter nach
links hin, nahe dem hintern Raude des For. occip., der 3.,
nahezu eben so gross, haftete links vom 2. ebenfalls fest
an der D.-M., theilweise in die Basis der Kleinhirnhemi-
sphäre eingebettet. In allen übrigen innern Organen war
keine Spur eines metastatischen Tumors vorhanden. Diese
Geschwülste waren im Durchschnitt markähnlich, im Centrum gelbbreig erweicht, zeigten unter dem Mikroskop
das Bild eines grosszelligen, theilweise verfetteten Car-
cinoms.

Billroth bemerkt, dass bei der erst nach
19 J. aufgetretenen, nicht continuirlichen und nicht
regionären Recidive, bei der unzweifelhaften Rückbildung der exstirpirten supraclavicularen Lymphdrüse eine Ausheilung der Carcinose in diesem F.
nicht undenkbar gewesen sei, dass aber die Exstirpation der Drüse als Reiz gewirkt und den im Erlöschen begriffenen Krankheitsprocess von Neuem
angefacht haben möge, indem unbedeutende Carcinom-
keime in den benachbarten Cervikaldrüsen durch
eine Fluxion zur Wunde nicht nur im Wachsthum
angeregt, sondern auch vielleicht in Bewegung gesetzt und weiter transportirt wurden. Auffällig war
es nach B., dass die Metastasen nach der Exstirpation
der Brustdrüse nicht wie gewöhnlich in Pleura, Lungen, Leber, Wirbel u. s. w., sondern in centrifugaler
Richtung in den Halsdrüsen und schliesslich in der
Schädelhöhle auftraten. Billroth selbst hat nur
noch 2 F. von metastatischem Carcinom im Gehirn
nach Carcinoma mammae beobachtet. Die Entstehung
desselben durch den Transport von Krebskeimen
in den Lymphgefässen in centrifugaler Richtung nach
B. zu erklären, macht allerdings einige Schwierigkeit, da man doch annimmt, dass der Lymphstrom
vom Kopfe abwärts und nicht umgekehrt geht.

Charles H. Moore (St. Barthol. Hosp. Reports III. p. 189. 1867) theilt folgenden Fall von
Brustdrüsenkrebs mit, der dadurch ein allgemeineres
Interesse darbietet, dass nicht nur die benachbarten,
sondern auch die entfernten Krebsneubildungen auf
eine von der Hauptgeschwulst ausgehende Dispersion
zurückgeführt werden konnten und eine Verbreitung
des Krebses durch constitutionelle Einflüsse ausgeschlossen war. Diese Dispersion nach Leber und
Lunge von der Brustdrüse aus wurde nicht nur durch
die gleiche Beschaffenheit der Geschwülste, sondern
auch durch den directen Zusammenhang derselben
erwiesen.

Eine 48jähr. Frau hatte 11 Mon. vor ihrer Aufnahme
nach dem Aufhören der Menstruation eine pflaumengrosse,
schmerzlose Geschwulst in der rechten Brustdrüse bemerkt; vor 5 W. war schon die ganze Brust geschwollen
und hart und zeigte an ihrem obern Theile eine Hervorragung; vor 3 W. begann letztere zu ulceriren. Bei der
Aufnahme war die Brust um das Doppelte vergrössert,
fest, aber elastisch, und zeigte an der obern Stelle eine
weiche, bühnereigrosse Hervorragung mit dünner, miss-
farbiger, zum Theil ulcerirter Hautbedeckung. Die Brustdrüse mit der Geschwulst war über dem Pektoralmuskel,
sowie unter der verdickten, aber nicht mit Tuberkeln
durchsetzten Haut leicht beweglich; die Warze nicht eingezogen; die Achseldrüsen geschwollen, beweglich, über
dem Schlüsselbein eine fast 1/2'' im Durchmesser haltende
Drüsengeschwulst. Trotz der zahlreichen geschwollenen
Drüsen und des constant beschleunigten Pulses, die allein
auf eine fortgeschrittene constitutionelle Erkrankung hin-
wiesen, während das übrige Befinden gut war, wurde
nach einer subcutanen Morphiuminjektion die Brustdrüse
exstirpirt und die Wunde mit Zinkchloridlösung (1 : 24)
ausgewaschen. Nach 14 T. erschien die Wunde weich,
gut granulirend und die Supraclaviculardrüsen weniger
geschwollen; nach 2½ Mon. war die Heilung vollendet.
Am untern Rande der Narbe zeigte sich jedoch noch ein
kleiner schmerzhafter Knoten; 3 T. später erschien ein
neuer Knoten zwischen der Narbe und der Axilla und der
Pectoralmuskel war voller und fester anzufühlen. Nach
4½ Mon. (nach der Exstirpation) hatten sich schon
6 Tumoren unterhalb der Narbe gebildet, von denen der
oberste ulcerirt und concav, der unterste gleichfalls ulcerirt, aber convex erschien; oberhalb der Narbe war die
Haut vollkommen flach, blass und weich, unterhalb derselben geschwollen, ödematös, turgid, roth und höchst
empfindlich, die Narbe selbst gesund und nicht ödematös.
Während somit oberhalb der Narbe, selbst in der Supraclaviculardrüse u. in der Achselhöhle die Krankheit zum
Stillstand gekommen zu sein schien, machte die Krebswucherung unterhalb derselben rasche Fortschritte und
konnte hier offenbar nicht als Rückfall, sondern musste
als neue Wucherung der nicht vollständig entfernten
Krebsgeschwulst betrachtet werden. Drei Wochen später
war die Krebsknoten zu einer Geschwulst vereinigt, die
Haut adhärent, zum Theil perforirt und unterhalb der Geschwulst knotig. Die Partien oberhalb der Narbe, mit
Einschluss der Achselhöhle, waren unverändert, dagegen
in der rechten Achseldrüse 2 frische Krebsgeschwülste.
In der Folgezeit nahmen die Krebswucherungen unterhalb
der Narbe und an andern Körpertheilen immer mehr zu;
dagegen blieben die Theile oberhalb der Narbe fast unverändert; auch das Allgemeinbefinden blieb immer gut,
bis auf zunehmende Blutarmuth. Erst wenige Tage vor
dem Tode (8 Mon. nach der Operation) stellte sich
Dyspnöe, aber ohne Husten, und Oedem der Füsse und
des linken Armes ein; der Appetit war immer gut, das
Bewusstsein nicht gestört, die Hautfarbe immer normal.
Bei der Sektion ergab sich der Körper gut genährt; an
Stelle der linken Brust ein unebenes, braunes, livides
Krebsgeschwür von der Grösse einer Untertasse, mit er-
habenen, verdickten Rändern; in der Tiefe hatte es den
Pectoralmuskel infiltrirt und sass auf den Rippen und den

Zwischenrippenmuskeln fest auf; im Durchschnitt war es milchweiss, von Leberconsistenz, beim Drücken Milchsaft entleerend. In der rechten Brustdrüse waren kleine weisse, meist erbsengrosse Krebsknötchen zerstreut, die gleichfalls Milchsaft entleerten; nach einem solchen Knoten verlief ein geschlängeltes, gleichfalls mit Milchsaft erfülltes Lymphkanälchen. Zwischen dieser Brustdrüse und der rechten Achselhöhle fanden sich zahlreiche ähnliche Knötchen unter der Haut. Die Lymphdrüsen waren in grosser Ausdehnung krebsig entartet, namentlich in beiden Achselhöhlen, wo sie mit den Halsdrüsen zusammenhingen; ferner in der linken Inguinalgegend (nur eine Drüse). Die Drüsen zu beiden Seiten der Vasa ll. comm. waren theilweise krebsig, und von hier aus bildeten die Drüsen eine zusammenhängende Kette von Krebsgeschwülsten längs der ganzen Wirbelsäule bis zu den Halsdrüsen herauf. Die meisten Bronchialdrüsen erschienen krebsig, hatten aber ihre schwarze Farbe behalten und zum Theil war nur durch den beim Drücken entleerten Milchsaft die krebsige Entartung nachweisbar. Die Drüsen im Mediast. ant. sämmtlich krebsig und, namentlich die obern, sehr vergrössert und mit der Rückseite des Brustbeins verwachsen. Die rechte Lunge, ödematös, aber lufthaltig, enthielt im untern Lappen 2 umschriebene pneumonische Herde, die rechte Pleura am Zwerchfell und der hintern Brustwand fest angewachsen; die linke Brusthöhle mit 3 Pinten einer trüben, braunen Flüssigkeit erfüllt, die Pleura mit Exsudatmassen bedeckt und zahlreiche Krebsknoten zeigend; die Lunge comprimirt, luftleer. Ueber der linken Seite des Arcus aortae eine breite concave Krebsgeschwulst, welche der Convexität des Gefässes genau entsprach, ohne mit ihr verwachsen zu sein; an dem linken Septum pleuro-pericard. verliefen weisse Knötchen in Reihen neben dem N. phrenicus; weitere Knötchen fanden sich an der Pleura diaphragmat., ferner sehr zahlreich längs dem vordern Rande der Lunge an der visceralen Pleura; zwischen denselben zahlreiche weisse, netzförmig communicirende Lymphgefässe, welche beim Anschneiden Milchsaft entleerten. Das Innere der Lunge, sowie die Innenseite des Perikardium, die rechte Lunge und Pleura waren frei von Krebs. In den Falten des Ligam. suspens. hepatis, am Zwerchfell, fand sich eine geschwollene, krebsige Lymphdrüse; an der Befestigung dieses Bandes am hintern Leberrande sass im Parenchym eine kastaniengrosse und am vordern Leberrande, nahe dem Ligam. falciforme eine kirschengrosse Krebsgeschwulst; in beiden war das Lebergewebe stellenweise noch erhalten. Die übrige Leber war verfettet, sonst normal. Sonst keine auffallenden Veränderungen. Die mikroskopische Untersuchung des Milchsaftes ergab nur grössere und kleinere Oeltröpfchen und Granula, aber keine Zellen oder Kerne. Dünne Schnitte von dem entfetteten Rande des Brustgeschwürs zeigten, frisch untersucht, gleichfalls nur Oeltröpfchen; nach dem Auswaschen der Schnitte u. Färben derselben mit Carmin fanden sich ausserdem zahlreiche runde oder ovale, zum Theil auch verlängerte und geschwänzte, kernhaltige Zellen und freie Kerne. Diese Zellen, vielfach mit kleinen Fetttröpfchen erfüllt, waren durch das elastische, weisse, faserige Maschengewebe der Haut verbreitet und stellenweise in die Papillen infiltrirt; in den vergrösserten Drüsen war das Fett so reichlich infiltrirt, dass es nicht gelang, die Krebszellen oder Kerne nachzuweisen. In den Knötchen an der Lungenoberfläche wurden erst nach der Entfernung des Fettes durch Aether zahlreiche unregelmässige, meist gestreckte Zellen und Kerne sichtbar, die aber meist kleiner u. unregelmässiger waren als im Brustgeschwür; das Fett schien nicht in Zellen eingeschlossen, sondern frei in den Maschen des Bindegewebes abgelagert zu sein.

Die Krankheit entstand in der linken Brustdrüse und gelangte durch die Lymphgefässe nach den linken Achsel- und Halsdrüsen; da der Krankheitsstoff flüssig war, so konnte er auf diesem Wege leicht auch nach andern Theilen gelangen. Nach der Entfernung der primären Geschwulst und der entarteten Achseldrüsen und der Bildung einer zähen quer verlaufenden Narbe wurde der oberflächliche nach oben verlaufende Lymphstrom unterbrochen und dadurch gleichzeitig die fernere Krebsneubildung daselbst verhindert. Dagegen machte die Krankheit in den unterhalb der Narbe gelegenen Theilen, welche durch die Stauung des lymphatischen und venösen Stroms geschwollen und geröthet waren, um so schnellere Fortschritte und verbreitete sich von da aus über die untere Hälfte des Thorax, ferner durch oberflächliche Lymphgefässanastomosen nach den Drüsen der rechten Achsel- und der linken Inguinalgegend, sodann durch tiefere Lymphgefässe durch die Thoraxwand hindurch nach der linken Rippenpleura und den obern Drüsen des Mediast. ant. und post., während die Lungen, die mit diesen Theilen nicht in directer Lymphgefässverbindung stehen, frei blieben. Später hin wurde die immer von Neuem abgesonderte und sich stauende flüssige Krebsmasse auf dem Lymphwege nach der rechten Mamma, den untern Drüsen des Med. ant. und post., dem Sept. pleuro-pericard. den Bronchialdrüsen und von da regurgitirend nach den Lendendrüsen, endlich nach dem Zwerchfell dem Ligam. suspensor. hepat. und den benachbarten Lebertheilen geführt und veranlasste an allen diesen Theilen Krebsabsetzungen. Erst nach Zerstörung der Narbe gelangte das reichliche Material von der primären Wucherung in der normalen Richtung der Lymphstrome nach dem obern Theile der Brust den linkseitigen Hals- und Achseldrüsen. Da die Mesenterialdrüsen und fast die ganze Leber zur Zeit des Todes noch nicht erkrankt waren, so blieb trotz der grossen Ausbreitung der Krankheit die Ernährung gut und der Appetit normal. Ebensowenig hatte sich ein kachektisches Ansehen entwickelt, das Blut schien völlig intakt geblieben war, wenn es auch zur Ernährung der Krebsgeschwülste wie aller andern Körpertheile, beitrug. Die Krankheit muss hiernach als eine rein örtliche betrachtet werden, welche sich allerdings durch Dispersion der Keime über zahlreiche Körpertheile ausgebreitet hatte.

Der *Gallertkrebs* der Brustdrüse ist nach Prof. Doutrelepont zu Bonn (Arch. f. klin. Chirurg. XII. 2. p. 551. 1870) ziemlich selten und namentlich zeichnet sich der von D. mitgetheilte Fall durch so ausgebreitete Zerstörungen aus, wie sie nur noch in einem ähnlichen Falle mit gleichfalls 12jähr. Dauer von Lebert beobachtet wurden (Virchow Arch. IV. p. 196). Während jedoch dort die Drüse zum Theil noch normal, die Haut nicht mit der Geschwulst verwachsen, die Geschwulst zwischen zwei Rippen in die Brusthöhle eingedrungen war, hatte in D.'s Falle die Geschwulst der Mamma allmälig die Haut fast der ganzen Thoraxseite afficirt in Form des disseminirten oder postulösen Krebses. Diese Art der Ausbreitung des Colloidkrebses von der Brustdrüse aus ist bis jetzt noch nicht beobachtet worden, doch beschreibt Warren einen ähnlichen

von einer Nackengeschwulst ausgehenden disseminirten Gallertkrebs mit zahlreichen gelatinösen Geschwülsten unter der Haut des Rumpfes und der
Extremitäten, in den Schädelknochen, Rippen, Muskeln, im Mediastinum, im Herzen, in den Lungen u.
Nieren und mit gelben, harten scirrhösen Knoten in
andern Organen.

Eine 52jähr. Frau, früher immer gesund, hatte im
Jahre 1855 einen kleinen, schmerzlosen, verschiebbaren
Knoten in der linken Brustdrüse bemerkt, welcher anfangs sehr langsam, seit 1864 aber, nachdem er die Haut
durchbrochen hatte, schneller unter Hinzutritt von
grossem Schwächegefühl. Die Geschwulst war damals
hart, höckrig, an der Spitze ulcerirt, ziemlich fest mit der
Unterlage verwachsen und wenig verschiebbar; einige
Achseldrüsen waren geschwollen und unterhalb der Geschwulst fanden sich einige linsen- bis erbsengrosse Knoten, welche die Operation contraindicirten. Die Geschwulst wuchs stetig weiter; die Knoten in der Umgebung
mehrten sich, erreichten Taubenei- oder Kirschengrösse
und brachen dann auf. Seit 1867 entwickelte sich auch
in der rechten Mamma ein Knoten; kurz nachher stellten
sich Husten, Kurzathmigkeit, stechende und ziehende
Schmerzen in der linken Seite ein; im Sommer 1868 erfolgten heftige Diarrhöe und profuse Blutungen aus der
Geschwulst, welche grosse Hinfälligkeit zur Folge hatten.
Bei der Aufnahme in das Hospital am 23. Juli war die
Kr. sehr abgemagert, von gelblich kachektischer Hautfärbung, ohne Fieber. Die linke Mamma erschien in
einen enorm grossen, ganz ulcerirten, grosslappigen Tumor
verwandelt, welcher von der 2. bis 7. Rippe und vom
rechten Sternalrande bis nahe an die linke Axillarlinie
reichte, woselbst sich erbsen- bis taubeneigrosse, zum
Theil ulcerirte Knoten anschlossen; die ganze Haut bis
zum Epigastr. war mit kleinen, kaum sichtbaren, aber
leicht zu fühlenden Knötchen durchsetzt; die Axillar-,
Infra- u. Supraclaviculardrüsen geschwollen. Der Grund
der ulcerirten Stellen an der Hauptgeschwulst war mit
gelblichem Detritus bedeckt, sehr leicht blutend, die Oberfläche derselben gallertartig durchscheinend. Der Tumor
in der rechten Mamma war knollig, weder mit der Haut,
noch mit den unterliegenden Theilen verwachsen, die
Achseldrüsen auch hier etwas geschwollen. Die Kr. litt
an Husten mit spärlichem, klarem Auswurf und bestän-
diger Dyspnöe, die sich durch Anstrengungen sehr steig-
gerte. Die rechte Lunge ergab normalen Percussions-
schall und bei der Auskultation sehr lautes vesikuläres
Athmen; links war der Schall vorn etwas weniger voll,
tympanitisch, in der Axillarlinie und hinten von oben bis
unten gedämpft, nur in der Fossa supraspinata tympanitisch; die Auskultation ergab hier unter der Clavikel
schwaches Vesikularathmen, in der Fossa supraspin. rauhes
und unbestimmtes Athmen mit verlängertem Exspirium,
weiter unten sehr schwaches unbestimmtes Athmen. Die
Geschwülste mehrten sich in der Folgezeit; der Reiz zum
Husten und die Athemnoth steigerten sich, so dass die Kr.
schliesslich gar nicht mehr schlafen konnte; 3 T. vor dem
Tode entleerte sich plötzlich aus einer Fistel, welche sich
durch die Mammageschwulst in der Gegend der 6. Rippe
gebildet hatte, eine grosse Menge dünnen Eiters, welche
Entleerung bis zum Tode (am 24. Febr.) anhielt. Die
Sektion (Prof. Rindfleisch) ergab die Geschwülste
im Durchschnitt gallertartig, die kleinern, linsen- bis
taubeneigrossen Hautgeschwülste bis in das subcutane Gewebe dringend; die grosse Mammageschwulst links hatte
die darunter liegenden Muskeln zerstört, die Rippen selbst
durchbrochen und sich im Brustraum auf die linke Pleura,
einen Theil des Zwerchfells u. des Perikardium, sowie die
linke Lunge ausgebreitet; nur ein kleiner nicht ergriffener
Lungentheil war comprimirt, fast luftleer, die Lungenspitze noch lufthaltig; zwischen Pleura und Lungen-
geschwulst eine Eiterhöhle, von welcher mehrere Fistelgänge durch die Hauptgeschwulst an den ulcerirten Stellen

nach aussen führten. Die rechte Mamma war ziemlich
fest, nach unten und innen dicker, daselbst im Durchschnitt gallertartig, die übrigen Theile normal; die rechte
Pleura costalis und Lunge normal; an der rechten Pleura
pulm. mehrere gallertartig durchscheinende, gefäserreiche
Fortsätze, welche besonders an den Rändern des untern
Lappens sassen, im Durchschnitte keilförmig, mit der
Spitze nach der Pleurahöhle gerichtet; an der untern
Fläche des untern Lungenlappens eine dickere u. breitere,
gleichfalls gallertartige Geschwulst. Herz stark nach
rechts verschoben, sonst normal; die Organe der Schädel-
und Unterleibshöhle normal.

Die histologische Untersuchung der zum Theil blau
injicirten Geschwulstmassen ergab Folgendes. Die Haupt-
geschwulst der linken Mamma zeigte im Durchschnitt in
durch breitere oder schmälere Faserbündel gebildeten
Alveolen eine gelblich durchscheinende gallertartige
Masse, welche Zellenhaufen eingebettet enthielt. Das
Gerüst bestand aus fibrillarem Bindegewebe mit wenig
Kernen, einzelnen runden Zellen u. feinen Fettkörperchen
und schloss in den gröbern Balken zahlreiche elastische
Fasern, sowie vereinzelte feinere und dickere Gefässe ein.
Dieses Bindegewebe verästelte sich netzartig und bildete
so grössere und kleinere Alveolen, deren Form von dem
grössern oder geringern Widerstand der Balken abhängig
war. Die eingeschlossene Gallertmasse zeigte (bes. bei
stark mit Carmin imprägnirten Schnitten) eine feine, nicht
geschlängelte Streifung, welche in den kleinern Alveolen
der Wandung parallel oder in den grössern concentrisch
um Zellen- oder Körnerhaufen verlief, ferner feine Krystall-
nadeln in verschiedener Gruppirung. Die eingeschlossenen
Zellen waren vereinzelt, 0.009—0.012 Cimtr. gross, mit
Kern und Kernkörperchen versehen, oder zu rundlichen,
ovalen, kolbigen oder cylindrischen, oft in der Mitte eingeschnürten Zellenhaufen gruppirt, welche scharf von der
Colloidmasse abgegrenzt waren und die verschiedensten
Stadien der Entartung zeigten. Die Zellen waren zum
Theil noch gut erhalten, 0.006 Mmtr. gross, mit feinem,
fein granulirtem Kern und ein oder mehrern Kernkörperchen, leicht von Carmin gefärbt; zum Theil waren sie von
einem grossen, blasigen, durchsichtigen Kern fast ganz
ausgefüllt; zum Theil endlich waren die Zellengrenzen
und Kerne nicht mehr kenntlich, die Carminfärbung kaum
vorhanden. Die Zellennester waren am zahlreichsten und
boten erhalten an der Grenze des gesunden Gewebes und
hier liess sich an wenigen Stellen auch die Entstehung
derselben im Bindegewebe nachweisen, indem sich mitten
zwischen Bindegewebsfasern zwei oder mehrere in Reihen
geordnete Zellen oder ganze Zellenhaufen eingebettet
fanden, welche von Colloidmassen umgeben waren, während die Zellen selbst keine Colloidentartung zeigten.
Die angrenzenden Muskelfasern waren zusammengedrückt,
meistens atrophisch; die atrophische contraktile Substanz
füllte die Sarkolemmschläuche nicht aus und war von
diesen abgelöst; das intermuskulare Bindegewebe war mit
kleinen Zellen infiltrirt, welche, von Gallertmasse umschlossen, unregelmässige Alveolen bildeten. Die Rippen
waren gleichfalls in Colloidkrebs verwandelt, das Knochengewebe, in der Nähe der Geschwulst atrophisch, zeigte
im Durchschnitt kleine dünne Balken mit gut erhaltenen Knochenkörperchen; das Markgewebe bestand aus
0.006 Mmtr. grossen Zellen mit Kern und feinkörnigem
Inhalte, aus grossen Markzellen und einzelnen noch
grössern Zellen mit glasshellem Inhalt und Kern; zwischen
den Zellen war stellenweise durchsichtige, feinkörnige
Colloidmasse abgelagert; andere Markräume waren ganz
mit Colloidmasse gefüllt, welche in der Mitte Zellenhaufen
eingebettet enthielt; es waren durch Knochenbalken gebildete Alveolen. Die Geschwulst in der Brusthöhle war in
derselben Weise beschaffen wie die ausserhalb der Rippen
liegende Colloidgeschwulst, nur die Zellennester etwas
seltener, die Alveolen unregelmässiger, und das Lungenge-
webe selbst mehr oder minder normal erhalten, nur an der
Grenze der Geschwulst comprimirt, ohne deutliche Lungenalveolen, mit kleinzelliger Infiltration, zwischen der

die elastischen Fasern noch deutlich waren, während einzelne grössere, fein granulirte Zellen mit kaum sichtbarem Kern die Reste des Epithels zu sein schienen. Die Gallertknoten der Haut hatten sich immer an der Grenze zwischen Cutis und subcutanem Bindegewebe entwickelt, erstreckten sich beim Grösserwerden durch die ganze Dicke der Haut und zeigten dieselbe Structur wie die andern Gallertknoten. Die kleinern Knoten wurden gegen die Haut durch dicht gedrängte Bindegewebsfasern abgegrenzt, welche, dünnere Balken und immer feinere Verzweigungen abgebend, das Alveolargerüst bildeten; in der Nähe des Fettgewebes enthielt die Gallertmasse einzelne Fettzellen u. zahlreiche feine Körnchen; das Fettgewebe selbst war mit kleinen Zellen infiltrirt, welche besonders in der Nähe der Gefässe liegend als ausgewanderte weisse Blutkörperchen betrachtet werden konnten. An der Peripherie der Knoten fanden sich noch gut erhaltene Epithelialzellen, welche stets aus den enorm (um das 3fache) vergrösserten Schweissdrüsen zu stammen schienen; die Wand der letztern war zum Theil atrophisch und stellenweise durch Colloidmasse von den eingeschlossenen Zellen abgetrennt. In der Cutis selbst war die Gallertsubstanz zwischen die Bindegewebsbündel der Haut infiltrirt und die Zellwucherung trat auch hier besonders zahlreich in der Nähe der Gefässe auf (ausgewanderte weisse Blutkörperchen); stellenweise fanden sich auch breite von Bindegewebsfasern begrenzte, mit Colloidmasse ausgefüllte Kanäle (Lymphgefässe); ferner Vermehrung der Zellen in den Haarbälgen u. Wucherung der Epidermis, besonders um die ulcerirten Stellen in Form von Papillen; die äussersten Zellen waren rund wie im Rete Malpighii, nicht verhornt. Das Lymphdrüsenpacket in der Achselhöhle liess noch fast überall die Grenzen der einzelnen Drüsen erkennen; die kleinern Drüsen waren im Durchschnitt grauröthlich, ohne Colloidmasse, mit nur wenig verdickter, kleinzellig infiltrirter Kapsel, das Mark etwas weniger reich an Lymphzellen als die Alveolen; hier und da einzelne grössere, glasbelle, gallertartig degenerirte Zellen. Bei den grössern Lymphdrüsen war der Bau noch ziemlich normal, die Kapsel noch erhalten, aber kleinzellig infiltrirt, die Trabekeln noch normal, aber an Stelle der Drüsenalveolen mit ihrer Marksubstanz Alveolen mit concentrisch geschichteter Gallertmasse und darin eingebetteten Zellenhaufen; die Zellen hatten einen epithelioiden Charakter, doch fanden sich auch einzelne in Colloidmasse eingebettete Haufen von normalen Lymphzellen. In den noch weiter entarteten Lymphdrüsen waren die Kapseln vollständig in Gallertkrebs verwandelt und in den Alveolen kaum noch Zellenhaufen, sondern nur Haufen von Fettkörnchen u. einzelne colloid entartete Zellen eingeschlossen; jede Spur des Baues der Lymphdrüse war hier verschwunden. Die rechte Brustdrüse war nur in den untern Theilen colloid entartet; in der Nähe des ausgebildeten Gallertkrebses waren die Acini um das 2—3fache vergrössert, das Bindegewebe in der Nähe der Gefässen kleinzellig infiltrirt; die Epithelzellen in den Acinis von der Wandung durch Gallertmasse getrennt, ohne centrales Lumen, nur selten mit einer centralen Colloidanhäufung; an der Peripherie des Krebses waren in den Gallertalveolen noch Zellenhaufen enthalten, welche jedoch nach dem Innern des Krebses hin immer mehr schwanden. Die kleinen metastatischen Geschwülste der rechten Pleura waren papillenähnlich gestielt, in birnförmige oder runde Körper auslaufend (eine derselben erreichte bei einem 28 Mmtr. langen Stiele membranartig aus). Die Stiele bestanden aus jungem fibrillärem Bindegewebe mit spiralig um einander gewundenen Fasern und waren in der Mitte von Gefässen durchzogen, welche von Zellenhaufen umgeben waren. Diese Zellenhaufen waren auch in den Endanschwellungen zwischen und um die Gefässscheiden ausgebreitet und von Gallertzonen umgeben, welche durch dazwischen verlaufende Bindegewebsfasern in Alveolen abgetheilt wurden. Diese Zellenhaufen waren deutlich nachweisbar durch Theilung der Zellen entstanden, nicht in Lymphgefässen. wie Köster meint, sondern als kuglige solide Gebilde, welche nur bei weiter fortgeschrittener Entartung in der Mitte colloid zerflossen waren; die grösste der Pleurageschwülste zeigte denselben Bau wie die Hauptgeschwulst.

Dass die Gallertgeschwulst als ein wirklicher Krebs und nicht als gutartige Neubildung aufgefasst werden muss, wird durch die vorliegende Beschreibung bestätigt. Die charakteristische alveolare Struktur ist beim Gallertkrebs noch deutlicher ausgesprochen als beim gewöhnlichen Krebs; die Zellen in den Alveolen haben den epithelioiden Charakter der Krebszellen und ihre Entstehung aus echte Epithelien der Schweissdrüsen, der Epidermis, der Mammadrüsen war deutlich nachweisbar. Die Entstehung der Krebszellen aus ausgewanderten weissen Blutkörperchen, sowie auch durch Theilung von Bindegewebszellen schien nur in einzelnen Präparaten ausnahmsweise vorzuliegen. Weniger klar ist die Entstehungsweise der Colloidmasse. Manche halten sie für eine Entartung der Krebszellen oder des Stroma (Förster's Schleimgerüstkrebs und Schleimzellenkrebs), andere für ein Sekret der Drüsenzellen (Klebs, Rindfleisch), noch andere für ein Derivat der Lymphgefässepithelien (Köster). In dem vorliegenden Falle trennte die Colloidsubstanz in den Acinis die Zellennester von dem Bindegewebe der Kanalwandung und drang in der Peripherie der Geschwulst in das benachbarte Bindegewebe der Haut, der Muskeln, der Lungenalveolen ein, während das Bindegewebegerüst und seine Zellen und ebenso die Zellennester frei blieben; nur in den ältern Partien, wo die Zellennester von breiten Colloidzonen umgeben waren, entarteten die centralen Zellen (in Folge mangelhafter Ernährung), und zwar zuerst das Kernkörperchen, der Kern und das Protoplasma derselben, so dass sich die Zellenhaufen in Hohlkolben oder Cylinder umwandelten; wirkliche mit Colloidmasse gefüllte Kanäle (Lymphgefässe?) fanden sich nur zerstreut in und unter der Cutis. Doutrelepont nimmt daher für den Gallertkrebs an, dass er hauptsächlich wie bei wirklichen Epithelialzellen entsteht und dass die Gallerte an Stelle von jungen Zellen auftritt, indem sie statt dieser durch Umwandlung des J. Arnold'schen Keimstoffs entsteht. Wie beim gewöhnlichen Krebs die jungen Zellen in die Hohlräume des Bindegewebes vordringen u. die verschiedensten Formen von Zellennestern bilden, so dringt an Stelle der jungen Zellen die Gallerte überall hin; die vorhandenen und zwischengelagerten Epithelzellen, hier und da auch andere Zellen, dienen zur Bildung von Zellennestern, das erhaltene Bindegewebe bildet das Gerüst, welches von der quellenden Colloidsubstanz gezwungen wird, ein System von Alveolen zu bilden.

Einen sehr *chronischen atrophischen Scirrhus der Brustdrüse* beobachtete Dr. Ralph M. Townsend an der der chir. Klinik des Prof. Gross am Jefferson med. College (Philad. med. und surg. Reporter XXIV. 24. [746] June 17. 1871. p. 506) bei einer 56jähr. Frau.

Die Kr. war mit Ausnahme dyspeptischer Beschwerden früher immer gesund gewesen, hatte vor 27 J. das letzte Mal geboren, seit 16 J. nicht mehr menstruirt, und im Alter von 20 J. nach einer Entbindung an einem Brustdrüsenabscess gelitten, der eine Härte hinterliess. Der jetzige Tumor mit gleichzeitiger Achseldrüsenschwellung und Jucken in der bedeckenden Haut, bestand seit etwa 10 J. und verursachte periodische, schnell wieder schwindende, stechende Brustschmerzen; die Supraclaviculardrüsen waren gleichfalls etwas geschwollen; erbliche Anlage zu Krebs nicht vorhanden. Bei der Untersuchung ergab sich die ganze Drüse auf den 6. Theil des Umfanges der andern, die gleichfalls klein und schlaff war, zusammengeschrumpft und in einen knotigen, sehr harten, unelastischen, auch bei derbem Druck wenig empfindlichen Tumor verwandelt, wie eine Papilla circumvallata der Zunge, die umgebende Haut etwas heller roth, excorirt und mit trocknen Krusten bedeckt; die übrige Haut der Brust runzlig, mit concentrisch nach der Warze verlaufenden Falten. Die Drüse war in ihrer untern Hälfte, unter der Warze, den tiefen Theilen fest adhärent, mit der die Warze umgebenden Haut im Durchmesser von 2.5 Ctmtr. verwachsen. Die Achseldrüsen, fast hühnereigross, sehr hart, der Thoraxwand fest anfaltend, waren der Sitz brennender und juckender, seltner stechender Schmerzen.

Markschwamm der Mamma neben Trichinose fand Dr. Alfr. Nobiling in München (Bayer. ärztl. Int.-Bl. 31; Aug. 1870) in der Leiche einer über 40 J. alten Frau, welche an Generalisirung der Krebskachexie zu Grunde gegangen war, nachdem 1½ J. zuvor eine beträchtliche ulcerirte Geschwulst exstirpirt worden war.

Die *Sektion* ergab ein örtliches Recidiv in Form einer taubeneigrossen, harten Geschwulst mit zahlreichen kleinen Knötchen in der Umgebung; von hier aus verlief eine Kette bohnengrosser, die Cutis leicht emporhebender Knoten nach der linken Achselhöhle, in welcher die Lymphdrüsen durch krebsige Infiltration beträchtlich geschwollen waren. Lungen mit einzelnen miliaren Krebsknötchen durchsetzt, in den untern Lappen katarrhalisch pneumonisch infiltrirt; Pleuren mit zahlreichen, z. Th. grossenbengrossen, flachen Krebsinfiltrationen besetzt; im Perikardium nur einzelne tuberkelgrosse Knötchen; Leber dicht mit oberflächlichen und tiefen Krebsknoten durchsetzt, kaum eine Spur normalen Gewebes. Weitere Krebsmetastasen fanden sich in den Bronchial- und den Retroperitonäaldrüsen. Bei der mikroskopischen Untersuchung der benachbarten Muskulatur, mit welcher die Neubildung untrennbar verwachsen war, ergab sich das interfibrilläre Bindegewebe des M. pector. major mit dicht gedrängten, kleinen, runden Zellen (Virchow's Granulationszellen) erfüllt, welche die ersten Anfänge der Krebszellen zu sein schienen; weiter oben nach die Cutis zu begann ein mit solchen kleinen Rundzellen dicht infiltrirtes Bindegewebsstroma, das dann in die mit epithelioiden Zellen gefüllten Krebsalveolen überging; die Kerne der Muskelzellen hatten sich entschieden vermehrt, waren theilweise schon etwas aus einander gerückt und z. Th. wieder in Theilung begriffen. An einigen Stellen waren die Sarkolemmaschläuche aus einander gedrängt, comprimirt, die in denselben befindliche contractile Substanz nach den Seiten verschoben oder vollkommen durchsichtlog, fast-und strukturlose Kapseln, in denen zusammengerollte Trichinen lagen. Die zunächst anliegenden Muskelzellen waren gequollen, fein molekulär getrübt, ohne Querstreifung (akute parenchymatöse Myositis). Diess augenscheinlich erst frisch eingewanderten Trichinen fanden sich nur noch im Zwerchfell und in den Muskeln der obern Extremitäten, waren also nur spärlich verbreitet, hatten daher auch während des Lebens keine Erscheinungen bedingt.

Der von Poland (Med. Times and Gas. Dec. 2.

1871) mitgetheilte Fall erscheint durch die gleichmässige Affektion der Warze der gesunden Brust bemerkenswerth.

Eine 41 J. alte Frau hatte wiederholt an scrofulösen Geschwüren des rechten Armes gelitten, doch war eine erbliche Anlage zu sonstigen Geschwülsten nicht nachweisbar. Vor fast 1 J. bemerkte sie eine kleine harte Geschwulst in der rechten Mamma, welche Anfangs wenig empfindlich war, aber seit 3 Mon. schmerzhafter geworden und namentlich seit 1 Mon. rasch gewachsen war. Das Drüsengewebe in beiden Brüsten war geschwunden und *beide Brustwarzen* waren in querer linearer Weise eingezogen. Die Geschwulst war steinhart, unterhalb der Brustwarze gelegen, aber mit dieser und der Haut verwachsen und nur über den tiefen Theilen frei beweglich. Die Drüsen der Achselhöhle und über dem Schlüsselbein waren nicht geschwollen. Nach der Operation mass die Geschwulst 5 Ctmtr. und 2.5 Ctmtr. im Durchmesser.

Ein rückfälliger Brustdrüsenkrebs wurde von De Morgan (Med. Times and Gas. Oct. 12; 1872) bei einer 42jähr. Frau extirpirt, die sich zuerst im Jan. wegen einer schon längere Zeit bestehenden scirrhösen Geschwulst in der linken Brustdrüse hatte operiren lassen.

Die Wunde war erst nach 3 Mon. verheilt und bald nach der Entlassung wurde die Narbe wieder schmerzhaft. Sie zeigte in ihrer Mitte einen haselnussgrossen Knoten, in welchen Morris 3mal Einspritzungen von concentrirter Essigsäure ohne allen Erfolg gemacht hatte. Der Knoten war sehr hart, mit der Haut verwachsen, aber über den tiefern Theilen noch etwas beweglich, so dass mit der Operation nicht länger gezögert wurde. Eine vergrösserte harte Drüse in der Tiefe der Axilla wurde jedoch, da sie nicht grösser geworden war und voraussichtlich so bald keine Beschwerden machen würde, unberührt gelassen.

Durch die Beschaffenheit der Geschwulst bemerkenswerth erscheint folgender Fall, in welchem die Operation von Nunn ausgeführt wurde (l. c.).

Eine 53jähr. Frau hatte vor 9 Mon. eine erbsengrosse harte Geschwulst in der linken Brust bemerkt, welche allmälig grösser und seit 1 Mon. schmerzhaft geworden war. Zur Zeit der Operation war dieselbe hühnereigross, unter der Haut und über den tiefern Geweben leicht beweglich, die Warze retrahirt, nach oben verschoben, die ganze Mamma etwas geschwollen. Die amputirte Brustdrüse erschien ungewöhnlich hart, sklerosirt; der Tumor selbst bestand aus einer walnussgrossen und einzelnen kleinen Cysten mit opalescirendem, aber nicht zähem Inhalt und innig mit den umgebenden Geweben verwachsener Wandung.

Dr. Andrea Rabigliati (Lancet II. 12; Sept. 16. 1871) berichtet über 10 Fälle, in denen binnen 12 Mon. in der Bradford Infirmary die Amputation vorgenommen wurde. Dieselben gewähren ein besonderes Interesse wegen der Mittheilungen über den weiteren Verlauf.

1) 63jähr. verheirathete Frau hatte wahren Scirrhus, aber nur in einem Theile der Mamma, nicht in den Achseldrüsen, die ganze Mamma wurde am 27. Mai 1870 entfernt; die Kr. starb am 3. Juni, hatte keine Schüttelfröste, zeigte aber von Anfang an ein trocknes Aussehen der Wunde.

2) 40jähr. verheirathete Frau, mit Scirrhus der ganzen Mamma; am 10. Juni operirt, am 7. Juli geheilt entlassen, am 4. Nov. harte Knoten in der Narbe und mehrere harte geschwollene Achseldrüsen. Bei einer 2. Operation konnten nicht alle Achseldrüsen beseitigt werden wegen der gefährlichen Nähe der Art. axillaris und bald erfolgte ein neues Recidiv mit drohendem tödtlichen Ausgang.

3) 61jähr. verheirathete Frau, mit Scirrhus der ganzen Mamma; die bedeckende Haut verdickt und krebsig infiltrirt. Die ganze Brust und ein grosser Theil der Haut wurde exstirpirt mit gutem Erfolg; doch kehrte der Krebs bald in der Narbe wieder, die andre Brust erkrankte gleichfalls und die Kranke starb nach wenig Monaten.

4) 50jähr. verheirathete Frau, mit Scirrhus der ganzen Mamma, nicht der Achseldrüsen; am 30. April operirt, am 24. Nov. genesen entlassen; Tod am 9. Mai 1871, 6 Monate nach der Operation, wahrscheinlich an Leberkrebs.

5) 49jähr. verheirathete Frau mit Scirrhus der Mamma ohne Drüsencomplikation, am 4. Nov. operirt, am 19. Nov. geheilt; kein Recidiv (daneben Mitralklappengeräusch).

6) 43jähr. verheirathete Frau, mit Scirrhus der ganzen Mamma und mehrerer Achseldrüsen; am 4. Nov. wurde die Mamma mit möglichst vielen Drüsen entfernt und trotz ausgebreiteter jauchiger Eiterung erfolgte am 9. Dec. Genesung; am 13. Juli 1871 zeigten sich blumenkohlartige Anwüchse auf der Narbe und zahlreiche harte geschwollene Achseldrüsen.

7) 51jähr. Frau, mit Scirrhus der Mamma ohne Drüsencomplikation, am 11. Nov. operirt, bekam leichte Schüttelfröste und starb am 1. Dec. in Folge der Operation. Die Sektion zeigte keine pyämischen Ablagerungen, aber frische Pneumonie und Pleuritis.

8) 47jähr. verheirathete Frau mit Scirrhus ohne Achseldrüsenschwellung, am 18. Nov. operirt, genesen; am 22. Juni 1871 war die Narbe mit den Rippen verwachsen, die umgebende Haut hart, 1 Achseldrüse hart und vergrössert; der Arm schmerzhaft, die Achsel und Brust gespannt. Am 27. Juli starb die Kr. an Lungenkrebs.

9) 54jähr. verheirathete Frau mit Scirrhus ohne Drüsenaffektion, am 24. Febr. 1871 operirt, am 14. April geheilt entlassen; am 9. Juli noch kein Rückfall, aber Steifigkeit im Arm.

10) 61jähr. verheirathete Frau mit Scirrhus ohne Drüsenaffektion; am 3. April operirt; zur Zeit der Veröffentlichung noch kein Rückfall.

Von allen 10 Operirten starben demnach 2 an der Operation, 3 starben später (und zwar 1 an örtlichem Recidiv, 1 an Leber-, 1 an Lungenkrebs); von den noch Lebenden hatten 2 einen örtlichen Rückfall bekommen, 3 waren nach Verlauf von 3, 5 und 9 Mon. noch frei. In allen Fällen, wo die Achseldrüsen betheiligt waren, trat nach der Operation auch ein Rückfall ein.

Aus diesen Thatsachen folgert Rabagl. die constitutionelle Natur des Krebses, da bei der Annahme eines rein örtlichen Leidens weder das örtliche, noch das constitutionelle Recidiv (in andern Organen), noch die nicht selten Erblichkeit des Krebses erklärt werden könne.

Einen in mehrfacher Beziehung bemerkenswerthen Fall von Abtragung eines Krebses der Brustdrüse durch *Canquoin'sche Paste* berichten Blanquinque u. Lassallac aus der Abtheilung Demarquay's in der Maison municipale de Santé (Gaz. des Hôp. 31. 1869).

Eine 60jähr. Frau, welche vor wenig Jahren einen Bruder an Magenkrebs verloren hatte, bemerkte vor 3 J. eine nussgrosse Geschwulst in der rechten Mamma, welche allmälig grösser wurde und, Anfangs schmerzlos, später lancinirende Schmerzen verursachte. Im Nov. 1868 bildete sich ein oberflächliches kleines Geschwür und seit einigen Monaten war die Kr. sehr abgemagert, obwohl sie noch guten Appetit und Schlaf behalten hatte. Bei der

Aufnahme am 9. Jan. 1869 war die ganze Brust atrophirt, in einen harten knotigen Tumor von 16 Ctmtr. Breite und 11 Ctmtr. Höhe verwandelt, die Haut geröthet, die Warze geschwunden, etwas ulcerirt, ohne Venenauftreibungen. In der Achselgrube eine haselnussgrosse Drüse. Die Geschwulst im Ganzen etwas beweglich, namentlich bei Contraktionen des Pectoralis major, sonst mit diesem z. Th. verwachsen. Am 14. Jan. wurden in der Chloroformnarkose durch kleine Incisionen im Umkreis der Geschwulst 8 Canquoin'sche Pfeile von 5—6 Ctmtr. Länge eingeführt. Die Kr. hatte darauf nur geringen Blutverlust, fühlte sich aber schwach. Am 17. Jan. begann die Reaktion und entwickelte sich Entzündung der Basis der rechten Lunge mit charakteristischem Auswurf, Delirien u. s. w. Die Kr. erholte sich jedoch sehr bald wieder, und da sich der Tumor noch nicht abstossen wollte, wurden am 24. Jan. wieder 6 kleine Pfeile in schiefer Richtung eingestossen. Am 26. hörte man bei jedem Athemzuge eine Art Gurgeln unter dem Tumor, so dass man an eine Perforation der Brustwand oder an Eindringen von Luft unter den zum Theil abgelösten Tumor denken musste. Am 2. Febr. liess sich der mortificirte Tumor vollständig abheben, worauf sich ein in der Peripherie gutartiges Geschwür mit einem grauen centralen Schorf von 3.5 Ctmtr. im Durchmesser, und an dessen unterer und äusserer Seite ein halbfrankstückgrosses Loch zeigte. Man bemerkte, dass sich die Lunge beim Ausathmen an diese Oeffnung anlegte, beim Einathmen wieder von derselben abhob, sie musste also rings um dieselbe Verwachsung der Lunge mit der Brustwand eingetreten sein, welche die Bildung eines pleuritischen Ergusses oder eines Pneumothorax verhinderte. Ein Tropfen wurde beim Einathmen eingezogen, beim Ausathmen wieder herausgestossen. Am 3. Febr. liess sich durch Wasser noch eine 2. kleine Oeffnung nachweisen u. die 5. Rippe zeigte sich in der Ausdehnung von 2.5 Ctmtr. vollständig frei. Der Gesundheitszustand war im Uebrigen befriedigend, der Appetit gut; am 14. Febr. war der Schorf abgelöst und hatten sich die Oeffnungen durch Granulationen ziemlich wieder geschlossen, so dass baldige Genesung zu erwarten stand.

Vff. heben hervor, dass die Respirationsstörungen und die Pneumonie 3 Tage nach der Einführung der Pfeile und nur durch fortgepflanzte Entzündung, nicht durch direktes Eindringen der Canquoin'schen Paste bedingt sein konnten und dass die bei der 2. Einführung der Pfeile trotz der grössten Vorsicht erfolgte Perforation in Folge der grossen Magerkeit der Kr. eingetreten zu sein scheine. Bei Anwendung der Paste gebiete daher einerseits die Vorsicht, die Pfeile nur an einem Theile der Geschwulst, nicht im ganzen Umkreise, einzuführen und die noch festsitzenden Theile in der Tiefe durch oberflächlich wirkende Aetzmittel zu lösen, andererseits sei jedoch bei wirklich erfolgter Perforation wegen der vorauszusetzenden entzündlichen Adhäsionen die Prognose nicht allzuschlimm zu stellen.

Einen durch den Mangel an Erscheinungen vor Eintritt der ersten Blutung und durch den rapiden Verlauf bemerkenswerthen Fall von *erektilem Carcinoid der Vagina* beobachtete Dr. L. K. Badwin (Philad. med. Times I. 6; Dec. 1870. p. 93) bei einer 31jähr. Frau, deren Vater und Grossvater an Krebs gestorben waren und welche selbst vor 1 J. eine Gebärmutterblutung in Folge einer Blasenmole erlitten hatte.

Pat. war am 24. Nov. plötzlich von einer profusen Genitalblutung befallen worden. Die Untersuchung ergab eine wallnussgrosse, leicht mit dem Finger erreichbare Geschwulst an der vordern Scheidenwand nahe der Urethra, aus deren Mitte ein fast stricknadeldicker arterieller Blutstrahl 15 Ctmtr. weit hervorspritzte. Monsel'sche Eisenlösung, Compressen und ruhige Bettlage stillten die Blutung; doch kehrte dieselbe nach mehreren Tagen wieder. Die Geschwulst wurde daher am 7. Tage verbunden, löste sich nach wenigen Tagen ab u. hinterliess eine scheinbar gesund granulirende Fläche, deren schnelle Heilung zu erwarten stand. Doch stellte sich bald eine dunkle, stinkende Absonderung ein und nach 14 Tagen ergab die Untersuchung eine bedeutend grössere, frisch gewucherte Geschwulst, welche keinen Zweifel übrig liess, dass man es mit einem Blumenkohlgewächs zu thun hatte. Die Blutungen kehrten zwar nicht wieder, der Ausfluss wurde aber immer reichlicher und stinkender und konnte nur durch Carbolsäure etwas beschränkt werden. Trotz innerlicher Anwendung von Chinin, Eisen und Stimulantien nahm die körperliche und geistige Erschöpfung immer mehr zu und der Tod erfolgte am 5. Jan., 6 Wochen nach der ersten Blutung. Bei der Sektion zeigten sich an der vordern Vaginalwand mehrere grosse, welche, den Scheidenkanal ausdehnende Krebswucherungen; die übrigen Scheidentheile waren injicirt und verdickt, aber sonst normal. Die mikroskopische Untersuchung bestätigte die krebsige Natur des Leidens. Die übrigen Körpertheile, soweit sie untersucht wurden, waren normal.

Prof. Dr. Gust. Braun in Wien (Oesterr. Ztschr. f. prakt. Heilk. XVIII. 7—11; Febr. u. März 1872) behandelt in übersichtlicher Weise den *Krebs des Uterus.*

Der Uteruskrebs tritt besonders häufig auf als Cancroid an der Vaginalportion, sei es in Form von Knoten, sei es als diffuse Infiltration, bisweilen als Papillargeschwulst (Clarke's Cowliflower excrescence), welche erst später durch die Entwicklung der Cancroidalveolen von dem gutartigen Papillom sich unterscheidet, seltner als Carcinom (Markschwamm, Zottenkrebs oder melanotischer Krebs). Letzteres beginnt an der Vaginalportion, geht in trichterförmige Geschwüre über, wird selten über fausstgross, schreitet meist nach der Scheide fort, zuweilen auch auf den Uteruskörper, oder auf die Blase, wo durch Druck auf die Ureterenmündung Hydronephrose eintreten kann, seltner auf die Ovarien; ferner auf die Lymphdrüsen der Leistengegend, des Beckens, auf das Bauchfell u. s. w.

Die Aetiologie des Uteruskrebses ist noch wenig bekannt; nur so viel steht fest, dass mit der Zahl der Entbindungen die Disposition zu Uteruskrebs wächst, dass dunkler pigmentirte Personen leichter erkranken als blonde, dass vorzugsweise die höheren Lebensjahre über dem 40. Lebensjahre (selten unter dem 20. J.) dazu disponiren.

Bezüglich der Symptomatologie, Differentialdiagnose, Prognose und Behandlung bietet B. nichts wesentlich Neues; es sei daher nur noch der von Br. beobachtete Fall referirt, zum Beweis, dass man trotz der im Allgemeinen geringen Aussicht auf schlechtliche Heilung doch durch entsprechende Behandlung in einzelnen Fällen erheblich nützen kann.

Die Kr., welche 3mal, u. zwar 1868 zuletzt, geboren hatte, bemerkte im August 1869 geringen Scheidenausfluss, der später reichlicher und sehr überriechend wurde

und mit Kreuzschmerzen verbunden war. Im December wurde der Ausfluss blutig gefärbt und schliesslich wurde der Blutabgang so reichlich, dass die Tamponade vorgenommen werden musste. Bei der Aufnahme, am 2. Jan. 1870, zeigte sich in der rechten Mamma ein Conglomerat von bohnengrossen, harten, mit einander fest zusammenhängenden Knoten, die frei über dem Pectoralis beweglich waren; in der rechten Achselhöble eine wallnussgrosse, harte, und darunter eine etwas kleinere, gleichfalls bewegliche Geschwulst; die Leistendrüsen etwas geschwollen. Der Scheideneingang weit, mit gelblichem, missfarbigem, sehr überriechendem Sekret; an Stelle der Vaginalportion eine orangengrosse, rundliche, aus bohnengrossen, ziemlich glatten Knoten zusammengesetzte Geschwulst von theils graugelber, theils schmutzig-röthlich violetter Färbung, durch welche man 6 Ctmtr. weit in die Uterushöhle gelangte. Von dieser Geschwulst liessen sich leicht kleine welche, im Durchschnitt röthlichgraue Massen ablösen, die unter dem Mikroskop runde und ovale epitheloide Zellen mit reichlicher Kerntheilung und ein spärliches, am Rande sich papillenförmig vorbauchendes Fasergerüst mit auffallend vielen Capillaren zeigte. Trotz der mit der Diagnose eines welchen Medullarcarcinoms verbundenen schlimmen Prognose wollte Br. wegen der starken Blutungen die Entfernung der Geschwulst mittels des Ecrasement vornehmen; doch gelang diese wegen der leichten Zerreisslichkeit derselben nicht, die Geschwulst musste mit der Siebold'schen Scheere stückweise abgetragen werden. Die Blutung aus einer kleinen spritzenden Arterie konnte erst, nachdem die Kr. 4 Pfd. Blut verloren hatte und im höchsten Grade collabirt war, durch Glüheisen gestillt werden. In Folge der Operation stellte sich etwas Schmerz in der rechten Leistengegend und Fieber ein, doch besserte sich der Zustand nach 5 Tagen immer mehr, so dass schon am 19. Jan. ein kastaniengrosses Stück mit dem Ecraseur weggenommen werden konnte. Am 4. Febr. wurden wieder 3 nussgrosse Stücke mit dem Ecraseur entfernt und die Kr. am 11. Febr. genesen entlassen. Im April wurden noch 2 linsengrosse stationär gebliebene Knötchen (wahrscheinlich hypertrophirte Follikel) Vorsichts halber exstirpirt; am 25. Febr. 1871 2 bohnengrosse, welche, leicht blutende Excrescenzen mit dem Glüheisen behandelt. Bei der letzten Vorstellung am 15. Jan. 1872 war die Kr. blühend, der Uterus bei der Digital- und Specularuntersuchung normal, die Menstruation schon seit dem Mai 1870 schmerzlos und regelmässig.

Prof. Eduard Martin (Berl. klin. Wchnschr. X. 28. 1873) macht auf Grund seiner reichen Erfahrung folgende Angaben über die *Aetiologie* des Krebses der Gebärmutter.

In 98 Sektionsfällen (s. a. Inaug.-Dissert. von Louis Blau. Berlin 1870) ging der Krebs 87mal von dem Scheidentheil oder dem Mutterhalse aus, und war nur 6mal auf das Corpus uteri beschränkt; doch zeigten sich an Lebenden die ersten Anfänge meist in der Falte des linken Scheidengewölbes neben dem Scheidentheil als kleine Knötchen und Granulationen und breiteten sich erst später auf den letztern aus. In 3 F. fanden sich als erste Anfänge rothe körnige, kondylomähnliche, flache Wucherungen am Saume der vordern u. hintern Lippe, und zwar starb die eine Kranke, welche sich nicht operiren lassen wollte, nach 1 J. an ausgebildetem Uteruskrebs, während die beiden andern Kr. nach Abtragung der Geschwulst mit dem Ecraseur und wiederholter Cauterisation mit dem Wiener Aetzstift rasch und dauernd genasen, obwohl auch hier die

13

mikroskopische Untersuchung der Geschwülste unzweifelhafte Krebselemente ergeben hatte.

Die Ausbreitung des Krebses auf die Nachbarorgane (Scheide, Blase, Mastdarm, Lymphdrüsen,
Eileiter, Eierstöcke, Peritonäum, Beckenknochen
u. s. w.) war nicht selten, doch geschahen auch sekundäre Ablagerungen in entferntern Organen
(Leber, Lymphdrüsen, Bauch- u. Brustfell, Lungen,
Nieren, Schilddrüse, Knochen, Gehirn u. s. w.) unerwartet häufig, in den Beckendrüsen 30mal, in den
Lumbaldrüsen 24mal, in den Retroperitonäaldrüsen
15mal, in den Inguinaldrüsen dagegen nur 5mal,
obwohl Anschwellungen derselben sehr häufig waren.
Von ursächlichen Momenten kam die Erblichkeit
nur wenig in Betracht. Von mehr als 500 F. konnten nur 65 anamnestisch genauer verfolgt werden.
In 40 F. wurde Erblichkeit gänzlich in Abrede gestellt; in 12 F. war der Krebs wenigstens im nächsten Verwandtenkreise nicht vorgekommen, und nur
in 13 F. war der Krebs bei Verwandten mit Bestimmtheit oder Wahrscheinlichkeit vorhanden. Der
von französischen Autoren hervorgehobene zu frühe
Eintritt der Menstruation, häufiges Kindergebären,
mechanische Verletzungen der Muttermundlippen bei
der Entbindung, sehr intensives Wollustgefühl mit
zu häufigem Geschlechtsgenuss, deprimirende Ge-
müthsaffekte u. s. w. sind z. Th. unerwiesene, oder
doch mehr nebensächliche Momente; dagegen beobachtete M. einen entschiedenen Zusammenhang des
Uteruskrebses mit Gemütsdepression neben Syphilis
des Mannes, indem früher gesunde Frauen daran erkrankten, 1) nachdem der Ehemann trotz fortgesetzten ehelichen Verkehrs anderweit sich Infektion der
Geschlechtsorgane zugezogen hatte, oder 2) nachdem sie selbst neben dem gesunden Ehemann geschlechtlichen Umgang mit einem Manne gepflogen
hatten, der an infektiösen Processen der Geschlechtstheile litt, oder doch Reste davon zeigte, oder 3)
wenn der verstorbene Ehemann an den bisweilen unscheinbaren Nachfolgen infektiöser Geschlechtskrank-
heiten, z. B. Strikturen der Harnröhre u. dgl., gelitten, namentlich wenn die Wittwe sich mit einem
gesunden kräftigen Manne wieder verheirathet hatte.

Der Krebs des *Uterushalses* ist in seinen An-
fangsstadien nach Prof. Hegar in Freiburg i. Br.
(Virchow's Arch. LV. 1 u. 2. p. 245. 1872) noch
ziemlich unbekannt. Dass derselbe aus einer papillaren Wucherung seinen Anfang nehmen kann,
steht fest, doch ist diess nur selten der Fall. Deshalb erscheint die folgende Beobachtung bemerkenswerth, welche eine krebsige Schwellung des Uterushalses mit Vorragen aus der Schamspalte und partieller Inversion der Scheide, vollständig ähnlich
dem Allongement du col de l'utérus (Huguier),
betraf.

Eine 68jähr. Multipara, seit 25 J. nicht mehr menstruirt, erkrankte vor 1 J. mit Gefühl von Druck im Unterleib, Abwärtsdrängen, Brennen in den Genitalien und
zeitweise mässigem Blutabgang. Seit 14 Tagen war ein
Vorfall der Scheide mit starken ziehenden Schmerzen im
Kreuz und Hypochondrium bei längerem Stehen hinzu-

getreten. Aus der erweiterten Schamspalte ragte 3 Ctmtr.
weit ein cylindrischer Tumor von 5 Ctmtr. Durchmesser
vor, an dessen Spitze sich der querspaltige Muttermund
mit flacher Erosion in der Umgebung befand; die Scheide
war theilweise invertirt, vorn 3, hinten 5 Ctmtr. tief, die
Sonde drang bis 12 Ctmtr. in den Uterus ein und fas-
bei 7 Ctmtr. Tiefe eine engere Stelle, wohl das Orificum
internum. Dem entsprechend ergab die bimanuelle Untersuchung durch Scheide und After und Bauchdecken des
Itals enorm geschwollen, den Körper ziemlich norm.
Ähnlich wie bei gutartiger Hypertrophie des Uterushalses
doch erregte es Verdacht, dass das Uebel in so später
Lebenszeit auftrat und dass der Tumor sich verhältnissmässig weich anfühlte. Derselbe wurde durch einen trichterförmigen Schnitt excidirt und nach mikroskopisch bes-
gestellter Diagnose die fungöse wuchernde Wunde mit dem
Ferrum candens kauterisirt. Nach einigen Wochen verliess die Kr. mit gut granulirender, sehr verkleinerter
wenig eiternder Wunde das Hospital. Der weitere Krankheitsverlauf ist unbekannt.

Das Spirituspräparat hatte vollständig die Form und
Grösse einer gutartig hypertrophischen Vaginalportion,
war noch ziemlich weich und zeigte unter dem Mikroskop
ausserordentlich starke Bindegewebswucherung mit reichlicher Zellenproliferation und in den Bindegewebsbalken
einzelne Epithelhaufen eingestreut ohne selbstständige
alveolare Begrenzung. Ein Ausgang von den Drüsen
liess sich nicht nachweisen und die Entwicklung der Papillen an der freien erodirten Fläche war nicht bedeut-
der als bei andern Erosionen.

Vorgerücktere Stadien des Uterushalskrebses
aber gleichfalls mit ungewöhnlichen Erscheinungen
beobachtete H. noch in folgenden Fällen.

Eine 55jähr. Multipara hatte seit ihrer letzten Niederkunft im 43. J. stärkere, anhaltende und schmerzhafte
Menses zurückbehalten; seit 6 Mon. waren die Blutungen
häufiger, der sonstige Ausfluss gering, ohne besonderen
Geruch. Die Frau war blutleer, die Portio vagin. nach
vorn stehend, die hintere Uteruslippe gleichmässig geschwellt
verlängert, breit u. dick, nirgends höckrig; die Schleimhaut intakt, nur in der Mitte am Muttermundsrande ein-
einer 2—3 Mmtr. hohen, 1.5 Ctmtr. im Durchmesser hal-
tenden, lebhaft rothen, himbeerartigen Wucherung versehen, die einen graulichen, eiterigen Schleim absondernde
die vordere Lippe kurz, verdünnt, scharfrandig; der Uteruskörper in mässiger Retroversion durch das hintere
Scheidengewölbe fühlbar, vergrössert, weich, bei Druck
schmerzhaft. Die Operation wurde nicht gestattet und
der Tod erfolgte nach 9 Monaten.

In einem von Dolvin und Dugès mitgetheilten
Falle war die fungöse Krebsulceration ähnlich, sass jedoch an der vordern Lippe, war mehr knollig und weit
entfernter vom Muttermunde.

Eine 70jähr., seit 6 Mon. an Blutungen und fleisch-
wasserähnlichem Scheidenausfluss leidende Frau zeigte
an der hintern Uteruslippe einen wallnussgrossen Knoten
mit buchtigen, fungösem Geschwür an der Muttermund-
seite; die vordere Lippe legte sich als dünner Saum auf
den Tumor auf; die übrigen Theile erschienen normal, der
Uteruskörper klein und beweglich. Nach Entfernung des
Knotens zeigte sich im supravaginalen Theil der hintern
Halswand die 2., vom 1. ziemlich isolirter, kleiner Knoten, der gleichfalls mit Messer u. Scheere entfernt wurde.
Trotz der Applikation des Ferr. candens erfolgte nur
wenig Reaktion und nach 14 Tagen verliess die Kr. mit
granulirender Wunde die Klinik.

Eine 53jähr. Frau, Mutter von 3 Kindern, früher
regelmässig je 3 Tage lang menstruirt, litt seit 6 Mon. an
profuser, länger anhaltender Periode und seit 3 Mon. an
beständigem, theils blutigen, theils eitrig jauchigen, übelriechenden, schmerzlosen Ausfluss, Drängen nach unten.
Anämie, Kraftlosigkeit. Die Scheide war weit und faltig
die Portio vagin. tief und nach vorn stehend, der Mutter-

mund nach der Schoossfuge zu gerichtet, breit, klaffend, beide Lippen enorm geschwollen, einen ringförmigen Wulst von 5—6 Ctmtr. Durchmesser bildend, der in der Mitte die ektropirte, geschwellte, stark geröthete Cervikalschleimhaut zeigte, aus welcher durch ein tiefes rissiges, bis in die Vaginalportion reichendes Geschwür nach allen Richtungen hin fungöse Wucherungen hervorquollen. Die Länge des in die Vagina hineinragenden Tumor betrug etwa 2.5 Ctmtr.; im hintern Scheidengewölbe fühlte man den stark verdickten Cervix, dann einen Knickungswinkel und hinter diesem den mässig geschwollenen Uteruskörper. Trotz wiederholter, mit lebhafter Blutung verbundener Abtragungen kehrten die Wucherungen wieder und mussten 14 Tage später durch Ferrum candens weggeätzt werden. Die mikroskopische Untersuchung ergab Cancroid mit weit vorgeschrittenem Zerfall.

Bezüglich der Differentialdiagnose bemerkt Hegar, dass die Angabe einer harten, höckrigen, knolligen oder knotigen Beschaffenheit der Vaginalportion als Charakteristikum des Krebses zu schweren Irrthümern führen könne, da die krebsige Schwellung eine vollständig gleichmässige sein kann und dann andererseits ganz gutartige Intumescenzen exquisit höckrig, knollig und hart sein können, indem nur die zwischen alten, vernarbten, tiefern Einrissen der Muttermundslippen gelegenen Theile schwellen, nicht aber die Narbensubstanz selbst. Solche Schwellungen zur Zeit des Klimakterium, verbunden mit papillaren Geschwürsbildungen, Menstrualstörungen, Blutungen und Fluor albus führen dann leicht zu der irrigen Annahme eines Carcinom.

Die Diagnose des *ersten Stadium des Carcinoma colli uteri* ist nach Prof. O. Spiegelberg (Arch. f. Gynäkologie III. 2. p. 239. 1872) von den meisten Autoren als ausserordentlich schwer, oder ganz unmöglich bezeichnet worden. Namentlich erklärt Gusserow, dass, so lange noch kein Zerfall eingetreten, und da, wo die Vaginalportion nicht höckrig, knollig, sondern nur vergrössert, glatt, hart und stark geschwellt sei, der Krebs kaum von einfacher gutartiger Hypertrophie oder von chronischer Metritis unterschieden werden könne. Doch glaubt Sp. 1. in der der krebsigen Infiltration eigenthümlichen Härte, 2. in dem Verhalten der bedeckenden Schleimhaut zu derselben, und 3. in ihrer Reaktion auf Pressschwammdilatation einige ganz sichere Zeichen gefunden zu haben. Das erste längst bekannte Zeichen stellt Sp., da es ein sehr subjektives sei, nicht in den Vordergrund, obwohl es für ihn immer sehr zuverlässig war. Das 2. Zeichen besteht darin, dass auf einer krebsigen Entartung die Schleimhautdecke immer unverschiebbar, fest mit dem Unterliegenden verbunden, wie bei der hyperplastischen Verdickung und Verhärtung nicht stattfindet; das 3. aber darin, dass während letztere unter dem Drucke eines im Mutterhalse quellenden Pressschwammes regelmässig lockrer, weicher und dünner wird, die krebsige Infiltration unverändert stark und hart bleibt u. nicht gedehnt wird. Diese Eigenschaften erklären sich leicht aus der Entwicklungsgeschichte des Krebses des Collum uteri. Derselbe entwickelt sich höchst selten von den

Drüsen des Halskanals aus ("Alveolarcarcinom", von Waldeyer nur 1mal beobachtet), in der Regel vom Rete Malpighii der Schleimhaut aus, und zwar meist an den interpapillären Einsenkungen beginnend. Nicht selten ist damit auch eine Wucherung der Papillen verbunden (papillar-villöse Form oder Blumenkohlgewächs), doch kann dieselbe auch fehlen (einfache infiltrirte Form). Die Bildung von stark vascularisirten Zotten von Seiten des Papillarkörpers ist nur nebensächlich; sie kann der in die Tiefe dringenden irregulären Epithelwucherung vorausgehen u. ist dann von der einfachen Papillargeschwulst (Fibroma papillare) nicht zu unterscheiden, oder sie tritt gleichzeitig mit derselben auf, oder es kommt erst später oder gar nicht zu zottigen Wucherungen. Stets ist aber bei gleichzeitiger stärkerer Vascularisation und kleinzelliger Infiltration des unterliegenden Bindegewebes zuerst eine Wucherung der tiefsten Epithelschichten vorhanden, welche sich entweder nach der Tiefe hin zu scheinbar submukösen Knoten entwickelt, oder unter zeitiger Abstossung der oberflächlichsten Epithelialschicht, sich der Fläche nach ausbreitet und das sogenannte fressende Geschwür (Ulcus phagedaenicum oder corrodens der Autoren) darstellt.

Bei dieser Entstehungsweise des Krebses aus dem Schleimhautepithel sind die 3 angegebenen diagnostischen Momente (Härte, fehlende Verschieblichkeit der Schleimhaut und fehlende Ausdehnbarkeit durch Pressschwamm) leicht erklärlich, somit die Diagnose des Krebses selbst bei fehlenden Papillarwucherungen leicht möglich. Der Einwand gegen die Anwendung des Pressschwammes, dass derselbe den Zerfall der infiltrirten Theile und die Ulceration des Krebses befördere, ist zwar richtig, aber ohne Werth, da ja nach gestellter Diagnose sofort die Exstirpation erfolgen muss, wenn sie von Erfolg sein soll. Die von Gusserow empfohlene häufigere Anwendung der Amputation bei Krebs ist nach Sp. unzulässig, da in den spätern Stadien nur eine trichterförmige Excision (nach Hegar) die krankhaften Theile vollkommen entfernen würde und die dadurch bedingte Blutung einen raschen Verfall zur Folge hat und somit mehr schadet, als die vorübergehende Beschränkung der Wucherung und der Verjauchung genützt haben würde. Sp. räth daher ganz frühe Operation oder, wo diese nicht mehr möglich ist, nur symptomatische Behandlung.

Folgende in mehrfacher Beziehung bemerkenswerthe Fälle von Uteruskrebs beobachtete Dr. v. Hauff im Wilhelmshospital in Kirchheim u. T. (Württemb. Corr.-Bl. XL. 27; 30. Nov. 1870).

1) Eine 53jähr. Frau, Mutter von 4 Kindern, bis zu ihrem 49. Jahre regelmässig menstruirt, erkrankte bald darauf mit Kreuzweh und Schweregefühl im Becken, welche sich allmälig bis zu äusserst heftigen, anhaltenden, wehenartigen Schmerzen steigerten und namentlich bei Stuhlentleerungen die Frau zum Zittern und heftigen Schreien veranlassten; daneben bestand ein blutiger Ausfluss aus der Vagina, der jedoch nicht sehr roch. Bei der Aufnahme im Juni 1869 war der Uterus etwas gesenkt,

der Muttermund bis zur Grösse eines Achtgroschenstücks
geöffnet, durch eines rundlichen harten Körper ausgefüllt,
der auch durch das Scheidengewölbe, den bandartig comprimirten Mastdarm, aber nicht durch die sehr empfindlichen Bauchdecken gefühlt werden konnte. Die hintere
Uteruslippe ragte als dicker harter Wulst stark hervor;
durch das Speculum erschien die Vaginalportion blutroth;
der Muttermund von einem knorpelähnlich bläulich weiss
glänzenden, mit zahlreichen Gefässen bedeckten Körper
ausgefüllt, der jedoch später nicht wieder gesehen wurde.
Die Diagnose eines Uterusfibroids wurde nur durch den
reichlichen Ausfluss und die heftigen Schmerzen schwankend gemacht. Die Schmerzen konnten nur durch Morphiuminjektionen vorübergehend gelindert werden, u. die
Kr. bekam während ihres 5monatl. Aufenthaltes im Hospital 680 Einspritzungen (anfangs 2, später 5—6 Spritzen
voll, 0.09—0.33 Grmm. Morph. acet. muriat. oder lactic.);
bemerkenswerth war dabei, dass nicht der Stich des Instruments, sondern vielmehr das Einfliessen der Flüssigkeit höchst schmerzhaft war. Unter Ascites starb die Kr.
endlich im Zustande höchster Abmagerung. Die *Sektion*
ergab die Därme geröthet, z. Th. verklebt und mit eiti-
gem Exsudat überzogen. Der Uterus war in eine
mit denselben verwachsene, ovale, dunkelblaurothe,
harte Geschwulst verwandelt, 16 Ctmtr. lang, am Fundus
21 Ctmtr. im Umkreis messend, mit einer grünlich käsigen, leicht zerreiblichen Masse ausgefüllt, welche, mark-
schwammähnlich aus dem Fundus nach oben, links und
unten hervorgewuchert, die anliegenden Darmpartien,
namentlich aber das Rectum ergriffen hatte. Die Uterus-
wandung war im Uebrigen in der Dicke von 2.5—10.0 Mmtr.
unversehrt erhalten. Der Mutterhals normal, das linke
Ovarium und die linke Tuba krebsig entartet, die übrigen
Organe normal. Die mikroskopische Untersuchung ergab
molekularen Detritus, viele Fettzellen, einzelne geschwänzte Zellen und zahlreiche Blutkörperchen, aber
nirgends war ein Gerüst zu erkennen.

2) Eine 32jähr. ledige Frau, Mutter von 2 Kindern,
mit Gebärmutterkrebs aufgenommen, bekam bald darauf
Phlegmasia alba dolens des linken Beines, welche nach
Anwendung von Quecksilbersalbe und Jodkalium schnell
wieder nachliess, starb aber nach 12 Wochen unter unstillbarem Erbrechen. Die *Sektion* ergab hochgradige Abmagerung, Oedem der Beine, starken Ascites; die Dünndärme mit zahllosen weissgrauen, mohnsamen- bis linsengrossen Knötchen besät, die im Durchschnitt gelbweiss,
sehr compact, aber nicht tuberkelartig bröcklig erschienen;
auch im Mesenterium fanden sich zahllose gelbe, harte,
erbsen- bis bohnengrosse (Krebs-) Knoten. Die vordere
Fläche der Wirbelsäule vom 6. Brust- bis zum 2. Lendenwirbel war mit einer flächenartigen, vom Periost ausgehenden, kaum 11 Mmtr. dicken Faserkrebswucherung bedeckt.
Der ganze Uterus war gleichmässig in einen zwei-manns-
fanstgrossen Faserkrebs verwandelt, der Cervix und das
Orificium durch Verschwärung zerstört, beide Ovarien
gleichfalls krebsig entartet. Tuben, Nieren, Harnblase
waren normal.

Dass sich hier der Faserkrebs noch nicht zum
Markschwamm ausgebildet hatte, lag nach v. Hauff
in dem noch jugendlichen Alter der Kr. [das jedoch
gerade mehr zu Markschwamm geneigt ist.] Ob das
Periost der Wirbelsäule oder der Uterus primär afficirt war, liess sich nicht entscheiden; wahrscheinlich
hatte sich der Krebs in beiden Organen gleichzeitig
entwickelt. Die auffallende Schmerzhaftigkeit im
1. Fall ist nach H. in der Markschwammnatur des
Krebses begründet [wohl aber mehr in dem zweifellos peritonitischen Processe].

Das *Uterussarkom* ist von Alfred Hegar
(Arch. für Gynäkol. II. 1. p. 29. 1871) hinsichtlich des Krankheitsbildes, der Diagnose, Prognose

ad Behandlung in erschöpfender Weise behandelt
worden.

Dasselbe wurde zuerst von West als „recidivi-
rendes Fibroid" von den übrigen Fasergeschwülsten
abgetrennt und als eine Abart des Fibromyoms betrachtet, und Gusserow (Arch. f. Gynäkol. I. 2.
p. 240. 1870) hat das Verdienst, das besonders
häufige weiche Sarkom mit Neigung zu Zerfall,
welches bis in die neuste Zeit mit dem Carcinome
zusammengeworfen wurde, von diesen unterschieden
zu haben.

Es tritt in 2 Formen auf, als abgegrenzter Tumor oder als diffuse Infiltration. Die Tumoren sitzen
fast stets im Uteruskörper mit breiter, seltener
schmaler, stielähnlicher Basis auf, ähnlich den sog.
fibrösen Polypen und den intramuralen Fasergeschwülsten; einzig steht der Veit'sche Fall von
Sarkom des Cervix uteri da. Zuweilen wächst der
Tumor auch nach aussen, nach der Bauchhöhle oder
nach der Beckenhöhle, in den Douglas'schen Raum;
eine derbe fasrige Umhüllungskapsel ist nur selten
vorhanden. Die 2. Form des Sarkom stellt sich als
diffuse Infiltration der Mucosa, Submucosa u. selbst
der Muscularis dar und kann so einen enorm vergrösserten Uterus mit annähernd erhaltener Form
simuliren; an der Innenfläche des Uterus zeigt sich
dabei eine grosse Geschwürsfläche mit fungösen Wucherungen, nekrotischen Gewebsfetzen und rauhen,
warzenartigen oder polypösen Erhebungen. Der
erste Ursprung der Entartung wird meist in der
Schleimhaut gesucht, doch ist er zuweilen auch
tiefer, unter der Mucosa, zu suchen. Die Farbe ist
meist weissgrau bis röthlichgrau; die Consistenz oft
weich und bröcklig, zuweilen aber fester, wie
bei einem weichem Myom oder selbst einem Fibromyom. Am häufigsten ist die medulläre Form
des Rundzellensarkom, seltner des Spindelzellensarkom, während Combinationen beider Formen öfter
vorkommen. Zuweilen ist das fasrige Bindegewebe
in der Grundsubstanz so häufig, dass Mischge-
schwülste entstehen (Fibro- und Myosarkome), und
dass sogar das differente Gewebe nur mit Mühe
nachweisbar ist; zuweilen tritt die sarkomatöse Entartung erst nachträglich auf dem Boden eines Fibromyoms auf; weniger bekannt sind dagegen Mischformen von Carcinomen und Sarkomen. Sekundäre
Ablagerungen des Sarkom in entfernten Organen sind
selten erwähnt (in den Lungen, im Perikardium, in
Wirbelkörpern), häufiger solche in näherliegenden
Organen (Scheide, Mastdarm, Leisten- und Retrope-
ritonealdrüsen).

Die Aetiologie des Uterussarkom ist dunkel. Es
tritt auf zwischen dem 15. u. 60. Lebensjahre, besonders aber nach dem 40. Jahre, (in 9 von 18 F.
zwischen dem 40. u. 50 J.), sowohl bei Jungfrauen,
als auch bei verheiratheten, kinderlosen oder kinder-
reichen Frauen; nur 1mal ist als besondere Veranlassung ein Schlag auf das Kreuz angegeben. Der
frühere Gesundheitszustand war nicht selten ganz
normal; doch werden häufiger vorausgegangene Er-

e (Dysmenorrhöe, Fluor
ysterische Beschwerden)

d Hämorrhagien als das
diese sind durch die
ige Erkrankung oder
eneration selbst bedingt;
übelriechender Abgang,
Geschwulstfetzen enthält.
g an Schmerzen, Druck
t und Becken, Urinbe-
sind diese Schmerzen
en constanten und aller-
Die consensuellen Sym-
artig, ebenso die Erschei-
erer Organe; hervorzu-
ungsstörungen, Kardial-
rie, Anämie, Harnbe-

nmer tödlich in Folge
verluste und Ausflüsse,
sekutive Erkrankungen.

n Leben wechselt sehr
omischen Verhältnissen
Bauchdecken hindurch
kopfgrosse knollige Ge-
r mit dem Uterus zu-
r Untersuchung findet
lässig vergrösserten Ute-
ler eine polypenähnlich
de, verjauchende und
bwulst; in dem Lan-
ich das dem invertirten
Bilde dem blossen Auge
ständig sicher nur durch
g von meist leicht zu
ichen zu stellen; doch
e diese möglich. Die
Dauer beträgt 5 Mon.
Inger, als beim Carci-
ich durch zweckmässige
chwerden oft für längere
eben verlängern.

n operativer Entfernung
lgter Erweiterung des
in Abreissen und Ab-
Geschwulstmassen mit
langen, geschlossenen
zmzange und Aetzen der
nit eingeschobenen Höl-
dinirt ist die Operation
erheblicher Infiltration
.weglichkeit des Uterus.
spätern Perioden be-
Eisenchlorid, Tannin-
Beschränkung der Blu-
oder übermangansaur.
en Geruches. Bei den
extur (Fibrosarkomen)

ist dieselbe Operation wie bei den fibrösen Polypen
und Fibromyomen angezeigt.

Von 9 Beobachtungen, welche H e g a r ausführlicher mittheilt, stellen die 3 letzten Mischformen dar.

1) Bei einer 54jähr. Multipara mit polypenartig aus
dem Muttermund hervorragender Geschwulst, die sich als
Spindel- und Rundzellensarkom ergab, wurde die Operation unterlassen, weil auch die Uteruswand infiltrirt erschien und das vergrösserte Organ unbeweglich fixirt war.
Der Tod erfolgte nach etwa 1 Jahre (nach 2jähr. Leiden).

2) Ein 60jähr. äusserst decrepides Fräulein zeigte
mehrere kleine Polypen im Mutterhals und eine unregelmässige, welche, lappige Geschwulst in der Höhlung des
Uterus, welche sich als Rundzellensarkom ergab. Die Kr.
litt seit 3 Mon. und starb etwa 2 Mon. nach der 1. Untersuchung.

3) Eine 30jähr. Frau, seit dem 18. J. an Dysmenorrhöe u. hysterischen Beschwerden leidend, die wiederholt
abortirt hatte, erkrankte vor 5 Mon. mit fast beständigen
Uterusblutungen. Die von H. angestellte Untersuchung
ergab im Grunde des geschwollenen, aber beweglichen
Uterus eine weiche Geschwulst, welche mit Polypenzangen stückweise entfernt wurde und sich als Sarkom mit
spärlicher Grundsubstanz von netzförmigem Bindegewebe
und zahlreichen rundlichen, spindelförmigen oder ge-
schwänzten Zellen ergab. Nach wiederholten Aetzungen
mit Höllenstein blieben die Blutungen 3 Mon. lang aus,
doch stellte sich darauf ein Rückfall ein, und nachdem
eine wiederholte Operation abermals vorübergehende
Besserung erzielt hatte, starb die Kr. 9 Mon. später unter
heftigen Blutungen mit Hydrops und Albuminurie.

4) Eine 46jähr. ledige Person hatte seit 10 Jahren
fast alle 14 Tage sehr stark wiederkehrende Menses,
dauerende Leib- und Kreuzschmerzen und seit 5 Mon. beständig übelriechenden Blutabgang. Die Untersuchung
ergab starke Anämie, und im Uteruskörper einer künstlicher Erweiterung des Muttermundes eine weiche Geschwulst, die in angegebener Weise entfernt wurde. Die
entfernten Massen waren grauweisslich oder röthlich, von
Hirnmarkconsistenz und zeigten nur spärliche faserige
Grundsubstanz, aber massenhafte kleine Rundzellen, meist
mit deutlichem Kern; ferner einzelne freie Kerne u. Fettkugeln. Nach 8 Mon. zeigte die Kr. zwar ein kachektisches Aussehen, war aber arbeitsfähig und hatte angeblich nur geringe Blutungen.

5) Eine 47jähr. kinderlose Wittwe, vom 17.—24. J.
chlorotisch, später alle 3 Wochen sehr reichlich menstru-
irend, und seit 2 Jahren an heftiger Menorrhagie leidend,
zeigte bei der Untersuchung einen rundlichen klaffenden
Muttermund mit erodirtem Saume. Der Uterus war anto-
vertirt, verdickt, schwer, durch das vordere Scheidengewölbe fühlbar und zeigte nach Erweiterung des Cervix in
der Höhlung zahlreiche Unebenheiten und theils breit aufsitzende, theils polypenartig gestielte, welche Sarkom-
massen; die Operation und Aetzung geschah wie in den
frühern Fällen; eine darauf erfolgende leichte Perimetritis
verlor sich bald wieder. Vier Wochen später heirathete
die Kr. abermals und befand sich 5 Mon. lang, abgesehen
von etwas reichlicher Menstruation, wohl, bekam aber peri-
tonitische Erscheinungen, stärkere Blutverluste und übelriechenden Abgang. Sechs Mon. nach der Operation war
der Leib gespannt, schmerzhaft und zeigte einen grossen,
bis zum Nabel reichenden, unregelmässig knolligen Tumor,
der auch durch das vordere Scheidengewölbe gefühlt werden konnte.

6) Eine 28jähr. Frau, Mutter von 3 Kindern, die im
2. Wochenbett Metroperitonitis überstanden hatte, litt seit
2½ Jahren an Menorrhagie und seit 1 Jahre an Blutungen in der Zwischenzeit; vor ½ J. wurde ein polypenartig aus dem Muttermund hervorragender
hühnereigrosser Tumor bemerkt, welcher sich stückweise
unter penetrant riechendem Jauchenabfluss losstiess, worauf
wieder regelmässige, 8—9 Tage dauernde Menstruation

ohne Blutungen in der Zwischenzeit sich einstellte. Die Frau war sehr anämisch und die Untersuchung ergab: Uterus fast kindskopfgross, beweglich, schmerzlos, bis an den Nabel reichend; im obern Drittel des erweiterten Halskanals eine kastaniengrosse, breit aufsitzende, elastisch fluktuirende Geschwulst und hinter derselben an der hintern Körperwand eine sehr grosse, von ihr durch eine tiefe Furche getrennte, aber noch mit ihr zusammenhängende Geschwulst. Nach wenig Wochen traten in Folge stärkeren Wachsthums unter wehenartigen Schmerzen und heftigen Blutungen beide Geschwülste mehr hervor und die Untersuchung eines mit der Museux'schen Zange herausgenommenen Stückes wies auch hier ein hirnmarkähnliches Rundzellensarkom nach; die Kapsel war 2 Mmtr. dick, fest und ergab sich als die veränderte Mucosa, die nirgends mehr Drüsengewebe, aber noch stellenweise erhaltenes Epithel und besondern zunächst dem Sarkomgewebe fibroide Verhärtungen, Verdickungen und entzündliche Vorgänge zeigte. Auch die dem submukösen Gewebe, von welchem die Neubildung ausging, zunächst liegende Muskelsubstanz war in die Wucherung hineingezogen, die glatten Muskelzellen verkürzt und verdickt, mit Theilung der Kerne und der Zellen selbst, das lockere weitmaschige Bindegewebe mit vielen in Kern- u. Zellvermehrung begriffenen, spindel- oder sternförmigen Zellen. Da die Operation nicht gewünscht wurde, wurden adstringirende Injektionen vorgenommen. Nach 5 bis 6 Mon. stiessen sich häufig Geschwulststückchen, 1mal von Hühnereigrösse, unter sehr übelriechendem Ausflusse los. Die ganze Anschwellung wurde kleiner; doch war bei der letzten Untersuchung (2 Mon. später) der allgemeine Zustand wieder schlecht, fieberhaft, der Pyämie ähnlich.

7) Eine 30jähr. Frau, seit 8 Jahren verheirathet, aber kinderlos und an Fluor albus leidend, bekam seit 2 J. stärkere Menorrhagien und die Untersuchung ergab am 8. Mai 1868 einen etwas nach links u. hinten vertirten Uterus, klaffenden Muttermund, einen verlängerten Cervixkanal, und in der linken Seite des Uterus, in das linke Horn eingebettet, eine myomähnliche, kastaniengrosse, weiche Geschwulst, welche besonders nach Erweiterung des Cervix mit Quellmeisseln gefühlt werden konnte. Diese Geschwulst konnte mit der Scheere und den Hohlmeisseln beseitigt werden, wurde aber mit stark gekrümmten Polypenzangen noch zum grössten Theile entfernt. Der peripherische Theil war weich, röthlich u. zeigte nur ein spärliches Stroma von Bindegewebe und glatten Muskelzellen, aber viel rundliche, deutlich gekernte und meist molekulär getrübte Zellen; der centrale, mehr der breiten Basis entsprechende Theil war hart, weisslich, mit ausgesprochener Faserbildung. Blutungen und Ausflüsse waren darauf geringer; doch litt die Kr. 2½ J. später wieder sehr durch copiöse Menorrhagien.

8) Bei einer 44jähr. Frau, welche seit 1 Jahr an Druck, Schwere im Unterleibe und Blutungen litt, exstirpirte Hegar 1862 eine 2 Pfd. schwere, breitbasig von der Innenfläche des Uteruskörpers entspringende, z. Th. durch den Muttermund hervorragende Geschwulst, die sich unter dem Mikroskop wie ein Fibromyom zu verhalten schien. Nach 1¼ J. die Geschwulst noch grösser wiedergekehrt, wurde abermals exstirpirt und zeigte dieselbe Beschaffenheit, wie die erste; doch ergab eine von R. Maier vorgenommene genauere Untersuchung eine Mischform von Fibromyom und Sarkom, indem neben den vorwiegenden wellig fasrigen Massen und den zerstreuten organischen Muskelfasern auch stellenweise gehäufte, spindelförmige Räume sich fanden, welche mit zahlreichen Kernen, Körnern und Fettmolekeln erfüllt waren. Diesmal befand sich die Kr. längere Zeit nach der Operation (bis 1865) wohl; 1867 starb sie; die Sektion ergab eine grosse Uterusgeschwulst, die jedoch nicht genauer untersucht wurde.

9) Eine 49jähr. Frau, die stets alle 2 Wochen sehr profuse Menses gehabt, dieselben aber vor 3 Jahren nach einem akuten Gelenkrheumatismus verloren hatte, litt seit

dem 10. August 1866 an häufigen Blutungen und sehr übelriechendem, oft blutig gefärbtem Ausfluss und lancirenden Unterleibsschmerzen. Der Uterus stand zwischen Nabel und Herzgrube und die innere Untersuchung ergab eine gänseeigrosse, zum Muttermund herausragende u. breiter Basis am Fundus und der hintern Körperwand aufsitzende, mässig weiche Geschwulst, welche mit Scheere und Zangen ziemlich vollständig entfernt wurde. Die Kr. bekam jedoch rasch ein Recidiv und ist jedenfalls bald darauf in ihrer Heimath gestorben. Die von Maier untersuchte Geschwulst ergab sich als ein telangiektatisches Sarkom mit partieller carcinomatöser Struktur. Das Stroma bestand aus feinem fibrillären, netz- oder balkenartig angeordneten Bindegewebe, durchflochten u. begleitet von zahlreichen Capillaren u. arteriellen Stämmchen. In den Maschen und auf den Balken des Bindegewebes lagen zahlreiche kernhaltige, vorwiegend runde, aber auch spindelartige oder geschwänzte Zellen.

Hieran reihen sich die von Prof. F. Winckel (Arch. f. Gynäkol. III. 2. p. 297. 1872) beobachteten 2 Fälle von Uterussarkom.

Myosarkoma polyposum cervicis uteri fand sich bei einer 30jähr. Frau, welche mehrmals geboren hatte. Dieselbe litt seit 10 Wochen an häufigen Blutungen und einem Ausfluss aus den Genitalien und hatte eine Geschwulst daselbst bemerkt. Die Untersuchung ergab im Oct. 18— in der Vulva einen wallnussgrossen, nicht besonders eben, an der Oberfläche erodirten Tumor, der mit einem zolllangen, gefässreichen Stiel dicht über dem Saume hintern Muttermundslippe entsprang. Der Stiel wurde wegen seines Gefässreichthums durchstochen, in 2 Hälften unterbunden und dann erst der Tumor abgeschnitten. Die prominirenden leicht blutenden Stielreste wurden durch wiederholte Aetzungen beseitigt; 2 J. später war von keinem Rückfall, also wahrscheinlich Radikalheilung zu treten, obwohl die Geschwulst sich als ein gefässreiches Rundzellensarkom ergab. Dieselbe war (nach Prof. Ackermann) fast wallnussgross, glatt, kuglig und bestand aus 2 Theilen. Der peripherische Theil war 3 Mmtr. dick, hart, homogen, der Stiel dagegen und seine Ausbreitung im Centrum der Geschwulst mehr zähe, schlaff, grobfasrig. Unter dem Mikroskop zeigten sich hauptsächlich glänzende Muskelfasern von ungewöhnlicher Grösse, die grosse glänzende Kerne und leicht getrübtes Protoplasma enthielten. Dazwischen fanden sich besonders in der Peripherie zahlreiche grosse, scharfbegrenzte, runde Lymphkörperchen mit feinkörnigem Protoplasma und 1—4 grossen Kernen, die wieder meist je 1 glänzendes Nucleolus enthielten. Diese Lymphkörperchen waren oft in kleinen Gruppen gelagert und von kreisförmig verlaufenden Muskelzellen umgeben, häufig auch durch transsudirten Blutfarbstoff bräunlich gefärbt. Die Peripherie der Geschwulst war ziemlich gleichmässig mit langen spitzen Papillen bedeckt, welche meist einen centralen Bindegewebsstreifen und oft auch längsverlaufende Blutgefässe, glatte Muskelfasern und Lymphkörperchen enthielten und mit grosskernigem, geschichtetem (dem Vaginalepithel ähnlichem) Pflasterepithel überzogen waren. Im Centrum der Geschwulst fanden sich nur hin und wieder kleine Arterien, dagegen enthielt der innere Abschnitt des peripherischen Theiles ein dichtes Convolut weiter Capillaren und kleiner Venen.

Ein Sarkom des Uteruskörpers als Recidiv nach Exstirpation eines polypösen Myoms beobachtete W. bei einer 40jähr. Multipara, die früher immer reichlich menstruirt war u. seit Ende 1866 an sehr starken Metrorrhagien litt. Bei der 1. Untersuchung (27. Juni 1867) erschien der Uterus verdickt und vergrössert, fast rechtwinklig geknickt, der Cervix etwas nach hinten dislocirt, die Muttermundslippen glatt. Durch Eisenchlorideinspritzungen wurden die Blutungen mit Erfolg beseitigt, der Uterus wuchs aber immer mehr an und es wurde ein intraparietales Myom, wahrscheinlich in der vordern Wand, diagnosticirt. Im Frühjahr 1869 trat unter heftigen Schmerzen ein fast

rosser, z. Th. verjauchender Tumor zum Muttermund
hervor, der stückweise mit der Hand und der Kornzange
ntfernt wurde, worauf nach einem 3wöchentlichen septi-
ämischen Fieber Genesung erfolgte. Im Nov. wurde die
Menstruation wieder reichlicher und schmerzhaft; der
Uterus war antefektirt, etwas vergrössert, beim Betasten
schmerzhaft. Im Dec. zeigte sich im äussern Muttermund
in apfelgrosser, höckriger, leicht und stark blutender
Tumor, der als Sarkom erkannt wurde und sich bald
darauf von selbst loastiess. Am 12. Jan. 1870 wurden
mach Erweiterung des Mutterhalses mit dem Quellmeissel
noch 12—15 bohnengrosse Geschwulstbröckchen aus der
Uterushöhle entfernt. Dieselben waren z. Th. derb, fast
knorpelhart, z. Th. welch, schwammig, bisasgrau, gefäss-
eich, und zeigten zahlreiche Bündel glatter, spindelförmiger Zellen mit grossem stäbchenförmigen Kern und
Cernkörperchen. Zwischen diesen Muskelbündeln war an
den welchern Stellen feinfadiges Bindegewebe eingelagert,
das viel runde, lymphkörperchenähnliche Zellen mit 1—4
Kernen und Kernkörperchen einschloss. Das Befinden
der Kr. besserte sich, bis sie im Oct. 1870 wieder über
brennende Schmerzen in der rechten Seite des Leibes bei
der Regel klagte. Am 19. Juli 1871 waren wieder sehr
starke Blutungen eingetreten, und in der Uterushöhle
zeigte sich ein schwammiger Körper, der sich aber
nach Eisenchlorideinspritzungen in grössern und kleinern
Bröckeln ablöste, so dass am 21. Nov. 1871 die Kr. (wenn
auch nicht für immer) genesen war.

Ueber 2 J. nach der Entwicklung des 1. Sar-
koms war der Process mithin noch ein rein lokaler,
obwohl bei der Natur des Rundzellensarkoms sekundäre Knoten zu erwarten gewesen wären.

C. Kritiken.

47. **Der Führer bei den Präparirübungen**
*für Studirende der Medicin, zugleich auch
bei Anstellung von Sektionen für praktische
und Gerichtsärzte*; von Dr. Th. L. W. von
Bischoff, Prof. d. Anat. u. Physiol. in München. München 1874. Liter.-artistische Anstalt. 8. X u. 310 S. (1½ Thlr.)

Der Vorstand der Münchener anatomischen Anstalt, der neuerdings geharnischt gegen das Ein-
ringen der Studentinnen in die anatomischen Hör-
und Präparirsäle angekämpft hat, bietet in dieser
Schrift den Studirenden der Medicin einen auf lang-
jährige Erfahrungen sich stützenden und bewährten
Führer bei den Präparirübungen. Ich habe, sagt
der Vf. im Vorworte, es mir stets sehr angelegen
sein lassen, jedem Anfänger im Seciren eine mög-
lchst genaue, sorgfältige und selbst pedantische Anweisung in dem Gebrauche der Instrumente und der
Methode der Behandlung des Objektes zu geben,
und dazu bei Jedem, oder doch bei einer kleinern
Anzahl zugleich, oft mehrere Stunden verwendet,
vorzüglich aber das erste Präparat auf das Schärfste
überwacht und nicht geduldet, von den gegebenen
Regeln und Vorschriften abzuweichen. An der stark
frequentirten Münchener Anstalt, wo meistens eine
grössere Zahl von Secanten die Arbeit zugleich zu
beginnen wünscht, ist es mir schwerer, ja unmöglich geworden, die einem jeden Einzelnen zu erthei-
lende Anweisung so genau und eindringlich durch-
zuführen, wie dieses nach den gemachten Erfahrungen erforderlich ist, wenn der Erfolg gesichert sein
soll. Einer grössern Zahl auf einmal diese Anweisungen zu ertheilen, ist aber nach mehrfachen
Erfahrungen nicht der geeignete Weg, um das er-
strebte Ziel zu erreichen, und deshalb entschloss
sich der Vf. bereits vor 15 J., die Anweisungen und
Vorschriften, die sich in einer Reihe von Jahren bei
den Anfängen im Seciren unerlässlich und nutzbringend bewährt hatten, auf ein paar Bogen drucken
zu lassen und sie den Secanten in die Hände zu
geben. Darin wurde von der Handhabung der Instrumente und der Behandlung der Präparate im Allgemeinen gehandelt, jedoch nur ganz kurz von der
Präparation der einzelnen Körpertheile der Muskeln,
Gefässe, Nerven.

Nachdem diese kurze Anleitung vergriffen war,
entschloss sich der Vf., den Präparanten nunmehr
auch die speciellen Anweisungen mit in die Hand zu
geben, nach welchen sie bei der Präparation zu verfahren haben. Er folgte dabei den Erfahrungen,
die er in einer langen Reihe von Jahren sowohl bei
den eigenen anatom. Arbeiten als bei einer grossen
Anzahl von Präparaten gemacht hat. Die Anweisungen sollten sich aber ganz auf das Technische
beschränken: der Führer sollte kein Handbuch der
Anatomie mit technischen Anweisungen zum Präpariren sein, sondern nur letztere geben.

Bei der Abfassung der Schrift wurde von der
Annahme ausgegangen, dass die Präparanten nicht
nur im Allgemeinen durch Besuch der Vorlesungen
und Repetition mit der Anatomie bekannt sind, sondern sich namentlich auch mit den Verhältnissen der
ihnen zum Präpariren übergebenen Theils jedes Mal
genau bekannt machen: Jeder soll, bevor er sein
Präparat anfängt, die betreffenden Muskeln, Gefässe
u. s. w. zu Hause im Handbuche nachstudirt haben,
damit er im Allgemeinen weiss, worauf er bei der
Präparation zu achten hat. Das Präpariren soll
doch vorzugsweise dazu dienen, die in den Vorlesungen gewonnenen Kenntnisse zu befestigen u. zu ver-
vollständigen, und darf ein Präparant, der seine
anatom. Studien im Secirsaale beginnen will, nicht
erwarten, dass ihn der Lehrer herbeilasse, bei jedem Präparate immer einen einführenden anatom.
Vortrag zu halten.

Im *allgemeinen Theile* (p. 1—15) verbreitet sich der
Vf. über die Instrumente und deren Handhabung, desgleichen über die Behandlung der anatomischen Präparate
im Allgemeinen.

Der *specielle Theil* zerfällt in 4 Abschnitte. I. *Muskeln* (p. 16—109), nämlich: allgemeine Vorschriften; Bauchmuskeln und Zwerchfell; obere Extremität; Kopf-, Hals- und Rückenmuskeln; untere Extremität. II. *Gefässe* (p. 102—151), nämlich: allgemeine Vorschriften; Herz; Subclavia und Carotis; Axillaris und Brachialis; Aorta abdominalis; Hypogastrica u. Cruralis. (Die Aorta thoracica ist ganz unerwähnt geblieben. Auch die Venen und Lymphgefässe sind unberücksichtigt geblieben, was der Vf. p. 105 dadurch zu motiviren sucht: wer die Arterien zu präpariren gelernt hat, wird sich bei der Präparation der Venen leicht ohne weitere specielle Anweisung helfen können, abgesehen davon, dass wohl nur selten aus dieser Präparation der Venen eine besondere Aufgabe für die Studirenden gemacht wird; letzteres ist in noch höherem Grade mit den Lymphgefässen der Fall.) III. *Nerven* (p. 151—239), nämlich: Herausnahme des Gehirns aus der Schädelhöhle und Untersuchung desselben; Herausnahme des Rückenmarks aus der Rückgratshöhle und Untersuchung desselben; Nerven der Augenhöhle, Oculomotorius, Trochlearis, Ramus primus trigemini, Abducens; Ram. secundus trigemini; Ram. tertius trigemini; Facialis; Glossopharyngeus, Vagus, Accessorius Willisii, Hypoglossus; Plexus cervicalis; Plexus brachialis und Armnerven; die 12 Brustnerven; Plexus lumbalis und Nerv. cruralis; Plexus ischiadicus und Nerv. ischiadicus; Sympathicus. IV. *Eingeweide* (p. 240—299), nämlich: Verdauungsorgane; Harnwerkzeuge und Genitalien; Athmungsorgane; Geruchsorgan, Sehorgan, Gehörorgan. (Die Anweisung zur Präparation der Trommelhöhle und der Eustach'schen Röhre, sowie zur Präparation des Innern Ohres hat Prof. Rüdinger gegeben.)

Durch die genauen Anweisungen über die Eröffnung der verschiedenen Körperhöhlen empfiehlt sich die besprochene Schrift im Besondern auch den praktischen Aerzten, namentlich den Gerichtsärzten.

Theile.

48. Die Pathologie des Sympathicus *auf physiologischer Grundlage*; von Dr. Albert Eulenburg und Dr. Paul Guttmann. Berlin 1873. A. Hirschwald. 8. VIII u. 202 S. (1⅓ Thlr.)

Die Vff. haben dem wiederholt ausgesprochenen Wunsche nach einer separaten Ausgabe der früher von ihnen im 1. und 2. Bande des Archivs von Griesinger veröffentlichten Abhandlungen über die Pathologie des Sympathicus Rechnung getragen und in vorliegenden Buche eine Zusammenstellung derselben geliefert, die im Wesentlichen eben die frühern Arbeiten reproducirt, jedoch im Einzelnen vielfach vermehrt und um einige ganze Abschnitte bereichert ist. Neu sind die Capitel über Funktionsstörungen im Gebiete des Halssympathicus bei Verletzungen des Halsmarkes und des Plexus brachial., ferner über Hyperidrosis unilateral., über Glaukom, Neuroretinitis und Ophthalmia neuro-paralytica, über Muskelhypertrophie, über Hemiatrophia facial. progressiva, über Epilepsie und Diabetes mellitus.

Ref. kann über das Buch nur das günstige Urtheil wiederholen, das er bereits früher über die einzelnen Abhandlungen gefällt hat. Dasselbe giebt eine ziemlich vollständige Zusammenstellung des auf das sympathische Nervensystem bezüglichen Materiales. Nur berührt es unangenehm, dass dasselbe eben fast nur referirend behandelt ist und nur selten

zur Begründung einer eigen handelten Zustände verwend scheint es auch, dass da, wo Resultat ganz anders anfäll arbeiteten Materiale eigentli verhält es sich z. B. beim auch bei der progressiven als peripherisch bedingt a während doch mehr für der Die neu hinzugefügten C rhapsodisch behandelt, so d roparalytica und Hemiatrop Hauptcapitel, nämlich das gewisser Hautkrankheiten ganz, trotzdem dass diese Beim Capitel über Hyperidi sprechung der Anidrosis.

Nach diesen allgemein dem Ref. erlaubt, auf einze anderer Meinung ist, oder telen Material aufmerksam z

Auf S. 11, wo von de markes zur Weite der Pupil Fall von Allbutt (Lancet

S. 16. Bei Besprechung müller von Schussverletz verständlich, warum zur Er complexes der doppelte Urap und vasomotorischen Fase wird.

S. 53. Die Annahme zung und Lähmung im Hal rung der Symptome bei M wohl ziemlich gezwungen, c dung von Peripherie und (Halsstrange, die S. 6 gelter

S. 57. In dem Sektio Falles von Morbus Basedo Affektion des Halssympath aber gesagt, ob die Symp ausgebildet waren.

S. 61. Die Galvanisa M. Meyer trifft sicher da diesen und kann deshalb an Rückschluss auf die Erkra gemacht werden.

S. 65. Die Auffassung de bildung als direkte Folge nerven harmonirt nicht r Schweiss bei Ohnmacht, An von Röthe und Anidrosis de

S. 70. Der Fall von H über Hyperidrosis, resp. An

S. 87. Neben dem F von Schüppel.

S. 90. Ausser von Sch ist der Sympath. noch von sucht worden.

S. 91. Auf Zeile 3 von Schüppel u. L. Meyer

3 u. 4. 1863); auf Zeile 9 nach Rosenthal: Azam-Cornil.

S. 92. Auf Zeile 4 von oben fehlt nach Joffroy: Veränderungen des Markes überhaupt bei Rühle (Greifswalder Beitr. II. 2. 1864).

S. 94. Neben Voisin und Menjaud theilt auch Bergmann einen Fall mit, in dem die oculo-pupillaren Fasern betheiligt waren (Petersb. med. Ztschr. VIII. p. 83. 1864).

S. 97. In dem Falle von Nesemann trat später ein Recidiv ein, das der früher wirksamen Medikation nicht wieder wich, wie der neue Arzt (wohl aus dem Göttinger Spitale) mittheilte.

S. 99. Ausser Eulenburg-Cohnheim und Barth haben noch Cornil, Prevost, Charcot und Joffroy, Vulpian und Müller Sektionsbefunde veröffentlicht, auch Duchenne sen.

S. 103. In der Anmerkung über Haddon hätte auch Peter: über Neuralgia diaphragmatica (Arch. gén. 1871. Avril, Juin) Erwähnung finden sollen.

Ref. beschränkt sich auf vorstehende Zusätze und empfiehlt sie zur Berücksichtigung bei einer etwa nöthig werdenden 2. Auflage des Werkes. Dass eine solche wohl möglich werden dürfte, geht aus der Theilnahme hervor, die dasselbe bereits bei unsern Nachbarn gefunden hat und die sich in den im Gauge befindlichen Uebersetzungen in das Polnische von Worst in Krakau und in das Italienische von Manzi in Cremona zu erkennen giebt.

Bärwinkel.

49. **Lehrbuch der Syphilis** *und der mit dieser verwandten örtlichen venerischen Krankheiten;* von Prof. H. Zeissl. 2. vermehrte Auflage. *I. Theil.* Erlangen 1871. Ferd. Enke. gr. 8. IV u. 281 S. mit lithogr. Tafel. *II. Theil.* Constitutionelle Syphilis. Das. 1872. gr. 8. IV u. 412 S. (4½ Thlr.)

Schon der Titel des vorliegenden Buchs zeigt, dass Vf. eine wesentliche Erweiterung vorgenommen hat. Das Lehrbuch enthält nunmehr in einem besondern 1. Theile eine ausführliche Bearbeitung (Pathologie u. Therapie) der *örtlichen venerischen Krankheiten* und ihrer Folgezustände. Unter den örtl. vener. Krankheiten werden nach üblicher Eintheilung der Tripper und der (weiche) Schanker mit den entsprechenden Complicationen verstanden. Die diesem Theile beigegebene Steindrucktafel stellt den Beckendurchschnitt bei dem Weibe dar.

Der 2. Theil enthält die Lehre von der *Syphilis.* Die patholog. Anatomie wurde bei der Bearbeitung des abgehandelten Stoffs zu Grunde gelegt, so dass die Anordnung der einzelnen Capitel im Wesentlichen dieselbe ist wie in der 1. Auflage. Wir unterlassen daher, diese Capitel einzeln aufzuzählen, und beschränken uns darauf, nur einzelne wichtige Punkte hervorzuheben. So finden wir diese 2. Aufl. bereichert um ein Capitel über die *syphilitischen Augen-*

krankheiten, von Prof. Mauthner, sowie durch eine Abhandlung über *Aufnahme, Umsatz u. Ausscheidung des Quecksilbers,* von Prof. Maly verfasst.

Von besonderer Bedeutung erscheinen die Abschnitte über den Contagienstreit, über die Lehre vom weichen Schanker und vom syphilit. Geschwür. Vf. huldigt auch jetzt noch trotz der Schwankungen, welche diese Doktrin durchgemacht hat, dem Dualismus und vertheidigt diesen mit Scharfsinn und ohne Animosität. Ref. ist jetzt der Ueberzeugung gelangt, dass, so sehr auch die Unicitätslehre an Boden gewonnen hat und so wenig die Erwägungen des Vfs. zu Gunsten des Dualismus zu unterschätzen sind, der Streit doch noch keineswegs als abgeschlossen betrachtet werden darf. Bei der heutigen Methode der Forschung muss die Entscheidung der Zukunft überlassen bleiben. Vf. behauptet auch nicht, den Streit entschieden zu haben; um so mehr müssen wir es anerkennen, dass er in ruhiger Betrachtung der von den Unitariern als zwingend angeführten Thatsachen von seinem besondern Standpunkte aus, es noch für berechtigt hält, seinen Gegengründen ein Gewicht zu verleihen, so lange er sich nicht widerlegt sieht. Das Ergebniss seiner Untersuchungen hat Vf. selbst (I. p. 176) in folgenden Worten zusammengefasst.

„Jedes Geschwür, welches durch Infektion von Geschwürssekret entstanden ist, ist ein Schankergeschwür, möge nun der Eiter von solchen venerischen Geschwüren herrühren, welche keine allgemeinen Erscheinungen hervorrufen, oder von solchen Eiterherden, welche Symptome der constitutionellen Syphilis sind. Es ist nun jedenfalls durch das Experiment festgestellt, dass das Sekret irritirter, syphilitischer Entzündungsherde an dem Besitzer sowohl als an andern syphilit. Individuen Geschwüre hervorrufen kann, welche in Beziehung auf ihre Aeusserlichkeit, als auch ihre Impfbarkeit dem sogen. weichen Schanker gleichen; es ist jedoch nicht erwiesen, dass derartige an gesunden Individuen aus syphilit. Sekreten erzeugte Geschwüre ebenfalls zum örtlichen Wirkungen entfalten, ohne die Blutmischung des Geimpften zu gefährden, wie diess beim gewöhnlichen weichen Schanker der Fall ist. Es ist ferner noch zu erwägen, ob nicht die Vulnerabilität der zur Impfung verwendeten Syphilitischen einen wichtigen Faktor abgiebt, da es doch erwiesen ist, dass an Syphilitischen auch mit vulgärem Eiter schankerartige, d. h. fortpflanzbare Geschwüre erzeugt werden können, während an gesunden Individuen derartige mit vulgärem Eiter erzeugte Eiterherde sich nicht in vielen Generationen fortimpfen lassen. Aus den von den DDr. Pick und Kraus und in neuester Zeit von Morgan gemachten Impfversuchen geht jedenfalls evident hervor, dass an Syphilitischen in der Regel durch Einimpfen jedweden Eiters, ohne Unterschied der Quelle, in Generationen verimpfbare Geschwüre hervorgerufen werden können, die ihrer Aeusserlichkeit nach dem sogen. weichen Schanker gleichen. Die Wesenheit dieser Geschwüre, d. h. ihr Verhalten auf und an einem gesunden Organismus, ist durch das Experiment noch nicht festgestellt. Erst dann, wenn durch Impfung des Sekrets derartiger, an Syphilitischen erzeugter Geschwüre auf Gesunde an diesen weiter impfbare Geschwüre entstehen werden, welche, wenn auch nicht immer, so doch bei der Mehrzahl nach lokal bleiben, d. h. die Blutmasse gefährden, wird man zur Annahme berechtigt sein, dass das weiche vene-

14

rische Geschwür durch Einimpfung mit Eiter syphilit. Individuen entstehen könne. Es liegt ferner noch kein Experiment vor, welches darthut, dass aus mehreren, gleichzeitig an einer oder mehreren Personen mit demselben
Schankereiter gemachten Impfungen theils indurirte und
theils weiche Geschwüre hervorgerufen worden; wohl
aber entstanden durch die behufs der Syphilisation mit
dem Sekrete weicher Schanker vorgenommenen Impfungen stets nicht indurirte Geschwüre, während in nahezu
allen Fällen, in welchen mit dem Sekrete des indurirten
Schankers oder der syphilit. Papel auf gesunde Individuen regelrecht geimpft wurde, sich allmälig ein indurirtes
Geschwür entwickelte. Diese Thatsachen bestimmen uns,
dem verhärteten venerischen Geschwür und dem nicht
verhärteten je ein anderes Contagium zu vindiciren."

Im 2. Theil p. 24 ist folgender Passus hervorzuheben: „Wird der Eiter eines durch Schankersekret auf-
geschlossenen, syphilit. Entzündungsproduktes (syphilit.
Papeln) auf ein gesundes Individuum eingepflanzt, so entsteht Syphilis, während derselbe Schankereiter, wenn er
an einem solchen Punkte eines syphilit. Individuum ein-
geimpft wird, an welchem kein syphilit. Entzündungsprodukt sitzt, nur einen weichen Schanker hervorruft, welcher auf gesunde Individuen zurückgeimpft, *wieder nur
Schanker, aber keine Syphilis erzeugt.*"

Wenn der unbefangene Kritiker die Unicitätslehre streng beurtheilt, so muss er zugeben, dass
das bekannte Pick-Bidenkap-Köbner'sche
Experiment von dem auf syphilitischem Boden erzeugten, in Generationen auf jedem beliebigen Individuum verimpfbaren Reizgeschwür neben allen
übrigen Argumenten die Unicitätslehre in hohem
Grade zu stützen geeignet ist, aber nicht beweist.
Es bleibt in der Beweisführung immer noch eine
Lücke. Der Dualist kann von seinem Gesichtspunkte
aus entgegenhalten: die Autoinoculabilität ist *eines*
der Merkmale des weichen Schankers ebenso wie
derjenigen Geschwüre auf syphilitischem Boden,
welche durch einen beliebigen Reiz hervorgerufen
und weiter verpflanzt werden können. Krätzpustel-
eiter, gewöhnlicher Eiter u. s. w. erzeugt wie der
Eiter von weichem Schanker, mag er als Produkt
der Syphilis oder als das eines selbständigen
Contagium gedacht werden, auf syphilitischem Boden verimpfbare Geschwüre, welche, auf Gesunde
geimpft, sich bedingungsweise verschieden verhalten.
Während hier ein beiden, dem syphilit. Reizgeschwür
und dem weichen Schanker gemeinsames Attribut,
die Weiterverimpfbarkeit, vorhanden ist, bleibt die
Möglichkeit doch nicht ausgeschlossen, dass bei
dem weichen Schanker noch andere Merkmale aufgefunden werden können, welche dem syphilitischen
gereizten und nicht gereizten Geschwür vielleicht auf
Grund künftiger patholog.-anatomischer u. klinischer
Beobachtungen nicht zugeschrieben werden dürfen.
Ist auch diese Möglichkeit nach unserem heutigen
Wissen als sehr gering anzuschlagen, so ist deren
Annahme doch so lange berechtigt, als das Gegen-
theil auf andere Weise nicht erwiesen ist. Eine umgekehrte Schlussfolgerung in Bezug auf das syphilit.
Geschwür zu Gunsten der Unicität hat gleiche Be-
rechtigung. Hier ist die Grenze des Wissens; des-
halb dürfen wir nicht ohne Weiteres den weichen
Schanker und das syphilit. Reizgeschwür identificiren

und dürfen auch nicht den Streit zur Zeit als abgeschlossen betrachten.

Wir nehmen schließlich noch Notiz von folgender Stelle (2. Theil p. 24): „Von der Annahme eines
gemischten Schankers im Sinne der Lyoner Schule
sind wir längst zurückgekommen. Wir erkennen
allerdings an, dass das Sekret weicher Schanker
auf syphilit. Effloreszenzen eingepflanzt, ebenso wie
an gesunden Hautstellen seine destruirende Wirkung
entfalten und zu Geschwürsbildung führen kann.
Ist aber der Zerfall der syphilit. Effloreszenz durch
das Schankergift eingeleitet, so hat das entstandene
Geschwür mit dem weichen Schanker keine wesentliche Gemeinschaft mehr." Eine nähere Erläuterung
enthält die oben aus dem 2. Th. citirte Stelle. Vf.
verwirft nach seinem Ausspruch die Lehre Rollet's
vom gemischten Schanker, obgleich er dieselbe
eigentlich nur modificirt.

Auf der angeführten Seite des 2. Theiles sagt
übrigens Vf.: „Das Syphiliscontagium ist vielleicht
eine noch nicht näher declarirte Modifikation des
Schankercontagium." Er nähert sich demnach der
Unitarismus; indessen ist die Hypothese so vorsichtig gefasst, dass sie dem Dualismus nicht direkt wi-
derspricht. Vf. denkt sich hier, dass dieselben krank-
machenden Ursachen bei verschiedenen Individua-
litäten verschiedene Consequenzen mit sich bringen
können.

In Bezug auf die Therapie des Schankergeschwür
mit grosser Neigung zur Zerstörung giebt Vf. viele
lehrreiche Vorschriften im Allgemeinen und Recept-
formulare, welche alle Beachtung verdienen. So
erweist sich *Ferrum citricum* bei phagedänischen
diphtheritischen Geschwüren sehr erfolgreich. Nach
der Erfahrung des Ref. sind namentlich *perpetuir-
liche Umschläge* mit diesem Mittel zu empfehlen.

Wir wünschen dem Werke des anerkannten Forschers eine Verbreitung in den weitesten Kreisen.

J. Edm. Güntz.

50. **Compendium der Geburtshülfe.** Zum
*Gebrauche für klinische Praktikanten und
junge Aerzte.* Von Dr. med. J. H. Haake.
Docent für Geburtshülfe und Gynäkologie an
der Univ. Leipzig. Leipzig 1872. Ambros.
Abel. 8. XII u. 271 S. (1 Thlr.)

Nachdem Vf. in der Einleitung die *knöchernen
Theile* des Beckens, dessen einzelne Abschnitte,
Durchmesser und Neigung, sowie die *Weichtheile*
desselben beschrieben hat, bespricht er in den *ersten
Abschnitte* die *Physiologie der Schwangerschaft,* der *Geburt* und des *Wochenbettes.* Hier
beschreibt er zunächst die Entwicklung des Eies u.
seiner Anhänge, bez. der Frucht selbst und wendet
sich dann zu den Veränderungen, welche durch die
Entwicklung des Eies im weiblichen Körper hervorgerufen werden. Hierauf folgen die diagnostischen
Zeichen der Schwangerschaft, deren Dauer u. Berechnung, die Zeichen des Lebens und Todes der Frucht

.. schlüsslich das diätetische Verhalten während der Schwangerschaft. In dem nächsten Capitel erörtert Vf. die Dynamik und Mechanik der Geburt (Wehen, Bauchpresse, Kindslagen, Verlauf der Geburt) und bespricht schlüsslich als Diätetik der Geburt die Ueberwachung der Geburt von Seiten des Arztes, die Lagerung der Kreissenden, das Verhalten des Geburtshelfers während der Geburt, die Abnabelung des Kindes, die Ausstossung der Nachgeburt und die Pflege der Entbundenen unmittelbar nach der Geburt. In ähnlicher Weise bespricht Vf. die Veränderungen im Allgemeinbefinden der Wöchnerin, die Veränderungen in den Genitalien, die Nachwehen und die Zurückbildung des Uterus und die Pflege der Wöchnerin und des Kindes in der ersten Zeit nach der Geburt, wobei die Frage, ob das Kind durch die Mutterbrust oder mit Hülfe einer Amme oder künstlich aufzuziehen ist und in welcher Weise die künstliche Ernährung am zweckmässigsten einzurichten ist, nach allen Richtungen hin erörtert wird. Der zweite Abschnitt des Buches umfasst die allgemeine geburtshülfliche Therapie. In diesem Abschnitte werden zunächst die für den Geburtshelfer unentbehrlichen Instrumente und Medicamente, ferner die zweckmässigste Lagerung der Kreissenden vor der Operation und die Anwendung des Chloroforms bei natürlichen und künstlichen Entbindungen näher beschrieben. Hieran schliesst sich die Beschreibung der einzelnen Operationen, an der Frucht, an den Fruchtanhängen und an der Mutter. Vf. beschreibt die verschiedenen Arten der Wendung, die Reposition des vorgefallenen Armes oder Fusses, die Perforation mit den dazu nöthigen Instrumenten, die Kephalotrypsie, die Embryotomie und die Extraktion der Frucht mit der Kopfzange; die Zange selbst, ihre Anlegung und die Art und Weise der Extraktion damit sind genau beschrieben unter Angabe der Indikationen zur Entbindung mit der Zange. Hierauf schildert Vf. die Extraktion an den Füssen und die Lösung der neben dem Kopfe emporgeschlagenen Arme, sowie die Extraktion am Steisse. Von Operationen an den Fruchtanhängen sind angeführt die Eröffnung der Eihäute, die künstliche Lösung der Placenta und die Reposition der vorgefallenen Nabelschnur. Unter den Operationen an der Mutter wird zunächst die künstliche Erweiterung der Schampalte bei drohendem Dammriss beschrieben, hierauf die Erweiterung des Muttermundes mit Finger, Messer oder Pressschwamm. Dann geht Vf. zur künstlichen Frühgeburt über unter Angabe der Indikationen, sowie der hauptsächlichen Operationsmethoden, unter denen die Einlegung eines elastischen Bougies oder Katheters als das zuverlässigste und gefahrloseste Verfahren bezeichnet wird; die Einleitung des Abortus wird kurz erwähnt. Von den die Wehenthätigkeit verstärkenden Mitteln empfiehlt Vf. neben dem innerlichen Gebrauche des Secale cornutum, das Einlegen eines Bougies als ein wirksames und gefahrloses Verfahren, ferner die Reizungen des Fundus uteri von den Bauchdecken aus.

In dem nächsten Capitel folgt eine genaue Beschreibung des Kaiserschnittes, des Bauchschnittes und des Accouchement forcé, welches letztere nach Vf. nur bei das Leben gefährdenden Blutungen in Folge von Placenta praevia indicirt ist.

Der 3. Hauptabschnitt beginnt mit der Pathologie und Therapie der Schwangerschaft. Hier werden zunächst die in der Schwangerschaft von ihr unabhängig oder durch sie veranlasst auftretenden Krankheiten besprochen, z. B. das Erbrechen, die Lageveränderungen des schwangern Uterus, bes. Retroversion und Retroflexion. Hieran knüpft sich eine ausführliche Beschreibung der Extrauterinschwangerschaft, der Blasenmola, der Placenta praevia und der Gebärmutterblutungen während der Schwangerschaft. Bei den letztern geht Vf. näher auf die Diagnose und Therapie des Abortus ein; bei starken Blutungen in Folge derselben giebt er der Tamponade der Scheide u. einem mehr exspektativen Verhalten den Vorzug vor einem zu aktiven Vordringen und Herausholen der Eireste. Den Beschluss bildet die Abhandlung über Früh- und Spätgeburt und den Tod des Kindes während der Schwangerschaft.

„Die Pathologie und Therapie der Geburt" beginnt mit der Wehenschwäche und den zu starken Wehen, bei welchen letztern, vorzüglich wenn sie mit grosser Schmerzhaftigkeit verbunden sind, Vf. Chloroform-Inhalationen und subcutane Morphium-Injektionen empfiehlt. Bei den Geburtsstörungen durch fehlerhafte Beschaffenheit des Beckens geht Vf. näher auf die verschiedenen Formen des engen Beckens u. die verschiedenen Methoden der Beckenmessung ein. Für die Praxis genügt in den meisten Fällen die Messung der Conjugata diagonalis, d. i. die Entfernung des Promontorium vom untern Rand der Symphyse. Aus der Conjugata diagonalis berechnet man die Conjugata vera einfach dadurch, dass man 1.75 Ctmtr. im Mittel von der erstern abzieht. Die Besprechung des engen Beckens führt Vf. zu dem Einflusse desselben auf die Schwangerschaft, auf den Verlauf der Geburt, auf die einzelnen Kindeslagen u. schlüsslich zur Therapie beim engen Becken. In diesem Capitel setzt Vf. (S. 183—187) mit einer bei der Schwierigkeit des Gegenstandes besonders hervortretenden Klarheit und Schärfe die verschiedenen Indikationen auseinander für ein ruhiges Zuwarten, die Wendung auf die Füsse mit nachfolgender Extraktion, die Anlegung der Zange, die Perforation, den Kaiserschnitt, eventuell die Einleitung der Frühgeburt. Die folgenden Capitel enthalten die Störungen der Geburt durch Lageveränderungen, Geschwülste des Uterus, sowie durch Anomalien der Scheide und Nachbarorgane; hieran reihen sich die Geburtsstörungen durch fehlerhafte Gestalt (z. B. Vorfall von Extremitäten bei vorliegendem Kopfe) der Frucht. Um bei Schulterlagen bestimmen zu können, welcher Arm in die Scheide vorgefallen ist, soll man nach Vf. die Hand des vorgefallenen Armes so fassen, dass Handteller auf Handteller zu liegen kommt; kommen dabei gleichzeitig beide Daumen neben einander zu liegen, so ist die vorgefallene Hand mit der untersuchenden gleichnamig. — Die folgenden Capitel behandeln die Anomalien bei mehrfachen Geburten, ferner die spontanen und gewaltsamen Zerreissungen des Uterus, die Zerreissung der Vagina und die Dammrisse und deren Behandlung. In den nächsten Abschnitten schildert Vf. die *vor* und *nach der Geburt auftretenden Blutungen* und deren Behandlung. Die letztern, theils durch Atonie des Uterus, theils in Folge von Retention der Placenta auftretend, erfordern den innerlichen Gebrauch von Secale cornutum, ferner kräftiges Comprimiren und Kneten des Uterus von den Bauchdecken aus, sowie eiskalte Injektionen, eventuell die Lösung der Placenta. Hierauf wendet sich Vf. zu dem Vorfall und der Compression der Nabelschnur; der erstere erfordert Reposition oder, wenn diese nicht möglich ist, schleunigste Entbindung, entweder durch die Zange oder Wendung auf die Füsse (vorzüglich bei Steisslagen) mit nachfolgender Extraktion. Um die *Umschlingung der Nabelschnur* sicher zu erkennen, räth Vf. die *Untersuchung per rectum*, da es mit dem beginnenden Einschneiden des Kopfes dem in den Mastdarm eingeführten Finger leicht gelingt, den Hals der Frucht zu erreichen, bei einer vorhandenen Umschlingung die Pulsation der Nabelschnurgefässe zu fühlen und dadurch die Stärke und Frequenz des Fötalpulses in Erfahrung zu bringen. Die letzten Capitel dieses Abschnittes behandeln die Eklampsie, das Erbrechen während der Geburt und den Scheintod und Tod des Kindes während der Geburt nebst den verschiedenen Wiederbelebungsversuchen. Bei der Eklampsie empfiehlt Vf. ausgiebige Anwendung der Narkotika (Opium innerlich oder Morphium subcutan oder Chloralhydrat im Klystir u. Chloroform-Inhalationen), bei gleichzeitiger Hirnhyperämie zunächst örtliche Blutentziehungen an den Proc. mastoid. und andere Ableitungen (Eiskappe, Purgantien, scharfe Klystire), eventuell *Beschleunigung der Geburt, aber nur dann, wenn bestimmte Aussicht vorhanden ist, dieselbe auf milde, sichere und schnelle Weise beendigen zu können.*

Im letzten Abschnitt, die *Pathologie und Therapie des Wochenbettes,* bespricht Vf. die während desselben vorkommenden Lageveränderungen des Uterus, Blutungen, Entzündungen (Endometritis, Perimetritis und Peritonitis, Parametritis), Erkrankungen der äussern Geschlechtstheile und der Vagina und schliesslich die Pathologie der Brüste (Entzündung der Brustwarze, Entzündung der Brustdrüse und Anomalien der Milchsekretion). Als Anhang folgt eine ausführliche Beschreibung des *Puerperalfiebers* mit Bezug auf Aetiologie, Symptome, Prophylaxe u. Behandlung. Vf. räth ausser Berücksichtigung der örtlichen Erkrankung trotz des hohen Fiebers möglichst kräftige Ernährung der Patienten durch Milch, Fleischbrühe (auch mit Ei), Warmbier; ferner Herabsetzung des Fiebers durch Kälte (kaltes

Bad, kalte Einschlagungen des ganzen Körpers) und Herabsetzung der Pulsfrequenz durch Digitalis, während er von dem energischen Gebrauche von Abführmitteln keine günstigen Erfolge gesehen hat. An dieses Capitel schliesst sich zuletzt eine kurze Besprechung der im Wochenbett vorkommenden Geistesstörungen.

Der im Vorwort vom Vf. bezeichnete Zweck dieses Compendiums: „eine möglichst knappe Darstellung derjenigen Lehren zu geben, welche du gegenwärtigen Standpunkt der Geburtshülfe charakterisiren, so dass es für den Studirenden gleichsam den Schlüssel bildet, welcher ihm ein Lieferes ms erfolgreiches Eindringen in die geburtshülfliche Lehren ermöglicht, andrerseits aber auch für du *jungen Arzt* nutzbringend wird," dieser Zweck erscheint uns vollkommen erreicht. Das vorliegende Compendium ist nicht blos Studirenden und jungen Aerzten, sondern jedem praktischen, die Geburtshülfe ausübenden Arzte zu empfehlen, da es in klarer, verständlicher und bündiger Form die ganze Geburtshülfe mit Berücksichtigung der neuesten Erfahrungen darstellt und dadurch dem praktischen Arzt Gelegenheit giebt, die schwierigern Capitel der Geburtshülfe sich von Zeit zu Zeit wieder ins Gedächtniss zurückzurufen und bei schwierigen Fällen die Ansichten und den Rath eines erfahrenen Geburtshelfers zu hören.   Peters

51. **Recherches sur la valour séméologique de l'augmentation do volume du grand trochanter** *dans les fractures extracapsulaires du col du fémur;* par le Dr Albert Jan-K'Guistel. Paris 1877. Louis Leclerc 8. 131 pp. (2 Fr. 25 Cms.)

Vf. hat auf der Abtheilung von Alphonse Guérin die Volumsvermehrung des grossen Trochanter als einfachstes und sicherstes Zeichen der extracapsulären Schenkelhalsfrakturen schätzen gelernt, welches die sonst gebräuchlichen schmerzhaften u. für die Heilung ungünstigen Proceduren zur Feststellung der Diagnose überflüssig macht. Dieses veranlasste ihn, jenes Symptom zum Gegenstand einer genaueren experimentellen und klinischen Bearbeitung zu wählen.

Im 1. *Capitel des 1. Abschnitts* wird als häufigste Ursache der extracapsulären Fraktur der Fall auf den grossen Trochanter hingestellt, durch welchen der Winkel zwischen Hals und Schaft vergrössert und demgemäss eine schräg von unten und innen nach oben und aussen, d. h. in der Diagnose derjenigen beiden Kräfte verlaufende Bruchlinie erzeugt wird, welche die beiden Schenkel des Femurrückens von einander zu entfernen streben. Eine äusserst seltene Ursache der Schenkelhalsfraktur ist hingegen Fall auf die Knie oder Füsse bei gestrecktem Oberschenkel. Auch an der Leiche um dieselben unter analogen Bedingungen sehr schwer zu erzeugen, sind dann immer intracapsulär und verlaufen von oben und innen nach unten und aussen also in umgekehrter Richtung wie die durch eine direkte auf den Trochanter einwirkende Gewalt hervorgerufenen. Im Gegensatz zu Cooper und Malgaigne, welche, gestützt auf das Verhältniss der in den Sammlungen enthaltenen intra- und extracapsulären Schenkelhalsbrüche die erstere für die bei weitem häufigere halten, tritt Vf., sich an Guérin anschliessend, für die gegentheilige Behauptung ein. Man müsse mehr nach den klinischen Beobachtungen als nach der Häufigkeit der Präparate in den Museen urtheilen, denn die grössere Anzahl intracapsulärer Brüche in letzteren komme daher, dass Individuen mit solchen meist sterben oder wenigstens ungeheilt bleiben und so die Aufmerksamkeit auf sich lenken, während die extracapsulären Frakturen heilen und so auf dem Leichentisch der Beobachtung leichter entgehen.

Im 2. *Capitel* werden mit ermüdender Breite 13 Experimente beschrieben, welche Vf. an Leichen gemacht hat, um festzustellen, wie und durch welchen Mechanismus bei den extracapsulären Frakturen die Volumsvermehrung des grossen Trochanter zu Stande kommt, und die Beziehung der letztern zur Richtung der Gewalt und dem Sitz der Fraktur zu ermitteln.

Die Leichen, zum grössten Theile Individuen angehörig, welche das 50. Lebensjahr überschritten hatten, wurden auf dem Sektionstisch durch Druck auf das Becken Seitens eines Gehülfen fixirt, der Umfang beider Trochanteren durch gleichzeitige Palpation mit beiden Händen, sowie durch direkte Messung constatirt, ferner die Entfernungen derselben von den Sitzbeinhöckern und Darmbeinstacheln bestimmt. Darauf wurde der betreffende Oberschenkel in einer bestimmten, jedesmal verschiedenen Position von einem Assistenten festgehalten und in der einen Reihe von Versuchen mit einem schweren Hammer direkt auf den grossen Trochanter in der Richtung des Halses geschlagen, in der andern Reihe die Gewalt nach Flexion der Knie auf die untere Femurepiphyse gerichtet. Sobald das charakteristische Krachen das Gelingen einer Fraktur ergeben hatte, wurde erst der Umfang des betreffenden Trochanters durch Palpation und Messung bestimmt und ebenso die Entfernungen von den Sitzbeinhöckern und Darmbeinstacheln aufs Neue genossen, sodann zur Autopsie geschritten und die Art und Richtung des Bruches genau notirt.

In allen Fällen, wo die Fraktur durch direkten Schlag auf den Trochanter erzeugt wurde, mochte nun der Oberschenkel flektirt, extendirt, abducirt, nach innen oder aussen rotirt sein, liess sich eine deutliche Volumsvermehrung des Trochanter vor und nach der Autopsie constatiren, ergab sich ferner der Bruch stets als ein ausserhalb der Kapsel verlaufender und war endlich das obere Fragment in das untere, d. h. vom Trochanter gebildete eingekeilt, so dass letzteres aus einander getrieben und dadurch am Umfang vergrössert war. Niemals wurde hierbei ein intracapsulärer Bruch beobachtet. Nur in 2 Experimenten, in welchen die Leichen auf einer Seite liegend fixirt und das Bein in normaler Stellung gehalten wurde, kam keine Schenkelhalsfraktur, sondern eine direkte Absprengung des Trochanter zu Stande, wobei das Zeichen der Volumsvermehrung der letztern fehlte. Bei gleicher Lage, aber nach

aussen rotirtem Bein wurde auch hier eine extracapsuläre Fraktur mit Vergrösserung des Trochanterumfanges herbeigeführt.

Die Versuche, in welchen bei verschiedenen Stellungen der Extremität ein Schlag auf das untere Ende des Femur ausgeübt wurde, in der Absicht, vielleicht analog dem Fall auf die Knie oder Füsse eine intracapsuläre Fraktur zu erzeugen, misslangen sämmtlich, selbst bei Individuen über 50 Jahren, indem statt einer Schenkelhalsfraktur nur Brüche der Femurcondylen oder des untern Endes der Diaphyse zu Stande kamen. Einige an jüngern Individuen ausgeführte Versuche führten bei direkter Gewalteinwirkung auf den Rollhügel nur zur Absprengung der letztern.

Nach diesen Experimenten glaubt sich Vf. zu folgenden Schlüssen berechtigt. Bewirkt ein heftiger auf den grossen Trochanter wirkender Choc, welches auch die Richtung des Schenkels sei, eine Fraktur, so ist dieselbe in der Majorität eine extracapsuläre und der Rollhügel bietet dann jedesmal eine durch Palpation und Messung deutlich zu constatirende Volumsvermehrung dar. Diese letztere ist bedingt durch ein Auseinanderklaffen der meist multiplen Bruchstücke des Trochanterfragments, zwischen welche das obere wie ein Keil eingedrungen ist. Die sehr seltenen gemischten Brüche nähern sich mehr dem extracapsulären Typus. Die intracapsulären Brüche endlich lassen sich am Cadaver nur mit grösster Schwierigkeit erzeugen, ebenso die extracapsulären bei jüngern Individuen.

Im 1. *Capitel* des 2. *Theiles* giebt Vf. eine genaue Beschreibung des mehrerwähnten Symptoms. Die direkte Messung sowohl des Umfanges der äussern Fläche des Trochanters wie seiner Entfernungen von fixen Punkten des Beckens ist unbequemer und weniger sicher als die Palpation, u. zwar die gleichzeitige beider Rollhügel, indem man vom vordern Rande aus an der äussern Fläche allmälig entlang gleitet und sie dann mit der ganzen Hand umfasst. Anstatt seiner länglichen rechtwinkligen und abgeplatteten Form bietet der Trochanter, während er gleichzeitig mehr nach hinten gekehrt ist, jetzt eine mehr kugelige Gestalt dar, seine äussere Fläche, sonst eben und von vorn nach hinten leicht convex, ist vollkommen abgerundet und mitunter etwas hügelig. Das Zeichen ist nicht nur unmittelbar nach stattgehabtem Bruch, sondern auch während und nach der Heilung leicht zu constatiren. Die Volumsvermehrung wächst natürlich mit der Anzahl der Fragmente des Trochanters und der stärkern Einkeilung des Schenkelhalses.

Das 2. und 3. *Capitel*, die von den Schwierigkeiten der Constatirung des Zeichens handeln und die Differentialdiagnose von anderen mit Volumsvergrösserung der Trochantergegend verbundenen Zuständen, wie Blutergüssen, syphilitischen Exostosen u. s. w., besprechen, enthalten nichts Erwähnenswerthes.

Im 4. *Capitel* endlich giebt Vf. die Krankengeschichten von 7 auf G u é r i n's Abtheilung im Jahre
1871 beobachteten Fällen extraenpsularer Schenkelhalsfraktur, bei welchen allen das besprochene
Symptom leicht zu constatiren war.

Bei zwei an hypostatischer Pneumonie Gestorbenen wurde die Diagnose durch die Autopsie bestätigt und trotz der kurzen seit dem Unfall verstriche-
nen Zeit vollkommene Consolidation gefunden. Zwei
Kr., welche sofort in's Hospital gebracht wurden,
genasen in verhältnissmässig kurzer Zeit mit guter
Gebrauchsfähigkeit des Beins, während 3, bei welchen
ausserhalb zur Feststellung der Diagnose wiederholte
Bewegungen und Extensionsversuche am Beine vorgenommen worden waren, noch zur Zeit des Ab-
schlusses der vorliegenden Broschüre nicht geheilt
waren.

In allen Fällen wurde mit gleichzeitiger Berücksichtigung der Auswärtsdrehung u. Verkürzung
der Extremität, sowie der Funktionsstörung und
Schmerzhaftigkeit bei Druck auf den Trochanter,
hauptsächlich aus der Umfangsvermehrung des letztern
die Diagnose gestellt, jede Bewegung u. Ausziehung
des Schenkels vermieden und das Bein einfach mit
Normalstellung des Fusses in einer B o n n e t'schen
Drath-Hose fixirt. Auf diese schonende, durch das
erwähnte diagnostische Zeichen ermöglichte Behandlung, welche die Heilungsdauer erheblich abkürzt
und damit die drohende Gefahr der Pneumonie und
der Decubitus vermindert, wird mit Recht vom Vf.
grosses Gewicht gelegt.   **Riegner.**

52. **Klinische Beobachtungen** *aus der Augen-
heilanstalt* von Dr. J. H i r s c h b e r g, Pri-
vatdoc. a. d. Univ. in Berlin. Nebst einem Anhang über dioptrische und katoptrische Curven.
Mit 3 lithogr. Taf. u. 10 Holzschn. Wien
1874. W. Braumüller. 8. 126 S. (1²/₃ Thlr.)

Die Statistik der vom Vf. geleiteten Privatklinik
umfasst in einem 2jähr. Zeitraume ca. 5500 Pat. und
über 400 grössere Operationen. Aus dieser Krankenzahl hat nun Vf. in vorliegender Schrift die wichtigsten und interessantesten Fälle mitgetheilt. Sie
enthält also nur wenig allgemeine Bemerkungen,
giebt aber eine für den Praktiker berechnete Casuistik, die sich durch eine ausführliche Mittheilung des
klinischen Verlaufs und ganz besonders auch der
Therapie vor ähnlichen Zusammenstellungen auszeichnet. Der praktische Arzt wünscht von Zeit zu
Zeit Krankengeschichten zu lesen und danach sein
eigenes Thun u. Lassen zu bestimmen, soweit seine
eigene Erfahrung nicht ausreicht. Für ihn kann mit
vollem Rechte diese Schrift als eine wahre Fundgrube empfohlen werden; auch wird sich Ref. gestatten, an entsprechenden Stellen mehrere der Beobachtungen des Vfs. in unsern Jahrbüchern aus-
zugsweise abzureihen. — In dem Anhange zeigt Vf.
die Möglichkeit, die mathematischen Gleichungen
der Lichtbrechung und Spiegelung in *graphischer*

Form zur Anschauung zu bringen, und zwar als
ein rechtwinkliges Coordinatensystem gezeichnete
Hyperbeln.   **Geissler.**

53. **Lehrbuch der praktischen Medicin** *mit
besonderer Rücksicht auf pathologische Anatomie u. Histologie;* von Dr. C. F. K u n z e,
prakt. Arzt in Halle a. S. 2. mehrfach veränderte Auflage. 1. u. 2. Bd. Leipzig 1873.
Veit u. Comp. 8. XVI u. 715 S. u. 687 S.
(8 Thlr.)

Das günstige Prognostikon, welches wir dem
K u n z e'schen Lehrbuche der praktischen Medicin
in diesen Blättern früher gestellt haben, hat sich in
wahrhaft glänzender Weise bestätigt, indem jetzt
bereits nach einem Zeitraume von kaum 3 Jahren
die 2. Auflage dieses Werkes vor uns liegt. Sehen
wir zunächst auf die Seitenzahl, so finden wir diese
neue Auflage um 97 Seiten vergrössert und bein
genauern Durchsehen des Buches begegnen wir einer
grössern Zahl von Zusätzen, welche zum Theil in
mündlich oder schriftlich dem Vf. gegebenen Mittheilungen berühmter Kliniker und Beobachter bestehen, zum Theil wichtige, der Neuzeit angehörende Fragen behandeln, zum Theil endlich Beobach-
tungsresultate aus des Vfs. eigener Praxis enthalten.
In letzterer Beziehung erwähnen wir ' namentlich die
Heilversuche desselben mit Curare bei Epilepsie,
welches Mittel er in 61 Fällen in Form von subcutanen Injektionen (Curare 0.6 : Aq. dest. 5.0 Grmm.,
Acid. muriat. Gtt. j, alle 5 — 6 Tage 8 Tropfen zu
einem Arme eingespritzt) angewendet hat und entschieden zu den wirksamsten Mitteln gegen diese
fürchterliche Krankheit zählt. Völlig umgearbeitet
sind die Capitel über Morbus Brightii und zu einem
Capitel verschmolzen. In diesem trennt Vf. den
primären Morb. Brightii, d. h. die als interstitiell beginnende Nephritis, von dem *sekundären* Morb. Br.
oder der ursprünglich epithelialen Erkrankung und
trägt in der ausführlichen Schilderung dieser beiden
Formen wesentlich zur Klärung und Vereinfachung
des bis jetzt durch vielfache Verworrenheit gestörten
Begriffs dieser wichtigen Nierenkrankheit. Hier
und da sind lehrreiche Krankengeschichten, doch
stets in bescheidener und vorsichtiger Auswahl, beigefügt. In therapeutischer Beziehung vermissen wir
beim Tremor die von E u l e n b u r g eingeführten
subcutanen Injektionen von Arsenik, sowie bei der
Eklampsie parturientium die oft so wirksamen Lavements von Chloralhydrat.

Wenn wir unser Urtheil über diese neue Auflage
in wenigen Worten zusammenfassen, so steht dieselbe
durchaus und durchweg auf der Höhe der Zeit, wir
finden in derselben überall den unermüdlichen Fleiss
und die scharfe und praktische Beobachtungsgabe
des Vfs. von Neuem bestätigt und erklären das vorliegende Lehrbuch entschieden als eines der besten
und brauchbarsten Werke, welches die Neuzeit auf
diesem Felde der Medicin hervorgebracht hat.

                                        Jaffé.

54. Grundriss der Perkussion und Auskultation *nebst einem Index sämmtlicher in- und ausländischen Kunstausdrücke;* von Dr. Paul Niemeyer. Zweite verbesserte u. vermehrte Auflage. Mit 27 Zeichnungen in Holzschnitt. Erlangen 1873. Ferd. Enke. 8. XVI u. 131 S. ($^2/_3$ Thlr.)

Vorliegendes Buch erschien vor 2 Jahren in 1. Auflage. Trotzdem dass dieselbe 3000 Exemplare stark war, musste innerhalb dieses kurzen Zeitraums zu einer zweiten geschritten werden. Wenn es auch uns fern liegt, den äussern Erfolg eines Buchs als Maassstab seines innern Werths anlegen zu wollen, so wird doch der strengste Kunstrichter bei der Beurtheilung dieses Buchs das Verdikt abgeben müssen, dass dasselbe mit vollem Rechte den gehabten Erfolg verdiene. Die Eigenthümlichkeiten und Vorzüge dieses Grundrisses vor Werken ähnlicher Art lassen sich folgendermaassen formuliren. Der bisherige dogmatische Charakter der Wiener Schule in Bezug auf Perkussion u. Auskultation ist aufgegeben, die „Akustik auf eigene Faust" ist abgeschafft, dafür wurden wirkliche physikalische Normen eingeführt. Statt des bisherigen künstlichen finden wir hier ein wirklich natürliches System. Der heutige Jünger der Medicin wird nach diesem Grundriss die Perkussion und Auskultation theoretisch und praktisch viel leichter sich aneignen, und der ergraute Praktiker, der bisher derselben aus dem Wege ging, wird sich mit der Neuerung aussöhnen, wenn er sieht, dass dieselbe nicht mehr verspricht als sie hält, dass sie streng in den Grenzen der Wahrheit bleibt, dass sie nur auf Principien basirt ist, die seit Tobias Maier jedem Arzte geläufig sind. So gelang es dem Vf., die Qualitäten des Perkussionsschalls auf drei zu vermindern, die Lehre von der Consonanz auf Ausnahmefälle zu beschränken, alle amphorischen Zeichen in ein Capitel zu verweisen und die Reibungsgeräusche gänzlich auszuscheiden. Diess sind die negativen Verdienste. Das positive Verdienst des Autors besteht darin, die Oscillationstheorie für die auskultatorischen Zeichen zuerst eingeführt und die physikalische Identität der respiratorischen und circulatorischen Zeichen trotz des Widerspruchs einiger dogmatischer Kliniker bewiesen zu haben. Als Folge dieser streng physikalischen Auffassung hat Vf. den praktischen Schlendrian, der mit dem Knisterrasseln, der Aegophonie, der Pektoriloquie als specifische Zeichen für Pneumonie, Pleuritis und Tuberkulose getrieben wurde, über Bord geworfen, mit den traditionellen vom Auslande importirten Terminologie gebrochen, die Verbindung mit der Vergangenheit aber dadurch hergestellt, dass er ein alphabetisches Verzeichniss nebst encyklopädischem Commentar von allen in- und ausländischen Magistralformeln dem Buche angehängt hat. Vf. hat nur der Logik Rechnung getragen, dass er andere Disciplinen, die bisher unter der Lehre der Perkussion und Auskultation abgehandelt wurden, als die Palpation, Adspektion, Mensuration, Spiro-

metrie, Mikroskopie, Thermometrie und Sphygmographie aus diesem Grundriss ausgeschieden hat.

Mit Genugthuung bemerken wir, dass zwei störende Errata in der 1. Auflage in der 2. verbessert sind. Dort war einmal von den Atrioventrikularklappen bemerkt (S. 51), dass sie mit der Diastole zum Schlusse gelangen, während diese in der Systole stattfindet, ferner war S. 52 von dem Rhythmus der Herztöne behauptet, derselbe befolge über der Herzbasis das Tempo eines Trochäus, über der Herzspitze das Tempo eines Jambus, während über ersterer das Tempo eines Jambus, über letzterer das eines Trochäus gehört wird. Für die 3. Auflage machen wir auf folgenden Irrthum aufmerksam. S. 53 liest man: „diese Thatsache erklärt sich eben daraus, dass in beiden Fällen der 1. Ton derselbe, der 2. aber jedes Mal ein anderer ist." Nach der landläufigen Erklärung, der die meisten Physiologen und Pathologen huldigen und die auch der Vf. adoptirt hat, entsteht der 2. Ton in den Arterien und Ventrikeln durch den Schluss der Semilunarklappen. Obiger Passus hätte also so formulirt werden müssen: diese Thatsache erklärt sich eben daraus, dass in beiden Fällen der 1. Ton ein anderer, der 2. aber jedes Mal derselbe ist. Hierbei können wir aber nicht umhin, auf unsere in unserm Jahrbüchern bei Gelegenheit der Recension des Handbuchs des Vfs. ausgesprochene Ansicht von der Genesis des 2. Tons in den Ventrikeln aufmerksam zu machen. Wir zeigten dort, dass der 2. Ventrikelton nicht der fortgeleitete 2. Arterienton sein könne, weil ersterer ein kurzer, letzterer ein langer ist und aus akustischen Gründen auch in der Fortpflanzung ein langer Ton sich in keinen kurzen verwandeln kann.

Druck, Papier und Ausstattung ist wie Alles, was aus der vorzüglichen Verlagshandlung hervorgeht, ausgezeichnet.   Heinrich Rohlfs.

55. **Das Medicinalwesen in Preussen.** *Nach amtlichen Quellen neu bearbeitet* von Dr. Hermann Eulenburg, geh. Medicinal- u. vortragendem Rath im Ministerium der geistlichen, Unterrichts- u. Medicinal-Angelegenheiten. *Dritte umgearbeitete Auflage von* W. v. Horn: „*Das preussische Medicinalwesen. Erste Hälfte.* (S. a. et tit., da die zweite Hälfte noch in diesem Jahre erscheinen soll.) Berlin 1873. A. Hirschwald. gr. 8. 293 S. ($2^1/_3$ Thlr.)

Gerade im jetzigen Zeitabschnitt ist es dringend erforderlich, u. zwar nicht blos für die preussischen, sondern auch für die gesammt-deutschen Aerzte, eine kurze und fassliche *Zusammenstellung der im Königreich Preussen dermalen gültigen Medicinalordnung* zu besitzen. Denn einerseits werden die das Reich betreffenden Gesetz- und Verordnungs-Vorlagen fast ausschliesslich von preuss. Beamten und daher in preuss. Ideengängen verabfasst, — was gar nicht gleichgültig ist gegenüber den vielen

Vorzügen, welche die Medicinaleinrichtungen der süd- und mittel-deutschen Staaten im Einzelnen unleugbar besitzen. (Ohne damit die Vorzüge der straffen und einheitlichern preuss. Organisation in andern Zweigen ableugnen zu wollen.) Haben wir doch selbst erlebt, wie die erste Bearbeitung des norddeutschen Gewerbegesetzes mit einem Schlag alle von den sächsischen Aerzten seit Uranfang besessenen Freiheiten vernichten und uns der willkürlichen Polizeiherrschaft unterordnen wollte! Stehen wir doch jetzt wieder in Gefahr, eine bei uns ungewöhnte zwangsweise Anzeigepflicht von Berlin aus diktirt zu erhalten! Fehlt doch noch immer in Preussen jede Spur einer Vertretung des ärztlichen Standes und einer Initiative desselben in gesundheitlichen Angelegenheiten!

Andererseits entwickelt sich so eben unter den Aerzten und Aerztevereinen ein sehr lobenswerthes Bestreben, die Medicinal-Einrichtungen u. Gebräuche der verschiedenen deutschen Einzelstaaten untereinander zu vergleichen, das Bessere davon herauszufinden und auf diesem Wege eine Einigung Deutschlands im Gebiete der ärztlichen Gesetze, Einrichtungen und Gebräuche herbeizuführen. Dass hierbei derjenige Staat, welcher die Führung des Ganzen und die Mehrheit der Bevölkerung besitzt, vorzugsweise zu berücksichtigen ist, versteht sich von selbst, — versteht sich um so mehr, da gerade die preuss. Gesetzgebung in ärztlichen Dingen sehr vielfältig ist und zahlreiche Versuche angestellt hat da wo andere Staaten ziemlich stabil geblieben sind oder gar Nichts gethan haben.

Unter diesen Umständen begrüssen wir das vorliegende Werk mit besonderer Freudigkeit. Dasselbe ist mit Geschicklichkeit so fasslich bearbeitet, dass es sich wie ein gut geschriebenes *Handbuch* liest und hat nebenbei die Vorzüge eines *Nachschlage-Werkes*, indem es alle einschlagenden Gesetze, Verordnungen, Verfügungen, Anweisungen u. dgl. sehr vollständig mittheilt, sowohl die medicinisch - veterinären als auch nach Umständen die criminalistische, polizeilichen und dergl. mehr. Die bis jetzt erschienene Hälfte enthält I. eine Uebersicht der geschichtlichen Entwicklung des Medicinalwesens in Preussen — II. Ueberblick der gegenwärtigen Organisation der Medicinal-Behörden (der centralen, provinzial- und lokalen); — III. Organisation des Medicinal-Personals; — IV. die Medicinal- u. Sanitäts-Polizei-Beaufsichtigung der Med. - und San. - Anstalten, Krankenwesen, Turnen, Fabriken, Nahrungsmittel und Getränke, Medikamente, Gifte, Leichenwesen, ansteckende Krankheiten, Impfwesen u. s. w.; Statistik; — und endlich V. gerichtliche Medicin. Ueber diese Capitel mehr, wenn uns die *zweite Hälfte* und damit der *Schluss des Ganzen* vorliegen wird.

H. E. Richter.

D. Miscellen.

1.

Unter dem Titel *Impressions de voyage d'un médecin* berichtet Dr. Th. de Valcourt, Arzt zu Cannes, in gedrängter Kürze über die Erlebnisse seines jüngsten Ausfluges nach London: über den West - Londoner ärztlichen Club, über die antiseptische Methode Lister's, über die britische allgemeine medicin. Association und deren neueste Zusammenkunft, allgemeine und Sektions-Sitzungen und officielle Akte; — was Alles auf dem Titel des Schriftchens[1]) mit angegeben ist. Den Zweck, seine Landsleute anzuregen, dass sie den grossartigen Gemeinsinn der Engländer sich zum Muster nehmen mögen, wird Vf. mit diesen Veröffentlichungen wohl erreichen. Für tiefere Einsichtnahme in die in den Sitzungen behandelten Gegenstände sind aber die Mittheilungen allzu kurz. Vf. beantragt selbst, dass einige der gehörten Vorträge ihrer Wichtigkeit halber vollständig in das Französische übersetzt werden mögen. — Für die freundliche Zusendung unsern besten Dank an den Vf. H. E. R.

2.

In einer frühern Miscelle habe ich des *Lapis memphites* gedacht, welchen Dioscorides als ein *Anästhe-*

tikum erwähnt, welches die ägyptischen Priester auf die Haut legten, worauf man den Betreffenden stechen und brennen konnte, ohne dass er es fühlte. Ich glaube, dass ich geneigt war (und noch bin), diesen Memphis-Stein für *Eis* zu halten, welches die höchst unternehmenden Priester Oberägyptens recht wohl von den Schneeund Eisfeldern des Kilimandscharo bezogen und in ihren Kellern (etwa mit Stroh und Salz verpackt) aufbewahrt haben konnten. Da Eis in Aegypten ein ganz unbekanntes Ding ist, so konnten die schlauen Memphispriester wohl dem Volke mittels der lokal - anästhesirenden Wirkungen desselben einen Hocuspocus vormachen, wie wohl Jemanden durch ein Gottesgericht durchhauen! (Wie noch im Mittelalter zu Hamberg mit der Kaiser Kunigunde geschehen ist.)

Neuerdings aber kommt eine andere Deutung des Memphites in Betracht. Nämlich Plinius (Hist. nat. ed. Sillig. Buch XXXVI. Cap. 7. § 56) erwähnt desselben *memphitischen Marmor* bei Besprechung der Marmor-Arten und sagt, derselbe werde zerrieben und das Pulver mit Essig befeuchtet, aufgelegt, worauf die betr. Hautstelle unempfindlich werde (*obstupescit*) und man den Schmerz (*cruciatus*) nicht empfinde. — Es fragt sich aber ob die bei diesem Verfahren offenbar sich entwickelnde Kohlensäure eine solche anästhesirende Wirkung habe? Wir empfehlen diese Frage den experimentirlustigen Collegen zur Prüfung! H. E. R.

---

[1]) Lettres addressées à la Gazette méd. de Paris. Paris 1873. A. Delahaye. 8. 26 pp.

JAHRBÜCHER

der

In- und ausländischen gesammten Medicin.

Bd. 160. 1873. № 2.

A. Auszüge.

I. Anatomie u. Physiologie.

507. Die quergestreifte Muskelfaser; von
Prof. Th. W. Engelmann in Utrecht (Arch. f.
Physiol. VII. p. 33. 155. 1872) und Prof. G. R.
Wagener in Marburg (Arch. f. mikroskop. Anat.
IX. 4. p. 712. 1873).

Engelmann's umfangreiche, in holländischer
Sprache abgefasste Abhandlung über *Bau und Bewegung des quergestreiften Muskels* ist ursprünglich im 3. Bande der „Untersuchungen im physiolog.
Laboratorium zu Utrecht" veröffentlicht worden.

Der 1. *Abschnitt* ist der Betrachtung der normalen *ruhenden Muskelfaser* gewidmet. Zur Beobachtung der ruhenden Muskelfaser im lebenden Thiere
eignen sich vornehmlich die krystallhellen Arthropoden und Arthropodenlarven des Meeres, für welche
Cyclops, Gammarus, Asellus, Hydrachnidae der Süss-
wasserfauna doch nur einen unvollkommenen Ersatz
bieten. Der binnenländische Forscher ist aber wesentlich darauf angewiesen, möglichst normale Präparate sich dadurch zu erwerben, dass er dem lebenden Körper Muskelfasern entnimmt. Hier treten
nun freilich die Leichenveränderungen oftmals mit
ungemeiner Raschheit ein, namentlich bei den meisten Muskeln der Warmblüter, aber auch bei einzelnen Insektenmuskeln. Nur solche Präparate erach-
tete E. noch zur Untersuchung für benutzbar, wo die
Contraktionswellen sich noch so kräftig erwiesen,
lass die durch Reizung erfolgende Contraktion die
Muskelfasern wenigstens um ein Drittel verkürzte.
Die Muskeln der Arthropoden eignen sich im Ganzen besser zu dieser Untersuchung als jene der
Warmblüter, und zwar wegen grösserer Breite der
Querstreifen, d. h. grösserer Längsausdehnung der
einzelnen Muskelfaserelemente.

An jeder normalen, im Ruhezustande befindlichen

gestreiften Muskelfaser kann man an einem Stückchen, welches der Distanz zwischen 2 Querstreifen
gleichkommt, bei durchfallendem Lichte u. meistens
schon bei 400facher Vergrösserung zweierlei Querstreifen oder Querbänder unterscheiden.

a) Ein helles, sehr schwach lichtbrechendes
Band, welches der Querstreifen in 2 Hälften getheilt wird. An
Fasern mit ansehnlicher Breite der Querstreifen, mag
dieselbe ein natürliches Vorkommniss oder aber
künstlich durch Zerrung der Faser entstanden sein,
lässt der dunkle, das ganze Band theilende Streifen
selbst wieder eine Zusammensetzung aus 3 Streifen,
einem mittlern dunklen und zwei seitlichen helleren
erkennen, und wird man daher auch in jenen Fällen,
wo ein einfacher Streifen da zu sein scheint, denselben dennoch als aus 3 Streifen zusammengesetzt
annehmen dürfen.

b) Ein mässig dunkles, stark lichtbrechendes
Band, welches durch einen mittlern helleren und
schwächer lichtbrechenden Streifen ebenfalls wieder
in 2 Hälften getheilt wird.

Durch gekreuzte Nicols betrachtet, erscheinen
die 3 zum Bande b gehörigen Theile hell, alle 3
zusammen bilden den anisotropen Abschnitt eines
Muskelfaserelements oder Muskelfaserfaches.

Zu beiden Seiten des Bandes b erscheint das
Sehfeld dunkel, und wird somit das Band a als isotroper Abschnitt bezeichnet.

Die in der Achsenrichtung einer Muskelfaser auf
einander folgenden, im physikalischen Verhalten verschiedenen Abschnitte kann man sich als auf einander folgende Scheibchen vorstellen, die dann durch
besondere Namen von einander unterschieden wer-

15

den. Die mittlere Scheibe, welche das Feld s in 2 Theile theilt, wurde von Krause als *Grundmembran* bezeichnet; wo aber an derselben 3 Theile unterschieden werden können, bezeichnet man den mittlern Theil als *Zwischenscheibe*, die beiden seitlichen Theile als *Nebenscheiben*. Beim anisotropen Bande b heisst der mittlere Abschnitt die *Mittelscheibe* (Hensen), die beiden seitlichen Abschnitte aber führen den Namen *Querscheiben*. Für ein vollzählig sich darstellendes Muskelelement oder Muskelfach der ruhenden Muskelfaser ergiebt sich daher folgendes Schema der in der Richtung der Faserachse auf einander folgenden Scheiben:

```
                 ⎧ Zwischenscheibe
                 ⎪ Isotrope Schicht
                 ⎪ Nebenscheibe                    Anisotropes Band
Isotropes Band.  ⎨ Isotrope Schicht                (Rollett).
Zwischenscheibe  ⎪ Querscheibe      ⎫ Hauptzwischen-
  (Rollett).     ⎪ Mittelscheibe   ⎬ substanz
                 ⎪ Querscheibe      ⎭ (Rollett).
                 ⎪ Isotrope Schicht
                 ⎪ Nebenscheibe
                 ⎪ Isotrope Schicht
                 ⎩ Zwischenscheibe
```

Die absolute Ausdehnung oder Höhe des einzelnen Elements oder Fachs variirt bei den verschiedenen Thieren: an den Muskeln des Fliegendarms beträgt dieselbe etwa 4mal mehr als am Froschmuskel. Die enggestreiften Muskelfasern der Wirbelthiere lassen sich übrigens nicht so weit ausdehnen, dass die Distanz von je 2 Querstreifen die gleiche würde, wie an den Arthropodenmuskeln, dass somit die Elemente beider Muskelarten gleiche Grösse erlangten. Wenn aber auch in den einzelnen Muskelfasern und im Ganzen auch in den verschiedenen Fasern des nämlichen Muskels die Muskelelemente gleiche Höhe besitzen, so zeigen sich doch in dieser Beziehung Unterschiede bei den verschiedenen Muskeln des nämlichen Thiers, weniger jedoch bei den Wirbelthieren, als bei den Arthropoden. Die Maximalhöhe von 0.011 Mmtr. findet sich z. B. ganz gewöhnlich an den dünnen Muskelfasern zwischen den Abdominalringen der Insekten. Sehr hohe Muskelfächer finden sich ferner bei den vielen Käfern am Chitinapparate der männlichen Geschlechtstheile. Der noch unlängst von Hensen aufgestellte Satz, dass an den nichtcontrahirten Muskeln die Muskelfächer bei allen Thieren ziemlich gleiche Höhe (0.0020—0.0026 Mmtr.) besitzen, ist somit unrichtig, und sind deshalb auch die hieraus gezogenen Folgerungen hinfällig.

Dagegen besteht ein mehr constantes Verhältniss zwischen der isotropen und anisotropen Abtheilung des einzelnen Muskelfaches im ruhenden Muskel: beide haben im Allgemeinen die gleiche Höhe. Bei den Muskeln der Insekten überwiegt wohl die anisotrope Abtheilung, so dass beide sich etwa wie 7 : 6 zu einander verhalten; manchmal aber, zumal bei Wirbelthieren, ist auch die isotrope Abtheilung etwas höher. Auf das relative Verhältniss der beiden Abtheilungen scheint es im Ganzen ohne Ein-

fluss zu sein, ob die Muskelfaser mehr oder weniger ausgezogen worden war.

Die verschiedenen Scheiben eines Faches zeige auch im ganz normalen ruhenden Muskel nicht immer einen gleich bleibenden Grad von Helligkeit oder Durchscheinendsein, zumal bei den Arthropoden. Die Struktur und die Dimension der Nebenscheiben aber auch der Zwischenscheibe, sind in dieser Beziehung von besonderem Einflusse. Sind diese Theile sehr blass und schmal, dann erscheint das isotrope Band viel heller als das anisotrope, und so beobachtet man es gewöhnlich an den Muskeln der Wirbelthiere, bei Arthropoden aber manchmal an den Muskeln der Beine. Sind dagegen die Nebenscheibe undurchscheinend und relativ breit, dann erscheint das isotrope Band weniger hell als das anisotrope, und die einfachen dunklen Querstreifen, die bei schwacher Vergrösserung oder bei geringer Höhe der Muskelfächer zum Vorschein kommen, entsprechen dann dem isotropen Bande. Zwischen diesen beiden Typen kommen alle möglichen Uebergänge vor; ja das isotrope und das anisotrope Band unterscheiden sich wohl ganz und gar nicht im Grade der Helligkeit, und bei flüchtiger Betrachtung scheinen dann die Querstreifen ganz zu fehlen.

Die im vorstehenden Schema verzeichneten Scheiben charakterisiren sich durch besondere Eigenthümlichkeiten.

Die *Zwischenscheibe*, falls sie als selbständige Schicht erkennbar ist, erscheint bei gewöhnlichem Lichte und bei scharfer Einstellung des Mikroskops als dunkle Linie oder gar als schmales dunkles Band. Im ganz frischen Zustande erscheint sie als vollkommen homogene Membran; diese aber zerfällt sehr gern von selbst oder durch Einwirkung verschiedener Agentien in dunkle und helle Theile von regelmässiger Anordnung, d. h. sie scheint aus stark lichtbrechenden Körnchen zu bestehen. Die Anzahl dieser Körnchen scheint der Menge von Fibrillen, in welche die ganze Muskelfaser zerfallen kann, zu correspondiren. Die Zwischenscheibe gehört, wie schon erwähnt, zu den doppeltbrechenden Substanzen. Die absolute Dicke der Zwischenscheiben wächst im Allgemeinen in gleichem Verhältniss mit der Höhe der Muskelfaserfächer; den Maximalwerth von 0.0005 Mmtr. fand E. an Krebsmuskeln. Bei den Arthropoden beträgt die Dicke der Zwischenscheibe manchmal $^1/_{10}$, manchmal aber auch nur $^1/_{35}$ der isotropen Schicht. Die Zwischenscheibe ist durch Festigkeit u. Elasticität ausgezeichnet, wie durch folgende Erscheinungen dargethan wird. Ist die lebende Muskelfaser in verkürzten Zustand gerathen, dann zeigt ihr Rand Einkerbungen in Folge ringförmiger Einschnürungen: dieser Einschnürungen sind so viele, als Muskelelemente oder Muskelfächer, und die selben entsprechen überall den Stellen, wo sich der Rand der Zwischenscheiben befindet. Wird dann diese mit Einkerbungen ausgestattete Faser durch Ausziehen verlängert, so verschwinden wohl die Einschnürungen und der Rand der Faser erscheint geradlinig, ja schliesslich bildet wohl das Sarkolemma ringförmige Hervorragungen an den Rändern der Zwischenscheiben, oder der Querstreif, welcher die Zwischenscheibe andeutet, bekommt ein gebogenes oder geknicktes Aussehen. An den Querscheiben kommt eine derartige Veränderung nur erst dann vielleicht zur Ansicht, wenn mit dem Ausziehen und Verlängern der Faser noch weiter vorgegangen wird. Dieses eben beschriebene Verhalten kommt zumeist an dünnen Fasern zur Beobachtung. Damit correspondiren wieder die Imbibitionserscheinungen. Substanzen nämlich, welche der Muskelfaser Wasser entziehen oder sie aufquellen machen, wirken auf die übrigen Elemente rascher als auf die Zwischenscheiben. Kommt Alkohol von 60° oder concentrirte Kochsalzsolution zur Anwendung, so kann es wohl geschehen, dass an jenen Stellen, wo die Zwischenscheiben sich befinden, das Sarkolemma einen convexen Vorsprung nach aussen bildet; umgekehrt aber entstehen an den nämlichen Stellen vielleicht ringförmige Einschnürungen, wenn die Fasern durch Alkalien, durch verdünnte Salzsäure, durch Essig-, Milch-, Ameisensäure in Aufquellung gebracht werden, und kann es dann selbst geschehen, dass das Sarkolemma sich ablöst und brückenförmig über die den Zwischenscheiben entsprechenden Stellen von einem Muskelelemente zum andern sich fortsetzt.

Die isotrope Schicht zwischen Neben- und Zwischenscheibe stellt sich an recht hohen Muskelelementen als ein Streif von messbarer Breite dar, sonst scheint die Nebenscheibe der Zwischenscheibe unmittelbar anzuliegen. Wirken verdünnte Säuren ein, etwa 1procentige Essigsäure, und quillt die Faser auf, dann ist die Nebenscheibe von der Zwischenscheibe abstehend, und letztere erscheint als eine ganz dunkle feine inmitten eines breitern hellen Streifens, der ohne Zweifel als optischer Ausdruck der aufgequollenen isotropen Substanz zu beiden Seiten der Zwischenscheibe aufgefasst werden muss.

Die Nebenscheibe wird in normalem Zustande von der Querscheibe durch eine leicht wahrnehmbare, unter günstigen Umständen bis 0.002 Mmtr. dicke Schicht isotroper Substanz getrennt. Ist diese isotrope Schicht anscheinend nicht vorhanden und erscheint das anisotrope Band grösser, weil die Nebenscheibe mit der Querscheibe zu einem homogenen Ganzen vereinigt ist, so wird das wahre Verhalten unter Anwendung von gekreuzten Nicols alsbald zur Wahrnehmung gebracht; das helle Querband zeigt sich dann weniger breit als bei der Betrachtung in gewöhnlichem Lichte. Die Nebenscheibe ist häufig dicker als die Zwischenscheibe und erscheint dann meistens dunkel u. gekörnt; sie erreicht aber auch wohl, selbst an Muskeln von dem nämlichen Thiere, kaum die Dicke der Zwischenscheibe, und dann erscheint sie blass und undeutlich gekörnt. — Die Nebenscheibe zeigt nur Spuren von doppelter Brechbarkeit. Dem Sarkolemma adhärirt die Nebenscheibe, welche zuerst von Flögel als *Körner-*

schicht beschrieben worden ist, in geringerem Maasse als die Zwischenscheibe.

Die *isotrope Schicht zwischen Nebenscheibe und Querscheibe* besitzt fast immer eine messbare Dicke, bei Wirbelthieren selbst bis zu 0.001 Mmtr., und ist relativ um so dicker, je dünner die Nebenscheibe ist. Im frischen Zustande erscheint sie homogen und wasserhell. Wird die lebende Faser durch Ausziehen oder Zusammendrücken verändert, dann erleidet diese Schicht immer gleiche Formveränderungen mit der Querscheibe und mit der Nebenscheibe. Imbibitionsversuche erweisen, dass diese isotrope Schicht vor allen andern Schichten durch grossen Wassergehalt sich auszeichnet. Gleichwohl ist sie nicht als eine blose Flüssigkeit anzusehen; im Besondern darf man sie nicht mit Kühne als den Repräsentanten des Muskelplasma ansehen.

Die anisotrope Substanz der *Querscheiben und der Mittelscheibe zusammen* lässt vielfach, namentlich bei Arthopoden, kein ungleiches Lichtbrechungsvermögen erkennen, und meistens fallen auch die mikrochemischen Reaktionen in beiden Scheibenarten ganz gleichartig aus. Gleichwohl spricht der Erfolg bestimmter Einwirkungen, die nicht wohl detaillirt an dieser Stelle mitgetheilt werden können, dafür, dass man eine besondere Mittelscheibe neben den 2 Querscheiben anzunehmen hat, die ja auch bei gewöhnlichem durchfallenden Lichte und bei scharfer Einstellung des Mikroskops in der Regel unterscheidbar sind.

Weiterhin verbreitet sich E. über die inneren morphologischen Verhältnisse der Muskelfächer, und stellt es von vorn herein in Abrede, dass bereits in der normalen lebenden Muskelfaser die anisotrope Substanz aus Muskelstäbchen (Fleischtheilchen, Fleischprismen) und einem schwächer und einfach lichtbrechenden amorphen Zwischenstoffe zusammengesetzt sei: dieselbe erweist sich immer als ein homogenes Gebilde, wenn die Muskelfaser in situ beim lebenden Thiere untersucht wird. Indessen meistens schon in den ersten Stadien des Absterbens, manchmal schon längere Zeit vor dem Aufhören der Erregbarkeit und des Fortleitungsvermögens, werden stäbchenförmige Fleischtheilchen von etwa 0.0005 Mmtr. Dicke erkennbar. Bei Wirbelthieren greift die Bildung stäbchenförmiger Fleischtheilchen ziemlich gleichzeitig in allen Scheiben eines Muskelfaches Platz, und so entstehen die in der abgestorbenen Muskelfaser darstellbaren *Fibrillen*. Da nun die Theilung oder das Zerfallen der Substanz nach der Längerichtung im isotropen und anisotropen Theile in gleicher Weise erfolgt, so wird man anzunehmen haben, dass alle aufgezählten Scheibchen der Fächer der quergestreiften Muskelfaser im normalen Zustande aus prismatischen Elementen bestehen, die so dick sind, dass sie vollständig an einander anstossen, und dass diese Elemente in den verschiedenen Scheiben mit specifisch verschiedenen chemischen und physikalischen Eigenschaften ausgestattet, in der nämlichen Scheibe jedoch gleichartig sind. Eine flüssige

isotrope Zwischensubstanz zwischen diesen Scheibenelementen, ein sogenanntes „Querbindemittel", kommt
in der normalen lebenden Faser nicht vor, wenigstens
nicht in solcher Menge, dass sie durch unsere Hülfsmittel nachweisbar wäre.   Erst beim Erstarren der
Scheibenelemente wird sie aus diesen ausgeschieden.

Auf Querschnitten abgestorbener und zur Untersuchung in geeigneter Weise vorbereiteter Fasern
sind die Fibrillen häufig als kleine matte Ringe
sichtbar, die bei verschiedenen Thieren ziemlich
gleiche Dimensionen haben: auf dem Querschnitte
des nichtcontrahirten Muskels erfüllt die einzelne
Fibrille etwa ein Feld von 1 Quadratmikromillimeter,
und bei den Arthropoden selbst ein noch kleineres
Feld. In andern Fällen bieten aber die Querschnitte
der abgestorbenen Muskelfaser auch ein anderes
Bild, nämlich eine gröbere Mosaik matter polygonaler
Felder, die durch helle Linien begrenzt werden.
Dieselben sind als Cohnheim'sche *Muskel-
felder*, als *Muskelsäulchen* (Kölliker), als *Mus-
kelkästchen* (Krause) bekannt.   Dieselben sind
immer grösser als die Fibrillendurchschnitte und
ihre Grösse wechselt bei verschiedenen Thieren.
Uebrigens gelingt es wohl bei guter centrischer Beleuchtung, in diesen Feldern kleine den Fibrillen
entsprechende Ringe zu unterscheiden. Man begegnet aber auch Durchschnitten, wo keine Fibrillen-
ringe und polygonale Felder neben einander und
in einander übergehend sichtbar sind.   Die Muskelsäulchen oder Muskelkästchenreihen erachtet E.
nicht für wahre organische Einheiten, sondern für
zufällige Aggregate von Elementarfibrillen. Die
Existenz der von Krause und von Merkel angenommenen *Seitenmembranen*, welche die polygonalen
Felder begrenzen sollen, wird in Abrede gestellt.

Die Untersuchungen über den *Bau* der lebenden
quergestreiften Muskelfaser haben mithin folgende
Resultate ergeben: Die normale quergestreifte Mus-
kelfaser im ruhenden Zustande ist ein regelmässiges
Aggregat verschiedener Sorten imbibirter Theilchen
(Scheibenelemente), die in der Längsrichtung der
Faser durch Cohäsion, bezüglich durch Adhäsion,
zu prismatischen Fibrillen von etwa 0.001 Mmtr.
Dicke verbunden sind, in der Querrichtung aber durch
Adhäsion zu plan-parallelen Scheiben sich gestalten.
In jeder Fibrille wechseln Elemente, die sich durch
ihre physikalischen und chemischen Eigenschaften
unterscheiden, in gesetzlicher Folgeordnung mit einander, und dadurch kommt das quergestreifte Aussehen zu Stande; in jeder Scheibe sind die Elemente
gleichartig. Eine flüssige Zwischensubstanz zwischen
den Scheibenelementen ist im normalen Zustande
nicht auffindbar.

Der zweite Abschnitt handelt von der *thätigen
Muskelfaser*, und zwar zunächst von den möglichen
Methoden, wie die Thätigkeit der Faser zur Anschauung gebracht werden kann.   Am Besten bewährte sich jenes Verfahren, wo Muskelfasern in
den verschiedenen Stadien der Wirksamkeit ohne
wesentliche Veränderung der Form und der optischen

Eigenschaften zur Erstarrung gebracht werden; hierzu aber eignete sich vorzugsweise die bereits von
Hensen und von Flögel benutzte Ueberosmium-
säure.

An der Verkürzung einer sich contrahirenden
Muskelfaser betheiligen sich in gleichem Maasse alle
einzelnen Muskelfächer. Das Maximum der Verkürzung
im frischen Zustande kann 80—90% der früheren
Länge betragen.   So lange dieses Maximum noch
fern liegt und die Verkürzung nur etwa 60% erreicht hat, bleibt die Oberfläche der Faser ganz
glatt und das Sarkolemma setzt sich geradlinig
über alle Muskelfaserfächer fort.   Treten dann bei
weitergehender Verkürzung Einkerbungen auf, so
entsprechen die eingeschnürten Stellen der Grundmembran oder dem isotropen Bande.   Die unver-
kennbare Verdickung der anisotropen Schicht in der
Querrichtung beweist aber deutlich, dass in ihr die
verkürzende Contraktion vor sich geht. Es ist sogar
überhaupt unwahrscheinlich, dass die isotrope Schicht
an der Verkürzung Theil nimmt.   Denn da beiderlei
Substanzen in chemischen und physikalischen Verhalten fundamentale Verschiedenheiten erkennen
lassen, so dürften wohl auch in ihrer physiologischen
Thätigkeit fundamentale Verschiedenheiten bestehen.
Mancherlei Verhältnisse rechtfertigen übrigens die
Annahme, dass jedes einzelne Muskelfaserfach für
sich Contraktilität besitzt.

Wenn die ganze Muskelfaser, wie bekannt, im
contrahirten Zustande nur ganz unmerkbar an Volumen verloren hat, so wird auch das einzelne Fach
der Faser durch die Contraktion nur eine ganz un-
merkbare Volumsverminderung erfahren.   An stark
verkürzten Fasern aber kann man sich durch Benutzung gekreuzter Nicols davon überzeugen, dass
die isotrope Schicht an Volumen verloren, die anisotrope Schicht dagegen an Volumen gewonnen hat.
Dieses verschiedene Verhalten lässt sich in der Weise
erklären, dass bei der Contraktion aus der isotropen
Schicht Flüssigkeit in die anisotrope Schicht übergeht, wodurch letztere etwas aufgeschwellt wird,
erstere dagegen zusammenschrumpft.   Bei nachlas-
sender Contraktion wird dann die Feuchtigkeit aus
der anisotropen Schicht wiederum zur isotropen
Schicht zurückkehren.

Die bei der Muskelcontraktion stattfindenden
Veränderungen des optischen Verhaltens lassen sich
dahin zusammenfassen, dass mit fortschreitender
Verkürzung die isotrope Schicht weniger durchscheinend (dunkler) wird, dagegen aber die anisotrope,
mit Ausschluss der Mittelscheibe, mehr durchscheinend
(heller) sich darstellt.   Diese Veränderung beginnt,
wenn die Faser sich um 15—25% verkürzt; bei
Verkürzungen von 35—55% pflegen beiderlei Substanzen bei gewöhnlichem durchfallenden Lichte den
gleichen Helligkeitsgrad zu besitzen; bei Verkürzungen von mehr als 60% ist die isotrope Schicht
die dunklere geworden.

Ferner gewinnt die isotrope Schicht während der
Contraktion an Festigkeit, die anisotrope dagegen,

mit Ausnahme der Mittelscheiben, wird weicher. Zur Aufstellung dieses Satzes berechtigen die Form- und Volumveränderungen, die in beiden Schichten beobachtet werden, wenn auf die Muskelfaser wasserentziehende, sonst indifferente Substanzen, wie etwa Alkohol, einwirken.

Zweierlei Thatsachen scheinen für eine Theorie der muskulären Contraktion wesentlich in Betrachtung gezogen werden zu müssen, erstens nämlich, dass in der doppeltbrechenden anisotropen Substanz allein die Verkürzung sich dem Auge darstellt, und weitens, dass die anisotrope Substanz, deren Mittelscheibe ausgenommen, bei der Contraktion geschwellt wird. Bekanntlich tendiren die meisten anisodinetrischen Gewebselemente, welche imbibitionsfähig sind, zur Kugelform, sobald sie der Einwirkung einer imbibirenden Flüssigkeit unterliegen: die rothen Blutkörperchen vor Allem verändern sich durch Wasser, Chloroform, Aether u. s. w. in diesem Sinne, und die Bindegewebsfasern, die Hornhautfasern, die Schwann'schen Scheiden der Nervenfasern unterliegen ja unter derartigen Einwirkungen ebenfalls der Verkürzung. Denkt man sich daher das anisotrope Band aus cylindrischen oder prismatischen, der Achse der Faser parallel gestellten Elementen gebildet, die durch eine dünne Flüssigkeitsschicht von einander getrennt sind und im Momente der Contraktion aufquellen und zur Kugelform tendiren, so werden die mechanischen Vorgänge in der contrahiren Muskelfaser vollständig begreiflich. Engelmann geht aber noch weiter und ist auch geneigt, diese Imbibitionstheorie auf die contraktilen Fasern der glatten Muskeln, auf die Wimperhaare, auf die Spermatozoön, auf das Protoplasma der farblosen Blutkörperchen, auf die Amoeben u. s. w. auszudehnen.

Zum Schluss bespricht E. auch noch die mechanischen Vorgänge bei Reizung der Muskelfaser und bei der Fortpflanzung eines Reizes.

Wagener's Abhandlung über Bau und Funktion der quergestreiften Muskelfaser ist ebenso, wie der Engelmann'schen, eine Figurentafel beigegeben. Eine Vergleichung der beiden Tafeln wird aber schwer den Gedanken aufkommen lassen, dass darauf das nämliche Objekt hat zur Darstellung gebracht werden sollen. Freilich sind auch die Abbildungen auf verschiedene Weise zu Stande gebracht worden. Engelmann's Figuren sind der Natur entnommen, bei 300 — 1100facher Vergrösserung ausgeführte Bilder. Dagegen sind die 22 Figuren Wagener's „bis auf 3, schematische, welche die Form verschiedener Fibrillen erläutern sollen. Auf die Dicke derselben ist bei der Zeichnung kein Gewicht gelegt worden, wohl aber auf die grössere oder geringere Färbung, desgleichen auf die relative Grösse der einzelnen Glieder der Fibrille." Natürlich fehlt bei allen diesen schematischen Fibrillen (denn nur solche werden dargestellt) jede Angabe über deren wahrscheinliche Vergrösserung.

Wagener gedenkt zunächst in übersichtlicher Zusammenstellung seiner früheren Mittheilungen über Entwickelung der quergestreiften Muskelfaser, worin nachgewiesen wurde, dass die später quergestreifte Faser zuerst durch eine ganz glatte Fibrille vertreten ist, an der sich dann erst Querstreifung zeigt, wenn Bündelbildung in derselben stattgefunden hat. Die Fibrille ist aber auch im vollständig entwickelten Muskel der letzte constituirende Bestandtheil des Organs; davon die Ueberzeugung zu erlangen, genügten die Beobachtungen an Larven von Corethra plumicornis. Die Muskelfibrille besteht aus ungleich grossen Knoten oder Kügelchen, die insgesammt anisotrop sind; sie ist aber nicht etwa das Produkt eines Zerfalls der Muskelfaser, sondern ein präexistirendes Gebilde. Ueber diesen Punkt stehen sich also die Ansichten von Wagener und von Engelmann diametral einander gegenüber.

Wagener will nicht gerade die Möglichkeit in Frage stellen, dass die Muskelcontraktion durch eine Quellung der contraktilen Substanz zu Stande kommen könne; er erachtet aber die von Engelmann dafür beigebrachten Beweise nicht für ausreichend, dass dadurch der Versuch einer andern Erklärung ausgeschlossen würde: vielleicht dürfe man bei der Muskelcontraktion an ein Festwerden, an eine Art Gerinnung der contraktilen Substanz denken. Aus meinen Beobachtungen, schliesst Wagener, geht hervor, dass die Muskelfibrille als letzter Theil der Muskel angesehen werden muss, auch dass alle Arten von Querscheiben nur aus der Vertheilung der contraktilen Substanz an verschiedene Orte der Fibrille ihren Ursprung nehmen, dass also Absperrungen innerhalb der Fibrillen (Zwischenscheiben) welche der contraktilen Substanz den Weg verlegen, nicht vorhanden sind. Jedes der einzelnen anisotropen Knötchen der Fibrille ist Contraktionscentrum; doch können sich auch die benachbarten zu einem einzigen vereinigen, ohne dass sich angeben lässt, wie viele diess vermögen. Erreicht die Stärke der Contraktion einen gewissen Grad, dann tritt die „wachsartige Degeneration" ein.　　　　(Theile.)

508. Zur Kenntniss des Baues der Lymphdrüsen; von Prof. Dr. G. Bizzozero in Turin. (Moleschott's Unters. XI. 2 u. 3. p. 300 — 309. 1873.)

Das Reticulum der Lymphdrüsensinus soll nach den gewöhnlichen Beschreibungen aus homogenen oder längsgestreiften, hier und da mit Kernen versehenen Bindegewebsfasern bestehen, oder in manchen Fällen in grössern oder kleinern Strecken aus sternförmigen Bindegewebszellen zusammengesetzt sein, welche durch ihre mehr oder weniger langen und zahlreichen Ausläufer unter einander oder mit den Bindegewebsfasern in Zusammenhang stehen. Dagegen haben Bizzozero's Untersuchungen zu der Ansicht führen müssen, dass die zelligen Elemente des Sinusreticulüm nicht innerhalb der Trabekeln in deren Masse eingebettet sind, sondern deren Oberfläche aufliegen, oder in den von den Trabekeln gebildeten Maschen schleierartig ausgespannt sind.

Beim *Hunde* zeichnet sich das Reticulum der Sinus durch die verhältnissmässig stärkern Fasern und durch seine ziemlich regelmässigen Maschen aus, welche letztere sich als rundliche, rechteckige oder polygonale Räume darstellen. Entfernt man an dünnen Schnitten durch schwaches Schütteln die eigentlichen Lymphzellen aus diesen Maschen, so erscheinen die andern zelligen Elemente des Reticulum gewöhnlich als kurze spindelförmige, sternförmige oder abgeplattete Zellen: in deren grobkörnigem Protoplasma liegen oft kleine Fettkörnchen oder Körnchen gelben oder braunen Pigments eingestreut; ihre Kerne sind oval, glattrandig, äusserst fein granulirt und enthalten 1 oder 2 glänzende runde Kernkörperchen. Die Anzahl dieser Zellen richtet sich danach, ob und wie stark das Präparat geschüttelt wurde. Anfangs sind sie auch in Präparaten von erwachsenen Thieren in grosser Anzahl vorhanden, so dass die Maschen des Netzes durch sie bedeutend verengert werden. Aber je länger das Schütteln fortgesetzt wird, desto besser wird das Reticulum von den Zellen befreit, und es lassen sich zuletzt selbst Präparate erlangen, deren Reticulum, weil alle Zellen verschwunden sind, ganz nackt erscheint. Hieraus ergiebt sich klar genug, dass diese Zellen den Reticulumfasern nur aufliegen, ohne in innerem Zusammenhange damit zu stehen, weil sonst ihre Entfernung nicht möglich sein würde, ohne dass das Reticulum selbst zum Theil verschwände. Auf zweierlei Weise aber hängen die Zellen an den Trabekeln: entweder umkleiden sie die Fasern u. deren mit den benachbarten Fasern anastomosirende Ausläufer, der Kern der Zelle liegt seitlich auf und die Faser ist in ein Protoplasmarohr eingeschlossen; oder die Zelle ist abgeplattet, endothelartig plan, und so in einer Masche des Reticulum ausgespannt, dass ihre Ränder den die Masche bildenden Fasern ankleben, der Kern liegt dann nicht seitlich auf den Fasern, sondern wird durch die ihn umgebende Protoplasmamasse in der Masche in der Schwebe gehalten. Durch die letztgenannte Anordnung der Zellen wird eine beträchtliche Anzahl von Maschen vollständig ausgefüllt. Das Protoplasma der Sinuszellen des Hundes ist übrigens sehr zerreisslich, und so geschieht es oftmals, wenn die Zellen durch fortgesetztes Schütteln entfernt werden, dass ein Theil desselben an den Fasern hängen bleibt und letztere hier und da von Protoplasmakörnchen umgeben erscheinen. In den Lymphdrüsen des *Menschen* unterscheiden sich die Sinustrabekeln dadurch, dass sie gewöhnlich dünner, mit glatten und regelmässigern Contouren versehen und öfters längsstreifig sind. Ihre Verzweigungen sind weniger zahlreich und dadurch werden die Maschen grösser, dabei auch unregelmässiger. Die entsprechenden Zellen erscheinen gewöhnlich als sehr lange, spindelförmige, oder je nach der Verzweigungsweise der sie tragenden

Fasern als mehr oder weniger reichlich mit Ausläufern versehene Gebilde. Sie besitzen einen ovalen mit glatten Contouren versehenen, 1 oder 2 Kernkörperchen führenden Kern und ein feinkörnige Protoplasma, welches, zumal in den Mesenteraldrüsen, oftmals Fetttröpfchen enthält, dagegen seiner, als beim Hunde, Pigmentkörnchen. Das Protoplasma scheint consistenter als beim Hunde zu sein, da sich in den feinen stark geschüttelten Schnitten die ganze Zelle von den Fasern abzulösen pflegt, weshalb dann letztere ganz glatt erscheinen. Auch beim Menschen beobachtet man einerseits spindelförmige oder verästelt eine Faser umkleidende Zellen, andererseits abgeplattete in einer Reticulummasche ausgespannte Gebilde; erstere sind die häufiger vorkommenden.

Beim *Kaninchen* sind die Reticulumfasern dünner, zarter, etwas wolliger als beim Hunde, die Maschen dagegen sind grösser und ziemlich regelmässig; die gut entwickelten Zellen haben ein feinkörniges, Fett- oder Pigmentkörnchen führendes Protoplasma und 1 oder 2 ovale oder rundliche Kerne mit Kernkörperchen. Beim *Kalbe* sind die Reticulumfasern verhältnissmässig grösser und öfter der Länge nach gestreift. Bei beiden Thierarten findet man die Zellen den Fasern anklebend oder in den Maschen ausgespannt.

Die angegebene Struktur zeigt sich nicht bloss am Reticulum der Sinus der Marksubstanz, sondern auch der Rindensubstanz. In letzterer sind jedoch die Sinus enger und dem entsprechend die Reticulumfasern kürzer; auch pflegen die Fasern stärker und deutlicher längsstreifig zu sein, als im Marke. Die ovalen Kerne sitzen auch zur Seite der Fasern. Das Protoplasma der Zellen ist spärlich und wird deshalb leicht übersehen. Auch hier lassen sich die Zellen durch längeres Schütteln entfernen, ohne dass das Reticulum dadurch beeinträchtigt wird.

Am Parenchymreticulum besteht nach Bizzozero ein ähnliches Verhältniss zwischen Zellen und Fasern. Das Reticulum ist hier aus dünnen, homogenen und anastomosirenden Fasern zusammengesetzt. An den Knotenpunkten sind letztere abgeplattet und es entsteht daselbst ein homogenes Plättchen, dessen Grösse und Form nach der Zahl der daselbe bildenden Fasern mannigfach wechselt. Auf diesen Plättchen liegen aber die mit einem sparsamen körnchenhaltigen Protoplasma versehenen Zellen. (Theile.)

509. **Zur Kenntniss der Geschmacksorgane**; von Hans v. Wyss (Arch. f. mikroskop. Anat. VI. p. 237. 1870); Alex. W. v. Ajtai aus Pest (a. a. O. VIII. p. 455. 1872) und J. Hönigschmied (Med. Centr.-Bl. IX. 26. 1871).

In der ersten Arbeit wurde von Wyss zuerst beim Kaninchen ein makroskopisch sichtbares ovales Organ beschrieben, das zu beiden Seiten des Zungengrunds nahe der Stelle sich vorfindet, wo die Schleim-

laut rechtwinklig auf den Kehldeckel umbiegt und
has den Hauptsitz der Geschmacksbecher bei diesem
Thiere ist. Dieselben sitzen hier in der Seitenwand
von seichtern oder tiefern Gruben der Schleimhaut,
velche in verschieden grosser Anzahl (im Durchschnitt 12) parallel neben einander liegen. Zwischen
len Gruben erhebt sich die Schleimhaut in mehr
oder weniger stark vorragenden Falten von gleicher
Anzahl. Man kann sich diese Organe so entstanden
lenken, als hätte sich die kreisförmige Papille sammt
Graben und Wall der Papilla vallata in die Länge
ausgezogen. Die Gruben zwischen den Falten sind
spaltenförmig, sehr eng, fast verschwindend fein, und
nicht überall gleich weit, da der Querdurchmesser der
Falten oder Blätter nicht ganz derselbe bleibt, sondern in der Mitte ihrer Höhe etwas stärker ist als
oben und unten. Deswegen berühren sich je zwei
gegenüberliegende Falten in der Mitte und es
bleibt blos noch oben oder unten eine feine Capillar-
spalte übrig. Wegen dieser blattförmigen Anordnung der Vorsprünge wurde das Gebilde *Papilla
foliata* genannt. Die Becherorgane liegen je zu 4
übereinander in den an die Spalten angrenzenden
Seiten der Falten, und zwar so, dass sie ihren Grund
dem lockern und zarten bindegewebigen Stroma zu-
kehren und mit ihrer Spitze frei gegen die Capillar-
spalte ausmünden. Jeder dieser 4 Becher entspricht
einer ganzen Reihe, die der Seitenwand des Blattes
entlang läuft, und zwar ungefähr in der Mitte der
Höhe der Seitenwand dieser Blätter. Die Becherreihen bilden den Hauptbestandtheil dieser Gegend,
das übrige Gewebe tritt gegen sie zurück und erscheint blos als Träger derselben. Auch die über
sie hinwegziehende Epithellage ist ganz dünn und
man erkennt an derselben, wenn man sie ablöst, in
regelmässigen Abständen die von Schwalbe vom
Menschen geschilderten scharf ausgeschnittenen runden Löcher, die bald intercellular, bald intracellular
gelegen sind. Neben den Löchern liegen deutlich
die Kerne der Epithelzellen. Die Isolirung der
Becher gelingt leicht. Ihre Gestalt ist rundlicher,
kugliger wie beim Menschen, mit rascher Zuspitzung
nach anssen. Die Deckzellen sind kürzer und breiter als beim Menschen und ohne zackige Umrisse.
Ausserdem fehlen ihnen der reich verästelten centralen Ausläufer, weshalb sich die Becher leichter
ablösen lassen. Die centralen Stäbchen- oder Geschmackszellen haben ebenfalls Spindelform wie beim
Menschen, aber ihr centraler wie peripherischer
Fortsatz ist kürzer und breiter, und alle besitzen
einen Kern, der beim Menschen nicht sämmtlichen
zukommt. Die Zahl der Stäbchenzellen in einem
Becher beträgt 3 oder 4 beim Kaninchen, während
es beim Menschen deren 10 und mehr giebt, je nach
der Grösse der Becher. Die über die Becher her-
ausragenden Härchen oder Spitzen fand v. W. blos
in Verbindung mit den hellglänzenden Stäbchenzellen,
an den Deckzellen konnte er (im Gegensatz zu
Schwalbe) keine solchen bemerken. Die beim
Menschen mehr langgestreckten Becher der Papillae

vallatae liegen in mittelgrossen Papillen zu 5—6 an
den Wandungen des Grabens übereinander und die
Zahl aller Becher an einer mittelgrossen Papille
schätzt Vf. auf ca. 400, doch kann sie auch noch
höher sich belaufen.

Ausser beim Kaninchen fand v. Wyss eine rudimentäre Entwicklung dreier Papillae foliatae am Zungengrunde der *Ratte*, da wo die Schleimhaut auf die Epiglottis übergeht. Es sind 3 seichte kurze Grübchen neben
einander, deren kleine Schleimhautfalten nicht über die
Zungenoberfläche prominiren. An den Seitenflächen der
Falten, welche die Gruben einschliessen, stehen in deren
Mitte 3 Reihen Becher übereinander, von derselben Bau,
wie beim Kaninchen, deren Spitzen in die Gruben ausmünden.

Auch beim *Eichhörnchen* fand v. Wyss das Analogon
der Papilla foliata in einigen ganz kurzen Fältchen am
Zungengrunde wieder. Die Länge des Gebildes ist noch
geringer als bei der Ratte, doch sind die Gruben tiefer u.
die Falten breiter. Sie sind von den sehr dicht stehenden
kurzen kegelförmigen Papillen so verdeckt, dass man sie
mit dem blossen Auge kaum bemerkt. Die Becherreihen
stehen ebenfalls auf der Seitenwand der Falten, aber
zahlreicher als beim Kaninchen, doch sind die Becher
selbst kürzer.

Ausserdem fand v. Wyss, dass bei Rind,
Schaf, Schwein, Pferd, Igel, Hund und Katze die
Geschmacksbecher nicht blos an den Umgrenzungen
des Grabens sich vorfinden, sondern auch, obwohl in
geringerer Anzahl, auf der freien Oberfläche der
Papillae fungiformes. An den Papillae fungiformes
des Menschen konnte er sie dagegen nirgend auffinden.

Die von E. Verson auf dem untern Theile der
Schleimhaut an der hintern Fläche der Epiglottis
beim Kinde als Geschmacksbecher beschriebenen
Gebilde vermochte v. Wyss beim Erwachsenen
nicht wahrzunehmen und möchte sie auch nicht als
Schmeckbecher deuten.

Während jedoch von Wyss an der Zunge des
Menschen kein der Papilla foliata des Kaninchens
analoges Organ mit Schmeckbechern aufzufinden
vermochte, gelang es v. Ajtai an dem von E. H.
Weber und J. C. Mayer beschriebenen faltigen
Gebilde *am Seitenrande der menschlichen Zunge*,
das sie *Papilla lingualis foliata* nennen, *becher-
förmige Organe* nachzuweisen. Dieses Gebilde findet
sich von der Uebergangsfalte der Zungenwurzel bis
zum vordern Drittel der Zunge auf beiden Seiten der
Zunge als eine Anzahl Querfalten, welche sich mit
der Längsachse der Zunge kreuzen, wobei die Höhe
dieser Falten und die Tiefe der Gruben zwischen
ihnen nach vorne zu immer mehr abnimmt. Die
gefaltete Stelle ist gegen die Umgebung jedoch nicht
scharf abgegrenzt, wie dieses bei der Papilla foliata
des Kaninchens der Fall ist. v. Ajtai fand nun
*an den Seitenwandungen dieser Falten ebenso ge-
staltete und organisirte Schmeckbecher mit Deck-
und Stäbchenzellen*, wie an den Papillae vallatae
derselben Zunge, oder wie an der Papilla foliata des
Kaninchens u. Hasens; nur war die Zahl der becherförmigen Organe geringer und ihre Vertheilung weniger regelmässig. Sie finden sich reichlicher im

hintern Theile der Faltenbildung, seltener schon im mittleren Theile, im vordern Drittel der menschlichen Pap. foliata fehlen sie gänzlich. Ausserdem weist v. Ajtai nach, dass die *Verbreitung der Pap. foliata unter den Säugethierzungen* eine viel grössere ist, als v. Wyss angiebt.

Schon Schwalbe hatte beim *Schwein* an jeder Seite der Zunge 1 Zoll seitwärts von der grossen Geschmackspapille eine mit tiefen Furchen versehene Stelle von ½'' Durchmesser an der Zungenoberfläche bemerkt u. in der Tiefe der Falten einzelne Schmeckbecher aufgefunden; v. Ajtai fand dies Gebilde ganz analog der Pap. foliata des Kaninchens gebaut. — Noch schöner entwickelt traf er diese Papillenform auf der *Zunge des Pferdes*, wo sie nahe der Zungenwurzel an beiden Seiten derselben anzutreffen ist; sie ist oval, und von einer wulstigen Erhöhung rings umgeben, der Längsdurchmesser beträgt 1 Zoll und überragt etwas die Oberfläche. Sie besteht aus 8—10 schiefen, queren oder S-förmig gekrümmten wulstigen ungleich langen Falten, zwischen denen enge Furchen liegen, in deren Tiefe sich eben so viele Becher finden wie beim Kaninchen. — Bei der *Katze* scheint die Papilla foliata zu fehlen, an ihrer Stelle sind eine Anzahl grosser kolbenförmiger Papillae filiformes in einer Reihe neben einander vorhanden. — Beim *Hunde* kamen in einigen Fällen zahlreiche Geschmacksbecher innerhalb einer wohlentwickelten Pap. foliata jederseits am hintern Theile des Zungenrandes vor, bei andern Thieren dagegen nur Faltenbildungen, wie beim Menschen, mit vereinzelten Schmeckbechern, und in noch andern Fällen fehlte die Pap. foliata gänzlich. Beim Schaf, Kalb und Meerschweinchen war kein der Pap. foliata analoges Gebilde bemerkbar. Daraus ergiebt sich, dass eine Pap. foliata um so entwickelter und um so reicher mit Schmeckbechern ausgestattet da angetroffen wird, wo die Pap. vallatae weniger entwickelt sind. Wo nur 2 umwallte Papillen vorkommen, wie beim Kaninchen, Schweine und Pferde, ist die Pap. foliata am schönsten ausgeprägt. Beim Menschen und Hunde ergeben sich mittlere Verhältnisse. Bei den Wiederkäuern endlich wird durch die zahlreichen umwallten Papillen der Mangel einer Papilla foliata reichlich ersetzt.

In den *Papillae foliatae des Menschen* fand v. Ajtai noch *zweierlei eigenthümliche Epithelzellenformen*. Die *eine Art* der Zellen kam zwischen den gewöhnlichen Epithelien in der ganzen Papille in grosser Menge vor u. zeigte einen scharf begrenzten, verschieden grossen u. gestalteten Körper mit homogenem, nur um den Kern mit fein granulirtem Inhalt. Der Kern enthielt 1—2 glänzende Kernkörperchen. Sie besitzen einen scharf contourirten, homogenen, mattglänzenden, geraden od. wellenförmig gebogenen Fortsatz, mindestens so lang, oft aber auch bis 4mal so lang als der längste Durchmesser des Zellkörpers. Er hat bald ein spitzes, bald ein abgestumpftes Ende und manche besitzen daselbst eine kleine Kugel, in deren Mitte ein glänzender Punkt sichtbar ist. Der Fortsatz entspringt meist plötzlich aus der Zelle, andere haben einen breiten Ursprung und manche

sind beinahe konisch. — Aehnliche Zellen fand sich auch in dem Epithel der Papilla foliata des Pferdes. — Die *zweite Art* von Zellen gleicht den Geschmackszellen der becherförmigen Organe, nur sind sie 3—5mal grösser. Sie sind sehr zart, länglich, eiförmig, ihre Pole gehen in einen längern u. kürzern Fortsatz über. Die Fortsätze und der peripherische Theil des Zellkörpers sind ganz homogen mattglänzend und nur um den Kern, der den Zellkörper nie ausfüllt und viel kleiner ist, als die Geschmackszellenkörper, besteht einige Trübung. Die Enden der Fortsätze waren meist verwachsen, manchmal wie abgebrochen. Diese Zellen kamen nur in den hintern zwei Drittheilen der Pap. foliatae vor; also dort, wo sich auch Geschmackszellen vorfinden, doch liess sich nicht mit Sicherheit ermitteln, ob sie zur Dicke des Epithels gestellt waren.

Hönigschmied hat endlich auch beim *Meerschweinchen* die Papilla foliata aufgefunden.

Drei kleine, makroskopisch noch sichtbare rinnenartige Vertiefungen verlaufen parallel der Zungenlängsachse und fassen 2 Leisten zwischen sich, die aber nicht über die Zungenoberfläche prominiren. Sie liegen am Zungengrunde zu beiden Seiten der Medianlinie auf einem blattförmigen Vorsprunge. Die Seitenwände der drei rinnenförmigen Vertiefungen enthalten 3—5 übereinandergestellte Reihen von Schmeckbechern, welche zu beiden Seiten u. den Grund und das untere Drittheil des Grabens einmünden. Sie sind von fast cylindrischer Gestalt, stehen einander ganz nahe und besitzen an ihrer Spitze die charakteristischen Stiftchen.

Ferner vermochte Hönigschmied bei Ziege, Katze, Hund, Maulwurf und Maus *Schmeckbecher auf der freien Oberfläche der Papillae vallatae* nachzuweisen. Sie schienen hier gerade bei jenen Thieren vorzukommen, wo die Oberfläche der umwallten Papillen eine unebene höckrige, warzige Beschaffenheit zeigt, und zwar besonders an solchen Stellen, die wie eine aufgesetzte Papilla fungiforme aussehen, wie diess beim Maulwurfe und der Katze der Fall ist, wo diese Becher einen sehr exponirten Standpunkt einnehmen. Doch ist dieses Verhalten nicht allgemein. Denn bei der Maus findet sich in der Mitte der freien Oberfläche eine sehr zierliche trichterförmige Einsenkung, in deren Spitze die Mündung eines Schmeckbechers sich zeigt. Die Anzahl der auf freier Oberfläche der umwallten Papillen vorkommenden becherförmigen Organe ist im Allgemeinen sehr gering und ihre Anordnung eine unregelmässige. Sie sind meist kleiner u. schmächtiger, als die an der Seitenwand der Papilla befindlichen, zeigen sonst aber dieselbe Beschaffenheit wie diese.   (E. Wenzel.)

II. Hygieine, Diätetik, Pharmakologie u. Toxikologie.

510. Ueber die physiologischen und therapeutischen Wirkungen des Mutterkorns; von S. Korach; A. Wernich; J. Lauber.

Dr. S. Korach's Mittheilungen über die Wirkung des Secale cornutum an Thieren und Menschen

und seine Anwendung am Krankenbette (Memorabilien XVIII. 5. p. 202. 1873) enthalten wenig Neues über die genannte Wirkung. Aus den Thierversuchen mit concentr. Infusum secalis corn., welches Vf. [hoffentlich war es nach dem Erkalten filtrirt!]

em „anerkannt unreinen Ergotin „Bonjean" und Wigger", (wie Vf. consequent schreibt) vorziehen u müssen glaubt, geht der Hauptsache nach hervor, ass nach Injektion des Infuses in die V. jugul. xterna der Puls langsamer wird u. dabei, was auch as Sphygmometer [Sphygmograph?] an freigelegen Arterien nachweist, eine kleine zusammengezogene Beschaffenheit annimmt. Die Schenkelarterie and Vf. nach Einverleibung von Secale contrahirt, erb und fest anzufühlen. Die Temperatur sank. 'erner beobachtete Vf. nach Einspritzung des Infuses Menge desselben und Dosis werden nicht angeeben], Unruhe und Geheul des Thieres und nach O Minuten vollständige Starrheit der Extremitäten, ährend der Körper des Thieres kalt anzufühlen ar. Ob es sich hierbei um Tetanus [oder Rigor mortis?] handelte, bleibt unentschieden.

Mit den weiteren Beobachtungen an 3 tragenden Katzen, welche nach Beibringung von Secaleinfus abortirten [in spätestens 2 Tagen] und zu Grunde zingen, steht Vf. ziemlich isolirt da, indem ältere Beobachter, wie Parola u. A. das Gegentheil constatirten. Endlich berichtet Vf., dass er die Arteriencontraktion durch 22 Versuche an „ausgehungerten" Thieren festgestellt habe, dass 13 dieser ausgehungerten Versuchsobjekte Würgen u. Erbrechen bekamen und, falls die Dosis gross genug war, unter Convulsionen zu Grunde gingen. [Was aus diesen toxikologischen Versuchen, welche zu Hunderten von anderer Seite „mit Methode" angestellt sind, für die Praxis gewonnen wird, ist uns unverständlich. Den chemisch-pharmaceutischen Abschnitt übergehen wir als unvollständig und durchaus nichts Bemerkenswerthes enthaltend. Dass bei den ausgehungerten Versuchsthieren die Temperatur enorm sank, dürfte übrigens wohl kaum allein auf Rechnung der Secalewirkung zu setzen sein.]

An seine Thierversuche [!] knüpft Vf. den Bericht über zwei mit Secale corn. behandelte, angebliche Fälle von *Puerperalfieber*.

I. Pat. war vor mehr als 12 Tagen von Vf. mittels der Zange entbunden und klagte über starke Schmerzen, sowie seit 3 Tagen über Schüttelfröste. Sie lag nach vorhergegangenem Schüttelfrost mit klebrigem Schweiss bedeckt da und athmete wegen stechender Schmerzen in beiden Hypochondrien, schwer und kurz; der Unterleib war tympanitisch aufgetrieben und namentlich um den Nabel u. von da abwärts bei Druck äusserst empfindlich; Exsudat war nachweisbar; es fand sich aber auch, der nicht contrahirte Uterus (12 Tage nach der Entbindung) mit dem Fundus noch eine Hand breit unterhalb des Nabels stand u. eine Portio vaginalis uteri noch nicht wieder vorhanden war [!]. Aus dem Uterus lief röthliche, seröse Flüssigkeit ab. Auch vom After aus war die noch nicht erfolgte Rückbildung des Uterus zu constatiren. Puls. 120. Ord.: Laxans und — gegen das Fieber 2 Dosen Chin. muriat. (von 0.3 Grmm.) Die Kr. erhielt anstatt des Chinin aus Missverständniss 2 Dosen von 0.18 Grmm. Secale cornutum. Vf. fand sie am folgenden Tage viel besser, ihre Haut war weniger heiss anzufühlen; Pat. hatte viel transspirirt, es war Stuhlgang erfolgt, der Unterleib weniger aufgetrieben und der stark contrahirte Uterus war noch eine kleine Handbreite über dem Schambogen zu fühlen; Puls 84; Ovarien-Gegend noch bei Druck schmerzhaft. Als Vf. die Verwechselung, gleichzeitig aber auch die Besserung bemerkt hatte, gab er Secale weiter. Contraktion des Uterus, Abnahme der Pulsfrequenz und Besserung des Allgemeinbefindens schritten fort u. schon am 2. Tage nachher befand sich die Wöchnerin so wohl, dass sie auf ihr Ansuchen aus der Behandlung entlassen wurde.

II. Auch in diesem Falle fand Vf. bei einer 19jähr. Wöchnerin am 11. Tage nach der Entbindung den Uterus noch nicht contrahirt u. ganz ähnliche Erscheinungen wie im 1. Falle; Temp. 34.4° R. Er gab 0.9 Grmm. Secale cornut. und 0.3 Grmm. Chinin. muriat. p. die. In diesem Falle verlängen 8 Tage, ehe die Kr. wiederhergestellt war. So oft Vf. das Secale aussetzte, wurde der Puls wieder frequent und die Schüttelfröste wiederholten sich; will daher Secale zur Herabsetzung der Pulsfrequenz im Fieber, ebenso, wie Digitalis angewandt wissen. In 3 Fällen will er die Pulsverlangsamung und Gefässcontraktion durch Secale erreicht haben, nachdem Digitalis im Stiche gelassen hatte.

Vf. übersieht, dass Temperaturabnahme und Pulsretardation keineswegs nothwendig mit einander verknüpft sind; der Nachweis, dass Secale beides bewirke, ist durch eine einzige Krankengeschichte (Nr. I. enthält keine einzige Temperaturangabe) nicht zu führen und es ist auch noch fraglich, ob in beiden Fällen Puerperalfieber vorlag.

In ganz anderer Weise und unter methodischer Benutzung der Hülfsmittel der modernen Physiologie hat dagegen Dr. A. Wernich (Virch. Arch. LVI. p. 505) der Ursache der *wehenerregenden Wirkung* des Ergotin näher zu kommen versucht. Er wandte Extr. secalis cornuti aquosum 2.0 Aq. destill. Glycerin ana 6.0 Grmm. an; jede Pravaz'sche Spritze enthielt 0.14—0.15 Grmm. Ergotin. Das Bestreben des Vf. ging dahin, die widerstreitenden Ansichten über die Innervationscentren des Uterus und über die Faktoren, welche Uterinbewegungen mit Nothwendigkeit hervorrufen, experimentell zu prüfen und darüber ins Klare zu kommen, ob Ergotin, falls dass in den Kreislauf eingeführte Ergotin Blutungen aus dem Uterus stillt, dieser Effekt durch unmittelbare Wirkung auf die Arterien (aktive Verengerung des Lumens derselben) allein zu Stande kommt, oder ob derselbe Folge einer Contraktion des ganzen Organes ist, wobei, durch irgend welche Innervationsvorgänge eingeleitet, die Arterien zusammengepresst werden. Wirkt Ergotin auf die periphere Arterienmuskulatur (Brown-Séquard) so würde man zuvörderst auch für den Uterus annehmen müssen, dass der erste Effekt einer Ergotingabe eine Verengerung der Uterinarterien sei. Danach auftretende Contraktionen des Organes könnten entweder durch Reflex bedingte Folgen der lokalen Anämie des Uterus sein, oder man müsste sie ohne Connex mit den Veränderungen des Lumens der Uteringefässe aus Erregung eines streitigen Innervationscentrum (Rückenmark, Sympathicus, Medulla oblong., Cerebellum) erklären. Eine hiermit Hand in Hand gehende Compression der Gefässe und Verengerung derselben zufolge der Contraktion der Gebärmuttermuskulatur wäre selbstredend hierbei nicht ausgeschlossen.

Vf. Versuche lehrten nun aber, dass 1) die Gefässcontraktionen bei Ergotin-Injektion später als die Zusammenziehungen der Muskulatur des Uterus zu Stande kommen, oder vielmehr, dass die Contraktion der Gebärmutter den an letzterer sichtbar werdenden Gefässveränderungen unmittelbar vorangeht, u. dass 2) beide Erscheinungen (Gefässverengerung und Muskelcontraktion) ganz ausbleiben, wenn die oberhalb des 3.—4. Rückenwirbels gelegenen Nervencentra durch Discision des Rückenmarks in Höhe des 5. R.-Wirbels eliminirt werden.

Vf. nimmt Bezug sowohl auf ältere Beobachtungen von Spiegelberg und Kehrer, wonach sowohl allgemeine Verblutung als lokale Anämie des Uterus Contraktionen des letztern bedingt, als auf neuere von Oser und Schlesinger, wonach bei Absperrung der arteriellen Blutzufuhr zum Hirn durch Abklemmung der betreffenden Gefässstämme, namentlich des Truncus anonymus, der Carotis und Subclavia sin., die nämliche Erscheinung zur Beobachtung kommt. Zugegeben, dass rasches Verbluten Uterincontraktionen nach sich zieht, so fragte es sich immer noch, ob die Entleerung des Blutes aus den motorischen Centren oder aus dem Uterus selbst die genannten Zusammenziehungen auslöst. Mit dem Nachweis des ersteren wäre auch die Beobachtung des Eintritts der Muskelcontraktion am Uterus vor Sichtbarwerden einer Verengerung der Gefässe desselben ebenso erklärlich, wie eine wesentliche Modifikation der zu beobachtenden Erscheinungen nach Ausschliessung der nervösen Centra im höchsten Grade wahrscheinlich geworden.

Vf. überzeugte sich zuvörderst durch Versuche an Kaninchen, denen kleine Partien des Hirns oder des Rückenmarks freigelegt, oder der Uterus freipräparirt worden war, davon, dass das Ergotin thatsächlich die Hirn- und Rückenmarkscapillaren zur Contraktion bringt, u. durch Ergotin auch bei nichtträchtigen Thieren Uterincontraktionen hervorgerufen werden. Hiernach stellte er die entscheidenden Versuche (betreffs deror auf das Original verwiesen werden muss) in der Weise an, dass einem weiblichen Kaninchen das Rückenmark zwischen 3. u. 7. Rückenwirbel in Ausdehnung von ungefähr 5 Ctmtr. freigelegt und hierbei möglichst jede Blutung zufolge der unter leichter Narkose vorgenommenen Operation vermieden wurde.

Danach (*Versuch IX.*) T. 38.2°, P. 160., Resp. 60. Vierzig Min. später wurden die Bauchdecken geöffnet; die Blase war eben spontan entleert; die Darmperistaltik war mässig; der Uterus erschien blassroth u. vollständig bewegungslos; P. 200, Resp. 92. Zwanzig Min. später wurde 0.3 Grmm. Ergotin in die V. jug. dextra injicirt; danach trat intensive venöse Injektion der Därme und stürmische Peristaltik ein, der Uterus contrahirte sich zeitweise, wonach ein leichtes Erblassen seiner Färbung noch längere Zeit zurückblieb. Nachdem sich die Füllung der Ovarterien in mässigem Grade wiederhergestellt hatte und die Uterusbewegungen aufgehört hatten, wurde nochmals 0.45 Grmm. Ergotin injicirt u. das Rückenmark durchschnitten. Danach erschienen die Gefässe des Rückenmarks oberhalb der Durchschneidungsstelle blass, die unterhalb derselben gelegenen aber sehr

deutlich. Mit diesem unveränderten Blutgehalte der genannten Partien blieb auch das ruhige Verhalten des sich nicht entfärbenden Uterus unverändert — Contraktionen desselben traten nicht auf. Auch die Darmbewegung erfolgte nicht sehr stürmisch. Das Thier starb — wohl weil keine künstliche Respiration eingeleitet worden war — sehr rasch ab.

Der Controlversuch ergab das nämliche Resultat. Versuche mit Sympathicusdurchschneidung am Hals hat Vf. nicht fortgesetzt, weil dieselben nach Oser u. Schlesinger ohne merklichen Einfluss auf das Zustandekommen von Uterincontraktionen sind. Wernich resumirt seine Versuchsresultate wie folgt:

1) In gewissen Gefässprovinzen (Haut, Muskeln, Darm, Blase, Pia des Gehirns und Rückenmarks) sind Verengerungen der einzelnen Arterien nach Ergotineinspritzung (besonders wenn dieselbe direkt in die Venen gemacht wird) deutlich wahrnehmbar. Diese Ergotinwirkung wird durch Sympathicusdurchschneidung nicht merklich beeinflusst.

2) Am Uterus treten, vielleicht wegen der eigenthümlichen Anordnung seiner Gefässe, diese Veränderungen nicht sehr ausgeprägt hervor.

3) Die am Uterus nach Ergotininjektion zu beobachtenden Contraktionen treten zwar etwas später auf als die vorerwähnten Gefässveränderungen in anderen Organen; doch gehen sie derjenigen Veränderung in der Blutfülle des Uterus, welche sich durch Blasswerden des gen. Organes ankündet, voran.

4) Dieselben sind wahrscheinlich verursacht durch die Erregung (anämischen Reiz?) der im Hirn oder hoch oben im Rückenmark gelegenen Bewegungscentren des Uterus, da sie nach Durchschneidung des Rückenmarks (in Höhe des 7.—5. Rückenwirbels) nicht mehr auftreten.

Vf. schliesst hieran den Bericht über eine mit Ergotininjektion (0.15 Grmm. unter die Haut in Bauche) gestillte Blutung in einem lethal ausgehenden Falle von Typhus. Die Obduktion ergab übereinstimmend mit Versuchen an Thieren, dass die Resorption des Ergotin vom Unterhautzellgewebe aus nur langsam u. unvollständig erfolgt [was nicht für dieses Verfahren spricht]. Wenig erfolgreich waren diese Injektionen in 2 Fällen von *Hämoptöe* u. 1 von *Epistaxis*. [Weswegen hier das Ergotin nicht durch den Mund verabreicht wurde, ist nicht angegeben.] Dagegen war das Verfahren unter 10 Fällen von *Uterinblutungen* bei retrovertirtem und retroflektirtem Uterus 4 mal von augenfällig günstigem Erfolg gekrönt.

Ueber subcutane Ergotin-Injektionen bei Blutungen hat sich endlich auch Dr. J. Lauber (Bayr. ärztl. Int.-Bl. XX. 22. 1873) verbreitet. Vf. wandte eine Lösung von Extr. secalis cornuti 2.5, Spirit. vini rectif., Glycerini an 7.5 Grmm. an. Die Spritze fasste 0.5 Grmm. und wurde davon ½ injicirt. Vor 4 Fällen von Hämoptöe sistirte die Blutung in dreien vollständig und nur im vierten war am 3. Tage noch eine Injektion nothwendig, worauf der blutige Auswurf gänzlich verschwand.

In einem Falle von profuser *Epistaxis* stand die Blutung nach 1 Injektion binnen 10 Minuten.

Bei einer *Blasenblutung*, welche bei einem mit Prostataanschwellung und Striktur der Urethra behafteten Kranken durch Einführung des Katheters hervorgerufen worden war, stillte eine Injektion die Blutung ebenfalls so, dass am nächstfolgenden Tage nur noch Coagula abgingen. Als sich am andern Tage die Blutung wiederholte, wurde nochmals Ergotin injicirt und dieses mit so günstigem Erfolg, dass nicht nur die Blutung stand, sondern Pat. auch nicht weiter katheterisirt zu werden brauchte.

Endlich gedenkt Vf. eines Falles von nicht abwendbarem *Abortus* im 2. Monat, wobei sich eine äusserst profuse Uterusblutung ereignete. Es wurde Ergotin subcutan injicirt, die Blutung stand und 2 Stunden nach Beibringung des Mutterkorns fand sich das Ovum in der Scheide vor. Auch bei zwei Blutungen nach erfolgtem Abortus bewährte sich das Ergotin.

Ausser mehrstündigem, ja einmal 2 Tage anhaltendem Schmerz an der Injektionsstelle wurden die Ergotininjektionen ohne jeden Nachtheil ertragen; das Allgemeinbefinden ward nicht gestört und gaben einige Patienten sogar an, nach den Ergotininjektionen Ruhe und Behagen empfunden zu haben.

(H. Köhler.)

511. **Untersuchungen über die physiologischen Wirkungen des Atropin und Physostigmin** *auf Pupille und Herz*; von Dr. M. J. Rossbach und Stud. C. Fröhlich. (Verhandl. d. phys.-med. Ges. zu Würzburg. N. F. V. 1. p. 1—79. 1873.)

Die zu interessanten und wichtigen Resultaten führenden Versuche der Vff. über den Antagonismus des Atropin und Physostigmin beziehen sich auf die Pupille und das Herz als die durch die genannten Gifte hauptsächlich beeinflussten Theile, und wurden an Winterfröschen und Kaninchen angestellt.

A. *Versuche über das Verhalten der Pupille gegen Atropin und Physostigmin.* Da die Pupillenweite durch den Antagonismus zweier Muskeln, des Sphincter und Dilatator pupillae, bestimmt ist, wovon ersterer durch den N. oculomotorius, letzterer dagegen durch den Sympathicus innervirt wird, so lag es nahe, zu erforschen, von welchen Nerven aus Atropin und Physostigmin auf die Pupillenweite einwirken, bez. festzustellen, ob beide denselben Nerven im entgegengesetzten Sinne, d. h. das eine reizend, das andere lähmend, oder ob sie verschiedene Nerven, d. h. das eine den Oculomotorius, das andere den Sympathicus, beeinflussen. Die Versuche mit *Atropin* am Kaninchenauge ergaben bei Applikation minimaler Dosen das höchst unerwartete Resultat einer Pupillenverengerung. Die so verengte Pupille konnte durch einfallendes starkes Licht reflektorisch noch mehr verengt werden und erweiterte sich umgekehrt bei abnehmender Intensität des einfallenden Lichtes. Durchschneidung des Halssympathicus übte keinen Einfluss, Reizung desselben

aber erweiterte die Pupille. Hieraus folgt, dass die Pupillenverengerung bei minimalen Atropingaben durch Erregung der Oculomotoriusendigungen bedingt ist und die genannten Atropingaben keinen nachweisbaren Einfluss auf die Sympathicuszweige im Dilatator ausüben. Wird die minimale Atropindosis auf eine immer noch sehr kleine gesteigert, so tritt Lähmung der Oculomotoriusendigungen ein und direkte Reizung des Oculomotorius hat keine Verengerung der durch Atropin weit gewordenen Pupille zur Folge. Gleichzeitig ergiebt sich aus diesen Versuchsresultaten, dass, v. Bezold widersprechend, Atropin nicht von Anfang an lähmend auf die Nerven einwirkt, sondern hier, wie bei zahlreichen andern Alkaloiden, bei Anwendung minimaler Dosen der Lähmung ein Excitationsstadium vorangehen kann. Die Erregbarkeit der Muskelfasern der Iris wird von Anfang an herabgesetzt, doch so, dass stärkere Inductionsströme noch Pupillenverengerung von 1—2 Millim. auslösen und erst später die Reizbarkeit der Muskelfaser gänzlich aufgehoben wird. Mit Grünhagen, Hirschmann, v. Bezold und Engelhardt gelangten Vff. zu dem Resultat, dass Atropin die zur Iris tretenden sympathischen Fasern lange Zeit ganz intakt lässt und erst bei Applikation sehr grosser Mengen eine Herabsetzung der Erregbarkeit derselben zu Stande kommt.

Die Versuche mit *Physostigmin* ergaben, dass kleine Dosen dieses Alkaloides die Pupille verengern, grosse dagegen, was bisher unbekannt war, dieselbe erweitern, indem der Sphincter gelähmt wird. Auch hier liegt Oculomotoriusreizung bei kleinen und Lähmung der Oculomotoriusendigungen bei grossen Dosen (Physostigmin) vor.

Atropin und Physostigmin sind sonach in ihrer Wirkung auf die Pupille keine Antagonisten, sondern verengen die Pupille in kleinen und erweitern dieselbe in grossen Dosen; nur die Dosen, in welchen beide verengend wirken, sind kolossal verschieden und eben so weit divergiren beide rücksichtlich der pupillenerweiternden Wirkung. Die Pupille des Frosches verhält sich nach Vff. derjenigen der Warmblüter schnurstracks entgegengesetzt, indem 0.0004 Grmm. Atropin dieselbe stets verengt, 0.002—0.008 dieselbe dagegen stets erweitert. Aehnliches beobachtete Horvath bei seinen Abkühlungsversuchen, indem sich umgekehrt wie beim Kaninchen, die Froschpupille bei der Abkühlung verengert, und bei der Erwärmung erweitert.

Versuche, bei denen Atropin und Physostigmin gleichzeitig angewandt wurden, lehrten, dass zwar die durch letzteres Alkaloid verengte Pupille bei nachträglicher Atropinisirung erst zu ihrem normalen Durchmesser zurückkehrt und später sogar erweitert wird, dass dagegen umgekehrt Physostigmin die durch Atropin erweiterte Pupille nicht zu verengen vermag.

Es findet also zwischen der Atropin- und Physostigminwirkung auf die Oculomotoriusendigungen kein Antagonismus im Sinne von plus und minus statt. In Wirklichkeit erregt in den oben angegebenen Dosen Physostigmin den Oculomotorius, während Atropin denselben lähmt; Atropin hebt also die Physostigminwirkung nur auf, weil es Lähmung, d. h. Aufhören der Erregbarkeit und Erregung des Oculomotorius bewirkt, während Physostigmin, eben weil gelähmte Nervenfasern unerregbar sind, die Atropinwirkung nicht aufzuheben vermag. Vff. citiren hierauf eine Reihe von Angaben den Antagonismus von Atropin und Physostigmin aufrecht erhaltender Beobachter, z. B. Stellwag's von Carion, welche die eben erörterten Thatsachen gleichfalls bestätigen, betreffs welcher wir aber auf das Original verweisen müssen. Nach Rossbach's Beobachtungen finden dieselben auch auf das menschliche Auge Anwendung.

B. *Die Versuche der Vff. über die Herzwirkung des Atropin* ergaben ein dem über das Verhalten genannten Giftes zur Pupille Ermittelten conformes Resultat. *Es zeigte sich, dass die allgemein adoptirte Ansicht, dass Atropin zunächst ein den Vagus lähmendes Gift sei, unrichtig ist,* indem minimale Atropindosen, der Reizung des Oculomotorius analog, Reizung der Hemmungscentren im Herzen (Pulsverlangsamung bis zum Herzstillstande in Diastole) hervorbringen. Sind die genannten Centren paralysirt, so wird weder durch Reizung des Halsvagus, bez. des peripheren Endes nach Durchscheidung desselben, noch durch direkte Reizung des Venensinus oder Herzvorhofes Herzstillstand und Absinken des Blutdrucks (von bedeutendem Ansteigen desselben über die Norm nach dem Aufhören der Vagusreizung gefolgt) hervorgerufen. Werden Decimilligramme bis Milligramme Atropin durch die innaere Bauchvene direkt ins Froschherz injicirt, so kommt es zu diastolischem Stillstande von bis 60 Sekunden Dauer, oder zu Pulsverlangsamung. Letztere kommt auch wenn die Atropinisirung des Frosches nach zuvor bewirkter Vagusdurchschneidung vorgenommen wird, zu Stande. Während dieser Epoche genügen schwache Inductionsströme bei 140 Mmtr. und mehr Abstand, um diastolischen Herzstillstand zu Wege zu bringen, während, wenn die Pulszahl erst wieder die normale geworden ist, oder die Herzcontractionen schneller, als in der Norm erfolgen, zur Erreichung desselben Zweckes starke Inductionsströme eingeleitet werden müssen. Im Stadium der Pulsretardation bestehen die Herzcontractionen in gleicher Stärke fort wie vor der Vergiftung, ja in vielen Fällen werden die systolischen Erhebungen höher und die höchste Erhebung geht nicht wie vor der Vergiftung rasch in die absteigende Linie über, sondern erhält sich eine Zeit lang in derselben Höhe. Es handelt sich hierbei um eine durch Atropin bedingte starke Erregung der Hemmungscentren und musculomotorischen Ganglien im Herzen unter Prävalenz der ersteren über die letzteren. In allen Fällen löst Venensinusreiz diastolischen Stillstand des Froschherzens aus.

Wurden grössere Atropinmengen eingespritzt so trat sehr bald ein Zeitpunkt ein, wo die Herzcontractionen sehr frequent wurden und Einleitung von Inductionsströmen in den Vagusstumpf am Halse keinen diastolischen Herzstillstand mehr bedingt, während Venensinusreizung noch Verlangsamung der Schlagfolge des Herzens nach sich zog. Atropin führt sonach erst Reizung der Hemmungsmechanismen im Herzen und später Paralysirung derselben herbei, dass, *gerade so wie beim Nicotin* (Traube hart) die Vagusendigungen eher, als die eigentlichen Hemmungscentren im Herzen ihre Erregbarkeit einbüssen. Das Kaninchenherz, wo selbstredend nur vom Halsvagus aus auf die Hemmungscentren eingewirkt wurde, verhielt sich dem Atropin gegenüber dem Froschherzen ähnlich, indem kleine Mengen Atropin geringes Absinken des Blutdruckes und Abnahme der Frequenz der Herzcontractionen bewirkten. Grössere Dosen bewirkten Vaguslähmung unter den bekannten Erscheinungen. Nach Eintritt derselben schlägt das Herz entweder . scheinbar normaler Weise fort, oder es kommt mittelbar nach Eintritt der Vaguslähmung auch zu Lähmung.

Zu bemerken ist noch, dass zu der Zeit, wo Vagusreizung am Halse keinen Herzstillstand mehr hervorrief, dasselbe Verfahren im Momente der Reizung ein Ansteigen des Blutdrucks zur Folge hatte. Es gebörten beim Kaninchen [welche man mit frischen Belladonnablättern füttern kann, ohne dass sie erkranken] 5 Mgrmm. Atropin dazu, um den Vagus complet zu lähmen, und es war eine dem Eintritte der completen Vagusparalyse vorangehende Schwankung der Vagusreizbarkeit, so dass man mit einer einmaligen Erfolglosigkeit einer elektrischen Vagusreizung nicht auf dasselbe Verhalten des Nerven nach Verlauf einer Minute zu schliessen berechtigt war, äusserst merkwürdig. Vff. weisen aus der Literatur nach, dass andere Autoren, und unter diesen v. Bezold selbst, der Vaguslähmung vorausgehende Pulsverlangsamung an Thieren beobachtet, aber der allgemein adoptirten Lehre von der direct lähmenden Wirkung des Atropin auf das Herz zu Liebe nicht richtig (auf der Lähmung vorausgehende Reizung der Hemmungsmechanismen durch das Gift) gedeutet haben.

Die nach Einspritzung von *Physostigmin* in *Froschherzen* auftretenden Erscheinungen sind je nach Ungleichheit des im Handel vorkommenden Präparates wegen von den Autoren nicht ganz übereinstimmend beschrieben worden. Böhm sah bei Dosen von 0.0002 bis 0.02 Grmm. Physostigmin keine wesentliche Verlangsamung der Herzthätigkeit eintreten, niemals diastolischen Stillstand entstehen, aber das durch Muscarin gelähmte Herz durch Calabar wieder zur Contraction kommen. So kam er dazu, Atropin und Physostigmin für gleichwirkend, aber nicht für Antagonisten zu erklären. Die Vff. [mit denen gleichzeitig Ref. ebenfalls mit Calabar am Froschherzen experimentirte und mit den Rossbach'schen — soweit sie sich auf Frösche beziehen — übereinstimmende Resultate erlangte; man vergl. Jahrbb. CLIX. p. 233] fanden, dass bei manchen Fröschen Physostigmin in kleinsten und mittleren Dosen applicirt die Herzbewegungen weder der Frequenz, noch der Qualität nach modificirte, während bei andern Fröschen schon nach 0.0005 Grmm. Verlangsamung der Herzschläge und nach 0.001 diastolischer Herzstillstand beobachtet wurde. Da Reizung der Venensinus und Vorhöfe beim Frosch stets bei weiterem Rollenabstande als vor der Vergiftung Verlangsamung, bez. Stillstand des Herzens hervorrief, so ist die oben geschilderte Veränderung am Herzen auf Reizung der im Herzen selbst belegenen Hemmungscentren um so zuverlässiger zurückzuführen, als zu derselben Zeit Reizung des Halsvagus durch elektrische Ströme keinen Herzstillstand mehr zu Wege bringt. Mit der Zunahme der Reizbarkeit der im Herzen gelegenen Hemmungscentren und der daraus entspringenden Pulsverlangsamung ging eine bedeutende Verstärkung der Herzsystolen Hand in Hand. Die Kymographioncurven wurden höher und ausgiebiger und die grösste systolische Erhöhung dauerte auch länger; diastolische und systolische Stillstände wechselten mit einander ab [diese Beobachtung kann Ref. für Hund und Kaninchen nicht bestätigen]. Vff. statuiren hiernach starke Reizung der Hemmungs- und musculomotorischen Ganglien des Herzens, so, dass im Kampfe beider bald das eine, bald das andere die Oberherrschaft gewinnt [Arnstein und Sustschinsky, und Ref. a. a. O. haben bewiesen, dass Calabar die musculomotorischen Ganglien intakt lässt]. Bei Kaninchen sank nach kleinen Gaben Physostigmin die Frequenz der Herzschläge, während die Reizbarkeit des Vagus stieg.

Die Combinationsversuche mit Atropin u. Physostigmin bewiesen, dass, wenn zuvörderst Atropin einverleibt worden ist, die spätere Physostigminbeibringung den lethalen Ausgang beschleunigt, beide Alkaloide sich gegenseitig also durchaus nicht als Antagonisten verhalten. Zwar kommen Fälle vor, wo bei Kaninchen die Vagusenden schon durch kleine Mengen Atropin gelähmt werden und nachträgliche Calabarisirung die Erregbarkeit der Vagusendigungen wieder herstellt; dieses geschieht aber nicht mit Hülfe, sondern trotz des Vorhandenseins von Physostigmin und würde auch ohne dasselbe geschehen sein.

Wie wenig sonach Atropin und Physostigmin, welche beide zuerst die Hemmungsmechanismen reizen und später Lähmung derselben herbeiführen, Antagonisten sind, geht auch aus dem Verhalten des Herzens, wenn erst Physostigmin und nach Eintritt der Wirkung desselben Atropin injicirt wurde, hervor. Letzteres war allerdings im Stande, einen Theil der Physostigminwirkung, bez. der durch dasselbe bedingten Reizung der Hemmungscentra, zu übercompensiren und die Erregung der Lähmung weichen zu machen. Die Wirkung des Physostigmin

auf das Rückenmark aufzuheben ist Atropin nicht im Stande und ist, wenn grosse Dosen Physostigmin u. grosse Dosen Atropin gleichzeitig angewandt wurden, Eintritt des Todes unter den Symptomen der lethalen Calabarvergiftung: dyspnotischen und tetanischen Erscheinungen, die Folge davon; gleichzeitig kommt allerdings auch die durch das Atropin herbeigeführte Lähmung der musculomotorischen Ganglien dabei in Betracht.

Fraser's Beobachtungen hält Rosabach nicht für das Gegentheil beweisend, einestheils beschreibe Fr. (nach 0.03 Grmm. Atropin u. Physostigmin) gemischte Erscheinungen der Atropin- und Physostigmin-Vergiftung, anderntheils seien die Controlversuche, in denen dieselbe Physostigmindosis Kaninchen tödtete, welche mit Atropin zusammengereicht den Tod nicht herbeigeführt hatte, nicht zahlreich genug. In den Fällen, wo bisher eine Erregbarmachung der durch Atropin gelähmten Vagusendigungen durch Calabar angenommen wurde, würde nach Rosabach, welcher einen Antagonismus von Giften im Sinne von plus und minus überhaupt in Abrede stellt, der Vagus, ohne gelähmt zu sein, nur seiner schwankenden Reizbarkeit wegen auf ein- oder zweimaliges Einleiten von Induktionsströmen nicht reagirt haben, während er sich auch ohne Physostigmin ein Paar Minuten später noch als erregbar erwiesen hätte. [Hiernach würde man nie sicher sein können, dass ein durch Atropin gelähmter Vagus thatsächlich und dauernd gelähmt sei; man dürfte also Atropin consequenter Weise als physiologisches Reagens nicht mehr anwenden, wie auch die Resultate aller sogenannten combinirten Intoxikationsversuche mit Digitalin und Atropin etc. hierdurch angreifbar geworden sind. Für das Froschherz gelangte Ref. übrigens (a. a. O.) zu dem nämlichen Schluss, dass Atropin und Physostigmin keine Antagonisten sind, sondern ihre Wirkungen sich vereinigen.] (H. Köhler.)

512. Ueber Vergiftung durch Arsenwasserstoff, Kohlensäuregas u. Kohlendampf; von Rabuteau; P. Bert; H. Schauenburg.

Rabuteau (Gaz. de Par. 18. 1873) bespricht die durch Uebergang von Arsenicwasserstoff in die Blutbahn resultirenden Veränderungen des Blutfarbstoffs. Die bei Einverleibung der Arsenikalien durch den Mund erzeugten Symptome von Gastroenteritis sind nur ein wenig charakteristisches Moment in dem das Bild der Arsenvergiftung charakterisirenden Symptomencomplex. Das Arsenwasserstoffgas bewirkt Veränderungen der rothen Blutkörperchen, welche mit deren Funktion als Sauerstoffträger und mit dem Fortbestehen des Lebens unvereinbar sind. Leitet man das genannte Gas direkt ins Blut, so nimmt letzteres eine tintenartige Beschaffenheit an und man sieht bei der spektroskopischen Untersuchung einen breiten, aus Verschmelzung der beiden Oxyhämoglobinstreifen und des zwischen D u. E des Spektrum überhaupt gelegenen Raumes entstandenen dunklen Streifen, dem durch Schwefel- und Selenwasserstoffgas im Blute hervorzubringenden zum Verwechseln ähnlich. Wird nun aber mit dem Einleiten des Arsenwasserstoffgases in mit Wasser verdünntes Blut längere Zeit fortgefahren, so verschwindet das oben erwähnte breite dunkle Band im Spektrum und die Tintenfarbe des Blutes geht in eine gelbgrünliche, an die des Harns erinnernde über. In dem alsdann zu erlangenden, durch sehr matte Farben ausgezeichneten Spektrum sind Absorptionsbänder überhaupt nicht mehr zu erblicken. Spätere Einleitung von Sauerstoffgas ändert an diesem Befunde nichts. Hieraus folgt, dass 1) Arsenwasserstoff das Oxyhämoglobin reducirt; dass es 2) dasselbe gänzlich zerstört und 3) dass die auf diese Weise funktionsunfähig gewordenen Blutkörperchen zur Sauerstoffaufnahme unfähig geworden sind. Lässt man einen Hund langsam Arsenwasserstoff einathmen, so erbricht er und stirbt unter Athemparalyse ohne vorhergehende Convulsionen. Das Herz schlägt noch kurze Zeit nach Aufhören des Athmens fort und in der Leiche wird das Blut von tintenähnlicher Beschaffenheit und der Consistenz des Himbeergelees angetroffen. Aus der angeführten Blutveränderung ist der bei Arsenvergiftung zu beobachtende Collapsus, das mit dem Langsamwerden der Respiration Hand in Hand gehende Absinken der Temperatur und die von durch Störung der Hämatose bedingte Herabsetzung der Ernährung überhaupt abhängige Steatose der Leber, Nieren u. s. w. leicht erklärlich. Auch die von den Autoren erwähnten Hyperämien der serösen und Schleim-Häute nach Arsenvergiftung sind (nach Rabuteau) durch ausgetretenen und in den Geweben der genannten Häute imbibirten veränderten, dunkelblaurothen Blutfarbstoff, nicht durch Entzündung bedingt. Ebenso wird das oft behauptete Vorkommen von Hämorrhagien in den genannten Leichen nur mit Vorsicht anzunehmen sein. [Es ist aber durchaus nicht bewiesen, dass die resorbirte arsenige Säure im Organismus in Arsenwasserstoff verwandelt wird und als solcher wirkt; wohl aber, dass sie Corrosion und Entzündung des Magens und Darms bewirkt — zumal wenn sie in Pulverform damit in Contakt kommt.] Dass die Blutkörperchen durch Arsenwasserstoff gänzlich zerstört, bez. chemisch zersetzt werden, erhellt daraus, dass ihr Eisen frei und durch Zusatz von Ferrocyankalium zum verdünnten (grüngelben!) Blute in der bekannten Weise nachweislich wird. — Die Frage, ob Arsenwasserstoff seinerseits mit dem Hämoglobin eine chemische Verbindung eingeht, hat Rabuteau gar nicht berührt.

Paul Bert (l. c. p. 243) macht über den Tod durch *Kohlensäure* Mittheilung. Wird ein Thier bei 2—10 Atmosphären Druck in ein Gefäss eingeschlossen oder die Trachea desselben mit einem Sauerstoff- enthaltenden Kautschuksacke in Communikation gebracht, so tritt binnen 5—6 Std. der Tod durch Kohlensäure-Anhäufung im Blute ein.

Der Inhalt des Kautschuksackes verliert an Sauerstoff, anstatt dessen sich 35—45°/₀ Kohlensäure darin anhäufen. Dagegen war das Arterienblut keineswegs allen Sauerstoffs verlustig gegangen, sondern enthielt noch 10—12°/₀ davon; die Kohlensäure hatte sich andrerseits in solchen Mengen angesammelt, dass 100 Vol. Blut 110—120 Vol. Kohlensäure enthielten. Ebenso war der Kohlensäuregehalt der Gewebe von 15—20 auf 60—100 gestiegen. Die Temperatur sank auf 28—?. Die Zahl der Athemzüge nahm allmälig in so engen Proportionen ab, dass schliesslich nur noch in 3 Min. eine Inspiration erfolgte. Auch der Puls wird immer weniger frequent, überdauert jedoch den Respirationsstillstand. Auch hier tritt der Tod nicht durch Herzparalyse ein. Der Blutdruck bleibt verhältnissmässig hoch bis kurz vor dem Tode. Der Tod wird dadurch herbeigeführt, dass in Folge des hohen durch den Kohlensäuregehalt herbeigeführten Drucks der umgebenden äussern Luft die Kohlensäure aus Blut und Geweben nicht entweichen kann, sondern sich in enormen Mengen darin ansammeln muss. Der Tod tritt, ohne dass es zu Convulsionen kommt, durch Athemparalyse nicht durch Herzlähmung ein. Trotz dem verhältnissmässig hohen Sauerstoffgehalt (10—12°/₀) des Blutes liegen zufolge der Kohlensäureimprägnirung der Gewebe die Oxydationsvorgänge im Organismus so darnieder, dass die Körpertemperatur rapid fällt. Ebenso wie bei Inhalation einer 40°/₀ Kohlensäure enthaltenden Luft Anästhesie eintritt, erfolgt dieselbe auch bei den Sauerstoffeinathmungen, wenn die Menge der im Blute angehäuften Kohlensäure 40 Vol. beträgt. Zu dieser Zeit ist der Blutdruck noch sehr hoch, die Herzcontraktionen sind sehr frequent und das Thier schwebt in keiner Gefahr [?]. Bei Zuführung reiner Luft kehrt die Sensibilität sofort zurück; Bert meint, dass sich Kohlensäure in der erörterten Weise inhalirt zum Anästhetikum für chirurgische Zwecke eignen dürfte [ein weder neuer, noch ausführbarer Vorschlag]. Schliesslich fordert B. zu Experimenten darüber auf, ob auch die Winterschläfer der Thiere, welche in Orten, wo sich Kohlensäure anhäufe, der Druck der umgebenden Luft also wachsen muss, verweilen, auf Kohlensäureimprägnirung des Blutes beruht. Nach seinen Erfahrungen ist in der von ihnen exspirirten Luft weniger Kohlensäure als dem inhalirten Sauerstoff entspricht, enthalte eine Retention dieses Gases in Blut und Geweben also nichts weniger als unwahrscheinlich.

Ueber die Asphyxie bei in von der äussern Luft abgeschlossenen Räumen verstorbenem (erstickten) Thieren ermittelte Bert, übereinstimmend mit früheren Experimentatoren, dass die Luft in dem abgeschlossenen Raum zur Zeit des Todes nur 2—3°/₀ Sauerstoff, dagegen 14—16°/₀ Kohlensäure enthält und der Sauerstoffgehalt des Arterienblutes zur Zeit des Todes nur 1°/₀, der Kohlensäuregehalt dagegen 50—60 Vol. auf 100 Vol. Blut beträgt. In diesem Falle findet sich in den Geweben nur der normale Menge Kohlensäure angesammelt. Die Anhäufung von Kohlensäure spielt bei dieser, der wahren Asphyxie nahe kommenden Todesart nur eine accessorische Rolle und will Bert ausserdem gefunden haben, dass der grösste Kohlensäuregehalt des Blutes vorliegenden Falles gar nicht zur Zeit des Todes, sondern früher vorhanden sei und Blut und Gewebe Kohlensäure an die umgebende Luft abzugeben vermögen.

Würde die Einwirkung der Luft dadurch ganz ausgeschlossen, dass die aus dem Kautschuksacke eingeathmete sowohl, als die ausgeathmeten 140 Liter Luft durch Waschflaschen mit Kalilauge geleitet wurden, so gingen die Thiere nach 5—6 Std. an Asphyxie zu Grunde. Hier nahm der Sauerstoffgehalt des Blutes dem der umgebenden Luft proportional ab; war der O-Gehalt in letzterer auf $10^0/_0$ ($^3/_2$ Atmosphäre) gefallen, so sank er auch im Blute auf 7'bis $9^0/_0$. Merkwürdiger Weise nimmt gleichzeitig mit dem Sauerstoff auch der Kohlensäuregehalt des Blutes der Versuchsthiere ab, ganz so wie bei Thieren, welche im luftverdünnten Raume unter zu niedrigem atmosphär. Druck athmen; als der O-Gehalt der umgebenden Luft auf 10 u. $7^0/_0$ gefallen war, betrug der Kohlensäuregehalt des Blutes 53—41$^0/_0$ und beim Tode sogar nur 26. Dabei war indessen diese Kohlensäureverminderung noch geringer, als man hätte erwarten sollen, denn die durch Kalilauge gewaschene und eingeathmete Luft enthielt immer noch 2—3$^0/_0$ Kohlensäure. Der Tod der langsam asphyktisch gewordenen Thiere trat stets ohne Convulsionen ein und diese in einer der Kohlensäure gänzlich beraubten Atmosphäre lebenden Thiere befanden sich in denselben Verhältnissen, als hätten sie unter allmälig vermindertem atmosphär. Druck geathmet.

Werden umgekehrt Fische [Aale] in Wasser bei einem sehr hohen atmosphär. Druck sehr sauerstoffreicher Luft ausgesetzt, so sterben sie in 24 Stunden. Betrug der Druck 11 Atmosphären, so entsprach der Druck des Sauerstoffs $11 \times 50 = 550 = 26$ Atmosphären Luft. Wurde statt Sauerstoff gewöhnliche Luft bei 15 Atmosphären Druck angewandt, so starben die Aale in einer Viertelstunde unter Convulsionen; unter 10 Atmosphären Druck lebten sie noch 3 Tage. Es tödtet also der Sauerstoff, und zwar merkwürdiger Weise dann, wenn sein Volumen eben so weit vermehrt wird, als auch zur Tödtung warmblütiger Thiere (Säugethiere, Vögel) ausreicht. Das Wasser in den Meerestiefen darf daher, sollen Fische darin fortleben, nicht reicher an Sauerstoff sein als das an der Oberfläche. Entwickelte sich aus irgend welcher Ursache Sauerstoff (aus Pflanzen etc.) in der Tiefe und entwich allmälig an die Atmosphäre, so wären diejenigen Schichten des Meerwassers, welche mit dem O-Gase imprägnirt

würden, für Fische unbewohnbar. Uebereinstimmend hiermit schiessen Fische, wenn auf die Wasseroberfläche ein vermehrter atmosphärischer Druck wirkt, dem Grunde zu; wird dagegen die Luftsäule über dem Wasser verdünnt, so scheinen die Fische durch den verminderten atmosphär. Druck gar nicht zu leiden; nach einem Tage jedoch ist ihre Schwimmblase durch neugebildete Gase übermässig aufgetrieben und diese Gase sollen um so mehr Sauerstoff enthalten, in je tiefern Schichten des Meeres der Fisch lebt (Biot).

Dr. Hermann Schauenburg erzählt folgenden Fall von *Kohlendampfvergiftung* (Vjhrschr. f. ger. Med. N. F. XVI. 1. p. 40. 1872).

Die verehel. W. verliess um 3 Uhr Nachm., nachdem sie den von dem Hausflur her heizbaren Ofen mit einer grossen Menge Reissig versehen hatte, ihre Wohnung. In letzterer blieben hinter verschlossenen Thüren ein $2^1/_2$- u. ein 5jähr. Kind zurück. Auf dem Ofen befand sich feuchtes Reissholz zum Trocknen und ein Hemd, welches die Frau später ansehen wollte. Als sie gegen 4 Uhr zurückkehrte, fand sie beide Kinder im Bett auf dem Bauche liegend, und zwar noch warm, aber todt vor. Das Hemd, das Holz auf dem Ofen und eine Schachtel Streichhölzer hinter demselben waren grossentheils zu Asche verbrannt und an der benachbarten Wand ein grosser frisch entstandener Russfleck sichtbar. In der Stube bemerkte man viel Rauch und unangenehm brandigen Geruch. Die Obduktion, 56 Std. n. d. Tode, ergab Starre der Gelenke zufolge der auf die Leichen eingewirkt habenden grossen Kälte; bei dem kleinern Kinde war auch an einigen Gelenken noch Rigor bemerklich. Nur an wenigen Stellen zeigte die Haut die gewöhnliche Leichenfarbe, sie erschien vielmehr röthlich u. an beiden Seiten des Bauches, an Rücken, Gesicht u. Händen rosaroth. Eigentliche Fäulnisserscheinungen fehlten. Die äussere Schädelfläche beider Leichen war gleichmässig roth bis violettroth. Beim Durchsägen ergoss sich sehr reichlich ein wenig schmieriges, dunkelkirschrothes, bei Sauerstoffzutritt hellkirschroth werdendes Blut. Auch die Gefässe der Meningen und des Hirns selbst strotzten von Blut; die Schädelbasis war ebenfalls intensiv geröthet u. stellenweise bläulich. Auch das Blut des ältern, den Kohlendämpfen längern Widerstand leistenden Kindes zeigte einen Stich (vom Kirschrothen) ins Bläuliche. In den Hirnhöhlen war wenig Flüssigkeit enthalten; bei dem kleinern Kinde war das ergossene Serum blutig tingirt; bei beiden waren die Adergeflechte sehr stark hyperämisch. Die Substanz aller Hirntheile war von sehr zahlreichen Blutpunkten durchsetzt, im Uebrigen aber von normaler Consistenz. Die Trachea des ältern Kindes war stark injicirt und es fanden sich daselbst nur dunkelroth gefärbte Schleimhautpartien vor. Die Lungen waren collabirt, die Halsgefässe blutarm oder leer. Die Thymusdrüsen waren bei beiden Kindern stark entwickelt und sehr hyperämisch. Im Darmkanal und seinen Anhängen fand sich nichts Charakteristisches vor.

Die Obducenten gaben ihr Gutachten dahin ab, dass die Kinder durch hochgradige Ueberfüllung der Schädelhöhle und des Gehirns mit Blut zu Tode gekommen seien, und dass dieses Blut zufolge seiner dunkelkirschrothen Beschaffenheit einer specifischen Veränderung durch eingeathmeten Kohlendampf unterlegen und auf Hirn und Nerven lähmend eingewirkt habe. [Eine spektroskopische Untersuchung unter Anwendung von Palladiumchlorür etc. wurde mit dem Blute nicht angestellt.] (H. Köhler.)

III. Pathologie, Therapie und medicinische Klinik.

513. Zur Casuistik der intracraniellen Tumoren; von Dr. H. Curschmann in Berlin (Deutsch. Arch. f. klin. Med. X. p. 194. 1872) u. Dr. Giov. Casotti (Riv. clin. 2. Ser. VIII. p. 207. Luglio 1873).

Dr. Curschmann's Beobachtung, namentlich hinsichtlich der Aetiologie bemerkenswerth, betrifft eine 68jähr. Wärterin, welche am 14. Oct. 1868, kurz nachdem ihr ein schwerer Eisenhammer auf den Kopf gefallen war, in das Hospital gebracht wurde.

Pat. blutete stark aus einer zackigen gequetschten Wunde der rechten Scheitelgegend, in deren Tiefe eine Fraktur des Schädels mit Impression zu constatiren war. Bei antiphlogistischer Behandlung verloren sich die Erscheinungen der Commotion sehr rasch, so dass Pat. am 3. T. schon bei voller Besinnung war. Die Wunde eiterte bis zur Abstossung einiger kleiner Sequester sehr lebhaft und Pat. konnte erst nach 3½ Mon. (wegen intercurrenter, von der Wunde ausgegangener Wunderose) geheilt entlassen werden mit einer mit der Unterlage fest verwachsenen derben Narbe. Acht Tage nach ihrer Entlassung nahm sie die Beschäftigung als Wärterin wieder auf. Nach Verlauf von 15 Mon. (Mitte Dec. 1870), während welcher Zeit die Frau stets arbeitsfähig und gesund gewesen war, klagte sie, dass sie seit jener Verletzung nicht mehr schwere Lasten auf dem Kopfe tragen könne, weil sie dann Schmerz in der Narbe und deren Umgebung verspüre. Im Uebrigen ergab die genaueste Untersuchung ausser ausgebreiteter Rigidität der Arterien und mässiger Hypertrophie des linken Ventrikels durchaus nichts Abnormes. Der Zustand blieb auch durchaus befriedigend, bis die Frau am 21. März 1871 nach einem längern Spaziergang beim Eintreten ins Zimmer plötzlich ohne Schrei und ohne Klage todt zusammenstürzte.

Bei der 18 Std. u. d. T. vorgenommenen Autopsie fand man, ausser Atherom der Arterien und Hypertrophie des linken Ventrikels bei völliger Integrität der Klappen, nur die gewöhnlichen senilen Veränderungen. Die Sektion des Kopfes ergab Folgendes. Schädel von mässiger Dicke, Diploë blutreich. 6 Ctmtr. von der Pfeilnaht entfernt auf der Mitte der Sutura coronaria, auf Scheitelbein u. Stirnbein gleichmässig verbreitet, eine nahezu kreisförmige Impression des Schädels, deren Flächendurchmesser 3 Ctmtr., deren grösste Tiefe etwa 1 Ctmtr. betrug. Die Impressionsstelle, von innen gesehen, stellte sich in Form eines flachen Kegels dar, über den die leicht verdickte, etwas getrübte Dura-mater wegzog. Entfernte man letztere (sie war nach innen und aussen adhärent), so sah man, dass ein dreieckiges Stück gerade aus dem Schädel ausgebrochen, nach innen getrieben und eingekeilt war. In nächster Nähe der Impressionsstelle waren 2 der Dura-mater aufsitzende Geschwülste aus entsprechenden Vertiefungen der Grosshirnhemisphären leicht herauszuschälen, da sie nur durch zartes Bindegewebe und eine Anzahl von diesem getragener Gefässe mit ihrer Unterlage in lockerm Zusammenhange standen. Die grössere, annähernd eiförmige Geschwulst war 5.5 Ctmtr. lang, 4.5 breit, 4 hoch und von derber, fleischiger Consistenz, die kleinere hatte etwa 3 Ctmtr. in ihrem grössten Durchmesser, 1.5—2.0 in ihrer Dicke und war weicher. Bei mikroskopischer Untersuchung erwiesen sich Beide als Fibrosarkome, der Knochen in ihrer Umgebung war rarificirt, an manchen Stellen papierdünn, so dass es hier vielleicht in Kurzem zum Durchbruch gekommen wäre. Die Substanz des Gehirns selbst war blass, auffallend weich und feucht. Corpus callosum und Fornix leicht

zerreisslich, die Ventrikel ausgedehnt, mit klarem Serum gefüllt, die Telae chorioideae ödematös gequollen.

C. glaubt, dass die Entstehung der beiden Geschwülste der Dura mit der 1½ J. vor dem Tode erlittenen Schädelverletzung in direkten Zusammenhang zu bringen ist. Ausserdem betont er die völlige Latenz der Entwicklung und des Bestehens der beiden Geschwülste, welche sich aus dem gleichmässigen und ziemlich langsamen Wachsthum der Fibrosarkome und der auch sonst constatirten bedeutenden „Accomodationsfähigkeit" der Grosshirnhemisphäre erklärt. Der Tod scheint in Folge des bei der Sektion constatirten akuten Hirnödems (Apoplexia serosa) eingetreten zu sein.

Der von Casotti veröffentlichte Fall betrifft einen 20jähr. Mann, der stets gesund, namentlich nie syphilitisch afficirt gewesen war.

Bei der Aufnahme in das Hospital, am 29. Mai 1872, einen Tag nach Beginn der Erkrankung, klagte derselbe über heftigen Stirnkopfschmerz, der durch Compression des Kopfes etwas gelindert wurde. Die ophthalmoskopische Untersuchung ergab Röthung des Augengrundes mit geschlängelten und etwas hervortretenden Retinalgefässen. Ohrensausen; belegte Zunge; Appetitlosigkeit. Auf Abführmittel waren nach 4 T. die gastrischen Störungen gewichen, der Kopfschmerz aber bestand fort. Letzterer wurde zwar durch Blutegel an die Zitzenfortsätze u. Kalium bromatum bedeutend gelindert, doch blieb er in geringem Grade bestehen u. verschwand erst nach Application eines Vesikator im Nacken. Die Pupillen waren indessen noch verengt und reagirten kaum sichtbar auf Licht, auch nach Atropineinträufelung war nur geringe Erweiterung eingetreten. Pat. wurde in Folge seines dringenden Verlangens am 20. Juni entlassen, kehrte aber am 17. Juli mit denselben Symptomen wie bei der ersten Aufnahme, abgesehen von den gastrischen Störungen, in das Hospital zurück; es wurde deshalb dieselbe Behandlung wie früher eingeleitet. Am 10. Aug. traten jedoch kurz hintereinander zwei heftige Schwindelanfälle auf, nach denen Coordinationsstörungen beim Gange bemerkbar wurden. Am 22. Aug. nahmen Singultus und Würgen hinzu und am 26. stellten sich die heftigsten Schmerzen im Genick, Erbrechen, Sehnenhüpfen und Flockenlesen bei Unbeweglichkeit der Pupillen und grosser Langsamkeit des Pulses ein. Am 30. Aug. erfolgte der Tod.

Bei der Autopsie fand man Congestion der Meningen, deren Gefässe geschwollen waren u. zwischen denen etwas serös-blutige Flüssigkeit angesammelt war. In den Substanzen der vordern Hemisphären leichte Congestion und sehr geschwellte Gefässe. An der Stelle, wo Kleinhirn und Medulla oblongata zusammenstossen, sass ein Tumor von der Grösse eines Hühnereis, von birnförmiger Gestalt, wechselnder Consistenz und perlmutterartiger Farbe, welcher eine kleine Portion des Kleinhirns u. der Medulla zerstört, den übrigen Theil aber etwas comprimirt hatte. Der Tumor schien von den epithelialen Elementen der Arachnoidea aus entwickelt zu sein. Es fanden sich in ihm Pflasterepithelzellen mit Kernen, die meisten waren aber kernlos und zu granulös-fettigen Massen entartet, ausserdem enthielt derselbe viel Cholestearin, Fetttröpfchen und Corpuscula amylacea.   (Seeligmüller.)

514. Hirnsklerose; von Dr. Kelp in Wehnen. (Deutsch. Arch. f. klin. Med. X. 3. p. 224. 1872.)

K. berichtet über einen Fall von Hirnsklerose, der sich durch die Differenz seiner Symptome mit dem anatomischen Befunde auszeichnet. Erstere glichen nämlich ganz denen bei herdweiser Sklerose, während die Sektion neben hochgradiger Hirnatrophie eine allgemeine Verdichtung der blassrothen Hirnsubstanz mit Verschmälerung der Rindensubstanz erkennen liess.

Der Fall betrifft einen 38jähr. Arbeiter mit syphilitischen Antecedentien u. begann mit Schwindel, Kopfschmerz und Melancholie. Letztere verschwand vorübergehend wieder, um einer Manie Platz zu machen, zu der sich plötzlich epileptiforme Anfälle gesellten, die sich sehr häuften, mit Sopor verbanden und ziemlich 1 Mon. andauerten u. temporäre Paralysen in Gesicht u. Extremitäten zurückliessen. Die Anfälle blieben ziemlich 1 Jahr lang aus, wiederholten sich dann wieder und liessen starkes Zittern der Hände bei fehlender Unterstützung und schwankenden Gang zurück. In der Zwischenzeit hatte sich beträchtliche Dementia ausgebildet. Zu diesen Symptomen traten noch zunehmende Schwäche der Beine bei nicht wesentlicher Verringerung der rohen Kraft und erhaltener Sensibilität der Haut, Contrakturen in den Kau- und vordern Halsmuskeln, scandirende Sprache, Erschwerung des Schluckens u. convulsivisches Zucken der Gesichtsmuskeln. Vier Jahre nach dem Beginn der Krankheit erfolgte der Tod durch Erschöpfung.

Auch im Rückenmarke fanden sich keine sklerotischen Herde, wohl aber ein ausgebreiteter Erweichungsprocess in dessen mittlern Partion und eine verwaschene Zeichnung der grauen Substanz von da nach abwärts, während die Medulla cervic. u. oblong. sich normal verhielten. Die Brücke war besonders stark sklerosirt.　(Bärwinkel.)

515. Sektionsbefund bei Paralysis pseudohypertrophica; von Dr. Duchenne sen. (Gaz. des Hôp. 80. 1872.)

D. giebt einen kurzen Bericht über eine weitere Anzahl von Fällen dieses Leidens, die er seit seiner ersten Veröffentlichung beobachtet hat.

Hieran schliesst er den Sektionsbefund eines Pat., den er in dieser letztern mit berücksichtigt hat. Es ist dies ein 14jähr. Knabe Léon Gruard, der damals 10 J. alt und schon seit seinem 4. J. krank war. Er starb an einer intercurrirenden Bronchitis in wenigen Tagen, nachdem er völlig gelähmt worden. Das in Chromsäure gehärtete Rückenmark wurde sowohl von Duchenne als auch von Charcot untersucht und soll sich vollkommen normal verhalten haben. Die Muskeln zeigten die bekannten Veränderungen.

D. benutzt diesen negativen Sektionsbefund zur Stütze seiner Ansicht von der peripherischen Natur der Paralysis pseudohypertrophica.

(Bärwinkel.)

516. Fälle von progressiver Muskelatrophie; von Dr. J. T. Banks. (Brit. med. Journ. Jan. 7. 1871.)

1. *Fall*. Ein 34jähr. Schuhmacher, in dessen Familie Erblichkeit von Nervenkrankheiten fehlte, zog sich durch Schlafen in einem feuchten Raume heftige Schmerzen im rechten Arme zu, welche ihn jedoch in der Ausübung seines Berufes nicht störten; vielmehr arbeitete Pat. oft genug Tag und Nacht. Nachdem diese Schmerzen, allen Mitteln zum Trotz, 18 Monate lang bestanden hatten, bemerkte er Abmagerung und Schwäche am rechten Daumen, bald aber auch in den übrigen Fingern der rechten Hand und in der Muskulatur des Vorderarms. Nach einigen Monaten wurde auch der linke Arm in ganz derselben Reihenfolge afficirt und nun spürte Pat. Schmerzen im Genick und zwischen den Schultern; dabei fiel sein Kopf leicht nach vorn, zumal wenn er müde war. Die früheren Schmerzen verloren sich, sobald die Atrophie ausgesprochen war. Arme und Hände waren kalt und bei niedriger Lufttemperatur besonders machtlos. Zwei Jahre nach Beginn der Krankheit zeigten sich die Trapezius und Pectoralis beiderseits wohl erhalten, dagegen atrophirt die tieferen Nackenmuskeln und die hintere Partie der Deltoidei, ebenso wie der Latissimus dorsi und Teres major beiderseits; schliesslich der Serratus major und die Extensoren des Vorderarms und der Hand, ebenso wie die Supinatoren und die Daumenballen. Ausserdem war der Rücken gleichmässig gekrümmt durch Atrophie der eigentlichen Strecker der Wirbelsäule. Die Muskulatur an den unteren Extremitäten war gut entwickelt; Pat. konnte, ohne zu ermüden, weite Wege machen.

Dieser Kranke, welcher von jeher ein Whisky-Säufer gewesen war, ging durch die verschiedenen Hospitäler. Die Funktionsunfähigkeit einzelner Muskeln besserte sich vorübergehend; die Atrophie blieb auf die zuerst ergriffenen Muskeln mehrere Jahre hindurch beschränkt, bis der Kr. in Folge einer lebensgefährlichen doppelseitigen Pneumonie und einer Kniegelenksentzündung in seinen Kräften ausserordentlich reducirt und, nachdem auch die unteren Extremitäten von der Atrophie ergriffen, zum Skelet abgemagert (Stimme, Respiration und Schlucken waren intakt geblieben), nach 14jähr. Bestehen der Krankheit starb.

2. *Fall*. Eine 25jähr. Dame, deren Vater 6 Jahre an Tabes gelitten und an Apoplexie gestorben war, bemerkte im Mai 1866, dass ihre linke Hand, insonderheit der Daumen, sich beim Klavierspielen schwach zeigten. Der linke Daumenballen war abgeflacht; der Daumen konnte nicht adducirt werden und über die Spitze des kleinen Fingers nicht erreichen. Trotz Tonika und Faradisation schritt die Atrophie in den nächsten 3 Monaten langsam, aber merkbar fort. Schon 6 Mon., nachdem die Affektion an der linken Hand bemerkt worden war, stellte sie sich auch an der rechten ein und bereits ein Jahr nach dem ersten Auftreten der Krankheit zeigten beide Hände deutliche Klauenform; die Muskeln des Vorderarms, besonders die Flexoren, waren ergriffen, am meisten links. Drei Monate später begannen die Beine schwach zu werden und zu atrophiren. — Zwei Jahre nach dem Beginn der Affektion zeigten sich schon die Muskeln ergriffen, welche in anderen Fällen erst spät afficirt zu werden pflegen: die Aussprache der Labialen und Dentalen war schwierig, und schliesslich war die Sprache fast ganz aufgehoben. Zu schlucken und zu kauen wurde der Pat. immer schwieriger. In den letzten 5 Monaten, ca. 4 Jahre seit Beginn der Krankheit, war sie fast sprachlos; der Speichel floss beständig herab; die Zunge lag regungslos in der Mundhöhle. Nur das Gesicht war noch nicht abgemagert; Pat. wendete die Blätter des Buches, welches sie las, mit dem Kinn um. Schliesslich magerten auch die Nackenmuskeln ab und es trat eine allgemeine Hyperästhesie ein, indem die leiseste Berührung Schmerz und Krampf hervorrief.

17

3, *Fall.* Ein 25jähr. Civilingenieur, ohne erbliche Prädisposition, erkrankte nach 6 wöchentlichem Aufenthalt an einem notorisch ungesunden Orte Indiens an Kopfschmerz, Magenaffektion und Fieber. Er war nach 5 Tagen wieder gesund; etwa einen Monat später aber fühlte er Schmerzen und Abnahme der Kräfte in beiden Armen, besonders der rechten Hand, welche nach weiteren 5 Monaten trotz Elektricität und Tonika zum Schreiben unbrauchbar geworden war. Kurz darauf konnte er auch nicht mehr selbst essen. Schliesslich waren auch die unteren Extremitäten ergriffen, so dass Pat., als er auf den Rath der Aerzte 8 Monate nach seinem Eintreffen in Indien nach England zurück wollte, auf das Schiff getragen werden musste. Nachdem schon auf dem Schiffe eine leichte Besserung eingetreten war, so dass Pat. ohne Unterstützung gehen und die Finger besser bewegen konnte, besserte sich der Zustand unter dem Gebrauche von Elektricität, Salzwasserschauerbädern mit nachfolgenden Abreibungen binnen 6 Monaten so weit, dass Pat. wieder allein essen und schreiben konnte. Dabei zeigte sich neben Zunahme der Körperfülle überhaupt eine solche der atrophischen Muskeln. Vier Monate später war Pat. so wohl, dass er wieder als Eisenbahningenieur thätig sein konnte. Zu bemerken ist noch, dass in diesem Falle Complikation mit kaltem Fieber bestand, welches in isolirten Anfällen dann und wann auftrat.   (Seeligmüller.)

517. Ueber Gelbfieber; nach Hirsch; Wucherer; Scrivener; Heinemann.

Prof. A. Hirsch zu Berlin hat in seiner Abhandlung *über die Verbreitungsart von Gelbfieber* (Deutsch. Ztschr. f. öff. Gesundheitspfl. IV. S. S. 353—377. 1872) einen höchst werthvollen Beitrag zur Aetiologie der übertragbaren Volkskrankheiten geliefert. Der hochgeschätzte Vf. ist bei dem Studium der Geschichte des Gelbfiebers zu Anschauungen über den Verbreitungsmodus dieser Krankheit gelangt, welche über manche bisher ungelöst gebliebene Räthsel in dem epidemiologischen Verhalten nicht nur dieser, sondern auch mancher anderer akuter Infektionskrankheiten Aufschluss zu geben geeignet erscheinen.

Unter den Infektionskrankheiten nimmt, bezüglich des Umfanges ihrer Verbreitung auf der Erdoberfläche, Gelbfieber eine der letzten Stellen ein. Abgesehen von den vereinzelten epidemischen Ausbrüchen der Krankheit auf der Küste der pyrenäischen Halbinsel und einigen benachbarten Punkten, sowie von dem Vorherrschen derselben auf einem Theile der Westküste Afrikas, dürfen wir Gelbfieber als ein ausschliesslich der westlichen Hemisphäre eigenthümliches Leiden bezeichnen und auch hier hat dasselbe bis vor etwa 20 Jahren sich in sehr engen Grenzen gehalten. Erst in der neuesten Zeit (seit 1849) hat die Krankheit ein allgemeines Verbreitungsgebiet auf dem bis dahin fast vollkommen verschont gebliebenen Boden Südamerikas gefunden, sich zuerst auf der Küste Brasiliens und an den Ufern des Amazonenstroms, später auf der Küste von Nieder-Peru und schliesslich auf dem Littorale der Rio-de-la-Plata-Staaten bis abwärts nach Buenos-Ayres eingenistet. Centralamerika ist zum ersten Male in den Jahren 1867—69 von einer grösseren Epidemie heimgesucht worden. — Auf der ocean. Küste Nordamerikas ist die Krankheit bisher noch

niemals beobachtet worden, und dasselbe gilt, mit Ausnahme der oben genannten Landstriche, von Afrika und Europa, im vollsten Umfang aber von dem ganzen asiatischen Festlande und den Inselgruppen dieses Erdtheils. Alles, was über das epidemische Vorkommen von Gelbfieber in Europa schon vor der Entdeckung Amerikas gesagt worden ist, beruht auf groben Irrthümern, auf Verwechslung der Krankheit mit schweren Malariafiebern und biliösem Typhoid. Aehnlich verhält es sich mit den Angaben über das Vorherrschen von Gelbfieber in Kleinasien, Indien, dem indischen Archipel und anderen Gegenden Asiens. — Einer exakten Beantwortung der Frage, ob die Krankheit überall, wo sie bisher aufgetreten ist, einen lokalen Ursprung gehabt hat, oder ob ihre heimischen Grenzen engere sind und ihre Verbreitung ausserhalb derselben auf eine Verschleppung zurückzuführen ist, stellen sich vorläufig sehr grosse Schwierigkeiten entgegen. Ueber die Endemicität von Gelbfieber an der mexikanischen Küste und auf einigen Inseln des westindischen Archipels, besonders den grossen Antillen, kann eben so wenig ein begründeter Zweifel bestehen, als darüber, dass sämmtliche Gelbfieberepidemien, welche bisher auf central- und südamerikanischem Boden und zum nördlichen Theile der atlantischen Küste Nordamerikas, auf der Küste von Senegambien u. einzelnen westafrikanischen Inseln, sowie auf europäischem Boden geherrscht haben, ihren Ursprung lediglich einer Einschleppung des Krankheitsgiftes verdanken. Immerhin bleibt es jedoch fraglich, welche Stellung die Golfküste und der südliche Theil der atlantischen Küste Nordamerikas in der vorliegenden Frage einnehmen.

An denjenigen Orten der Gelbfieberzone, welche als Heimath der Krankheit angesehen werden dürfen, ebenso in den Gegenden, wo Gelbfieber nur eingeschleppt vorkommt, werden häufig *sporadische Fälle* desselben beobachtet, während andere Male sich die Krankheit zur *Epidemie* oder unter Umständen zur *Pandemie* entwickelt. Hierbei ist übrigens der Umstand beachtungswerth, dass die Häufigkeit und Extensität dieser pandemischen Ausbrüche der Krankheit innerhalb der letzten Decennien in demselben Grade zugenommen hat, in welchem der internationale Verkehr zur See an Frequenz, Leichtigkeit und Schnelligkeit gewonnen hat.

Von der entscheidendsten Bedeutung für die Entwickelung und den grösseren oder geringeren Umfang der Epidemie an einem Orte sind Witterungs-, und zwar namentlich *Temperaturverhältnisse.* Nur in solchen Gegenden, in welchen die mittlere Jahrestemperatur 25°C. und darüber, die mittlere Wintertemperatur mindestens 20—22° beträgt, herrscht Gelbfieber zu *allen* Jahreszeiten epidemisch, und selbst hier gewinnt die Krankheit zumeist erst in der heissen Jahreszeit, bei einer Temperatur von 25—27°, eine eine allgemeine Verbreitung. In höheren Breiten kommt Gelbfieber nur in denjenigen Jahreszeiten vor, deren Temperatur jener der tropischen Gegenden gleichkommt. Der entscheidende Einfluss der hohen

Temperatur spricht sich aufs Ueberzeugendste noch in dem Umstande aus, dass ein bedeutenderes Sinken des Quecksilbers stets einen bemerkenswerthen Nachlass, *eigentlicher Frost unter allem Verhältnissen ein absolutes Erlöschen der Epidemie zur Folge gehabt hat.*

Die Verbreitung von Gelbfieber steht ferner in eigenthümlicher Beziehung zu gewissen *terrestrischen Momenten.* Als Epidemie kommt die Krankheit, relativ seltene Fälle ausgenommen, *nur auf Meeresküsten und an den Ufern grosser, resp. schiffbarer Flüsse* vor. Diese Thatsache steht im engsten Zusammenhange mit einem anderen, für die epidemische Verbreitung der Krankheit vielfach betonten Momente, — der relativen Immunität, deren sich hoch, besonders *gebirgig gelegene Orte* für Gelbfieber erfreuen. Unzweifelhaft ist es nur zum kleinsten Theile die Elevation, welche hierfür entscheidend ist, — denn wir begegnen Gelbfieberepidemien unter Umständen in sehr bedeutenden Höhen — und am wenigsten können thermometrische Verhältnisse dafür geltend gemacht werden, da die Krankheit an vielen Punkten ihre Höhengrenze in Gegenden gefunden hat, die noch einen exquisit tropischen Charakter tragen. Es kommen hier vielmehr wesentlich dieselben Verhältnisse in Betracht, welche der Verbreitung der Krankheit ins Binnenland hinein und in weiterer Entfernung von grösseren, den nautischen Verkehr ermöglichenden Wasserwegen entgegenstehen, und die offenbar nur ausnahmsweise überwunden werden. Aus den angeführten Thatsachen wurde der Schluss gezogen, dass das *physikalische Verhalten des Bodens* von wesentlicher Bedeutung sei, dass das epidemische Vorkommen von Gelbfieber an eine reichlichere Durchfeuchtung des Bodens gebunden ist, und viele Beobachter gelangten schliesslich dahin, Gelbfieber als eine *Sumpfkrankheit* zu bezeichnen, es somit ätiologisch den Malariakrankheiten an die Seite zu stellen. Die Geschichte des Gelbfiebers zeigt jedoch eine Menge Thatsachen, welche die Unhaltbarkeit dieser Ansicht darthun. So sind z. B. unter den kleinen Antillen gerade diejenigen, welche in Folge ihrer Bodenverhältnisse den Hauptsitz endemischer Malariafieber abgeben, von Gelbfieber am wenigsten heimgesucht, während andere, deren trockener, steiniger Boden das endemische Vorherrschen der erstgenannten Krankheitsform ausschliesst, überwiegend häufig Schauplatz von Gelbfieberepidemien bilden (Fergusson, Chisholm, Hillary). Andererseits erklärt Stewart, dass in der mörderischen Gelbfieberepidemie 1793—95 auf Grenada gerade diejenigen Punkte der Insel, wo Malariafieber endemisch herrschen, von der Seuche vollkommen verschont blieben. Sehr beachtungswerth ist der Umstand, dass in Charleston innerhalb der letzten Decennien in Folge von Bodenameliorationen und anderweitigen Verbesserungen der hygieinischen Verhältnisse Malariafieber auffallend selten geworden sind, Gelbfieber aber in derselben Häufigkeit und Bösartigkeit wie früher geherrscht hat. Bei der epidemischen Verbreitung von Gelbfieber auf spanischem Boden waren es gerade hoch und trocken gelegene Orte, welche mit Umgebung benachbarter feuchter oder sumpfiger Distrikte von der Seuche befallen wurden, wofür die bewährtesten Beobachter zahlreiche Beispiele anführen. Auch die Thatsache, dass die Krankheit fast ausschliesslich in Städten vorkommt, sehr selten das flache Land heimgesucht hat, spricht gegen ihre Abhängigkeit von einer reichlichen Durchfeuchtung des Bodens; ein unwiderleglicher Beweis dagegen ist ferner die Prävalenz der Krankheit auf Schiffen, welche gerade einen Hauptsitz von Gelbfieber abgeben.

Als Epidemie kommt Gelbfieber fast nur in Orten mit einer zusammengedrängt lebenden Bevölkerung, daher fast ausschliesslich in *Städten*, und namentlich in volkreichen Städten, vor, verschont dagegen ländliche Distrikte, ja selbst schon die nähere Umgebung der Städte, sobald dieselbe eben die localen und socialen Verhältnisse des flachen Landes bietet. Die Extensität, welche Gelbfieber im Verlaufe der Jahrhunderte innerhalb seines Verbreitungsgebiete auf den Antillen und dem Boden Nordamerikas gewonnen hat, ist in demselben Grade gewachsen, in welchem mit den zunehmenden Einwanderungen von Europa her die Zahl der festen Wohnsitze sich vermehrt hat, diese allmälig den Charakter von Städten gewonnen haben und zwischen ihnen und den benachbarten Gebieten sich ein lebhafter maritimer Verkehr entwickelt hat. — Fast in allen Orten, wo Gelbfieber epidemisch geherrscht hat, sind es constant gewisse Punkte, an welchen die Epidemie ihren Anfang genommen hat; diese Punkte finden wir in der *unmittelbaren Umgebung der Hafenplätze und der Schiffswerften*, in den feuchtesten und den schmutzigsten Quartieren der Städte, den Centren der Armuth, des Elends und des Lasters; erst nachdem die Epidemie hier zur Entwicklung gelangt war, hat sie sich weiter verbreitet, und zwar zunächst immer in der unmittelbaren Nachbarschaft jener Orte; nicht selten ist sie aber auch auf dieselben ausschliesslich beschränkt geblieben. — Ein ätiologisch wichtiges Faktum besteht ferner in dem epidemischen *Vorherrschen der Krankheit auf Schiffen.* Diese sehr häufigen Schiffseepidemien repräsentiren Seuchenherde, innerhalb welcher die Krankheit, ganz wie auf dem Lande, mit einer Prädilektion an den überfüllten, schmutzigen Räumen haftet, nicht selten ausschliesslich auf dieselben beschränkt bleibt, und auch in ihrem Bestande dieselbe Abhängigkeit von der Temperatur wie dort, erkennen lässt.

In Beziehung darauf, in wie weit *Rasse, Nationalität und Acclimatisation* für das Krankheitsgift empfänglich machen, oder gegen dasselbe Schutz gewähren, sind folgende Thatsachen sicher constatirt. Am meisten gefährdet ist die weisse Rasse, weniger die gefärbte, am wenigsten die schwarze (Neger-) Rasse, welche sich einer fast absoluten Immunität erfreut. An denjenigen Punkten der Gelbfieberzone, an welchen die Krankheit den Charakter eines ständigen Leidens trägt, sind vorwiegend die frisch angekommenen oder noch nicht acclimatisirten Weissen der Seuche unterworfen, während die Eingeborenen und die kreolisirten oder acclimatisirten Weissen eine mehr oder weniger vollkommene Exemption von derselben erkennen lassen. Der Grad der Prädisposition zur Erkrankung unter den nicht acclimatisirten Weissen ist abhängig von der Temperatur ihres Heimathlandes, und zwar steigt die Prädisposition in dem Verhältnisse, in welchem sie aus höheren Breiten stammen. Der durch Acclimatisation erworbene *Schutz gegen Gelbfieber* wird nur durch längeren Aufenthalt an einem von der Krankheit ständig heimgesuchten Orte, resp. durch Ueberstehen einer oder mehrerer Gelbfieberepidemien, am sichersten der Krankheit selbst, gewonnen, während das Verweilen an einem, zwar innerhalb der Gelbfieberzone gelegenen, von der Krankheit aber gar nicht oder nur selten berührten Orte die Prädisposition im Individuum nur in soweit tilgt, als der Aufenthalt in tropischen oder subtropischen Gegenden in dieser Beziehung überhaupt von Einfluss ist. Absolut ist weder die angeborene noch die erworbene Immunität, sie wird um so mehr insufficient, je intensiver sich die Epidemie gestaltet, resp. je mächtiger sich die Wirksamkeit des Krankheitsgiftes äussert; sie geht sowohl bei Eingeborenen, wie bei kreolisirten oder acclimatisirten Weissen zum Theil wieder verloren, sobald sie sich längere Zeit ausserhalb der Gelbfieberzone und in höheren Breiten aufgehalten haben, oder sobald die Gegend, in welcher sie leben, lange Zeit von Gelbfieber verschont geblieben ist.

Ueber die *Natur des Gelbfiebergiftes* vermögen wir vorläufig so wenig zu urtheilen, wie über das Wesen der sogenannten Krankheitsgifte im Allgemeinen, was jedoch nicht die Beantwortung der Frage unmöglich macht, *durch welche Medien das Gift dem Individuum zugeführt, auf welchen Wegen es von seinem Ursprungsorte aus weiter verbreitet wird.* Können wir auch die *Krankheitsentstehung* nicht verhindern, so bietet der Versuch einer Beschränkung der *Krankheitsverbreitung* vielleicht günstigere Aussichten. Die Lehre von der *Uebertragbarkeit von Gelbfieber* durch den persönlichen oder sachlichen Verkehr hat in ihrer historischen Entwickelung drei Phasen durchlaufen. Unter den ersten Beobachtern herrschte über die Contagiosität eine fast absolute Uebereinstimmung. Erst in der Mitte des vorigen Jahrhunderts erhoben sich von einzelnen Seiten Zweifel an der Richtigkeit dieser Annahme und in der Zeit der grossen Gelbfieberepidemien von 1819—1839 leugneten die meisten den contagiösen Charakter des Gelbfiebers gänzlich. In der dritten Phase endlich trat an Stelle einer apriorischen Ueberzeugung die unbefangene Prüfung der Thatsachen, und so begegnen wir heute wieder nur noch einzelnen Stimmen, welche die Uebertragbarkeit von Gelbfieber durch den Verkehr in Abrede stellen. Die zum Theil gewiss sehr beachtungswerthen Argumente, auf welchen die Annahme von der Nichtübertragbarkeit basirt, beziehen sich auf das Verbreitungsgebiet, die Verbreitungsweise, das Verhalten der Krankheit in der Epidemie und auf das Verhalten des Individuums zur Krankheit. Die fast ausschliessliche Beschränkung der Krankheit auf die Bevölkerung der Küsten- oder Flussufer, und zwar nur auf die Städte daselbst, die Unschädlichkeit selbst der innigsten Berührung von Gesunden mit Kranken (so u. a. Schlafen von Gesunden mit den Kranken in *einem* Bette), der negative Erfolg von Infektionsversuchen durch Inokulation der von Kranken erbrochenen Massen in die Haut, sodann die dem Raume und der Zeit nach meist sprungweise erfolgende Entwicklung einer Gelbfieberepidemie, — werden vorzugsweise als Gründe gegen die Contagiosität angeführt. Dem gegenüber wird von den Anhängern der Contagiositätstheorie der gewichtige Einwand erhoben, *dass fast an allen Orten, wo die Krankheit jemals geherrscht hat, der Ausbruch derselben stets mit dem Eintreffen von Schiffen aus Häfen, in welchen die Krankheit z. Z. der Abfahrt derselben nachweisbar geherrscht hat, zusammenfällt,* oder — was das Gewöhnlichere — dem Einlaufen dieser Schiffe in kurzer Zeit gefolgt ist, wobei in den meisten Fällen die Schiffe noch bei ihrem Einlaufen Gelbfieberkranke an Bord hatten. Andererseits lehren zahlreiche Beobachtungen, dass umgekehrt gelbfieberfreie Schiffe die Krankheit nur dann acquirirt haben, wenn sie mit anderen bereits inficirten Schiffen oder mit dem inficirten Festlande in einen direkten oder indirekten Verkehr getreten sind. Derartige Fälle von Uebertragung des Gelbfiebers von einem Schiffe auf ein anderes sind selbst auf hoher See und ausserhalb der Gelbfieberzone beobachtet worden. — Was die Verbreitung von Gelbfieberepidemien innerhalb der inficirten Städte oder Ortschaften anlangt, so ist jede Epidemie aus einer Reihe von Erkrankungsgruppen zusammengesetzt, welche sich in Form einzelner *Seuchenherde* zunächst in einzelnen Häusern, demnächst in Häusercomplexen, unter Umständen auch in Strassen oder Strassengruppen darstellen; — ausserhalb dieser Krankheitscentren aber herrscht eine vollständige Immunität. Die Aehnlichkeit eines solchen Infektionsherdes und der Krankheitsverbreitung aus demselben nach anderen Punkten hin mit einer Schiffsepidemie und ihren Beziehungen zum Auftreten der Krankheit im Hafen ist frappant. — Den entschiedensten Beweis für die Uebertragbarkeit des Gelbfiebers und die Bedeutung dieser Infektionsherde finden wir schliesslich in den Resultaten, welche *Quarantäne-, Sequestrations-, Evacuations- und Dislokationsmaassregeln* auf die Abhaltung, Beschränkung oder Tilgung von Gelbfieberepidemien gehabt haben.

Eine wichtige und interessante Aufgabe erwächst der Forschung in der Untersuchung derjenigen Bedingungen, welche verhindern, dass das Gelbfieber, trotz notorischer Verschleppung durch inficirte Individuen in die Umgegend der von der Seuche er-

Ueberfüllung dieser mit
nahmsweise eine weitere
Binnenland hinein er-
te Umgebung der Kran-
n unendlich zahlreichen
nt bleiben.   Die unbe-
hatsachen weist uns auf
es die Verbreitung der
a erscheint, dass es als
für dieselbe angesehen
hiffahrt, resp. auf den
nautischen Verkehr: sie
weiter, als dieser geht,
wo dieses Vermittlungs-
mit zu der Annahme ge-
bergift an dem Schiffe
ständen oder Individuen,
es innerhalb seiner hei-
n Herde von diesen auf-
ten hin transportirt wer-
ter den oben genannten
teit zu entfalten vermag.
Krankheitsgiftes aus dem
nur auf 3 Wegen, ver-
er bewegten, vom Schiffe
t, oder vermittelst des
ülichen Verkehrs statt-
nten Verbreitungsmodus
emselben jedenfalls nur
eutung beilegen dürfen,
uzung der Epidemie auf
der nächsten Umgegend,
einzelne Stadtquartiere,
ng der ganzen Nachbar-
den Wind zum *wesent-*
ergiftes machen zu wol-
Es bleibt also nur noch
id sachliche Verkehr als
e Krankheitsverbreitung
von Thatsachen geben
sten Beweise, dass In-
, welche aus einem von
oder aus einem andern
Krankheit bis dahin freie
sich bringen, was unter
s neuen Infektionsherdes
s aus der Multiplikation
schliesslich die Epidemie
lem Begriffe einer „con-
shnliche Voraussetzung,
h innerhalb des von ihm
roducirt und von dem-
ınf andere empfängliche
immer weiter und weiter
Krankheit bedingt, er-
m zulässig; *der An-*
hfieber von den Kran-
eine Reproduktion des-
ılbfieber erkrankten In-
Für die Unabhängigkeit

der epidemischen Verbreitung des Gelbfiebers von
Gelbfieberkranken spricht übrigens die Thatsache,
dass in einzelnen Fällen die Verschleppung der
Krankheit durch Individuen erfolgt ist, die selbst gar
nicht oder erst in einer späteren Zeit erkrankten,
dass in andern Fällen das Krankheitsgift aus In-
fektionsherden und durch Reiseeffekten u. a. ähnliche Gegenstände verschleppt, zur Bildung eines
Herdes Veranlassung gegeben hat, sowie endlich der
Umstand, dass die ersten Kranken der Hafenbevöl-
kerung in vielen Fällen solche Individuen waren,
welche, wie Lootsen, Zoll-Hafenbeamte etc., kürzere
oder längere Zeit auf dem Schiffe verweilt hatten,
und dass derartige Erkrankungen mitunter auf
Schiffen vorkamen, deren Bemannung sowohl während der Ueberfahrt, als auch nach der Ausschiffung
gesund blieb.   Es ist demgemäss unzweifelhaft, dass
Gelbfieberkranke, als solche, nur insoweit das Me-
dium für die Krankheitsverbreitung abgeben, als das
Krankheitsgift unter Umständen *an* ihnen, als Gegenständen, niemals *in* ihnen haftet, dass sie in dieser
Beziehung keine andere Rolle in der Krankheitsverbreitung spielen, als ihre Effekten, die Schiffs-
utensilien, Wagenladungen, Ballast etc.   Ob bestimmte organische, und besonders vegetabilische
Stoffe einen für das Haften und die Reproduktion
des Gelbfiebergiftes besonders geeigneten Boden abgeben, lässt sich mit Sicherheit nicht entscheiden;
am berüchtigtsten in dieser Beziehung sind Schiffs-
ladungen von Zucker, Holz und Kohlen, und — wie
es scheint — nicht mit Unrecht.

Dr. O. **Wucherer** (Würtemb. Corr.-Bl. XLII.
17. 1872), welcher eine lange Reihe von Jahren in
Bahia Beobachtungen über das Gelbfieber zu sammeln Gelegenheit hatte, vergleicht in einem längern
Aufsatze das *Gelbfieber mit den Pocken in Hin-*
sicht auf die Verhältnisse, welche die Ausrottung
der beiden Krankheiten begünstigen oder er-
schweren.

Was zunächst die Begrenzung ihrer Verbreitung
anbelangt, so ist das Bekämpfungsfeld des Gelbfiebers ein weit kleineres, leichter zu beherrschendes,
als das der Pocken.   In Bezug auf die Contagiosität
ist der Vf. der entschiedenen Ansicht, dass das Gelbfieber eine specifische ansteckende Krankheit ist,
deren erster Ursprung eben so wenig, wie jener der
Pocken, bekannt ist, die jedoch nirgends spontan
entsteht und die sich allein durch Ansteckung verbreitet.   Der hauptsächlichste Umstand, welcher der
allgemeinen Annahme, dass Gelbfieber eine specifische Krankheit sei, im Wege steht, ist die sehr
häufige Verwechslung des Gelbfiebers mit allerlei
andern Fiebern, namentlich remittirenden, intermittirenden und continuirlichen biliösen Fiebern.   Ueber
die Nützlichkeit der Absperrung bei Gelbfieber kann
eben so wenig ein Zweifel existiren, wie bei den
Pocken.   Eine so mächtige Waffe, wie die Vaccination und Revaccination gegen die Pocken, besitzen
wir gegen Gelbfieber nicht, jedoch gewährt das sog.

„*Polkafieber*"[1]) fast denselben Schutz gegen Gelbfieber, wie die Vaccine gegen die Pocken, indem Individuen, die am Polkafieber gelitten haben, weit weniger heftig am Gelbfieber erkranken. — Die Tödtlichkeit des Gelbfiebers ist nicht geringer als die der Pocken. Im Hospital in Montserrat bei Bahia starben von 1006 Gelbfieberkranken 354. Während der Lissaboner Epidemie starben von 17000 Befallenen 5500. Aus kalten Gegenden und aus hochgelegenen Binnenländern Kommende erlangen durch einen längeren Aufenthalt in tropischen Küstengegenden (auch nur von einigen Monaten) einen auffallenden Schutz gegen intense Fieberanfälle. Die geringere Empfänglichkeit der Neger für das Gelbfieber-Gift lässt ihre Verwerthung als Krankenwärter wünschenswerth erscheinen. — Desinfektionsmittel, Reinigung der Luft und aller die Kranken umgebenden Gegenstände erweisen sich von zweifellosem Nutzen gegen die Verbreitung des Gelbfiebers.

Dr. J. H. Scrivener (Med. Times and Gaz. Febr. 17. 1872) berichtet über das epidemische Auftreten von Gelbfieber in *Buenos-Ayres* im J. 1858 und 1871. Im März des Jahres 1858, offenbar in Folge einer Einschleppung der Krankheit durch das Dampfschiff „Camila", brach die Epidemie aus, beschränkte sich jedoch auf einzelne parallel dem Flusse verlaufende Strassen und verschwand nach 6wöchentlichem Bestande und nachdem 6 bis 700 Personen hinweggerafft waren, plötzlich mit dem Auftreten eines heftigen Südwestwindes („Pampero"). Zum zweiten Male, aber mit weit grösserer Extensität, wurde die Stadt im J. 1871 von einer Gelbfieberepidemie heimgesucht. Auch hier war die Einschleppung der Krankheit durch ein Schiff, auf welchem 14 Personen während der Fahrt gestorben waren, im höchsten Grade wahrscheinlich. Es starben im Ganzen ca. 20000 Menschen, zum bei weitem grössten Theile der ärmsten Bevölkerung angehörig. Zur Zeit des Ausbruchs der Epidemie (im December 1870) herrschte in Buenos-Ayres grosse Trockenheit und Hitze; das Thermometer zeigte im Schatten 96—104° F. (35.6—40.0° C.). Anfangs mit mässiger Heftigkeit und auf gewisse Bezirke beschränkt, steigerte sich die Epidemie plötzlich Ende Februar und war einige Wochen später über die ganze Stadt verbreitet. Am 10. April zählte man 500 Todesfälle, — damit war der Höhepunkt erreicht und bei raschem Sinken der Erkrankungsziffer traten nach dem ersten Dritttheil des Monats Mai nur noch täglich 4—6 neue Fälle auf. Dabei muss in Betracht gezogen werden, dass in dieser Periode der Abnahme der Seuche die Bevölkerung der Stadt — in Folge der Flucht der Einwohner

schaft — auf ein Dritttheil (ca. 60000) reducirt war. — Wegen der Schilderung der Symptomatologie der einzelnen Krankheitsformen, unter denen das Gelbfieber in Buenos-Ayres auftrat, müssen wir auf das Original verweisen.

Einem „*Bericht über die in Vera Cruz während der letzten 6 Jahre beobachteten Krankheiten*" von Dr. Carl Heinemann (Virchow's Arch. LVIII. 2. p. 161. 1873) entnehmen wir bezüglich des Gelbfiebers („*Vomito prieto*" der Mexikaner) Folgendes. Die Krankheit kommt in allen grösseren Plätzen an der Ostküste Mexiko's vor, ohne jedoch hier überall endemisch zu herrschen. Nur in Vera Cruz erlischt das gelbe Fieber niemals vollkommen, während andere Orte sich Jahre hindurch absoluter Immunität erfreuen. So war z. B. in Tuxpam, einem Hafenort von 4000 Einwohnern, die Krankheit seit 1838, wo sie gelegentlich von Truppenanhäufungen epidemisch aufgetreten war, nicht wieder beobachtet worden. Während der letzten europäischen Intervention nun, als nach Schliessung des Hafens von Vera Cruz alle Schiffe nach Tuxpam segeln mussten, um dort ihre Fracht auszuladen, brach eine sehr heftige Epidemie aus, welche sich längs der Strassen ziemlich weit ins Innere verbreitete; sie schwand, als nach der Einnahme Mexiko's der Hafen von Vera Cruz dem Handel wieder geöffnet wurde und bis heute ist in Tuxpam das gelbe Fieber nicht wieder aufgetreten. Die Verbreitung der Epidemie von einem befallenen Orte aus ist eine sehr wechselnde; oft bleibt sie auf den Ausgangspunkt beschränkt, von Zeit zu Zeit aber wandert sie unter günstigen Umständen, den Verkehrsstrassen folgend, ziemlich weit in das Land hinein. — Von Momenten, welche von wesentlichem Einfluss auf das Auftreten von Gelbfieber sind, ist zunächst das Faktum von Interesse, dass die Mexikaner aus dem Innern des Landes der Krankheit mehr ausgesetzt sind und ihr leichter erliegen, als Europäer, und zwar suchen die Aerzte die Ursache für die grössere Empfänglichkeit der mexikanischen Rasse in der Schwächlichkeit derselben. Was ferner den Einfluss der sog. Acclimatisation anlangt, so giebt es in V. C. nur eine, — nämlich die Krankheit überstanden zu haben; es kommt gar nicht selten vor, dass Fremde nach mehrjährigem Aufenthalt und nachdem sie heftige Epidemien glücklich überstanden, von der Krankheit ergriffen werden und derselben sogar erliegen. Ueber die absolute Immunität der gebornen Vera Cruzaner stimmen die Ansichten des Publikums und der Aerzte nicht überein. Während es für das erstere ein Glaubenssatz ist, dass kein Eingeborner am gelben Fieber erkrankt, sind die letzteren der Ansicht, dass die Durchseuchung meist in der Kindheit erfolge und jeder Eingeborne mache eine (wenn auch gewöhnlich leichtere) Form des Vomito durch. — Als Epidemie tritt das gelbe Fieber meist nur in den Monaten von April bis September auf. Von besonderem Einfluss scheinen die der eigentlichen Regenzeit

---

[1]) Das Polkafieber ist eine contagiöse, übrigens ungefährliche Krankheit und identisch mit dem von Aitken beschriebenen Dengue oder Dandy. Es ging dem ersten Auftreten des Gelbfiebers in Brasilien (1849) um ein paar Jahre voraus.

orhergehenden ersten Regengüsse zu sein, welche sei der dann herrschenden starken Hitze eine höchst unbehagliche Atmosphäre hinterlassen. Auch für 7. C. bestätigt sich der Satz, dass das gelbe Fieber ine Krankheit nur grösserer Ortschaften ist; kleinere Ansiedelungen sind frei davon und erkranken leren Bewohner nur dann, wenn sie Gelbfieberplätze betreten. Ueberall jedoch kann die Krankheit auftreten, sobald eine grössere Anhäufung von Menschen kattfindet; so sind namentlich die Feldlager der Soldaten wahre Pflanzstätten des Vomito.

Evidente Gelegenheitsursachen des Anfalls sind nach den Erfahrungen des Vf. Erkältungen, directe Einwirkung der Sonnenhitze, körperliche Anstrengungen und geistige Aufregungen und schliesslich Excesse im Essen und Trinken. — Darüber, ob der Kranke selber der Träger des Contagium sei, sind n V. C. die maassgebenden Stimmen getheilt, dagegen herrscht vollkommene Uebereinstimmung der Meinungen in Bezug auf die Uebertragung durch Waarentransporte, sie mögen zu Wasser oder zu Lande geschehen. Eine nähere Verwandtschaft des Gelbfiebers mit Malariafieber weist Vf. auf das Entschiedenste zurück. — In Bezug auf die Schilderung les Krankheitsbildes im Allgemeinen und der wichigsten Erscheinungen im Einzelnen, sowie der Sektionsergebnisse, verweisen wir auf das Original und bemerken nur hinsichtlich der differentiellen Diagnose, dass der charakteristische Mangel eines Prodromalstadium, sowie der Gang der Temperatur sichere Unterscheidungsmerkmale von typhösen Fiebern (welche übrigens in V. C. fast gar nicht vorkommen), abgeben, während die sichere Unterscheidung eines Anfalls von Gelbfieber und Malariafieber nicht immer sofort möglich ist. — In dem der Therapie des gelben Fiebers gewidmeten Abschnitte erklärt sich der Vf. gegen die Nützlichkeit des Aderlasses und der Brechmittel, während er den relativ besten Erfolg von einer diaphoretischen und abführenden Behandlung gesehen hat. — Das Chinin ist nur da von entschiedenem Werthe, wo die Krankheit einen intermittirenden Charakter annimmt.

(Oscar Berger.)

518. Beiträge zur Pathologie und Therapie der Krankheiten der Verdauungsorgane, nach neuern Mittheilungen zusammengestellt von Dr. W. Ebstein in Breslau.

Prof. Wilhelm Braune ist bei seinen Untersuchungen über die Beweglichkeit des Pylorus und des Duodenum [1] zu folgenden Resultaten gelangt. Der Pylorus und das daran sitzende Stück des Duodenum kann in der Breite von 6—7 Cntmr. seine Lage zur Mittellinie des Körpers ändern. Bei leerem Magen hat man den Pylorus in der Mittellinie zu suchen, in der Höhe des ersten Lendenwirbels bis 11. Brustwirbels; bei gefülltem Magen

entsprechend der Füllung bis zu 7 Cntmr. nach rechts von der Mittellinie. Desgleichen kann auch das absteigende Stück des Duodenum, wenn auch nicht so bedeutend wie der Anfangstheil, so doch merklich dislocirt werden. Dasselbe ist in seiner Lage abhängig von dem Volumen benachbarter Organe.

Vollkommen unbeweglich oder wenigstens am meisten in seiner Lage fixirt erschien dem Vf. das untere Querstück des Duodenum, was auch mit der klinischen Erfahrung übereinstimmt, wonach fixirte Darmstücke bei Contusionen des Unterleibs am Meisten Rupturen ausgesetzt sind. Nach der Statistik von Poland über Darmrupturen fanden sich dieselben am häufigsten an der Flexura duodeno-jejunalis, also am untern Ende des Duodenum.

Dr. Wilson Fox, ein in Deutschland durch seine wissenschaftlichen Leistungen hinreichend bekannter Arzt, giebt in seinen Diseases of the stomach [1] eine ausführliche Darstellung der Magenkrankheiten unter Berücksichtigung der neuesten Arbeiten in diesem Gebiete. Das vorliegende Werk bildet die 3. Auflage von der Abhandlung desselben Vfs. über die Diagnose und Behandlung der verschiedenen Arten der Dyspepsie, welches also nunmehr zu einem vollständigen Lehrbuche der Magenkrankheiten erweitert worden ist, über welche Disciplin wir den Engländern schon eine Reihe werthvoller Bücher verdanken (Brinton, Budd, Chambers, Fenwick, Habershon u. A.). Ref. muss sich hier mit einer kurzen Angabe des Inhalts begnügen, um die Fachgenossen auch in weitern Kreisen auf dasselbe aufmerksam zu machen.

In dem 1. Theile bespricht Vf. die Symptomatologie der Magenkrankheiten; zunächst das Aussehen der Zunge als Symptom der Magenkrankheiten, ferner die Störungen des Appetits (den Verlust desselben, Anorexia; übermässigen Appetit, Boulimia, Fames canina, Cynorexia; verkehrten Appetit, Pica, Malacia, Pseudorexia) und Durst. Hieran schliessen sich die Capitel über Flatulenz, Säure und Pyrosis. Vf. unterscheidet eine Säurebildung im Magen, welche durch Gährungsvorgänge bedingt wird und eine, welche von Hypersekretion abhängig ist, und führt für die differentielle Diagnostik beider folgende tabellarische Uebersicht an:

Säure bedingt durch Gährung	Säure bedingt durch Hypersekretion
Flatulenz	
gewöhnlich.	selten.
Beziehung zur Nahrungsaufnahme	
erreicht gewöhnlich seine Höhe einige Stunden nach der Mahlzeit, steht in einer deutlich ausgesprochenen direkten Beziehung zur Grösse der Mahlzeit und in umgekehrter zu der verdauenden Kraft.	kommt bei leerem Magen u. schnell nach Nahrungsaufnahme vor und ist oft nach karger Mahlzeit von ausgezeichneter Heftigkeit.

[1] Univ.-Programm. Leipzig 1873. A. Edelmann. 4. 10 S.

[1] London 1872. Macmillan and Co. 8. XII and 236 pp.

Schmerz	
weniger stark.	stärker.

Erbrechen	
selten.	häufig.

Erbrochene Massen

organische Säuren, Hefen-pilze und Sarcine.	enthält einen Ueberschuss von Salzsäure.

Beziehung zu andern Symptomen

kommt in Verbindung mit die Verdauung fördernden Ursachen vor.	gewöhnlich als reflektorisches Symptom oder in Verbindung mit andern nervösen Störungen oder mit Geschwür oder Krebs des Magens.

Zu den *Schmerzen des Magens* übergehend, unterscheidet Vf. 1) solche, welche durch fremde und reizende Substanzen in seinem Innern bedingt werden; 2) die von organischen Erkrankungen der Magenhäute abhängig sind; 3) nur durch Störungen der Sekretion veranlasste; 4) durch Störungen der Innervation bedingte, sei es a) dass es sich um die Magennerven selbst, b) um Reflexwirkung von andern Organen, oder c) um Störungen in den Nervencentren selbst handelt.

Hierauf handelt Vf. die *Symptomatologie des Erbrechens* ab und giebt eine Uebersicht über die Unterschiede in den Erscheinungen

beim *gastrischen* und *cerebralen* Erbrechen :

Epigastrische Schmerzen und Empfindlichkeit

häufig, bisweilen deutlich ausgesprochen.	selten.

Ekel

constant.	häufig fehlend.

Druck und Schwere im Epigastrium

constant.	selten.

Stühle

verschieden.	Verstopfung.

Zunge

belegt, mit Ausnahme einzelner Fälle von Geschwür und Krebs.	oft rein.

Kopfschmerz

wenig heftig, hauptsächlich Stirnkopfschmerz, der sich nach und nach einstellt und beim Erbrechen geringer wird.	oft heftig, plötzlich auftretend.

Schwindel

verhältnissmäßig selten, durch Erbrechen erleichtert.	sehr heftig, durch Erbrechen nicht erleichtert.

Andere nervöse Symptome

sind nur selten zu beobachten, stets leichterer Art u. werden durch Erbrechen erleichtert.	undeutliches oder Doppeltsehen, Verwirrung der Gedanken, Verlust des Gedächtnisses; keine Erleichterung beim Erbrechen, Anästhesie oder Parästhesie, Lähmung od. Krämpfe, Convulsionen und Koma, welche gewöhnlich auch vor dem Erbrechen auftritt.

Das Schlusscapitel des 1. Theils bildet die *Indigestion* (Dyspepsia oder Apepsia), die wichtigste aller Störungen der gesundheitsgemässen Funktionen des Magens. Vf. unterscheidet hier :

Dyspepsie bedingt durch unzweckmässige Nahrung (Dyspepsia ab ingestis);
Dyspepsien, deren Ursachen auf den Zustand des Magens selbst zu beziehen sind.

Folgendes Schema umfasst die Bedingungen, bei denen die Funktionen des Magens gestört sind.

Bedingungen des Magens, die dessen Bewegungen und Sekretion beeinflussen.

I. *Organische Veränderungen, welche auf die anatomische Untersuchung zu beziehen sind* und welche mit anatomischen Veränderungen, auch solchen, über welche die mikroskopische Untersuchung Aufschluss giebt, vergesellschaftet sind.

A. Lokale	{ Congestion, Entzündung, Degeneration und Atrophie. Geschwüre, Neubildungen, Veränderungen in Gestalt oder Lage.	{ Verdickungen, pathologische Neubildungen.

B. Veranlasst durch die Allgemeinzustände { Entzündung, Schwangerschaft [?].

II. *Funktionelle Störungen, welche nicht mit anatomischen Veränderungen verbunden sind.*

A. Allgemeine	{ constitutionelle Zustände mit Einschluss geschwächter Lebenskraft oder veränderter Blutmischung.
B. Neurosen	{ Hysterie, Hypochondrie, moralische Einflüsse, Gemüthsbewegungen, Ermüdung, Shock, sympathische Neurosen mit Erkrankungen anderer Theile.

C. Idiosynkrasien.

Bedingungen, unter *denen Störungen der Magensaftsekretion Ursachen der Dyspepsie werden*, ordnet Vf. unter folgende Gesichtspunkte :

I. *Ursachen, bei denen mangelhafte Sekretion eintritt.*

A. Durch die Organerkrankung veranlasst.	1) Entzündliche Zustände, welche die Flüssigkeit vermindern, aber der Anhäufung des Schleims Vorschub leisten. 2) Hyperämie. 3) Degeneration und Atrophie der secretorischen Elemente. 4) Fieberhafte Zustände.
B. Nicht durch die Organerkrankung veranlasst.	1) Allgemeine Schwäche. 2) Veränderte Blutbeschaffenheit. 3) Störungen der Leber und des Pankreas [?]. 4) Einflüsse, die durch das Nervensystem wirksam sind — moralisch-intellektuelle, Shock, Erschöpfung, Ergriffenwerden von akuten Krankheiten, Narkotika.

II. *Ursachen, welche excessive oder perverse Sekretionen veranlassen.*

1) Geschwüre und Krebs.
2) Von der Organerkrankung unabhängige Einflüsse durch das Nervensystem, hauptsächlich sympathische und abhängig von der Reizung anderer Organe (Mund, Rachen, Darm, Leber, Gallenblase, Niere und Gebärmutter).
3) Störungen der Blutmischung.

In dem 2. Theile bespricht Vf. die *speciellen Erkrankungen des Magens*, und zwar zunächst die atonische *Dyspepsie*. Dieselbe entspricht der *asthenischen* oder *apyretischen* Dyspepsie Brousais'. Vf. definirt sie als meist chronisch verlaufende Erkrankung ohne Fieber, welche, wenn sie uncomplicirt verläuft, nicht von Unterleibsschmerzen begleitet ist. Sie ist charakterisirt durch den Druck und die Schwere und Mattigkeit, welche auf die Nahrungsaufnahme folgt mit einer allgemeinen Depression der Lebenskraft, und ihre Ursachen sind grösstentheils mit denen identisch, welche eine allgemeine Ernährungsschwäche und Kraftlosigkeit des ganzen Körpers bedingen. Hieran schliesst sich die Schilderung der *Neurosen des Magens*, sowie der *akute* und *chronische* Katarrh, der letztere (Chronic gastritis, chronic catarrh of the stomach, chronic inflammatory dyspepsia, morbid sensibility of the stomach Johnson, Gastrite chronique) umfasst eine grosse Anzahl der Fälle von hartnäckiger chronischer Dyspepsie. Es sind hier nach Vfs. Meinung viele Störungen einbegriffen, welche als *irritative* Dyspepsie beschrieben sind ; ebenso einige, welche unter die Nervenstörungen gehören, speciell unter die, welche als Resultat einer „krankhaften Empfindlichkeit" angesehen werden — ein Zustand, wobei die Schleimhaut häufig in einem entzündlichen Zustande sich befindet, wo also keine reinen Nervenstörungen vorliegen. Vf. hält die Schwäche der verdauenden Kräfte, welche bei der atonischen Dyspepsie beschrieben worden, für prädisponirend zu entzündlichen Störungen des Magens, und alle Ursachen dieser atonischen Dyspepsie können daher auch indirekte Veranlassung zur akuten und chronischen Form des Magenkatarrhs werden. Das Capitel *Gastritis* — acute gastric catarrh — umfasst die akuten Störungen des Magens, charakterisirt durch Schwäche und Hinfälligkeit, mit oder ohne Fieber, durch Appetitlosigkeit, Ekel, Erbrechen, in schweren Fällen durch Schmerzen nach dem Essen, welche von einem entzündlichen Zustande der Schleimhaut abhängig sind. Die genaue Abgrenzung und wirkliche Natur dieser Affektion war in tiefes Dunkel gehüllt, wegen der Verschiedenartigkeit der Affektionen, welche unter diesem Titel subsumirt wurden, nämlich einmal die specifischen Fieber und das andere Mal die Erweichungsprocesse, Geschwüre und Krebse. Es ist keine Frage, dass die akute typische Gastritis, mit Ausnahme der durch scharfe Gifte veranlassten, eine im Allgemeinen kleine Affektion ist, ebenso wie die Gastritis submucosa (Gastr. phlegmonosa Cullen's), wo Eiterung im submucösen Gewebe Platz greift. Die mildern Formen entsprechen den katarrhalischen Affektionen anderer Schleimhäute, sind ungleich häufig und bilden die Ursache der Mehrzahl der akuten Anfälle von Indigestion, welche entweder spontan oder im Verlauf anderer Krankheiten auftreten. Die Unterschiede zwischen akutem und chronischem Stadium dieser entzündlichen Affektionen sind übrigens nicht leicht zu ziehen, indem öfter subakute Formen einen chronischen Charakter annehmen. — In den weitern Capiteln werden das *runde Magengeschwür*, *Krebs*, *Hämorrhagie*, *Hypertrophie der Magenwände* (Sklerosis, Cirrhosis ventriculi), die Verengerung der

Kardia, sowie des *Pylorus*, die *Erweiterung*, *Erweichung*, *Perforation*, *Ruptur* und die *Tuberkulose* des Magens abgehandelt.

Die *Therapie* ist durchweg sehr eingehend berücksichtigt, wobei eine Reihe bei uns in Deutschland neuer Vorschläge gemacht werden. So hat Vf. bei Magenblutungen kein Mittel so verlässlich gefunden, als Plumbum acet. 0.15—0.20 mit 0.015 Grmm. Opium, alle 2 oder 3 Stunden.

Ein sehr sorgfältig gearbeitetes alphabetisches Register erhöht die praktische Brauchbarkeit um ein Bedeutendes. Dem Werke sind 2 Kupfertafeln mit 19 Abbildungen mikroskopischer Veränderungen, besonders der Drüsen, des Magens bei den Magenkrankheiten beigegeben. Die Abbildungen sind vollkommen schematisch u. höchst wahrscheinlich von schon durch cadaveröse Veränderungen alterirten Magen entnommen, da von der Textur der Magendrüsen, wie sie in den letzten Jahren von Heidenhain, Rollett und dem Ref. bei Thieren ermittelt wurde, was neuerdings auch von Henle (Eingeweidelehre, 2. Aufl.) für den Menschen bestätigt wurde, Nichts in den Zeichnungen zu sehen ist. Ref. hat seine Ansicht über die Verwendbarkeit menschlicher pathologischer Magen zum Studium der feinern Veränderungen der Magendrüsen erst im verflossenen Jahre des Weiteren ausgesprochen (Ueber die Veränderungen, welche die Magenschleimhaut durch die Einverleibung von Alkohol und Phosphor in den Magen erleidet. Virchow's Arch. LV. Bd.) und erlaubt sich darauf zu verweisen.

Dr. C. Hilton Fagge (Guy's Hosp. Rep. XVIII. p. 1. 1873) sieht aus seinen Beobachtungen *über akute Erweiterung des Magens*, wegen deren Details auf das Original verwiesen werden muss, folgende Schlüsse.

1) Eine akute Erweiterung des Magens kommt bei jugendlichen Individuen vor, bei denen das Organ voraussichtlich gesund war. Der Process der Erweiterung ist mehr oder weniger gradweis, aber zuerst bringt er keine Symptome hervor; treten solche auf, so kommen sie plötzlich mit grosser Heftigkeit und können das Leben in wenig Tagen vernichten. Akute Erweiterung des Magens kann als einzige Krankheit nach dem Tode gefunden werden oder sie kann zu einer andern Krankheit des Nahrungskanals hinzutreten.

2) Symptome dieser Erweiterung:

a) Eine akut zunehmende Ausdehnung des Bauchs; dieselbe ist unsymmetrisch, das linke Hypochondrium ist voll, während das rechte verhältnissmässig schlaff ist.

b) Das Vorhandensein einer vom linken Hypochondrium schief gegen den Nabel herabsteigenden deutlichen Contour, welche der heruntergegangenen kleinen Curvatur des Magens entspricht. Diese Linie scheint bei jeder Inspiration nach abwärts zu steigen.

18

c) Die Anwesenheit von Fluktuation in der untern Bauchhälfte.

d) Das Auftreten von Plätschern, wenn der ausgedehnte Theil des Bauchs palpirt wird.

e) Die Anwesenheit eines gleichmässig tympanitischen Schalls über einen grossen Theil der ausgedehnten Partie, wenn Pat. flach auf dem Rücken liegt. Ueber dem Schambein kann man dumpfen Perkussionsschall finden, welcher eine ausgedehnte Harnblase vortäuscht. Bei sehr rigiden Bauchwänden können a u. b fehlen, c u. d sind aber stets vorhanden. Wenn Pat. kurz vorher eine sehr grosse Flüssigkeitsmenge erbrochen hat, können alle physikalischen Zeichen der Dilatation für einige Zeit verschwinden.

3) Die Symptome dieser Erweiterung sind die einer schweren Unterleibskrankheit, ohne das Vorhandensein einer Peritonitis oder Darme. Die Augen sind eingesunken, braune Ringe um dieselben, Gesichtszüge verzogen, Athem ekelhaft stinkend. Profuses Erbrechen, so dass mehrere Quart in 24 Std. ausgeleert werden. Nach einiger Zeit kann das Erbrechen ganz aufhören, wenn der Magen gelähmt und unfähig ist, seine Contenta von sich zu geben. Keine absolute Verstopfung; jedoch sind die Stühle mehr oder weniger angehalten. Urin sehr spärlich.

4) Der Magen kann so gross sein, dass er bei der Oeffnung des Bauches bei der Autopsie das einzige sichtbare Organ ist oder dass er unterhalb der Leber in Berührung mit der Bauchwand ist. Nach seiner Entfernung aus dem Körper und der Entleerung seiner Contenta kann der Magen sich auf seine natürliche Grösse zusammenziehen und das einzige Zeichen, dass eine so ausserordentliche Ausdehnung vorhanden war, bildet die Anwesenheit leichter Risse in seinen Häuten.

5) Wenn akute Dilatation des Magens während des Lebens diagnosticirt und die Magenpumpe angewendet wird, so kann der Mageninhalt meist vollkommen entleert werden und das Organ schnell zu seiner natürlichen Grösse und Lage zurückkehren. Schmerz und Krankheitssymptome können so vollkommen behoben werden, und es ist Hoffnung auf Erhaltung des Lebens des Kranken vorhanden, wenn nämlich die allgemeinen Symptome nicht allzu heftig sind und Pat. an keiner andern schweren Krankheit leidet.

Dr. S. Baum (Wien. med. Presse XIII. 16. 17. 23. 1872) liefert in einem Bericht aus der allgemeinen Poliklinik — Abtheilung für interne Krankheiten unter Dr. Winternitz — einen *Beitrag zur Behandlung der Magenkrankheiten.* Beim *chronischen Magenkatarrh* wurden *Kaltwasserkuren mit Milchdiät oder fast oder ganz ausschliesslich vegetabilischer Kost* oder auch mit gemischter Kost angewandt. Die Kaltwasserproceduren bestanden in kalten Abreibungen, Sitzbädern, Einpackungen, kalten Lavements (12 — 16° R.) bei Verstopfung;

wo das nicht ausreichte, um Stuhl zu schaffen, früh ½ Seidel Bitterwasser; das Grahambrod wurde besonders bei Kranken mit ausgeprägter Atonie der Magenwand, namentlich bei hartnäckiger Verstopfung, angewendet. Es wird bei dieser Methode vorzüglich der Vortheil hervorgehoben, auf alle Symptome dieses hartnäckigen Leidens gleichzeitig mit Vortheil einwirken zu können, ohne dass die Schleimhaut des Magens als Applikationsstelle des therapeutischen Agens benutzt werden muss. Unter 31 Fällen sah Vf. wenigstens bei 2 Dritttheilen das Aussehen der Kranken sich bessern, die Stimmung wurde gehobener, die Esslust erhöht, die Ausleerung regelmässiger; das unangenehme Gefühl des Vollseins in der Magengegend, sowie das quälende Aufstossen vermindert oder aufgehoben.

In den Fällen von *ausgesprochener Magenerweiterung* wurde in der Regel eine *modificirte Trockenkur* verordnet, d. h. die Patienten bekamen früh und Abends gebähtes oder altbackenes Weiss- oder Grahambrod mit etwas kaltem Braten oder frischem Obst, Mittags eine gebratene Fleischspeise mit grünem einfach bereitetem Gemüse und meist eine gekochte Mehlspeise. Zwischen diesen Hauptmahlzeiten wurde stets nach etwa 3 Std. wieder consistente Nahrung gereicht (Fleisch, rohe oder gekochte Früchte, Grahambrod). Flüssigkeiten waren streng verpönt; bei zu quälendem Durst durften die Kranken kleine Mengen kalten Wassers in den Mund nehmen, das wieder ausgespuckt werden musste, oder durften etwas Gefrorenes geniessen. Bei sehr geschwächten Kranken wurde früh eine geringe Menge Wasser mit Rothwein gestattet, bei andern Kranken war das nur nach 3 T. erlaubt. Mit der Trockenkur wurden dieselben hydriatrischen Proceduren wie beim chronischen Magenkatarrh, ausserdem aber nach dem Sitzbade eine ganz kalte, zertheilte Strahldusche ¼—½ Min. gegen die Magengegend angewendet. Bei Obstipation kalte Klysmen, kleine Mengen Bitterwasser oder Pillen aus Aloë und Rheum. Mit dieser diätetisch hydriatrischen Methode wurden 6 Kr. mit Dilatatio ventriculi behandelt (die kürzeste Dauer der Krankheit betrug 6 Mon., die längste 10 J.) und ein sehr günstiger Erfolg erzielt. Die bekannten Symptome verminderten sich schnell und die objektive Untersuchung liess eine Verkleinerung des Magenvolumens constatiren. Die Fälle betrafen je 2mal Personen in den klimakterischen Jahren, Mädchen mit Menstruationsanomalien, Potatoren und 1mal einen jungen Mann mit einer rechtsseitigen Lungeninfiltration. Der Individualität des Falles entsprechend wurden die hydriatischen Proceduren modificirt, die mit Vergrösserung der Leber behafteten tranken mehrere Wochen daneben Karlsbader Schlossbrunnen, Anämische bekamen Eisen.

Vf. gedenkt schliesslich eines interessanten Falles von *Hernia ventriculi*, welche einen 52jähr. Mann betrifft. Derselbe leidet seit 9 Jahren am Magen und bes. in den letzten 3 Jahren an qualvollen an einer Stelle fixirten Schmerzen, meist nach dem Essen, mit Erbrechen nach der Mahlzeit und Uebelkeit auch ohne Nahrungsaufnahme. Der Kr. zeigt 5 Ctmtr. über dem Nabel in der Linea alba eine flachkugelige elastische Geschwulst, welche gedämpften Perkussionsschall giebt und bei stärkerm Drucke durch eine runde scharfrandige Oeffnung in die Bauchhöhle zurückgedrängt werden kann. Ein passendes Bruchband bessert die Beschwerden.

Dr. E. Brown-Séquard (Bull. de Thér. LXXXIV. p. 149. Févr. 28. 1873) hat seit 1851 ein Verfahren geübt, um Dyspepsie, Chlorose, Anämie zu heilen und um nervöse Affektionen zu bessern oder zu beseitigen, welche durch gastrische Störungen oder durch Blutarmuth bedingt sind. Dasselbe erfüllte in der grossen Mehrzahl der Fälle seine Zwecke fast oder ganz vollständig; nur in 3 Fällen liess es im Stich oder bewirkte Verschlimmerung und musste aufgegeben werden, wobei die betr. Pat. wegen nicht genauer Befolgung der gegebenen Vorschriften die grösste Schuld trifft. Die Methode besteht darin, *auf einmal nur wenig feste oder flüssige Nahrung oder Getränk zu reichen, und zwar in regelmässigen Zwischenräumen von 10—20—30 Minuten.* Nur sehr nahrhafte Substanzen dürfen die Nahrung bilden, gebratenes (bes. Rind- oder Hammel-) Feisch, gut ausgebackenes Brod, Milch, Butter, Käse und eine sehr mässige Menge von Gemüse und Früchten. Die Methode der Ernährung dauert 2—3 W. und Pat. kehrt nachher allmälig zu 2—3 täglichen Mahlzeiten zurück. Diese Methode verlangt viele individuelle Modifikationen; besonders ist auf 3 Punkte zu achten: 1) den Geschmack und den Widerwillen, welchen einzelne Kranke gegen gewisse Speisen haben; 2) die Wichtigkeit in der Abwechselung der einzelnen Gerichte; 3) die Verdaulichkeit gewisser Substanzen, wobei viele individuelle Verschiedenheiten vorkommen. Absolut wesentlich ist, dass die Menge des Genossenen jedesmal sehr klein sei, 2—4 Bissen; dass die Gesammtmenge der festen Nahrungsmittel, welche täglich genossen werden, 900—1200 Grmm. betrage, als Getränk benutze der Kr. statt des Wassers Thee, Fleischbrühe oder Milch. Vf. räth, von der Methode auch bei organischen Erkrankungen des Magens Gebrauch zu machen. Auch bei *hartnäckigem Erbrechen während der Schwangerschaft* ist die Methode schon mit gutem Erfolge angewendet worden, wo andere Methoden im Stich gelassen haben.

E. Bégin (L'Union 70. 1873) empfiehlt in sehr emphatischer Weise den stark *tanninhaltigen Wein von Bagnols St. Raphael*, neben einer geeigneten Diät, bei den verschiedenen Affektionen des Magens (Dyspepsien). Besonders soll dadurch die Absonderung eines reichlichen und normalen Magensaftes begünstigt werden.

Prof. H. v. Ziemssen behandelt in einem klinischen Vortrag, nachdem er kurz die Pathologie, Aetiologie, Diagnose u. s. w. erörtert hat, *die Behandlung des einfachen Magengeschwürs.*[1] Was

die Diagnostik anlangt, so hebt Z. hervor, dass die Erfolge einer mit Umsicht und Consequenz durchgeführten Behandlung mit Alkalien mit Vorsicht für die oft so schwierige differentielle Diagnose ex juvantibus et non juvantibus benutzt werden kann, insofern durch diese Kur die bei Weitem grösste Zahl der Magengeschwüre sowie der chronische Magenkatarrh eine Heilung oder doch länger dauernde Besserung erfahren, während andrerseits die Erscheinungen des Magenkrebses nur vorübergehend auf einige Wochen gemildert und die nervöse Kardialgie entweder gar nicht verändert oder geradezu verschlimmert wird. Bei der *Indikation für die Behandlung* tritt, abgesehen *von einer rationellen Prophylaxe des Magengeschwürs* (frühzeitige zweckmässige Behandlung chlorotischer und anämischer Zustände u. s. w.) die Aufgabe in den Vordergrund, *die Momente zu bekämpfen, welche als Ursachen der Ausbreitung des ursprünglichen Defektes anzusehen sind, und die Hindernisse der Heilung derselben zu beseitigen.* Um diess zu erreichen, ist es nöthig, *die Neutralisirung der Magensäure durch kohlensaures Natron zu bewirken.* Da diess aber nicht dauernd ausgeführt werden kann, muss gleichzeitig, einmal wenigstens am Tage, der Mageninhalt in den Darm vollständig entleert werden, ohne dass dabei eine unliebsame Irritation der Magenmucosa, bes. des Geschwürsgrundes, statt hat. Das hierzu geeignetste Mittel ist das *schwefelsaure Natron.* Ausserdem beschränkt, resp. verhindert dasselbe in gewisser Weise die saure Gährung des Mageninhalts. Aehnlich, aber viel schwächer und meist unzureichend wirkt in beiden Beziehungen das Chlornatrium. Glaubersalz, kohlensaures Natron und Kochsalz finden sich vereint im *Karlsbader Wasser* und bedingen, unterstützt von hoher Temperatur und Kohlensäure, die ausgezeichnete Wirkung desselben bei Magen- und Darmaffektionen. Zwei Dinge sind dabei wohl zu beobachten, erstens eine sorgfältige Regelung der Diät, insbesondere Vermeidung aller leicht gährungsfähigen Ingesta und Sorge für mehrfache Stuhlentleerung am Tage. Letztere erreicht man besser durch kurmässigen Gebrauch des Karlsbader Sprudelsalzes (bestehend fast ganz aus schwefels. Natron, ein wenig Kochsalz u. kohlens. Natron). Man lässt am besten die Kranken nüchtern von einer Lösung von 1—2 gehäuften Theelöffeln des Salzes auf 1 Pfd. von bis 44° R. erwärmten Wassers kurmässig alle 10 Min. 1 Viertelpfund trinken. Zwei bis drei Stühle sind nothwendig, sonst ist ein Klysma zu Hülfe zu nehmen und am nächsten Tage die Menge des Salzes bei gleichem Wasserquantum um die Hälfte oder das Doppelte zu erhöhen. In der Folge genügen gewöhnlich weniger concentrirte Lösungen. Bei grosser Intensität des Magenkatarrhs und Hartnäckigkeit des Processes ist es zweckmässig, in der ersten Woche

(Innere Medicin Nr. 5). Leipzig 1871. Breitkopf u. Härtel. gr. 8. S. 77—104. ¼ Thlr.

---

[1] Volkmann's Sammlung klin. Vorträge Nr. 15

Abends noch eine Flasche eines Natronsäuerlings (Giesshübler, Biliner oder Vichy) trinken zu lassen. Das künstliche Salz unterscheidet sich von dem echten Sprudelsalz dadurch, dass ersteres fast vollständig Glaubersalz ist und von Kochsalz und kohlensaurem Natron weniger als 1% enthält, während letzteres zwar auch grossentheils aus schwefelsaurem Natron (87.14%) besteht, aber doch daneben fast 13% kohlensaures Natron enthält, während vom Kochsalz sich nur Spuren finden.

Das künstliche Salz hat ceteris paribus vor dem natürlichen den Vorzug bedeutend grösserer Billigkeit, nur ist der Geschmack des letzteren etwas besser. Ferner erfordert die *Regelung der Diät* die grösste Beachtung; abgesehen von mechanisch reizenden Dingen, sind die chemisch wirkenden organischen Säuren (Essig) oder Stoffe, welche zur Bildung organischer Säuren Veranlassung geben (Fette, Zucker, Mehlspeisen, Bier etc.), zu vermeiden. Die fettarmen Proteinverbindungen sind weit weniger nachtheilig (gebratenes Fleisch von Huhn oder Kalb ohne Sauce, roher Schinken, Milch, ferner weisses Brod). Die Milch kann durch Buttermilch ersetzt werden. Weiche Eier sind bei eintretender Besserung auch gestattet. Am Besten ist es, dem Kranken einen Speisezettel aufzuschreiben, der sich in der angegebenen Grenze bewegt. Meidung aller geistigen und körperlichen Anstrengung, Warmhalten der Magengegend, von Zeit zu Zeit laue Bäder sind empfehlenswerth. Bei diesem Verfahren und höchstens symptomatischer Anwendung des Morphium in kleinen Dosen (0.005 Grmm.). subcutan oder innerlich, wenn die Schmerzen sehr stark werden, schwinden die Verdauungsstörungen, besonders die Pyrose, meist im Laufe der ersten oder zweiten Woche. Die Heilung wird auch bei lange Zeit bestehenden Geschwüren meist nach 4 Wochen beendet. Eintretende *Recidive* sind in derselben Weise zu bekämpfen. Von *Argentum nitricum* sah Vf. wenig Erfolge, Besseres leistete *Bismuthum nitricum*, indessen sind die Resultate nicht mit denen der angegebenen Behandlung zu vergleichen. Die Magenblutungen werden am einfachsten und sichersten durch ruhige anhaltende Rückenlage, Abstinenz von Speise und Trank, inneren und äusseren Gebrauch der Kälte bekämpft. Adstringentien vermeidet Vf. in den ersten Tagen; am 2. oder 3. Tage schluckweise Alaunmolken in Eis. Zur Erzielung von Stuhl sind nur laue Klystire anzuwenden. Erst am 3. oder 4. Tage kann mit Milch, Weissbrod wieder begonnen werden. — Bei *Perforation* sind Opium, in sehr grossen Dosen, Eisüberschläge die besten schmerzlindernden Mittel.

Zum Schluss bespricht Vf. noch die Behandlung der verschiedenen consecutiven Störungen, welche sich nach Magengeschwüren entwickeln. Es sind diese einerseits die *durch die Anlöthung des Magens an Nachbarorgane bedingte mechanische Beschränkung der peristaltischen Bewegung* und die durch allmälige Verkürzung der Narbenmasse am Pylorus entstehenden *Strikturen der Ostien*, andererseits *atonische Magenschwäche*, die Neigung zur *Dyspepsie* und *Pyrose*, endlich die *habituelle Obstipation*. In letzterer Beziehung passt vor Allem der Rhabarber (Extr. Rhei simpl. 0.2—0.8 Grmm.; in höheren Graden das Extr. Rhei comp. in denselben Dosen, welchem, wenn dabei schmerzhafte Sensationen entstehen oder grosse Atonie besteht, 0.1—0.2 Grmm. Extr. Belladonnae, oder Extr. sem. strychn. spir. zugesetzt werden kann. Das Medikament muss vor dem Schlafengehen genommen werden.

v. Basch (Wien. med. Presse 1873) liefert Beiträge zu dem *Magenschwindel und verwandten Zuständen*. Auf den Magenschwindel hat bekanntlich Trousseau die Aufmerksamkeit der Aerzte gelenkt. Vf., welchem als Badearzt in Marienbad ein reichliches Material an Unterleibskrankheiten zu Gebote steht, fand bei 13 Patienten, welche an Verdauungsstörungen, Störungen der Defäkation u. s. w. litten, deutliche Angaben über zeitweiliges Auftreten von Schwindelzufällen, welche sich bald direkt nach dem Essen, bald 3—4 Std. nachher (Zeit der Darmresorption), theils vor dem Essen mit Hungergefühl, theils früh beim Erwachen, theils auch während der Nacht einstellten. Die betreffenden Anfälle charakterisirten sich als Ohnmachtsgefühl, oder das Gefühl, dass sich Alles ringsherum drehe und schwanke und während des Liegens in dem Gefühl des Festgebanntseins an einen Ort, dem Unvermögen, sich in einem solchen Falle umdrehen zu können. Nur in 9 Fällen nimmt Vf. *reinen Magenschwindel* an, d. h. einen direkten causalen Zusammenhang zwischen gewissen Funktionsveränderungen des Gehirns, welche eben als Ursache der angegebenen Störungen angesehen werden und Affektionen des Magens. Letztere bestanden in Dyspepsie, Aufstossen, Sodbrennen, Empfindlichkeit der Magengegend gegen Druck und unbehaglichem Gefühl von Völle und Aufgetriebenheit des Unterleibes nach dem Essen, sowie Störungen nach der Defäkation. In 2 dieser Fälle liess sich eine deutliche Magenerweiterung nachweisen. Vf. bezeichnet als nächsten Grund dieser nervösen Störungen *die Aenderungen der Blutcirkulation und des Hirndrucks*. Bei verschiedenartigen Complikationen neben Magenaffektionen (Lungenemphysem, Hämorrhoidalzuständen etc.) sind Aenderungen der Cirkulationsverhältnisse des Gehirns leicht verständlich. Um aber die Bedingungen der bedeutenden Blutdruckschwankungen bei einfacher Störung der Magen- und Darmfunktion zu erklären, zieht Vf. experimentell - pathologische Erfahrungen herbei, in Betreff welcher auf das Original verwiesen werden muss. Die Schwindelanfälle können einmal durch Anämie, aber auch durch Hyperämie des Gehirns bedingt werden. Im ersten Falle werden in Folge der krankhaft gesteigerten Empfindlichkeit des katarrhalisch erkrankten Magens reflektorisch — durch den Reiz des Mageninhalts u. s. f. Erregungen des vasomotorischen Centrums entstehen; im anderen Falle sei eine vorübergehende Reflexlähmung des Sympathicus oder andrer Gefässnerven des Hirns anzunehmen. Die Behandlung des Magenschwindels beruht auf Beseitigung der Magen- und Darmsymptome. Vf. verbietet den Gebrauch des Trinkwassers unmittelbar vor und während der Mahlzeit (um jede unnöthige Magenausdehnung zu verhüten), desgl. Kohlensäure haltige Bäder (um jeden Hautreiz zu vermeiden, welcher reflektorisch das Gefässnervensystem reizen kann). Moorbäder erweisen sich nützlich.

Verschluss des Pylorus, dessen Diagnose während des Lebens nicht mit Sicherheit gestellt werden konnte, beobachtete Dr. Jacoby (Berl. klin. Wchnschr. IX. 38. 1872) bei einem Schwindsüchtigen, bei dem 4 T. vor dem Tode sehr reichliches grünes Erbrechen aufgetreten war. Bei der Sektion fand sich die ganze Bauchhöhle von dem enorm ausgedehnten und mit etwa 4 Liter dünnflüssiger Nahrung, grösstentheils Pflanzendetritus, angefüllten Magen eingenommen. Die Magenwände waren etwas verdünnt, die Mucosa weiss, ohne Geschwür oder Narbe, der Pylorus weit, das Duodenum desgleichen, die dünnen Därme waren bis auf die Dicke eines Gänsedarms zusammengezogen, etwas weniger der Dickdarm. Dass eine Verlegung des Darms in diesem Falle stattgefunden haben müsste, beweist die grosse Enge und Leere des Darmkanals bei überfülltem Magen. Da der Pylorus weit war, muss die Erklärung für die Verlegung mit einer an Gewissheit grenzenden Wahrscheinlichkeit darin gefunden werden, dass der Pylorus durch die enorme Belastung des stark überfüllten Magens bis zur vollständigen Undurchgängigkeit schlitzförmig verzogen war. Kussmaul (Deutsch. Arch. f. klin. Med. 1869) hat bereits der Möglichkeit, dass auf solche Weise ein Pylorusverschluss herbeigeführt werden könne, gedacht, dieselbe aber nicht weiter urgirt, weil er selbst bei grossem Magen an der Leiche durch Injektion von Wasser nicht im Stande war, eine schlitzförmige Verziehung des Pylorus hervorzubringen. Kussmaul suchte daher nach anderen Erklärungsgründen und fand dieselben einmal in der durch Ueberfüllung des Magens bedingten Vertikalstellung des Magens (Foetalstellung) und einem tonischen Krampf des Pylorus, hervorgerufen durch die Reizung desselben mittels der zersetzten Massen. Schwer zu erklären ist es im vorliegenden Falle, dass bei normalem Pylorus überhaupt eine so bedeutende Magenektasie sich entwickelte und dass dieselbe bis wenige Tage vor dem Tode keine Symptome gemacht hat. Vf. wirft die Frage auf, ob vielleicht ein übermässiger Genuss von Pflanzenkost und auch von reichlich gebrauchten Cocapillen eine Parese der Magenwandungen und consecutiv eine hochgradige Erweiterung des Magens veranlasst habe. Hodgkin erwähnt, dass bei den blos von Pflanzenkost lebenden Indianern ein gewisser Grad von Magenerweiterung gewöhnlich vorkomme. — Coca hat nach v. Humboldt's Beobachtungen einen entschiedenen Einfluss auf den Magen, indem sie das Hungergefühl unterdrückt und indianische Cocaesser tagelang ohne Nahrung einherwandern können.

Dr. H. Emminghaus (Deutsch. Arch. f. klin. Med. XI. p. 304) empfiehlt zu *diagnostischen Zwecken* die gelben, am Ende mit einem festen mehrfach durchbohrten Kölbchen versehenen Schlundsonden, weil sie weniger brüchig sind und sich ihnen durch heisses Wasser leicht der geeignete Grad der Biegsamkeit geben lässt. Das Instrument wurde stets nicht geölt, sondern einfach mit Wasser befeuchtet unter Leitung des vor Biss durch die eingedrückte rechte Mundecke des Kr. geschützten linken Zeigefingers an der hintern Pharynxwand in den Anfang des Oesophagus eingeführt. Die rasch zunehmende Schleimabsonderung an den berührten Theilen sorgt schon für gehörige Befeuchtung aller weiteren Abschnitte des Instrumentes. Ein Hinderniss wird nicht selten in der Höhe des Ringknorpels gefunden, besonders bei alten Leuten, wo man auch mit dem Finger stärkeres Vorspringen der Bänder der Wirbelkörper fühlt. Es lässt sich nach E's. Erfahrungen öfters durch Andrücken der Sonde an die eine oder andere Seite des Oesophagus umgehen. Einer der unangenehmsten Zufälle bei der Sondirung des Schlundes ist das Aufsteigen des Mageninhaltes neben der Schlundsonde, indem so Mageninhalt in die Luftwege gelangen kann. Es lässt sich nach Möglichkeit der Einführung dicker Schlundsonden vorbeugen, sowie bei Reizung zum Erbrechen durch Eingiessen oder subcutane Injektion von etwas Morphium (0.01 Grmm.). Tritt Erbrechen auch bei geringer Quantitäten ein, so muss die Sonde schleunigst entfernt werden. Verstopft sich die Sonde, so genügt zur Beseitigung des Hindernisses oft eine kleine Menge Luft mit starkem Druck plötzlich einzumischen oder die Sonde vorsichtig um ihre Längsachse zu drehen und dann vom Reservoir her neue Flüssigkeit eintreten zu lassen. Bei den Ausspülungen kommt es auch vor, dass in dem Gummischlauch, welcher den langen Schenkel des Hebers bildet, eingeschwemmte Gerinnsel den Strom aufhalten. Man ermittelt das einfach dadurch, dass man durch das Reservoir Flüssigkeit in die Schlundsonde eintreten lässt, während man das den langen Schenkel bildende Rohr comprimirt. Bei Unterbrechung der Compression stürzt die Flüssigkeit den bequemeren Weg herab in das unter dem Schlauch befindliche Gefäss. — Auch bei den Formen des *Verschluckens*, welche auf mangelhafter Innervation vom Hirn aus beruhen, ist die Sondirung für die Wiederherstellung, bez. Erleichterung des Schlingaktes von günstiger Wirkung.

Dr. Biedert (Berl. klin. Wchnschr. X. 17. 1873) beschreibt eine vereinfachte Methode zur *Ausspülung des Magens* welche er mit dem besten Erfolge bei einem 21 J. alten Manne in Anwendung brachte, bei dem in Folge von Magengeschwür Gastrektase und Zeichen hochgradiger Stenose des Pylorus bestanden. Vf. bediente sich eines ganz analogen Apparates, wie ihn Bartels, John T. Hodgen u. A. beschrieben haben (vgl. Jahrbb. CLVIII.. p. 26 u. 27). In eine mindestens 1 Ctmtr.

dicke Schlundröhre ist eine 6—8 lange Glasröhre luftdicht eingekittet, über diese wird ein ca. 2 Mtr. langer Gummischlauch gezogen, welcher oben einen gehenkelten Blechtrichter trägt, durch welchen die Flüssigkeit in den Magen eingefüllt wird, welche sich beim Senken des Schlauches wieder entleert. Der Pat. besorgte sich schliesslich mit Hilfe seiner Schwester die Magenausspülungen selbst.

Dienlafoy (Bull. de Thér. LXXXIV. p. 145. Févr. 1873) spricht sich sehr nachdrücklich für die Lokalbehandlung der Magenkrankheiten aus und empfiehlt für solche die Anwendung des *Aspirationsapparates*. Mittels dieses Verfahrens gelang die Rettung eines 6 Stdn. alten Kindes, welchem aus Versehen ein Theelöffel voll Laudanum liquid. Sydenh. eingeflösst worden war.

Einen Fall von *Duodenalgeschwür* beobachtete Dr. Ludw. Pollack (Wien. med. Presse XIV. 23. 1873) bei einem 25jähr. Manne, welcher bis dahin ganz gesund gewesen zu sein, seit 2 T. aber keinen Harn entleert zu haben angab. Der Katheterismus war wegen Harnröhrenstriktur unmöglich. Nach 18 Stdn. erfolgte der Tod. Die *Sektion* ergab akute diffuse Peritonitis in Folge der Perforation eines runden Geschwürs im Duodenum nahe am Pylorus, die während des Lebens keine Erscheinungen, nicht einmal Empfindlichkeit der Bauchdecken veranlasst hatte. Die Blase wurde leer gefunden.

Laboulbène (Bull. de l'Acad. I. 16; 1872) macht Mittheilung über *erektile Geschwülste des Darms*. Der Fall betraf einen 64jähr. Mann, welcher wiederholt an Bluterbrechen u. blutigen Stühlen gelitten hatte und der unter den Zeichen einer innern Blutung plötzlich starb. Als Ursache derselben fand man im Duodenum über der Einmündung des Gallenganges einen mandelgrossen Tumor mit einer kleinen Ulceration. Die mikroskopische Untersuchung ergab, dass es sich um eine Geschwulst handelte, die fast nur aus abnorm erweiterten feinen Gefässen bestand. Es handelte sich um ein veritables Angiom. Vf. hält den Fall für ein Unicum. [Jedenfalls sind die Fälle sehr selten, vgl. Virchow's Geschwülste III. Bd. 1. Hälfte p. 399.]

Bei *chronischer Diarrhöe* wird nach Dr. S. Baum (Wien med. Presse XIV. 37. 38. 1873) in der allgem. Poliklinik zu Wien (Abtheilung des Dr. Winternitz) die methodische *Milchkur in Verbindung mit Kalkwasser* mit dem günstigsten Erfolge angewendet. Für gewöhnlich tritt bei solcher Milchkur zuerst eine leichte Obstipation ein, welche bald regelmässigen Entleerungen Platz macht. Wichtig ist es, ganz genau die Intervalle u. das Maass der zu geniessenden Milch zu bestimmen. Bei Erwachsenen giebt man etwa alle 2 Stdn. ein halbes Seidel abgekochter, abgerahmter Milch, bei ausgeprägter Verdauungsschwäche nur die Hälfte, mit Ausschluss jeder andern Nahrung. Wird diese Portion gut vertragen, so erhöht man dieselbe bald auf ³/₄ Seidel und mehr; so steigt man auf täglich 2 Maass und

darüber. Die ausschliessliche Milchdiät dauert meist 4—6 Wochen. Ist die Milch zu indifferent für den Kranken, so gestattet man einmal des Tags eine Sardelle oder mehrmals eine Prise Salz auf die Zunge; wenn etwas Obstipation eintritt, so gestattet man täglich einen gebratenen Apfel. Bei zu grossem Hunger ist gleich Anfangs eine kleine Quantität altbackenen gebähten Brods oder Zwieback zur Milch zu gestatten, später noch die sogen. Milchspeisen (Grütze, Reis, Mehl in Milch gekocht mehrmals des Tags). Unter 16 Fällen trat 10mal Heilung, 3mal Besserung ein; in 2 Fällen, welche in Genesung endeten, bestand das Leiden schon seit 2 Jahren u. waren alle Methoden vergeblich angewendet worden. Die Manipulationen der Kaltwasserbehandlung, welche bei diesen Fällen auszuführen sind, erfordern nach der Natur mancherlei Modifikationen, welche im Originale nachzusehen sind, da die überaus knappe Darstellung desselben auszügliche Mittheilungen nicht gestattet. Hervorgehoben sei nur, dass Vf. Sitzbäder allein bei dieser Krankheitsform nicht anwendet und denselben stets eine allgemeine von den inneren Organen ableitende Procedur vorausschickt.

Ein Beispiel von *nachtheiliger Wirkung von Abführmitteln bei Enteritis* bietet folgende Beobachtung von Dr. Christ. Bäumler. (Transact. of the clin. Society V. p. 223. 1872.)

Ein 22jähr. deutscher Handlungsdiener hatte seit mehreren Jahren zuweilen sehr heftigen, über den ganzen Unterleib verbreiteten Schmerz gehabt, ohne dass diese Zufälle besondere Folgen gehabt hätten. Während des Feldzuges in Frankreich hatte er einigemal Kolik, gegen welche Opium angewendet worden war. Die neue Erkrankung datirte seit 2 Tagen, wo Pat. bei einem Feste reichlich Champagner und Biscuit genossen hatte. Der Schmerz begann in der folgenden Nacht und Pat. hatte, um sich Ausleerung zu schaffen, mehrmals Tinctura Rhei genommen. Er hatte 10—12 flüssige Entleerungen gehabt. Bei der Aufnahme im deutschen Spital in London fanden sich die Symptome beginnender Peritonitis, der Leib war in der Colongegend tympanitisch aufgetrieben. Fäkalmassen waren nicht durchzufühlen; die Temperatur war erhöht (39.4° C.), der Puls beschleunigt (118), voll. Pat. wurde auf Milchdiät gesetzt, nahm Beef-tea, Eis ad libitum und bekam Kataplasmen auf die Coecalgegend. Innerlich wurde Opium (3 Ctgrmm. dreimal täglich) gegeben. Diese Therapie wurde 5 Tage fortgesetzt. Die Zunge war noch stark belegt, doch hatte Pat. Hungergefühl, das Fieber hatte ganz aufgehört und der Leib war nur wenig gespannt. Da seit der Aufnahme noch kein Stuhl erfolgt war, sollte Pat. jetzt ein Klystir bekommen. Er weigerte sich indessen u. erhielt deshalb in Gegenwart des Arztes 15 Grmm. Ricinusöl. Zwei Stunden danach kamen 3 Entleerungen, die letzte war flüssig und *sofort begann die Peritonitis wieder*, die Temperatur stieg bis zum Abend um 1.8° C. auf 38.5 und die folgende Nacht verlief unter Schmerzen. Es wurde nun wieder zur Opiumtherapie übergegangen. Die Erkrankung zog sich noch 7 Tage hin, auch etwas erschwertes Harnlassen gesellte sich hinzu. Dann stellte sich von selbst eine reichliche, breiige Stuhlentleerung ein. Von jetzt ab fühlte sich Pat. behaglich, doch blieb die Coecalgegend und eine Stelle oberhalb des innern Theils des Poupart'schen Bandes der rechtenseits noch länger gespannt und bei Druck schmerzhaft. Die Erkrankung bis zur Entlassung dauerte 6 Wochen.

L. Lesser kommt in seiner Inauguraldissertation: *Peritonitis diffusa* und *Peritonitis circumscripta* [1]) zu folgenden Schlusssätzen.

1) Die Perit. diffusa ist wegen ihrer Aetiologie, ihres Verlaufs, ihrer Ausbreitung u. ihrer Prognose ein von der Perit. circumscripta durchaus zu sondernder Process.

2) Die Perit. diffusa entsteht unter Einwirkung von Zersetzungsprodukten, welche die Entzündung an sich oder gleichzeitig auch eine Infektion der Blutmasse zu bedingen im Stande sind. Es sind diese Zersetzungsprodukte diejenigen Stoffe, welche theils in Fäulniss- und Jaucheherden, theils in Entzündungsherden diphteritischer, erysipelatöser, phlegmonöser Art u. s. f. entstehen.

Der Einfluss dieser Stoffe erfolgt entweder von der freien oder von der an die Bauchwand angehefteten Seite der Serosa aus, wobei letztere als Ganzes oder in ihren einzelnen Abschnitten nacheinander, aber stets in Continuität — afficirt wird.

Vf. unterscheidet demnach folgende Formen der Perit. diffusa:

a) Perit. diffusa ex perforatione, direktes Eindringen der Zersetzungsstoffe in die Bauchhöhle durch makroskopische Oeffnungen.

b) Perit. diffusa ichorosa, ausgehend von diphtheritischen, erysipelatösen, phlegmonösen u. a. Entzündungsherden der Umgebung der Bauchhöhle. Dem Verlauf nach müsse man hier wiederum unterscheiden: Perit. diffusa diphtherica, erysipelatosa, phlegmonodes, (subserosa) lymphangiodes. Doch komme hier noch diejenige Schicht der Serosa in Frage, welche bei den verschiedenen Arten der Bauchfellentzündungen hauptsächlich afficirt ist, und die genauere Prüfung dieses Gegenstandes dürfte vielleicht eine mehr einheitliche Bezeichnung für verschiedene Processe ergeben.

3) Die Perit. circumscripta ist ein Entzündungsvorgang, welcher durch lokale Reize entsteht und stets auf das dem Reizesherd entsprechende Gebiet der Serosa beschränkt bleibt.

Unter lokalem Reiz ist jede Entzündungsursache zu verstehen, welche weder an sich noch durch die von ihr hervorgerufene Entzündung, das Freiwerden inficirender Stoffe bedingt.

Die Perit. circumscripta verläuft im Gegensatz zu der meist akuten, diffusen Peritonitis mehr subakut oder chronisch. Die subakute Form liefert theils Auflagerungen auf die Serosa (Perit. circumscripta exsudativa), theils in das Cavum abdom. frei hineingelangende Produkte, meist eitrig-fibrinöser Natur (Perit. circumscripta suppurativa). Die chronische Form, zum Theil aus der vorigen hervorgehend, liefert jene Verdickungen, Excrescenzen, Adhäsionen (Perit. indurativa, verrucosa, adhäsiva), die hinreichend bekannt sind.

Dr. Werner (Würtemb. Corr.-Bl. XLIII. 11.12. 1873) beobachtete bei einem 25jähr. kräftig aussehenden Mann

------

[1]) Berlin 1869.

eine abgesackte, eitrige Peritonitis in der Milzgegend, welche mit linksseitigem pleuritischen Exsudat verwechselt worden war. Die Erkrankung war akut entstanden und verlief am 7. Tage lethal unter den Erscheinungen einer allgemeinen Peritonitis. Ueber eine direkte Entstehungsursache ist nichts angeführt. Die Sektion ergab neben einer Milzvergrösserung (15 Ctmtr. lang, 13 Ctmtr. breit), für welche keine Ursache aufgefunden werden konnte, u. der gegen Ende des Lebens aufgetretenen allgemeinen Peritonitis, eine beträchtliche Eiteransammlung in der Umgebung der Milz; die Milz lag wie in einem Eiterbade.

Von Affektionen der *Leber* erwähnen wir zunächst einen von Dr. Vogelsang (Memorabilien XVII. 2. p. 67. 1872) beobachteten u. in sehr drastischer Weise beschriebenen Fall von *Dislokation*, welche die betr. Kr., deren Menses schon seit einem vollen Jahre cessirten, glauben machte, dass sie schwanger sei. Die Leber befand sich in der Regio ileococcalis u. erstreckte sich durch die Unterbauchgegend nach links herüber; an der normalen Stelle war keine Spur derselben aufzufinden. Wie lange die Dislokation bestanden, war nicht zu ermitteln. Vf. hält es für möglich, dass die Leber in Folge starken Schnürens ihre Lage verändert habe.

Einen durch das jugendliche Alter der betr. Kr. bemerkenswerthen Fall von in gemässigten Klimaten bekanntlich selten zur Beobachtung kommender *Abscessbildung* in der Leber beschreibt Dr. C. D. Mall in Deutsch-Wagram (Wien. med. Presse XIV. 28. 1873).

Ein 12 J. altes Mädchen war am 29. Juni 1872 mit einem Schüttelfrost erkrankt, worauf sich heftige Schmerzen in der Lebergegend u. in den rechten Schulter, sowie Gelbsucht und starkes Fieber eingestellt hatten. Am 5. Juli fand Vf. heftigen Stirn-Kopfschmerz, trockene Zunge, lebhaften Durst, Brechreiz, manchmal Vomitus biliosus. Das rechte Hypochondrium war aufgetrieben u. sehr schmerzhaft, von da strahlten die Schmerzen auf die ganze rechte Brusthälfte aus. Die Leber war vergrössert, ragte unter dem Rippenbogen hervor. Der Bauch war von Gasen ziemlich ausgedehnt, der Stuhl retardirt, der Urin sparsam u. dunkelgelb, die Haut des ganzen Körpers leicht ikterisch gefärbt, Puls und Respiration beschleunigt. Entziehende Diät, kühlende säuerliche Getränke und Ecoprotica linderten die hervortretenden Erscheinungen.

Am 16. Tage der Krankheit zeigte sich an der Stelle der Leber, wo die Gallenblase liegt, hart oberhalb derselben, eine schmerzhafte, nicht deutlich umschriebene Geschwulst, welche stetig an Grösse zunahm und sehr schmerzhaft wurde. Allmälig bildete sich um dieselbe ein harter Entzündungsring, die darüber gelegene Haut konnte aber nicht in Falten erhoben werden. Es trat Abmagerung ein und das Fieber dauerte mit geringen Intermissionen fort, ebenso der Ikterus. Der Abscess trat unter dem Gebrauche von Kataplasmen immer mehr hervor, so dass er am 4. August mit dem Messer eröffnet werden konnte, wobei sich eine sehr grosse Menge Eiter entleerte. Die Abscesshöhle schloss sich nach 3 Wochen, worauf rasch Genesung eintrat.

Zwei weitere Fälle von *Abscess der Leber* beschreibt Dr. M. Heitler aus der Abtheilung des Prof. Löbel zu Wien (Wien. med. Presse XIV. 24. 26. 1873).

Der erste derselben, durch die vollkommene Latenz der Affektion der Leber bemerkenswerth, betrifft einen

21 J. alten Mann, der Ende Febr. 1872 zur Aufnahme kam, nachdem er zu Anfang desselben Monates einige Wochen im Krankenhause verbracht, seit seiner Entlassung aber sich nicht wieder recht erholt hatte.

Das mässig genährte, apathische Individuum hatte eine gelblich kachektische Hautfarbe, die Conjunctiva war jedoch nicht gelb. Die Perkussion und Auskultation der Lungen ergab normale Verhältnisse. Herzdämpfung normal; an der Herzspitze hörte man einen sehr dumpfen 1. Ton, weiter nach rechts hin ein systolisches Blasen; der 2. Ton kurz. Die Dämpfung der Leber begann am unteren Rande der 4. Rippe und endete ungefähr einen Querfinger breit oberhalb des Rippenbogens. — Milz bedeutend vergrössert, deutlich fühlbar. — Unterleib besonders im Epigastrium etwas aufgetrieben, überall einen tympanitischen Schall gebend. Temperatur 37.4, Puls 108; Harn normal. — Am 3. März bemerkte Pat., dass er die linke obere Extremität nicht bewegen konnte; das Sensorium war dabei vollkommen frei, er klagte weder über Kopfschmerz noch über Schwindel; in den vom Facialis versorgten Partien nichts Abnormes. In der Gegend des linken Trochanter, sowie an der innern u. äussern Fläche des linken Kniegelenkes sah man etwa silbergroschengrosse Hämorrhagien. Am andern Tage sah man am Ballen der rechten Hand Hämorrhagien in Form von schmalen Streifen. Am 5. konnte Pat. die gelähmten Extremitäten etwas bewegen; vollkommene Beweglichkeit derselben trat aber nicht wieder ein. Am 10. klagte er über Stechen in der linken Seite, die Untersuchung ergab daselbst nichts, nur dem rechten Unterlappen entsprechend feuchtes, kleinblasiges Rasseln. Pat. collabirte immer mehr, das kachektische Aussehen dauerte fort; am 21. zeigte sich am linken Gesässe eine faustgrosse mit geröthter Haut bedeckte fluktuirende Stelle, es trat Diarrhöe auf u. der Kr. starb am 25. März. Die Temperatur während des ganzen Krankheitsverlaufes in den Morgenstunden 36° kaum überschreitend, erreichte Abends blos dreimal 38°, sonst gewöhnlich ca. 37°. Der Puls schwankte zwischen 80—100.

Die Sektion ergab mehrere Abscesse in der Leber, eine Reihe von Abscessen im retroperitonäalen Bindegewebe längs der Wirbelsäule sich nach abwärts erstreckend, sowie einen intermuskulären Abscess in der linken Glutäalgegend. Ausserdem fand man Embolie der rechten kleinen Streifenhügelarterie mit Encephalitis, sowie chronischen Milztumor.

Aehnliche Fälle von Leberabscess mit latentem Verlaufe sind, wie H. bemerkt, von Andral (Clin. méd. T. II.) und Frerichs (Klinik der Leberkrankheiten, beschrieben worden.

2. Fall. Sch. F., 36 J. alt, Privatschreiber, im J. 1854 gelbsüchtig, seit dem J. 1864 an zu unbestimmten Zeiten auftretenden Magenkrämpfen leidend, war wegen dieser u. eines Anfalls von Gelbsucht halber Ende April 1871 in das allgem. Krankenhaus gekommen, woselbst man Vergrösserung und Empfindlichkeit der Leber constatirte. Es traten einige 1—2 Std. dauernde Frostanfälle auf. Pat. wurde aber, nachdem der Ikterus und die Magenkrämpfe geschwunden, am 26. Juni geheilt entlassen. Bei seiner neuen Aufnahme (4. Juni 1872) gab Pat. an, seit 5 Mon. an Verdauungsstörungen mit zunehmender Abmagerung, seit 3 Wochen auch an unregelmässigen Fieberanfällen zu leiden. Die Untersuchung des schwächlichen Kranken ergab jetzt hochgradige Gelbfärbung der Haut, sowie der Bindehaut. Thorax flach, Infra- u. Supra-Clavicalargegend, bes. rechts, stark eingesunken; Perkussionsschall rechts oben, vorn weniger voll als links, sonst normal; beiderseits Vesikular-Athmen, rechts etwas rauher als links, rückwärts rechts oben Perkussionsschall dumpf, daselbst schwaches Athmungsgeräusch. Leberdämpfung von der 6. Rippe bis 3 Querfinger breit unter die Rippenbogen reichend, oben so weit die Linea alba überschreitend. Die Oberfläche derselben vollkommen glatt, ihr Rand scharf, weder die Per-

kussion noch die übrige Betastung derselben Schmerz erregend. Milz bedeutend vergrössert, ihr Rand unter dem Rippenbogen deutlich fühlbar. Urin dunkelbraun mit Gallenfarbstoff und geringer Menge von Eiweiss.

Am 6. trat Abends ein heftiger Fieberparoxysmus an von 2 Stunden Dauer. Temp. 40.2, Puls 120. Aehnliche Anfälle wiederholten sich am 16. u. 18.; am 19. warf Pat eine grosse Menge grüngelber Sputa aus, welche Gallenfarbstoff, aber keine Gallensäuren enthielten. Am 21., wo der Auswurf galliger Sputa aufhörte, hörte man im Unterlappen der r. Lunge beim Inspirium kleinblasiges Rasseln beim Exspirium ein zartes Reibungsgeräusch; am 22. war daselbst geringe Dämpfung nachzuweisen mit bronchialem In- und Ex-pirium. Der Ikterus nahm unterdessen immer mehr zu, doch waren die Stühle nicht vollständig entfärbt.

In den nächsten Tagen warf der Kranke eine grosse Menge eitrigen Sputums aus, welches am 23. einen sphacelösen Geruch hatte, an der Basis der Lunge hörte man ein hauchendes Geräusch mit leicht amphorischem Beiklange, welches alltäglich schwand; denselben Beiklang hatte das mit dem Inspirium hörbare mittelblasige Rasseln.

Am 17. Juli wurden die Sputa wieder grüngelb u. behielten diese Farbe bis zum lethalen Ausgange. Die Dämpfung machte weitere Fortschritte nach aufwärts; die Perkussion in der Gegend der 4. 5. u. 6. Rippe wurde sehr schmerzhaft, der Kr. collabirte, es kam Katarrh der linken Lunge und Diarrhöe dazu; der Tod erfolgte am 31. Juli. Das Fieber war während des ganzen Verlaufs ein mässiges.

Die Sektion ergab einen Abscess im obern Theile des rechten Leberlappens; Steine in der Gallenblase und in den Gallengängen, mit Erweiterung derselben; chronische Tuberkulose der rechten Lunge, rechtsseitige Rippenfellentzündung mit eitrigem Exsudat.

Da keine Entzündung, sondern nur Erweiterung der Gallengänge bestand, da ferner keine Ulceration der Schleimhaut vorhanden war, so glaubt Vf., dass die Gallensteine das bedingende Moment zur Abscessbildung waren, sondern nur zufällig neben dem Abscess vorkamen.

M.-R. C. Mettenheimer (Arch. f. Anat., Physiol. u. wiss. Med. 1872. p. 509) bespricht in Anschluss an eine früher von ihm veröffentlichte Beobachtung (vgl. Jahrbb. CLIV. p. 299) das Vorkommen und die Bedeutung der Zotten in der Gallenblase, welche bereits Virchow in seinem Geschwulstwerk (I. p. 341) als gewöhnlich ganz kleine, stark mit Fett infiltrirte Bildungen beschrieben hat. Vf. hält die Art der Anheftung der Zotten in seinem Falle bei einem 22jähr. Manne — ein kurzes dünnes Stielchen trug ein Sträusschen kleiner Zotten — die Ablagerung von kalkigen, fettigen und galligen Substanzen für ein ätiologisches Moment, wodurch dieselben gelegentlich, indem sie sich von der Wand der Gallenblase ablösen oder auch mit derselben in Verbindung bleiben, eine Veranlassung zur Bildung von Gallensteinen geben können. Die bereits von Frerichs (Leberkrankheiten II. p. 486) ausgesprochene Ansicht, dass die Blasenschleimhaut die Quelle des Kalkes der Gallensteine sei, findet durch den von Vf. geführten Nachweis von Kalk in den Zotten, also Gebilden, welche der Schleimhaut angehören, ihre Bestätigung.

Dr. Lessdorf (Memorabilien XVII. p. 73. 1872) beschreibt eine Entzündung und Eiterbildung in der Gallenblase.

Der Fall betrifft einen 59jähr. kräftigen Mann, der seit einigen Tagen, angeblich in Folge von Erkältung, ein Gefühl von Druck und Schwere in der Herzgegend, Mattigkeit und hochgradigen Ikterus hatte. Die physikalische Untersuchung ergab schmerzlose, bedeutende Leberschwellung, welche allmälig abnahm, während der Ikterus mit allen seinen Symptomen blieb. Fieber fehlte. Schüttelfröste traten gegen Ende des Lebens ein, daneben hochgradige Abmagerung. Tod nach 4½monatlicher Dauer der Krankheit. Die *Sektion* ergab bedeutende Schwellung der Leber, letztere selbst erschien graublau, auf der ganzen Oberfläche mit grösseren und kleineren Tuberkeln durchsetzt, beim Durchschnitt fand man das Parenchym fest, in demselben viel kleinere und einen sehr bedeutenden grösseren Abscess in der Mitte. Die stark verdickte und erheblich vergrösserte Gallenblase enthielt ausser einem Cholelithen reichlichen dicken Eiter. Gallengänge total verwachsen. Eine Verbindung der Gallenblase mit der Leber existirte nicht.

Was die Deutung des Falles betrifft, so hält Vf. die Abscesse für das Produkt vereiternder Tuberkel. Anderweitige Tuberkulose existirte nicht. Die Entzündung der Gallenblase betrachtet er als selbstständige Krankheit.

Anknüpfend an einen Fall von *gastroduodenalem Ikterus* behandelt Prof. C. Gerhardt diesen Gegenstand in einem *klinischen Vortrage* [1]).

Vf. berührt zunächst die diagnostische Bedeutung der *Urinuntersuchung* beim Ikterus; Gmelin'sche Gallenfarbstoffreaktion mit rauchender Salpetersäure, Reaktion des Bilifulvin nach Schwanda: Grünwerden des Urins beim Erwärmen mit einigen Tropfen Essigsäure, grüne Färbung nach Zusatz von Jodtinktur zum Urin werden als ziemlich zuverlässige Gallenfarbstoffproben bezeichnet. Zum Nachweis der Gallensäuren im Urin empfiehlt G. Schütteln des angesäuerten Urins mit Chloroform, Ausziehen des Rückstandes mit Wasser und Anstellen der Pettenkofer'schen Probe mit demselben. Hierauf bespricht G. die *Wirkung der Gallensäuren* auf die *Herzganglien* (Pulsverlangsamung, Wärmeherabsetzung, Hautjucken) und den *deletären* Einfluss bedeutender Anhäufung von Gallensäuren im Blut, wenn die Ausscheidung derselben durch die Nieren behindert ist. Vf. hält die meisten Fälle von akuter gelber Leberatrophie für abhängig von akuter septischer Infektion, namentlich herrührend von abgestorbenen Früchten im Uterus.

Zur Untersuchung des Abdomens übergehend, gedenkt Vf. der normalen Lebergrenzen und stellt den Satz auf, dass unterhalb der Leber sich keine Dämpfung der Gallenblase finde, eine Behauptung, welche er in seinem Lehrbuch der Ausk. u. Perk. 2. Aufl. 1871. p. 139 selbst dahin modificirt hat, dass auch bei Gesunden bei leerem Magen u. Darme die Gallenblase perkutirbar werden kann. Es fallen somit eine Reihe aus dem ersterwähnten Befunde gefolgerter Schlüsse.

Nach noch einigen Bemerkungen über Symptomatologie, Diagnose u. s. w. bespricht Vf. die *Therapie des katarrhalischen Ikterus.* Einige Momente derselben, welche eigenthümlich sind, mögen hier Platz finden. Wenn die Gallenblase die Bauchdecken vorwölbt und deutlich getastet werden kann, gelingt es, sie mit den Fingern zu umgreifen und sie zu entleeren. Ein fein blasiges Rasselgeräusch während der Entleerung, das Verschwinden der Gallenblasendämpfung und die oft bleibende Heilung des Ikterus werden als Beweise für die Wirksamkeit der Methode beigebracht. In denjenigen Fällen aber, wo die Gallenblase weder tastbar, noch sichtbar, noch perkutirbar ist, empfiehlt Vf. die Anwendung der *Elektricität*, welche nach Copland schon von Hall und Darwin zur Heilung des Ikterus angewandt worden sein soll. Drei günstige Erfolge, welche Vf. nach Veröffentlichung des Vortrags durch *Faradisation der Gallenblase* erzielte, veranlassten ihn in neuester Zeit (Berl. klin. Wchnschr. 27. 1873) auf diesen Gegenstand zurückzukommen. Die Methode ist folgende. Nachdem man durch Perkussion die Lage der Gallenblase ermittelt, setzt man eine Elektrode eines starken sekundären Induktionsstromes auf die betr. Stelle auf und drängt die Spitze derselben in der Richtung gegen die hintere Bauchwand mässig stark ein, dann erst wird rasch die zweite Elektrode an die horizontal gegenüber liegenden Stelle der hintern Bauchwand angesetzt. Bei starkem Strome entsteht oft eine hörbare Erschütterung der Unterleibsorgane durch die Contraktion der Bauchmuskeln. Nach einigen Minuten werden die Elektroden entfernt, das Verfahren aber wird mehrmals wiederholt. In vielen Fällen kann man sofort aus dem Verschwinden der Gallenblasendämpfung mit ziemlicher Wahrscheinlichkeit über den erzielten Erfolg ein Urtheil gewinnen. Sicher ist der Erfolg, wenn in den nächsten 2 Tagen ein gallig gefärbter Stuhl zum Vorschein kommt. Meistens werden die Gefässnerven der Niere gereizt. In Folge davon sieht man, dass am nächsten Tage weit blasserer und diluirterer Harn entleert wird als zuvor. Einige Male fand sich die Gallenblasendämpfung wieder ein, nachdem schon gefärbter Stuhl erschienen war, so dass die Anwendung des elektrischen Stroms in der geschilderten Weise wiederholt werden musste.

Dr. Fleischmann (Wien. med. Presse XIV. 26. 1873) theilt im Anschluss an die Beobachtungen von Senator [vgl. Jahrbb. CLVII. p. 48] einen Fall mit, in welchem der *Ikterus mit der Menstruation zusammenfiel.*

Eine 27 J. alte, früher regelmässig menstruirte Frau, bei welcher sich 7 Monate vor der 1. Entbindung die Menses wieder einstellten, zeigte vor dem 2. Eintritt der Menses (bereits nach 8 Wochen) grosse Empfindlichkeit des rechten Hypochondrium gegen Druck und Unleidlichkeit gegen alle beengende Kleidung; während des Verlaufs dieser zweiten Periode selbst bemerkte Pat. Spuren von Gelbsucht im Ge-

---

[1]) Volkmann's Sammlung klin. Vorträge 17.; innere Medicin Nr. 6. Leipzig 1871. Breitkopf u. Härtel. 8. S. 105—114. 7½ Ngr.

Med. Jahrbb. Bd. 160. Hft. 2   19

sieht und am Halse. Der Ikterus entwickelte sich zu mässiger Höhe, gleichzeitig aber trat eine starke fieberhafte Erkrankung (Febr. interm. tertiana) auf, welche durch Chinin beseitigt wurde. Uebler Geschmack im Munde, keine Uebelkeit, kein Erbrechen, Anschwellung von Leber und Milz, Gallenfarbstoff und Gallensäuren im Harne.

Fl. betrachtet als Ursache des Ikterus hochgradige Hyperämie der Leber, bedingt durch collaterale Fluxion zu derselben, in Folge der Vorgänge im menstruirenden Uterus, sowie der Anschwellung der Milz auf der Höhe des Wechselfieberanfalles.

Schliesslich mögen noch 2 Fälle von *Thrombose der Pfortader* Erwähnung finden.

Der von Dr. J. A. Waldenström (Deutsche Klinik 26 u. 27. 1873) in der Poliklinik in Upsala beobachtete Fall betrifft einen 47 J. alten, bleichen, mageren, in der Arbeit aber sich ausdauernden Mann, welcher früher an Intermittens, Typhus, Ikterus, 1867 auch an Bluterbrechen gelitten hatte, nie kein Potator war. Pat. bemerkte Ende 1871 Anschwellung des Leibes und der Beine, die sich zwar wieder verlor, aber in höherem Grade wiederkehrte und eine Punktion nöthig machte. Es konnte keine Anomalie des Volumens der Leber oder Milz, eben so wenig eine Empfindlichkeit des Leibes nachgewiesen werden. In den letzten Monaten des Lebens konnte jedoch wegen des elenden Zustands des Kranken die Untersuchung nicht mehr wiederholt werden. — Bauchvenenentwicklung trat ein. Die Punktion wurde mehrfach wiederholt. Unter Diarrhöe, Bluterbrechen und den Symptomen deutlicher Peritonitis erfolgte der lethale Ausgang. Die Section ergab Verkleinerung der Leber; fast nur Serosa mit geringem Leberparenchym dazwischen. Milztumor erheblich. Magen und Oesophagus mit dunklem flüssigem Blut gefüllt; eine Quelle der Blutung konnte im Magen nicht gefunden werden. Im Stamme der V. port. ein deutlich geschichteter, in seiner Textur bröckser Thrombus von gesprengtem Aussehen, welcher gegen die V. lienalis das Gefäss vollständig verstopfte, an einzelnen Stellen fest mit der übrigens unveränderten Venenwand verwachsen war. Der Thrombus setzte sich 10 Ctmtr. in die V. mesent. inf. fort und sendete einen kleinen kegelförmigen Fortsatz in die Milzvene. Gegen die Leber hin erstreckte er sich nur bis zur Einmündung der V. coron. ventric. in die V. port.; nach oben und unten verschmälerte sich der Thrombus, seine Consistenz nahm zugleich gegen die Enden hin ab.

Den 2. Fall beobachtete Dr. Carson im Cincinnati Hospital unter Dr. Jos. Brown (Philad. med. and surg. Rep. XXVIII. p. 482. June 21. 1873).

Pat., ein 60jähr. Arbeiter, nie syphilitisch, kein starker Trinker, litt vor 10 J. 4 Monate lang am Fieber und bekam nachher fast am ganzen Körper braune Flecke. Die letzte Krankheit begann vor etwa 1 Jahr mit Schwellung der Beine. Vor 5 Wochen begann Pat. ziemlich reichlich Blut auszubrechen, gleichzeitig wurde die Schwellung der Beine stärker, dabei dünne Stühle; Abmagerung; Leberdämpfung — 9 Ctmtr.; kein Fieber. Unter zunehmender Ausdehnung des Bauchs, Dyspnoe, allgemeinen Ernährungsstörungen erfolgte der tödtliche Ausgang. Die Section ergab Cirrhose der Leber und Verstopfung der V. port. durch einen Pfropf, welcher an einer Stelle der Wand fest anhing; Vergrösserung der Milz; Vermehrung der weissen Blutkörperchen.

519. Ueber Natur und Behandlung des Erysipelas; nach Féréol; Vidal; Lordereau; Tutschek.

Dr. Féréol (L'Union 36. 41. 1873) bespricht die Frage über die Zweckmässigkeit der *lokalen Behandlung des Erysipel durch Collodiumapplikation rings um die entzündete Haut.* Bei der theoretischen Begründung dieser Behandlungsweise erklärt er sich gegen Raynaud, welcher das Erysipel für eine Infektionskrankheit hält, aber dabei noch eine Lymphgefässentzündung mit Flächenausbreitung (en plaque) annimmt, welche dem Erysipel ganz ähnlich ist, sich wie dieses ausbreiten kann und sich nur durch ihren rein inflammatorischen, nicht infektiösen Charakter von ihm unterscheidet. R. erwartet von einer Lokalbehandlung höchstens bei dieser flächenartigen Lymphgefässentzündung, nicht aber beim Erysipel einen günstigen Erfolg. F., welcher nebenbei auf die Schwierigkeit, ja in manchen Fällen beim Beginn der Erkrankung auf die reine Unmöglichkeit einer Differentialdiagnose zwischen Erysipel und der Lymphgefässentzündung Raynaud's hinweist, findet nun gerade in der Annahme einer Infektion beim Erysipel eine theoretische Stütze für die erwähnte Behandlungsmethode, welche den Zweck haben soll, das erysipelatöse Gift auf die afficirte Stelle zu beschränken, seine Weiterverbreitung zu verhüten. Wenn übrigens Raynaud selbst die Lymphdrüsen als natürliche Schranken betrachtet, welche das Gift aufhalten und seine Weiterverbreitung durch den Körper verzögern oder ganz verhindern, bis es dem Organismus gelingt, das septische Element zu entfernen, so hält F. um so mehr eine Therapie für gerechtfertigt, welche dieses Bestreben des Organismus zu unterstreichen, das Gift auf eine Stelle zu fixiren und daselbst zum Verlöschen zu bringen sucht. Viel eher würde die Annahme einer spontanen Entstehung des Erysipel oder einer erysipelatösen Diathese gegen die einer Lokalbehandlung sprechen, welche dann vollkommen nutzlos sein würde und durch Hinderung des natürlichen Krankheitsverlaufes selbst schädlich werden könnte. Nicht unbegründet erscheine nun der Einwand, ob nicht durch Begrenzung der Krankheit auf einen Punkt derselben eine grössere Intensität verliehen, das Erysipel in eine Phlegmone verwandelt und so Abscesse oder selbst Gangrän erzeugt werden könnten, was z. B. an den Augenlidern sehr bedenklich sei. Indessen glaubt F., dass man durch gehörige Vorsicht derartige Uebelstände wohl vermeiden, in manchen Fällen selbst einige Abscesse oder gangränöse Stellen übersehen könne, wenn man nur das Leben bedrohende Erysipel zu fixiren und zum Verlöschen zu bringen im Stande sei. Als Beleg für seine Angaben führt F. 3 Fälle von Erysipelas an, in denen er das Collodium nach der Vorschrift von Vidal und Bourdon in der Art anwandte, dass er um die erysipelatöse Stelle in geringer Entfernung eine Collodiumschicht auf die gesunde Haut auftrug.

1. *Fall.* Ein robuster kräftiger Mann von 57 Jahren ward am 29. Jan. 1873 wegen eines Erysipel von lebhaft rother, etwas violetter Farbe aufgenommen, das von einer

alten Narbe am Halse ausgegangen sich über die ganze Ohrmuschel, aber noch nicht bis zum behaarten Kopfe ausgebreitet hatte. Beginn der Erkrankung vor 2 Tagen mit Brechneigung, Schüttelfrost und lokalem Schmerz; kein Fieber; Allgemeinbefinden gut. Applikation einer Collodiumschicht 2 Querfinger breit rings um das Erysipel in einer Entfernung von einigen Mmtr. vom Rande desselben. Keine andere Behandlung. Am nächsten Morgen das Erysipel an der obern Partie der Ohrmuschel erblasst; die Collodiumschicht erneuert. Am 2. Tage das Erysipel auf das Ohrläppchen beschränkt. Schlingbeschwerden und Trockenheit im Halse; Pharynx und weicher Gaumen lebhaft geröthet; kein Fieber. Drei Tage später war die Krankheit ganz erloschen; deutliche Desquamation an der Ohrmuschel; keine Schlingbeschwerden. — F. glaubt, dass sich das Erysipel in diesem Falle ohne Collodiumbehandlung über das Gesicht weiter verbreitet haben würde.

2. Fall. Ein Kaufmann von 24 J., von guter Constitution, wurde am 16. Febr. 1873 mit einem ausgesprochenen Gesichtserysipel in das Krankenhaus aufgenommen. Beginn der Erkrankung am 13. Febr. auf der Nase ohne nachweisbare örtliche Ursache; rasche Ausbreitung auf die rechte Wange, die Augenlider, das Ohr der rechten Seite und endlich auf die linke Gesichtshälfte. Am 15. Febr. 2 Schüttelfröste und galliges Erbrechen. Bei der Aufnahme des Pat. war das linke Auge geschlossen, das Ohr stark geschwollen. Das Erysipel zeigte einen deutlichen Rand. Allgemeinzustand befriedigend; Fieber ziemlich hoch, Puls 120. Zunge trocken, Durst lebhaft. Keine Röthe im Pharynx; keine Schlingbeschwerden. Schlaf gering, keine nächtlichen Delirien. Als sich die Eruption nach 2 Tagen auf die behaarte Kopfhaut über den Scheitel ausgebreitet hatte, so dass ein ödematöser Wall an der Grenze des Erysipel im Niveau der Sutura lambdoidea von einem Ohr zum andern verlief, applicirte F. nach Entfernung des Kopfhaars eine 2 Querfinger breite Collodiumschicht 5 Mmtr. rings um den Rand des Erysipel auf dem Hinterkopf, um den Hals und auf das Kinn. Den nächsten Tag war das Erysipel bis an den Rand der Collodiumschicht fortgeschritten. Daselbst zeigte sich längs des ödematösen Walles eine deutliche Einschnürung des Gewebes. Pat. hatte delirirt und verlangte die Beseitigung der ihm lästigen Collodiumdecke (150 Grmm. Chinawein). Am nächsten Tage zeigte sich, bei sonst gleichem Zustande, auf der linken Wange eine Blase, am Halse eine kleine lineare Erosion am äussern Rande der Collodiumschicht, offenbar durch Bewegungen des Pat. hervorgerufen (200 Grmm. Chinawein). Am 22. Febr. (3. Tag nach der Collodiumpinselung) war das Erysipel über die Collodiumschicht nach der Hinterhauptgegend weitergegangen, schien jedoch an Intensität verloren zu haben, da ein ferneres Weiterschreiten nicht stattfand und der Schmerz bei Druck gering war. Vom 24. Febr. ab begann völlige Reconvalescenz. Als unangenehme Erscheinung in diesem Falle erwähnt F. die Bildung einiger kleiner Abscesse an der behaarten Kopfhaut, am Berührungspunkte des ödematösen Erysipelrandes und der Collodiumschicht.

3. Fall. Ein Mann von 50 J., seit 6 Monaten wegen Rheumatismus deformans in Hospitalbehandlung, erkrankte am 23. Febr. ohne mit dem oben erwähnten Kr. in Berührung gekommen zu sein, mit Frost, Erbrechen, Fieber und zeigte am 25. Abends erschien ein Erysipel an den Nasenlöchern u. den Thränenpunkten, von wo es sich auf das Gesicht bis zum linken Ohre ausbreitete. Aeusserer Gehörgang frei, ebenso die behaarte Kopfhaut. Am 26. Applikation einer Zone von Collodium, welche über die Stirn ging, das linke Ohr von hinten, das rechte von vorn umgab und sich am Kinn schloss. Fieber, lebhafter Durst; erysipelatöse Röthe im Pharynx und auf dem Zäpfchen. Allgemeinzustand befriedigend. Am 27. hatte sich die Eruption auf die rechte Wange ausgebreitet; starke Schwellung, glänzende Röthe,

grosse Phlyktänen auf Nase u. Wange; Puls 108; Temp. 40.4; Delirien. Erneutes Einschlimmen des Erysipel durch Collodium hinter der ersten Schicht. Abends P. 108; T. 41.0. Am 28. hatte das Erysipel die Collodiumschicht durchbrochen; P. 92; T. 40.5; starke Delirien (grosse Dosen Chinawein). Pat. ging schliesslich nach weiterer Ausbreitung des Erysipels zu Grunde.

Auf Grund dieser Beobachtungen, die wenigstens theilweise die günstigen Erfahrungen von Vidal und Bourdon bestätigen, hält F. weitere Versuche mit dieser Collodiumbehandlung, die an sich sehr einfach und schmerzlos ist, für vollkommen gerechtfertigt. Jedenfalls sei sie mehr zu empfehlen, als die früher übliche Methode der Bepinselung der erysipelatösen Hautfläche selbst mit Collodium.

Bei der Diskussion über Féréol's Mittheilung in der Soc. des Hôp. sprach sich Vidal dahin aus, dass die erwähnte Behandlung nur rein mechanisch wirke, indem durch den Druck der Collodiumschicht das Weiterschreiten der erysipelatösen Entzündung gehemmt und verzögert werde. Bei Gesichtserysipel applicirt er das Collodium auf die Stirn und um das Hinterhaupt, bei Erysipel an den Extremitäten ringförmig um dieselben. Gefahren hat er nicht bei dieser Behandlung beobachtet. Die von V. gesehenen Abscesse waren Folge des Erysipel selbst, nicht der Behandlung. Die Entfernung des Collodium von der behaarten Kopfhaut sei ihm in 3—4 Tagen durch Salbe und Kataplasmen leicht gelungen.

Dr. Tournié behandelt das Erysipel, ausgehend von der Analogie der Blasen desselben mit den Blasen bei Verbrennung, gerade wie letztere durch ein Kalkliniment aus gleichen Theilen Kalkwasser und Mandelöl. Er lässt damit täglich mehrere Einreibungen auf die erysipelatöse Fläche machen und diese mit Watte bedecken.

Ueber einige Fälle von eitriger Lymphgefässentzündung bei Erysipel berichtet P. Lordereau (Journ. de l'anat. et de la physiol. 3. p. 260. Mai et Juin 1873). Er betont die Seltenheit des Befundes von Eiter in den Lymphgefässen bei den an Erysipel Verstorbenen, obschon namentlich das traumatische Erysipel häufig mit Lymphangitis complicirt sei. Er hat in der ihm zugänglichen Literatur nur 4 Fälle von gleichzeitiger Lymphgefässentzündung und Erysipel auffinden können, welche jedoch nicht genügend beobachtet sind. Der Eiter in den Lymphgefässen wurde einfach als Folge von Absorption aus dem eitrigen Zellgewebe angesehen. Cruvoilhier deutete zuerst die Möglichkeit an, dass dieser Eiter von den Lymphgefässen selbst herrühren könne und dann in den noch gesunden Partien derselben weiter geführt werde. Die von L. mitgetheilten Fälle sind folgende.

1. Fall (Prof. Vulpian). F. B., 55 Jahre alt, wurde am 30. März mit einem Erysipel des ganzen rechten Beines aufgenommen. Letzteres war, sowie der Fussrücken, roth und ödematös. Röthe, wellenförmige, z. Th. unter einander anastomosirende Linien verliefen längs der inneren Partie des Oberschenkels bis zu den geschwollenen Leistendrüsen. Pat. starb am 5. April unter Zunahme der krankhaften Erscheinungen. — Die Autopsie ergab

eine serös purulente Infiltration des Unterhautzellgewebes des rechten Beines. Die den Inguinaldrüsen führenden Lymphgefässe waren mit Eiter gefüllt; einige erreichten die Dicke eines Rabenfederkiels. Das sie umgebende Zellgewebe war entzündet, aber ohne Abscesse und ohne purulente Infiltration. Die Inguinaldrüsen waren geschwollen; der Ductus thoracicus enthielt keinen Eiter. Keine metastatischen Abscesse. Die mikroskopische Untersuchung ergab keine deutliche krankhafte Veränderung im Lymphgefässnetz der erkrankten Häute.

2. Fall. J. B., 30 Jahre alt, am 1. April 1873 in das Hospital St. Louis aufgenommen. Von kleinen mit Krusten bedeckten Erosionen auf der grossen Narbe eines alten varikösen Geschwüres am linken Beine ging ein 4—5 Ctmtr. breiter rother Streifen längs der Vena saphena interna bis zu den deutlich geschwollenen Lymphdrüsen im Scarpa'schen Dreieck. Die Röthe schwand bei Druck, dagegen fehlten Schwellung der Haut und das Gefühl von Erhöhung an der Grenze der Röthe. Am 4. April zeigte sich am Fusse und Beine ein ausgesprochenes Erysipel von lebhaft glänzender Röthe mit scharfem Rande. Die Lymphdrüsen in der Kniekehle waren geschwollen. Am Unterschenkel liess die dunkelblaurothe Färbung Gangrän befürchten. Es wurde eine 6—8 Ctmtr. lange Incision oberhalb des inneren Knöchels gemacht, doch trat kein Eiter aus. Die blaurothe Färbung griff weiter auf den vorderen und inneren Theil des Unterschenkels, das rothe Band daselbst überlebend. Der Kr. starb am 10. April nach starker Verschlimmerung des Allgemeinbefindens in einem Erstickungsanfall. Die Autopsie ergab einige Löffel blutig seröser Flüssigkeit in der Brusthöhle. Lunge blutreich, ohne Pneumonie. Leber voluminös, sehr fettreich; nirgends metastatische Abscesse. An dem stark geschwollenen linken Beine zeigten sich ausser der im Leben schon bestehenden blauen Färbung einige schwarze Stellen, von Blutextravasat herrührend, u. einige gangränöse Stellen unter dem äusseren Knöchel und am Oberschenkel. Beim Durchschneiden der Haut an der einen Seite des Fusses erschien das Unterhautzellgewebe unvollständig mit Eiter infiltrirt. Diese Infiltration hörte gegen das untere Ende der im Leben gemachten Incision auf, ein wenig unter dem inneren Knöchel. Weiter nach oben quollen aus den Schnittwänden Eitertropfen hervor, welche aus den Lymphgefässen kamen, die den Durchmesser von 1—2 Mmtr. erreichten, ein perlschnurartiges Aussehen hatten und beim durchscheinenden Lichte von dem eingeschlossenen Eiter grünlich schimmerten. Ihre Oberfläche war mit feinen Gefässverzweigungen bedeckt. Nach den Inguinaldrüsen zu nahm das Volumen der Lymphgefässe im unteren Drittel des Oberschenkels wieder ab, sie enthielten daselbst weniger Eiter, der im mittleren Drittel des Oberschenkels ganz verschwand; weiter aufwärts waren die Lymphgefässe nur noch als röthliche Fäden von höchstens 0.2 Mmtr. Durchmesser erkennbar. Im oberen Drittel des Oberschenkels hingegen fand sich aufs Neue in ihnen und sie erreichten hier wieder den Durchmesser von 1 Mmtr. Die sie aufnehmenden Lymphdrüsen waren geröthet, entzündet aber keinen Eiter, nur in einer Drüse fand sich im Centrum ein Eiterherd. — Das Unterhautzellgewebe, in welchem die entzündeten Lymphgefässe verliefen, erschien gesund mit Ausnahme der unteren Partie des Unterschenkels. Die Venen am Unterschenkel waren gesund. In der Kniekehle zeigten sich 2 mit Eiter gefüllte, vom Unterschenkel herkommende Lymphgefässe, welche in verdickte u. geröthete Drüsen einmündeten. Längs der grossen Schenkelgefässe waren keine Eiter enthaltenden Lymphgefässe auffindbar. Arteria und Vena cruralis und das sie umgebende Zellgewebe erschienen gesund.

In den beiden vorausgehenden Fällen begleitet die Eiterung der Lymphgefässe die im Zellgewebe. Dass sie jedoch nicht von letzterer nothwendig abhängt, dafür spricht folgender von Vf. mit Cadiet

zusammen beobachteter Fall, bei dem die eitrige Lymphgefässentzündung in den Gegenden auftrat, wo das Erysipel schon erloschen war, analog einem Falle Cruveilhier's, der bei einer 8 Tage nach der Entbindung verstorbenen Frau als einzige Störung Eiter in den Lymphgefässen des Uterus fand, ohne jede Spur einer Entzündung des Uterus, seiner Umgebung oder des Bauchfelles.

3. Fall. J. M., 53 Jahre alt, am 23. Novemb. 1872 in das Hospital St. Antoine wegen einer Wunde am Knie aufgenommen, starb am 20. December, nachdem von der fast geschlossenen Wunde ein Erysipel auf den Oberschenkel und allmälig unter den ganzen Unterschenkel sich ausgebreitet hatte, daselbst aber wieder verschwunden war, unter Hinzutritt einer linksseitigen Pneumonie, nachdem an der äusseren oberen Seite des Oberschenkels eine wenig tiefe Incision gemacht worden war, ohne dass sich Eiter entleert hatte. Autopsie. Im Unterhautzellgewebe des Oberschenkels bemerkte man hier und da sehr feine Eitertropfen, gleichmässig vertheilt, wahrscheinlich im oberflächlichen Lymphgefässnetz enthalten. In der Fascia superficialis fanden sich längliche Spuren von kleinen durch Eiter ausgedehnten Lymphgefässen. Die tiefen Lymphgefässe, welche die grossen Schenkelgefässe begleiten, waren gleichfalls mit Eiter angefüllt, von grünlichem Aussehen und der Dicke eines Rabenfederkiels. Drei Ctmtr. von den Lymphdrüsen der Kniekehle entfernt waren sie kleiner und enthielten daselbst keinen Eiter. Jenseits dieser Lymphdrüsen waren die in sie mündenden zuführenden Lymphgefässe, welche von der Tiefe des Unterschenkels kommen, in einer Ausdehnung von 3—4 Ctmtr. leer, aber weiter abwärts unter dem M. soleus wieder von Eiter angeschwollen. Die 3 Drüsen der Kniekehle waren geröthet, entzündet, aber ohne Eiter. Die Inguinaldrüsen hatten dasselbe Aussehen, enthielten auch keinen Eiter. Die Hinterdrüsen waren entzündet, das umgebende Zellgewebe verhärtet. Kein Eiter in den Muskeln. In der linken Lunge eine ausgebreitete Pneumonie, doch weder hämorrhagische Herde noch metastatische Abscesse.

Ob das Erysipel oder die Lymphgefässentzündung das primäre Leiden war, lässt L. unentschieden.

Einen Fall von *vollständiger Verstopfung der Aorta abdominalis an der Theilungsstelle, in Folge wahrer Herzthrombose nach abgelaufenem Gesichtserysipel* beobachtete Oberstabsarzt Dr. Tutschek in München (Bayr. ärztl. Intell.-Bl. XX. 18. 1873). Die Thrombose der Aorta ist überhaupt eine sehr seltene Affektion, namentlich die vollkommene Verstopfung, für welche T. in der Literatur nur einen einzigen Fall auffinden konnte; besonders interessant aber erscheint der fragl. Fall dadurch, dass die Thrombose in Folge eines Gesichtserysipels auftrat, während sonst nur nach Typhus, Rheumatismus acutus, pyämischen Processen etc. Störungen der Blutcirkulation beobachtet werden.

Soldat H. W., 22 Jahre alt, von kräftigem Körperbau, wurde am 12. Februar ins Lazareth aufgenommen mit einem Tage vorher von einer Pustel am Ohre ausgegangenen Erysipel der rechten Gesichtshälfte. Hohes Fieber. Unter der von T. gerühmten Behandlung mit Collodiumpinselung der entzündeten Hautstellen (mit Ausnahme des behaarten Kopfes) breitete sich zwar das Erysipel anfangs über linke Gesichtshälfte, Hinterkopf, Nacken und einen Theil der Galea weiter aus, verlor aber an Intensität und am Abend des 5. Tages war die Temperatur normal. Puls 84, bis dahin voll und hart, war klein und schwach. An der Herzspitze leichtes systolisches Blasen. Delirien. In den nächsten Tagen wurde der Puls

kräftiger, die Delirien nahmen ab, es stellte sich Appetit
ein und am 20. Febr (9. Krankheitstag) schien Pat. in die
volle Reconvalescenz eingetreten zu sein. Am Morgen
des 21., nachdem Pat. von 10 Uhr Nachts an über plötz-
lich aufgetretene, heftige, brennende, ziehende, reissende
Schmerzen, Schwerbeweglichkeit und Kälte in den beiden
Unterschenkeln geklagt hatte, fand sich Marmorkälte der
Füsse, Unterschenkel und der unteren beiden Drittel des
Oberschenkels. Die Haut war daselbst mit blaurothen
Flecken bedeckt (Todtenflecke). Die Sensibilität der
Hautnerven abgestumpft, an den Füssen verschwunden,
die Bewegungsfähigkeit vollkommen aufgehoben, bei pas-
siver Bewegung heftige Schmerzen. Keine Pulsation der
Art. cruralis. Radialpuls mässig kräftig. Herztones ver-
stärkt (100 Schläge), der erste Ton deutlich von einem
blasenden Geräusche begleitet. Pat. starb 26³/₄ Stunden
nach dem Auftreten der ersten Erscheinung der arteriellen
Blutstockung in der Nacht vom 21. zum 22. Februar. —
Sektionsbefund. Im linken Herzventrikel in den Vertiefungen zwischen den Trabekeln, namentlich gegen die
Herzspitze hin, dann hinter den Ansatzpunkte der
Capillarmuskeln zahlreiche, freianhängende von Erbsen-
bis Haselnussgrösse wechselnde, weissgelbliche derbe
Faserstoffgerinnsel eingelagert und eingefilzt, unter Wasser
frei flottirend. Einzelne dieser Zellen waren lose mit
Hintgerinnsel verbunden und liessen sich mit der Pincette
leicht abreissen. Endokardium normal, dagegen liess die
mikroskopische Untersuchung stellenweise eine körnige
Entartung der Querstreifen der Muskelfibrillen erkennen.
An den freien Rändern der Semiluarklappen der Aorta
kleine abnehbare Faserstoffgerinnsel. Intima der Aorta
zart und glatt. In der Art. renalis sin. ein kleiner Thrombus, der sich in beide Zweige des Gefässes fortsetzte, das
Lumen des oberen nur unvollständig, das des unteren ganz
bis in die Nierensubstanz ausfüllend. Dem entsprechend
die untere Hälfte der Niere voluminöser, gelb entfärbt und
fettig entartet. In der Aorta abdominalis und ihren Verzweigungen fand sich ein 5 Ctmtr. oberhalb der Bifurkation
beginnender, in der Arlt. iliacae communes je 9 Ctmtr. bis
zum Ligam. Pouparllii n. in die Arlt. hypogastricae einige
Ctmtr. eindringender, die Gefässe vollständig ausfüllender
Thrombus.

Wahrscheinlich war dieser Thrombus dadurch
entstanden, dass sich zuerst ein grösseres Gerinnsel
auf der Bifurkation festsetzte, von da in die Arlt.
iliacae communes und ihre Zweige fortpflanzte und
nachdem diese ganz verstopft waren, durch Ansatz
von neuem Gerinnsel aus dem Herzen und durch
Gerinnung des andringenden Blutes von der Bifurkation aus nach ob:n sich vergrösserte. In der doppelt vergrösserten Milz zeigte sich ein wallnussgrosser
Faserstoffkeil. In den übrigen Aesten der Aorta
keine Thrombosirung. (Wimmer.)

**520. Ueber syphilitische Affektionen der
Knochen an der Hand bei kleinen Kindern;**
von Dr. R. W. Taylor. (Brown - Séquards Arch.
of scientific and pract. Med. p. 354. April 1873.)

T. ist der Meinung, dass Knochenaffektionen bei
hereditärer Syphilis nicht so selten sind, als man
gewöhnlich annimmt, sondern dass sie häufig verkannt und auf Rhachitis bezogen werden, und theilt
2 Fälle mit, in deren einem die Syphilis angeerbt,
im andern acquirirt war; er stellt beide Fälle neben
einander, um die Aehnlichkeit an ihnen zu zeigen,
die zwischen den Kochenaffektionen bei ererbter und
acquirirter Syphilis kleiner Kinder besteht.

Im 1. Falle war die Mutter des Kindes ungefähr im
3. Schwangerschaftsmonate mit Syphilis angesteckt wor-

den, sie litt, als sie T. sah, an papulösem Syphilid, Ge-
schwären im Munde und Iritis und war kachektisch geworden. Das Kind war 6 Mon. alt, als es unter T's. Behandlung kam, hatte vor 5 Mon. an Roseola, Schleimhautgeschwüren und später an papulösem Syphilid gelitten.
Als das Kind 6 Wochen alt gewesen war, hatte die Mutter
bemerkt, dass der rechte Mittelfinger etwas an Umfang
zunahm, Schmerzen schienen damit aber nicht verbunden
zu sein. In den folgenden 2 Monaten nahm die Anschwellung zu, die Haut auf der ersten Phalanx wurde roth, verdickt und gespannt, alle krankhaften Erscheinungen nahmen langsam zu, nach 4¹/₂ Mon. zeigte sich Fluktuation
und nach einer Incision floss eine beträchtliche Menge
Eiter ab. Als das Kind in T's. Behandlung kam, war der
Finger so beträchtlich geschwollen, dass er nach allen
Richtungen hin einen vollen Zoll Durchmesser hatte und
einen Umfang von 2³/₄ Zoll, er war gebeugt und konnte
nicht gestreckt werden in Folge der Spannung, die von
dem geschwollenen Knochen auf die Flexorensehne ausgeübt wurde. An den Incisionsstellen hatten sich den
syphilit. Gummata ähnliche, von livider untermisirten
Rändern umgebene Geschwüre gebildet, die beträchtliche
Mengen zanlösen Eiters absonderten; spontane Schmerzen schienen nicht zu bestehen, aber gegen Berührung
schien der Finger empfindlich zu sein. Im Uebrigen befand
sich das Kind ganz wohl. Die Oberflächen der Geschwüre
wurden mit Höllensteinlösung bepinselt und ausserdem
wurde eine Quecksilberbehandlung, innerlich und als Einreibung am erkrankten Theile, eingeleitet. Die Geschwüre
heilten allmälig und auch der Umfang des Fingers wurde
geringer, aber nur langsam. Nach ¹/₂ J. waren die Geschwüre geheilt und der Finger bot folgendes Aussehen.
Er war ³/₄ Zoll länger als der entsprechende Finger der
andern Hand, und zwar in Folge von Verlängerung der
ersten Phalanx, die seitlich abgeflacht war, so dass ihr
Querdurchmesser etwas weniger als ¹/₂'', der andere etwa
³/₄'' betrug, die Beweglichkeit des Fingers war gut.

Dieser Fall bietet nicht nur als ein Beispiel der
eigenthümlichen Knochenaffektion, sondern auch dadurch Interesse, dass er die Heilbarkeit derselben
darthut; denn Heilung wurde erzielt, wenn auch erst
nach langer Zeit.

Der 2. Fall betraf ein 4 J. 4 Mon. altes Kind, dessen
Mutter, von ihrem Manne mit Syphilis angesteckt, ein
Kind mit syphilit. Knochenaffektion geboren hatte, das
so häufig wiederkehrenden Schleimhautgeschwüren litt.
Das dritte Kind zeigte ein papulöses Syphilid an Wangen
und Vorderkopf, Roseola am Körper, Geschwüre im
Mund und breite Kondylome an den Armen; es hatte
seit etwa 1 Mon. an Schmerzen am untern Ende des rechten Radius, am oberen Theile der Ulna n. am Metacarpalknochen des rechten Zeigefingers gelitten, die in der Nacht
am heftigsten waren und häufig den Schlaf störten. Der
schmerzhafte Metacarpalknochen war bedeutend aufgetrieben n. erschien bei der Betastung vollkommen oval von Gestalt, in der Mitte etwa 1¹/₄'' dick u. nach den Enden zu allmälig an Umfang abnehmend; er füllte den dreieckigen
Raum, der gewöhnlich zwischen den Matacarpalknochen des
Zeigefingers z. Daumens vorhanden ist, vollständig aus, so
dass die Anschwellung an der Palmarfläche der Hand augenfällig war. Beim Druck war der erkrankte Knochen schmerzhaft, aber die Haut war unverändert, nur gespannt. Unter gleicher Behandlung wie im vorhergehenden Falle liess die
Schmerzhaftigkeit schon nach einer Woche nach, die
Schwellung nahm ab und nach 3—4 Mon. war sie ganz
verschwunden. Die Ansteckung war durch Küssen des
mit Mundgeschwüren behafteten erwähnten andern Kindes
herbeigeführt worden. (Walter Berger.)

**521. Fall von sekundärer Syphilis, von
einem Kinde auf seine Wärterin übertragen;**
von Dr. Angus Macdonald (Edinb. med. Journ.
XIX. p. 30. [Nr. CCXVII.] July 1873.)

Der Vater des Kindes hatte 1½ J. vor seiner Verheirathung an einer venerischen Affektion (angeblich an Trippar) gelitten, worauf masernähnlicher Hautausschlag und Ausfallen der Haare gefolgt war, das Vorhandensein eines primären Geschwürs leugnete Pat.; darauf war er wieder ganz gesund gewesen. Drei Monate nach der Verheirathung erkrankte die Frau an Halsaffektion mit Bronchitis und Hautaffektion, allem Anscheine nach syphilit. Natur; sie gebar im März 1871, wahrscheinlich im 7. Mon. ihrer 1. Schwangerschaft, ein todtfaules Kind, darauf besserte sich ihr Zustand allmälig und im Herbste erschien sie ganz gesund. Am 11. Februar 1872 wurde die Frau von einem ausgetragenen, anscheinend ganz gesunden Kinde entbunden, bei dem aber nach etwa 1 Mon. eine augenscheinlich syphilitische Eruption erschien, die sich allmälig über den ganzen Körper verbreitete; auch die Schleimhäute wurden ergriffen, u. das Kind wurde so hinfällig, dass es die Brust nicht mehr nahm und künstlich ernährt werden musste. Während dieser Krankheit wurde das Kind meistens von seiner Grossmutter gewartet, die mitunter selbst an der Flasche des Kindes sog, um die Ausgangsröhre wegsamer zu machen. Im Juni 1872 begann diese vorher ganz gesunde Frau zu kränkeln, es stellte sich Halsaffektion und deutlich syphilitische Hauteruption ein, später akute syphilitische Iritis; durch specifische Behandlung wurde allmälige Besserung herbeigeführt. Die genauesten Nachforschungen ergaben keinen Grund zu der Annahme, dass schon vorher Syphilis bei der Frau bestanden habe, wohl aber erinnerte sich die Kr., die häufig an Aufspringen der Unterlippe litt, dass diess auch zu der Zeit der Fall gewesen war, wo sie das kranke Kind pflegte.

In der Epikrise hebt M. hervor, dass dieser Fall einen Beweis davon gebe, dass die Syphilis durch die Schleimhautsekrete übertragen werden könne, er weist ausserdem noch darauf hin, wie vorhergegangene syphilitische Affektion grosse Vorsicht bei Eingaben der Ehe gebiete. (Walter Berger.)

IV. Gynäkologie und Pädiatrik.

522. Statistischer Beitrag zur Lehre vom Eintritt und vom Aufhören der Menstruation; von Prof. Dr. J. C. G. Evers. (Nederl. Tijdschr. v. Geneesk. I. Afd. Nr. 27. 1873.)

Vf. konnte als Vorstand der Poliklinik zu Leiden, worin neben städtischen Kr. auch solche vom Lande Aufnahme finden, bei 862 Individuen über den Eintritt der ersten Menstruation Auskunft erlangen und ebenso, wenigstens bei 123 Individuen, über das Cessiren der Menses. Die in Leiden wohnenden Städterinnen waren in der Mehrzahl aus Leiden selbst gebürtig, die übrigen aber gehörten grösstentheils der Provinz Südholland an.

Eintritt der Menstruation.

Derselbe fällt auf die Zeit vom 10. bis zum 26. Lebensjahre in folgendem numerischen Verhältnisse:

Alter	Städte- rinnen	Land- bewohne- rinnen	Beide zu- sammen
10 J.	1	—	1
11 .	5	3	8
12 .	19	10	29
13 .	41	13	54
14 .	58	30	88
15 .	70	43	113
16 .	86	46	132
17 .	78	34	112
18 .	93	48	141
19 .	51	20	71
20 .	44	15	59
21 .	23	4	27
22 .	13	3	16
23 .	5	2	7
24 .	1	1	2
25 .	—	1	1
26 .	—	1	1
	588	274	862

Legt man für jede der 3 aufgestellten Rubriken den Gesammtwerth = 100 zu Grunde, dann erhält die Tabelle folgende Gestalt:

10 J.	0.17	—	0.11
11 .	0.85	1.09	0.92
12 .	3.23	3.64	3.36
13 .	6.97	4.74	6.26
14 .	9.86	10.94	10.2
15 .	11.9	15.69	13.1
16 .	14.62	16.76	15.31
17 .	13.26	12.4	12.87
18 .	15.81	17.15	16.35
19 .	8.67	7.29	8.22
20 .	7.48	5.47	6.84
11 .	3.91	1.45	3.13
22 .	2.21	1.09	1.85
23 .	0.85	0.72	0.81
24 .	0.17	0.36	0.23
25 .	—	0.36	0.11
26 .	—	0.36	0.11

Nimmt man aber 3 Jahresgruppen an, die mittlere vom 15. bis zum 18. Jahre incl., dann erhält man für die 3 Rubriken folgende procentische Werthe:

10—14 J.	21.08	20.43	20.88
15—18 .	55.60	62.41	57.77
19—26 .	23.29	17.15	21.34

Aufhören der Menses.

Dasselbe fand bei den 123 verzeichneten Individuen vom 37. bis zum 55. Jahre in folgendem Verhältnisse statt:

Alter	Städte- rinnen	Land- bewohne- rinnen	Beide zu- sammen
37 J.	1	—	1
38 .	—	1	1
40 .	2	2	4
41 .	—	1	1
42 .	1	—	1
43 .	2	3	5
44 .	2	3	5
45 .	12	2	14
46 .	10	2	12
47 .	4	2	6
48 .	11	3	14
49 .	12	7	19
50 .	16	5	21
51 .	2	2	4

52 „	3	1	4
53 „	3	2	5
54 „	5	1	6
55 „	1	—	1
86	37	123

(Theile.)

523. **Zur Behandlung des Gebärmutterkrebses**; nach T. Gallard; E. Martin; Alfr. Wiltshire; Routh.

Gallard (L'Union 42. 44. 1873) macht zunächst darauf aufmerksam, dass der Arzt, trotz der bekanntlich in der Mehrzahl der Fälle erfolglosen Behandlung jeder Form des Krebses, doch verpflichtet sei, auch bei Gebärmutterkrebs alle von der Wissenschaft gebotenen Mittel zur Erleichterung, möglicherweise Besserung der Kr. anzuwenden, damit dieselben die Hoffnung auf Besserung nicht verlieren, und sich nicht, wie diess so oft geschieht, Quacksalbern anvertrauen, die natürlich Heilung herbeizuführen nicht vermögen, vielmehr so oft das Uebel noch verschlimmern.

Wenn sich die Hülfe, die wir durch Darreichung innerer Mittel zu leisten vermögen, zur Zeit auf Erhaltung der Kräfte und Milderung der Schmerzen beschränkt, so ist diess etwas Anderes mit der chirurgischen Behandlung: wenn der Chirurg auch weiss, dass nach Entfernung der krankhaften Theile Recidive nicht ausbleiben werden, so darf er nach G. doch nicht zögern, zu operiren, wenn nicht die Operation selbst zu grosse Gefahr zu bedingen scheint; er wird die Kr. dadurch wenigstens für einige Zeit von den grössten Beschwerden, die der Krebs mit sich bringt, befreien. Diese Praxis hat man denn auch bei dem Gebärmutterkrebs befolgt. Natürlich kann dieselbe nur dort in Betracht kommen, wo es möglich erscheint, sämmtliche kranke Theile zu entfernen, also bei krebsiger Entartung des Mutterhalses. Ganz zu verwerfen ist der Vorschlag von Récamier, den ganzen Uterus zu exstirpiren. G. giebt hierauf eine Uebersicht der bekannten Verfahren zur Amputation des Mutterhalses, indem er hinzufügt, dass im Allgemeinen die meisten Chirurgen dem Messer den Vorzug geben werden.

In den Fällen, wo eine blutige Operation nicht zulässig ist, entsteht die Frage, ob man durch direkte Einführung von Mitteln in die kranken Partien in diesen eine Umwandlung hervorbringen könnte, ohne dabei zugleich den noch gesunden Partien zu schaden. Es kommen hier Eisenperchlorür, Essigsäure, Jod, Chrom und Brom in Betracht; Vf. hält die bis jetzt mit den genannten Mitteln angestellten Versuche für noch nicht zahlreich genug, um einen bestimmten Ausspruch über deren Werth thun zu können.

Dort, wo alle Hoffnung geschwunden ist, der Krankheit Einhalt zu thun, handelt es sich nur noch darum, die Leiden zu mildern. Gegen die in der Regel sehr rasch fortschreitende Abmagerung der Kr. sind vorzugsweise diätetische Mittel anzuwenden; was den Schmerz betrifft, so kommen in erster Reihe Opium und seine Präparate in Betracht, Chloral und Bromkalium sind als calmirende Mittel weit unzuverlässiger. Der innerliche Gebrauch des Opium, wobei man öfters mit den Präparaten wechseln möge, wird wesentlich unterstützt durch den äussern in Form der Suppositorien in den Mastdarm und der subcutanen Injektionen.

Alle gegen den Krebs im Allgemeinen bisher gerichteten Heilmethoden haben sich unwirksam gezeigt; Arsenik kann man geben, es wirkt wenigstens tonisirend, auch Cicuta kann angewandt werden, es schadet Nichts; vor dem Gebrauche von Jod und Quecksilberpräparaten muss gewarnt werden. Abführmittel werden öfter nöthig werden, da Krebskranke gewöhnlich an Hartleibigkeit leiden. Ausserdem macht Harnverhaltung häufig den Gebrauch des Katheters nöthig. Hämorrhagien werden wohl nur selten zu einer speciellen Behandlung Anlass geben; dagegen erfordern die serösen Ausflüsse bes. Beachtung. Zuerst sind hier adstringirende kalte Injektionen vorzunehmen, die gleichzeitig gegen etwa mit auftretende Blutungen wirksam sind; da das schwefelsaure Eisen zugleich adstringirend und antiseptisch wirkt, so eignet es sich sehr gut für die ganze Dauer der Krankheit. Bei sehr übelriechender Absonderung empfiehlt G. Einspritzungen einer alkohol. Lösung der Phenylsäure in der Stärke von $10^0/_0$, von der man 2—3 Esslöffel mit 1 Liter kalten Wassers mischt.

Prof. E. Martin (Berl. klin. Wchnschr. X. 28. 1873) erklärt die Anwendung innerer Arzneimittel, sowie Bade- u. Brunnenkuren bei Gebärmutterkrebs für völlig nutzlos. Wo durch solche angeblich Heilung erzielt worden ist, handelte es sich nicht um Krebs, sondern um granulirende Erosionen bei Endometritis colli, oder um chron. Metritis nach Abortus mit verdicktem, derb infiltrirtem Scheidentheil, zerklüfteten Lippen und übelriechendem blutigen Ausflusse. Die Entfernung mittels Messer, Guillotine, Scheere, Ecraseur, galvanischer Schlinge oder scharfer Löffel hat bei beginnender Entwicklung des Krebses, wenn sie gründlich ausgeführt wird, zuweilen vollständige, dauernde Heilung zur Folge. Nach der Zerstörung durch das Glüheisen, den Gasbrenner oder den galvanischen Porcellanbrenner tritt nicht selten trotz vorübergehender Besserung ein um so rascheres Wiederwachsen der Wucherung ein.

Ueber die Wirkung von *chemischen Aetzmitteln* u. Injektionen hat M. folgende Erfahrungen gemacht: 1) die Zerstörung der Basis abgetragener Cancroide mit dem Aetzstift aus Calcaria caust. und Kali caust. oder dergl. führte bisweilen eine länger dauernde Vernarbung herbei; 2) in der Mehrzahl der Fälle beseitigte sie zwar die Blutungen und besonders die quälenden Schmerzen für eine Zeit lang, beugte aber dem Recidiv nicht vor; 3) die Injektionen in die Neubildung selbst mit Arg. nitr., Acid. chromic., Brom u. s. w. blieben ohne merkliche Einwirkung, höchstens erzielten sie eine vorübergehende lokale

Schrumpfung mit Einziehung der Stichstelle, aber nie eine bleibende Heilung.

Die palliative Therapie hat es mit den verschiedensten Symptomen und Folgezuständen zu thun. 1) Gegen die schleimig eiterigen Absonderungen und Blutungen brauchte M. vorzugsweise Cupr. sulph. und aluminat., während Alaun manchmal lebhafte Schmerzen machte, ferner Gerbsäure, Aq. Kreosoti oder Eiswasser, gegen sehr reichliche Blutungen Tampons mit Tanninlösung oder Tanninpulver, oder Eisenchloridlösung; der üble Geruch wurde besonders auch durch Kali chloric. (1 : 16 Wasser) beseitigt. 2) Bei Schmerzen in der Kreuz- oder Schooss-Gegend empfiehlt M. namentlich Morphium oder Opium, innerlich oder subcutan, ferner Aetzungen, Chloral, Suppositorien aus Cacaobutter mit Extr. belladonnae und Opium. 3) Die nicht selten ein- oder beiderseits eintretende Hydronephrose (in 93 Fällen 57mal nachgewiesen) in Folge von Krebsinfiltration des Bindegewebes um die Ureterenendigungen an der Harnblase hat nicht selten hartnäckiges, wässeriges Erbrechen, Diarrhoe, Oedem der Extremitäten und des Gesichts, Koma und blande Delirien (durch Oedem der Hirnhäute) zur Folge, Erscheinungen, welche durch Vermehrung der Harnsekretion durch Jodkalium bisweilen beseitigt werden können; auch schwinden sie bisweilen mit dem Auftreten einer Blasenscheidenfistel. 4) Die nicht seltenen Thrombosen der Schenkelvenen mit Oedem der Extremitäten wurden durch Wasser- od. Bleiwasserumschläge, durch Einwickelungen der Glieder, neben dem innern Gebrauche von Chinin vorübergehend gebessert. 5) Die in Folge von Salpingitis oder im spätern Verlaufe in Folge von jauchigem Zerfall der Krebsinfiltrate des luntern Scheidengewölbes und des Douglas'schen Raumes eintretende Peritonitis ist mit kalten Umschlägen, Eispillen und Opiumtinktur, sehr selten mit Blutegeln zu behandeln. 6) Die Therapie der Blasen- und Mastdarmscheidenfisteln kann nur in fleissiger Ausspritzung, Sitzbädern, Anwendung kühlender Salben auf die arrodirten Hauttheile und dergl. bestehen.

Dr. Alfred Wiltshire (Brit. med. Journ. Nov. 2. 1872) bezeichnet die von G. Simon angegebene Methode der Wegkratzung der schwammigen, wuchernden Massen mittels scharfer Löffel [vgl. Jahrbb. CLVI. p. 335] als eine wesentliche Bereicherung der Therapie. Es bleibe nach der Operation, die namentlich angezeigt ist, wo wegen der grossen Ausbreitung der Wucherungen andere Operationsmethoden oder Aetzmittel nicht angewendet werden können, eine gesunde und weniger schmerzhafte, gleichzeitig weniger blutende Fläche zurück.

In einem Falle, wo durch Chromsäure schon beträchtliche Besserung erzielt worden war, trat nach der von Dr. Munde vorgenommenen Operation anscheinend noch weitere Besserung des Zustandes ein.

In einem andern Falle erfolgte nach der Operation heftige Peritonitis, welche einige Tage das Leben der Kr. bedrohte, mit reichlichem, schleimig eitrigem Ausfluss, Erbrechen und Schmerzen. Nach Abnahme dieser Erscheinungen wurde plötzlich eine feste Masse aus der Vagina entleert, welche sich bei genauerer Untersuchung als der ganze Uterus ohne die breiten Ligamente und die Ovarien, mit den Tubenmündungen, den charakteristisch gewundenen Gefässen und den Uterindrüsen ergab; nur die Cervikalpartie erschien erkrankt. In der Tiefe war fast vollständige Vernarbung und sehr geringe Härte nachweisbar, doch sprachen die periodisch wiederkehrenden Schmerzanfälle, die am Ende der blindauslaufenden Vagina wiederkehrende Erosion und der Lendenschmerz für secundäre Wucherungen in der Tiefe, namentlich für eine Affektion der Retroperitonaaldrüsen.

Die Möglichkeit, dass sich bei Uteruskrebs das ganze Organ loslösen und dadurch Heilung erzielt werden könne, wird auch von Scanzoni, Rokitansky, Kiwisch, Virchow, Klob hervorgehoben; Simon empfiehlt sogar, mit seinem Instrument den Uterus so weit zu beseitigen, dass nur noch eine dünne Schicht unter dem Peritoneum zurück bleibt. Uebrigens ist diese Methode auch schon vor Simon von Récamier, Marion Sims, Barnes angewendet worden.

Neben der Simon'schen Methode empfiehlt W. auch die örtliche Anwendung der *Chromsäure* in gehöriger Verdünnung (als Aetzmittel 1 : 16, als Injektion 1 auf 80—160 Theile Wasser).

Von innern Mitteln empfiehlt W. abgesehen von den schmerzlindernden Narkoticis besonders Eisen, Jodkalium, Secale, Leberthran u. s. w., um den allgemeinen Ernährungszustand des Körpers zu bessern.

Routh (Dublin. Journ. Ll. (102.) p. 467. May 1871) hat durch *Brom* in 2 Fällen von Epithelialkrebs des Uterus vollständige Heilung erzielt.

Im 1. F. hatte sich vom Muttermund entspringend eine hühnereigrosse fungöse Geschwulst gebildet, welche excidirt, mit Cauterium actuale gebrannt und dann nach Abfall des Schorfes mit Brom (5 Tr. auf 50 Spir. vini) behandelt wurde. Die Bromlösung mit Charpie eingeführt blieb 48 Stunden liegen und hinterliess eine reine granulirende, aber leicht blutende Wunde, welche mit Tanninlösung in Glycerin betupft wurde. An 2 Stellen bildete sich keine Narbe, so dass die Anwendung des Brom (10 Tr. auf 50 Tr. Weingeist) wiederholt werden musste. Nach 8 Tagen waren diese Stellen verheilt; da aber die Krankheit auch die Innenfläche des Uterus ergriffen hatte, so wurde Brom nochmals angewendet und bald konnte die Kr. völlig geheilt entlassen werden.

Im 2. F. zeigte sich eine orangengrosse, leicht blutende Blumenkohl-Excrescenz von auffallendem krebsigen Geruch, welche mit dem Ecraseur entfernt wurde. Wenige Tage später wurde das Brom auch innerlich in den Uterus eingeführt und bald konnte die Kr. geheilt das Hospital verlassen.

Nach Routh wird durch das Brom nicht nur die örtliche Krankheit geheilt, sondern auch die Kachexie beseitigt. Es wirkt tief ein und fördert die Energie der gesunden Theile. Um das Anätzen der Scheide zu verhüten, muss dieselbe durch einen mit Soda getränkten Wattpfropf geschützt werden. Als gutes Adjuvans empfiehlt R. die innerliche Darreichung von Arsenik.

Dr. W. Williams hat das Brom in 6 Fällen von festen Tumoren in Form von subcutanen Injektionen angewendet, hält jedoch die Wirkung desselben für sehr fraglich. Bei einfachem Epitheliom sei die blosse Abtragung schmerzloser und eben so wirksam; bei wahrem Krebs aber sei das Brom nutzlos.

(Sickel.)

524. Ueber Procidens der Beckeneingeweide; von Dr. J. Matthews Duncan (Edinb. med. Journ. XVII. p. 577. [CXCIX.] Jan. 1872).

Gegenüber den erneuten Diskussionen, die sich in der deutschen Fachpresse über Aetiologie und Therapie des Prolapsus vaginae, uteri und der ihnen angrenzenden Organe erhoben haben, erscheint es von Interesse, die Ansichten eines der hervorragendsten englischen Gynäkologen über diesen Punkt kennen zu lernen.

Matthews Duncan umfasst mit dem Namen „Procidenz der Beckeneingeweide" alle die verschiedenen Species eines und desselben Genus, also den Vorfall des Uterus und mit ihm der Vagina, der Blase u. des Rectum, der Tuben u. Ovarien, indem er, wenigstens für die Mehrzahl der Fälle, nicht mit Unrecht annimmt, dass, wenn ein Organ vorgefallen, d. h. unter die natürlichen Grenzen der Beckenhöhle herabgerückt ist, es diess in der Regel nicht allein thut, sondern von andern Organen begleitet wird.

Nach D. fällt der Uterus, als das am meisten central gelegene und besonders bewegliche Organ, deshalb auch am häufigsten primär vor; nur in einigen wenigen Fällen ist es das Rectum, in noch weniger Fällen die Vagina, die zuerst die Grenzen der Beckenhöhle verlässt. [Diese Ansicht ist diametral entgegengesetzt den Anschauungen der pathologischen Anatomen, besonders Cruveilhier's, Virchow's und Rokitansky's, sowie hervorragender deutscher Gynäkologen, z. B. Kiwisch's, Spiegelberg's, Hegar's und vieler Anderer.] Ist der Uterusvorfall ausgebildet, so ist die Blase wegen ihrer innigen Verbindung mit demselben nach D. gleichfalls vorgefallen; dieses Verhalten bleibt sich gleich, sei es, dass der Uterus in toto oder nur seine verlängerte Cervikalportion auf den Beckenboden herabgestiegen ist. Denn die Blase ist und bleibt stets in inniger Verbindung mit dem Cervix. Auch diese Angabe kann Ref. nicht als ausnahmslos richtig zugeben; denn die Blase kann ihre ursprüngliche Lage vollständig beibehalten, selbst bei beträchtlichen Vorfällen des Uterus und der Scheide; es muss nur dann ihre Verbindung mit den letztgenannten Organen gelöst werden, wie Hegar und Hüffell (Anatomie und operative Behandlung der Gebärmutter- und Scheidenvorfälle. Freiburg 1873) diess an Lebenden und an Präparaten nachwiesen. Ebensowenig kann man der fernern Behauptung D.'s, dass Cystocele vaginalis nie ohne Senkung des Uterus vorkommen könne, beistimmen. Man findet gar nicht so selten (Hüffell l. c. 5mal unter 92 Fällen) isolirte Vorfälle der vordern Scheidenwand mit Cystocele und ohne jeden Descensus uteri.

Auch der landläufigen Annahme, dass es zum grossen Theile mechanische und chemische (Urin

berieselung) Reize seien, die die Entzündung und Ulceration der vorgefallenen Schleimhaut bedingen, tritt D. entgegen. Er glaubt vielmehr beobachtet zu haben, dass das Primäre diphtheritische Entzündung der Schleimhaut sei und dass diese schlüsslich zur Ulceration führe. Ref. kann die Gründe D.'s für die diphtheritische Natur der Entzündung nicht als beweisend anerkennen; denn dieselbe verlief einmal ohne jede merkliche Störung des Allgemeinbefindens, und fernerhin erscheint es gewagt, jede Exsudation auf die Oberfläche einer Mucosa für diphtheritisch zu erklären.

Alle andern Ausführungen D.'s weichen nicht wesentlich von den auf dem Continente geltenden Anschauungen ab. Um die Entstehung des Vorfalls im einzelnen Falle kennen zu lernen, räth D. — wie diess auch anderwärts, z. B. in der Breslauer Klinik, längst geschieht — nach vorheriger Reposition des Prolapsus die Frauen stark abwärts drängen zu lassen. Es treten dann schnell hintereinander die Theile in derselben Reihenfolge hervor, wie sie durch Druck und Zug allmälig zu Tage gefördert worden sind. D. räth, dieses Experiment nicht in der von den Franzosen als nothwendig erklärten stehenden Position, sondern in der Seitenlage auszuführen; denn gerade hier erfordert das Abwärtsdrängen eine stärkere Kraft.

Die Entstehungsweise der Vorfälle ist nach D. eine rein mechanische, und zwar kann zuerst die vordere Vaginalwand mit nachträglicher Elongation und Atrophie des Collum uteri oder auch primär die hintere Scheidenwand oder — nach D. nicht selten, nach Andern (Spiegelberg) sehr selten — der Cervix uteri herabtreten und sich zuerst in der Vulva präsentiren. Immerhin gehört zur Erzeugung eines bleibenden Vorfalls vor u. neben der mechanischen, ihn erzeugenden Kraft eine bestimmte Prädisposition. Diese ist in der Mehrzahl der Fälle die Lockerung der Beckenfascien und des die Organe umhüllenden u. gegeneinander fixirenden Beckenzellgewebes durch Schwangerschaft, Geburt u. Wochenbett oder die Atrophie dieses sehr fettreichen, straffen Gewebes durch das Alter oder erschöpfende Krankheiten. Die Erschlaffung der Bänder, die den Uterus nur in gewissem Maasse halten, ist nicht die Ursache, sondern die Folge des Vorfalls; sie dehnen sich eben unter dem fortgesetzten Zuge des Vorfalls und geben schliesslich nach. Auch der Dammriss, der gewöhnlich als eine Ursache des Vorfalls angeführt wird, wirkt in Wahrheit nur so, dass er das Zustandekommen desselben erleichtert, den Weg, den der Vorfall zurückzulegen hat, abkürzt und die letzten Hindernisse für die Fortschritte der Krankheit entfernt.

Die *Behandlung* muss, entsprechend der Annahme eines mechanischen Entstehungsmodus, auch von mechanischen Gesichtspunkten ausgehen. D. unterscheidet hierbei leichte und schwerere Fälle. Leichtere Fälle sind solche, in denen die Krankheit

20

temporär ist, oder wo der Vorfall durch eine akut wirkende Ursache nur in geringem Grade hervorgerufen ist. Sie können bei unpassender Behandlung zu schweren Fällen werden; im Anfange bedarf man jedoch keiner ausserordentlichen mechanischen Mittel. Es genügen vielmehr die bekannten Verordnungen von Vermeidung jeder Anstrengung, wochenlanger Ruhe in horizontaler Lage, von leichten Laxantien zur Verhinderung des Drängens bei Stuhlverstopfung, die Bekämpfung des erschlaffenden Einflusses von Leukorrhöe und Menorrhagie auf den ganzen Organismus und speciell auf den Tonus der Vaginalwände, Stärkung der letztern durch Bäder und milde Adstringentien, Verminderung des Gewichts des Uterus, allgemein roborirende Behandlung, sowie endlich Entfernung von Allem, was das Abdomen und die Thoraxbasis comprimiren und die Retentivgewalt des Abdomen verringern kann, z. B. Schnürbrüste. Schwerere Fälle verlangen eine mehr mechanische Behandlungsweise, und zwar eine T.-Bandage, ein Pessar oder eine Perinealoperation. T.-Bandagen entfalten ihre Wirksamkeit eigentlich erst nach der Operation der Perinäoplastik; denn vorher, bei weitem Vaginalostium, schlüpfen die prolabirten Theile leicht seitlich vorbei.

Wie die meisten Gynäkologen hat auch D. sein Lieblingspessarium — *Disc and stem pessary* — aus Buchsbaum, dessen Beschreibung ohne Abbildung nicht recht verständlich ist. Er fügt jedoch eine Warnung vor übermässigem Gebrauch hinzu; *auch das beste Pessar reizt immer noch und ist ein Uebel an sich.* (Fränkel.)

525. **Ein neues Instrument zur Behandlung der Krankheiten der Cervikal- u. Uterushöhle**; von Dr. H. E. Woodbury. (Philad. med. Times III. 72; April 1873.)

W. fand die Einbringung von Lapis und andern kauterisirenden Substanzen in Form von Stiften in die Cervikal- und Uterushöhle bei den Krankheiten dieser Theile für unzureichend. Ein grosser Theil der Wirkung des Medikaments ginge auf diese Weise verloren. Er construirte sich daher ein seiner Meinung nach neues Instrument, das er Uterininjektor nannte, das aber in Wirklichkeit nur eine, noch dazu unpraktische Modifikation der bekannten Spritze zu Intrauterininjektionen von Marion Sims ist. Dasselbe besteht aus einer doppelt gebogenen, 6—7" langen Glasröhre, die an ihrem einen, sehr fein ausgezogenen Ende eine capillare Oeffnung hat, während an dem andern Ende luftdicht ein cylindrischer Gummiballon angebracht ist. Diese Spritze — denn nichts weiter ist offenbar das Instrument — fasst 15—20 Tropfen. W. injicirt jedoch gewöhnlich nur 3—10 Tropfen und, worauf er besonders Gewicht legt, sehr langsam. Nach Einführung des Stover'schen Speculums sondirt zuvörderst W. den Cervix und die Uterushöhle, um sich von der Ausdehnung der Ulceration zu überzeugen. [Ist mit der Sonde absolut unmöglich.]

Hierauf entfernt er alle Sekretionen von den Theilen [ist nur in der Cervikalhöhle ohne vorherige Dilatation möglich]; führt dann den Uterininjektor ein und injicirt, indem er denselben langsam zurückzieht, allmälig dessen medikamentösen Inhalt. W. benutzt meist: Acid. nitricum, Acid. carbolic., Jodtinktur, Extract. Conii, Tanninglycerin. Nach Beendigung der Operation legt er einen Glycerin-Wattetampon an, der am folgenden Tage entfernt wird. Während der ersten 14 Tage der Behandlung macht er jeden 2. Tag eine solche Injektion, später in längern Intervallen. Er verbindet mit dieser Lokaltherapie allgemein und lokal tonisirende Mittel. Die Vortheile, die W. seinem Uterininjektor vor dem Lapisstift etc. zuschreibt, sind die längst bekannten Vortheile der Behandlung durch Intrauterininjektion vor der Aetzung mit Medikamenten in Substanz. Jedenfalls wirkt die Marion Sims-Braun'sche Intrauterinspritze, die W. nicht erwähnt, einfacher und sicherer; man kann 1) vermöge des graduirten Stempels die zu injicirende Tropfenzahl besser abmessen, als durch den Druck auf W.'s Kautschukballon, 2) wird die capillare Oeffnung der Glasröhre durch Schleimhautfalten und Schleimklümpchen, die man unmöglich vorher gänzlich entfernen kann, sehr leicht verlegen und die Injektion nur mit grosser Gewalt oder gar nicht möglich sein.

Eine der Injektion vorhergehende Dilatation des untern Uterinsegmentes fordert W. nicht nur nicht, sondern er spricht sich mit Rücksicht auf einen von Gaillard Thomas berichteten Fall von Peritonitis nach Dilatation sogar dagegen aus. Contraindikationen gegen die Intrauterininjektion kaustischer Stoffe, z. B. entzündlicher Zustand des Uterus und seiner Adnexen, erwähnt Vf. nicht. W. will binnen 2 Jahren mehr als 20 Fälle von Endometritis u. Ulceration mit dem besten u. schnellsten Erfolge und ohne dass je der geringste Nachtheil für die Pat. eingetreten wäre, behandelt haben! Specielle Krankengeschichten bringt er nicht bei!

Ref. berichtete über dieses angeblich neue Instrument nur, um den ausschliesslichen Eifer zu bekämpfen, mit dem gerade von Amerika und England aus der rein technische Theil der Gynäkologie ins grob Handwerksmässige herübergezogen und über Modifikation längst bekannter und ausreichender Instrumente die Pflege der Physiologie und Pathologie der Uteruskrankheiten vernachlässigt wird. Andrerseits geben die vorliegenden, offenbar an die Grenzen des Humbugs streifenden Mittheilungen W.'s den Beweis, wohin der Ausspruch eines Klinikers zielte, der in einer Sitzung der gynäkologischen Sektion der Naturforscherversammlung zu Leipzig 1872 erklärte, dass die Erfolge, welche die englischen und amerikanischen Autoren publicirten, oft „Schwindel" seien, von denen er nur das glauben könne, was er sehe. Es war offenbar die hier besprochene Klasse von Autoren, Routiniers und reinen Technikern ohne jedes pathologische Verständniss gemeint; Männer wie Simpson, Spencer Wells, Matthews Duncan, M. Sims, Peaslee und viele Andere trifft selbstverständlich dieser Vorwurf nicht.

(Fränkel.)

526. Ueber die Anwendung von Chinin und Mutterkorn in der Geburtshülfe; von Dr. Ant. Guelmi zu Pavia. (Giorn. d'Ostetr. e Ginekol. I. 1—4. p. 1 flg. 1873.)

Die vorliegende Abhandlung wurde durch Monteverdi's bekannten Aufsatz über die Anwendung der Chininpräparate in der Geburtshülfe hervorgerufen. Guelmi ist ganz in seinem Rechte, wenn er, auf eigene Beobachtungen gestützt, die zu hochgespannten Erwartungen der Geburtshelfer in Bezug auf die wehenerregende Macht des Chinins herabdrückt.

Den Aerzten gegenüber, welche gesehen haben wollen, wie Schwangere, denen wegen bestehenden Wechselfiebers, wegen Wassersucht oder typhösen Fiebers Chininpräparate verabreicht worden waren, Fehlgeburten erlitten, bringt Vf. 9 Fälle bei, in denen er wegen kalten Fiebers oder verschiedener Neuralgien, einmal wegen Wehenschwäche bei begonnener Frühgeburt im 9. Mon. Chinin in 4 Gaben halbstündlich verordnete, im Ganzen 1.0 bis zu 1.20 Grmm.; in mehreren Fällen traten allgemeine Chininerscheinungen ein, in keinem aber Wehen während der Schwangerschaft oder Verstärkung vorhandener Wehen; im Gegentheil hörten die Wehen bei der erwähnten Frühgeburt nach Verabreichung von Chinin für 3 Tage ganz auf. Auch Andere haben beobachtet, dass der während einer Intermittens drohende Abortus durch vorsichtige Chiningaben verhütet wurde.

Eine Wirkung auf den schon in Thätigkeit befindlichen Uterus kann Chinin bei allgemein schwachen oder nur mit schwacher Gebärmutter begabten Personen ähnlich wie jedes andere Excitans (Wein, Kaffee, Zimmt) haben; ja Vf. steht nicht an, bei mässigen Blutungen während der Schwangerschaft oder der Geburt zu Chininpräparaten zu greifen, da letztere sich auch bei beträchtlichen Blutungen während der Menstruation bewähren [und, wie Ref. hinzufügt, die zu häufig erscheinende Menstruation regeln], aber bei wirklicher Lebensgefahr, oder wo es energischer Wehen u. rascher Beendung der Geburt bedarf, lässt Chinin meist im Stiche und steht dem Secale nach.[1] Ref. muss jedoch bemerken, dass Dosen zu 1.5 Grmm. Chinin, halbstündl. 4mal wiederholt, wie sie G. in einem Fall verabreichte, viel zu stark sind und wahrscheinlich lähmend auf die Gebärmutter wirken, während Ref. von Gaben zu 0.05 bis 0.1 Grmm. Erfolg gesehen hat.

[1] Vgl. unsere Jahrbb. CLVII. p. 147; CLIX. p. 50. Chiarleoni in Mailand spricht dem Chinin sogar die antitoxische Wirkung im Kindbettfieber ab.

Auch gegen die Schlaffheit der Gebärmutter im Wochenbette und die daraus entspringende Gefahr einer puerperalen Infektion wird mit viel grösserm Grund als das Chinin auch in Deutschland das Mutterkorn angewendet, um so mehr, da die antiphlogistische Wirkung des Mutterkorns immer mehr Anerkennung findet. G. hebt hervor, dass 10—12 Min. vergehen, ehe Secale auf die glatten Muskeln der Gebärmutter und seiner Gefässe wirkt, und bespricht alsdann eingehender die bekannten Anzeigen für die Darreichung des Mutterkorns.

Daran schliesst er eine Betrachtung über den Werth der Heilmittel, welche zur Blutstillung nach der Geburt empfohlen sind. Unter den bekannten wird auch die Elektricität das Wort geredet, als eines unmittelbar wirkenden Agens. Gegen eine höchst hartnäckige u. gefährliche Nachblutung nach Fehlgeburt hat auch Ref. dieselbe mit bestem Erfolge angewandt. Ganz übergangen hat Vf. die in verzweifelten Fällen noch hülfreiche Anwendung des Argentum nitricum auf die blutende Uterinhöhle, sowohl in Substanz als auch in concentrirter (Anfangs erwärmter) Lösung.

Als Prophylaktikum wirkt Secale übrigens nicht allein bei Puerperalprocessen, sondern auch bei Placenta praevia, wo man es vor dem Schlusse der Austreibungsperiode oder der Extraktion noch passender verabreicht, als kurz nach der Geburt (Seyfert). Im Anschluss erwähnt G. eine Erfahrung des Dr. Rovescala über günstige Erfolge der Ergotininjektionen unter die Haut gegen Mutterblutungen.

Die von G. sehr befürworteten Einspritzungen von Liq. ferri sesquichlorati in passender Verdünnung in die Gebärmutter haben nur das Unangenehme, dass sie meist zähe, ungemein hartnäckig an der Schleimhaut haftende Gerinnsel hinterlassen, welche wiederum sehr schmerzhafte Wehen hervorrufen.

Die Angabe von Hervieux, dass alle Nachblutungen schon Symptome der puerperalen Infektion seien, erklärt G. mit Recht für unbegründet. Er weist auf die Gefährlichkeit der Nachblutungen in den ersten beiden Wochen des Wochenbettes hin; sie erklären sich aus dem durch Joulin bekannten Umstande, dass die Endometra, kurz nach der Geburt ihres Epithels verlustig, sich erst um den 25. Tag wieder vollständig überhäuten.

(C. Hennig.)

527. Anatomischer Beweis der Persistenz des Cervikalkanals während der Schwangerschaft; von Dr. P. Müller in Würzburg. (Verhandl. der phys.-med. Ges. in Würzburg. Bd. V. p. 179. 1873.)

Eine im hochschwangern Zustande befindliche Frau war Nachts an einer entlegenen Stelle aufgefunden worden, sie hatte viel Blut verloren und starb bald nach Ueberführung in's Hospital. Die Leiche wurde auf die Anatomie geschafft, Uterus u.

äussere Genitalien wurden sorgfältig daraus entfernt. Aus diesem Präparate ergab sich nun, was schon aus den Braune'schen Durchschnitten von gefrorenen Hochschwangern hervorgeht und von vielen Neueren angenommen wird, dass nämlich der Cervikalkanal bis in den letzten Schwangerschaftsmonat hinein erhalten bleibt und nicht in die Uterushöhle mit übergeht. Vf. macht darauf aufmerksam, dass man zur Bestätigung dieser Meinung nicht die Genitalien einer Schwangern, bei welcher der Kaiserschnitt nach dem Tode gemacht worden ist, verwenden könne, da ja in diesen Fällen nach Beseitigung des Fötus durch die Operation der Cervikalkanal in Folge des Tonus der Uterusmuskulatur wiederhergestellt werde.

Der zweite interessante Umstand bei dem vom Vf. berichteten Falle ist die starke Blutung, die durch einen 2 Ctmtr. langen Riss zwischen Klitoris und Harnröhre erfolgt war. Ob diese Verletzung durch sexuelle Excesse oder sonstige Manipulationen bewirkt worden war, konnte nicht ermittelt werden.
(Höhne.)

528. Ueber die mit Prolapsus verbundene ödematöse Verlängerung des Uterushalses während der Schwangerschaft und Geburt; von A. Guéniot. (Arch. gén. 6. Sér. XX. p. 34. Juill. 1872.)

Man sieht zuweilen während der Geburt eine mehr oder minder beträchtliche ödematöse Anschwellung der vordern Muttermundslippe sich bilden, welche eine solche Grösse erreichen kann, dass sie zwischen den Schamlippen zum Vorschein kommt, und welche dadurch entsteht, dass die vordere Uteruswand zum Theil zwischen den vorliegenden Kindskopf und die vordere Beckenwand eingeklemmt wird. Vf. sieht jedoch von dieser schon seit langer Zeit bekannten Art der ödematösen Anschwellung der Muttermundslippe hier ab und beschäftigt sich vielmehr mit einer auf andern Ursachen beruhenden und andere Erscheinungen darbietenden Form, von welcher er zunächst 10 Beobachtungen ausführlich mittheilt. Die am meisten in die Augen fallenden Erscheinungen dieser Form sind Verlängerung, ödematöse Weichheit und Prolapsus des Mutterhalses. Die Länge des letzteren beträgt vom innern bis zum äussern Orificium gerechnet 8 bis 9 Ctmtr., gleichzeitig findet auch eine Zunahme in der Dicke bis auf das Zwei- oder Dreifache statt. Beim Liegen der Kranken nimmt man zwischen den Schamlippen eine hühnereigrosse Geschwulst wahr, welche entweder durch den Muttermund allein, oder, was gewöhnlich der Fall ist, zugleich durch ein Stück des Mutterhalses gebildet wird. Die Palpation ergiebt ein weiches, leicht fluktuirendes, zuweilen etwas elastisches Gefühl; ein Druck mit dem Finger bildet einen vorübergehenden Eindruck; 1—2 Min. langes Drücken von verschiedenen Seiten her vermindert das Volumen nicht unerheblich. Der rothe, bisweilen bläuliche oder livide Prolapsus zeigt zwischen den

Muttermundslippen eine Querspalte, deren Mitte das Orificium externum bildet, das in der Regel in seiner Umgebung exulcerirt erscheint. Der Finger kann ohne Schwierigkeit durch den ganzen Mutterhalskanal hinaufgeführt werden, während das Orificium internum durch das auf ihm ruhende Ei verschlossen ist. Abgesehen von den Exulcerationen erscheint die Schleimhaut der Muttermundslippen meist glatt, gespannt und mit einem dicklichen Fluidum überzogen, einem Sekrete der Cervikalhöhle und der excoriirten Partien. Unmittelbar oberhalb der Muttermundslippen erscheint die Schleimhaut weniger geröthet und mit Querfalten versehen; es ist dies die Schleimhaut der Vagina. Das Parenchym der Uterus selbst ist gewöhnlich weicher und glatter, als sonst bei Schwangerschaft, und es nehmen diese Eigenschaften um so mehr zu, je näher die Zeit der Entbindung heranrückt, wo dann das untere Uterussegment oft eine vollkommene Erschlaffung zeigt; daher sein Herabsinken unter dem Gewichte der Frucht in die Beckenhöhle und sein Eingedrücktwerden in dieselbe während des letzten Monats. Die Untersuchung des durch das ödematöse Collum gebildeten Tumor verursacht keinen Schmerz, dagegen werden die Frauen sehr durch unangenehme Empfindungen in der Lendengegend und den Genitalien geplagt, die durch das behinderte Uriniren wesentlich gesteigert werden; die aufrechte Stellung, das Gehen, Husten und ähnliche Bewegungen vermehren die Beschwerden. Durch vorsichtiges Kneten der prolabirten Geschwulst wird deren Verkleinerung bewirkt; in Folge davon wird es möglich, sie bis in die obere Hälfte der Vagina zu reponiren, worauf die erwähnten Beschwerden alsbald verschwinden und der Urin ohne Behinderung entleert werden kann. Durch Husten, aufrechte Stellung u. s. w. tritt jedoch der Prolapsus zwar eben so schnell wieder ein. In der ersten Hälfte der Schwangerschaft genügt nicht selten die einfache horizontale Lage während der Nacht, um den Prolapsus verschwinden zu lassen, der dann aber nach dem Aufstehen und Umhergehen sich von Neuem bildet.

Die Geburt tritt bei den mit ödematöser Verlängerung des Mutterhalses behafteten Frauen gewöhnlich mehrere Wochen vor dem normalen Ende der Schwangerschaft ein. In allen genau beobachteten Fällen erfolgten die Gebärmuttercontraktionen in regelmässiger Weise und mit genügender Stärke; die Geburten verliefen daher auch verhältnissmässig schnell, was sich durch die Weichheit und geringe Widerstandsfähigkeit des Muttermundes leicht erklären lässt. Wurde der Prolapsus vor der Entbindung reponirt, so kam er auch im Verlaufe derselben nicht wieder zum Vorschein. Besondere Folgen für den Verlauf des Wochenbettes hat die Krankheit nicht, wenn man von dem zuweilen etwas reichlicheren Lochienflusse und davon absieht, dass der früher vorgefallen gewesene Theil nach der Geburt von Neuem zu prolabiren pflegt.

Wiederholte Schwangerschaften, allgemeine

Schwächlichkeit und ein lymphatisches Temperament können als prädisponirende Momente für die ödematöse Verlängerung mit Vorfall des Mutterhalses angesehen werden; als Gelegenheitsursachen sind zu erwähnen: ein längere Zeit hindurch fortgesetztes aufrechtes Stehen und Gehen, Fahren im Wagen, Husten, habituelle Verstopfung und alle Umstände, welche Erschütterungen der Baucheingeweide bewirken. Da jedoch alle die genannten Verhältnisse eintreten können, ohne dass ein Prolapsus entsteht, so nimmt Vf. als weitere Ursache eine Schwäche, eine Atonie, ja man könnte sagen, einen nahezu paralytischen Zustand der Muskelfasern des Collum an. Diese Alteration des Mutterhalses besteht in einem hyperämischen Engorgement desselben, das wahrscheinlich als Folge einer Erschlaffung der Muskelfasern anzusehen ist, und einem daraus resultirenden wirklichen Oedem.

Wenn die Krankheit auch nicht zu den häufig vorkommenden zu zählen ist, so dürfte sie doch auch nicht so selten vorkommen, wie es den Anschein hat; sie mag oft übersehen und mit ähnlichen Zuständen verwechselt worden sein, so in erster Reihe mit hypertrophischer Verlängerung und einfachem Prolapsus des Mutterhalses. Von ersterer unterscheidet sie sich durch die charakteristische Weichheit der Geschwulst, sowie durch den Umstand, dass der prolabirte Cervix mit Leichtigkeit reponirt werden kann, ja dass ein Zurückweichen desselben durch die horizontale Lage allein zu Stande kommt, ferner dadurch, dass der Finger durch den äussern Muttermund ohne Behinderung bis zum innern geführt werden kann; auch kommt bei Hypertrophie des Mutterhalses, wenn überhaupt, doch nur ganz ausnahmsweise Schwangerschaft vor. Der einfache Prolapsus charakterisirt sich ganz unzweideutig durch das Fehlen von jeder Verlängerung des Collum. Zur Feststellung der Diagnose der ödematösen Verlängerung des Gebärmutterhalses verbunden mit Prolapsus desselben genügt es, nachzuweisen, 1) dass der Muttermund vor der Vulva steht, 2) dass der Mutterhals, mehr oder minder weich und ödematös, wesentlich verlängert ist, 3) dass die Cervikalhöhle einen cylindrischen, schlüpfrigen Kanal bildet, der dem Finger leicht den Durchgang gestattet, und 4) dass der Uterus eine Frucht enthält.

Die in Rede stehende Affektion beeinträchtigt das Befinden der Frauen durch die begleitenden Schmerzen und Unbequemlichkeiten, durch die Störungen der Harnentleerung, sowie durch die grosse Neigung zu Recidiven. Einigen Beobachtungen zufolge kann die wiederholte ödematöse Verlängerung leicht zu wirklicher Hypertrophie des Collum führen. Ausserdem veranlasst die fragl. Affektion gern Frühgeburt und Abortus. Da das Uebel eine rasche Beseitigung nicht erfordert, so hat man sich wie viel als möglich eines therapeutischen Eingriffs zu enthalten, der, wie z. B. das Anlegen von Pessarien, nur Schaden anrichten könnte; letztere können nur dann von Nutzen sein, wenn der Vorfall auch nach der

Entbindung und dem Wochenbette fortbesteht, was aber nur höchst selten der Fall ist. Um den bei einer Schwangeren prolabirten ödematösen Mutterhals zu reponiren, genügt es, denselben, während die Frau eine liegende Stellung einnimmt, eine Minute hindurch sanft zu kneten und ihn dann ohne Anwendung von Gewalt in die Scheide hinaufzuführen; zeigt er Neigung, wieder hervorzutreten, so verhindert man diess durch Anlegen einer einfachen Perinäalbinde. Die Frau muss nach geschehener Reposition 8 bis 10 Tage ruhig liegen bleiben; ausserdem erfordert die Complikation mit Husten u. Hartleibigkeit die geeigneten Mittel. Die am Muttermunde befindlichen Ulcerationen überlässt man sich selbst. Etwa vom 8. Tage nach der Entbindung an sind aromatische und adstringirende Injektionen zur Tonisirung des erschlafften Gewebes zu empfehlen; auch ist es rathsam, der Wöchnerin vor Ablauf von 3 bis 4 Wochen das Aufstehen nicht zu gestatten.

(Sickel.)

529. Zur Lehre vom vorzeitigen Blasensprunge; von Dr. Hugenberger in Moskau. (Petersb. med. Ztschr. N. F. III. 4 u. 5. p. 343. 1872.)

Die Furcht vor den ungünstigen Folgen des vorzeitigen Blasensprunges, welche von jeher bestand und trotz der Einwände von W. J. Schmidt, Velpeau u. A. zum grossen Theile auch noch jetzt besteht, ist eine nicht gerechtfertigte. Im J. 1866 hat Valenta die Frage des vorzeitigen Blasensprunges einer Untersuchung auf statistischem Wege unterworfen und dadurch Ursachen, Folgen und Gefahren dieser Anomalie genauer präcisirt. Vf. war in der Lage, über ein noch reichhaltigeres Material, als Valenta, zu verfügen, indem er die seit 1860 im Petersburger Hebammeninstitute vorgekommenen Geburtsfälle 10 Jahre hindurch ununterbrochen benutzte.

Auf 10482 Geburten kamen 2106 Fälle vorzeitigen Blasensprunges, es betraf daher dieses Ereigniss ca. jede 5. Gebärende oder 20% der Gesammtzahl derselben. Vf. nahm dabei als äusserste Grenze des frühzeitigen Einreissens der Fruchtblase die Eröffnung des Muttermundes bis und 3 Querfinger Weite an. Die Blase riss bei 680 Erst- und 1426 Mehrgebärenden frühzeitig ein; da nun im Ganzen 2693 Erst- und 7789 Mehrgebärende vorkamen, so folgt, dass von ersteren bei 25%, von letzteren nur bei 18% der vorzeitige Blasensprung eintrat. Das Alter der Gebärenden anlangend, so finden wir sowohl für Erst- als Mehrgebärende eine mit zunehmenden Jahren wachsende Frequenz des vorzeitigen Blasensprunges; die mittlere Häufigkeit desselben fällt bei Erstgebärenden zwischen das 23. und 26., bei Mehrgebärenden zwischen das 27. und 35. Jahr. Die Maximalfrequenz des zu frühen Einreissens der Blase trifft relativ viel häufiger ältere Erst- als ältere Mehrgebärende. In den 2106 Fällen wurde ferner beobachtet ein dickes, massiges Scheidengewölbe 215mal, ein rigider, unnachgiebiger Muttermund 65mal; Rigidität des Orificium wurde nur bei älteren Erstgebärenden gefunden. Bei Frühgeburten ereignete sich der vorzeitige Blasensprung um 2.5% seltener als bei rechtzeitigen, was seinen Grund in der relativ grösseren Festigkeit der Eihüllen in früheren Schwangerschaftsperioden haben dürfte. Unter 192 Zwillingsgeburten ereignete sich 45mal vorzeitiger Blasensprung', d. i. in 23.4°/₀ der Fälle, bei 10290 einfachen Geburten 2061mal = 20.0°/₀. Grosse Fruchtwassermengen wurden 178mal = 2.1°/₀ bei rechtzeitigen, 88mal = 4.1°/₀ bei vorzeitigem Blasensprunge beobachtet. Das Geschlecht des Kindes hat, wenn überhaupt, nur einen verschwindend kleinen Einfluss auf den vorzeitigen Blasensprung, und zwar zum Vortheil der Knaben. Der Einfluss der verschiedenen Kindeslagen auf den vorzeitigen Blasensprung äusserte sich bei 10270 Geburten in 2105 Fällen in folgender Progression: Schädellagen 20.0°/₀, Gesichtslagen 21.7°/₀, Beckenend-lagen 25.3°/₀, Querlagen 42.1°/₀ und Stirnlagen 50.0°/₀. In Bezug auf die einzelnen Stellungen bei den verschiedenen Kindeslagen ist zu erwähnen, dass bei den zweiten Stellungen der vorzeitige Blasensprung stets häufiger vorkommt; auch ist es bemerkenswerth, dass derselbe ganz besonders bei Schädellagen mit nach rückwärts rotirtem Hinterhaupte auftritt. Die Zahl der grossen Kinder ist bei vorzeitigem Blasensprunge wesentlich grösser als die der kleinen. Bei Beckenenge ereignete sich der vorz. Bl. bei mehr als der Hälfte aller Fälle, so dass der schon von Michaelis gethane Ausspruch seine Bestätigung findet, dass derselbe bei engem Becken doppelt so häufig vorkommt, als bei regelmässigem. Sorgfältige Unter-suchungen ergaben für Erstgebärende die grösste Fre-quenz des vorz. Bl. bei Eröffnung des Muttermundes bis auf 1, bei Mehrgebärenden bis auf 2 Querfinger Weite; dasselbe fand auch Valenta. Mit der Eröffnung des Muttermundes bis auf 3 Querfinger Weite wird die Häufig-keit des vorz. Bl. plötzlich auffallend geringer. Durch den vorz. Bl. wurde die Geburt bei Erstgebärenden um 2 Std. verzögert, bei Mehrgebärenden um 1½ Std. ver-kürzt. Wo der Blasensprung sehr früh erfolgte, d. h. vor oder mit Beginn der Wehen, schien das Geburtsgeschäft sowohl bei Erst- wie bei Mehrgebärenden verzögert zu werden; ereignete sich derselbe dagegen erst nach Be-ginn der Eröffnungsperiode bei resp. 1 bis 3 Querfinger weitem Orificium, so endeten die Geburten bei Erstgeb. am häufigsten in dem Zeitraume von 1—15 Std., bei Mehrgeb. von 1—10 Std., d. h. sie währten kürzere Zeit, als im durchschnittlichen Mittel. Geburten von längerer Dauer wurden bei diesem Eröffnungsgrade des Orificium zur Zeit des Berstens der Eihäute in stets absteigender Progression immer seltener. Die Beobachtungen ergaben ferner, dass der vorzeitige Blasensprung entweder Wehen-anomalien erzeugt oder aus diesen zu Stande gebracht wird, und zwar kommt er mehr als doppelt so häufig als der rechtzeitige Blasensprung mit zu starken Wehen, weniger häufig mit Krampfwehen und am wenigsten häufig mit schwachen Wehen complicirt vor. Erstgebärende werden bei vorz. Bl. häufiger von zu schwachen und krampfhaften Wehen heimgesucht, während zu starke bei ihnen überhaupt selten vorkommen. Bei Mehrgebärenden dagegen treten bei vorz. Bl. in grösster Häufigkeit starke Wehen auf, seltener schwache, am seltensten Krampf-wehen.

Da der vorzeitige Blasensprung vorwiegend bei Wehenanomalien, fehlerhaften Kindeslagen, abnormer Grösse des Kindes und Beckenverengerungen auftritt, so muss auch sein Einfluss auf die Frequenz geburtshülf-licher Operationen ein hervorragender sein; es ergab sich in der That, dass bei vorzeitigem Blasensprunge nahezu doppelt so häufig als nach rechtzeitigem operirt werden musste. Am häufigsten wurde Zange, Perforation, Kepha-lotripsie und Embryotomie nöthig, seltener die Wendung und Manualextraktion. Für Erstgebärende stellt sich bei vorzeitigem Blasensprunge gegen die Erstgebärenden bei rechtzeitigem Blasensprunge ein beträchtliches Plus von Operationen heraus, besonders Zangen- und Zerstücke-lungsoperationen. Blutungen ereigneten sich (abgesehen von den Abortus) in 3.0°/₀ aller Geburten, bei rechtzeiti-gem Blasensprunge in 2.8°/₀, bei vorzeitigem in 3.9°/₀, bei letzterem mithin eine um reichlich 1°/₀ grössere Frequenz. Dieselben finden vor und unter der Geburt (von zu früher Lösung der Placenta) bedeutend seltener bei vorzeitigem

als bei rechtzeitigem Blasensprunge statt, dagegen wer-den Blutungen in der Nachgeburtsperiode nach vorzeiti-gem Bersten der Blase häufiger. Placenta praevia kam bei 10482 Geburten 57mal vor; hiervon wurde 1 Fall von vorzeitigem Wasserabflusse unter 19 Fällen von Placenta praevia centralis und 6 Fälle unter 38 von marginalem Sitze ders. beobachtet. Vorfall kindlicher Extremitäten neben dem Kopfe ereignete sich bei rechtzeitigem Blasen-sprunge in 1.7°/₀, bei vorzeitigem in 2.0°/₀ der Fälle. Vorfall der Nabelschnur in 0.15°/₀ bei rechtzeitigem, in 1.60°/₀ bei vorzeitigem Blasensprunge. Der eigenthüm-liche Umstand, dass bei vorzeitigem Blasensprunge der Nabelschnur neben vorliegenden kleineren Kindestheilen seltener vorfällt, als neben grösseren, lässt sich da-durch erklären, dass der nur wenig vorbereitete Cervix eher durch diese, als etwa durch den Kopf ausgefüllt und geschlossen wird. Ein nachtheiliger Einfluss des vorzei-tigen Blasensprunges auf den Verlauf des Wochenbettes ergiebt sich im Allgemeinen nicht; sondern man aber die Erstgebärenden von den Mehrgebärenden, so zeigt sich, dass von ersteren nach vorz. Bl. an Puerperalprocessen relativ mehr erkrankten und starben, als von letzteren. Geburten mit todten Früchten waren bei vorz. Wasser-abfluss um reine geringer Procentsatz häufiger als bei rechtzeitiger, das Absterben lebend geborner Früchte aber wird nach ersterem um mehr als 10°/₀ seltner, als nach letzterem. Faultodte und macerirte Früchte kamen nach normalem Blasensprunge 2mal häufiger vor, als nach vorzeitigem, todtgeborne dagegen um nahezu ebensoviel seltener bei ersterem als bei letzterem. Die Sterblichkeitsziffer der Kinder bei vorz. Wasserabflusse bei Erstgebärenden nimmt zu, fällt dagegen bei den-jenigen von Mehrgebärenden unter die Norm.

Das Schlussergebniss von Vfs. statistischen Be-obachtungen ist folgendes.

Das vorzeitige Bersten der Eihäute betrifft durchschnittlich jede 3. bis 4. Erst- und jede 5. bis 6. Mehrgebärende. Besonders häufig werden ältere Erstgebärende mit wenig vorbereitetem Scheiden-gewölbe und mit rigidem Muttermunde, und Mehr-gebärende, wenn sie über die 7. Conception hinaus sind, von demselben heimgesucht.

Bei Frühgeburten ereignet sich der vorzeitige Blasensprung seltener, bei Zwillingsgeburten und grosser Menge des Fruchtwassers häufiger.

Knaben, grosse Kinder und Beckenenge dispo-niren besonders zu demselben, ebenso wie unter den verschiedenen Kindeslagen in aufsteigender Progres-sion Gesichts-, Beckenend-, Quer- und Stirnlagen; eine grössere Frequenz des vorzeitigen Blasen-sprunges geben überhaupt zweite Stellungen und be-sonders die sogenannten rechten und linken hinteren Gesichts- und Schädelstellungen.

Das zu frühe Bersten der Eihäute fällt am sel-tensten in den Zeitpunkt vor Beginn des Geburts-geschäftes, häufiger coincidirt es mit dem Beginne desselben, die grösste Frequenz aber trifft Erstge-bärende bei Oeffnung des Muttermundes in der Breite von einem Querfinger, Mehrgebärende bei solcher von 2 Querfingern.

Durch das frühere Einreissen der Fruchtblase wird das Geburtsgeschäft in durchschnittlichen Mittel seiner ganzen Zeitdauer bei Erstgebärenden um 2 Std. verlängert, bei Mehrgebärenden dagegen um 1½ Std. verkürzt; die Geburt währt längere Zeit, wenn die Eihäute früher, kürzern, wenn sie später einrissen.

Wehenanomalien überhaupt sind häufige Begleiter des vorzeitigen Blasensprunges; sie kommen in Form krampfhafter und zu schwacher Wehen häufiger bei Erstgebärenden, in der Form zu starker Wehen häufiger bei Mehrgebärenden zur Beobachtung.

Wegen der Wehenanomalien und der häufigen mechanischen Geburtshindernisse ist die Frequenz der geburtshülflichen Operationen bei vorzeitigem Blasensprunge eine grössere, und zwar besonders für Erstgebärende.

Blutungen werden bei weitem am häufigsten in der Nachgeburtsperiode und unmittelbar nach Ausstossung der Placenta beobachtet und sind vor und während der Geburt nahezu 3mal seltener, als bei rechtzeitigem Blasensprunge. Frühes Abfliessen des Fruchtwassers und Placenta praevia compliciren sich nur äusserst selten.

Häufiger geschieht diess in Bezug auf Herabgleiten von Extremitäten neben dem Kopfe, und ganz besonders häufig in Bezug auf Vorfall der Nabelschnur.

Der Ausgang für die Mutter zeigt nach vorzeitigem Fruchtwasserabgange betreffs consekutiver Puerperalprocesse im Allgemeinen keine Benachtheiligung, höchstens eine geringgradige bei Erstgebärenden; um so günstiger verläuft das Wochenbett von Mehrgebärenden.

Die Sterblichkeitsziffer der Kinder sinkt nach vorzeitigem Blasensprunge im Allgemeinen unter die Norm u. wird nur für Todtgeburten Erstgebärender, meist von Nebenumständen abhängig, relativ etwas grösser als bei rechtzeitigem Blasensprunge.

Die Ursachen des zu frühen Einreissens der Eihäute sind nicht nur in abnormer Druckkraft, sondern auch noch in andern dasselbe begünstigenden Momenten zu suchen. Als eine Hauptursache des häufigen Vorkommens bei Erstgebärenden sind nicht nur die krampfhaften, sondern auch die zu schwachen Wehen aufzuführen. Erstere vermögen die auf die Eihöhle wirkende Druckkraft durch Excess und fehlerhafte Richtung zu ändern und letztern mag es bei längerer Dauer häufig gewiss eher gelingen, die Eihäute einzureissen, als den Muttermund zu eröffnen. Bei Mehrgebärenden ist als Ursache des vorzeitigen Blasensprunges einerseits die schon im letzten Schwangerschaftsmonate blossgelegte u. offene Muttermund hervorzuheben, andrerseits aber auch zu berücksichtigen, dass hier überhaupt ein rascher und stürmischer Verlauf der Eröffnungsperiode angenommen werden muss. Das häufige Vorkommen des vorzeitigen Blasensprunges bei mehrfachen Geburten und Hydramnios erklärt sich, wenn man die grosse passive Spannung u. Ausdehnung des Uterus hierbei berücksichtigt. Wenn bei Geburten mit grossen Kindern u. bei Beckenverengerungen häufig ein zu frühes Einreissen der Eihäute beobachtet

wird, so erklärt sich diess zunächst durch die mangelhafte Ausfüllung des untern Uterinsegments; bleibt der Cervix bei hohem Stande des vorliegenden Kindestheiles in schlechtem Zustande, so berstet die Blase um so früher, als sie sich zu frühzeitig mit Fruchtwasser überfüllt. Der häufig vorkommende vorzeitige Blasensprung bei Unterend- und Schieflagen findet seine ursächlichen Momente ebenfalls im längern Leerbleiben des Scheidengewölbes. Den Blasensprung schon vor Beginn der Wehen können nur allmälige oder plötzlich erhöhte Spannungsverhältnisse der Blase veranlassen, bedingt durch hastige Körperbewegungen, Anstrengungen, Erschütterungen u. s. w., ferner starkes Drängen beim Stuhlgang, zu starkes Einschnüren des Leibes durch unpassende Kleidung, wobei eine zu zarte und dünne Beschaffenheit der Eihäute mit von grossem Einfluss sein wird.

Aus Experimenten, welche Kehrer angestellt hat, geht hervor, dass nur bei hochstehendem Kopfe, Hydramnios, bei hochstehender Schulter und bei reinen Fusslagen, sowie in aufrechter Stellung die Gefahr des raschen Abfliessens grosser Fruchtwassermengen entsteht, dass dasselbe aber sogleich gemindert wird oder vollständig aufhört, wenn ein fester Anschluss des vorliegenden Kindestheils an den Cervix oder den Muttermund zu Stande kommt. Letzteres muss aber fast immer geschehen, und deshalb wird in Folge des Blasensprungs fast niemals volle Anhydrose entstehen, weshalb denn auch bei frühzeitigem Blasensprunge die Sterblichkeit der Kinder überhaupt nicht grösser ist als nach rechtzeitigem. Um das Abfliessen grösserer Fruchtwassermengen zu verhüten, muss man nach vorzeitig erfolgtem Blasensprunge bei etwa leerem Scheidengewölbe, bei vorliegenden kleinen Kindestheilen und bei Hydramnios das Aufrechtstehen u. Umhergehen verbieten, vielmehr die horizontale Rücken- und Seitenlage, ja selbst die Bauchlage einnehmen lassen, damit nicht auch Extremitäten oder die Nabelschnur vorfallen. Ausserdem ist bei Langslagen ein mässiger Druck auf den Gebärmuttergrund unter Umständen ebenso am Platze wie bei Schieflagen das frühzeitige Einleiten des Kopfes oder der Fusse durch den combinirten äussern und innern Handgriff.

Zum Schlusse fügt Vf. noch Einiges über die praktische Nutzanwendung der gewonnenen Resultate in Bezug auf die *Indikation zum künstlichen Blasensprengen* hinzu. Ausser bei Blutungen ist ein frühes Sprengen der Blase von verschiedenen Seiten als mächtiges geburtsbeschleunigendes Mittel empfohlen worden; als solches empfiehlt Vf. dasselbe auch bei noch engem, selbst nur in der Breite von 1½ Querfingern offenem Muttermunde 1) bei Mehrgebärenden und Donjenigen unter ihnen, welche mehr als drei vorausgegangene Schwangerschaften zählen, wenn das weitere Oeffnen des Orificium wegen Wehenmangels verzögert. — 2) Bei Erstgebärenden im Allgemeinen, wenn bei anscheinend normaler Wehenthätigkeit der Muttermund sich zu langsam öffnet und die Eihäute lange leer über dem tiefstehenden Kopfe gespannt bleiben. — 3) Wenn der vorliegende Kopf trotz anscheinend regelmässiger Wehen und bei normaler Beckenräumlichkeit sich dem Beckeneingang nur mangelhaft adaptirt, der Gebärmuttergrund und Körper relativ weich bleiben und in ihrer unmittelbaren Einwirkung auf den Kindeskörper beeinträchtigt sind. — 4) Wenn bei reichlicher Fruchtwassermenge das untere Uterinsegment lange breit und flach bleibt und bei Längslage der Frucht der vorliegende Kindestheil lange über dem Eingange beweglich ist; um hierbei einen Vorfall der Nabelschnur und der Extremitäten zu verhüten, soll in solchen Fällen die Blase in der Seitenlage der Kreissenden gesprengt und gleichzeitig der vorliegende Kindestheil durch leichten Druck auf den Gebärmuttergrund dem Eingange genähert werden. Dasselbe erreicht man, wenn man durch Anstechen der Eihäute mit der Sonde höher oben ein gewisses Quantum Fruchtwasser entleert. — 5) Wenn bei Zwillingsgeburten mit Längslage der ersten Frucht durch zu starke Ausdehnung des Uterus Wehenschwäche eintritt und die Eröffnung des Orificium stockt. — 6) Wenn dieselbe Geburtsverzögerung bei notorisch todten und seit längerer Zeit abgestorbenen Früchten gegeben ist.

Contraindicirt ist das frühzeitige Sprengen der Blase bei Wehenexcess und Krampf, bei dickem, massigem Scheidengewölbe, bei rigidem, unnachgiebigem, wulstigem Muttermunde, bei Schief- und Querlagen, bei Gesichts- und Stirnlagen, bei sogen. hintern Kinn- und Hinterhauptstellungen der Frucht, bei Beckenverengerungen, schlaff herabhängenden Muttermundslippen und nicht von der Fruchtblase ausgefülltem Scheidengewölbe, bei Druck von Seiten grosser Kindstheile auf höhere Abschnitte des Cervix u. endlich bei Einklemmung dieses letztern zwischen Kindstheil und vorderer Beckenwand.

(Sickel.)

530. **Zwei Fälle von schwerer innerer Blutung** *während und nach der Geburtsarbeit;* von Prof. Bailly in Paris (Gaz. des Hôp. 96. 100. 102. 1873).

1. Fall. *Innere Blutung während der Geburtsarbeit.*

Frau X.., 35 J. alt, von guter Gesundheit, war in ihrer ersten Ehe 2 Mal schwanger geworden und jedesmal im 7. Mon. niedergekommen; eine Ursache der frühzeitigen Geburten konnte nicht nachgewiesen werden. Seit 1 J. zum zweiten Male verheirathet, hatte Frau X. während der ersten 6 Mon. einer neuen Schwangerschaft keine Störung bemerkt. Am Abend des 2. Nov. 1872 empfand sie jedoch nach einem mehrstündigen Gange Schmerzen in der Nierengegend, die in der darauf folgenden Nacht abwechselnd auftraten und sich über den ganzen Unterleib ausbreiteten. Das Kind lebte, die Mutter fühlte deutlich Kindesbewegungen. Ein hinzugezogener Arzt fand die Geburtsarbeit begonnen, den Muttermund etwas erweitert. Gegen Mittag bemerkte derselbe jedoch, dass der Uterus anstatt sich herabzusenken in Breite und Höhe zunahm, ein Vorgang, von welchem die Kreissende selbst ein deutliches Gefühl hatte. Eine geringe Menge Blutes ging durch die Vulva ab u. allmälig traten nun die bekannten

Symptome einer starken Blutung ein. Sofort wurde Secale (1 Grmm.) verordnet und es wurde der Uterus einigermassen zu Contraktionen angeregt, so dass sich wenigstens die Ausdehnung desselben nicht vermehrte. Vf., gegen 4 Uhr Nachmittags gerufen, fand den Zustand der Frau wie eben beschrieben, nur hatte die Ohnmacht auf Verabreichung von Wein nachgelassen. Der Uterus war gleichmässig prall gespannt. Kindstheile liessen sich nicht unterscheiden. Der Uterusgrund reichte bis hoch in die epigastrische Gegend hinauf, seine Breite entsprach der ganzen Breite des Leibes. Der Muttermund hatte in die Weite eines 5-Frankenstückes und man konnte den Kopf des Kindes in der Höhe der Beckenweite erreichen. Die Wehen folgten sich in Pausen von 5 Minuten; kein Abgang trat ein. Vf. sprengte jetzt die Eihäute, worauf eine geringe Menge Amnionflüssigkeit sich ergoss. Die Contraktionen wurden darauf stürmisch. 10 Min. später war die Frau von einem 7monatl. Fötus entbunden; wenige Minuten darauf wurde die ganze Nachgeburt kräftig ausgestossen und mit ihr eine beträchtliche Menge (ca. 800 Grmm.) festen geronnenen Blutes; einer von diesen Blutklumpen übertraf an Grösse die Faust eines Erwachsenen. Die Entbundene fühlte durchaus keine grössere Schwäche, die bläuliche Lippenfärbung verlor sich und auch die gemüthliche Depression verschwand nach und nach. Es folgte ein normales Wochenbett.

Die Seltenheit so starker Blutungen während der Geburt erklärt Vf. daraus, dass der Fötus, mag er von Wasser umgeben sein oder nicht, den Uterus vollständig ausfüllt und dass die Spannung des Uterus gewöhnlich eine derartige ist, dass sie eine noch grössere Ausdehnung nicht zulasse. Kommen solche innere Blutungen dennoch vor, so könne man sich dieselben aus folgenden Umständen erklären. 1) Es kann eine Schwäche des ganzen Uterus vorliegen; eine solche war im fragl. Falle offenbar vorhanden, wie es schon die plötzliche Ausdehnung unter dem Einflusse der Blutung beweist. 2) Es kann plötzlich eine theilweise Losreissung der Placenta und in Folge derselben heftige Blutung eintreten; in der That ergab die Untersuchung der Placenta eine partielle Losreissung am Ende des Geburtsaktes. 3) Es kann ein mechanisches Hinderniss für den Abfluss des im Uterus angesammelten Blutes bestehen; ein solches war im fraglichen Falle ohne Zweifel der Kopf des Kindes, der wegen seiner Kleinheit sich in den untern Abschnitt des Uterus gedrängt u. den Ausgang vollkommen verschlossen hatte.

2. Fall. *Innere Blutung nach der Entbindung.*

Frau D., 20 J. alt, von kräftigem Bau und guter Gesundheit, erreichte am 13. Dec. 1873 das Ende ihrer ersten Schwangerschaft. Die Geburt ging verhältnissmässig schnell und leicht von Statten; die Ausstossung des Kindes währte nur eine Stunde; 10 Min. nach dem Austritt eines lebenden u. ziemlich grossen Kindes wurde die Placenta, die sich bereits im Genitalkanale befand, ohne Schwierigkeit, aber nebst einer Menge von Blutklumpen und flüssigem Blute entfernt. Einige Minuten darnach fühlte die Kr., dass sie noch mehr Blut verlor u. in der That bemerkte man, dass sich aus der Vulva dünnflüssiges, frisches Blut mit ziemlicher Vehemenz ergoss, welches von der innern Oberfläche des Uterus herrührte. Bei der äussern Untersuchung des Leibes ergab sich der Uterus bis oberhalb des Nabels ausgebreitet. Durch äusseren Druck auf den Uterus wurde die Blutung anfänglich vermehrt und die Gebärmutter behielt für einige Zeit den vorherigen Umfang; unter fortgesetztem Druck wurde jedoch die Blutung vermindert, obschon sie nicht völlig gehoben wurde. Nach kurzer Anwendung kalter Ueberschläge auf den Leib verlor sich der Abgang von Blut, die Ausammlung solch. Im Uterus stand aber erst nach Verabreichung von 1 Grmm. Secale cornutum. Trotzdem blieb der Uterus sehr ausgedehnt, und da wegen der Rigidität des Collum so stark war, dass man nur mit 2 Fingern in die Uterushöhle gelangen konnte, musste man sich mit der Wegnahme einiger Blutklumpen begnügen. Plötzlich fühlte sich die Entbundene schwach, ihr Gesicht wurde etwas blass, sie einer Ohnmacht kam es aber nicht; der Radialpuls war weich, aber leicht zu fühlen, nicht beschleunigt. Es wurde Secale verordnet und kräftige Bouillon. Am 14. war der Zustand nach einer guten Nacht sehr befriedigend; kein Abgang irgend welcher Art, der Leib war ohne besondere Empfindlichkeit. Kataplasmen, 2 Grmm. Secale in 3 Gaben; Einspritzungen. 16. Dec. Puls 108, stark, voll, der Uterus nicht mehr so hochstehend, da ein Ausfluss stattgefunden hatte. Mittag leichtes Fröstein; darauf ausserordentlich starker Schweiss. Abends Puls 152; Uterus bis zum Nabel reichend; Appetit gut (Injektionen; Chinin; Cognac). 17. Dec. Uterus ein wenig nach rechts geneigt, Druck an dieser Seite schmerzhaft; Lochien röthlich; Puls 132; Schweiss noch copiös. 18. Dec. Eintritt der Milch in die Brüste. Schweiss geringer; Schmerz bei Druck auf die rechte Weiche; Verstopfung durch ein Klystir beseitigt. 19. Dec. Lebhaftes Fieber ohne vorhergehenden Frost; Schweiss stärker; Leib weich, schmerzlos; Chinin, Einspritzungen, Opium. 21. Dec. Wiederholt Durchfall; Uterus bis zum Nabel reichend; Lochien fast ganz verschwunden; Leib schmerzlos. 23. Dec. Frostanfall; 3 flüssige Stühle; 20 Tr. Tinct. Aconiti. 24. Dec. Breiiger Beleg auf Gaumenbögen; Zunge und Wangenschleimhaut; Uterus bis 2 Querfinger breit über den Nabel reichend; dumpfer Schmerz bei Druck auf den Leib; Lochien sehr sparsam. 27. Dec. Neuer Fieberanfall. 28. Dec. Lochien wieder reichlicher. Von da an stetige Besserung, am 20. Jan. 1873 nur noch geringe Schwäche.

Als Ursache der Blutung betrachtet Vf. den schnellen Verlauf der Geburt und Trägheit des Uterus; durch Verabreichung von Secale würde sie nach seiner Meinung zu verhüten gewesen sein. Zur Beseitigung der in Folge von Zersetzung der im Uterus zurückgebliebenen Blutcoagula drohenden putriden Infektion haben nach Vfs. Ansicht die copiösen Schweisse wesentlich beigetragen. (Hühne.)

531. Fall von angeborenem Verschluss des Duodenum; von Dr. A. Hempel in Jena. (Jahrb. f. Kinderheilk. VI. 4. p. 361. 1873.)

In der Literatur finden sich ungefähr 60 Fälle von angeborenem Verschlusse einer Partie des Dünndarms; sie wurden von Hirschsprung, Fiedler, Schüppel, Middleton, Michel und Küttner theils gesammelt, theils beobachtet. Meistem war Ileum und Duodenum, selten das Jejunum betroffen; entweder wurde das Darmrohr durch mehr oder weniger lange fibröse Stränge ersetzt gefunden oder es kam die Verlegung durch wandständige membranöse Klappen zu Stande. Als ätiologische Momente wurden Residuen fötaler Peritonitis und Achsendrehung des Darmes oder intranterin verlaufener Darmkatarrh oder Ulcerationen angenommen. Ahlfeld nahm für die Obliteration des unteren Theiles des Darmrohres abnorm lange Persistenz des

Ductus omphalo-mesaraicus an; eine ähnliche Aetiologie, nämlich den Zug des abnorm lange persistirenden Ductus omphalo-mesaraicus, glaubt Vf. auch für das mesenterinmlose Duodenum annehmen zu können. Nur müsste dieser Zug statthaben, wenn sich das Mesenterium zu bilden beginnt; an den Abschnitten des Darmes, die ein solches besitzen, tritt eine Verlängerung auf, wo es fehlt, wirkt der Zug auf den Darm selbst ein.

Die Diagnose wird möglich bei Beachtung des hartnäckigen Erbrechens mit oder ohne Mekonium, während jeder Stuhlgang fehlt oder bald aufhört, und des raschen Verfalls. Der Tod erfolgt durchschnittlich 2—3 Tage nach der Geburt. Das Leben lässt sich höchstens durch Ernährung vom After aus fristen.

In dem von Vf. beobachteten Falle wurde bei der Sektion der Pylorus sehr weit, nur in Form einer Schleimhaut-Querfalte angedeutet, angetroffen; die Pars horizontalis superior und die obere Partie der Pars perpendicularis des Duodenum, das in der Mitte der letzteren sich plötzlich durch eine schmale, feste Narbe verschlossen zeigte, waren kolossal ausgedehnt (7 Ctmtr. Umfang); der nach abwärts sich anschliessende Abschnitt des Duodenum war eng und führte breiiges grünes Mekonium. Die Länge des secirten fibrösen Stranges betrug 2 Mmtr.; Ductus choledochus und Wirsungianus mündeten unterhalb des Verschlusses. — In Betreff der Zeit der Entstehung des letzteren würde die mikroskopische Untersuchung des abgegangenen Mekonium auf etwaige Gegenwart von Lanugohaaren und Pflasterepithelzellen Aufschluss gegeben haben. (Kormann.)

532. Ueber Scrofulose; nach Dr. J. Warrington Howard und Dr. Thdr. Knauthe.

Nach Howard (St. George's Hosp. Rep. V. p. 98. 1870) ist die Scrofulose eine Kinderkrankheit, welche sich in einer eigenthümlichen Vulnerabilität und Neigung zu chron. Entzündungen der Schleimhäute und der Haut der Lymphdrüsen und Knochen äussert. Jedoch behauptet H., dass nur etwa 12% der bei Kindern vorkommenden Gelenkkrankheiten wirklich scrofulösen Ursprungs seien. Die meisten haben eine traumatische Ursache, und es sollen bei diesen namentlich die Weichtheile, bei den scrofulösen vorwiegend die knöchernen Theile ergriffen sein. Die Produkte der scroful. Entzündungen tendiren zum eitrigen Zerfall. Dass die Krankheit mit den Pubertätsjahren meist verschwindet, ist bekannt. Scrofulose ist nach H. nicht hereditär [?]. Bei Scrofulose sollen die käsigen Ablagerungen, die Reste scrofulöser Abscesse, nur in den spätern Stadien vorkommen, während sie bei Tuberkulose oft primär auftreten; diese käsigen scrofulösen Ablagerungen werden jedoch oft die Ursache zur Tuberkulose.

Therapeutisch empfiehlt H. Seebäder, Leberthran und Eisen; ausserdem lokal bei Ulcerationen der Haut: eine Salbe aus rothem Präcipitat, Oel und Fett. Bei Caries rühmt er nach **Pollock** die örtliche Anwendung der Schwefelsäure, um die Lostossung zu beschleunigen.

Dr. Knauthe, prakt. Arzt zu Meran, bespricht den *Nutzen klimatischer Kuren bei Behandlung der Scrofulose* (Jahrb. f. Kinderheilk. N. F. VI. 4. p. 413. 1873).

Abgesehen von den verschiedenen, von K. kurz skizzirten Theorien über den Zusammenhang von Scrofulose und Tuberkulose steht die praktische Ansicht fest, dass die Tuberkulose immer eine Frucht der Scrofulose, wo dieselbe vorher bestand, sein kann. Das Wichtigste ist daher die Heilung der Scrofulose oder vielmehr die Verhütung des Ausbruchs einer allgemeinen Tuberkulose. Das sicherste

Mittel hierzu ist Luft. K. hält einen längern Aufenthalt durch einen oder mehrere Winter an einem klimatischen Kurorte für viel zweckmässiger als den 5—6 wöchentl. Gebrauch von Soolbädern, da Scrofulöse zu Hause bei harten Wintern in der Stube mit dem sich ihnen selten ohne Schaden bietenden Aufenthalte in freier Luft nie gesunden können. Gerade für solche Pat. (Kinder) ist ein Unterschied der Wintertemperatur von 3—4° ohne Belang, da eine gleichmässige und von scharfen Winden wenig gestörte Luft allen Anforderungen genügt. K. empfiehlt daher besonders hierzu *Meran*, wo gute Milch und andere Nahrung zu erhalten ist, Soolbäder (aus dem nahen Hall) gebraucht werden können, der Ort ruhig und der Aufenthalt an der Luft den ganzen Winter über möglich ist.   (Kormann.)

V. Chirurgie, Ophthalmologie u. Otiatrik.

533. **Fall von Knochengeschwulst des Vomer**, *nebst Bemerkungen über die Knochengeschwülste im Gesicht im Allgemeinen*; von Prof. **Michel** in Nancy. (Gaz. hebd. XX. 24. 25. 1873.)

Vf. beklagt die grosse Unsicherheit, welche noch über die Natur, den Sitz und die Entwicklung der Tumoren der Nasenhöhle herrscht, wie schon aus der grossen Anzahl der Namen hervorgeht, mit denen dieselben von den verschiedenen Autoren belegt würden. Er betont vor Allem die Wichtigkeit, bei einer jedesmaligen Beschreibung den Ursprungsboden der Neubildung genau anzugeben.

In dem ihm zur Beobachtung gekommenen Falle handelte es sich um einen taubeneigrossen, knochenharten, glatten, im Innern rechten Angenwinkel vorspringenden Tumor bei einer 22jähr. Frau. Derselbe hatte den Bulbus vorgetrieben, verlor sich nach der Orbita und Nasenhöhle zu, drängte, die Choanen verschliessend, das Gaumensegel, von dessen hinterer Schleimhautfläche er bedeckt war, nach unten und vorn und reichte bis zum vordern Drittel der rechten untern Nasenmuschel. Die Nasenscheidewand im vordern Theile war intakt, ebenso der Oberkiefer. Dem Vf. blieb es zweifelhaft, ob die offenbar elfenbeinerne oder spongiöse Exostose vom Siebbein oder vom Vomer ausgegangen sei. Für letztere Annahme sprach namentlich die Lage ihres hintern Abschnittes gerade in der Mittellinie. *Operation:* Bloslegung des nach aussen vorspringenden Geschwulsttheiles durch einen bis auf den Knochen geführten Kreuzschnitt, Resektion des vom Tumor nur durch eine dünne Schicht von Weichtheilen getrennten Thränenbeines, eines Theils des Ramus adacendens vom Oberkiefer und der Siebbeinplatte. Das auf diese Weise freigelegte Neoplasma zeigte eine knöcherne, Pergamentknittern bietende Schale. Die nach theilweiser Abmeisselung der letztern eintretende heftige Blutung wurde durch Ausschälung des Gewebes und Ausfüllung der Höhle mit Charpiepfropfen schnell gestillt. Der Tumor zeigte sich von einer dicken Schleimhaut bedeckt, aus welcher er sich jedoch leicht herausschälen, u. nachdem er mittels eines durch den Mund hinter das Gaumensegel eingeführten Zeigefingers der andern Hand hervorgedrängt war, in seiner Totalität entfernen liess. Es blieb danach eine den grössten Theil der rechten Fossa nasalis einnehmende Höhle zurück, die nach aussen von der Orbitalhöhle, nach innen von der in ihrem hintern Drittel nur aus Schleimhaut bestehenden Nasenscheidewand, nach vorn und hinten von den betreffenden Nasen-

öffnungen begrenzt war. Theilweise Vereinigung der Hautwunde durch die Naht. Entlassung der Kr. nach 14 Tagen. Ein Jahr später war Alles wieder in normalem Zustande, der Bulbus an seinem richtigen Platze und gut funktionirend, die Nase durchgängig, die Stimme nicht mehr näselnd.

Bei der anatomischen Untersuchung zeigte der hühnereigrosse ovoide Tumor eine glatte Oberfläche bis auf eine dem freien Rande des Vomer entsprechende vorspringende dickere Leiste. Die knöcherne Schale schloss ein spongiöses Gewebe ein, in welchem das Mikroskop die normalen Elemente des Knochenmarkes nachwies.

Vf. hebt als wichtigstes Ergebniss seiner Beobachtung hervor, dass ein Gesichtsknochen, wie der Vomer, trotz seiner Dünnheit, zum Ausgangspunkte eines so voluminösen Tumor werden kann, u. glaubt, dass vielleicht die Mehrzahl der in den Höhlen des Gesichts gefundenen Osteome einen analogen Ursprung hatten. Er erwähnt, dass **Lotonneur** eine ähnliche Geschwulst exstirpirt hat, für welche das Thränenbein den Mutterboden bildete, und weist aus der Beschreibung einer von **Legouest** veröffentlichten Beobachtung zur Evidenz nach, dass es sich hier um eine von der untern Nasenmuschel ausgehende Exostose gehandelt hatte. Vf. glaubt sich danach zu dem Schluss berechtigt, dass das Thränenbein, der Vomer und die untere Nasenmuschel in derselben Weise der Sitz von Osteomen sind, wie grössere Knochen, z. B. das Schulterblatt. Er stellt sich dadurch in Gegensatz zu **Dolbeau** u. **Richet**, von welchen Ersterer die Schneider'sche Haut, namentlich den die Siebbeinzellen bekleidenden Theil derselben, als den Sitz der Verknöcherung betrachtet, indem er sich besonders auf die von den meisten Beobachtern constatirte Abwesenheit einer Implantationsfläche der Tumoren stützt, während **Richet** alle Exostosen der Nasenhöhle für gestielte hält. Die Tumoren kommen vielmehr durch gleichzeitige excessives, periosteales und medulläres Wachsthum der erwähnten platten Knochen zu Stande und, je nachdem die Verknöcherung eine allgemeine oder nur periosteale ist, nehmen sie den Charakter von elfenbeinernen oder spongiösen Exostosen an.

Die Operationstechnik betreffend, so hält Vf. zunächst zur Bloslegung des Tumor einen vom innern Augenwinkel nach der Nasenwurzel durch alle Weichtheile inclusive des Periostes geführten Schnitt mit darauf folgender definitiver Resektion der bedeckenden knöchernen Wände für das beste Verfahren. Ferner betont er die Leichtigkeit der Enucleation, wenn man zuvor die die Geschwulst einhüllende Schleimhaut incidirt und im Ganzen abgelöst hat. Elfenbeinerne Exostosen sollen besser in toto als nach vorheriger Zerstückelung extrahirt werden, dagegen lassen sich spongiöse leicht frakturiren, und die dabei stattfindende Blutung, welche nicht aus der Schneider'schen Membran, sondern aus dem das Innere der Exostose ausfüllenden Markgewebe stammt, kann man schnell durch Ausräumung des letztern und Tamponade der dadurch gebildeten Höhle stillen. (Riegner.)

534. Beiträge zur Lehre von den Nasen-Rachenpolypen; zusammengestellt von Dr. Asché.

Den Lesern der Jahrbb. ist aus der Bd. CXXXIV. p. 306 gegebenen Zusammenstellung erinnerlich, dass bei einem Theile der französischen Chirurgen, von denen hier Deroubaix, namentlich aber Alph. Guérin, und zum Theil auch Chassaignac und Demarquay genannt seien, die zur Entfernung der Nasen-Rachenpolypen namentlich in Deutschland geübten Voroperationen, Resektion des Oberkiefers, heftigen Widerstand fand. Es scheint deshalb von Interesse, einige französische Mittheilungen über den fraglichen Gegenstand hier anzuführen, welche zeigen werden, dass auch in Frankreich mehr und mehr jene anfangs als „verstümmelnd" bezeichneten Operationen geübt werden.

Fleury berichtet einen hierher gehörigen Fall (Gaz. des Hôp. 74. 1867). Er operirte einen 23jähr. Mann, bei dem vor 3 J. die ersten Symptome aufgetreten waren. Die linke Wange war beträchtlich aufgetrieben und die Anschwellung reichte von der Orbita bis zum Mundrande; der Mund war nur schwer zu öffnen, der harte Gaumen intakt, der Proc. alveolaris geschwollen. Es wurde die ganze vordere Wand des Oberkiefers, die von der Geschwulst nicht genau getrennt werden konnte, exstirpirt, aus gelang die Entfernung des Polypen leicht, dessen Insertion sich an dem Proc. pterygoid. ossis sphenoid. befand. Die Heilung erfolgte rasch.

In einem solchen Falle kann nach Fleury das Vordringen zum Polypen vom Gesichte her nicht zweifelhaft sein. Dass in diesem Falle die Exstirpation eines Theiles des Oberkiefers vorgenommen werden musste, lag in der Verwachsung desselben mit der Geschwulst, die sich übrigens bei der Untersuchung als ein Fibroid erwies.

In einem ähnlichen Falle von Houel (Gaz. des Hôp. 119. 1867) wurde auf Nélaton's Rath, da nach Entfernung der hühnereigrossen Geschwulst eine beträchtliche Einsinkung einer Gesichtshälfte durch Verlust der vorderen Oberkieferwand entstanden war, ein Obturator construirt, der aus einer vorderen und einer Gaumenplatte bestand. In diesem Falle war, als es zur Operation kam, bereits Perforation des harten Gaumens vorhanden. Der Apparat erwies sich als sehr nützlich.

Einen weitern Fall beschreibt ebenfalls Fleury (l. c. 133). Hier musste ebenfalls der ganze Oberkiefer exstirpirt werden.

Einem Aufsatze von Prof. A. Desgranges in Lyon über diesen Gegenstand (Bull. de Thér. LXXIV. p. 115. Févr. 15. 1868) entnehmen wir Folgendes.

Zur Entfernung der Nasen-Rachenpolypen hat man Operationen vorgeschlagen und in neuerer Zeit fast ausschliesslich geübt, um den Instrumenten einen Weg zur Geschwulst zu bahnen. In den meisten Fällen kann man jedoch zum Polypen gelangen, ohne irgend etwas zu zerstören. Um diesen Zweck zu erreichen, wendet D. folgendes Verfahren an, das aus 3 Zeiträumen besteht.

Zunächst muss der Isthmus faucium so erweitert werden, dass das Spiel der Instrumente im Cavum pharyngis erleichtert wird. Zu diesem Zwecke wird hinter dem Velum ein breiter Faden herumgeführt, dessen Enden zum Munde und zur Nase heraushängen und die auf einer Pflasterrolle über der Oberlippe fest zusammengebunden werden. Hierdurch wird der Isthmus vergrössert, so dass man bequem aus der Mund- in die Rachenhöhle gelangen kann.

Behufs der Zerstörung des Polypen wird vom Munde aus nach der Nase ein Faden eingeführt, der das Zurückführen einer Schlinge von Metall oder Darm gestattet. Diese soll dazu dienen, die Basis des Polypen zusammenzuschnüren; die Zusammenschnürung selbst wird mit Hülfe eines kleinen speciell construirten Ecraseurs bewirkt.

Den grössten Theil seiner Abhandlung widmet D. der 3. Aufgabe der Polypen-Operation, nämlich der Verhütung der Recidive, zu welchem Zwecke er als bestes Causticum Chlorzink empfiehlt. Dasselbe bringt er mit Hülfe eines fischbeinernen Löffels ein, verschliesst dann die Nasenhöhle von hinten her durch Charpie, führt hierauf unter den fischbeinernen Löffel ein Metallspatel ein und befestigt beide mit Hülfe eines im Gelenke rechtwinklig stehenden Stabes an eine Stirnbinde. Dieser Apparat bleibt 4—5 Stdn. liegen. D. hat dieses Verfahren 5mal mit günstigem Erfolge ausgeführt.

Prof. Herrgott (Gaz. des Hôp. 25. 1867) wirft die Frage auf, ob nicht der Insertionspunkt der Polypen als Basis für Unterschiede in der Behandlung dienen könne. Er ist zu der Ueberzeugung gelangt, dass die rigoröse Methode nur nothwendig ist bei Insertion des Polypen am Keil- und Siebbein. Zum Zwecke der Diagnose ist der Rachenspiegel von grossem Nutzen, da derselbe die obere Pharynxpartie, die Choanen und nicht zu voluminösen Polypen die Insertionsstelle derselben zu übersehen gestattet; ausserdem ist er von Nutzen, um nach der Entfernung des Polypen die Insertionsstelle und die Wirkung der Instrumente und Aetzmittel auf dieselbe zu prüfen.

H. sah einen 24jähr. Mann, der seit einem Jahre an einem Nasen-Rachenpolypen litt; die mit dem Rachenspiegel vorgenommene Untersuchung ergab, dass derselbe vorn seitlich von der Apophysis basilaris aufsass. In Folge dessen entschloss sich H. zur Ligatur, die mit dem Graefe'schen Schlingenträger ausgeführt wurde. Nach einem Jahre kehrte die Geschwulst wieder, wurde abermals auf dieselbe Weise entfernt und dann mit Hülfe des Rachenspiegels ein Raspatorium an die Insertionsstelle gebracht und die krankhafte Stelle ausgeschabt. Seitdem ist kein Recidiv aufgetreten.

J. Cooper Forster berichtet einen Fall, in welchem nach dem Versuche der Entfernung eines Nasen-Rachenpolypen der Tod eintrat (Transact. of the clinical Soc. IV. p. 159. 1871).

Bei einem 19jähr. Menschen waren schon früher 3 Mal Versuche gemacht worden, einen linkseitigen einschliessend einfachen Nasenpolypen zu entfernen; jedesmal war auf diese Weise eine beträchtliche Hämorrhagie gefolgt. Es zeigte sich keine Anschwellung der Nase, des Gaumens oder irgend eines anderen Theiles, an der linken Nasenöffnung zeigte sich ein fibröser Nasenpolyp. Mittels einer Drahtschlinge wurde der Versuch zur Entfernung desselben gemacht, diese schnitt durch und es erfolgte eine enorme Blutung. Als F. nun mit dem Finger heranging, fühlte er, dass eine bedeutende Masse die ganze Nasenhöhle erfüllte; er entfernte mit einer Polypenzange einen grossen Theil des Polypen; neue starke Blutung. Am nächsten Tage traten heftige Kopfschmerzen ein, ebenso Fieber; am 4. Tage Fieber u. Aphasie, am 12. T. der Tod. Bei der Autopsie war eitrige Arachnitis wahrzunehmen; Erweichung des Gehirns in der Gegend der Broca'schen Windung, grosse Mengen seröser Flüssigkeit in beiden Seitenventrikeln. Die Geschwulst ging von dem Raume zwischen den grossen und kleinen Keilbeinflügeln aus, inserirte sich an die Orbitalplatte des Os frontis und an die Siebplatte, von der Fossa nasalis erstreckte sie sich durch die Fissura sphenoid. in den hinteren Theil der Orbita, ohne jedoch den N. opticus zu schädigen. Die Siebplatte war zerbrochen; bei der mikroskopischen Untersuchung ergab sich die Geschwulst aus kleinen spindelförmigen Zellen u. sternförmigem Bindegewebe bestehend; die Zellen hatten grosse Kerne.

Vf. hebt hervor, dass in diesem Falle vorher keinerlei Anzeichen von Ergriffensein des Gehirns und von der Beschaffenheit der Geschwulst vorhanden gewesen seien. Pat. litt scheinbar an einem gewöhnlichen Schleimpolypen und erst unter Chloroformnarkose liess der eingeführte Finger einen Rachenpolypen erkennen.

Dr. Paul Bruns theilt (Berl. klin. Wochnschr. IX. 27. 28. 1873) einen in der Klinik seines Vaters und in dessen „Galvano-Chirurgie" (p. 85) bereits kurz erwähnten Fall von elektrolytischer Behandlung eines Nasen-Rachenpolypen mit. Bekanntlich hat Nélaton 1864 zuerst die Heilung eines voluminösen Nasen-Rachenpolypen durch elektrolytische Behandlung veröffentlicht. Es sind seitdem mehrere derartige Fälle — meist von Nélaton — mitgetheilt worden.

Der von Br. beschriebene betrifft einen 19 J. alten Mann, der bei seiner ersten Aufnahme einen vom Gewölbe und der linken Seitenwand des Schlundkopfes ausgehenden Nasen-Rachenpolypen gezeigt hatte. Es war nach vorgängiger Spaltung des weichen Gaumens zunächst die Elektropunktur vergeblich versucht worden, bei der Extraktion mit der Drahtschlinge blieb aber ein kleiner Rest zurück, der wegen profuser Blutung nicht entfernt werden konnte. Als Pat. nach 3 J. wieder in die Klinik aufgenommen wurde, war die linke Nasenhälfte und das

linke Nasenloch sehr erweitert; aus letzterem ragte eine blaurothe Geschwulst hervor. Die Fossa canina und temporalis waren ausgefüllt, der l. Bulbus stand mehrere Linien höher, die Rachenhöhle war von einer sehr resistenten Geschwulst beinahe ausgefüllt, die sich bis in die Mundhöhle vordrängte und nach unten bis zum unteren Rande des Gaumensegels reichte. Es wurde die Diagnose auf einen retromaxillaren Tumor gestellt, dessen Entfernung nur durch eine temporäre (osteoplastische) Resektion des Oberkiefers ausgeführt werden konnte.

Es wurde nunmehr die aus 32 Zink- und Blei-Platin-moorelementen bestehende Frommhold'sche Batterie in Anwendung gezogen. Als Elektroden dienten 2 lange Platinnadeln, von denen eine in den im Nasenloche sichtbaren, die andere in die Mundhöhle sich vordrängenden Theil der Geschwulst eingestossen wurde. Die Nadeln wurden zum Schutze der umliegenden Theile mit Kautschuk- oder Glasröhren umgeben; bisweilen wurden die im Munde befindlichen Theile des Polypen mehrere durch die Althaus'schen Klammern mit der Leitungsschnur verbundene Nadeln eingestossen. Die Zahl der Elemente war verschieden — durchschnittlich 8. Die Dauer der Sitzung betrug 10—15 Minuten und im Ganzen wurden in 11 Mon. 130 Sitzungen gehalten. Während der Einwirkungszeit des Stromes spürte Pat. nur ein leichtes Brennen, bei Verstärkung des Stromes heftiges Brennen und Schmerz in der ganzen linken Gesichtshälfte. Um die eingesenkten Nadeln bildete sich sogleich eine Verfärbung und dann ein grauweisser Schorf, der sich langsam vergrösserte. Schon nach den ersten Sitzungen trat eine Verkleinerung der Geschwulst u. Besserung der durch dieselben bedingten Beschwerden ein. Nach 16 Sitzungen war im Rachentheile der Geschwulst eine Höhle, in die die Spitze des Kleinfingers eindringen konnte; nach 40 Sitzungen hatte sich der Tumor nach allen Richtungen hin verkleinert, so dass beispielsweise das vordere Ende des Nasentheiles 3 Ctmtr. vom Rande des Nasenlochs entfernt war; diese Entfernung betrug nach 80 Sitzungen schon 5 Ctmtr. — Am Schlusse der Behandlung war die Difformität des Gesichts gänzlich verschwunden, die Nase für Luft durchgängig, Gesicht und Gehör hergestellt, von der Geschwulst war nur noch ein bohnengrosser Rest am hinteren Rande des Vomer wahrnehmbar. Nach 2 J. war kein Recidiv eingetreten.

Die übrigen 8 Fälle, bei denen dieselbe Behandlung angewendet wurde, sind kurz folgende:

1) (Nélaton.) Voluminöser gefässreicher Nasen-Rachenpolyp bei einem 19jähr. Manne in 6 Sitzungen mittels eines aus 9 Bunsen'schen Elementen bestehenden Stromes geheilt (Comptes rendus de l'acad. des sciences 18 Juill. 1864).

2) (Nélaton.) Die Heilung durch Elektrolyse war in diesem Falle sehr vorgeschritten, als Pat. an einer intercurrirenden Krankheit starb.

3) (Nélaton.) Nach vergeblicher Anwendung der Resektion des knöchernen Gaumens Heilung durch Elektrolyse.

4 u. 5) Fälle von Heilung ohne nähere Details. (Fall 2—5 sind von Dolbeau mitgetheilt. Vgl. Bull. de la Soc. de Chir. de Paris p. 559. 1865.)

6) (Ciniselli.) Nasen-Rachenpolyp bei einer 20jähr. Frau. Am negativen Pole wurde eine Stahlnadel 4 Ctmtr. tief in die Geschwulst eingestossen und die positive Elektrode von der Pat. in der Hand gehalten; nach 15 Min. wurde die Einstichstelle gewechselt. Nach 9 Sitzungen konnte der kleine Rest der Geschwulst mit einem mit dem negativen Pole in Verbindung gebrachten Doppelhaken gefasst werden, blieb ein kleiner knopfförmiger Rest zurück, der spontan verschwand. (Gaz. de Paris p. 233. 1866.)

7) (Ciniselli.) Bei einem 22 Mon. alten Kinde hatte ein Nasenrachenpolyp die rechte Nasenhöhle ausgefüllt, war durch das Thränenbein vorgedrungen, nahm die innere Hälfte der Orbita ein u. ragte in die Rachenhöhle

hinein. Das Kind konnte nur mit offenem Munde athmen und war dem Tode nahe. Der Tumor wurde in der Orbita blossgelegt und je eine Nadel an 2 Stellen desselben eingestochen. Die Sitzung dauerte unter Chloroformnarkose 15 Min.; es erfolgte keine Reaktion und in den nächsten Tagen Abstossung von Geschwulstpartien mit Verkleinerung des Tumors. Innerhalb 6 W. wurde die Elektrolyse 5mal wiederholt, wonach auch die Geschwulst in der Nasenhöhle verschwand, obschon auf dieselbe direkt ein Strom nicht applicirt wurde. Nach 2 Mon. war Heilung eingetreten (Gaz. de l'ar. 1866. p. 223).

8) (Fischer.) Voluminöse Geschwulst bei einem 10jähr. Manne, die, rasch wachsend, linke Nasenhöhle und Rachen erfüllte und den weichen Gaumen nach rechts und vorwärts drängte, so dass sich das Zäpfchen an die rechten Mahlzähne andrängte. Nach der zweiten Sitzung steigerten sich Athem- und Schlingbeschwerden; die Geschwulst nahm trotz partieller Gangränescens zu; die Lymphdrüsen des Halses infiltrirten sich bei heftigem Fieber. Erst nach der dritten Sitzung zeigte sich eine stetige Verkleinerung der Geschwulst bei dem sehr herabgekommenen an starker Dyspnöe u. Deglutitionsstörungen leidenden Kranken. Im Ganzen 6 Sitzungen; Heilung. (Wien. med. Wchnschr. Nr. 61. 1865.)

Unter diesen 9 Fällen ist 1 Todesfall, der auf Rechnung eines hinzugetretenen Typhus kommt. Die Heilung konnte in den 8 andern Fällen noch nach Ablauf längerer Fristen constatirt werden. Fast sämmtliche Fälle waren ausserordentlich schwerer Art, namentlich die beiden letztern, in Betreff welcher ausdrücklich hervorgehoben wird, dass operative Hülfe nicht möglich war.

Genauere Indikationen für die nach dem Mitgetheilten gegen Nasenrachenpolypen offenbar wirksame elektrolytische Methode lassen sich zur Zeit noch nicht stellen, da Fälle vorliegen, in denen durch dieselbe kein Erfolg erzielt wurde. Einen solchen Fall, in dem später die Operation ausgeführt werden musste, hat Vf. selbst (Berl. klin. Wchnschr. 12. 13. 1872) veröffentlicht. Man könnte vielleicht schliessen, dass die fibröse Struktur der Polypen zu einem günstigen Resultate führe, während bei einem theils fibrösen, theils zellenreichen, dem Sarkom sich nähernden Gewebe die Elektrolyse unfruchtbar bleibe — doch erklärt Vf. diess ausdrücklich für gänzlich hypothetisch.

Man bedarf zur Ausführung der Elektrolyse einer Batterie, die das Ein- u. Ausschalten von Elementen während der Aktion gestattet. Entweder werden beide Nadeln oder nur die der negativen Elektrode eingesenkt, in welch letzterm Falle die positive, mit einer Schwammkappe armirte Elektrode in der Hand gehalten oder auf die Wange applicirt wird. Tripier's Befürchtung, dass bei Applikation nadelförmiger Elektroden sich die Aetzwirkung auf die Basis cranii erstrecken könne, bestätigte sich nicht.

Was die Stärke des Stroms anlangt, so empfiehlt es sich bei den Nasenrachenpolypen der Nähe des Gehirns und der grossen Nervenstämme wegen schwache Ströme längere Zeit, resp. zu wiederholten Malen einwirken zu lassen, wofür der oben erwähnte Fall von Fischer lehrreich ist, in dem zuerst Volumzunahme der Geschwulst eintrat. Die öftere Anwendung eines schwachen Stromes ist in neuester

Zeit von Groh bei andern Arten von Geschwülsten mit Erfolg benutzt worden. (G., die Elektrolyse in der Chir. Wien 1871.) — Die Wirkung der Galvanopunktur wird wesentlich durch die Aetzwirkung derselben bedingt; die Abstossung der Schorfe geschieht in kleinern Partien, zuweilen kommt es auch zur Elimination grösserer sequestrirter Stücke. Hierzu tritt der Ulcerationsprocess, der zu weiterer Verkleinerung u. Schrumpfung Anlass giebt. Trotzdem scheint noch eine sogen. katalytische oder dynamische Wirkung stattzufinden, wie z. B. in einzelnen Fällen einzelne Geschwulsttheile, die nicht direkt getroffen waren, oder die erst eine Zeitlang nach der Applikation verschwanden.

Hat hiernach die elektrolytische Methode schwer wiegende Vortheile, so darf man auch ihre Nachtheile nicht verhehlen. Zunächst ist der erforderliche Apparat sehr kostspielig und erfordert in seiner Benutzung dann auch ganz specielle Kenntnisse.

Im Anschlusse an diese Mittheilung theilt Vf. (Berl. klin. Wchnschr. IX. 32. 1873) einen weitern Fall mit, in dem von ihm mittels Elektropunktur in 11 Sitzungen Heilung erzielt wurde.

Der nunmehr 30 Jahr alte Kranke litt seit seinem 16. Jahre an einer Geschwulstbildung in der Nasenrachenhöhle. Nachdem ein Theil der Geschwulst mittels der Scheere entfernt war, wurde 5 Jahre nach dem ersten Auftreten der Geschwulst der knorplige Theil des Nasenrückens rechts von der Mittellinie gespalten, um einen Zugang zur Geschwulst zu schaffen, doch konnten nur wenige Geschwulsttheile entfernt werden. Die durch die Geschwulstbildung bedingten Beschwerden vermehrten sich stetig; es traten erschöpfende Blutungen auf. Die Geschwulst nahm nunmehr fast die ganze Rachenhöhle ein, den weichen Gaumen etwas nach vorn drängend; eine Fortsetzung in die Choanen hinein war nicht vorhanden, doch war die rechte Nasenhöhle mit Schleimpolypen erfüllt. Nachdem diese letztern entfernt waren, wurde die Frommhold'sche Batterie so angewendet, dass an beide Pole eine starke Zinknadel angebracht wurde, von denen die eine durch die rechte Nasenhöhle, die andere durch die Mundhöhle in die Geschwulst eingestossen wurde; die Zinknadeln wurden durch Ohrkatheter aus Hartgummi isolirt. Es wurden nur 6 Elemente verwendet, die eine Steigerung der Zahl derselben lebhafte Schmerzen hervorrief. Nach den ersten 3 Sitzungen, die an 3 auf einander folgenden Tagen stattfanden, trat Schleim und Eiter aus Nase und Rachen und wiederholter Abgang von kleinen Geschwulstpartikelchen ein. Die ganze Geschwulst war verkleinert. Nach der letzten Sitzung reiste Pat. in die Heimath und als er sich nach 4 Wochen wieder vorstellte, ergab Manual- und Spiegeluntersuchung, dass nicht der geringste Rest der Geschwulst mehr vorhanden war. An der rechten Seite der Schlundgewölbes — der Insertionsstelle des Polypen entsprechend — befand sich eine in Vernarbung begriffene Geschwulstfläche.

Auf Grund der bisherigen Erfahrungen glaubt Vf. daher der Elektropunktur, deren Vortheile den operativen Eingriffen gegenüber der Hand liegen, unter den Verfahren gegen diese Geschwülste einen Platz anweisen zu müssen, und hält die Vornahme einer Operation, ohne zuvor den Versuch der Heilung mittels Elektrolyse gemacht zu haben, nicht für gerechtfertigt. Wenn Vf. auch die Elektrolyse nicht als ausschliessliche Behandlungsmethode empfehlen will, so werden sich ihre Vortheile gerade in den Fällen ergeben, die für die Operation am ungünstigsten sind, so namentlich, wo von der Geschwulst zahlreiche Fortsätze ausgehen, die sich in die benachbarten Höhlen erstrecken und nicht rein zu exstirpiren sind. In andern Fällen dagegen, die für die operative Entfernung ohne Voroperation günstige Ansicht bieten, wird die Exstirpation den Vortheil vor der elektrischen Behandlung gewähren, dass die Geschwulst in toto und auf einmal entfernt wird. Ein Hauptvortheil der elektrolytischen Behandlung beruht in der Vermeidung von Blutungen.

Die in der Société de chirurgie zu Paris stattgehabten Diskussionen über Nasenrachenpolypen (Gaz. des Hôp. 98. 101. 104. 107. 108. 112. 113—116. 1873, vgl. a. L'Union 106. 109. 113 u. Gaz. de Par. 27. 28) knüpfen sich an 4 von Duménil in Rouen mitgetheilte Fälle dieser Krankheit.

1) Ein 8jähr. Kind zeigte einen hühnereigrossen Polypen, der die linke Nasenhöhle ausfüllte und den Bulbus nach oben gedrängt hatte; zur Entfernung des an der Apophysis basillaris sitzenden Stieles, der 1 Ctmtr. stark war, wurde die temporäre Resektion des Oberkiefers gemacht; es erfolgte Heilung.

2) Ein 16jähr. Knabe war durch häufige Nasenblutungen sehr herabgekommen; im Pharynx war eine sich an der Schädelbasis inserirende Geschwulstmasse sichtbar. Es wurde nach Ollier die Resektion der Nasenknochen gemacht; bei der Operation verlor Pat. viel Blut. Einige Stunden nach der Operation erfolgte der Tod. Bei der Autopsie wurde Blut im Duodenum, nicht aber in den Luftwegen gefunden.

3) Ein 13jähr. Knabe hatte in Folge eines die linke Nasenhöhle vollständig ausfüllenden Polypen vielfach zu Blutungen gelitten. Während seines Aufenthalts im Hospitale wurde er von einem Erysipel ergriffen, das das Operiren unmöglich machte und den nenenAblaufe die Blutungen auf's Neue in heftigstem Maasse sich einstellten. D. sah sich in Folge der starken Blutungen zur Ligatur der Carotis ext. genöthigt; trotzdem kehrte die Blutung wieder und D. operirte nun mit temporärer Oberkieferresektion. Es erfolgte Heilung.

4) Ein 5jähr. Mädchen, das D. schon früher wegen einer grossen erektilen Geschwulst in der Reg. parotidea mittels Galvanokaustik operirt hatte, wurde ihm auf's Neue wegen beschwerlichen Athmens vorgestellt. Es zeigte sich, dass die linke Nasenhälfte und der Pharynx durch einen festen Polypen eingenommen waren. Es gelang nicht, die Geschwulst zu entfernen und die Eltern wollten weitere Versuche nicht mehr gestatten.

Demarquay theilte einen der 2. Beobachtung Duménil's analogen Fall mit.

Er entfernte vor 3 J. bei einer Dame einen Nasenrachenpolypen mit Hülfe des Ecraseurs; jetzt kam die Pat. mit einem Recidiv, das den Pharynx, die rechte Nasenhälfte und den rechten Sinus einnahm; der Stiel der Geschwulst schien am 3. oder 4. Cervikalwirbel inserirt zu sein. Es wurde die Resektion des Oberkiefers gemacht; doch noch vor Beendigung der Operation erfolgte der Tod. Bei der Autopsie zeigte sich die Trachea frei, aber die Bronchien der linken Lunge waren vollständig durch Blutgerinnsel verstopft; die Geschwulst war ein Sarkom.

Mit Bezug auf die vierte Beobachtung Duménil's erklärte Dolbeau, dass er die Richtigkeit der Diagnose nicht zugeben könne, Nasenrachenpolypen kommen nach ihm nur beim männlichen Geschlecht und nicht vor dem 15., sowie nicht nach dem 30. Lebensjahre vor.

Verneuil machte darauf aufmerksam, dass man bei der Beurtheilung von angeblicher Heilung von Nasenrachenpolypen sehr vorsichtig sein müsse und sein Urtheil nicht vor Ablauf von 2 Jahren nach der Operation abgeben dürfe. Man hat sehr oft Recidive constatiren können und die von Duménil mitgetheilten günstigen Erfolge bedürfen noch erst weiterer Bestätigung. Auch V. hat einen Operirten durch Eindringen von Blut in die Luftwege verloren. V. hat wie Ollier vielfach Recidive nach der Oberkieferresektion gesehen. Er hat sich in einigen Fällen mit einer palliativen Operation begnügt, indem er nach Spaltung des Gaumensegels mit dem Galvanokauter bedürfen günstige Theil der Geschwulst mit dem Ecraseur fortnahm, wodurch die asphyktischen Zufälle sofort verschwanden. Wenn auch im Allgemeinen Dolbeau's Ansichten über das Vorkommen der Nasenrachenpolypen in Bezug auf Alter und Geschlecht richtig sind, so giebt es Ausnahmen. So hat V. bei einer einige und 60 Jahre alten Frau, die schon vor 20 Jahren von Richard operirt worden war, die partielle Excision eines Polypen gemacht, durch den die Respiration beeinträchtigt wurde; die mikroskopische Untersuchung ergab die fibröse Natur desselben. Auch bei einer im 64. Jahr stehenden durch temp. Resektion geheilten Frau erwies sich die Geschwulst als Fibroid.

L. Labbé theilt in Bezug auf das Eintreten der Recidive die Ansicht V.'s vollkommen; ebenso die D.'s über das Vorkommen der Nasenrachenpolypen; er kennt keinen genau constatirten Fall von Vorkommen desselben beim weibl. Geschlechte. Er hat mit dem Galvanokauter einem jungen Mädchen eine Geschwulst entfernt, die er Anfangs für ein Fibroid hielt, die sich aber bei genauerer Untersuchung nicht als wahres Fibroid erwies.

Trélat betonte, dass die Grenzen zwischen Fibroiden, Fibro-Sarkomen und Sarkomen schwer zu ziehen seien u. dass Uebergänge vielfach vorkämen. Er erinnerte daran, dass er vor einigen Monaten einen durch die temporaire Resektion anscheinend geheilten Pat. vorgestellt habe, bei dem jedoch ein Recidiv eingetreten sei, zu dessen Beseitigung er gegenwärtig die Galvanokaustik anwende und anscheinend mit Erfolg.

Lannelongue zeigte einen Nasenrachenpolypen vor, den er bei einem 25jähr. Mann exstirpirt hatte. Die Geschwulst war am Pharynx, nicht an irgend einem Knochentheile inserirt, und vom Stiele gingen Fortsätze aus, die die verschiedenen Höhlen einnahmen. Ausser einem sehr reichlichen fibrösen Gewebe bestand die Geschwulst aus kleinen embryonalen Zellen verschiedenen Alters mit einem oder zwei Fortsätzen, u. einer grossen Zahl von Gefässen. Er kann deshalb diese Geschwulst nicht für ein reines Fibroin halten. Viermal hat er bei vier Operirten dieselbe Zusammensetzung gefunden u. dieser Umstand erklärt die ausgesprochene Tendenz zu Recidiven, die beim Fibroid Ausnahme, beim Sarkom dagegen Regel ist. Im erwähnten Falle trat Recidiv ein, und L. constatirte, dass der Polyp Fortsätze in die Fossa temporalis unter die Apophysis zygomat. und die Orbita sendete. Um einen geraumigen Zugang zu gewinnen, wurde der Oberkiefer nach Nélaton resecirt; an der Insertionsstelle des Polypen an der Schädelbasis wurde das Periost abgeschabt und der Knochen bloosgelegt.

St.-Germain hat im Kinderhospital folgenden Fall beobachtet.

Bei einem 11jähr. Kinde war im Pharynx hinter dem Gaumensegel eine rothe kirschengrosse Geschwulst sichtbar, deren Insertion man nicht wahrnehmen konnte u. die die Nasenhöhle verstopfte. Nach Spaltung des Gaumensegels wurde die Geschwulst, die St.-G. für einen Nasenrachenpolypen gehalten hatte, abgedreht. Sie erwies sich als ein enormer Schleimpolyp der sich dicht über den Choanen inserirt und zwei Fortsätze in die Nasenhöhle gesandt hatte.

Guyon hatte mehrfach Gelegenheit gehabt, Nasenrachenpolypen zu operiren. Die Mittheilung Lannelongue's zeigt, dass es Polypen giebt, denen man ohne eine starke Verstümmlung nicht beizukommen vermag. Man muss sich hierbei an die von Dolbeau gegebene Regel halten, die Insertionsstelle des Polypen anzuschaben. Sind aber für gewisse Fälle auch die grossen Radikaloperationen nothwendig, so können in anderen Fällen kleine partielle und successive Operationen zum Ziele führen, wie diess auch schon Verneuil aussprach. Die Fälle Guyon's sind folgende:

1) Ein 17jähr. junger Mensch hatte einen nicht sehr voluminösen Polypen, der Fortsätze in die Fossa nasalis und zygomatica dextra schickte. Es traten heftige Blutungen ein. Nach Spaltung des Velum wurde die Elektrolyse in Anwendung gezogen; der Hämorrhagien hörten auf und die Geschwulst verkleinerte sich beträchtlich.

2) Gleichzeitig behandelte G. mit Elektrolyse einen anderen Fall von Nasenrachenpolyp bei einem jungen Manne. Die Geschwulst verkleinerte sich. Pat. verliess vor der vollständigen Heilung die Behandlung.

3) Ein Mann von 25 J. der vor 6 Jahren mit Exstirpation des Oberkiefers wegen Nasenrachenpolyp operirt war, hatte ein Recidiv, das G. theils durch die Pincette, theils durch Elektrolyse beseitigte. Heilung bis auf eine kleine stationär bleibende Geschwulst an der Basis cranii.

4) In einem vierten Falle war ebenfalls durch Elektrolyse Heilung bis auf eine kleine weiter atrophirende Geschwulst eingetreten.

Nach Verneuil's Ansicht kann man die Pat. bei denen noch ein kleiner Rest der Geschwulst wahrnehmbar ist, nicht als geheilt betrachten, da von diesen Geschwulstresten aus Recidive eintreten können.

Trélat führte als Beispiel, wie wichtig es sei, die verschiedenen Arten der Rachenpolypen zu unterscheiden, folgenden Fall an.

Ein 16jähr. Knabe hatte seit 3½ J. eine Naso-Pharyngeal-Geschwulst. Hinter dem Velum konnte man eine 2½ Mmtr. grosse Geschwulst constatiren, die sich nach oben bis zur Schädelbasis verlegen liess. F. spaltete des weichen Gaumen und legte um die Geschwulst die galvanokaustische Schlinge, wodurch die Geschwulst in einer Stunde durchschnitten wurde. Die Untersuchung ergab, dass man es nur mit einem Schleimpolypen zu thun gehabt habe.

Panas giebt an, dass die die Nasenhöhle auskleidende Schleimhaut in der Nähe der Choanen fast fibrös werde. Zweimal hat er Polypen entfernt, die ihren Sitz in dieser Gegend hatten. Der eine hatte seine Insertion an der Tuba Eustachii, blutete nicht u.

sah wie ein Fibroid aus. Der andere war vom hinteren Theil des Vomer ausgegangen u. erfüllte den Pharynx. Er hatte nach der Nasenhöhle hin einen Fortsatz, der einem Schleimpolypen ähnlich sah. In beiden Fällen musste P. das Velum spalten.

Im weiteren Verlaufe der Verhandlungen ergriff Chassaignac das Wort, um die Priorität für die Operation mit Nasallappen gegen Boeckel und P. Bruns für sich zu reclamiren.

[Dass es hierbei an den nöthigen gehässigen Ausfällen gegen die deutsche Chirurgie nicht fehlt, davon mag folgender Satz den Beweis liefern : „Mais ce n'est pas le tout que d'emporter les peudules, il s'agit de ne les partager, et sauvevous à quoi l'on s'occupe dans la Prusse chirurgicale actuelle : on se dispute la mérite d'une invention, dont cette même Prusse a dérobé les textes et les dessins, copiés non moins servilement d'une part que de l'autre. Et ceci, messieurs, me conduit à parler de l'emprunt iconographique forcé que Mr. Paul Bruns, fils du professeur si distingué de Tubingue, n'a pas craint de commettre pour en dépouiller un auteur français." Dieser Satz möge den „geistreichen" französischen Chirurgen genügend kennzeichnen. Ref.]

Nach seinen Ausführungen hat Chassaignac schon seit 1854 mit Bildung eines Nasallappens operirt, um die Kette des Ecraseurs appliciren zu können, welches nach ihm zur Entfernung der Nasenrachenpolypen unentbehrlich ist, damit die Kr. kein Blut verliert. Im Uebrigen verwirft er die complete Exstirpation des Oberkiefers : eine partielle genügt meistentheils. Die Schlusssätze seines langen Vortrags sind folgende. Die Methoden, welche für die Entfernung der Nasenrachenpolypen bestimmt sind, müssen zuvörderst zwei Indikationen entsprechen, nämlich einen geräumigen und leichten Eingang sowohl zur Insertionsstelle des Polypen, als auch zu allen Verzweigungen desselben zu eröffnen. — Die Kauterisation in allen ihren Formen, die Ligatur, die einfache Spaltung des weichen Gaumens sind für die Abtragung der Polypen ungenügend. — Die vollständige Entfernung des Oberkiefers ist zu verwerfen, da sie ohne Nutzen eine unverhältnissmässig verstümmelnde Verstümmelung setzt. — Die Zerstörung des Bodens der Augenhöhle ist eine überflüssige und deshalb verdammenswerthe Massnahme. — Dadurch dass man, wie Ch. gezeigt hat, die Hälfte des Gaumengewölbes wegnimmt, hat man Platz genug, selbst Nasenrachenpolypen im obersten Theile des Pharynx radikal zu beseitigen. — Die Methode, einen nasalen Haut- und Knochenlappen zu bilden, welche Ch. klinisch seit 1854 geübt hat, reicht für alle Methoden der Entfernung der Polypen vollkommen aus. Die von den besten Chirurgen so besonders betonte Gefährlichkeit der Hämorrhagien bei Entfernung der Nasenrachenpolypen lässt den Gebrauch von Ecraseurs nöthig erscheinen. Auch die in zwei Fällen vorgekommenen Ruptur der Basis cranii mit nachfolgender tödtlicher Meningitis würde durch Anwendung dieser Methode vermieden worden sein. Wenn man, um einen leichten Zugang für die Cauterisation und radikale Zerstörung des Polypen zu haben, den Nasallappen 12, selbst 21 Tage zurückgeschlagen lässt, so kann man deshalb den Lappen immer wieder anlegen.

Ollier (aus Lyon) sprach über die Resultate der Operationen von Nasenrachenpolypen nach einer von ihm angegebenen Methode. Er hat dieselbe in 18 Fällen von eigentlichen Nasenrachenpolypen, mit Ausschluss der gemischten und fibrösen Geschwülste, ausgeführt. Die Präliminaroperation ist einfach u. rasch zu verrichten; sie wurde dreimal an einem u. demselben Individuum gemacht u. hat keine sehr bedeutende Narbe hinterlassen; die Vereinigung gelang jedesmal leicht. Die fragliche Methode besteht in einem hufeisenförmigen Schnitte, der hinter dem rechten Nasenflügel beginnt, nach aufwärts bis zur Nasenwurzel geht, dann zum linken Nasenflügel heruntergeht; dieser Schnitt wird sogleich bis auf den Knochen geführt und dieser dann durch eine Säge überall getrennt; die Nase wird nun heruntergeklappt und man hat einen geräumi'gen Zugang zu dem Polypen. Man kann bestimmt auf eine vollständige Wiederanheilung mit linienförmiger Narbe rechnen. Der Weg ist unter allen Umständen weit genug u. Ollier dreht den Polypen dann ab. Unter 18 Fällen hat O. nur 2 Todesfälle gehabt. In einem hatte der Polyp einen Fortsatz zum Gehirn, im anderen trat Meningitis dadurch ein, dass der Polyp die Basis cranii usurirt hatte.

Schliesslich unterstützte Verneuil die Behauptung Chassaignac's, dass dieser vor Langenbeck die temporäre Resektion geübt habe. „Depuis la dernière guerre, les Allemands semblent, de parti pris, déprécier la chirurgie française et réclament per fas et nefas pour eux-mêmes toutes les découvertes qui appartiennent le plus incontestablement à la France." (Asché.)

535. Fälle von Aneurysma cirsoides; von Thom. Bryant. (Med. Times and Gaz. May 17. 1873.)

Bryant heilte im Guy's Hospital ein Aneurysma cirsoides an der rechten Wange, nachdem subcutane Injektion einer Tanninlösung vergeblich versucht war, mit der subcutanen Ligatur.

Ein 30jähr. Mann referirte, dass er im Alter von 6 Jahren einen Stoss gegen das rechte Jochbein bekommen habe und dass seitdem zunächst bei jeder Anstrengung Röthe und Anschwellung an dieser Stelle eingetreten sei, welche sich immer vergrösserte. Die Geschwulst hatte eine ovale Form und 2. resp. 1½'' im Durchmesser; sie pulsirte deutlich; früher waren successive die Artt. facialis, temporalis und supraorbitalis ohne Erfolg unterbunden worden. B. injicirte in das Centrum der Geschwulst 10 Tropfen einer Tanninlösung (1:7 Wasser). Fast unmittelbar nach der Injektion consolidirte sich die Geschwulst und innerhalb 5 Minuten war keine Pulsation mehr wahrnehmbar. Es folgte eine hochgradige örtliche Entzündung, die durch Applikation von Eis gehoben wurde. Die Geschwulst verkleinerte sich mehr und mehr und 6 Wochen nach der Operation wurde Pat. als geheilt entlassen. Er kehrte jedoch bereits nach einem Monat zurück und die Geschwulst war grösser, als je zuvor geworden. B. unterband die Geschwulst subcutan in 2 Portionen; die Ligaturfäden gingen am 7. Tage ab, nachdem Eiterung eingetreten war. Es erfolgte nunmehr definitive Heilung und nach einem Jahre, als B. den Pat. wiedersah, war ein Recidiv noch nicht eingetreten.

In einem 2. Falle entfernte Br. ein Aneurysma cirs. in der Schläfengegend mit dem Messer.

Bei einem 13jähr. Knaben hatte sich seit 4 Jahren eine Geschwulst in der rechten Schläfengegend entwickelt. Dieselbe hatte bei der Aufnahme des Kr. einen Durchmesser von 1½''; sie ragte stark hervor und pulsirte deutlich, liess sich aber durch Druck entleeren. Lange geschlängelte Arterien verliefen von der Anschwellung aus und man konnte die Supraorbitalis, die Temporalis und ein grosses aus der Reg. parietalis kommende Gefässe unterscheiden. B. acuprimirte alle diese Gefässe 1'' vom Rande der Anschwellung an; er legte 3 Nadeln ein, die er erst am 8. Tage entfernte. In den ersten Tagen war die Pulsation wesentlich verringert, doch erschien sie bald in ihrer ganzen Stärke wieder, indem neue sich rasch erweiternde Gefässe sichtbar wurden. Nun entschloss sich B., die Geschwulst durch 2 halbkreisförmige Schnitte zu excidiren. Die Operation wurde rasch ausgeführt und jede blutende Arterie unterbunden. Es wurden im Ganzen 20 Nadeln nothwendig. Nach 4 Wochen verliess der Knabe das Hospital geheilt; nach Verlauf von 3 Mon. war von der Geschwulst noch Nichts wiedergekehrt. (Asché.)

536. Ueber Resektion des Steissbeins behufs Auffindung des untern Endes des Mastdarms bei Imperforation des Afters; von Prof. A. Verneuil. (Gaz. hebd. XX. 25. 1873.)

Vf. hat die fragl. Operation 5mal ausgeführt und zwar 2mal mit vollkommener Heilung ohne Incontinenz. Ein Kind starb nach 35 Tagen an Erysipel und Peritonitis, die andern beiden gingen 2 und 9 Tage nach der Operation zu Grunde. Viermal war der Anus wohlgebildet, in keinem Falle jedoch die Tiefe des Rectalblindsackes im Voraus zu bestimmen, so dass man ohne Leitung das Eingeweide aufsuchen musste. Die Punktion betrachtet Vf. als gefährlich und nur als diagnostisches Hülfsmittel verwerthbar, niemals war er zur Littre'schen Operation genöthigt.

Abgesehen von der leichteren und schnelleren Auffindung des Rectum erleichtert die fragl. Operation auch die Anheftung des ersteren an die äussere Haut, namentlich bei sehr hochstehendem und wenig beweglichem Blindsack, weil man hiernach letzteren nicht so stark nach unten zu zerren braucht, sondern ihn mehr nach hinten bringen kann. Man vermeidet so die Kothinfiltration und die secundäre Verengerung, ohne dass der nach hinten gerückte Anus zu Incontinenz Veranlassung giebt.

Im Verlaufe der an V.'s Mittheilung in der Soc. de Chir. sich anschliessenden Diskussion bezeichneten Trélat und Guyon die Methode als werthvoll und leicht ausführbar, äusserten aber die Befürchtung, dass dieselbe bei sehr hochgelegenem Rectalsacke nicht ausreichen und deshalb die Littre'sche Enterotomie nicht ganz zu verdrängen dürfte. V. giebt das zu. Tillaux hat Heilungen durch Punktion mit einem dicken Trokar erzielt, die namentlich in Fällen, wo der Blindsack durchzufühlen sei, vollkommen ausreiche. V. betont auch für diese die Nothwendigkeit der Vereinigung der Schleimhaut mit der äussern Haut. (Riegner.)

537. Ueber Staaroperationen; zusammengestellt von Dr. Arth. Geissler in Meerane.

Seit unserer letzten Uebersicht am Schlusse des vergangnen Jahres (Jahrbb. CLVI. p. 225 flg.) hat sich das Material über Kataraktoperationen wiederum angehäuft. Der Inhalt desselben geht nach 3 verschiedenen Richtungen auseinander und lässt sich ohngefähr folgendermaassen präcisiren. 1) Die v. Graefe'sche lineare Extraktion wird von zahlreichen Anhängern in der Art ausgeführt, dass wenigstens die Mitte des Schnittes mehr nach der Hornhaut zu verlegt wird. 2) Es macht sich bei Einigen das Bestreben geltend, die Iridektomie auch bei der Verlegung des Schnittes in die Sklera zu vermeiden, gleichzeitig aber die Grösse des Schnittes mathematisch genau von der Messerform abhängig zu machen; und 3) die alte Lappenextraktion sucht wieder ihre verlorene Stellung zu erobern.

Im Folgenden lassen wir nun die Autoren selbst reden.

Zunächst ergänzen wir eine frühere kurze Mittheilung über einen Aufsatz von Adolph Weber in Darmstadt (Arch. f. Ophthalm. XIII. 1. 1867), dessen anfangs nur theoretisch begründetes Verfahren vielleicht nur deswegen wenig Eingang in die Praxis gefunden hat, weil sich die vorgeschriebene Messerform sehr schwierig vom Instrumentmacher herstellen lässt.

Weber begründet seine Methode, statt des schmalen Messers ein Lanzenmesser zu verwenden, aus dem Nachweis, dass die Nachtheile der v. Graefe'schen Methode (Iriseinklemmung, Glaskörpervorfall u. s. w.) nicht sowohl der peripherischen Lage des Schnittes, als seiner *steilen* Beschaffenheit zuzuschreiben sind. Er erhebt die Forderung, dass der Hornhautrand *schief* von dem Instrument durchschnitten werde, insofern die einzelnen Schichten nicht in demselben grössern Kreise, sondern jede folgende in dem zunächst benachbarten getrennt werden. Um einen solchen Schnitt zu erzielen, wurde eine *Hohllanze* construirt, welche W. als ein „geknicktes Lanzenmesser mit herzförmiger Klinge und ausgehöhlter Hinterfläche" beschreibt. Die Länge beträgt 10.25 Mmtr., 6.5 Mmtr. von der Spitze entfernt beträgt die Breite 10 Mmtr., in welcher das Instrument 2 Mmtr. weiter rückwärts bis zur Basis verharrt, um sich dann wieder bis zu dem 1.75 Mmtr. von der Basis rückwärts gelegenen Uebergang zum Schaft zu verschmälern; an dieser Uebergangsstelle ist es in einem Winkel von 120° geknickt. Die Aushöhlung der Lanze beträgt 1.7 Mmtr. Es ist bemerkenswerth, dass W. schon von vornherein die *Iridektomie als vermeidbar* erklärte, wiewohl er selbst sie noch ausgeführt hat. Auch wird der Schnitt in der Regel nach unten, oder nach innen unten angelegt.

Vorbedingung einer glücklichen Ausführung ist eine mehrtägige Atropinisirung des Auges. Der

Operateur steht zu Häupten des Kranken. Die Chloroformirung ist entbehrlich. Die Lider werden durch den Sperrhaken auseinandergedrängt, der Bulbus wird durch eine Pincette mit breiten Branchen fixirt. Der Einstichpunkt soll genau in der Basis corneae liegen, wo der weisse Skleralfalz aufhört. „Form und Lage des Schnittes wird vom Messer selbst besorgt", man hat aber durchaus nöthig, das Messer genau in der Ebene der Hornhautbasis einzustechen und fortzuführen, bis die Messerspitze an dem Rande der erweiterten Pupille erscheint, hierauf richtet man die Messerspitze genau nach der dem Einstichpunkt gegenüberliegenden Stelle, wo dicht daneben die Fixirpincette angelegt ist. Ist dieser Ausstichpunkt erreicht, so wird die Klinge langsam zurückgezogen und ihre hintere Fläche an den Wundrand angepresst gehalten. Die darauf folgende Irisexcision soll sich nur auf den äussersten Saum beschränken. Dann folgt die Eröffnung der Kapsel mit dem Doppelhaken (s. Jahrbb. CXLIII. p. 207) in ausgiebiger Weise. Bei der schlüsslichen Entfernung der Linse muss sowohl die Fixirpincette, als eine auf den peripherischen Wundrand aufgelegte, querovale, 9—10 Mmtr. breite, etwas ausgehöhlte Schaufel wirken, um die Klaffung des Schnittes zu bewerkstelligen. Durch abwechselndes Niederdrücken des Wundrandes und durch sanftes Ziehen an der Pincette wird die hintere Kapsel von der Linse losgetrennt, die Linse selbst gehoben und schlüsslich das Eintreten des Staares mit der ganzen Breite in den Wundkanal befördert, bis der Staar in die Höhlung der Schaufel zu liegen kommt. Nach der nun folgenden Befreiung des Auges von Pincette und Lidhalter ist die Operation beendet.

Weber selbst hat unsers Wissens noch keine Resultate veröffentlicht, wohl aber hat Dr. Carl Driver (Arch. f. Ophthalm. XVIII. 2. p. 200 bis 224. 1872) eine Statistik über 50 Fälle gegeben. Er spricht sich folgendermaassen aus.

Die Vorzüge der Hohllanzenoperation sind zunächst die der Skleralextraktion im Allgemeinen, d. i. die peripherische Lage und die lineare Richtung des Schnittes, wodurch die Gefahren der Hornhautvereiterung fast ganz vermieden werden; erhöht werden diese Vorzüge aber wesentlich durch die Möglichkeit, *die Iris in der Mehrzahl der Fälle intakt zu erhalten.* Durch Letzteres erreicht sie „das Ideal der klassischen Lappenextraktion ohne deren Nachtheile".

Driver führt seine 50 Fälle alle namhaft auf und giebt für jeden Fall kurze Notizen. Er hat 24 Augen ohne Irisausschneidung operirt und auch in den übrigen Fällen wäre die Iridektomie zum öftern nicht nöthig gewesen, wenn der Operateur nicht anfänglich die antiphlogistische Wirkung der Irisexcision mehr hätte ausnutzen wollen, die grössere Uebung diess nicht mehr nöthig machte. — Der Schluss der Wundränder erfolgte noch genauer als beim v. Graefe'schen Schnitte, die Wunde selbst war stets genügend gross und brauchte nicht erweitert zu werden, die meisten Operirten konnten schon am Tage nach der Operation wieder aufstehen, weil die Wunde ohne alle Reaktionserscheinungen verklebt war, auch kam der Astigmatismus der Hornhaut fast nicht mehr vor: die optische Vollkommenheit wurde daher möglichst erreicht. Den Glaskörperstich (nach v. Hasner) hat Dr. in einigen Operationen der Extraktion folgen lassen und ist der Ansicht, dass dieser Schlussakt der Operation, der eine reine Pupille bezwecke, sich mit der Zeit einbürgern werde. — Die Resultate sind kurz folgende: Gut sehen lernten 44 Augen, quantitatives und besserungsfähiges Sehvermögen erhielten 3 Augen, 3 Augen gingen endlich zu Grunde (1mal eitrige Iritis bei einem an chronischer Dakryocystitis leidenden Pat., 1mal Phthisis bulbi nach Glaskörperausfluss bei von vorn herein wegen Lidgeschwulst erschwerter Operation, 1mal partielle Wundeiterung in Folge von Trichiasis).

Auch Prof. Ed. v. Jäger hat sich neuerdings für den *Hohlschnitt* ausgesprochen[1]. Nachdem ihm die v. Graefe'sche Linearextraktion weniger gute Resultate als die ältere Lappenextraktion geliefert hatte, nachdem auch die frühern Versuche mit Hohllanzen, deren concave Fläche (von einem Radius von 8—16 Mmtr.) nach rückwärts gestellt war, nicht genügende Erfolge dargeboten, hat er ein spitzdreieckförmiges Hohlmesser construirt, dessen Concavität nach *vorwärts* gestellt ist. Die Krümmung ist cylinderartig und die Schneide elliptisch, der stumpfe Rücken so dünn, dass er sich genau in die Wundwinkel einlegt und das Abfliessen des Kammerwassers verhindert. Die Länge der Schneide beträgt 33—35 Mmtr., die grösste Breite der Klinge $5^{1}/_{2}$—$6^{1}/_{2}$ Mmtr., die vordere concave Fläche hat einen Radius von 6—7 Mmtr. Die Ausführung dieses Hohlschnittes, den Vf. nur als eine Modifikation der linearen Extraktion bezeichnet — zum Unterschiede von auf andere Weise erzielten Linearwunden — geschieht in folgender Weise.

Der Pat. liegt oder sitzt, die Lidspalte wird in der Regel nur durch einen obern Lidhaken geöffnet, der Bulbus nach unten durch die stumpfe Pincette fixirt. Der Einstichpunkt fällt in die äussere, obere Partie der Sklera, $2^{1}/_{2}$ Mmtr. vom Hornhautrand entfernt und $3^{1}/_{2}$ Mmtr. unter einer horizontalen, den obern Hornhautrand tangirenden Linie, der Ausstichpunkt liegt gerade gegenüber in der innern obern Partie der Sklera. Beim Durchschieben des Messers liegt die Schneide nach oben, die concave Fläche nach vorn. Die erzielte Wunde liegt somit im Limbus und hat eine äussere Oeffnung von 12 Mmtr. Länge. Nach Vollendung des Schnittes folgt die Iridektomie, dann die Spaltung der Kapsel mit dem Häkchen und schliesslich die Staarausleitung durch Druck mit einem spatelförmigen Instrument, eventuell auch durch Einführung des Löffels. Ed. v. Jäger hat übrigens auch, wie Ad. Weber, darauf Bedacht genommen, *die Iridektomie zu vermeiden*. Zu diesem Zwecke soll der Ein- und Ausstichpunkt etwas näher an die Hornhaut und entsprechend tiefer (d. h. mehr nach dem Centrum der Hornhaut zu) angelegt werden, während die Mitte der Wunde noch in die Hornhaut, und zwar 3 bis $3^{1}/_{2}$ Mmtr. unter den obern Hornhautrand zu liegen kommt. [Dabei fällt freilich das ursprüngliche Princip, welches zur Anlegung von Schnitten im Skleralrand geführt hatte, wieder vollständig zusammen, gerade wie bei Liebreich, Notta u. A.] Die Hauptsache bei Ausführung des Hohlschnitts soll nach v. Jäger sein, dass bei der Führung des Messers nicht auf die Schneide, sondern im Gegentheil auf den Rücken des Instruments gewirkt wird: während das Auge sich nach aufwärts bewegt (die Fixirpincette soll nämlich nach Gewinnung des Ausstichpunktes abgenommen werden), soll der Rücken genau in die Wundwinkel sich einlegen und der nachrückende breitere Theil des Messers die Wunde stets ausfüllen. — v. Jäger hat bisher in 40 Fällen mit dem „günstigsten Erfolge" diesen Hohlschnitt ausgeführt, giebt aber selbst zu, ein allseitig richtiges Urtheil noch nicht fällen zu können.

Als nebensächlich mag bemerkt werden, dass auf die Fläche gekrümmte Messer auch früher schon in Gebrauch waren. Cassamata hat Ende des vorigen Jahrh. ein solches gebraucht, Zehender benutzte ebenfalls ein ähnliches und Bader hat es auch schon vor Weber angewendet. Nach einer im Jahresber. der Gesellsch. f. Natur- u. Heilk. in Dresden (Oct. 1872 bis Juni 1873. p. 30) gegebenen Notiz soll es von Santorelei [? soll doch wohl Santerelli heissen] erfunden worden sein. [Santerelli schrieb 1795, Cassamata ist in einer Leipziger Dissertation von Feller bereits 1781 erwähnt.] Die Weber'sche Methode verlangt 3 verschiedene Breiten der Hohllanzen, die sich möglichst genau der vermutheten Grösse des Linsenkerns anpassen. Es soll nur wenige Bezugsquellen geben, wo sie untadelhaft ausgeführt werden.

Wir wenden uns nun zu den Mittheilungen, welche die *lineare Extraktion* nach v. Graefe betreffen.

Snellen in Utrecht (Ann. d'Ocul. LXVII. [10. Sér. 7.] p. 120. Janv., Févr. 1872) operirte nach der linearen Methode in 209 Fällen. Auf diese kamen nur 5 (kaum $2^{1}/_{2}$ %) vollständige Verluste, in 14 Fällen liess das Resultat zu wünschen übrig, in 26 Fällen waren Nachoperationen nöthig und in 164 F. war der Erfolg vollkommen. Bemerkenswerth ist die Vorschrift, dass bei drohender Eiterung die Nachbehandlung eine roborirende (Wein, Tonika, Aufenthalt im Freien) sei, anstatt der gewöhnlichen, auf Schwächung des Pat. abzielenden Kur durch Calomel und Blutentziehungen. Ist der Glaskörper

---

[1] Der Hohlschnitt. Eine neue Staar-Extraktionsmethode von Dr. Ed. v. Jäger. Mit 6 Holzschn. Wien 1873. 8. Seidel u. Sohn. 23 S.

ausgetreten, so heftet S n. den Bindehautlappen durch eine Naht an, wie er überhaupt von vorn herein durch Wendung der Schneide nach hinten die Bildung eines solchen Lappens bezweckt.

Sichel jun. hat, wie verschiedene andere Operateure, die v. Graefe'sche Methode etwas modificirt (Arch. gén. 6. Sér. XXI. p. 347. Mars 1873). Er verwirft die künstliche Erweiterung der Pupille vor der Operation, weil gerade bei der Mydriasis die Einklemmung der Wundzipfel häufiger sei. Den Schnitt legt er weniger peripherisch als v. Graefe, so dass wenigstens mit der letzten Wendung des Messers der Schnitt in den Hornhautrand, nicht in die Sklera fällt. Die Herausbeförderung der Linse nimmt Sichel's ganzes Interesse in Anspruch: er verwirft den gewöhnlichen Kapselschnitt und die Einführung von Instrumenten, vielmehr sucht er durch Druck mit der Cürette auf den skleralen Rand des Schnittes und gleichzeitigen Zug mit der Fixationspincette die Linse zu entfernen. Das Nähere siehe im Original p. 363. S. hat allmälig das Auftreten von Iridochorioideitis und von Glaskörperverlust zu vermeiden gelernt, so dass er die Operirten binnen 6—11 Tagen nach der Operation zu entlassen im Stande ist. Der Charpieschlussverband wird am Tage der Operation alle 6 Std. gewechselt, in der ersten Nacht wird mit Hülfe von Chloral Schlaf erzielt, am 2. Tage wird der Verband noch 3mal gewechselt. Tritt 4—5 Stunden nach der Operation ein neuralgischer Schmerz ein, so wird Morphium subcutan injicirt; zeigt sich eine inflammatorische Chemosis als Vorläufer der Iritis, so wird die chemotische Stelle scarificirt, aber nicht excidirt, der Schlussverband wird schärfer angezogen und Atropin wird eingeträufelt. Bei normalem Verlauf soll aber Atropin nicht vor Schluss der Wunde angewendet werden und ist sogar öfter ganz unnöthig, wenn die Pupille sich nicht verengt zeigt. Der Gebrauch von Staarbrillen wird nicht vor der 6. bis 8. Woche nach der Operation gestattet, und bis dahin dürfen nur die blauen Muschelbrillen zur Verwendung kommen.

Aug. Barde in Genf[1]) erwähnt in seinem unten citirten Jahresbericht, dass er zwar allmälig gelernt habe, den Glaskörperverlust zu vermeiden, doch in steter Sorge, namentlich bei ängstlichen Pat., darüber sei. Die Narkose hält nämlich B. nicht für vortheilhaft, da entweder plötzliches Erwachen oder beängstigende Asphyxie zu befürchten und beide Zufälle höchst störend seien. Er hat den Schnitt weniger peripherisch gelegt, so dass die Incision zu 4/5 ihrer Ausdehnung in die Hornhaut fällt. Von 43 Operationen gelangen 32 vollständig, bei 3 wurde eine Nachoperation nothwendig, 5 gaben ein ungenügendes Resultat und 3 Augen gingen ganz zu

Grunde. In Bezug auf die Nachbehandlung widerräth B. sowohl entschieden die Sorglosigkeit, mit welcher englische Operateure zu verfahren pflegen, die den Operirten oft erst am andern Tage wieder besuchen, als auch die Vielgeschäftigkeit der Deutschen, welche den Heilungsprocess nicht scharf genug durch Ocularinspektion controliren können. Was den Druckverband betrifft, so gesteht Vf. offen, trotz seiner wärmsten Anerkennung der v. Graefe'schen Empfehlungen, nicht damit reussirt zu haben. Anstatt seiner bedient er sich der ältern Methode, nämlich den Streifen von englischem Pflaster, lässt dieselben 3 Tage liegen und erneuert sie dann noch für weitere 2 Tage. Vom 6. Tage an bleibt der Operirte ohne jeden Verband im Dunkelzimmer. Die Prüfung des Sehvermögens nimmt B. nicht vor dem 12. Tage vor. Fehlt der Schlaf, so giebt er Chloral; Morphiuminjektionen macht er nur, wenn der Wundschmerz länger als einige Stunden anhält.

Hirschberg (s. dessen Jahresbericht p. 38) hat von 70 Augen nur 2 verloren, 3 Augen liessen eine Besserung durch Nachoperation erwarten, 5 lieferten ein mittelmässiges Resultat, 60 lernten reine und selbst feinste Schrift lesen. II. operirt streng nach der Vorschrift. Lehrreich ist ein mitgetheilter Fall, in dem das Löffelmanöver wegen heftigen Hustens gestört und der Linsenkern in den Glaskörper verschoben wurde; es gelang indessen die Herausbeförderung durch Klaffen der Wunde und Druck vom Aequator bulbi aus. In einem andern Falle trat eine eiterige Infiltration der cystoiden Narbe in Folge einer Verkühlung einen Monat nach der Operation ein, wurde aber durch Abtragung und durch die Friktionskur glücklich in ihrem deletären Verlauf angehalten.

O. Just in Zittau (s. dessen 3. Jahresbericht) hat ebenfalls in 19 Fällen nach v. Graefe operirt und nur einen schlechten Ausgang zu beklagen gehabt. (Ausserdem hat er die Hoblnadenzenoperation in 7 Fällen versucht und spricht sich ganz günstig darüber aus, wenn er auch die Unterlassung der Iridektomie noch nicht gewagt hat.)

David Little in Manchester giebt eine tabellarische Zusammenstellung von 200 Staaroperationen nach der v. Graefe'schen Methode (Brit. Rev. LI. [Nr. CI.] p. 196. Jan. 1873).

Die 200 Operationen wurden an 148 Personen (78 männl., 70 weibl.) gemacht. Das Alter der Staarkranken schwankte zwischen 32—81 J., doch gehörten die Mehrzahl der operirten Augen (115) Personen über 60 J. an. Die Erfolge waren die nachstehenden:

146 konnten lesen Nr. I. Jäger

14	»	»	II.	
11	»	»	IV.	178 = 89% gute Erfolge
3	»	»	VI.	
3	»	»	VIII.	
1	»	»	X.	
1	»	»	XIV.	
4	»	»	XVI.	15 = 7½% unvollst. Erfolge
1	»	»	XIX.	
1	zählte nur Finger			
9	der frühere Zustand			

---

[1]) Clinique pour les Maladies des Yeux. Compte rendu suivi de considérations sur l'opération de la Cataracte etc., par Aug. Barde. Genève 1873. Libr. H. Georg. 8. 68 pp.

2 Hornhautvereiterung
2 Panophthalmitis   } 7 = 3.5% totale
3 allmälige Atrophie }   Verluste.

Zur weitern Charakterisirung der Statistik diene Folgendes.

Die Mitte, d. i. den höchsten Punkt des Schnittes lässt L., weil er den Riss in die Membrana hyaloidea fürchtet, in die Hornhaut fallen. Die Bestimmung der Grösse des harten Kerns vor der Operation gelang nicht immer, so dass 8mal der Schnitt mit der Scheere erweitert werden musste.

Unter den *Complikationen* sind zu erwähnen: hinterer Polarstaar 6 Fälle, retrogressive Metamorphose, Ueberreife 13 F., hochgradige Kurzsichtigkeit 3 F., hintere Synechie 4 F., Iridodonesis 2 F., Glaukom 2 F., Thränensackaffektion 1 F., chron. Bindehautentzündung 2 F. und Erkrankungen des Augengrundes 3 Fälle.

Glaskörperverlust ereignete sich 22mal, darunter 9mal vor dem Austritt der Linse, in 6 dieser Fälle entwickelte sich Iritis. Im Ganzen kam *Iritis* 27mal vor, darunter 9mal mit Pupillarverschluss. *Hornhautcollapsus* am Schlusse der Operation kam 20mal und darunter 4mal bei gleichzeitigem Abfluss von Glaskörper vor, in Folge davon trat 4mal Iritis und 1mal Atrophie des Bulbus auf. Nachträgliche *Hämorrhagie* (am 2. bis 9. Tage) ereignete sich in 7 Fällen. *Nachstaaroperationen* wurden 17mal nothwendig, der Pupillenverschluss wurde 7mal operirt.

Die totalen Verluste fielen auf die Lebensalter von 39, 48, 68, 65, 66, 69 u. 74 Jahren. Drei dieser Pat. waren vorher auf dem andern Auge mit Erfolg operirt worden, bei 2 Pat. waren beide Augen in einer Sitzung operirt und das andere Auge heilte gut. Nur 1 Pat. hatte eine gute Gesundheit, mehrere litten an chron. Bronchitis, einmal entschlüpfte ein Theil der Rindensubstanz in den Glaskörper.

Ter son in Toulouse nimmt das Verfahren v. Graefe's gegen unberechtigte Angriffe in Schutz (L'Union 55. 1873) und sagt, dass er unter 122 peripherischen Extractionen nur 1mal Panophthalmitis beobachtet habe, und zwar sei diese erst ein Jahr nach der Operation aufgetreten, weil ein Stück eingeklemmter Iris wahrscheinlich einen Reizzustand herbeigeführt habe. T. hat sich deswegen auch nicht bewogen gefühlt, die Methode wieder zu verlassen. Nur 3mal hat er Morgagni'sche Staare nach Notta (siehe unten) operirt, um bei dem kleinen Kern derselben dieses neue Verfahren zu probiren.

Aus der v. Wecker'schen Klinik in Paris erhalten wir einen neuen Bericht (Clinique ophthalmol. du Dr. de Wecker, à Paris. Relevé statistique par le Dr. Georges Martin, chef de clinique. Les opérations pratiquées pendant l'année 1872. Paris. Adr. Delahaye 1873), der sich an den frühern (Jahrbb. CLVI. p. 226) anschliesst. v. Wecker hat im Laufe des Jahres 1872 die Scleralextraktion 217mal gemacht. Er legt, wie im frühern Referat schon erwähnt, den Schnitt mehr im Bogen an und etwas näher an die Hornhaut, wobei er eine etwas grössere Oeffnung erzielt, die der Linse einen leichtern Durchgang gestattet. Um das Einklemmen der Wundzipfel der Iris in die Ecken der Wunde am Scleralrande zu vermeiden, erweitert v. W. vor der Operation die Pupille *nicht*, bedient sich überhaupt

des Atropin auch bei der Nachbehandlung seltener und mässiger als früher. Ferner hält er schon den Einfluss einer nur geringen eitrigen Sekretion der Bindehaut für höchst schädlich auf die Wundheilung. Die eitrigen Keratiden und Panophthalmiten entspringen gewiss oft allein dieser Quelle, z. B. einer mässigen Blennorrhöe des Thränensacks, wobei Leptothrixmassen die Träger der Infektion sind. Wenn 24 Std. nach der Operation, bei der 2. Abnahme des Verbandes, die Bindehaut stärker accernirt u. das Kammerwasser sowie der Wundrand etwas getrübt aussieht, so wird sofort aller Stunden der Bindehautsack mit einer Lösung von *salzsaurem Chinin* (Ř. Chinin. muriat. 0.40, Aq. dest. 60.0 Grmm.), die man aus mässiger Höhe tropfenweise einfallen lässt, ausgespült und auch eine mit gleicher Lösung getränkte Compresse aufgelegt. Ausserdem wird Atropin (0.05 in Aq. 10.0 Grmm.) eingeträufelt und durch Chloral Schlaf erzielt. Man beobachtet unmittelbares Aufhören der Schmerzen nach der Einträufelung des Chinins und kann häufig eine auf die Wundgegend beschränkte Eiterung erzielen. Das Chinin wirkt also entschieden gegen die Weiterwanderung der Eiterzellen. Gewöhnlich wird am 4. Tage das Aufstehen aus dem Bett gestattet.

Bei den 217 Extraktionen wurde 12mal Glaskörpervorfall, 6mal Iritis, 2mal partielle Vereiterung, 1mal totaler Verlust des Sehvermögens beobachtet. Nach Abzug der 7 Verluste (nur etwas über 3%) erhielten die übrigen eine normale Sehschärfe in 19 Fällen,

Sehschärfe = ³/₅ in 58 ·
    ·   ⁻ ¹/₂ in 49 ·
    ·   ⁻ ³/₅ in 59 ·
    ·   ⁻ ¹/₇ in 17 ·
    ·   ⁻ ¹/₁₀ in 10 ·

[Die Summe dieser Zahlen giebt aber 229 Fälle, es muss also irgendwo ein Druckfehler vorliegen.] Ausserdem wurden noch 7 traumatische, 8 complicirte, 8 sekundäre und 12 angeborene Staare (letztere durch Discision operirt. Die Gesammtsumme der Staaroperirten beträgt im Jahre 1872 demnach 252.

Um sich die Staaroperation zu erleichtern, empfiehlt Edwin Chesshire (Med. Times and Gaz. April 12. 1873), vorher den *äussern Lidwinkel* (Haut und Orbicularmuskel) zu spalten. Die Vortheile davon seien: leichteres Einlegen des Lidsperrers, leichtere Manipulation mit den Instrumenten überhaupt wegen des freien vorliegenden Bulbus, Aufhebung des Lidkrampfes und des dadurch zuweilen hervorgerufenen raschen Austritts der Linse und des Glaskörpers. Die Wunde am Lide soll man der Naturheilung überlassen, nur mit etwas Heftpflaster bedecken. Vf. erklärt sich überhaupt gegen die Schlussverbände nach der Staaroperation.

Secondi in Genua (Annal. d'Ocul. LVIII. [10. Sér. 8.] p. 72. Juillet—Août, 1872) veröffentlicht eine Statistik von 120 Fällen, welche nach v. Graefe'scher Vorschrift operirt wurden.

Es wurden 103 gute, 7 halbe und 10 schlechte Erfolge erzielt. Von den letztern konnten nur 3 einer ungenügenden Ausführung der Operation zugeschrieben werden: 1mal gelang es nicht, die Cortikalmassen zu entfernen, 1mal war die Wunde zu klein ausgefallen und die Quetschung war zu stark gewesen, 1mal war die Wunde zu gross, die Linse entleerte sich sammt der Kapsel, der Glaskörper floss aus und der Bulbus schrumpfte, während die Wunde cystoid vernarbte. Bemerkenswerth ist, dass in 26 Fällen von complicirter Katarakte doch nur 4mal der Erfolg schlecht, 3mal mittelmässig, 19mal gut war. Marasmus wollte im äussersten Grade (2 F.), Verflüssigung des Glaskörpers (8 F.), selbst Netzhautablösung (4 F.), abgesehen von andern leichten Complicationen, geben ein unerwartet gutes Heilungsverhältniss, was voraussichtlich bei der Lappenextraktion nicht erreichbar gewesen wäre.

Uebrigens verschweigt S. nicht, dass Einklemmungen der Iris in die Wundwinkel in $^1/_{10}$ der Fälle vorgekommen seien, wiewohl glücklicherweise ohne erheblichen Nachtheil; Glaskörpervorfall ereignete sich 12mal, darunter 4mal bei hinterer Synechie. Um diesen Gefahren zu begegnen, zieht es auch S. vor, die Mitte der Wunde in den obersten Hornhautbereich fallen zu lassen. Das Operationsterrain möglichst weit vor die Ciliarkörpergegend zu legen, ist also auch bei S. nach u. nach Princip geworden. Die Narbe bliebe dadurch weniger lange reizbar, die Heilung sei also eine raschere und Entzündungen der Iris, des Ciliarkörpers und der Aderhaut seien weniger zu befürchten.

Knapp's Reisebericht (Arch. f. Augen- u. Ohrenhlkde. II. 2. 1872) giebt deutlich zu erkennen, dass man in Deutschland und England zwar an der linearen Methode festhält, aber doch, um den Glaskörperverlust zu vermeiden, sich entschlossen hat, den Schnitt in der Mitte weiter nach der Hornhaut bis zu verlegen.

Dr. Heddaeus hat zur Sicherung des Linearschnitts dieselbe Methode ausgeführt, die früher Mooren für die Lappenextraktion vorgeschlagen. Er macht die *Iridektomie vor der Extraktion*, und zwar *ambulatorisch*. Nach der Irisausscheidung lässt er einen Schnürverband anlegen. Er behauptet, dass selbst Greise meilenweit nach der Operation nach Hause gingen, ohne gefährdet zu sein. Vom 2. Tage an legt der Pat. selbst nur den einfachen Charpiedeckverband an und tröpfelt täglich Atropin ein. Die Extraktion selbst wird frühestens 3 W. nach der Iridektomie gemacht. Die Extraktion wird dadurch sehr vereinfacht. Das Abgeben der Fixirpincette an den Assistenten und das Wiederergreifen derselben fällt jetzt ganz weg, der Pat. presst jetzt nicht mit den Muskeln, weil die Operation weniger schmerzhaft geworden. Der Operateur braucht keinen Assistenten. Es stört weder die Irisblutung, noch kann sich die Iris in den Schnitt hineinlegen. Fällt wirklich Glaskörper vor, so wird die Operation doch viel schneller beendet. (Mon.-Bl. f. Augenhlk. XI. p. 350. Nov. 1873.)

Giulio Flarer in Pavia räth, auch den Skleralschnitt etwas mehr nach der Hornhaut zu zu verlegen (Gazz. Lomb. XXXIII. 80; Laglio 26. 1873), um den Riss in der Zonula möglichst zu vermeiden, ausserdem modificirt er die Methode dahin, dass er gleich beim Einstechen des Messers diesem eine solche Richtung giebt, dass die vordere Linsenkapsel in Form eines ziemlich breiten Lappens geöffnet wird. In einer spätern Notiz (l. c. 41; Ottobre 11. 1873) wird noch bemerkt, dass ein Dr. Gay Et. in Lyon (der Name ist nicht ausgeschrieben) eine ganz ähnliche Idee gehabt habe. Unter 216 Fällen werden 206 Erfolge aufgezählt.

Streatfeild verwirft sowohl die Lanze als das schmale Messer (siehe die Mittheilung von Zehender in Mon.-Bl. f. Augenhlk. XI. p. 319. Nov. 1873) und sieht das Sichel'sche Messer vor. Er sticht es in einer mehr oder weniger steilen Richtung ein und führt es dann in sägeförmigen Zügen bis zum andern Endpunkt des beabsichtigten Schnittes. Die Gleichheit der innern und äussern Oeffnung soll dadurch besser herzustellen sein.

Wir wenden uns jetzt zu den *Gegnern* der linearen, peripheren Methode:

Notta (Gaz. des Hôp. 16. 1873) hat eine Modifikation der Staaroperation vorgeschlagen, welche der Liebreich'schen sehr nahe kommt, nur dass der Schnitt nach oben vom Hornhautcentrum geführt wird; auch kann sie mit der Küchler'schen Querextraktion in Parallele gestellt werden. Vor der Operation giebt N. ein Abführmittel und atropinisirt die Pupille. Der Kr. wird auf einen Matratzentisch gelagert und der Operateur steht hinter demselben. Das Auge wird von dem Gehülfen fixirt. Mit dem schmalen Graefe'schen Messer wird 2—3 Mmtr. über dem Hornhautäquator an dem Hornhautende eingestochen, hierauf führt man das Messer parallel mit seiner Fläche vor der Iris vorbei, wendet es dann, am entgegengesetzten Hornhautrand angekommen, mit der Schneide nach vorn und durchschneidet in sägeförmigem Zuge die Hornhaut. Im 2. Akt wird die Linsenkapsel mit dem Cystotom gespalten, dann durch einen leichten mit der Curette auf das untere Lid ausgeübten Druck die Linse mit Leichtigkeit aus der Hornhautwunde herausbefördert. Bei 10 Operationen soll kein Unfall vorgekommen sein. In einer spätern Mittheilung (L'Union 20. 23. 1873) sind diese Operationen ausführlicher mitgetheilt, wonach das Resultat folgendes ist. Sechsmal konnte der Verband am 5.—6., 4mal am 7.—8. Tage entfernt werden. Die Operirten klagten nicht über das Druckgefühl zwischen den Lidern, was bei dem obern Lappenschnitt so gewöhnlich vorkommt. Sechsmal war die Pupille ganz rund, 3mal unbedeutend, 1mal stärker verzogen, 5mal war eine vordere Synechie und damit gleichzeitig eine etwas markirtere Hornhautnarbe und 4mal wurde Nachstaarbildung beobachtet. [Die Synechie u. die Narbe sind Nachtheile, welche dieser Operationsmethode wenig Eingang bei den Operateuren versprechen.]

Dr. A. Picard (Gaz. de Par. 18. 1873) spricht sich lobend über dieses Verfahren aus und hebt besonders dessen leichtere Technik hervor: „die Götter der Ophthalmologie würden nun von ihren Piedestalen herabsteigen und sich mit dem Gros der Praktiker vermischen."

v. Haaner macht jetzt den Lappenschnitt nach unten „subconjunctival" (Wien. med. Wchnschr. XXIII. 36. 1873), d. h. er schneidet den bei der Wendung der Messerschneide am Cornealsaume nach rückwärts entstehenden Conjunctivallappen nicht völlig durch, sondern lässt in der Mitte eine 2—3''' breite Brücke stehen. Der Austritt der Linse erfolgt an der äusseren Seite der Brücke. Ein Klaffen des Hornhautlappens wird dadurch vermieden, das rasche Anlegen desselben wird befördert, dem Irisvorfall wird besser vorgebeugt, ebenso dem Glaskörperausfluss, besonders da bekanntlich v. Haaner die hintere Kapselwand nach Entleerung der Linse spaltet. [Wenn Ref. nicht irrt, ist das Stehenbleiben einer Bindehautbrücke bereits früher von Desmarres [?] empfohlen worden.]

Perrin (siehe das Citat weiter unten) macht den Einstich und den Ausstich 2 Mmtr. über der Horizontalen in dem Skleralbord, wobei er eine Distanz der Wundenden von 9—11 Mmtr. beabsichtigt. Der Schnitt wird nun so nach oben geführt, dass er 1—2 Mmtr. unterhalb des oberen Hornhautrandes endigt. Die Methode ist also ein Lappenschnitt nach oben mit geringer Höhe und beträchtlicher Breite des Lappens. Zur Eröffnung der Kapsel hat P. eine scheibenförmige Pincette vorgeschlagen, welche mit kleinen spitzen Zähnen versehen ist. Er will dadurch die vordere Kapsel so weit zerstören, dass die Bildung eines Nachstaars nicht zu befürchten ist.

C. S. Jeaffreson (Lancet II. 23; Dec. 1872) ist ein sehr warmer Vertheidiger der *Lappenextraktion*, die er mit der Skleralextraktion zu vertauschen bisher noch keine Veranlassung gehabt hat. Die Vereiterung des Lappens, welche die Gegner des Corneallappenschnittes ihm vorgeworfen, hat J. selbst unter 100 Extraktionen noch nicht gesehen. Wenn sie vorkommt, fällt sie gewiss nicht der Methode, sondern der individuell ungünstigen Wundheilung zur Last. Wenn verschiedene Oculisten bei der Staarextraktion das ungewöhnlichste und complicirteste Verfahren wählen, so kommt ihm dies vor, als wolle man statt im sicheren Dampfer mit einem offenen Bot nach Amerika fahren.

Die Tabelle, welche er mittheilt, umfasst 15 Fälle von Altersstaaren mit einem einzigen Misserfolg wegen Iridochorioiditis. Bei der Lappenextraktion hatte sich 2 Mal wegen Irisvorfall die Iridektomie nöthig gemacht. Ferner wurden noch 5 Fälle mittels der Assaltionsmethode operirt. Es betrafen diese traumatische, in Folge von Erschütterung des Staare entstandene Staare. Ein Mal blieb Kapselstaar zurück und ein zweites Mal war aus einem nicht angegebenen Grunde das Sehvermögen ungenügend.

In einem späteren kurzen Artikel (Ibid. II. 25) vertheidigt J. nochmals seine Anschauung und erwähnt, dass die mitgetheilte Statistik zwar nicht zahlreich sei, aber deswegen doch in's Gewicht falle, weil die meisten Operirten in ihrer eigenen Behandlung blieben und auf die Nachbehandlung nicht immer die grösste Sorgfalt hätte verwendet werden können.

Seit den Taylor'schen (Jahrbb. CLVI. p. 227) und Jeaffreson'schen Statistiken wird nun ein lebhafter Briefwechsel über die Vorzüge der alten Lappenextraktion und der Skleralextraktion in den englischen Blättern geführt, auf den wir hier nicht weiter eingehen. Siehe The Lancet I. 1. 2; Jan. 1873 mit den Briefen von Spencer Watson, Jeaffreson und Taylor und die Mittheilung von Carter.

Fano nennt (L'Union 146. 1872) die v. Graefe'-sche Skleralextraktion eine „preussische Prätension, die schöne französische (Daviel'sche) Methode zu verdrängen", und zwar durch „ein eben so gefährliches als in seinen Resultaten wenig genügendes" Verfahren. Um auch seinerseits zu der „gerechten Reaktion" dagegen beizutragen, veröffentlicht er folgenden Fall.

Eine 53jähr. Frau war im Anfang des Jahres 1870 in einem Pariser Hospital (nicht von dem Chef der Klinik, sondern von einem seiner Schüler) nach v. Graefe operirt worden. Sie vermochte mit einer Staarbrille kaum Nr. 20 Jäger zu lesen. Die Pupille sowie das künstliche Kolobom waren von getrübten Kapselresten ausgefüllt. An der Stelle des Skleralschnitts sah man einen schwarzen Fleck, der sich zu beiden Seiten in eine schwarze Linie fortsetzte. Der schwarze Fleck war überragt von einem hellen Bläschen, welches nur von der Bindehaut gebildet war. Nach Anschlitzen des Bläschens entleerte sich eine helle Flüssigkeit und bei leichtem Druck auf den Bulbus sickerte noch mehr Kammerwasser aus. F. versuchte, einen Druckverband anzulegen. Aber weder dieser noch eine neue Incision bewirkte den Schluss der Wunde, vielmehr füllte sich das Bläschen von Neuem.

Wir erwähnen hier diesen Fall nur, um hervorzuheben, dass Fano gegen die v. Graefe'sche Methode keinen anderen Einwurf hat, als den Halberfolg einer Schüleroperation! Glücklicherweise denken nicht alle Franzosen so und Fano erhält durch Fornier (L'Union 14. 1873) eine sehr gelungene Abfertigung, in der ihm u. a. zu Gemüthe geführt wird, dass jener unglückliche Ausgang auf der „cystoiden" Vernarbung beruhe, welche gerade durch v. Graefe zuerst beschrieben worden sei.

Auch in der France médicale Nr. 33. 39. 43. 46. 1872 sind an den Prof. Cloquet gerichtete Briefe über die „preussische" Staaroperationsmethode von einem Mitglied der Pariser Fakultät erschienen, deren patriotischer Elan selbst einem andern französischen Blatte (dem Mouvement médical in der Nr. vom 1. Febr. 1873) „ein wenig deplacirt" vorkommt. Eine eingehende Kritik erfährt diese Selbstüberschätzung in der Presse méd. XXV. 12. 1873 von Dr. P. Dutrieux. Der Vf. jener Briefe, welcher Niemand anders als Fano ist, hat ganz übersehen, dass eine lineare Wunde im Skleralrande an und für sich viel günstigere anatom. Bedingungen zur Heilung bietet, als eine Lappenwunde der Hornhaut. Dabei stellt er die seltsame Doctrin auf, dass die Vereiterung des Hornhautlappens nur eine Iritis sei, deren eitriges oder plastisches Produkt die Oberfläche der Hornhaut überziehe, und wälzt alle Gefahren des Lappenschnitts auf die geringere oder stärkere individuelle Neigung („aptitude") zur consekutiven Entzündung, welche zu beseitigen er durch medikamentöse Mittel, durch Vorbereitungskuren anräth. Die Gefahr der Quet-

schung der Iris erscheint ihm so gering, dass er den
Rath giebt, bei zögerndem Linsenaustritt einen Löffel
hinter die ganze Linse zu führen, der doch nach den
Worten seines Kritikers so wenig materiell sein
müsse, dass der Druck an die Iris nur ein sanftes
Streicheln („caresse") werde. Noch sonderbarer erscheint ein Einwand F a n o's gegen die v. G r a e f e'-
sche Statistik. Letzterer erwähnt nämlich einiger
Fälle von Netzhautablösung, die natürlich vor der
Operation bestand und das Resultat trübte. F a n o
fragt nun, wie man eine Netzhautablösung bei Staar-
linse erkennen könne, und meint höhnisch, dass die
Deutschen bei dem nächsten Congress wahrscheinlich
eine neue Untersuchungsmethode vorbringen würden,
welche die Erfindung des Augenspiegels in Schatten
stellen müsse. Dass diese Methode in einer einfachen
Lampe besteht, die man im Sehfeld des Staarkranken
bewegt, hat Vf. in seinem patriotischen Eifer vergessen!!

Zum Schluss werfen wir noch einen Blick auf die
Diskussion in der Société de Chirurgie zu Paris
über die lineare Extraktion, welche in mehreren
Sitzungen vom März bis Mai 1873 stattgefunden hat.
Die Berichte darüber finden sich in mehreren Nummern der Gaz. hebd. 2. Sér. X. [XX.] 17. 18 fl.,
sowie in der Gaz. des Hôp. 45. 48. 51. 54. 75. 84.
1873. Im Allgemeinen scheint den Franzosen jetzt
das Verständniss für fremde Forschungen abhanden
gekommen zu sein und die Opposition dagegen wird
weniger mit wissenschaftlichen als mit nationalen
Gründen geführt. Die Debatte wurde von G i r a u d -
T e u l o n eröffnet, welcher merkwürdigerweise die
K ü c h l e r'sche Querextraktion der linearen Methode
v. G r a e f e's vorzieht, obwohl doch gerade jene in
Deutschland gar keine Nachahmung gefunden hat;
die Querextraktion schaffe eine noch weitere Aus-
gangsöffnung für den Durchgang der Linse und habe
ebenfalls den festen Schluss der Wundränder im
Auge; die Iridektomie sei bei dem skleralen Schnitt
gar nicht zu entbehren. P a n a s giebt zu, dass die
lineare Methode viel seltener zur Panophthalmitis
führe als die Lappenextraktion, dagegen aber habe
sie in dem Glaskörperaustritt und in den Blutungen
andere Gefahren; aus dem Umstande, dass zahlreiche
Operateure die Schnittrichtung wieder weiter nach
der Cornea zu verlegt haben, um die Zerreissung der
Zonula Zinnii zu vermeiden, folgert er, dass die Annahme der schlechten Verheilung der Hornhautwun-
den doch nicht so ernstlich gemeint sein könne.
P e r r i n datirt die Revolution in der Kataraktoperation seit den W a l d a u'schen Versuchen, die Linse
durch eine enge Oeffnung gewaltsam herauszuzwängen,
er macht v. G r a e f e den Vorwurf, dass er ein „ganzes
Arsenal" von Cüretten und Haken erfunden habe,
um der Linse einen ganz irrationellen Weg zum Austritt anzuweisen, wobei er aber vergessen, dass
v. Gr. selbst durch das „Sturzmanöver" den letzten
Akt der Operation sehr vereinfacht und die meisten
Instrumente entbehrlich gemacht hat. Er beschreibt
dann das oben schon erwähnte, von ihm erfundene

Verfahren. D u p l a y ist der Einzige, welcher die
Vorzüge der skleralen Extraktion unumwunden ein-
gesteht, da sie sogar gestatte, verwachsene Staare
zu operiren, was man mit dem Lappenschnitt gar
nicht wagen könne. Nur einen Vorwurf könne man
ihr machen, und dieser sei der ihrer schwierigen
Technik. N o t t a bespricht sein eigenes, oben schon
referirtes Verfahren, welches der Querextraktion nahe
kommt. Le F o r t macht der linearen Methode namentlich den Vorwurf, dass sie ohne Iridektomie
nicht ausführbar sei, und will nur Verbesserungen der
Lappenextraktion gelten lassen, um die Lappenhöhe
zu verkürzen, die Basis des Lappens aber zu ver-
breitern. T r é l a t hält die Ausführung des Lappenschnitts keineswegs für leichter als die des linearen
Schnittes, er hat aber auch die periphere Schnittführung verlassen, weil er wiederholt Glaskörpervorfall und Blutung in die vordere Kammer beobachtete.
D o l b e a u ist der Ansicht, dass man wieder zum
Bogenschnitt zurückkehren werde. C h a s s a i g n a c
endlich ist der wärmste Lobredner der linearen Extraktion, welche er sehr ausführlich beschreibt und
ihre Gefahren, abgesehen von einer sehr sorgfältigen
Nachbehandlung, durch die Oeffnung der Linsenkapsel *vor* dem Schnitt oder durch die *gleichzeitige*
Durchführung des Messers durch Hornhaut *und* Linsenkapsel zu vermeiden angiebt. Die von den Anhängern des linearen Schnittes gegebenen Statistiken
bezeichnet er als „hyperbolische", als eine „Phan-
tasmagorie". Die sklerotikale Incision könne man
als eine solche bezeichnen, welche aus dem Auge
Alles, nur nicht die Linse, extrahire. Dahin sei es
gekommen, weil man in allen Dingen dem „mot
d'ordre" aus Berlin folge.

Das Angeführte mag genügen, einen wenigstens
oberflächlichen Einblick in diese jüngste Phase des
französischen Standpunktes zu geben. Die sehr weit-
schweifigen, historischen Rückblicke der Redner,
sowie die sonstigen Ausführungen müssen wir den
Leser bitten, selbst in dem Original nachzusehen.
Gerecht sind jene Rückblicke in Bezug auf v. G r a e f e
aber nicht, weil gerade dieser zu wiederholten Malen
seine Verwunderung ausgesprochen, dass man die
klassische Lappenextraktion zu Gunsten der viel
schwierigeren Skleralextraktion verlassen habe.

M i c h e l (Gaz. hebd. 2. Sér. X. [XX.] 85. 1873)
kann es nicht vereinigen, warum man auf der einen
Seite die wunderbaren Resultate der Lappenextraktion habe, auf der andern aber selbst durch Schüler
v. G r a e f e's diese Methode wieder verlassen werde.
Er für seine Person könnte daher kein Vertrauen zu
derselben fassen, um so weniger, als die Gefahren der D a v i e l'-
schen Lappenextraktion durch die geringere Lappen-
höhe, wie sie schon Ende des vorigen Jahrh. von
P a l u c c i angegeben wurde, verringern. Sechs Fälle
werden mitgetheilt.

T i l l a u x fasst in einem kurzen Resumé die
Verhandlungen zusammen (Bull. de Thér. LXXXIV.
Juin. 30. 1873). Für ihn ist es kein Zweifel, dass
die „lineare Methode mehr und mehr verlassen wird

und dass alle neueren Modifikationen, einen kleinen Lappen anzulegen, dazu führen, die alte französische Lappenextraktion in ihr Recht wieder einzusetzen, denn, wie schon Wenzel jun. gesagt, die Gefahren der Staarextraktion liegen nicht in einer zu grossen, sondern in einer zu kleinen Oeffnung.

Die adhärenten Staare mit Glück zu operiren, ist eine noch zu lösende Aufgabe der oculistischen Technik. Die besondere Schwierigkeit liegt theils in der ausgedehnten Verwachsung mit der Iris, theils in der eigenthümlich klebrigen Beschaffenheit der Rindenschichten. Solche Staare kommen überhaupt nur vor in Augen, in welchen ein iridocyklitischer Process im Gange gewesen ist. Man soll daher überhaupt nur die Operation wagen, wenn die quantative Lichtempfindung noch gut und das Sehfeld nicht eingeengt ist. Wenzel operirte einfach, indem er die Iris gleich bei der Bildung des Hornhautlappens mit durchschnitt, v. Graefe machte es ähnlich, legte aber hinterher noch eine Pupille an. Nach jener Methode schloss sich die durchschnittene Iris in der Regel wieder, nach der letzteren wurde durch die Zerrung an der starren Iris mit dem Haken zum Glaskörperausfluss Veranlassung gegeben. Neuerdings schlägt nun v. Wecker folgendes Verfahren vor, welches diese Uebelstände vermeidet (Annal. d'Oculist. LXIX. [10. Sér. 9.] p. 256. Mai. Juin. 1873). Zuerst wird nach sorgfältiger Fixirung des Bulbus durch Sperrhaken und Pincette das v. Graefe'sche schmale Messer am oberen äusseren Hornhautrand durch Hornhautsaum und Iris eingestochen und hinter der Iris zur Contrapunktion fortgeführt. Die Breite des Messers soll gerade genügen, um einen Lappen von 2 Mmtr. Höhe mit einer inneren Hornhautöffnung von 9½ Mmtr. Länge zu bilden. Bei

diesem Schnitt soll die Linse nicht verletzt werden. Im 2. Akt wird das Auge gereinigt, der gebildete Bindehautlappen auf die Hornhaut herabgeschlagen und dann durch schwachen Druck mit der Fixationspincette die Hornhaut-Iris-Wunde klaffend gemacht, bis der Linsenrand sichtbar wird, und nun wird, so lang die Wunde ist, die Linsenkapsel nahe dem Aequator gespalten. Im 3. Akt wird durch Druck und Streichen mit dem Kautschuklöffel die Linse in der gewöhnlichen Weise herausbefördert. Im 4. Akt endlich wird die eine Branche einer Scheerenpincette hinter der Hornhaut, die andere hinter der Iris eingeschoben und so von jeder Wundecke aus convergirend nach der Pupille hin ein grosses dreieckiges Iristück ausgeschnitten und sammt der anhängenden Kapsel und Exsudationsmembranstücken herausgenommen; zeigt sich kein Glaskörperverlust, so wird nachträglich noch der zurückgebliebene Rest von Linsenstücken entleert. — Bisweilen vereinfacht sich die Operation. Bemerkt man z. B., dass die Iris nur mässig dem Staare verwachsen war, so lässt sich mit dem Rücken des Cystotoms die Kapsel von der Uvea abtrennen, dann erstere in Dreieckform einschneiden, wobei schliesslich die Excision eines kleinen Iristückchens genügt. [Vgl. auch v. Wecker's Arbeit über Iridotomie, über welche bereits (Jahrbb. CLX. p. 55) referirt worden ist.]

Schliesslich geben wir noch eine *Gesammtübersicht* der Staaroperationen behufs Vergleichung ihres Werthes. Wir benutzen dabei theils unsere frühere Statistik (Jahrbb. CXLIII. p. 206), theils die Angaben in dem historisch-kritischen Resumé von Sichel jun. (Arch. gén. 6. Sér. XXI. p. 347. Mars 1873), theils die in den eben beschriebenen Arbeiten angeführten Zahlen.

Die ältern *Nadeloperationen*: 40°/₀ unmittelbare, 20—25°/₀ definitive Erfolge.				
Daviel's eigene Statistik der *Lappenextraktion*	208 F., 166 Erf. = 89.42°/₀ Erf. u. 10.6°/₀ Verluste.			
Sichel der Vater, oberer *Lappenschnitt* . .	523 , 412 . = 80°/₀ . . 20°/₀ .			
Derselbe, 2. Reihe	960 , 770 . — 78.47°/₀ . . 21.5°/₀ .			
Hamer, Lappenschnitt	80°/₀ ganze, 15°/₀ halbe Erf., 5°/₀ Verluste.			
v. *Graefe*, Lappenschnitt nach unten 1600 Fälle				
a) vor Anwendung des Druckverbands .	80°/₀ unmittelbare Erf., 10°/₀ unvollst. Erf.			
b) nach Anwendung des Druckverbands .	84°/₀ . . 11°/₀ .			
Derselbe, nach Sichel's aus den Journalen gemachten Auszügen: 485 Fälle	83.71°/₀ Erf., 9.48°/₀ halbe Erf., 6.39°/₀ Verluste.			
Mooren, unterer Lappenschnitt *und Iridektomie* .	90°/₀ .			
Jacobson, nach eigner Methode	92°/₀ .			
Derselbe, nach v. Wecker's Statistik . . .	89°/₀ .			
Bowmann, *Auslöffelung*	82°/₀ . 9°/₀ . . 8.4°/₀ .			
v. *Graefe*, *lineare* Extraktion: 900 Fälle . .	93.8 . 6.2°/₀ Verluste.			
Wecker, dieselbe Operat., 1. Reihe: 104 Fälle .	95°/₀ .			
Derselbe, „ „ 2. „ 95	96.85°/₀ . 3.15°/₀ .			
Derselbe, „ „ 3. „ 219	96.9°/₀ . 3.1°/₀ .			
Hirschberg, „ „ 70	85.7°/₀ . 3°/₀ .			
Wilson, lineare Extraktion 100 Fälle . .	80°/₀ ganze Erf., 15°/₀ halbe Erf., 5°/₀ Verluste.			
Arlt, „ „ 217 . . .	81°/₀ . 13.5°/₀ . 5.5°/₀ .			
Knapp, „ „ 200 . . .	85.5°/₀ . 12.5 . 2°/₀ .			
Horner, „ „ 100 . . .	95°/₀ . 2°/₀ . 3°/₀ .			
Rothmund, „ „ 186 . . .	80.6°/₀ . 15.6°/₀ . 3.8°/₀ .			
Snellen, „ „ 209 . . .	78.5°/₀ . 19°/₀ . 2.5°/₀ .			
Saemisch, „ „ 120 . . .	85.8°/₀ . 6°/₀ . 6.3°/₀ .			
Little, „ „ 200 . . .	89°/₀ . 7.5°/₀ . 3.5°/₀ .			
Driver, Hohllanzenoperat. 50 . .	88°/₀ . 6°/₀ . 6°/₀ .			

VI. Medicin im Allgemeinen.

538. Die rhythmischen Bewegungs-Erscheinungen der einfachsten Organismen *und ihr Verhalten gegen physikalische Agentien und Arzneimittel*; von Dr. M. J. Rosebach (Verh. der Würzb. phys.-med. Gesellsch. N. F. II. p. 1—64. 1872, mit 2 Taf.)

Um die Grundursachen der rhythmischen Thätigkeit im Bereiche der Respirations- und Cirkulationsorgane zu studiren, versuchte Vf. auf vergleichend physiolog. Wege durch Betrachtung der einfachsten Verhältnisse bei den contraktilen Blasen der Infusorien, resp. Beobachtung der durch physikalische u. chemische Agentien in deren rhythmischen Bewegungen zu Stande kommenden Veränderungen zum Ziele zu gelangen. Diese Bewegungen haben vor den Flimmerbewegungen den Vorzug der Zählbarkeit.

Vf. benutzte zu seinen Beobachtungen an Amöben, Stylonychien, Euploten u. s. w. eine von Stricker angegebene heizbare Gaskammer und ein Gundlach'sches Mikroskop (Objektiv 5 mit Ocular 2, seltener 1 oder 3 (Vergrösserung 375) oder Immersionssystem 7 mit Ocular 2 u. 3 (Vergrösserung 835—1150). Die Reihenfolge der Agentien, welche Vf. auf die genannten Infusorien einwirken liess, war nachstehende.

1) *Temperaturveränderungen.* Die Temperaturen schwankten von minus Graden bis + 40° C. und ergaben zahlreiche, im Original zu vergleichende Versuche, dass die Schnelligkeit der rhythmischen Bewegungen der contraktilen Blase mit der Körpertemperatur auf das Engste zusammenhängt, so dass ein und dieselbe Thierspecies in normalen Verhältnissen bei gleicher Temperatur immer die gleiche Zahl von Contraktionen hat und man aus der Zahl der rhythmischen Contraktionen auf den augenblicklichen Temperaturgrad sicher zurückzuschliessen vermag. Die Wärme beeinflusst die Intensität des die rhythmische Thätigkeit der genannten Blase einleitenden Processes in der Weise, dass von + 4 bis 30° die Schnelligkeit der rhythmischen Bewegung immer zunimmt, und zwar so 4—15° schneller, als wenn die Temper. von 15—30° ansteigt. Eine unter 15° herabgehende Temperatur setzt somit die Zahl der rhythmischen Contraktionen in viel höherem Maasse herab, als eine Temperatur über 15° sie vermehrt. Von 30—35° findet keine Beschleunigung der rhythmischen Thätigkeit mehr statt und liegt dieser Temperaturgrad um so niedriger, je grösser die Schnelligkeit des Rhythmus bei niederer Temperatur war. Langsamere rhythmische Bewegung erfährt durch Temperatursteigerung die stärkere, schnellere rhythmische Bewegung die geringere Beschleunigung. Bei keinem Infusor konnten durch Temp.-Steigerung mehr als 20 Contraktionen per Minute (Vorticella) erreicht werden. Bei einer Temper. unter 0° und über 42° hört mit dem Leben des thierischen Körpers

auch die rhythmische Thätigkeit der fragl. Blase auf. Für die Contraktionszahl ist es irrelevant, ob ein Temperaturgrad längere oder kürzere Zeit eingewirkt hat, und ob die Temper. langsam oder rasch erhöht wurde. Ein und dieselbe Temper., mag sie 1 Min. oder ½ Tag einwirken, ist immer von genau derselben Contraktionsfrequenz der fragl. Blasen begleitet.

2) Durch *Zusatz indifferenter Substanzen bewirkte Concentrationsänderung der Flüssigkeit.* a) *Kochsalzlösung* (1 : 200) bewirkte bei Stylonychia und Euplotes Verkleinerung der contraktilen Blase bis auf ⅔ des normalen Durchmessers u. Abnahme der Frequenz der Contraktionen; das Leben der Infusorien blieb erhalten. Bei Lösungen von 1 : 100 nahm Verkleinerung der Blase und Frequenz der Contraktionen derselben noch mehr ab und die Thiere starben in der Regel schon nach ⅜ Stunden. b) *Rohrzuckerlösung* wirkte auf Grösse u. Frequenz der Contraktionen der Blase ebenso, jedoch minder intensiv, wie Chlornatrium.

3) *Einwirkung von Alkalien.* a) *Kali-* u. *Natronlösung* (1 : 400 bis 500) war bei 6° ohne Einfluss auf die contraktile Blase; bei 1 : 150 hörte das Leben der kleinsten Organismen nach vorangegangenen, denen nach Erwärmung an Schnelligkeit nicht gleichkommenden Drehbewegungen auf; die Thiere behielten dabei ihre Gestalt, jedoch mit mehr verschwommenen Contouren, bei. Die contraktile Blase war ganz verschwunden. Bei noch stärkerer Concentration der genannten Laugen trat Tod und Zerfliessen des Körpers des Versuchsthieres ein. — b) Auf Zufügung von *Liquor ammonii caustici* begann eine gleichmässig flimmernde Bewegung aller Wimpern ohne gleichzeitige Zunahme der Frequenz der Körperbewegungen. Die contraktile Blase schwoll um das Doppelte an u. die Contraktionen derselben cessirten etwa 120 Sek., erfolgten jedoch nach ½ Std. wieder in dem gewöhnlichen Tempo.

4) *Einwirkung von Säuren* ist den Contraktionen der gen. Blasen besonders feindlich. Wurde *Kohlensäure* in die Gaskammer geleitet, so machen schon nach 1 Min. die Versuchsthiere hastige, aber sehr rasch sich verlangsamende Drehbewegungen, verlieren das Vermögen, sich fortzubewegen, zeigen haken- oder peitschenförmig gekrümmte Wimpern, die Blasen vergrössern sich, platzen und nach 8 Min. war das Leben nicht nur kleinerer Infusorien, sondern auch grösserer Thiere, wie der Narden erloschen. Die contraktile Blase contrahirte sich erst langsamer, später dehnte sie sich, wie gesagt, übermässig aus, und war so weit gelähmt, dass sie ihr altes Volumen nicht wieder erlangte. — b) *Schwefelsäure* (1 : 20 oder 1 : 50) wirkt noch rascher tödlich; erst bei Verdünnung 1 : 625 bleiben die meisten Thiere am Leben; Vergrösserung der sich langsamer contra-

hirenden Blase in ihren Bewegungen ist indessen auch hier die Regel. Bei der Verdünnung 1 : 1000 wurde ausser Lebhafterwerden der Wimperbewegung irgend eine Veränderung im Verhalten der Versuchsthiere nicht beobachtet.

5) *Sauerstoffgas* verhält sich den Säuren gerade entgegengesetzt in seinen Wirkungen auf die contraktilen Blasen, *Wasserstoffgas erhöht den deletären Einfluss der Säuren* auf die rhythmischen Bewegungen noch um ein Wesentliches. Das Wesen der Wasserstoffwirkung ist in der Sauerstoffentziehung zu suchen. In letzterem contrahiren sich die Blasen der Infusorien oben so regelmässig und schnell wie sie es bei Zutritt der atmosphärischen Luft thun. In allen Fällen verkürzt II die Lebensdauer der einfachsten Organismen bedeutend, u. um so schneller, wenn gleichzeitig die Temper. auf 33° u. mehr rasch erhöht wird. Aufquellung des ganzen Körpers, wie bei Einwirkung der Säuren, Abnahme der Bewegungsschnelligkeit und endliche Lähmung aller Bewegungen sind Folgen des Sauerstoffmangels.

6) *Alkohol* 1 : 15 hat erst rasche Körper-, dann nach ⅓ Stde. Drehbewegungen, Aufquellen des Körpers, Unregelmässigwerden der Wimperbewegung, Anschwellung und Verlangsamung der Contraktion der Blase (1mal in 60—80 Sek.) und den Tod zur Folge.

7) Ganz specifisch ist die *Wirkung der Alkaloide*, welche in Verdünnungen von 1 : 1000 bis 1 : 18000 Vergrösserung der contraktilen Blase umdas Vier- u. Zehnfache ihres normalen Durchmessers, (bei 19°) langsame und schwerfällige Drehbewegungen, Anschwellung des ganzen Körpers und des Kopfendes insbesondere, so, dass der längliche Körper birnförmig wurde, und nach 5—10 Min. oder je nach der Verdünnung (1 : 5000 bis 1 : 15000) Zerfliessung des Thieres zu Wege brachte. Bei Verdünnung 1 : 18000 blieben Euplotes u. A. am Leben, contrahirten sich aber bei den nisten Temperaturen langsamer als sonst, und bei Temper. von 30—35° so wenig schnell, dass 4—10 Sek. zwischen je 2 Contractionen gezählt werden konnten; Strychnin, welches in dieser Weise wirkt, zeichnet sich in der Intensität seiner Aktion vor den andern Alkaloiden: Veratrin, Chinium muriat. (!), Atrop. sulph. u. Morphium muriaticum, aus. Digitalin ist bekanntlich kein Alkaloid; es äussert ebenfalls minder intensiven Einfluss auf die Contraktionen der Blase, als Strychnin.

8) *Elektrische Ströme* bewirken, wenn sie stark angewandt werden, Auflösung und Verflüssigung, bei mittler Stärke Tetanisirung des Körpers und der Wimpern bei rhythmischer Fortdauer der Blasencontraktionen, u. wenn sie schwach sind, Beschleunigung der Drehbewegungen u. Wimperbewegungen, späterhin Aufquellung, Verlangsamung der Bewegungen und Auflösung.

Aus den Resultaten seiner zahlreichen Versuche zieht Vf. folgende Schlüsse.

1. Sämmtliche Bewegungen der beobachteten einfachsten Organismen können nur bei Anwesenheit von Sauerstoff, sei er an die Zelle gebunden, oder von aussen zugeführt, ausgeführt werden. Mit abnehmendem Sauerstoffgehalt des umgebenden Mediums werden alle Bewegungen immer langsamer u. kraftloser und hören endlich ganz auf.

II. Durch alle übrigen Agentien, wenn sie in einer bestimmten stärkeren Intensität oder in einer bestimmten Concentration einwirken, werden alle Bewegungen aufgehoben.

III. Zwischen dem Punkte, bei welchem die Agentien in Folge starker Verdünnung oder geringer Dosirung keine Alteration des Lebens und der Bewegung bewirken, und dem, wo sie in Folge stärkerer Concentration oder grösserer Dosirung das Leben u. die Bewegungen augenblicklich zerstören, liegt ein grösserer oder kleinerer Zwischenraum, innerhalb dessen die Bewegungen entweder beschleunigt oder verlangsamt werden.

IV. Die meisten der angewandten Mittel (Wärme, Chlornatrium, Zucker, Alkalien, Säuren, Alkohol, Elektricität) heben alle Bewegungserscheinungen nur in Concentrations- und Intensitätsgraden auf, die mit den Bewegungen zugleich das Leben durch Auflösung oder Gerinnung der ganzen Körpersubstanz aufheben. Bei denjenigen Concentrationsgraden, welche das Leben nicht zu zerstören vermögen, bleiben auch alle Bewegungserscheinungen des Körpers erhalten; dieselben erfahren nur entweder eine Beschleunigung oder eine Verlangsamung.

V. Eine kleinere Reihe von Agentien hebt ebenfalls alle Bewegungserscheinungen nur mit der Zerstörung des Lebens überhaupt auf, bei Concentrations- oder Intensitätsgraden aber, bei denen das Leben erhalten bleibt, hört nur eine Klasse von Bewegungen auf, während die andern Bewegungen fortdauern. Hier kommt es zu Lähmung der contraktilen Blasen (Wasserstoff d. i. Sauerstoffentziehung; Alkaloide).

VI. Nur Steigerung der Wärme innerhalb einer gewissen Grenze vermehrt die Schnelligkeit aller Bewegungen ohne Ausnahme. Alle übrigen Mittel wirken (innerhalb der in 4. erwähnten Zwischenraums) je nach Natur und Dosirung entweder bewegungsbeschleunigend oder -verlangsamend auf die eine Klasse von Bewegungsphänomenen, nämlich die Wimpern, dagegen stets verlangsamend auf die Zusammenziehungen der contraktilen Blase.

VII. Primär schrumpfend wirken concentrirte indifferente Flüssigkeiten und Säuren, primär aufquellend Sauerstoffmangel, Alkohol, Alkalien, Alkaloide und elektrische Stromschwankungen auf den Infusorium-Körper ein. Ein gewisser Höhegrad der Quellung wie der Schrumpfung ist mit der Fortdauer des Lebens der Infusorien unverträglich.

VIII. Mässige Aenderung des Quellungszustandes vermehrt, stärkere vermindert die Bewegungsschnelligkeit der Wimpern. Die Zahl der Contractionen der qu. Blase wird durch jede Aenderung des Quellungszustandes herabgesetzt. Jede Aenderung des

Quellungszustandes, welche die Beweglichkeit der Wimpern aufhebt, vernichtet auch die Contraktilität der contraktilen Blase.

Die Erklärung der Grundursache der rhythmischen Thätigkeit der contraktilen Blase bei den Infusorien glaubt Vf. durch folgende Hypothese gegeben zu haben: Die rhythmischen Bewegungen der contraktilen Blase sind Folge von Oxydationsvorgängen im Protoplasma u. ist das Moment des Oxydationsvorganges der die Contraktion bedingende u. zu Stande bringende Reiz. Die Oxydationsfähigkeit ist von der Beschaffenheit des Protoplasma (resp. dessen Gehalt an oxydablen Substanzen) einer- und der Sauerstoffzufuhr andrerseits abhängig; sie wird durch Steigen der Temperatur erhöht, durch Abfallen derselben erniedrigt und durch die Alkaloide ganz aufgehoben. Ebenso wird die Grösse der Sauerstoffaufnahme durch Steigen der Temper. vermehrt, durch Sinken derselben und jede Aenderung des endosmotischen Vorganges dagegen vermindert. Vermehrte Sauerstoffaufnahme kann nur dann beschleunigend wirken, wenn für die grössere Menge Sauerstoff auch hinlänglich oxydirbare Stoffe vorhanden sind; die Schnelligkeit der rhythmischen Bewegung im normalen Zustande hängt daher ab von der Menge der oxydablen Stoffe, des Sauerstoffs und der Höhe der Temperatur. Jede Oxydation setzt ein Oxydationsprodukt (Säure); sobald dieses gebildet ist, hört der Reiz auf. Oxydationsvorgang u. Produkt sind daher die nothwendig wechselnden Ursachen der rhythmischen Bewegung — der abwechselnden Zusammenziehung und Ausdehnung. (H. Köhler.)

539. Zur Lehre vom **Fieber**; nach C. Hueter; Manassein; Th. Billroth; Sapalski; Frey.

Prof. Hueter (Med. Centr.-Bl. XI. 5. 6. 1873) liefert in seiner Abhandlung über *den Kreislauf und die Kreislaufstörungen in der Froschlunge einen Versuch zur Begründung einer mechanischen Fieberlehre.*

Wie Vf. bereits früher nachgewiesen hat, kann man im Mesenterium und in der Schwimmhaut der Frösche die Störungen des capillaren Blutlaufs durch Infektion der Thiere mit „monadenhaltigen" Flüssigkeiten untersuchen. Die Froschlunge ist bisher zu solchen Versuchen nicht benutzt worden, wiewohl schon Malpighi die Möglichkeit nachgewiesen hat, mittels des Mikroskops den Blutlauf in derselben zu erkennen. Die normale Cirkulation verläuft in der Froschlunge so rasch, dass die einzelnen Blutkörperchen gar nicht mehr sichtbar sind, vielmehr sieht man nur einen einzigen rothen Strom durch das Capillargefäss fliessen. Bei *inficirten* Fröschen dagegen wird der *Blutstrom* in der grössern Zahl der Alveolargebiete mehr oder weniger *verlangsamt*, während in einer geringern Zahl der Alveolen der Kreislauf normal bleibt.

Vf. schliesst daraus, dass beim (Infektions-) Fieber eine Summe der kleinsten Gefässe aus der gesammten Körpercirkulation ausgeschaltet wird. Er tritt also der Theorie von Traube und Senator bei, die das Fieber nicht durch vermehrte Wärmeproduktion, sondern durch verminderte Wärmeabgabe erklären. Wenn Traube einen Krampf der kleinen Hautarterien als Ursache der verminderten Wärmeabgabe annahm, so ist diess einseitig, da man nach Vf. nicht nur in der Haut, sondern auch in der Lunge die verlangsamte Cirkulation wahrnimmt. Diejenigen Alveolenbezirke, in denen die Monaden und weissen Blutkörperchen haften, können natürlich weniger Wärme an die Luft im Innern der Alveolen abgeben, die Körpertemperatur muss in Folge dessen steigen.

Ferner sucht Vf. die Entstehung von Lungeninfarkten zu erklären. Schon bei dem normalen Kreislauf in der Froschlunge sieht man zuweilen, dass da, wo sich eine Capillarschlinge an den convexen Rand einer Parenchyminsel anlegt, ein oder mehrere Blutkörperchen haften. Die Blutzelle selbst wird dadurch 3—4fach in die Länge gezogen, bekommt eine ganze dünne fadenförmige Mitte, mit der sie auf der Ecke der Gefässwand reitet, während zu beiden Seiten ein beutelförmiger Anhang in das Gefäss hineinhängt. Diese „Zwerchsackform" der Blutkörperchen bleibt eine Weile bestehen, dann wird das Blutkörperchen abgerissen und nimmt seine runde Gestalt wieder an. Ein Reissen des Blutkörperchens in 2 Theile hat H. nicht sehen können. Nach Injektion einer Wachsemulsion in das Froschherz kann man die Anhäufung von festliegenden zwerchsackähnlichen Blutkörperchen genau beobachten. Embolische Processe, Embolien und vielleicht Lungenentzündungen selbst lassen sich auf die angegebene Weise erklären.

Die *chemischen Beiträge zur Fieberlehre* von Dr. W. Manassein (Virchow's Arch. LVI. 1 u. 2. p. 220. 1872) enthalten sehr umständliche in Prof. Hoppe-Seyler's Laboratorium ausgeführte Untersuchungen (wegen des Genauern s. das Original) über das *Verhalten der wässrigen und alkalischen Extrakte der Muskeln und der Leber* von *fiebernden* und von *hungernden* Thieren (Kaninchen), verglichen mit denen bei *gesunden* Thieren. Die Resultate waren folgende.

a) *Muskeln.*

1) Eine Differenz des Wassergehaltes bei gesunden und fiebernden Thieren ist nicht vorhanden.

2) Die Summe beider Extrakte ist selbst im Maximum beim fiebernden Thiere etwas kleiner als das Minimum beim gesunden Thiere.

3) Die Menge des alkalischen Extraktes ist vergrössert.

4) Die Stickstoffmenge der Extrakte ist vermehrt.

5) Beim hungernden Thiere sind diese Veränderungen noch auffälliger.

b) *Leber.*

1) Das Gewicht und der Wassergehalt wird beim fiebernden Thier nicht verändert.

2) Die Summe beider Extrakte ist kleiner als bei der gesunden Leber.

3) Das alkalische Extrakt wird vermehrt.

4) Der Glykogengehalt wird vermindert und verschwindet selbst ganz.

5) Beim hungernden Thiere wird das Gewicht bedeutend vermindert.

Im Uebrigen finden sich dieselben Unterschiede, nur noch in höherem Grade, von der Norm, wie beim fiebernden Thiere.

Prof. Billroth hat *neue Beobachtungsstudien über Wundfieber* veröffentlicht (Arch. f. klin. Chir. XIII. 3. p. 579—666. 1872). Er gesteht zuvörderst, dass er seit seinen Arbeiten in den Jahren 1860—1866 über diesen Gegenstand müde geworden sei, die Wundfieberfrage zu erörtern. Wenn er jetzt wieder auf dieses Thema zurückkomme, so wolle er nicht auf die gegen ihn erhobene Polemik antworten, auch nicht die Arbeiten anderer Forscher kritisiren, sondern nur seinen frühern Standpunkt (s. am Schlusse des Referats) durch neue Untersuchungen möglichst festzuhalten suchen. Wir folgen den Auseinandersetzungen des Vfs. im Nachstehenden, ohne auf Einzelheiten des Raumes wegen eingehen zu können.

In Cap. 1 erörtert Vf. seine frühere Behauptung, dass *eine grosse Anzahl selbst schwerer Verletzungen beim Menschen fieberlos verlaufen* und heilen kann. Andererseits kann zu jeder Wunde und zu jeder Zeit eine Veränderung eintreten, die mit Fieber verbunden ist. In der Regel beginnt das *Wundfieber* in den ersten beiden Tagen und dauert bis zum 7. Tage. Die Dauer des Fiebers ist jedoch noch wechselvoller als die Zeit des Beginnes. Wahrscheinlich bleibt ein Operirter fieberfrei, wenn bis zum 5. Tage kein Fieber aufgetreten.

In den *ersten Stunden nach einer Operation* (Cap. 2) lassen sich 3 *Haupttypen* unterscheiden. Entweder a) die Temperaturschwankungen bleiben unter 38° C., oder b) sie gehen langsam bis zur 11. Stunde über 38° hinaus, oder c) die Temp. steigt rasch in wenigen Stunden bis 40°. Es kommen während des Ansteigens intercurrirende Abfälle der Temp. vor. Zu berücksichtigen ist, dass mehrere Momente während der Operation temperaturerniedrigend wirken. Hierher gehören: der Blutverlust, die Narkose, der Wundschmerz, die Zerrung von Nerven, die Entblössung der Kranken.

Im 3. Cap. beginnt Vf. mit den Schwierigkeiten, die sich den Temperaturmessungen bei Experimenten an Thieren entgegenstellten. Vf. machte seine Versuche nur an Hunden, und zwar meistens an grossen, starken Thieren. Im Rectum *gesunder* Hunde findet man Schwankungen von 38.2—40.15° C., ohne dass man einen Grund anzugeben vermöchte. Die Verdauung hat keinen wesentlichen Einfluss, auch nicht die Zusammendrückbarkeit der Thermometerkugel durch den contrahirten Mastdarm.

Muskelbewegungen (Cap. 4) haben beim Menschen keinen erheblichen Einfluss auf die Steigerung der Körperwärme. Bei Hunden aber haben Anstrengungen und Bewegungen zuweilen eine sehr rasche Steigerung der Temp. zu Folge, die bis 1½ Std. andauern kann. Auch lokaler Starrkrampf eines Muskels treibt die Temp. in die Höhe. Gerade diese Umstände treten den Experimenten hindernd in den Weg.

Hautschnitte, Freilegen von Gefässen und Unterbindungen haben eine *unmittelbare* Wirkung auf die Körperwärme in den ersten Stunden *nicht* (Cap. 5). Erst in der 3. Stunde kann eine Erhöhung eintreten, aber auch diese ist nicht nothwendig. Eine Regel ist nicht festzustellen. Auch gelingt es nicht mit Sicherheit (Cap. 6), durch mehrstündige *Zerrung* oder *chemische Reizung* von Nerven, Fieber zu erzeugen. Auch die Reizung der Gefässnerven durch in die Gefässe eingelegte fremde Körper (Cap. 7) und Zerrung der Gefässe erzeugt kein Fieber, eben so wenig die Injektion von Kohlenpulver in die Arterien. Künstlich erzeugte *Lungenembolien* (durch Einspritzung in die V. jugularis) scheinen zuweilen innerhalb 3 Stunden eine doppelte Hebung und Senkung der Temp. zu bewirken.

Im 8. und 9. Cap. bespricht Vf. das *„septhämische"* und *„pyohämische"* Fieber. Ersteres erzeugt man mit Sicherheit durch Injektion von Jauche in eine Arterie oder Vene. Vf. benutzte die filtrirte Flüssigkeit von faulendem Fleisch, welche nur Vibrionen und so kleine Moleküle enthält, dass diese die Capillaren passiren können. Das Fieber beginnt meist in der 1. Std. und dauert 4—6 Std. Die Temp. zeigt eine doppelte Hebung und Senkung. Die Temp. kann bis 41° und darüber steigen. Es genügt schon eine kleine Menge Jauche (2 C.-Ctmtr.), um Fieber zu erzeugen; subcutane Injektionen bedingen erst nach 3—4 Std. das Ansteigen der Temperatur. — Die Injektion von Eiter in's Blut oder in das Zellgewebe erzeugt zuweilen Fieber, zuweilen nicht. Die Unterscheidung, wie der Eiter fiebererzeugend wirke (durch Embolie, durch beigemengte zersetzte Stoffe, durch den Wassergehalt), ist sehr schwierig. Auch (Cap. 10) mit Wasser, Blutserum und Hydrocelenflüssigkeit kann man Fieber erzielen, die Steigerung der Wärme erfolgt in der 2. Std. und dauert in der Regel nur 1½ Std., nach der Hebung erfolgt sofort das Sinken der Temperatur.

Im 11. Cap. wirft Vf. einen Rückblick auf die gemachten Versuche. Fest stehen ihm nur 2 experimentelle Reihen: die Hebung der Temp. durch Muskelaktion und die *eigenthümliche Fiebercurve nach Jaucheresorption*. Die doppelte Hebung und Senkung derselben deutet auf eine unvollkommene Art der Wärmeregulirung. Das (hypothetische) die Wärme regulirende Centrum erschöpft sich nach seinem ersten Versuche, die vermehrte Wärme abzuführen, letztere häuft sich dann aufs Neue an, bis das Centrum zur vollständigen Eliminirung wieder Kraft gewinnt. Möglicherweise hat die Ermüdung der Athmungsthätigkeit, die bekanntlich als Abkühlungsmoment erheblich ist, hier eine Rolle zu spielen.

Der Schluss des Aufsatzes (Cap. 12) beschäftigt sich weitläufig mit der Frage: *auf welche Weise durch entzündliche Processe Fieber erzeugt wird.* Der Vf. erklärt sich gegen Zimmermann's Ansicht, dass die verbrannten Stoffe am Entzündungsherde allein dem ganzen Körper die Fieberwärme zuführen könnten. Die Theorie von Traube und Senator, dass das Fieber nur in verminderter Abgabe von Wärme beruhe, ist zwar durch Leyden und Liebermeister, welche eine vermehrte Wärmeproduktion annehmen, stark erschüttert, aber noch nicht ganz widerlegt worden. Es sei aber auch die vermehrte Produktion die einzig richtige Theorie, so handelt es sich doch um das Wo? der Erzeugung. Der Ort wird das Blut sein und die gewöhnlichen Mittel die Produkte des Gewebezerfalls, in welcher Weise aber letztere wirken, ist noch unerwiesen. Viele Theorien schweben in der Luft, so die Annahme von Fermenten, von Reizung der Gefässnerven, von Pilzkeimen etc.

Der Schlusssatz des Vfs. lautet, nachdem er ausgeführt, dass zwischen Sepsis und Entzündung doch nur ein gradueller Unterschied sei und man nie wissen könne, ob nicht bei einem sofort nach der Verletzung auftretenden Fieber septische Stoffe eingeführt seien — wiewohl man sich schwer von der Annahme trennen könne, dass letztere Erscheinung nur eine unmittelbar reaktive sei — folgendermaassen.

„Diejenige Hypothese hat die meiste Wahrscheinlichkeit, nach welcher aus dem Entzündungsherd Stoffe ins Blut treten, welche von da aus das Fieber, wahrscheinlich unter Vermittlung des Nervensystems erzeugen. Gilt diese Hypothese für Wund- und Entzündungsfieber, so kann man auch das Initialfieber bei Infektionskrankheiten so erklären, dass die Infektionsstoffe schon fiebererregend sind. Durch die supponirte Alteration des Blutes wäre so eine Vermittlung zwischen den entfernteren Fieberursachen (der lokalen oder der Infektion) und dem Nervensystem hergestellt, welches in letzter Instanz an derjenigen Störung der Wärmeregulirung Schuld ist, deren Resultat wir Fieber nennen."

Einen weitern *Beitrag zur Wundfiebertheorie mit Berücksichtigung der Wirkung des Eiters und anderer Wärme erzeugender Substanzen* hat Dr. Jos. Sapalski (Würzb. Vhdlg. N. F. III. 2. p. 141. 1872) geliefert.

Die Arbeit enthält sehr umfänglich beschriebene Versuchsreihen und Temperaturtabellen, die sich nicht zum Auszug eignen. Als Resultate der Versuche können folgende Sätze gelten [aus denen hervorgeht, dass S. ein Gegner derjenigen Theorien ist, welche das Fieber als eine nervöse Alteration oder nur als gesteigerten Verbrennungsakt auffassen].

1) Die Injektion von Wasser ins Unterhautzellgewebe oder in eine Vene bewirkt keine Temperaturerhöhung.

2) Die subcutane Injektion einer Amylumlösung bewirkt eine binnen 2—3 Std. regelmässig ansteigende Erhöhung der Körperwärme bis 1° über die Norm und darüber. Dabei erscheint *Zucker* im *Harn.* Am Tage nach dem Versuche ist das Reizfieber verschwunden.

3) Das Fieber, welches man durch subcutane Injektion von Eiter erhält, ist von dem Reizfieber dem Gange der Temperatur nach verschieden. Ozonfreier Eiter wirkt sehr unbedeutend, ozonhaltiger hat eine fermentative Wirkung, welche längere Zeit anhält und ein unregelmässiges Steigen der Temperatur zur Folge hat. Der Temperaturerhöhung geht öfters ein erheblicher Wärmeabfall bald nach Injektion des Eiters voran. Controlversuche an Thieren, welche während des Fiebers in das Calorimeter mit erhöhter Lufttemperatur gebracht wurden, lassen den Schluss zu, dass unter normalen Verhältnissen die Wasserverdunstung ca. ¹/₃ der producirten Wärme absorbirt, während durch die Einführung pyrogener Stoffe die Wärmeproduktion nahezu verdoppelt, die gebildete Wärme aber zur Hälfte durch die Wasserausscheidung absorbirt wird. Bei dem pyrogenen Fieber ist wahrscheinlich die gesteigerte Wärmebildung als Fermentwirkung aufzufassen, die gesteigerte Wärmeabgabe dagegen als Folge einer Reizung des vasomotorischen Centrum in dem verlängerten Mark.

Ueber das Verhalten des insensiblen Verlustes während des Wundfiebers hat Ernst Frey (Dorpat. med. Ztschr. III. 3 u. 4. p. 233—324. 1873) eine sehr umfängliche Arbeit veröffentlicht, die sich an die Arbeiten von Weyrich (Jahrbb. CXX. p. 121) und Leyden (CXLII. p. 130) über den gleichen Gegenstand anschliesst. F. kommt jedoch, namentlich in Bezug auf den letztern Forscher, zu fast entgegengesetzten Ergebnissen. Die Untersuchungen, welche unter allen nur möglichen Cautelen angestellt sind, ergaben als insensiblen Verlust pro Stunde und pro Kilogramm. Körpergewicht

In Fall II. vor der Operation bei normaler Temp. . . .	0.82	Grmm.
nach der Operat. bei mässigem Fieber . . .	0.82	"
bei geringerem Fieber ca. 38° . . .	0.84	"
in der Reconvalescenz .	0.7	"
In Fall III. vor der Operat. . .	1.14	"
nach ders., ohne Fieber	0.94	"
am Fiebertage bei 38.5°	0.59	"
Tags darauf ohne Fieber	0.99	"
in der Reconvalescenz	1.16	"
In Fall IV. vor der Operat. . .	0.75	"
nach ders., hohes Fieber 39.7° . . .	1.0	"
hohes Fieber, gleichzeitige Diarrhöe . .	0.6	"
Fieber von 39.3° nach vorheriger Depression . .	0.66	"

Der Vf. ist der Ansicht, dass die insensible Perspiration zu starken *individuellen* Schwankungen unterliege, um bestimmte Schlüsse daraus ziehen zu können. Leyden's Untersuchungsmethoden seien so ungenau und unzuverlässig, dass die angeblichen

Resultate keinen Werth hätten. Eine Steigerung des insensiblen Verlustes ist allerdings möglich, aber nicht nothwendig, zwischen Eigenwärme und Perspiration besteht *kein* Parallelismus (gegen Leyden), wahrscheinlich dagegen ist der Einfluss der Nahrungsaufnahme auf die Perspirationsgrösse. Die übrigen Ausführungen des Vf. beziehen sich auf die Fiebertheorie. Vf. lässt nur denjenigen Symptomencomplex als Fieber gelten, der durch Aufnahme eines pyrogenen Stoffes in das Blut oder in die Gewebe bedingt ist. Ein näheres Eingehen auf diese Probleme kann uns erlassen bleiben. (Geissler.)

540. **Beiträge zur Lehre von der physikalischen Untersuchung**; nach neuern Mittheilungen zusammengestellt von Dr. P. Niemeyer in Magdeburg. (Schluss. 8. Jahrbb. CLX. p. 61 flg.)

IV. *Zur Theorie der Athemgeräusche.*

Dr. H. Lippe (Dorpat) bringt über die *Grenzen des normalen Bronchialathmens* (Deutsch. Arch. f. klin. Med. Bd. IX. 6. p. 535. 1872) Untersuchungen bei, die sich auf sorgfältige Beobachtung von 167 gesunden Männern u. 46 gesunden Weibern stützen, deren Resultate auch auf einer Tafel durch Auskultations-Distrikte veranschaulicht sind. Die Ergebnisse sind folgende: 1) das Bronchialathmen ist stets in der Gegend des 7. Halswirbels zu hören, in den seltensten Fällen nur hier allein, gewöhnlich noch in verschieden grosser Ausdehnung nach abwärts von dieser Stelle. 2) Nach abwärts vom 7. Halswirbel ist dasselbe in den seltensten Fällen nur auf die rechte Thoraxhälfte allein beschränkt (unter 213 F. 4mal), in der Regel auf beiden Seiten. 3) Die Ausdehnung des Bronchialathmens am Rücken steht in umgekehrtem Verhältnisse zu der Differenz zwischen Brustumfang u. halber Körperlänge. In den 4 ersten Decennien findet ein allmälige Zunahme der Differenz statt und andrerseits eine allmälige Abnahme der Ausdehnung des Bronchialathmens. In den spätern Decennien vergrössert sich die letztere, während zugleich die Differenz sich vermindert. Mit dem 60. Jahre hat das Bronchialathmen wieder denselben Umfang erreicht wie im 1. Decennium.

[Ref. führt an einem andern Orte — „med. Abhandl." Bd. II. — aus, dass u. warum diese Untersuchungen keinen induktiven Werth haben; er erinnert hier nur daran, dass dieselben nach dem Gesichtspunkte des A. Flint'schen „bronchovesiculösen" Athmens hätten angestellt werden müssen].

V. *Herzgeräusche.*

H. Jacobson (Berl. klin. Wchnschr. VIII. 49. 1871. u. IX. 1. 1872) hat einen Apparat construirt, um die Phase der Herzbewegung zu bestimmen, welcher das Geräusch angehört; die gewöhnlich vorgeschriebene Praktik ist deshalb fruchtlos, weil es unmöglich ist „den Herzschlag zu hören, u. *zugleich* den Pulsschlag zu fühlen" (E. H. Weber). Bei dem sog. präsystolischen Geräusch genügt auch die Berücksichtigung der Coincidenz von Carotidenpuls u.

Spitzenstoss nicht immer. Der (Ref. in Photographie vorliegende) Apparat lässt die Arterie ihre Bewegung auf eine Pelotte und mittels einer vertikalen Achse auf einen metallischen Fühlhebel übertragen. Wird dieser durch die Pulswelle gehoben, so berührt seine Spitze eine Platinhülse, schliesst so eine galvanische Kette und giebt ein Signal, indem der Strom, einen Elektromagneten umkreisend, einen Hammer gegen eine kleine Glocke schlagen lässt. Der Apparat, ebenso bequem wie Marey's Sphygmograph zu appliciren, ist vom Mechanikus Recoss in Königsberg zu beziehen.

In einem zweiten Artikel wendet sich J. gegen die „auch in werthvollen Arbeiten aus jüngster Zeit ohne weitere Begründung" aufgestellte Ansicht, dass durch *Reibung des Blutes an Rauhigkeiten* Geräusche entstehen. Dieselbe wird schon durch die Adhäsion des Blutes an den Wänden unmöglich, denn nur wo keine solche stattfindet, wie z. B. zwischen Quecksilber und Glas, ist Reibung zu erwarten (F. Neumann'sches Gesetz). Als klinische Gegenbeweise macht Vf. geltend: die Geräuschlosigkeit atheromatöser Auflagerungen, die Unabhängigkeit der Intensität des Geräusches von dem Grade der Rigidität der Klappen und Ostien. Als einzige ätiologische Momente sind zulässig: wirbelförmige Bewegung des Blutes [seine fluido Ref.] in der Nähe der Ostien, Schwingungen der Muskulatur und der Klappenmembranen. Die Annahme eines Herzmuskelgeräusches findet Vf. durch Traube's u. Guttmann's Einwand (Fehlen des systol. Tones an der Spitze bei Aortenklappen - Insufficienz) nicht widerlegt, denn es sei dabei keine Rücksicht auf die hochgradige Dilatation des Ventrikels genommen. Für Mitwirkung der Muskulatur bei den Kammertönen spreche ausser dem Ludwig-Dogiel'schen Versuche die folgende klinische Thatsache: bei Stenose des Ostium venos. sinistr. *mit Insufficienz* der Mitralis hört man nicht selten einen sehr verstärkten, systol. Ton, einem gedehnten präsystolischen Geräusch unmittelbar folgend, dessen Ursprung am wahrscheinlichsten in der Contraktion des linken Ventrikels zu suchen ist.

VI. *Lungengeräusche.*

Dr. v. Brunn beschreibt folgenden Fall von Blasebalggeräusch, entstanden durch Mittheilung der Bewegung des Gefässrohrs an den Inhalt einer Caverne (Berl. klin. Wchnschr. IX. 11. 1872).

O. S., 26 J. alt, von Jugend auf lungenleidend, wurde im Febr. 1870 zuerst bettlägerig und bot ein Jahr später folgenden Befund: Bedeutende Abmagerung und Hautblässe, Kurzathmigkeit, Herzimpuls verbreitet im 5. u. 4. Intercostalraum aussen von der Mamillarlinie; über beiden Lungenspitzen Dämpfung bis zur 3. Rippe, rechts vorn mit bruit de pot fêlé, Herzdämpfung nach rechts u. oben mässig vergrössert, an den übrigen Thoraxstellen lauter, voller Schall. Rechts oben u. unter der Clavicula grossblasiges, klingendes Rasseln und amphorisches Athmen, bis herunter hinten u. vorn einfaches Rasseln; links oben Bronchialathmen u. bronchiales Rasseln; über dem Herzen unreiner 2. Mitralton. Sonst nichts Abnormes. Verfall u. Infiltration links machten stetige Fortschritte und am

30. März ergab sich Folgendes: Ein blasendes Geräusch erbe u. unabhängig von den Athemgeräuschen, isochron mit den hier gleichfalls hörbaren Aortentönen und gleich den Herztönen in 2 Phasen auftretend: die erste systolisch und stark accentuirt, die zweite diastolisch u. weniger laut; beide durch Anhalten des Athems nicht verändert. Das Geräusch war über der ganzen rechten vordern Thoraxhälfte hörbar, doch in ungleicher Stärke, am lautesten in der oberen Partie, namentlich im r. 2. Intercostalraum nahe dem Sternum. Der Charakter war notorisch blasend.

Die Frage, ob es möglich sei, dass die Respiration von der Cirkulation in dieser Weise beeinflusst werde, bejaht Vf. auf Grund folgenden Experimentes: Bindet man das eine Ende einer Glasröhre, deren anderes in eine gefärbte Flüssigkeit taucht, in das eine Nasenloch, hält das andere und den Mund zu, sowie den Athem an, so steigt die Flüssigkeit in der Röhre bis zu einer gewissen Höhe, hat aber keinen festen Stand, sondern sinkt bei der Systole und fällt bei der Diastole des Herzens. Aehnlich werden in diesem Falle die Bewegungen der Aorta der benachbarten Caverne mitgetheilt, die in letzterer enthaltene Luft sucht dem Drucke auszuweichen u. zwängt sich unter Geräuschbildung durch die enge Oeffnung hindurch. Bei der Diastole, wo der Druck nachlässt, wird die Luft wieder zurück aspirirt. In der That ergab die Sektion wenige Tage darauf folgenden Befund:

Wegen zahlreicher pleuritischer Adhäsionen collabirten die Lungen nicht; das vergrösserte Herz lag in grosser Ausdehnung frei; im Mediastinum ödematöses Zellgewebe, Lymphdrüsenpackete, in der Tiefe die Gefässe. Aorta normal; rechts dicht anliegend eine feste, infiltrirte Lymphdrüse, welche an den untern Handtheil des oberen Lappens grenzte. Ein Einschnitt ergab den erwarteten Hohlraum, bestehend aus zwei durch eine spaltförmige Oeffnung communicirenden Cavernen; die eine, von Borsdorfer-Apfel-Grösse, lag der Lymphdrüse direkt auf, die andere, von Wallnussgrösse, war von der ersten durch ein dünnes Gewebeseptum getrennt, in dem sich eine schmale von obliterirten Gefässen gebildete Spalte befand.

Auch L. Schrötter (Wien. Sitzungsber. III. Abth. April 1872) hatte wiederholt Gelegenheit, an Brustkranken ein eigenthümliches, zischendes, mit der Herzsystole isochrones Geräusch über den Lungenspitzen, häufiger links als rechts, wahrzunehmen. Der Zusammenhang mit Cavernen wurde durch folgenden Fall festgestellt:

Der betr. 27jähr., an hochgradiger Tuberkulose leidende Kr. liess, sowie er nur den Mund öffnete, schon auf Distanz ein rhythmisches, zischendes, genau systolisches Geräusch („tschock"), wie aus dem Munde kommend, vernehmen. Die Auskultation der 1. Lungenspitze ergab sowohl vorn als rückwärts bronchiales u. Exspirium, grossblasiges, consonirendes Rasseln und genau mit dem Herzsystole jenes Geräusch, ganz unabhängig von der Respiration, aber am stärksten, wenn diese sistirt wurde. Die Töne am Herzen u. den grossen Gefässen waren rein, die Herzaktion eine rege.

Die Vermuthung, dass ein besonderes Verhalten einer grösseren Arterie zur Caverne die Ursache des Geräusches sei, wurde durch die Sektion bestätigt.

An der Spitze des l. Oberlappens befand sich eine faustgrosse, glattwandige Excavation, durchsetzt von einer grösseren, obliterirten Arterie; längs der Wandung gegen mehrere Aeste 2. Ordnung der Art. pulmon., deren

einer in der Ausdehnung von 1½'' von dem Hohlraume durch eine höchstens liniendicke Schicht nicht lufthaltigen Gewebes getrennt war.

Vf. denkt sich den Vorgang so, dass die Wandung des in die Excavation hineinragenden Gefässrohres, durch den systolischen Blutstrom in unregelmässige Schwingungen versetzt, das Geräusch erzeugte. Die Excavation war in diesem Falle vorzüglich geeignet, das Geräusch durch Resonanz zu verstärken. Die Richtigkeit dieser Deutung zugegeben, so böte dieses Zeichen einen weiteren Behelf zur Diagnose von Cavernen. Vf. hält die von Brunn'sche Beobachtung (s. o.) für analog und daher dessen Auslegung für irrig.

Die Erscheinung des „aus dem Munde" kommenden Geräusches erklärt sich durch sekundäre Resonanz des Höhlengeräusches in der Mundhöhle.

Bei der Laryngoskopie hörte Vf. dann u. wann sofort beim Oeffnen des Mundes mit jeder Systole, bei stürmischer Herzaktion ein zischendes Geräusch, welches offenbar von der Carotis herrührte. [Ref. erinnert an die gleiche Selbstbeobachtung vom „Klopfen" der Carotis im äusseren Gehörgang und glaubt mit Vf. die Erscheinung auf Resonanz des Marey'schen bruit de itoc zurückführen zu dürfen.]

VII. Einen Beitrag zur Lehre von den Oesophagealen Geräuschen liefert Fr. Betz (Memorab. XVII. 10. p. 457. 1872.)

Ein 49jähr., dem Wohlleben berufsmässig ergebener Küfer litt seit Jahren an Lungentuberkulose, sah der sich in letzter Zeit ganz unmerklich Schlingbeschwerden gesellten; der Verdacht auf eine Schlundstenose entstand erst als Vf. bemerkte, dass Pat. Brod und Fleisch in sehr zerkleinerter Form genoss. Druck auf den Schlundkopf von der Trachea her erregte Schmerz, nach dem Trinken oder Essen trat Hustenreiz ein mit Auswurf von Schleim oder Speiseresten. Hals von magerem Aussehen, aber bei Druck im Jugulum auf die Trachea entstand ein quatschender im ganzen Zimmer hörbarer Schall, welcher auch, weniger laut, beim Schlingakte spontan gehört werden konnte. Untersuchung mit dem Finger war resultatlos; der eingeführte Katheter Nr. 12 stiess unter grosser Schmerzhaftigkeit im Halstheil des Oesophagus auf und brachte an den Seitenöffnungen Schleim- und Speisereste zurück. Auskultation des Kehlkopfes u. des Oesophagus ergab keine abnormen Zeichen.

Sektion: Ausgedehnte Lungenphthise mit Cavernen in den Spitzen; Bronchial-, Tracheal-, Laryngealschleimhaut mit aphthösen Geschwüren besät. Der Schlundkopf bildet ein 6 Ctmtr. tiefes und fast eben so breites Divertikel zwischen Halswirbel und Oesophagus, mit Schleim u. Speiseresten angefüllt; die Wandungen messerrückendick, callös entartet.. Die Eingangsöffnung steht am untern Drittheil des Ringknorpelschildes als Querspalte, deren hinterer Umfang vom einen straffen Strange umschnürt ist, dessen Enden sich gegen den Ringknorpel verlieren, die Lichtung jedoch noch für Katheter Nr. 12 durchgängig. Am übrigen Oesophagus kein Zeichen des Schwundes.

Das quatschende Geräusch war also dadurch entstanden, dass Druck auf die Trachea Luft in den Halstheil eintrieb und dieser sie wieder austrieb. In geringem Maasse geschah diess auch durch Contraktionen bei dem Schlingakte. Das Divertikel selbst war zu wenig spannkräftig, um das Geräusch zu

produciren. Der diagnostische Werth des Zeichens
betrifft also nur die Stenose.

VIII. Auskultation des Abdomen.

Dr. J. Sommerbrodt (Berl. klin. Wchnschr.
X. 41. 1873.) beschreibt ein neues ur *Darmperforation* bezügliches Auskultationszeichen.

Eine 28jähr., zuletzt vor 2 J. entbundene Frau erkrankte vor 1½ J. mit Schmerzen in der r. Unterbauchgegend und im r. Oberschenkel und wurde dadurch vor
4 Mon. bettlägerig mit Schweissen und Abmagerung, seit
3 Wochen mit Diarrhöe. Seit 4 W. war die Reg. ossis
ilei dextr. besonders schmerzhaft, auch Husten hinzugetreten. Bei der Aufnahme am 15. Sept. war der Befund
folgender : Erhebliche Abmagerung, fahle Hautfärbung,
Rückenlage bei gestreckten Beinen, leichtes Knöchelödem ;
T. 39.4, P. 128. Klage über grossen Schmerz zwischen
Crista ilei dextr. u. Trochant. maj., sowie in der Lendengegend. Abdomen flach ; zwischen den unteren Rippen
und Crista ilei teigige Infiltration der Bauchwand ; über
der Crista und von ihr abwärts bis über den Trochanter
teigige, spiegelnde Anschwellung ; auf der Reg. trochant.
und unter dem Lig. Poupart. auch Röthung. Das Ganze
gegen Druck empfindlich. *Percussionschall in den Regg.
lumbal. und hypogastr. dextra, sowie in der Gegend
zwischen Crista und Trochanter gedämpft tympanitisch.*
Bei schwach stossender Palpation über der Crista nach dem
Coecum zu : Fluktuation, Gurren u. *plätschender Schall.*
Bei linker Seitenlage bewirkte kurzer Druck in dieser
Gegend in der Richtung nach dem Coecam ein *lautes,
blasendes Geräusch mit schwach amphorischem Beiklang,*
welches den Eindruck machte „als ob durch Compression
eines Hohlraumes in einen anderen durch eine enge Com-
munikations-Oeffnung Luft getrieben würde.“ Ueber den
Lungen links oben Dämpfung, überall Rasseln, Schnurren
und Pfeifen. Der Tod erfolgte am nächsten Tage durch
Lungenödem.

Die *Sektion* ergab u. A. Folgendes : Cavernen in beiden obern Lungenlappen, in den übrigen Miliartuberkulose.
In der Bauchhöhle keine Flüssigkeit ; Fettleber ; im unteren Theil des Dünndarms Geschwürbildung ; Coecum
und Colon adsc. mit der Fasc. iliaca adhärent, letztere
emporgehoben, fluktuirend. 1½ Ctmtr. unter der Valv.
coli an der hintern Fläche, wo nach das Lumen verengt,
eine runde Oeffnung von 7 Mmtr. Weite, mit glatten,
dicken Rändern, aus der bei Druck auf die Lumbalgegend
sich gelbe, dünne, fäkale, Luftblasen führende Flüssigkeit
entleert. Die Sonde führt in eine grosse Höhle und auf
rauhen Knochen ; der Proc. vermif. liegt an der hintern
Fläche des Colon, neben der Perforationsstelle, ohne
selbst daran Theil zu nehmen.

Vf. hebt epikritisch die Wichtigkeit des fraglichen
Zeichens für die Erkennung der spontan erfolgten
Zersetzung des Abscess-Inhaltes hervor und führt
aus, dass die von der Abscesshöhle ausgegangene
Darmperforation mit Sicherheit nur durch die Aus-
kultation zu erkennen war.

Ref. hält das Zeichen für ein abdominales Sei-
tenstück zu den von v. Brunn u. Schrötter beschriebenen pulmonalen Compressionsgeräuschen,
welche im Allgemeinen auf den Mechanismus des
bruit de pôt fêlé zurückzuführen sind. Eine ähnliche
Beobachtung existirt von Tschudnowsky[*].

Unter dem Namen „klatschender Schall“ führt
Dr. M. A. Chomjakow (Berl. klin. Wchnschr. X.

36. 38. 1873) ein Zeichen in die Diagnostik ein,
welches er in folgendem Falle beobachtete.

A. J., 27 J. alt, seit 12 T. krank, bekam am 5. T.
heftige Bauchschmerzen, Erbrechen und Verstopfung, bis
zum 9. T. anhaltend. Die Schmerzen vergingen aber
nicht ganz, nur das Erbrechen blieb aus. Nachts stellte
sich Phantasiren ein. Brust und Bauch waren mit rosa-
rothen Flecken besetzt. Herzsoss schwach. Puls 110
in der Minute. Bauch etwas aufgetrieben, gegen Druck
mässig empfindlich. Die Perkussion ergab normalen Befund im Bereich des Brustkorbes, der Leber- und Milzgegend. Der Bauch zeigte einen tiefen tympanitischen,
in den niedern Partien einen stark gedämpften, in den
etwas tympanitischen übergehenden, bei Lageveränderung
seine Stelle wechselnden Schall.

Die nach den allgemeinen Indicien ziemlich schwierige Diagnose einer am 5. T. erfolgten Darmdurchlöche-
rung in Folge von Abdominaltyphus wurde durch folgendes
am Abend des 12. T. hinzutretendes Zeichen gesichert.

Bei unveränderter Leberdämpfung ergab die Perkussion des Randes des rechten Rippenbogens zwischen
der Parasternal- und Mamillarlinie einen *klatschenden
Schall*, jedoch nur bei sehr starkem Anschlage. Bei
Lageveränderung änderte der Schall seine Stelle ; bei
linker Seitenlage reichte die Zone der Parasternallinie zu
Dämpfung von der 6. Rippe bis zum Rippenrande ; in der
Mamillarlinie die ursprüngliche Leberdämpfung, aber weit
intensiver ; in der Axillarlinie statt der frühern Dämpfung
vom 7. bis 11. Intercostalraum einen tympanitischen und
am Rande des Rippenbogens (10. bis 11. Rippe) einen
klatschenden Schall. Bei der rechten Seitenlage waren
die Stellen des tympanitischen und klatschenden Schalls
dieselben wie in der Rückenlage ; beim Aufsitzen war
weder tympanitischer noch klatschender Schall nachweisbar. In der Rückenlage bei erhöhtem Becken fand sich
der klatschende Schall an der rechten Seite, etwas unter
dem Rippenrande unweit des Nabels, jedoch nur leise und
nicht constant.

Diese Schallwechslung findet Vf. nur durch die
Annahme erklärlich, dass *sich zwischen Leber und
vorderer Bauchwand Luft befand*, welche, immer
die höchste Stelle einnehmend, mit der Leberlage
wechselte. Bei jedem Schlage wurde der Rippenbogen nach innen gedrückt und an die durch eine
Luftschicht getrennte Leber angeschlagen. Bei der
rechten Seitenlage blieb das Klatschen wohl deshalb
aus, weil das Ligam. suspens. hepatis die Luft zu-
rückhielt.

Die Diagnose lautete daher mit Bestimmtheit auf
„Bauchtyphus mit Ueberresten einer Bauchfellentzün-
dung durch ein freies Exsudat in der Bauchhöhle u.
Gasansammlung“. Die ursprüngliche Perforation
musste sich bald geschlossen haben.

Der weitere Verlauf bot nichts Sonderliches. Der
klatschende Schall wurde am 5. T. undeutlich, am 6. war
er verschwunden. Am 9. T. starb Pat. unter zunehmendem Collapsus.

Die *Sektion* ergab Folgendes : bedeutende Eiter-
ansammlung im kleinen Becken von üblem Geruche.
Leber frei beweglich. Im Dünndarme geschwollene
Peyer'sche und solitäre Drüsen, runde und ovale Ge-
schwüre bis 3 Ctmtr. im Durchmesser. Ueber der Valv.
Bauhini vier durchgehende Geschwüre, theils durch das
Omentum, theils durch Darmschlingen geschlossen.
Omentum mit der Bauchwand, die Darmschlingen unter
sich durch Exsudat verklebt (abgekapselten, nach hinten
versteckt liegenden, daher nicht percutabel gewesenes
Exsudat). Die vordere Wand des Colon mit der Bauch-
wand nicht verwachsen, daher zwischen ihm u. der Bauch-

---

[*] Eine Revision dieser Fälle von „grobem Schall“
nebst Nachweis älterer, ganz gleichartiger Beobachtungen
bringt Ref. in Nr. 1. 1874 der „*Deutschen Klinik*“.

wand ein freier Raum verblieb für das profuse Exsudat, welches die Dämpfung bewirkte und 2 T. vor dem Tode aufgesogen wurde. Das Gas nahm die höchste Stelle ein und erzeugte den tympanitischen Schall, war aber vor dem Tode aufgesogen worden.

Vf. schliesst mit folgenden allgemeinen Bemerkungen.

In der *Brusthöhle* ist klatschender Schall nur bei Beginn des Pneumothorax denkbar, wenn das Zwerchfell noch hoch steht, wie diess von Saussier u. Maillot thatsächlich beschrieben wurde.

Bei Krankheiten der *Bauchhöhle* sind die Umstände günstiger, weil a) die Wände biegsamer sind, b) sich harte Flächen, c) Organe mit bedeutendem Luftvolumen darin befinden, deren Wände nahe bei einander liegen können. Die Möglichkeit liegt vor: 1) bei *Gasansammlung*, welche in der Rückenlage den Raum zwischen Leber und Bauchwand einnimmt, bei linker Seitenlage in die rechte Axillarlinie rückt. In 20 von Vf. an Leichen angestellten Versuchen (Einschnitt über dem Nabel bis zur Scheide des Musc. rectus und Eintreibung von Luft durch letztere mittels eines Trokars) wurde das Klatschen jedesmal erzeugt. Klinische Beobachtungen sind wohl deshalb selten, weil immer ein starker (empfindlicher) Anschlag erforderlich ist. 2) Bei *Geschwülsten* der hintern Bauchwand, welche den Magen oder Dickdarm an die vordere Bauchwand rücken, wie in folgendem Falle.

Der betr. Kr. trat am 16. Jan. in Behandlung mit Zeichen alter Febris interm., Magenkatarrh u. Gelbsucht. Leber etwas vergrössert und schmerzhaft; Milz 3 Querfinger über den Rippenrand vorragend, hart, empfindlich. Ende Febr. fand sich eine Geschwulst über dem Nabel, unbeweglich beim Athmen. Perkussionsschall über der Geschwulst dumpf, sonst tympanitisch, über dem Magen bei starkem Andrücken des Plessimeters *klatschend*, bei Lageveränderung nicht wechselnd. Die Geschwulst wuchs sehr rasch, nach 2 W. war der Schall über dem Magen für gewöhnlich dumpf, nach Genuss von Sodawasser aber sofort tympanitisch und klatschend. Die Sektion ergab: Sarkom der Milz und Vergrösserung der Retroperitonäaldrüsen, den Magen fast bis zur Vorderwand des Bauches gedrängt.

Unter normalen Verhältnissen tritt der klatschende Schall auch bei Perkussion der schwach mit Gas gefüllten Därme auf durch Anschlagen der Vorderwand gegen die hintere.

Auch am Magen kann das Zeichen vorkommen bei Erweiterung und starker Erschlaffung, so dann eine Geschwulst der hintern Bauchwand durch Palpation ausgeschlossen wird.

IX. *Cheyne-Stokes'sches Respirationsphänomen.*

Dr. C. F. Rohrer (Schweiz. Corr.-Bl. 9. 1873) berichtet folgenden, seines typischen Verhaltens wegen bemerkenswerthen Fall.

Ein kräftiger Knabe von 7 Mon., Anfangs Febr. an Magendarmkatarrh erkrankt, wurde am 18. Febr. somnolent, erbrach sich bis 4mal täglich und nahm die Brust schlecht. Am 21. Convulsionen von kurzer Dauer. Die Untersuchung ergab ein anämisches, gut entwickeltes Kind, Rückenlage, Augen halb offen, leichten Strabismus

convergens, zuweilen Nystagmus. Grosse Fontanelle stark gewölbt, leicht pulsirend. Hellrosarother Streifen vom linken Hinterhaupt gegen das rechte Ohr von 2—3 Ctmtr. Breite. Venen der Kopfhaut strotzend gefüllt. Winden und Drehen mit dem Kopfe, Bohren in die Kissen. Reine Stimme. Gesichtsfarbe wechselnd, Pupillen reagirend. Respiration ganz nach dem Cheyne-Stokes'schen Typus: Apnöe während 6—9 Sek. In Exspirationsstellung 1 bis 3 Athemzüge, während 3—6 Sek. von je 1—1½—2 Sek. ohne abnorme Zwischenpause. Während der Apnöe öfter Gähnbewegungen. Puls während der Respiration 100, mit Beginn der Apnöe bis zur Mitte der Pause 92, dann wieder steigend. Respirationstypus: costo-diaphragmal. Leichter Schweiss an Schläfen und Nasenwurzel. Temperatur 37.0 mit leichten abendlichen Steigerungen. Perkussion und Auskultation ergaben nichts Ungewöhnliches. — 22. Febr. Leichte Nackenstarre, Pupillen schlecht reagirend; Röthung am Kopf wie gestern. Respiration dieselbe. Temperatur Abends bis 39.0. — 23. u. 24. Febr. Wiederholt klonische Convulsionen. Abends Nackenstarre. Respiration unverändert. — 26. Febr. Tetanische Erstarrung. Respiration nicht mehr aussetzend, kurz, conplit; Puls unregelmässig, klein, Tod am 27. Febr.

Vf. nimmt eine Meningitis tuberculosa an mit Erguss in die Ventrikel und Fortsetzung auf die Umhüllung der Medulla oblong., da die Erscheinungen denen ähnelten, welche nach Rosenthal auf Reizung des centralen Endes des Ramus laryng. sup. vagi erfolgen.

Einen weitern hierher gehörigen Fall beschreibt Dr. Frz. Chvostek (Wien. med. Wchnschr. XXIII. 39, 40. 1873.)

Dr. J. Prohaska, geb. 1807, erkrankte 1866 mit sehr heftigem Muskelrheumatismus, namentlich im Schultergürtel, wurde geneigt zu Ohnmachtsanfällen u. Schweissausbruch und bot im Frühjahr 1870 die Zeichen einer Insufficienz der Valv. mitral. mit Herzvergrösserung. Der Rheumatismus wurde gelegentlich mit Erfolg behandelt. Am 27. Febr. 1871 trat ein 3stünd. asthmatischer Anfall ein mit Auswurf von blutigem Schleim. Am 27. März erfolgte ein zweiter Anfall von Athemnoth, im Juni ein dritter mit Verschlimmerung des Muskelrheumatismus. Zwei spätere Anfälle wurden von einer heftigen Lungenentzündung gefolgt, welche Husten mit schleimigem Auswurf zurückliess. Die Anfälle wurden immer häufiger und zeigten gegen Febr. 1872 das Eigenthümliche, dass ihnen Schwindel, dann Hitzegefühl mit Schweissausbruch auf Stirn, Kopf, Hals und Brust vorherging; dabei klagte der Kr. über Druckgefühl in der Magen- u. Herzgegend. Nachts blieb der Athem oft auch bei ruhigem Schlaf aus. — Befund im März 1872: Kopf, Hals und Brust ziemlich stark schwitzend. Leichte Cyanose, mässiges Fuss-Oedem. Respiration beschleunigt, unbestimmtes Athmen und Rasseln; Herzdämpfung vergrössert, systol. Geräusch über der Herzspitze, 2) Ton der Lungenarterie verstärkt. Leber mässig vergrössert. — Um Pfingsten überstand Pat. noch eine Pneumonie der untern Lungenpartie mit Mitte Juni trat die Cheyne-Stokes'sche Respiration ein, nämlich: erst Pause von 40—45 Sek., dann 32—36 Athemzüge, die erste Hälfte oberflächlich, die zweite immer tiefer, schliesslich wieder oberflächlich werdend, bei ganz geringer Frequenz. Puls in der ersten Hälfte 80—84, in der zweiten 104—112. Das Bewusstsein, erst trübe, verlor sich nach und nach ganz, um mit Ende des Anfalls wiederzukehren. Augen geschlossen; Zuckungen der Gesicht- und Extremitäten-Muskeln. Dauer: mehrere Stunden bis einen halben Tag, dann wieder regelmässige Respiration bis 24 Std. vor dem Tode (8. Juli 1872). — Sektion nicht gestattet.

Vf. reiht hieran eine vergleichende Umschau über die anderen bisher veröffentlichten Fälle, mit dem Resultat, dass er sich der Traube'schen Theorie von der Einwirkung des Kohlensäureblutes auf die Medull. oblong. anschliesst. [Ref. macht darauf aufmerksam, dass diese Theorie, von Diesterweg als unhaltbar nachgewiesen, die Frage zum Austrag zu bringen nicht ausreicht.]

541. Zur Elektrotherapie; nach Beard; Ciniselli; Duncan; Santopadre.

Dr. George M. Beard (New-York Medical Journ. Oct. 1872) hebt zunächst hervor, dass die Elektrotherapie in den letzten 5 Jahren einen grossen Aufschwung in den Vereinigten Staaten genommen hat, und theilt sodann eine neue Methode der elektrischen Behandlung mit, welche er „*centrale Galvanisation*" nennt. Bei derselben wird der negative Pol auf dem Epigastrium stabil applicirt, während der positive nach und nach über den Kopf, längs des Sympathicus und abwärts in der ganzen Länge der Wirbelsäule geführt wird, in der Weise, dass das Gehirn, der Vagus, das Rückenmark und alle Hauptplexus des Sympathicus, mitbin das ganze Nervensystem unter die Einwirkung des Stromes gebracht wird. Zunächst wird mit dem positiven Pol die Stirn von einer Seite zur andern bestrichen, dann wird derselbe 1 Min. lang oder länger auf dem Scheitel stabil applicirt. Die Stromstärke für diese Behandlung des Kopfes wird so gewählt, dass Pat. einen leichten metallischen Geschmack empfindet. Alsdann wird der positive Pol weiter längs des innern Randes des Sternocleidomastoideus von der Fossa auriculo-maxillaris bis zur Clavicula langsam bewegt, meist auf beiden Seiten, 1—5 Min. lang. Alsdann wird mit dem positiven Pol bei grösserer Stromstärke längs der Wirbelsäule auf- und abgestrichen, 3—6 Min. lang, und dabei das Centrum cilio-spinale besonders berücksichtigt [auf welche Art, ist nicht gesagt]. Die ganze Behandlung dauert 5—10 Min., die Magenelektrode ist von breiter Oberfläche; für den positiven Pol empfiehlt B. seine anschmiegsame (adjustable) Elektrode, mit welcher man ohne Mühe unter die Kleider fahren kann.

Zur Motivirung dieser Methode führt B. an: 1) dass man den galvanischen Strom schlecht lokalisiren und deshalb nicht feststellen kann, ob in einem gegebenen Falle die Galvanisirung des Vagus oder die des Sympathicus etc. geholfen habe, und 2) dass man den centralen Sitz der meisten Nervenkrankheiten nicht kennt. [Deshalb galvanisirt man also den ganzen Menschen!]

Indicirt ist diese Methode bei vielen Krankheiten, bei welchen die allgemeine Faradisation angezeigt ist, besonders aber bei solchen, wo Gehirn, Rückenmark, Sympathicus, Vagus und die grossen Plexus afficirt sind, so bei Hysterie, Hypochondrie, Geisteskrankheit, Gastralgie, Angina pectoris, Chorea und spasmodischen Affektionen, nervöser Dyspepsie,

wenn der Kr. nicht besonders geschwächt ist; bei spinaler u. cerebraler Erschöpfung, Spinal-Irritation und Congestion und bei gewissen Hautkrankheiten hat B. die centrale Galvanisation wirksamer gefunden als die allgemeine Faradisation. Dagegen ist in denjenigen Fällen von Hysterie, Neurosthenie, Anämie und nervöser Dyspepsie, wo das Körpergewicht sehr reducirt ist, u. bei allgemeiner Schwäche verschiedener Art die allgemeine Faradisation vorzuziehen. Sehr günstige Resultate hat B. erhalten durch abwechselnde Anwendung der allgemeinen Faradisation mit der centralen Galvanisation.

Bei beiden Methoden hat B. einen mächtig stimulirenden Einfluss beobachtet; so bessern Schlaf und Appetit, Fähigkeit zu körperlicher u. geistiger Arbeit u. Aufheiterung. Eine Zunahme des Körpergewichts hat er besonders nach allgemeiner Faradisation beobachtet. [Letztere hat auch Ref. in 2 Fällen in auffälliger Weise beobachtet; in dem einen derselben, nachdem eine seit 12 J. bestehende Coccygodynie, in dem andern, nachdem eine über beide obere Extremitäten sich erstreckende progressive Muskelatrophie, beide Male durch *lokale Faradisation* beseitigt worden war.]

Weiterhin macht B. Mittheilungen über die Heilwirkung der centralen Galvanisation bei *Hautausschlägen*, so bei Ekzem, Prurigo und Acne. An letzterer litt in grosser Ausdehnung ein junger Mann, der, nachdem er vergeblich alle möglichen Mittel dagegen gebraucht hatte, während einer 3 Mon. lang wegen Epilepsie gebrauchten galvanischen Kur, die Acne fast völlig verlor.

Ferner hat B. nach allgemeiner Faradisation die *Ernährung von marastischen und schwachen Kindern* sich bessern sehen. Ein Pol wird in feuchter Schwamm am Steissbein fixirt, während mit dem andern etwa 2 Min. lang über den ganzen Körper, Rumpf und Glieder, gestrichen wird. Besonders zeigt ein so behandeltes Kind mehr Leben und Kraft, nährt sich mit mehr Energie, nimmt schneller zu und bekommt eine gesunde Farbe. „Die Kinder widersetzen sich nicht der Behandlung; einige scheinen sie zu lieben, wie sie Milch lieben." Von einem Wurf von 4 jungen Hunden wurden 2 einen Tag um den andern der allgemeinen Faradisation unterworfen, die beiden andern nicht. Nach 4 Wochen wogen die beiden faradisirten 5, resp. 11 Unzen mehr als die nicht faradisirten. Die faradisirten waren ausserdem gefrässiger und saugten energischer. B. hebt jedoch selbst hervor, dass es Individuen gäbe, welche die elektrische Behandlung in keiner Weise gut vertragen, während anderer bei jeder nervösen Affektion davon in auffälliger Weise Nutzen haben. Er glaubt, dass diese Idiosynkrasie, resp. Sympathie erblich sei. Ebenso meint er, dass dieselben Individuen zu verschiedenen Zeiten ihres Lebens verschiedene Empfänglichkeit für die Elektricität besitzen.

Schliesslich behauptet B., dass er von den langsam unterbrochenen faradischen Strömen therapeutisch keine andere Wirkung gesehen habe, als von den schnell unterbrochenen; dasselbe gilt in Bezug auf die primären u. sekundären faradischen Ströme. [Die von Duchenne den primären und sekundären Strömen zugeschriebene besondere Wirksamkeit erklärt sich, wie bekannt, aus der sehr verschiedenen Stärke des dazu verwendeten Drahtes].

Dr. L. Ciniselli (Gaz. Lomb. XXXII. 37. 1872) empfiehlt für die continuirliche Anwendung des galvanischen Stromes 2 quadratische Metallplatten von 10—15 Ctmtr. Seitenlänge, von denen die eine aus Zink, die andere aber aus Kupfer, Silber, Gold oder Platin besteht. Diese Platten sind durch einen isolirten Metalldraht leitend verbunden und werden entweder direkt auf die Haut applicirt, oder, wenn diese zu trocken ist, durch ein mit Salzwasser oder Essig befeuchtetes Stück Flanell davon getrennt befestigt und wochenlang continuirlich getragen, doch so, dass die Platten täglich 1 Mal von den Oxydationsprodukten gereinigt werden. Bei direkt auf die Haut applicirten Platten kommt es unter der Zinkplatte zur Bildung von Bläschen, deren Inhalt saure Reaktion zeigt, ebenso wie der zuweilen sich bildende Schorf die Charaktere des positiven Poles der Säule. Die dadurch entstehende unangenehme Empfindung hört sofort auf, sobald man die Kupferplatte längere Zeit auf den verschorften Stellen applicirt.

Diese Methode hat sich besonders bewährt bei *chronischen neuralgischen Affektionen*, so bei Neuralgia lumbo - abdominalis, N. tibialis, ischiaca, bei Gastralgie, nervösem Herzklopfen etc., wofür C. aus seiner eigenen und fremder Praxis Beispiele anführt. [Diese Methode ist in Deutschland längst in der Gestalt des Romershausen'schen galvanischen Bogens angewendet worden; ob mit grossem Erfolg, weiss Ref. nicht zu sagen.]

Dr. John Duncan (Edinb. med. Journ. XVIII. p. 504. [CCX.] Dec. 1872) bespricht eingehend die Verwendung der *Elektropunktur gegen die Aneurysmen*. Für den positiven Pol empfiehlt er eine Nadel von Platina, für den negativen von Stahl, und zwar rühmt er die durch Vulkanisiren isolirten Nadeln, weil sie in ihrer Umgebung keine Kauterisation und darum keine Entzündung hervorbringen. D. ist für das Einführen *beider* Polnadeln in den aneurysmatischen Sack; die dadurch hervorgebrachten Uebelstände soll man zu vermeiden versuchen, entweder durch einen sehr schwachen, aber sehr lange Zeit einwirkenden Strom, oder durch das von Ciniselli empfohlene Wechseln der Pole an den einzelnen Nadeln. Seine weiteren Erfahrungen fasst D. in folgenden Sätzen zusammen.

1) Bei Aneurysmen der grossen Gefässe, wie der Aorta, Innominata und Subclavia, ist die Elektrotherapie nur dann angezeigt, wenn trotz angemessener Behandlung stetige Zunahme stattfindet. Zu dieser Ansicht ist D. durch die Beobachtung von 2 Fällen gekommen.

In dem einen hatte das Aortenaneurysma schon das Sternum perforirt; weil es aber nicht weiter ging und eine Blutung nicht drohte, so beschloss D. mit der Elektropunktur noch zu warten. Mittlerweile zog sich das Aneurysma wieder vollständig in den Thorax zurück.

In dem 2. Falle begann das Aorta-Aneurysma nach oben und im Halse zu und nach aussen zwischen den Rippen mit rasender Schnelligkeit zu wachsen, so dass es in wenigen Tagen eine enorme Grösse erreichte. Es zeigte sich aber, dass, wo Tags zuvor Pulsation gefühlt wurde, am nächsten Tage nur Fluktuation zu fühlen war. Die Pulsation wurde von Tage zu Tage geringer, so dass der Kr. schliesslich in solchem Zustande das Hospital verliess, dass kein physikalisches oder allgemeines Symptom von Aneurysma zurückgeblieben war.

2) Die Compression, wenn sie ausführbar, ist der Elektrolyse vorzuziehen.

3) Sollte die Compression im Stiche lassen, so ist die Elektrolyse der Ligatur vorzuziehen.

4) Bei Aneurysma cirsoideum ist Elektrolyse die leichteste, sicherste und zuverlässigste Methode.

Einen solchen Pat., bei welchem Syme jede Operation von der Hand gewiesen hatte, heilte D. in wenigen Sitzungen. In einem 2. Falle hatte ein junger Mann eine taubeneigrosse, heftig pulsirende Geschwulst im unteren Augenlid; in *einer* Sitzung von 40 Min. wurde sie auf einen harten und nicht pulsirenden Knoten reducirt. Im 3. Falle hatte Aneurysma cirsoideum der einen Wange und Kopfhälfte Kurversuchen beständig widerstanden. Nach wenigen Sitzungen war die Pulsation gänzlich verschwunden und die Geschwulst so hart und klein geworden, dass Pat. vorläufig von jedem weiteren Eingriff abstand. Ein Jahr danach war die Geschwulst allerdings wieder grösser geworden, die Pulsation aber nicht wiedergekehrt. Nach 8—9 Sitzungen war die Geschwulst wiederum auf die Hälfte ihrer ursprünglichen Grösse reducirt.

5) Bei *Aneurysma varicosum*, bei *A. glutaeale* und *ischiadicum* ist die Elektrolyse wahrscheinlich die geeignete Therapie.

6) Bei manchen Aneurysmen kleinerer Arterien ist die Elektrolyse als eine nützliche Ergänzung der übrigen Mittel zu betrachten.

Ebenso hat D. gegen *Naevi* die Elektrolyse mit dem besten Erfolg angewandt. Bei den Naevi im Gesicht bleibt, besonders wenn sie eine grössere Ausdehnung haben, die auffällige Färbung der Haut zurück, wenn auch die Geschwulst völlig verschwindet. Doch sah Vf. auch jene Verfärbung im Laufe der Zeit meist verschwinden. Ausserdem ist die häufige Wiederholung der Sitzungen (bei kleinen Naevi 3—4, bei grösseren 20—30) störend. Zwar kann man mehrere Nadeln anwenden, aber sie müssen in einer gewissen Entfernung von einander stehen und die zu absorbirende Stelle darf nicht zu gross sein. Bei 4 Bunsen'schen Elementen soll die Wirkung jeder einzelnen Nadel nicht länger als 15 Minuten dauern und zwischen den einzelnen Operationen sollen anfangs vielleicht 6—8 Tage, schliesslich aber 6—8 Wochen liegen. Die Elektrolyse ist deshalb nur bei solchen Naevi anzuwenden, welche auf andere Weise schwierig oder gar nicht zu beseitigen sind. Der galvanische Strom wirkt hier dadurch, dass um jede Nadel herum das Gewebe abstirbt und nachträglich absorbirt wird.

Von den *Geschwülsten* überhaupt eignen sich die am meisten für die Elektrolyse, welche gefäss-

reich und gutartig sind, sich also der Natur des
Naevus oder des Aneurysma cirsoideum am meisten
nähern.

Dr. Ulysse Santo-Padre (Journ. de Brux.
LVI. p. 532. Juin. 1873) wandte, ermuthigt durch
die Erfolge des Dr. Alberto Riva, die Elektricität in Fällen von *transitorischer Paralysis algida
der vasomotorischen Nerven bei Frostballen* an.
Er bediente sich eines Gaiffe'schen elektromagne-
tischen Apparates und eines mittelstarken Stromes.
Mit dem negativen Pol wurde die afficirte Stelle
selbst stabil oder labil in Berührung gebracht, mit
dem positiven ein Punkt der Umgebung; Sitzungs-
dauer 10—15 Minuten, täglich. Schon nach der
1. Sitzung hört das Jucken auf und der Schmerz
mindert sich sehr, nach 3—4 Sitzungen Heilung.
Zum Beweis theilt Vf. 4 Beobachtungen mit.

1) Neunjähr. Mädchen mit Frostballen beider grossen
Zehen behaftet, welche zahlreichen Medikamenten widerstanden. Jucken und Schmerz heftig. Nach der 1. Sitzung
von 10 Minuten ging die Pat. ohne Schmerz; nach der
3. Sitzung Heilung.

2) Junges Mädchen; jedes Jahr von Frostballen befallen; lebhaftes Jucken und Schmerz in der grossen und

kleinen Zehe rechts. Alle lokalen Mittel ohne Erfolg angewendet. Vollständige Heilung nach der 4. Sitzung.

3) Der Vater des jungen Mädchens hatte Frost im
Mittelfinger der rechten Hand. Heilung nach einer einzigen
Sitzung von 5 Minuten Dauer.

4) Bruder des Vfs.; Frostballen an der Artikulations-
stelle der 2. und 3. Phalanx der 2. Zehe links. Heilung
durch eine Sitzung von 5 Minuten.

Schliesslich möge noch eine Mittheilung des Dr.
Temistocle Santopadre (L'Ippocratico XXXV.
19. 1872) über *Tödtung der Krätzmilben durch
den elektrischen Funken* Erwähnung finden. [Die
Diagnose ist jedoch nicht durch das Auffinden von
Milben gesichert, auch findet sich darüber keine Angabe, ob es gelingt, isolirte Krätzmilben ausserhalb
des Körpers durch den elektr. Funken zu tödten.]

Vf. bemerkte bei einem 12 J. alten, wegen Contractur
des einen Oberarms von ihm elektrisch behandelten, gleichzeitig mit Krätze behafteten Knaben, dass am Tage nach
Anwendung des faradischen Pinsels die Hauthyperämie
verschwunden und viele Milbengänge vertrocknet waren.
Er sah deshalb von jeder weitern Behandlung der Krätze
ab, sondern fixirte nur in Sitzungen von einer Stunde Dauer
die Spitze der olivenförmigen Elektrode eine Zeit lang auf
das Centrum jeden einzelnen Milbenganges. Nach 6 Sitzungen war der Kr. von seiner Krätze befreit.

(Seeligmüller.)

B. Originalabhandlungen
und
Uebersichten.

XIV. Beiträge zur Anatomie, Physiologie und Pathologie der Placenta.

Nach neuern Untersuchungen zusammengestellt
von
Prof. Dr. C. Hennig zu Leipzig.

Literatur.

1) Sirelius, Knut Samuel, Om placenta praevia, dess utveckling och behandling. Akad. afhandl. Helsingfors 1861. Frenckel och son. 8. 170 S. mit 3 Kupfertafeln.

2) Ercolani, Giamb., Delle glandole otricolari
dell' utero e dell' organo glandolare di nuova formazione
che nella gravidanza si sviluppa nell' utero delle femmine
dei mammiferi e nella specie umana. Bologna 1868. Tipi
Gamberini e Parmeggiani 4. 77 pp. mit 10 Kupfertafeln.

3) Derselbe, Memoria delle malattie della placenta. Daselbst 1871. 4. 72 pp. mit 7 Kupfertafeln.

4) Derselbe, Sulla parto che hanno le glandole
otricolari dell' utero nella formazione della porzione materna della placenta e nella nutrizione del feti. Daselbst
1873.

5) Hennig, Carl, Studien über den Bau der
menschlichen Placenta und über ihr Erkranken. Als Be-
grüssung der 25jähr. Wiederkehr d. Wanderversamml.
deutscher Naturf. u. Aerzte. Leipzig 1872. Engelmann.
8. 59 S. mit 8 Taf. in Farbendruck.

6) Jassinsky, P., Zur Lehre über die Struktur
der Placenta. Virchow's Arch. XL. 3 u. 4. p. 341. 1867.

7) Kundrat, II., Untersuchungen über die Uterusschleimhaut. Wien. med. Jahrbb. 1873. p. 135.

8) Winkler, F. N., Zur Kenntniss der menschlichen Placenta. Arch. f. Gynäkol. IV. 2. p. 239. 1872.

9) Langhans, Th., Zur Kenntniss der Placenta.
Arch. f. Gynäkol. I. 2. p. 317. 1870.

10) Jungbluth, Zur Lehre vom Fruchtwasser und
seiner übermässigen Vermehrung. Arch. f. Gynäkol. IV.
3. p. 554. 1872.

11) Winogradow, Ueber den Bau des menschlichen Amnion. Virchow's Arch. LIV. 2 u. 3. p. 78. 1871.

12) Riazoli, Francesco, Sulle cagioni anato-
mico-fisiologiche per le quali nel feto umano cessa spon-
taneamente dopo la nascita il corso del sangue nel funi-
colo ombellicale, e se ne rende d'ordinario superflua la
legatura. Bologna 1872. Tipi Gamberini e Parmeggiani.
4. 25 pp. mit 2 Steindrucktafeln.

13) Duncan, J. Matthews, Note on a proof of
the free intercommunication near the chorionic surface

between different parts of the system of maternal cells or bloodcaverns of the placenta, in the same and in different cotyledons. Edinb. med. Journ. XVIII. p. 601. [Nr. CCXI.] Jan. 1873.

14) Hyde, J. N., On artificial placental respiration. The Clinic IV. 1; Jan. 1873.

15) Reichert, C. B., Beschreibung einer frühzeitigen menschlichen Frucht im bläschenförmigen Bildungszustande. Arch. f. Anat., Physiol. u. wiss. Med. 1. p. 127. 1873.

16) Romill, Giuglielmo, Sulla struttura e sviluppo della placenta. Riv. clin. 2. Ser. III. 1. p. 5; Gennajo 1873.

17) Fränkel, Ernst, Ueber Placentarsyphilis. Habilitationsschrift. Breslau 1873. Arch. f. Gynäkol. V. 1. p. 1. 1873.

18) Godfrey, Syphilitic disease of the placenta. Obstetr. Soc. Transact. XIV. p. 137. 211. 1873.

19) Hicks, J. Braxton, The anatomy of the human placenta. Obstetr. Transact. XIV. p. 149. 1873.

Der Umstand, dass seit der Schrift von Sirelius (1) bis zu dem Erscheinen der ersten Abhandlung Ercolani's über die Placenta wenig Neues zu Tage gekommen ist, und der noch jetzige hohe Werth der finnischen Arbeit werden es begreiflich machen, dass vorliegende, einen so grossen Zeitraum umspannende Bücher erst heut und noch heut einer übersichtlichen Besprechung unterworfen worden sind.

Die Schwierigkeit der Untersuchungsgegenstände in diesem Gebiete und die Seltenheit, mit welcher frisches, gesundes Material zu Handen kommt, erklären die langen Pausen zwischen den in dieser Richtung fördernden Arbeiten. Dabei ist noch besonders zu erwähnen, dass zwar von vielen höheru Säugern fast stets frisches Material gewonnen werden kann, dass aber der feinere Bau der Gebärmutterschleimhaut und der Eihäute sich fast bei jeder Gattung etwas anders verhält, trächtige Affen aber, welche in ihren anthropoiden Arten dem Menschen ähnlichste Bildungen vermuthen lassen, höchst selten zu haben sind. Ist doch schon die grobe Anordnung der Placenta bei unsern Hausthieren bekanntlich eine sehr von der menschlichen und in den Species der Thiere unter einander abweichende.

Sirelius (1) hat seine meisten Beobachtungen und Untersuchungen im Wiener Gebärhause angestellt. Entgegen der Mechanik der Schwangerschaft u. Geburt bevorzugenden Zeitströmung fühlte sich Sir., durch Wigand's Arbeiten angeregt, zum Ausbau des *physiologischen Theils* hingezogen und gelangte zu folgenden Anschauungen. Das vorgebliche Verschmelzen der beiden Deciduae mit einander in den spätern Monaten der Schwangerschaft findet nicht statt. Am Ende der Schwangerschaft ist von der Reflexa nur ein schmaler Streifen am Rande der Placenta übrig, von der Vera dagegen zu dieser Zeit noch ein grösseres Stück. Die Serotina ist die dem Uterus eigen angehörige Schleimhaut oder eine Fortsetzung der Vera.

Die Fortsätze der Decidua dringen während der Bildung der Placenta bis an das Chorion, ihre Zellen bis in die Kotyledonen selbst und hüllen die fötalen Zotten ein. Wie Kölliker von den Muskelfasern der Gebärmuttersubstanz, wie Schröder van de Kolk vom Bindegewebe der Schleimhaut, so thut Sir. von den eigenthümlichen Zellen der Placenta uterina dar, dass sie in den verschiedenen Monaten der Schwangerschaft verschiedene Grösse, Form und Lagerung aufweisen. Im 9. Mon. sollen diese Decidua-Zellen Fettkörnchen enthalten, im 10., wo Sir. nur Bündel und Fasern von Bindegewebe und viel Kerne mit Fettkörnchen fand, ganz verschwinden. So erscheine die Decidua in spätern Monaten der Schwangerschaft nahezu parallelschichtig; nach der Entbindung bleibe eine schmale, im Zerfall begriffene, verfettete Schicht zurück und werde am 60. bis 70. Tage nach der Niederkunft durch eine junge ersetzt (Robin).

Die Serotina-Zellen fungiren in der ersten Zeit des Embryonallebens als Drüsenapparat und geben, ganz frisch mit Tinctura iodi acidula (Bernard) behandelt, Glykogen-Reaktion.

Die einfache *Vertheilung der fötalen Blutgefässe in den Chorionzotten* nach E. H. Weber lässt Sir. nur für die reife und die fast reife Placenta gelten; für die Zeit des 3. bis 5. Mon. der Schwangerschaft hingegen weist er, sowie Schröder v. d. Kolk, zahlreiche Haargefässnetze nach. Eingehüllt findet Sir. die Zotten nur von 2 Zelllagen, einer äussern, grosszelligen (des *Ref.* mütterliches Epithel, Ercolani's Drüsenzotten) und einer innern, kleinzelligen (fötalen). Die Grundmasse der Zottenammchen wird durch Essigsäure durchscheinender gemacht, ohne sich darin aufzulösen. Nun erscheinen deutlich die spärlich vertheilten Virchow'schen Zellen mit feiner Wand und länglichem Kerne.

Sir. hat die Weber'schen Präparate von Gebärmüttern gesehen, in welchen die mütterlichen und die kindlichen Placentargefässe besonders injicirt sind. Er hebt unter denselben namentlich drei sehr instruktive hervor. Leider trafen bei der hiesigen Versammlung der Naturforscher u. Aerzte im August 1872 höchst widrige Umstände zusammen, welche die den Gynäkologen von Ref. mit vieler Mühe vorbereitete Besichtigung dieser Präparate in der hiesigen anatom. Sammlung vereitelten. Neben ihnen verdienen die Untersuchungen Eschricht's an den von Ibsen's Meisterhand ausgeführten Injektionen an allen Ordnungen der Säugethiere hohe Beachtung.

Kiwisch leugnet bekanntlich die Anwesenheit von Wandung für die in der Placenta sich verbreitenden mütterlichen Gefässe, und Virchow erläutert diese Ansicht durch die Angabe, dass die mütterlichen Arterien sich in der Pl. in ein cavernöses, zuletzt wandlos werdendes Netz auflösen, in dessen Höhlen die fötalen Zotten nackt hineinragen, während Weber nur von kolossalen mütterlichen Haargefässen spricht und namentlich im venösen Randgefässe der Plac. alle hineingewachsenen Zöttchen mit einer höchst dünnen mütterlichen, glatten Membran, der Innenhaut der Vene, überzogen findet.

Sir. sucht beide einander entgegenstehende Ansichten durch die Darstellung zu vermitteln, wonach das die Zotten belegende mütterliche Epithel, also die Deciduazellen der Zotten, eine Fortsetzung der innern Gefässhaut ausmachen.

An der Endometra einer Frau, welche *während der Menstruation* gestorben war, *vermisste* Sir. die *Wimpern der Cylinderepithelien*. Er neigt sich der Annahme Schröder v. d. K.'s zu, dass *die Zotten ein Produkt der Decidua sind* und durch letztere gross gezogen werden. Da das Ei schon Zotten treibt, ehe der Embryo Blutgefässe führt, so *sei die ganze Placenta ein mütterliches Erzeugniss.* Dafür spreche die mangelhafte Beschaffenheit der Zotten bei Extrauterinschwangerschaft, wo es an einer wirklichen Decidua fehle.

Ehe wir diesen Gedankengang weiter verfolgen, wollen wir die embryologischen Studien Ercolani's (2) in den Kreis dieser Betrachtung ziehen. Der Bologneser Physiolog sucht zu beweisen, dass in der Schwangerschaft des Menschen und der von ihm untersuchten Säuger auf der Schleimhaut des Fruchthalters bald nach dem Einnisten des Eies eine *Neubildung von Drüsen* besonderer Art vor sich gehe, welche die Chorionzotten aufnehmen und mit ihrem Safte ernähren, nach der Geburt aber verschwinden. Von grossem Belange ist die Ermittelung der Beziehungen der nichtschwangern Schleimhaut zu der beim Menschen vorzüglich aus Decidua serotina bestehenden Neubildung und der alten Drüsen, soweit solche vorhanden, zu den neuen.

Zunächst macht Erc. klar, dass die früher angenommenen zweierlei Arten von Schlauchdrüsen der Schleimhaut des nichtschwangern Tragsackes bei der Hündin nicht, bei der Katze nur scheinbar vorhanden sind. Dagegen giebt es in den Kotyledonen des Tragsackes der Kuh und des Schafes kurze, enge, aber auch sehr gewundene einfache Drüsenbälge mit Pflasterepithel neben den mit Cylinderepithel ausgekleideten Schlauchdrüsen. Beide nehmen in der Schwangerschaft zu, erstere mit Umwandlung ihres Inhaltes, namentlich der Epithelien. Beim Kaninchen fand Erc. nur kurze, einfache Follikel. Die Hauptverrichtung aller dieser Gebilde sei Beschaffung eines Nährsaftes, zumal für die Zeit, wo die Chorionzotten noch gefässlos sind.

Beim Weibe und bei der Stute soll die Schleimhaut des nichtschwangern Uterus nach Erc. nur aus der auf dem Bindegewebe der Innenfläche des Organs liegenden Epithelschicht bestehen. Wenn man aber in Deutschland sich dahin geeinigt hat, die äussere Grenze der Uterinschleimhaut durch die Linie zu kennzeichnen, auf welche die Blindsäcke der Utricularrüsen auftreffen, so gehört zur Schleimhaut auch jene Bindegewebsschicht mit der von Referent dargestellten oberflächlichen Lage glatter Muskeln. Zur fernern Ernährung der Frucht dienen nun, nach Erc., nicht die erweiterten Schlauchdrüsen der alten Schleimhaut, sondern die neugebildeten zahlreichen Follikel, welche sich, von einem

Fachwerke jungen Bindegewebes gestützt, bei den Säugern mit *einer* Placenta auf die Stelle der Kotyledonen zusammendrängen, die Chorionzotten aufnehmen und nach der Geburt, beziehentlich unter fettigem Zerfall, zu Grunde gehen.

Die bekannten Schlauchdrüsen der Gebärmutter, denen Erc. jede Theilnahme an der Bildung der Placenta abspricht, sollen nach Erc. bald die erste Nährflüssigkeit für den noch gefässlosen oder wenigstens noch nicht mit der Placenta verbundenen Embryo, die *Uterinmilch*, und etwa die *Hydroperione* liefern, welche wenigstens beim Menschen als dicke, leimige Flüssigkeit den Zwischenraum zwischen den beiden Deciduae, der Vera und der Reflexa, ausfüllt.

Indem bei den *Einhufern* die Utricularrüsen während der ganzen Tragzeit durchgängig und thätig bleiben, werden die der Decidua vera u. der Reflexa zugetheilten Schlauchdrüsen des Weibes in der 2. Hälfte der Schwangerschaft ausser Thätigkeit gesetzt, so dass, abgerechnet die Fälle von Hydrorhoea, beide hinfällige Häute sich von da an berühren und unter Verschwinden der Höhle drüsenlos werden.

Unter den Wiederkäuern traf Erc. nur bei dem Kühen eine Vorrichtung, welche in Form kalkiger Pfropfen die Mündung der Utricularrüsen verstopft und den Ausfluss des schleimigen Inhaltes derselben hemmt. Bei der Sau, wo die Chorionzotten nur locker, also ähnlich wie beim Menschen in der Trabenschwangerschaft, in den mütterlichen Grübchen haften, wird die Mündung einer jeden Utricularrüse von fötalen Zotten freigelassen u. durch eine knopfförmige Hervorragung des Chorion verlegt, zu Ende der Schwangerschaft verschlossen. Hierdurch wird dem Losreissen der Zotten von der mütterlichen Placenta durch zu grossen Safteerguss von der Mutter Seite vorgebeugt.

Beim *Schwertwal* (Orca Gladiator) wies Turner nach, dass die auf der Placentarfläche des Tragsackes mündenden Utricularrüsen in die Basis je einer über ihnen stehenden Becherdrüse (Ercolani'schen Schwangerschaftsdrüse) einmünden und ihr allmälig dicker werdendes Sekret, zuletzt reich mit Epithelien durchsetzt, mittels dieser Becher von die Basis der in den Bechern steckenden keulenförmigen Chorionzotten bis an das Ende der Tragzeit ergiessen.

Auf der andern Seite stehen die Beobachtungen von Sharpey beim Hunde, von Gurlt, Winkler und Hennig (5) beim Weibe. Nach genannten Schriftstellern ist das Eindringen der Chorionzotten in mütterliche drüsige Räume, nämlich näheres in die vorhandenen Utricularrüsen der hinfälligen Haut, für die Placenta der eben genannten Geschöpfe erwiesen, wie auch E. H. Weber und in gewissem Sinne Ecker annehmen. P. Jassinsky (6) beschreibt unter den fötalen Zotten die dickern als von doppeltem Epithel bekleidet und leitet das äussere Epithel solcher Zotten vom Epithel derjenigen Utricularrüsen her, in welche diese Zotten eindringen.

H. Kundrat (7) kommt durch seine neuesten
sorgfältigen Untersuchungen zu dem Schlusse, „dass
die Chorionzotten in keinem nothwendigen, sondern
höchstens zufälligen Zusammenhange mit den Uterindrüsen stehen und hauptsächlich mit der bindegewebigen Schicht der Serotina in Berührung treten," doch
fand er, wenn auch selten (p. 152), „Zotten, welche
etwas tiefer in die offenen Mündungen der meist in
schiefer Richtung die oberste Schleimhautschicht
durchsetzenden Drüsen drangen."

In der That bleibt auch, wenn man die Zahl der
Drüsenmündungen und ihre Weite an der Placentarstelle der Endometra im 1. u. 2. Mon. der Schwangerschaft mit der Zahl der in diese Stelle sich ein-
senkenden und rasch anwachsenden Chorionzotten
vergleicht, nicht Platz genug für die letztern, wenn
man die zahlreichen und noch weiten Mündungen
der Uterindrüsen von diesem gegenseitigen Durch-
wachsungsvorgange ausschliesst. Ich verweise als
Zeugniss auf meine a. a. O. p. 8 gegebene Erläuterung der Tafel 2 b des Atlas von W. Braune.
Noch mehr, ebenso wie Ecker sah ich an einem
Präparate (Taf. VII. Fig. 2 f) mehrere junge Zotten
mit ihren Spitzen uterinwärts an einem Hohlraume
hangen, welchen sie durchbrachen, um in das tiefere
Gewebe der mütterlichen Schleimhaut einzudringen.
Endlich vermochte ich in gesunden und in kranken
Placenten fötale Zotten darzustellen, welche deutlich
zweierlei Epithel trugen: ein inneres, kleinzelliges,
feinpunktirtes und sehr regelmässiges, welches ich
an keiner gesunden Zotte vermisste, und ein äusse-
res, nur selten in grösserer Strecke sichtbares und
wahrscheinlich nicht allen Zotten zukommendes. Dieses letztere ist grosszellig, unregelmässig, stets ein-
kernig, im Anfange der Schwangerschaft würfig
oder kurzcylindrisch, später immer glatt. Dieses
kann nur von abgeflachten Epithelien der Uterindrüsen oder von epitheloid gewordenen obersten Zellen
der Bindegewebsschicht herrühren, welche in den
ersten Monaten der Schwangerschaft die placentare
Stelle der Schleimhaut durch Wucherung in dem
Embryo zugewandten Fältchen und Zöttchen hervortreten und die Hälse der Uterindrüsen etwas verdrängen und verengen lässt. Ich bleibe aber bei
dieser Annahme nicht stehen, sondern finde, dass
die Chorionzotten auch direkt in Blut- und Lymphgefässe der Uterinschleimhaut hineinwachsen können.
Nur habe ich die länger bekannte Thatsache, dass
die meisten Zotten mit oder ohne mütterliches Epithel in die erweiterten Placentarvenennetze hineinragen, im Sinne E. H. Weber's dahin berichtigt,
dass in der Regel die mütterliche Gefässhaut dabei erhalten bleibt und einen höchst dünnen, daher
selten zur Ansicht kommenden Ueberzug mit feinen
spindelförmigen Kernen über die fötalen Zotten abgiebt.

Winkler (8) glaubt sich an einem Abortivei
davon überzeugt zu haben, dass beim Menschen die
Zotten in die Utriculardrüsen eindringen, letztere
beim Weiterwachsen durchbohren und sich dann im
Muttergewebe ausbreiten. Meine unabhängig von
der Winkler'schen Arbeit gelieferten Ergebnisse
heben die Beschränkung der Zotten auf die Drüsenmündungen auf und verfolgen im Einzelnen die mannigfaltige Ansiedelung der Zottenzweige im interglan-
dulären Gewebe.

Hören wir über diesen streitigen Punkt noch
Reichert (15). Dieser Forscher untersuchte im
frischen Zustande ein Ei, dessen fötale Blase
5.5 Mmtr. lang, 3.3 Mmtr. dick, dem Alter von 12
bis 13 T. entspricht. Die Blase gleicht einer dicken
Linse mit kreisförmigem, abgerundetem Rand. Man
unterscheidet daran die etwas abgeplattete Grund-
wand mit dem Embryonalfleck Coste's, die gegenüberliegende freie Wand und die durch einfach hohl-
cylindrische Zotten ausgezeichnete Randzone. Die
Hülle dieser Blase besteht aus einer epithelialen
Membran, der „Umhüllungshaut". Die Zona pellucida
ist nicht mehr vorhanden. An der Schleimhaut des
Uterus prägen sich bereits die kotyledonenartigen
Erhebungen oder Inseln im Bereiche des Grundes und
Körpers kräftiger aus, und an der Oberfläche dieser
Inseln wuchern primäre und secundäre papillen-
artige Fortsätze auffallend. Die beiden kotyledonen-
artig beschaffenen Wände der Dec. vera treten mittels
einer gleichschenklig dreieckigen, sehr stark sich er-
hebenden Spitze gegen den Cervix uteri vor und sind
durch eine Mittelspalte in 2 Hälften (Inseln) geschieden; 4 basilare Inseln liegen längs dem Grunde
des Fruchthalters, 2 in der Mitte, 2 an der Spitze
der hintern Wand. In der rechten, mehr kreisförmigen mittlern Insel liegt die Frucht im untern Abschnitte eingeschlossen. Die kuppelförmige freie
Wand der Fruchtkapsel erhebt sich 1.5 Mmtr. über
die Oberfläche der Insel und der ganzen Wand der
Dec. vera.

Bei Lockerung der Frucht wurden mehrere
kleine Hohlzotten unmittelbar aus dem Ausfüh-
rungsgange von Uterindrüsen herausgezogen. Die
Reflexa besitzt also auch an ihrer Höhlenfläche
Uterindrüsen und ein kurzes, cylindrisches, cilien-
freies Epithel, welches sich in das Epithel der Drüsen fortsetzt; an der Abschliessungsstelle des Nest-
raumes, in dem Narbenzeichen fehlen nach R. die
Drüsen. Nur an Stelle der basilaren Wand, welche
dem Bereiche des Embryonalfleckes entspricht,
wachsen keine Zotten in die auch dort sich öffnenden
Uterindrüsen hinein.

Bei den Säugern, wo die Schlauchdrüsen des
Tragsackes nicht oder nur bedingt an der Placentar-
bildung theilnehmen, stellt Ercolani den oberflächlichen, stark wuchernden Theil der Uterinschleimhaut, welcher die Chorionzotten in seine Fältchen und Grübchen aufnimmt, als ein neugebildetes
Organ hin und nennt bei den einzelnen Arten zu den
Mündungstrichtern der Utriculardrüsen führenden
Hohlgänge Follikel oder Schwangerschaftsdrüsen:
„Organon glandulare". In seiner neuesten Veröffentlichung (4) sucht er die Schwierigkeit, welche
gegen die Pflasterepithelien der neugebildeten oder

vervielfachten Falten und Hohlgänge als absondernde
Werkzeuge erhoben worden sind, durch die Physiologie der Schwangerschaft und durch Analogie mit
andern Plattenendothel tragenden Sekretionsflächen
zu lösen.

In der That, auch beim Menschen *geht* nicht nur
das flimmernde Cylinderepithel (C. Friedländer) der Utriculardrüsen, sondern auch *das zu Epithel werdende oberste Lager der neuen* die Zotten
aufnehmenden *Taschen und Gruben aus* quellenden
Bindegewebskörperchen während der Schwangerschaft in *Plattenepithel* über.

In der zweiten Hälfte der Schwangerschaft bildet
sich derjenige unmittelbar auf der Muskulatur der
Gebärmutter aufliegende Theil der Decidua weiter
aus, welcher entweder bei der Geburt an seiner
Stelle sitzen bleibt oder, wenn auch nur streckenweise, als dünner, bald durchscheinender, bald gelblicher oder grauer Ueberzug des convexen Theils der
Placenta mit letzterer ausgestossen wird. Dieser
hinterste Theil der Placenta materna, welcher
Scheidewände und gefässtragende Fortsätze zwischen
und in die Kotyledonen des Fruchtkuchens bis nahe
an das Chorion frondosum schickt, trägt nur wenige,
aber mächtige *Blutgefässe*. Diese dringen schief
aus der Uterusmuskulatur in die Placenta und ver-
zweigen sich erst in den Kotyledonen derselben, wo
sie, je näher dem Chorion, sich in ein um so reiche-
res und gröberes Netz von Endgefässen venöser
Natur, in einen wahren Schwellkörper, auflösen.
Dagegen ist jene tiefste Serotinaschicht reich an
Lymphgefässen und lymphoiden Vorrichtungen, inmitten welcher am Schlusse der Schwangerschaft
die Endreiserchen der Chorionzotten haften.

Hier fiel den Anatomen schon lange eine Lage
riesiger Zellen, wahrer Blasen mit zahlreichen,
grossen Kernen auf. Die nach der Gebärmutter zu
gelegenen Schichten dieser Serotinazellen bleiben
auch am Ende der Schwangerschaft beim Menschen
von der *fettigen Entartung* frei, welche die näher
an den Fötalzotten gelagerten Zellen und die Zell-
knospen der Zotten nach Hegar und *Referent*
regelmässig befällt und nebst der häufigen *Kalk-
einlagerung* mir als erster Faktor der Entfremdung
des Eies von dem Fruchthalter erscheint und somit
die *physikalische Ursache der ersten Wehen
wird* [1]).

Nach einer vorläufigen Mittheilung Waldeyer's
und Romiti's an Ercolani gehen jene kolossalen Serotinazellen aus den Wänden der Uteropla-
centargefässe hervor. Die Verdickung dieser Gefässwände und die Verschmelzung benachbarter Gefässwände, wie Ercol. vom Igel beschreibt, hat
Referent auch beim Menschen, und zwar besonders
an der Placenta Syphilitischer, nachgewiesen.

---

[1]) Romiti nimmt an der Grenze, in der Trennungs-
schicht selbst, eine schleimige Umwandlung der Decidua-
zellen an, welche sich auch nach der Geburt fortsetzen soll.

Ich komme in meinem Berichte jetzt an eine
schwierige Stelle, nämlich an die Entstehung und
Bedeutung der *hinfälligen Häute* und deren Beziehung zu den Chorionzotten.

Nach Beseitigung der unzulässigen Einstülpungs-
theorie Lobstein's hat sich die Lehre Hunter's
geltend gemacht. Nach ihr ist die *Decidua vera*
die in lebhafte Thätigkeit versetzte Uterinschleimhaut. Sie bildet einen dreizipfligen Sack, dessen
Zipfel, entsprechend den Einmündungen beider Tuben
und dem innern Muttermund, offen bleiben. Das
durch eines der obern Löcher in die Höhle der Decidua gelangte Ei nistet sich nahe bei seiner Eingangs-
pforte gewöhnlich oben seitlich an und wird, während es sich in eine Telle der Decidua (Kundrat)
eindrückt, von einem Ringe der das Ei mächtiger
umwuchernden Schleimhaut eingefasst. Dieser Ring
erhebt sich zu einem das Ei immer höher umwach-
senden Walle, und zuletzt wächst dieser Wall bis
zum untern Eipole über das Ei hinweg, nur diesen
Pol freilassend.

An dieser Vorstellung fehlt nur, dass auch Je-
mand jenen Ring im Entstehen gesehen habe. Auch
Kundrat, welcher 5 Eier aus der 2.—3. Woche
der Schwangerschaft untersuchte, fand bereits die
menschlichen Eier in die Reflexa bis auf die bekannte kahle Stelle eingehüllt.

Die Untersuchungen am gefrornen Leichnam
(Anfang des 3. Monats der Schwangerschaft) und an
2 Abortiveiern aus der 4. und 5. Woche haben mich
gelehrt, dass die Bildung der Reflexa beim Weibe
anders aufgefasst werden muss.

Nach diesem Befunde hebt sich von der *Vera*
nach Ankunft des Eies *allseitig eine oberflächliche
Schicht der Schleimhaut*, von einem eiweissreichen
Schleime (Hydroperione) getragen, *ab*, und diese
Hülle, innerhalb welcher sich das Ei befindet, mit
einer dem innern Munde gegenüberliegenden Oeffnung versehen, wird von der Hydroperione an das
Ei angedrückt, nimmt die Chorionzotten auf und
wird von denjenigen, welche dem Orte der spätern
Placenta entsprechen, durchwachsen. Demgemäss
liegen auch an der Placentarstelle 2 Schleimhaut-
schichten, Vera und Reflexa, übereinander, werden
aber hier zeitig aneinandergeheftet durch die nun
auch die Vera durchwachsenden Chorionzotten, welche
endlich bei dem Grunde der Schleimhautdrüsen, bei
der Serotina, anlangen.

Beweise für das Gesagte sind: 1) ein schmaler
Saum der Hydroperione, welcher sich durch die sogenannte Umschlagstelle der Reflexa hindurch aus
der extraplacentalen breiten Spalte in die intrapla-
centale schmälere hineinzieht und durch Färbung
mit Hämatoxylin deutlich zur Anschauung gebracht
werden kann. Schon das blosse Auge verfolgt an
einem in Alkohol gehärteten schwangeren Uterus
diesen Saum auf einem auf die Endometra senkrecht
geführten Schnitte. Dieses Verhältniss wird durch
eine Stelle bei Kundrat (a. a. O. p. 171) erläu-

tert, welcher übrigens die Hunter'sche Ansicht vertritt.

„Vom Rande der Placenta hängt oft streckenweise eine die äussere Fläche der Eihäute deckende, bis 2 Ctmtr. breite Membran mit einem gezackten freien Rande, einer zottigen Aussen- und einer areolirten Innenfläche, welche dieselbe Färbung zeigt wie die Serotina. An der Aussenfläche geht diese Membran an dem etwas überwallenden Rande der Placenta in die Serotina, an der Innenfläche hingegen in die Reflexa continuirlich über. Dabei sieht man, dass das areolirte Ansehen der Innenfläche sich auch über die Umschlagsstelle zur Reflexa und auf die Aussenfläche der letztern fortsetzt, nur dass die Lücken hier länglich und verzogen sind. Diese Membran besteht aus einer obersten (— 4.5 Mmtr.) Lage der Decidua vera, wie sich das aus der Schilderung der Flächen ergiebt, die einerseits in die Serotina, andererseits in die Reflexa übergeht. Die Entstehung dieser Membran erklärt sich aus dem Umstande, dass die Verbindung der Reflexa und Vera untereinander an dieser Stelle, wie die Präparate selbst aus den späteren Monaten zeigen, eine nur sehr lose ist, ja wenigstens streckenweise vollkommen mangelt (Taf. I. Fig. 2). Trotzdem geht eine Spaltung in der obersten Decidua-vera-Lage auch an dieser Stelle vor sich. In Folge dessen wird man hier anstatt einer mit der Reflexa verbundenen, eine nur sie deckende, aber von ihr freie Verlage finden, die durch entsprechende Risse als eine vom Placentarrande herabhängende Haut erscheint."

2) Zwei von mir kürzlich untersuchte, unverletzt abgegangene menschliche Eier aus der 4.—5. Woche der Schwangerschaft. Jedes dieser Eier war von doppelter Decidua umgeben, die Vera, also die äussere, etwas verletzt, lappig eingerissen, doch liessen sich die Lappen an den verletzten Stellen zu einem Ganzen aneinanderlegen. Bei jedem dieser beiden Eier, deren einer Embryo noch frisch, der andere etwas macerirt, also seit mehreren Tagen abgestorben war, hing die Vera mit der Reflexa am stumpfen Eipole zwar zusammen, doch nicht flächenartig, sondern durch Inseln oder Gruppen von Chorionzotten, neben denen Serum zwischen den Decidorn frei angetroffen wurde. Dieses Serum, die Hydroperione, war in beiden Fällen offenbar in etwas grösserer als normaler Menge vorhanden und hatte wahrscheinlich den Tod des Embryo und den Abortus herbeigeführt; denn viele Chorionzotten erreichten, nachdem sie die Reflexa durchdrungen, nicht die Vera, sondern flottirten frei im Binnenraume oder waren aus der noch lockern Verbindung mit der Vera wieder gewichen und abgetrennt. Wir hatten demnach hier deutlich 2 ineinander geschachtelte Deciduaschalen vor uns.

3) Die Ausdehnung, Dicke und der Drüsengehalt der Reflexa. Bestände die Reflexa nur aus einer ringförmig um das Ei emporgewachsenen Vera, so würde das Gewebe der Reflexa bei dem schnellen Wachsthume des Eies nicht Substanz genug besitzen, um bis zu Ende der Schwangerschaft einen so umfänglichen Ball zu umhüllen. Zwar ist die Reflexa stets dünner und drüsenärmer als die Vera und welkt lange vor der letzteren; aber die extraplacentare Reflexa erhält nach dem Zustandekommen der Placenta ihre Gefässe nur aus den Randgefässen der letztern und kann daher nicht mehr so ernährt werden, wie die der Innenfläche des Uterus stets innig anliegende Vera; u. in der 2. Hälfte der Schwangerschaft, wo die Reflexa wieder mit der Vera unvollkommen verwächst, ist doch der innige Blutverkehr zwischen beiden Häuten nie der frühere. Was aber die Drüsen anbetrifft, so finde ich die Angabe der Schriftsteller nicht zutreffend, welche der Reflexa Drüsenmündungen nur an „der Umschlagsstelle" zuertheilen. Ich finde sie an jedem frischen Eie auf der ganzen Aussenfläche der Reflexa wieder, nur in geringerer Anzahl als in der Vera.

Auch Reichert (15) verwirft die Entstehung der Reflexa aus einem emporwachsenden cirkulären Walle. Die Fruchtkapsel kann nach ihm nur so entstehen, dass die Vera an der Lagerungsstelle der auf einer Insel der Schleimhaut sich feststellenden Frucht nicht in gleichem Grade wie im ganzen übrigen Bereiche — und auch in der Umgebung der Frucht an der Insel selbst — fortwuchert. „In Folge dessen bildet sich an der Vera dieser Insel eine die Frucht aufnehmende und sie umfassende napfförmige Vertiefung, in welcher die basilare Wand und die Randzone der Kapsel gegeben sind. Durch allseitige Wucherung des freien Randes der napfförmigen Grube und der freie Wand der Frucht hinauf wird die Abschliessung des Nestes an der Narbe vollzogen und somit die freie Wand der Fruchtkapsel gebildet."

Zwei Einwürfe sind noch zu entkräften: 1) dass am Rande der Placenta die Reflexa dicht auf der Vera aufzuliegen, untrennbar mit ihr zusammenzuhängen scheint. Diesen Umstand bringe ich auf Rechnung der hier stärkeren Befestigung der Placenta, welche bei normaler Anheftung im oberen Uterusraume durch ihre Last bei aufrechter Stellung, schon im Sitzen der Frau einen Zug, daher einen Reiz auf ihre Anheftungstheile, meist Gefässe und Drüsen, ausübt. In Folge dieses Zuges, so nehme ich an, verdicken und erweitern sich die Randgefässe der Placenta und schliessen endlich den bekannten venösen Ring, welcher den Rand der Reflexa an dieser Stelle stärker an die Vera im ganzen Umkreise andrückt und somit die frühere Trennungslinie hier verschwindend klein macht, daher eine „Umschlagsstelle" vortäuscht. Als Beweis für die Stichhaltigkeit meiner Ansicht führe ich die von Sirelius gefundene Thatsache an, dass bei Placenta praevia das venöse Randgefäss fehlt.

Wenn aber Kundrat die Reflexa deshalb als ringförmigen Abhub der Vera auffasst, weil er auf der Innen- wie auf der Aussenfläche der Reflexa Drüsenmündungen vorfand, so gebe ich zu bedenken, dass bei meiner Darstellung der Reflexa als flächenförmigem Abhube der Vera ebenfalls Löcher auf der Aussenfläche der Reflexa vorkommen müssen, insofern als nach Auftreten der Hydroperione die Drüsenschläuche der Vera, da wo sie die letztere verlassen und durch die Hydroperione hindurchstreichend in die Reflexa übertreten, ebenso schliesslich abreissen,

also Oeffnungen darbieten müssen, wie die Schweiss-
drüsengänge nach meinem Befunde bei jedem Friesel-
ausbruche.

Als *Serotina* endlich fasse ich die ebenfalls von
einer dünnen Schicht eiweissiger Flüssigkeit gegen
die Aussenfläche der Vera abgegrenzte Drüsenlage
auf, welche in den späteren Schwangerschaftsmonaten die äusserste Schicht der Placenta bildet,
unmittelbar auf der Uterusmuskulatur aufsitzt und
nach Auslösung der Placenta in ihrer äussersten
Partie am Uterus haften bleibt, also den permanenten Theil der Uterusschleimhaut im Wochenbette
bildet.

Wie viele der alten Drüsen mit ihren Fundi
diese Drüsenschicht bilden u. wie viel neues Drüsengewebe, vielleicht aus Verzweigungen der alten
Drüsengründe während der ersten Monate der
Schwangerschaft hervorgehend, auf- oder hinzutritt, habe ich zu ermitteln noch nicht Gelegenheit
gehabt.

Wir wenden uns jetzt zur Entstehung der *Chorionzotten*. Nach einer neuern Ansicht sollen dieselben, wie oben erwähnt, ein Erzeugniss des Mutterkuchens sein und wesentlich aus Spaltung und Vermehrung der fötalen Epithelien des Chorion frondosum hervorgehen (Schröder v. d. K.). Diese
Annahme wird durch genaue Musterung der jüngsten
Zotten, namentlich der Knospen an älteren, schon
ausgebildeten Zotten, widerlegt. An solchen lässt
bereits Gierse dar, dass in ihrer Anfangs struktur-
losen, feinpunktirten, bindegewebähnlichen Substanz
Kerne auftreten, die mehr in der Mitte der jungen
Zotte sitzen. Nach dem freien Ende der Zotte hin
bemerkt man nun bald ein oder 2 wasserhelle Bläschen, welche wahrscheinlich den aus der Allantois
in die Zotte dringenden Gefässen und dem selbe
stützenden Schleimgewebe den Weg bahnen und die
Kerne der Zotte nach deren Peripherie drängen.
Die äussersten Kerne werden zum Epithel der Zotte;
die einfache Gefässschlinge im Innern sendet später
ein feines Netz von Haargefässen unter den Epithel-
saum.

Romiti (16) findet in einem gewissen Alter
der jungen, noch gefässlosen Zotte, meist gegen ihr
freies Ende hin eine „Höhle von Halbmondform", die
Concavität nach der Wurzel des Zöttchens hin gekehrt. Aus der leichten Ausbuchtung der nun sich
nähernden fötalen Gefässschlinge wird bald eine in
das Zöttchen eindringende Schleife, welche von dem
sich verbreiternden Halbmond umfasst wird. Die
Gefässschleife treibt endlich den Halbmond vor sich
her u. erhält so, parallel ihrer Wandung, den circum-
vaskularen (lymphatischen) Raum. Dieser Raum
ist an der reifen fertigen Zotte noch erkennbar, sobald man die frische, noch mit Blut gefüllte Zotte
mit schwacher Essigsäure behandelt und unter
starker Vergrösserung (10 Hartnack) aufmerksam
betrachtet.

Hicks (19) meint, die auch von Andern beschriebenen geraden Zotten, welche sich mit kolbi-

gem Ende zeitig in die Decidua einsenken und zur
Anheftung des Eies im Neste beitragen, bleiben die
ganze Zeit der Schwangerschaft hindurch taub, gefässlos. Indem er die Architektur der Kotyledonen,
die Vertheilung der mütterlichen Gefässe in den von
der Serotina ausgehenden Septa treu schildert, lässt
er diese Deciduafortsätze und somit die Anordnung
des Kuchens zu Kotyledonen erst im 4. Mon. beim
Menschen deutlich werden. Die senkrechten Fortsätze sollen durch Zug der zwischen Serotina und
Chorion mehr in die Breite als in die Länge wachsenden Zweige der Chorionzotten entstehen.

Th. Langhans (9) spricht den im Mutterkuchen fest haftenden Endkölbchen der Zotten, soweit sie nicht in Gefässe tauchen, das Epithel ab,
beschreibt aber epitheliale Brücken zwischen benachbarten Fötalzöttchen.

Sonach besteht die fertige Zotte 1) aus Schleimgewebe mit wenigen langspitzigen, nach dem freien
Ende hin rundlichen, einkernigen Zellen; 2) aus den
Gefässen mit zugehörigen länglichen Kernen; 3) aus
dem fötalen Epithel. Dieses Epithel besteht aus
kleinen, sehr regelmässigen eckigen, schwach punktirten Pflasterzellen. Unbegreiflich ist, dass Ercolani (4) den fötalen epithelialen Ueberzug der Zotten für ein künstliches Produkt erklärt und seine
frühere Demonstration desselben zurücknimmt, nachdem er in einer frühern Abhandlung (8) aus dem
fötalen Epithel die gewöhnliche Form der Blasenmole
abgeleitet hat.

Die vorgenannten drei Bestandtheile der Zotten
sind *nothwendige* Attribute. Die meisten Zotten besitzen ausserdem noch zwei Hüllen: ein *mütterliches
Epithel*, von Ercolani's Drüsenorgan herrührend,
näher der fötalen Ursprungsstelle der Chorionzotten
vom Pflaster-Epithel der Schlauchdrüsen des Reflexa,
weiter uterinwärts von epitheloid umgewandelten
Bindegewebekörperchen der Vera, am äussersten
Ende gelegentlich von Serotina-Zellen abstammend,
und eine höchst feine *mütterliche Gefässscheide*
mit zartem Endothel u. länglichen Kernen: Goodsir's „Umhüllungshaut."

Die Plattenepithelien des mütterlichen Ueberzugs stellen sich als ungefähr rund oder eirund, häufig
sechseckige einkernige, in der Regel nicht punktirte
Zellen dar, welche, wo sie gleichzeitig mit fötalem
Zellenepithel sichtbar sind (Taf. VIII. Fig. 6b.
meiner Abbildungen) etwa dreimal grösser sind als
die fötalen Pflasterzellen.

Da die Chorionzotten hauptsächlich in Lücken
der Deciduae hineinwachsen, welche von den Falten
und Lymphbahnen der aufgelockerten Schleimhaut
gebildet werden, häufig aber auch von Drüsenmündungen aufgenommen werden und meist in die
kolossalen Haargefässe und dünnwandigen, fast
klappenlosen Venennetze tauchen, welche sich zu
Ende des 2. Monats zwischen die Chorionzotten und
die Vera einschieben, so ist es nicht nothwendig, dass
die Chorionzotten alle ausser ihrem eigenen Epithel

noch ein mütterliches und eine Gefässumhüllungshaut tragen. Wir sehen besonders am Ende der Schwangerschaft Zottenzweige hüllenlos, aber nie ohne fötales Epithel, im Gewebe der Serotina.

Beim *Kaninchen* rührt der Hauptüberzug der fötalen Zotten nach Romiti (16) von einer mütterlichen Bindegewebslage her, welche sich aus dem submukösen Gewebe des Tragsacks herausbildet. Genannte innerste, mittle Schicht der Schleimhauthügel wächst, während ihr eigenes und das Epithel der alten Follikel missgestaltet wird und theilweise untergeht, zur dreifachen Dicke der Muskelschicht des Tragsacks heran. Ursprünglich besteht genannte Schicht aus grossen, gegenseitig sich abplattenden, embryonalen Bindegewebszellen von 60 bis 80 μ Grösse, einem runden Kerne von 20 μ mit einem oder mehreren glänzenden Kernkörperchen. Zwischen diesen zu Säulen angeordneten Elementen werden am 12. oder 15. Tage der Tragzeit die unregelmässigen *Gefässräume* sichtbar, welche man schon mit blossen Augen erkennt, eingefasst von einem höchst feinen Häutchen. (R.)

Sobald nun auch die Chorionzöttchen sich zwischen die mütterlichen Säulen eindrängen, erhalten sie nicht sofort wie beim Menschen und andern Säugern die abgeplatteten mütterlichen Schleimhautzellen als epithelialen Ueberzug, sondern jene Zellen *zergehen gleichsam erst in eine feinkörnige Masse* mit Kernen und vielen Fettkörnchen. Jetzt treten erst, gegen die Zotten hin, in dieser Masse die *riesigen Zellen* mit 4—6 runden Kernen auf, welche, 140—200 μ gross, die gefässhaltenden feinsten Zotten in ihre Mitte nehmen und sofort mit einer Hülle versehen von *kleinen spiralförmigen* Bindegewebszellen mit spärlicher Zwischensubstanz, wie sie pathologisch Ercolani bei der „fibrösen Umwandlung der Serotina" vom Menschen beschreibt. Während des weitern Wachsthums der Zotten verdünnt sich jenes hüllende Bindegewebe und lässt runde gekörnelte Körperchen unterscheiden.

Die Haut, welche zuweilen von der Spitze eines Zöttchens auf die Decidua oder auf benachbarte Zöttchen übergeht, wird von Goodsir als Beweis der Existenz einer mütterlichen Gefässhaut, von Hicks für Wirkung einer zerrissenen Zotte angesehen. Beides kommt vor; die Gefässhaut geht, wie ich mich nachträglich an Zotten des Randsinus überzeugt habe, manchmal frei von einem Zottenrande aus auf die benachbarte Zotte über, ohne jede Zotte ganz zu überziehen. Nicht verwechseln darf man damit Zipfel an Zottenenden, welche lediglich aus Epithelien bestehen.

Nachdem Hicks den Verlauf der Deciduarinne an dem Rande jedes Kotyledon gut beschrieben hat, lässt er die korkzieherförmigen Arterien der Decidua sich in das Centrum eines Kotyledon begeben und plötzlich in mehrere feine Zweige auflösen, aus denen sich das Blut, ohne die Zwischenräume zwischen den Zottenbäumchen zu füllen, in die müt-

terlichen Venen zurückbegeben soll. Alle in der Decidua gefundenen, für Lichtungen von Venen der Placenta gehaltenen Oeffnungen erklärt er für zufällig oder künstlich. Und indem er den unbegreiflichen Fehler begeht, anzunehmen, dass die Drüsengänge der Decidua für Gefässkanäle gehalten worden seien [während nur das Umgekehrte vorgekommen ist], bewegt er sich in einem fortwährenden Zirkelschluss, um zu beweisen, dass die Placenta normal zwischen den Zotten kein Blut enthält. Er stösst also die Hunter'sche Lehre um, für welche E. H. Weber, Ercolani, Romiti und ich die Stützen geschafft haben. Unter Andern führt er als Beweis an das Fehlen eines Blutlückensystems bei Tubarschwangerschaft. Die Ernährung geschehe durch die Arterien in den Deciduafortsätzen der Placenta uterina. Er verfällt dabei in das entgegengesetzte Extrem von Denjenigen, welche die fötalen Zotten von dem frei zwischen sie und den mütterlichen Placenta-Arterien ergossenen Blute im gesunden Zustand ernährt werden lassen. Er hält nämlich alles in der Placenta vorhandene mütterliche Blut für krankhaft extravasirt oder für die Folge zu starker künstlicher Injektion. Er spritzte neben den Nabelgefässästen Wasser in einen Kotyledon, sah es aber nicht zu den Arterien der Decidua wieder herauskommen. Dabei erwähnt er der grossen Randvene der Placenta mit keinem Worte. Von zwei Frauen, deren Placenten H. für beweiigültig hält, ist die Todesart nicht angegeben. Mehr als eine der untersuchten Placenten war ganz anämisch; da wundert sich H., dass man ein mütterliches Haargefässnetz (Cavernensystem) zwischen den Zotten noch annehmen könne! Zwei Eier (11 u. 12) waren offenbar krank, und bei Nr. 8 entspricht der Befund dem bei *Lues*: „keine Spur von Blut zwischen den Zotten. Letztere fast überall blutleer; ihr Inneres von Zellen steif, deren einige fettige Entartung zeigen; im Ganzen aber ist abnormes Zellenwachsthum Ursache des soliden Aussehens der Zotten."

H.'s Beobachtung, dass die Höhle der Placenta in einem Beispiele sich in die Spalte zwischen Chorion und Reflexa verfolgen liess, welche noch eine kurze Strecke vom Rande der Placenta weg beide Häute trennbar erscheinen lässt, stimmt mit einem Experimente von Matth. Duncan (13). Aus demselben ergiebt sich, dass nahe der Chorionseite zwischen verschiedenen Theilen des mütterlichen Zellen- oder Blutraumsystems der Placenta in den nämlichen und in benachbarten Kotyledonen eine freie Communikation besteht. Er drängte durch sanften Druck ein unter dem Chorion eingesperrtes Luftbläschen leicht in einem Kotyledon umher und aus diesem in fremde. Dabei neigt er sich zu Goodsir's Annahme mütterlicher Gefässwände in den Cavernen.

Im *Chorion placentale* stellte H. Jungbluth (10) die bis zum 7. Monate der Schwangerschaft fortbestehenden *Vasa propria* dar. Mit Zuhülfenahme der Angabe von Nasse, dass das Blut der Schwangeren bis zum Ende der Schwangerschaft allmälig wässriger wird, leitet J. Hydramnios vom Fortbestehen jener Haargefässe her.

Als Ergänzung hierzu macht F. N. Winkler, welcher zuerst die Saftröhrchen in der Placenta nachgewiesen hat („Textur, Struktur und Zellleben in den Adnexen des menschlichen Eies" Jena 1870), die Mittheilung, dass die *Saftkanälchen des Chorion* von der Mitte der Schwangerschaft an *die Chorioncapillaren ersetzen*, indem sie in die Gefässwände einbrechen. Sie lassen sich bis ans Chorion, dessen Epithel sie unter Lückenbildung durchbrechen, verfolgen und werden bei Hydramnios *erweitert* vorgefunden. Im Zusammenhange mit dem Lymphgefässnetze des Chorion [1] endlich stellte Winogradow (11) ein amniotisches Netz dar, dessen Ausläufer am Epithelsaume des Amnion placentare als Stomata (Winogradow nennt sie „Bläschen") erkennbar sind. Am netzförmigen Chorion der Hündin weist Ercolani nach, dass es Drüsen mit doppelläufigem Kanale entspricht, deren Läufe in Abständen unter einander mittels querer Schläuche communiciren. Hier und bei allen Säugern welkt die Placenta materna, und es giebt nicht bleibende Placenten im Sinne E. H. Webers; aber nur der menschliche Uterus wird verwundet, dadurch, dass die Utero-placentargefässe während der Geburt der Placenta von letzterem abreissen. Die Placenten der höhern Affen sind hierauf noch nicht untersucht.

Rizzoli (12) bestrebt sich, darzuthun, dass das physiologische, anatomisch begründete Aufhören des Blutlaufs in den Nabelgefässen kurz nach der Geburt des Kindes das *Unterbinden des Nabelstranges für gewöhnlich unnöthig* macht. Er und andere Aerzte auf seine Anregung haben eine Reihe von Versuchen gemacht, welche nachweisen, dass nach den ersten kräftigen Athemzügen ein nachweisbares Hinderniss sich vor die Lichtung der Gefässe im Nabel legt und als Klappe wirkt. Er erwähnt nicht die Untersuchungen von A. Richet, welcher eine Sphinktervorrichtung in dem Ringe elastischer Fasern nachwies, welche sich vom 2. Tage nach der Geburt an kräftiger entwickeln; auch nicht His, der die nachträgliche Hypertrophie der Nabelschlagadern nachwies, die vom Nabelringe aus centripetal fortschreitet. Nur einmal fand Rizzoli die Lichtung der Nabelgefässe zugleich durch kleine organisirte Blutgerinnsel verstopft; ein andermal schwache Torsion des Nabelstrangs in einem anzelnen kurzen Stücke dicht am Nabel, ohne Beeinträchtigung der Lichtung der Nabelgefässe. Uebergangen hat R. die wichtige Forderung, den Strang des erstgebornen Zwillings stets wenigstens am Placentarende zu unterbinden wegen der möglich gemeinschaftlichen Nabelgefässe.

Von höherm Werthe sind zwei durch Abbildungen verdeutlichte Beigaben: 1) eine sanduhrförmige Gestalt des Eisackes mit stellenweiser Verwachsung

des Nabelstranges und des Amnion; 2) eine seltene *Placenta duplex* bei *einem Fötus*. Die grössere Placenta ist von der kleinern durch eine 3 Ctmtr. breite der Plac. entbehrende Stelle der Eihäute getrennt. Merkwürdig ist *der Verlauf der Nabelgefässe*. Sie verhalten sich nicht wie bei dem von Breschet untersuchten Affen mit doppelter Placenta (Hennig S. 6), sondern die grossen Stämme der Nabelgefässe stossen am Rande auf die kleinere Placenta, laufen nach Abgabe kurzer Aeste zu letzterer am Rande fort bis zum Rand der grössern Placenta und lösen sich erst hier in die von beiden Seiten her nach innen strebenden Aeste für die grössere Placenta auf.

Von praktischer Bedeutung sind fernerhin die *Nebenplacenten* wie die *Inseln* („Kotyledonen"), welche, mit ihrer Nachbarschaft lose zusammenhängend, *mitten aus dem Placentargewebe zurückbleiben*, öfter wenn die Placenta durch innere Handgriffe entfernt wird, als wenn sie durch die natürlichen Wehen abgeht. Dass auch der regelrecht ausgeführte englische oder der Credé'sche Handgriff, die Ausquetschung der Placenta durch äussern Druck und Reibung, nicht allemal vor dem Zurückbleiben von Placentastücken schützen, haben mehrfache Fälle bewiesen. Eine durch ein derartiges Vorkommniss angeregte Diskussion über diesen Gegenstand, über die Quelle der Blutung und über die dem beistehenden Aerzte dabei aufzubürdende Verantwortlichkeit durch Keiller (Edinb. med. Journ. l. c. p. 661 blieb nahezu resultatlos, weil man nicht gehörig auf die anatomisch-physiologischen Verhältnisse jener lockern, manchmal seitlich der Placenta beigesellten Inseln und der eigentlichen Plac. succenturiata einging. Als Lehre muss es dem Praktiker dienen, bei Nachblutung entweder mit der Hand einzugehen oder nochmals die Expression zu versuchen, weil manchmal ein zurückgebliebenes Stück Placenta durch ein Blutgerinnsel eingehüllt handlicher wird—, oder das zurückzulassende Stück durch styptische und antiseptische Einspritzungen in die Uterinhöhle unschädlich zu machen. Das letztere Verfahren wird vom jeweiligen Zustand der Gebärmutter bestimmt.

Bell (ib. 662) zeigte eine *Nachgeburt* vor, welche einer 12monatl. Schwangerschaft angehörte. Der Strang war ungewöhnlich lang, von 3" im Umfange, wie ein gedunsener Darm durchscheinend und knorpelhart.

Die Krankheiten der Placenta.

Als erste Anomalie ist

Placenta praevia

aufzuführen. Sirelius fasst sie als einen *unterbrochnen Abortus* auf; im 2. Monat der Schwangerschaft pressen nachgewiesene Wehen das normal oben im Uterus angeheftete Ei nach unten, neben oder auf den Muttermund; der höchste Grad dieser *intrauterinen Wanderung des Eies* ist die Schwangerschaft im Mutterhalse, wovon Vf. ein zweites

---

[1] Vgl. C. Huster, Monatsschr. für Geburtskunde XXVI. p. 462.

Beispiel S. 85 beibringt. Beweis für diese Wanderung ist das Vorfinden des ursprünglichen Nestes, der gewöhnlich von geronnenem Blute ausgefüllten Teile der Vera, welche das Ei vor seiner Wanderung nach unten als Eindruck lässt. Ein von Todd beschriebenes Präparat lässt vermuthen, dass auch Mangel an Chorionzotten im obern Umfange des Eies dessen Herabgleiten begünstigen kann.

Das *Gewebe* der vorliegenden Placenta unterscheidet sich wesentlich von dem der normal angeheftoten. Es ist nur in der Nähe des Ansatzes der Nabelschnur dick und gefässreich, von da ab nimmt die Mächtigkeit der Plac. nach ihren dünnen Rändern zu beträchtlich ab, die Decidua ist kümmerlich, verfettet zeitig, die Uterinfläche der Placenta lässt knollige Hervorragungen fühlen, die peripheren Chorionzotten sind kurz, baumartig verzweigt, und statt der sparsamen Zellen im Schleimgewebe des Innern findet man feingranulirtes Bindegewebe. Diese Bindegewebsmetamorphose der Zotten trifft man am ausgesprochensten an den kurzen Zotten, welche von schölligem unvollkommenen Bindegewebe umlagert an der Stelle des Chorion sitzen, welche über den innern Muttermund hinweggespannt ist. Hier entbehren die Zotten sogar des Epithels. Die Placenta ist im Falle der Vorlagerung oft hufeisenförmig oder zerfällt in zwei deutlich durch eine tiefe Furche oder einen breiteren Zwischenraum von einander getrennte Abschnitte (Placenta duplex). Diese Furche benutzt S. zur Diagnose und schält von hier aus den kleineren Lappen vom Mutterhalse ab, wodurch die Blutung während der Geburt beseitigt wird. Die in der vorliegenden Placenta befindlichen Blutergüsse u. ihre Umwandlungen sind nach S. sekundär und zunächst nicht Ursache der bindegewebigen und fettigen Entartung der Zotten. [1]

Vorzeitige Verfettung.

Schon im 3. Schwangerschaftsmonate bemerkt man fettige Umwandlung des Endothels der placentaren Reflexa. Wahrscheinlich geht ein Theil dieses Fettes in die Gefässe der Frucht als Uterinmilch über. Ausserhalb der Placenta verwelkt die Reflexa vom 4. Monate an und wird gefässlos. Die Vera verfettet erst in den letzten Monaten der Schwangerschaft, die Serotina nur in den Zellen, welche fötalen Zotten ankleben. Zuletzt verfetten auch, zunächst von den Epithelien aus, dann auch in den Gefässen, die Spitzen der Chorionzotten. Vorzeitig, also krankhaft, betrifft Fettumwandlung die Vera und Serotina placentae, oft auch zugleich die fötalen Zotten, bei schwächlichen Individuen; sie begleitet die Entzündung der Placenta, die Blasenmole und die Lues. Gewöhnlich folgen darauf Kreislaufstörungen in der Placenta, Apoplexie derselben und Fehl- oder Frühgeburt. Oft findet man auch fettig gewordene Faserstoffknoten von älteren Blutergüssen oder eiterähnlichen Brei, welcher aus Körnchenzellen u. mit Fett gefüllten weissen Blutkörperchen besteht.

Verkalkung.

Nicht selten haftet die Placenta am Uterus nach der Geburt an solchen Stellen inniger, welche an der convexen Fläche Kalkeinlagerungen tragen. Die Kalksalze, aus welchen sich Kohlensäure austreiben lässt, stecken mit verschiedener Häufigkeit bald in den Fötalgefässen, (so besonders bei Lues), bald in den von der Serotina herrührenden Scheidewänden der Kotyledonen. Ercolani sah an der Oberfläche fibrös entarteter Zotten dunkle, stark glänzende Nadeln u. scharfwinklige Kalkplättchen hängen. Hochgradige Verkalkung der Zotten hindert den nöthigen Gasaustausch zwischen Frucht und Mutter (Fränkel).

Blutergüsse in die Placenta.

Ausser der fettigen u. kalkigen Entartung bringen folgende Ursachen Hämorrhagie und Apoplexie der Placenta hervor: tiefer Sitz der Placenta, Verletzungen und Erschütterungen der schwangeren Gebärmutter, heftige, wehenerregende Gemüthsbewegungen, aufregende Genüsse, Abortivmittel, Behinderungen des Lungen- u. Leberkreislaufes, z. B. die Rockbandlieber, plötzliche Unterdrückung der Hautthätigkeit.

Das Blut ergiesst sich entweder *zwischen die Eihäute* und hinterlässt dann auch wohl an der Fruchtfläche der Placenta einen fibrinösen oder organisirten Blutklumpen Ring; oder *in Fötalzotten*, oft im 3. Monat der Schwangerschaft, meist partiell, durch Druck oder Zerrung der Nabelgefässe, auch durch Lues bedingt. Endlich *in den Mutterkuchen*. Die Uterinfläche der Placenta ist mit einem frischen Bluterguss überzogen, oder ältere und neuere Gerinnsel bilden Knollen im Innern, bis zur Fötalfläche, mit verschiedenem Schicksale, Verfettung inbegriffen. So entsteht die *Fleischmole*. Auch Cysten der Placenta können aus apoplektischen Herden hervorgehen. In der Umgebung letzterer giebt es comprimirte, anämische Chorionzotten oder Entzündung.

Pigment

bekommt man theils in den Serotinazellen (Ercolani's Melanose), theils in den Zotten und ihren Stielen nach chronischen Stasen und Blutungen zu sehen.

---

[1] Als Curiosum möge J. N. Hyde's Vorschlag (14) Erwähnung finden, bei Vorfall der Placenta oder Lösung derselben vor der Geburt durch den Geburtshelfer *künstliches Placentaratmen* dadurch herzustellen, dass man die vor den Genitalien der Gebärenden befindliche Placenta sofort in frisches, defibrinirtes Blut eines Thieres, z. B. Schafes, eintaucht. Dieses Blut soll so oft als möglich erneuert und durch Sauerstoffgas (!) angefrischt werden. Im Nothfall könne man auch das verlorne Blut der Mutter oder im Wasserbad benutzen, welchem phosphorsaures Natron und Sauerstoffgas zugesetzt worden. Auch die Belebung asphyktischer Früchte, welche nebst der nachfolgenden Placenta geboren worden, soll durch dieses Verfahren angestrebt werden. Gewiss für Landärzte sehr einfach!

Oedem

der Placenta kommt bei Hydrops, Wechselfieber, vielleicht auch bei Lues der Mutter vor und begünstigt Blutungen aus der Gebärmutter.

Hyperplasie und Fibrom

wurden in der Placenta zuerst von Ercolani nachgewiesen. Die Choriouzotten der 3—4monatlichen Eier nehmen an Umfang zu, die mütterlichen Gefässtheile lösen sich leicht von den Zotten, u. die Serotinascheiden gehen unter Verlust ihres Endothels eine fibröse Umwandlung und Verdickung ein. Unter Zunahme von Bindegewebskörperchen, welche von den Gefässen abstammen, werden die Gefässe in den Zotten zusammengedrückt, ihre Lumina schwinden endlich ganz; von der ähnlichen syphilitischen Erkrankung unterscheiden sich die verdickten Gefässwände der mütterlichen Arterien durch die mangelnde Zelleninfiltration. Die mütterlichen Venen sind ungleich gefüllt, varikös oder thrombosirt.

Entzündung (Placentitis)

betrifft die Placenta bald aus traumatischen, bald aus dyskratischen Anlässen. Sie ist bald acut mit gallertigem, oft hämorrhagischem Exsudate (braunrothe, keilförmige Knoten, mit der Spitze nach der Frucht gekehrt, an der Uterinfläche der Plac.) und Cysten an der Fötalfläche, bald chronisch und führt zu Atrophie der Plac., Herzkrankheiten, Lungenhyperämie des Fötus und Cyanose nach der Geburt. Die Placenta *verwächst* stellenweise oder ganz mit der Endometra oder sie wird mittels wuchernder Arterienscheiden (R. Maier) abgeschnürt, durch apoplektische Herde vom Uterus abgelöst. Die Schwangere empfindet an der kranken Stelle, welche gelegentlich durch Anstemmung oder Anschlagen eines Fötustheiles gereizt werden mag, mehrere Wochen oder Monate hindurch einen dumpfen Schmerz oder Brennen, wenn Metroperitonitis hinzutritt, ein Stechen oder Reissen, besonders bei tiefem Athmen, bei gewissen Lagen und Stellungen. Merkwürdig ist die häufige *Rückfälligkeit* des Uebels, so dass *die Placenta* in mehreren auf einanderfolgenden Geburten derselben Frau vom Arzte *gelöst werden muss* und nicht auf Expressionsversuche herauskommt. Bisweilen muss der Geburtshelfer die ganze Placenta in der Gebärmutter zurücklassen, da dieselbe sich von keinem Rand herab schälen lässt, sondern flach, atrophisch und fest an der Endometra haftet. In solchen seltenen Fällen geht die Placenta durch molekularen fettigen Zerfall zu Grunde, *wird zum Theile wirklich resorbirt; der andere Theil bleibt* bisweilen als *schwielige Insel* längere Zeit im puerperalen Uterus zurück.

Das Gumma

ist eine besondere Form der chronischen Entzündung, deren Produkte ich für die *uteroplacentaren Gefässe* zuerst eingehend beschrieben habe. Rundliche, häufiger stumpfeckige, längliche oder biscuitförmige Zellen mit je einem oder zwei, selbst mehreren Kernen, einem oder zwei rundlichen Kernkörperchen, durchsetzen alle Gefässhäute, namentlich die mächtigeren Wände der mittelgrossen Arterien und am meisten die Adventitia, deren zwei benachbarte Arterien zu einem für das blosse Auge trüben, graugelben, speckigen Gebilde verschmelzen. Daneben finden sich im mütterlichen Gewebe zuweilen gegen den fötalen Theil der Placenta hin sequestrirende gewöhnliche Entzündungsprodukte, Extravasate u. Verfettungen. In den *Chorionzotten* geht der syphilitische Process, wie E. Fränkel (17) erläutert, ebenfalls von den (fötalen) Gefässen aus und pfropft die Zotte, unter Verbindung des normalen Gewebes, voll kleiner runder oder spindelförmiger Granulationszellen, wobei die Zotte dicker, plumper wird, ihre Gefässe obliteriren, endlich schwinden, ihr Epithelmantel häufig wuchert und sich verdickt (Vgl. Taf. VII. Fig. 5 i, i k u. Taf. VIII. Fig. 6 meiner Abbildungen) oder fehlt.

Da eine ähnliche, mikroskopisch bisher nicht trennbare Veränderung und Verunstaltung auch in Folge anderer krankmachender Processe, ja sogar in den anderweit nicht kranken Zotten der Placenta praevia (s. oben) vorkommt, so ist es für den fötalen Theil der Placenta wichtig, dass ein untrüglicher Beweis für Lues vorhanden ist, wenn an dem zugehörigen Fötus die von Wegner entdeckte Osteochondritis syphilitica sich auffinden lässt: an den Uebergangsstellen des Diaphysenknochens in den Knorpel der Epiphyse (Tibia, Humerus), bei den Rippen an der Grenze zwischen knöchernem und knorpligem Theile, ist die angeschoppte Substanz stark verbreitert und brüchig. Solche kranke Placenten sind bisweilen auffallend gross und schwer, bis nahezu 1000 Grmm., manchmal ödematös, ihr Gewebe dichter gefügt und derber als normal, auf dem Durchschnitte mehr homogen, von blasser, gelbgrauer Farbe. Diese Färbung ist bald diffus, bald in keilförmigen, mit dem Grund nach dem Fruchthalter sehenden Herden, deren starke Trübung hier ebenso wie an den Eihäuten auffällt. An der Fötalfläche der Placenta fand Fr. in mehreren Fällen zahlreiche hanfkorngrosse, weisse Knötchen im Verlaufe der Umbilicalgefässe. Auch an syphilitischen Zotten kommt, wie bei Placen'a praevia centralis, Epithelmangel vor. Milz und Leber sind in der Regel vergrössert und specifisch verändert.

Hicks legte der Obstetr. Soc. eine als syphilitisch erkannte Placenta vor. Die betr. Frau, Erstgebärende, ist eine der vielen traurigen Opfer der Ansteckung durch den Ehemann; sie starb nach Geburt eines reifen todten Kindes an Nachblutung.

Cysten.

Nicht pathologisch sind diejenigen Schleimcysten an der Fruchtfläche der Placenta, welche als umschriebene Rückstände der Allantois erscheinen. Krankhafte Cysten sind meist Rückstände von Blutergüssen, selten von seröser Exsudation.

Die Blasenmole

ist eine besondere Form der Zottenentartung, welche wahrscheinlich durch die wohl nie fehlende gleichzeitige Erkrankung der Endometra, eine chronische Entzündung der Schleimhaut des Fruchthalters, während der ersten Monate der Schwangerschaft angeregt wird. Ich vermuthe, dass es bei dieser monströsen Eihautbildung wohl zur Anlagerung der Allantois an die Chorionzotten komme, dass aber entweder das Schleimgewebe der Allantois allein oder unter Hinzutritt nur spärlicher Nabelstranggefässe in die Zotten dringt; das Hinderniss des weiteren Eindringens würde nach obiger ,Theorie

der übermässige centripetale Druck von Seiten der endometralen Fluxion abgeben. Denn fast immer sind schon die jüngsten Zotten, deren Erkrankung nur mikroskopisch erkennbar ist, ganz gefässlos. Mit Virchow halte ich die Blasenmole für eine Schleimwucherung der Substanz der Zotten, nicht für eine Hyperplasie ihres Epithels (Ercolani). Die bei Traubenmole häufigen, oft starken Blutungen und der Abgang von Beeren aus dem Uterus sind bekannt; der Fötus verkümmert oder wird ausgetragen. Nach dem Wochenbette ist die Endometritis Gegenstand der Behandlung.

C. Kritiken.

56. Chirurgie der Schussverletzungen. *Militärärztl. Erfahrungen auf dem Kriegsschauplatze, das Werder'schen Corps gesammelt von Dr.* Bernhard Beck, Königl. Generalarzt des 14. Armee-Corps u. s. w. Freiburg i. Br. 1872. Wagner'sche Buchh. 8. *Erste Hälfte.* Einleitung und Allgemeiner Theil. VIII. S. 1 — 370. *Zweite Hälfte.* Specieller und operativer Theil. S. 371—923. (7 Thlr. 12½ Gr.)

Mit Freuden geht Ref. an die Anzeige und Empfehlung dieses Werkes, welches noch mehr als die frühern Arbeiten des Vfs. als eine reiche Fundgrube, als ein wahres Lehrbuch der Chirurgie namentlich von den jüngeren ärztlichen Kräften gelesen und studirt werden möge. Gerade in der Jetztzeit, wo man nicht selten schon das fünfjährige Universitätsstudium zur allseitigen Fertigstellung eines Arztes für ausreichend erachtet, wo der wahre und hohe Beruf unseres Standes, zu rathen, zu heilen und zu helfen, leider nur zu oft, nicht allein vor dem Kampf ums Dasein, sondern auch vor den Extravaganzen der sogen. ,,exakten" Wissenschaft" schüchtern zur Seite tritt, thut es wohl, einen Mann reden zu hören, welcher es bei seiner anerkannten Wissenschaftlichkeit und reichen Erfahrung auch am rechten Orte nicht an der rechten Offenheit fehlen lässt. Wer möchte ihn beispielsweise einer falschen Beobachtung zeihen, wenn er sich über die heutige Richtung der Kriegschirurgie — und wohl auch der Medicin überhaupt — im Vorwort u. A. folgendermaassen auslässt: ,,So viele Mittel, Methoden, Verfahren etc. auch jetzt ungerechtfertigte Weise empfohlen und angepriesen werden, es finden sich gewiss genug Aerzte, welche sich mit Hast derselben bemächtigen und, sobald eine Autorität dabei im Spiele ist, auch derselben blindlings huldigen, ohne die etwaigen Vor- oder Nachtheile erwogen zu haben. Um Effekt zu erzielen, benutzt man die Farben der herrschen-

den Tagesmode und befürchtet gleich seinen Ruf zu verlieren, wenn man sich nicht mit dem zufällig beliebten Flitterwerk, das häufig schon kurzer Zeit in sein Nichts zerfällt, aufputzt." Man lese ferner — um noch ein Beispiel herauszugreifen — die Capitel über die Lazarethhygieine und die wahre ärztliche Thätigkeit in den Hospitälern, in welchen ja mehr, als in den Krankenlokalen, der Hauptfaktor für die Erzielung guter Heilresultate zu suchen ist. Wir gönnen den Kranken den ihnen ungewohnten, fast luxuriösen Comfort, welcher in gewissen munificul ausgestatteten Heilanstalten der Neuzeit geboten wird, aber der Chirurg soll dabei immerfort die Augen offen behalten und erkennen lernen, dass wenn trotz alledem die Pyämie nicht aus den Krankensälen weicht und die Statistik der Operationsresultate von den anderwärts erzielten traurig genug absticht, der Grund hiervon nicht blos in dem Lokal oder in dem Mangel an Carbolsäure, sondern zum Theil wohl auch in seinem eigenen Handeln gesucht werden muss. Man muss dann eben von den Leuten Lehre annehmen, die es besser verstehen und auch besser machen. ,,Wenn man Wundkanäle reizend behandelt, sie nie in Ruhe lässt, jedem Knochensplitterchen täglich nachspürt, mit Sonden in den Kanälen und Markhöhlen herumstochert, den Leuten hierbei Alles zu essen und zu trinken giebt, gleichzeitig den Patienten ihre Liebhabereien, namentlich das Rauchen, gestattet, da kann das langersehnte Wunderysipel, oder Diphtheritis, selbst Hospitalbrand erzeugt, da können pyämische und septikämische Affektionen selbst in vorgerücktem Heilverlaufe veranlasst werden." Die ausserordentlich günstigen Heilresultate, welche B. bei seiner Behandlung der Verletzungen aufzuweisen hat, liefern nicht allein den Beweis der Berechtigung seines Urtheils, sondern auch den beugig Beleg und Prüfstein für die Richtigkeit der von ihm aufgestellten Grundsätze. Bei alledem ist B. nicht etwa ein Repräsentant der

„alten chirurgischen Schule", sondern zugänglich
für alles Neue, das er allerdings nicht blindlings
rühmt, sondern erst nach reiflicher Erwägung und
Prüfung anerkennt oder verwirft. Wir finden auch
kein schroffes, vornehm absprechendes Urtheil über
Andersgläubige, sondern überall eine eingehende
vorurtheilsfreie Begründung der eignen abweichenden Ansicht, allerdings immer vorzugsweise vom
Standpunkte des Klinikers, des praktischen Chirurgen. Dabei ist die Darstellung klar, fliessend, un-
geschminkt und bestimmt, namentlich frei von dem
jetzt in medicinischen Büchern so üblichen Gebrauch
unnöthiger Fremdwörter und hohler, klingender
Phrasen; — nur zeitweis verfällt Vf. in eine etwas
behagliche Breite mit Erzählung bekannter Dinge
und öfteren Wiederholungen. Ebenso muss er sich
hüten, mit zu kleinen Zahlen Statistik zu machen.
Das verarbeitete Material ist ein ausserordentlich
reichhaltiges und umfassendes; wenn man bedenkt,
unter welchen äusserst erschwerenden Verhältnissen
es gesammelt werden musste, wird man den Fleiss
B.'s nur um so höher und dankbarer anerkennen.
Die Casuistik ist in dem richtigem Maasse gehalten.

Wir erachten es daher für unsere Pflicht, den
Lesern der Jahrbb. einen übersichtlichen Bericht über
den reichen Inhalt u. die Eintheilung des Buches zu
geben; insbesondere auch auf die Punkte hinzuweisen, wo die Anschauungen und Principien des Vfs.
von denen anderer Chirurgen mehr oder weniger abweichen.

Dem eigentlichen chirurgischen Theile schickt
B. eine Einleitung voraus, welche sich mit der Organisation und dem Betriebe des Sanitätsdienstes im
Felde befasst und ihm aufs Neue Gelegenheit bietet,
seine auf 23jähriger Erfahrung beruhenden Ansichten über Militärchirurgie offen darzulegen, Miss-
stände zu schildern und nöthige Verbesserungen an-
zuempfehlen. Der erste Abschnitt dieses allgemeinen Theils — Geschichtliches — bringt einen chro-
nologischen Bericht über die ebenso vielseitige als
angestrengte Wirksamkeit B.'s im deutsch-französi-
schen Kriege. Bei Ausbruch des Krieges wurde B.
zum Feldlazareth-Director und consultirenden Chirurgen der badischen Felddivision ernannt, später
war er beim Belagerungscorps vor Strassburg thätig
und nach Capitulation dieser Stadt begleitete er Anfang October das XIV. (Werder'sche) Armeecorps
auf seinem kampf- und siegreichen Marsche bis zum
Friedensschlusse. Es war ihm in dieser Stellung
die Ueberwachung des chirurgischen Sanitätsdienstes
im Allgemeinen und vorzugsweise die Leitung desselben in sämmtlichen Feldlazarethen übertragen.
Das vom Vf. in deutschen und französischen Ambu-
lancen und Lazarethen überhaupt gesammelte Material umfasst die hohe Zahl von mindestens 14000
Verwundeten. Vf. wirkte nicht nur als Feldlazareth-
Director (im Sinne der Instruktion über das Sani-
tätswesen der Armee im Felde), sondern auch als
consultirender Chirurg, — eine Vereinigung, die sich

für den Sanitätsdienst sehr vortheilhaft erwies,
wegen Mangels hierzu geeigneter Persönlichkeiten
leider aber selten herstellbar sein dürfte. Es ist bekannt, dass man im letzten Feldzuge vielfach Universitätsprofessoren mit dem Range von General-
ärzten als consultirende Chirurgen anstellte, weil es
eben an Militärchirurgen fehlte. B. hat nicht Unrecht, wenn er auch die Kehrseite derartiger plötzlicher Beförderungen hervorhebt; einestheils kann
nämlich dabei das Ansehen der militärärztlichen
Corporation nicht besonders gewinnen, anderntheils
bleiben die nachtheiligen Folgen eines sogenannten
wissenschaftlichen Experimentirens in den Lazarethen
und des Ungeübtseins in der Verwaltung des Militär-
Sanitätsdienstes nicht aus. Nicht jeder gute Friedens-
chirurg oder klinische Lehrer wird mit der Militär-
uniform und dem hohen soldatischen Range sofort
auch ein tüchtiger, im Felde brauchbarer Militär-
chirurg. Wir sind gleichfalls der Ansicht, dass man
durch Heranbildung theoretisch und praktisch gut
ausgebildeter Militärchirurgen in entsprechender Anzahl fernerhin den Nothbehelf der Anstellung von
Universitätsprofessoren möglichst entbehrlich machen
muss; in den Reservelazarethen, welche schon mehr
den Charakter stabiler Friedenslazarethe tragen,
sind derartige klinische Kräfte jedenfalls besser zu
verwenden und zu verwerthen.

Die Besprechung des Sanitätsdienstes bei der
Truppe giebt dem Vf. Anlass zu mehreren beher-
zigenswerthen Rathschlägen. Unter Andern betont
er die Wichtigkeit älterer, gut geschulter Lazareth-
gehülfen und dass man Alles thun müsse, dergleichen Leute der Truppe zu erhalten; auch die Zahl der
Holfkrankenträger erscheint ihm zu gering. Unter
den Requisiten für Krankenträger, Krankenwagen
u. s. w. hat sich überall ein grösserer Bedarf an
Erquickungs- und Lebensmitteln, weniger an Medikamenten herausgestellt; ebenso fehlte es bei der
Truppe an Krankenwagen. Für Aufnahme von
Leichtkranken ist die Einrichtung von Kranken-
depots äusserst zweckmässig. Bezüglich der Aus-
bildungsweise der Sanitätscompagnie giebt B. den
von ihm bei den badischen Truppen geschaffenen
Einrichtungen den Vorzug vor dem seit 1868 eingeführten preussischen Modus. Ueber Quantität und
Qualität der vorhandenen Krankenwagen muss B.
Klage führen. [Eine Vermehrung der Zahl der
Krankenwagen würde auch eine Zunahme des Trains
bedingen. Man wird deshalb darauf bedacht sein
müssen, einestheils die Krankenwagen selbst auf-
nahmefähiger herzustellen, anderntheils andere Fuhr-
werke, wie z. B. die leer zurückgehenden Provian-
wagen, zu dem für die Sicherheit und Verpflegung
der Verwundeten nothwendig werdenden Transport
zu benutzen.] Die Leistungen der einzelnen Feld-
lazarethe des XIV. Armeecorps (Oertlichkeit, Aerzte,
Krankenzahl etc.) werden kurz angeführt. Für jedes
Feldlazareth verlangt B. 7 Aerzte (incl. des Chef-
arztes, welcher ein seiner Stellung vollkommen ge-
wachsener erfahrener Militärarzt sein soll); das

übrige Lazarethpersonal (für Verwaltung u. Krankenpflege) muss mit besonderer Auswahl beschafft
werden.

Die *freiwillige Hülfsthätigkeit* kann, wie Vf.
schon vor etlichen Jahren aussprach und jetzt aufs
Neue bewährt gefunden hat, nur dann erspriessliche
Dienste leisten, wenn sie sich vollständig den militärischen Einrichtungen accommodirt, sich den militärärztlichen Anordnungen fügt und, fern von selbst-
ständigem Auftreten und Eingreifen, nur einen Theil
des Ganzen zu bilden strebt. Auf diesen Principien
basiren die in Kürze mitgetheilten Ideen B.'s über
Organisation des freiwilligen Sanitätsdienstes. Der
grössere Theil des freiwillig gestellten Contingents
hat seine Wirksamkeit in der Heimath zu entfalten;
nur ein kleines Contingent ist für das Feld bestimmt.
Was Vf. über die *Genfer Convention* und die mit
derselben in praxi gemachten Erfahrungen sagt, ist
von grösstem Interesse und lässt eine klare Anschauung von der Art und Weise gewinnen, in welcher die Feinde, selbst französische Behörden und
Aerzte, die Stipulationen derselben auffassten. In
dem „der Stellung der Aerzte" gewidmeten Abschnitte begegnen wir folgendem, näher motivirten
Passus: „Es ist leider wahr und nicht zu leugnen,
dass dem ärztlichen Stande, theilweise allerdings mit
eigenem Verschulden, von Seite des Staates nicht
die gebührende Anerkennung zu Theil wird, dass
von dieser Seite nie berücksichtigt wird, welch'
grosse und zahlreiche Mühen und Opfer erforderlich
sind, bis der wissenschaftlich gebildete Arzt die
praktische Laufbahn betritt, und welche Verantwortlichkeit und welche Sorgen seiner harren, wenn er
auf derselben, gewissenhaft handelnd, rastlos vorwärts schreitet." [Nach den vielfachen und viel-
gerühmten Verbesserungen, welche dem militärärztlichen Stande in der neueren Zeit zu Theil geworden
sind, hätten wir nicht erwartet, aus dem Munde eines
so erfahrenen und competenten Mannes, wie B. es
ist, hören zu müssen, dass immer noch viel Flick-
werk vorhanden sei.]

Allgemeiner Theil.
*Erkrankungs- und Sterblichkeits-Verhältniss
beim Armeecorps im Allgemeinen.*

Bei einem zwischen 24—50000 M. wechselnden
Dienststande des XIV. Armeecorps muss der Gesundheitszustand durchschnittlich und verhältnissmässig
ein guter genannt werden. Erst gegen Ende
des Feldzugs, während und nach den Kämpfen von
Belfort, brach eine Typhusepidemie von nicht zu langer Dauer aus. Grössere sonstige Epidemien zeigten
sich nicht, selbst Blattern traten trotz der vielfach
gebotenen Gelegenheit der Ansteckung in geringem
Umfange auf. In den Lazarethen wurden im Ganzen
24262 Kr. ärztlich behandelt; von diesen starben
1010 = 4.16%. An Krankheiten wurden aufgenommen 17080 (2.30% †), an Verwundungen
7182 (8.59% †).

Typhus. Im Ganzen 1602 Fälle (darunter
300 Typhoide) mit der für Kriegsverhältnisse sehr
günstigen Sterblichkeit von 18.85%. Stets war es
Ileo-Typhus; niemals zeigten sich Anklänge von
Petechial- oder contagiösem Typhus. Bemerkenswerth war bez. des Verlaufs u. A., dass der Puls
nur sehr selten eine hohe Frequenz zeigte, sondern
selbst bei hoher Temperatur oft eine auffallende
Langsamkeit (bei 39° C. und darüber nur 76—88
Pulsschläge). Die Ursache hiervon liegt jedenfalls
in einem heruntergekommenen Kräfte- und Ernährungszustande, welcher auch fast immer schon in den
ersten Tagen der Krankheit einen dikroten Puls bedingte. Während Roseola immer innerhalb der
ersten 2 Wochen nachweisbar war, kamen eigentliche Petechien nie vor, während sonst Blutungen
eine häufige Complication bildeten. Eine sehr häufige und frühzeitige Complication war Laryngitis,
desgl. croupöse Pneumonie. Erysipelas trat mehr in
den späteren Stadien auf, Parotitis wurde weniger
beobachtet; auch wirklicher Decubitus war nicht
sehr häufig. Die Reconvalescenz war in der Regel
eine äusserst langsame und trat nicht selten noch
der Tod in Folge allgemeiner Erschöpfung in der
5. und 6. Woche ein. Die leitenden Gesichtspunkte
bei der Behandlung waren, abgesehen von der Sorge
für frische Luft, Reinlichkeit, Desinfektion etc., folgende: 1) Bekämpfung des hohen Fiebers, 2)
Hebung der Kräfte, und 3) die Behandlung der Complikationen nach ihrer speciellen Natur. Ad 1) Eisblase auf den Kopf, Abwaschungen und nasskalte
Einwicklungen des ganzen Körpers (vom Vf. übrigens schon seit dem J. 1851 mit gutem Erfolge angewandt), kalte oder laue Bäder, wo es die Verhältnisse gestatteten. B. äussert sich über die letztere
Behandlungsweise dahin: „Wenn auch die Hydrotherapie keine coupirende Wirkung auf den Verlauf
des eigentlichen Typhusprocesses äussert, die Reconvalescenz nur abkürzt, so ist der Einfluss auf ein
besseres Mortalitätsverhältniss nicht zu verkennen.
Nicht schablonenmässig darf sie in Anwendung gebracht werden, sondern individuellen Verhältnissen
ist stets Rechnung zu tragen, und ist namentlich bei
sehr heruntergekommenen Subjekten mit grösster
Vorsicht zu verfahren, da sonst Collapsus und tödt
licher Ausgang zu Stande gebracht werden kann."
Innerlich gab man Chinin in grossen Dosen, Decoct.
chinae etc.; Digitalis wegen der grossen Erschöpfung
nur sehr selten; ferner von vornherein Fleischbrühe,
Fleischextrakt, Rothwein etc. In andern Lazarethen
bediente man sich als Ersatzmittel für die Hydrotherapie die Calomel in einfacher oder mehrfacher
Gramm-Dosis in der ersten Krankheitsperiode und
kann B. das Mittel nur empfehlen. Von 207 Kranken in den Lazarethen von Epinal, Giromagny und
Morvillars hatten 118 Calomel bekommen und von
diesen starben nur 5, d. i. 4.2%.

Pocken: Im Ganzen nur 266 Fälle mit 5.63%
Sterblichkeit.

26

Ruhr trat stets nur sporadisch auf. Von 350 Ruhrkranken starben 3.14%.

Entzündungen der Respirationsorgane. Von 347 Fällen von Pneumonie und Pleuritis waren nur 30 tödtliche.

Erfrierungen, besonders an den Füssen, kamen namentlich bei den Franzosen (Bourbaki's Armee) nicht selten vor.

Von den Verletzungen im Allgemeinen.

Die in dem ganzen Operationsbereich des Armeecorps vorgekommenen Verletzungen schlägt B. auf mindestens 14000 an, darunter nur 60—70 Hieb- und Stichwunden. Die Geschosse, welche die Verletzungen bewirkten, waren von mannigfaltiger Natur und Form. Die meisten Verletzungen waren durch Chassepotprojektile und Langblei gesetzt; die durch die erstgenannten hervorgerufenen Störungen waren durchschnittlich nicht so intensiver Natur (enger Schusskanal, kleine Ein- und Austrittsöffnung, geringerer Grad von Erschütterung und Zerreissungen, leichte Ablenkung und Formveränderung beim Aufschlagen etc.), während das Langblei unter gleichen Verhältnissen viel zerstörender wirkt, da es grösser, schwerer, härter ist und den Schwerpunkt vorn hat. Das Mitrailleusenprojektil wirkt ähnlich wie das Chassepotgeschoss, macht nur einen weitern Schusskanal; Verletzungen durch dasselbe kamen übrigens selten zur Beobachtung. Sehr gefährlich wirkten bei Aufschlagen mit aller Kraft die Tabatière- und die Miniékugeln, noch mehr diejenigen der Wallbüchsen. Die Kenntniss der vielseitigen Formveränderungen und Verunstaltungen, welche die Geschosse bei dem Eindringen in den menschlichen Körper erleiden, ist betr. einer vorsichtigen, zweckmässigen Entfernung derselben für den Arzt von grosser Wichtigkeit und empfiehlt Vf. deshalb, an den Lehranstalten Sammlungen von derartigen Projektilen oder von getreuen Nachbildungen zum Studium zu unterhalten. Bezüglich der durch die modernen Feuerwaffen bewirkten Verletzungen lehrte den Vf. die seit dem J. 1848 fortgesetzte Beobachtung Folgendes: „Die Zahl der Verletzten ist jetzt eine auffallend grössere als in den frühern Kriegen, trotz der dazumal so häufigen Verschwendung der Munition, und überwiegen auch die Schusswunden in kaum glaublicher Weise jene durch andere Waffen gesetzten. Es werden aber nicht allein viel mehr Wunden in kurzer Zeit gesetzt, sondern dieselben sind auch complicirterer, gefährlicherer Natur, ziehen viel häufiger den Tod nach sich, weil nämlich die Geschosse mit einer ganz andern Perkussionskraft einwirken, weil sie viel längere Schusskanäle setzen, weniger contouriren, eher in die Tiefe des Körpers eindringen, die Körperhöhlen eröffnen, verschiedene Körpertheile passiren, den Widerstand der harten Gebilde leichter bewältigen, deshalb häufigere Knochenfrakturen, und zwar in ausgedehntem Grade, Gelenkeröffnungen etc. herbeiführen. Ausserdem beobachtet man aber auch oft, dass nicht nur ein Projektil, sondern mehrere gleichzeitig oder rasch

nach einander in den Körper treten; desgleichen gestalten die viel häufigeren Difformitäten der Geschosse die Wundverhältnisse zu complicirteren."

Von 361 Brustschüssen (Prell- und Streifschüsse abgerechnet) penetrirten 163, von 106 Bauchschüssen 73; unter 4344 Schussverletzungen beobachtete man bei 1217 Frakturen und 263 Gelenkschüsse. Sehr selten im Verhältniss zu frühern Kriegen kamen Prellschüsse zur Beobachtung (in Folge der veränderten Beschaffenheit der Projektile); öfters begegnete man Streif- und Haarseilschüssen, ebenso waren Contourirungen, und zwar an verschiedenen Körperstellen, nicht so selten. Der auch neuerdings wieder aufgetauchten Ansicht, dass die Schusswunden eine Art Brandwunden darstellen, kann sich B. nicht anschliessen; eben so wenig vermochte er sich von der Benutzung von Explosivgeschossen feindlicher Seits zu überzeugen. Von Einkapselungen der Geschosse, sowohl in den weichen, als in den harten Gebilden, beobachtete B. in letzten Feldzuge mehrere, zum Theil sehr interessante Fälle.

Die 4844 Schussverletzungen gruppiren sich nach den verschiedenen getroffenen Körpergegenden wie folgt:

1) Verletzungen des Schädels	. . .	270 —	6.21%
2) "	des Gesichtes . . .	258 —	5.93
3) "	des Halses	83 —	1.91
4) "	der Brust	361 —	8.31
5) "	des Rückens . . .	114 —	2.62
6) "	des Bauches . . .	106 —	2.00
7) "	des Beckens . . .	167 —	3.84
8) "	der Genitalien . .	24 —	0.55
9) "	der obern Gliedmaassen	1174 —	27.02
10) "	d. untern Gliedmaassen	1787 —	41.13
		4344	

Bei 276 Verwundungen der obern Gliedmaassen vertheilten sich dieselben auf folgende einzelne Partien:

1) Oberarm u. Schulter	130 —	14.7%
2) Vorderarm	. . .	47 —	5.3
3) Hände	. . .	78 —	8.3
4) Schultergelenk	. .	7 —	0.79
5) Ellenbogen	. . .	16 —	1.8
6) Handgelenk	. . .	3 —	0.33
		276	

Bei 363 Schussverletzungen der untern Gliedmaassen:

1) Oberschenkel	145 —	16.4%
2) Unterschenkel	132 —	15.8
3) Füsse	. . .	62 —	7.02
4) Hüftgelenk	. .	2 —	0.22
5) Kniegelenk	. .	19 —	2.1
6) Fussgelenk	. .	13 —	1.4
		363	

In einem besondern Capitel bespricht Vf. die Veränderungen, welche die einzelnen Gewebe des Körpers bei Schussverletzungen im Allgemeinen erleiden. Eine Ablenkung der Geschosse durch Arterien hat sich früher bei den sphärischen, mit weniger Perkussionskraft wirkenden Geschossen mehr bemerkbar gemacht, als jetzt bei den cylindro-konischen. Bildung von Aneurysmen in Folge von Zerrung, Dehnung oder Quetschung einer Schlagader, nur durch Einreissung einer oder der andern Haut der Arterie bewirkt (Stromeyer), hat B. nicht beobachtet. Auch bedeutendere Nervenverletzungen (Quetschungen und Continuitäts-Trennungen) werden bei den jetzt gebräuchlichen Geschossen häufiger beobachtet als früher. Den eigentlichen Shock (nach bedeutenden Nervenverletzungen, tief eingreifenden Operationen u. s. w.) will Vf. von der mit Blutverlust, Anämie verbundenen Erschütterung des Nervensystems (bei welcher der Blutmangel als Hauptfaktor sich bemerkbar macht) getrennt wissen. Die heftigsten und hartnäckigsten Neuralgien, selbst Tetanus, entstehen in Fällen, wo nur die Nervenscheide geöffnet, der Nerv gestreift und leicht gequetscht ist, oder wo ein getroffener Nervenast in die Narbe eingebettet ist oder sich am verletzten Nerven ein Neurom bildete. Durch besondere Reizungszustände bewirkte Reflexlähmungen und Neuralgien kamen in 3 Fällen zur Beobachtung. In der Behandlung der Schussverletzungen der Nerven leistet besonders für die spätern Perioden die *Elektro-Therapie* grosse Dienste. Dr. v. Krafft-Ebing behandelte in Baden 26 Fälle von Lähmungen nach Schussverletzungen in der genannten Weise. Die Kur fand täglich mittels constanten galvanischen Stroms und Inductionsapparates statt. Die Dauer der Sitzung betrug gewöhnlich 5—15 Min.; bei den meisten Pat. kamen gleichzeitig Thermalbäder in Anwendung. Leider trat bei mehreren Kr. nach Aussetzen der Kur wieder eine wesentliche Verschlimmerung ein. Die Krankengeschichten sind beigefügt.

Die Verletzungen des *Knochensystems* haben durch die modernen Projektile in quantitativer und qualitativer Beziehung an Bedeutung gewonnen. Bei einfacher reiner Knochencontusion trat in dem letzten Feldzuge nur in verhältnissmässig wenigen Fällen ein lethaler Ausgang ein; ebenso ist die circumscripte Osteomyelitis, wenn sie nicht ganz heruntergekommene Subjekte betrifft, nicht in so hohem Grade lebensgefährlich, wie verschiedenen Seiten behauptet wird. Einheilen von Geschossen beobachtete Vf. in der Epiphyse der Tibia, sowie in den Beckenknochen und anderwärts. Bei den sogen. Lochfrakturen ist die Austrittsöffnung grösser und unregelmässiger als die Eintrittsöffnung.

Der *Besorgung der Schusswunden auf dem Schlachtfelde, beziehungsweise Hauptverbandplatze und dem Transporte der Verletzten in die Lazarethe* widmet Vf. einen besondern Abschnitt. Auch hier wird eine Vermehrung und bessere Ausbildung des niedern Hülfspersonals auf's Neue betont. Das bei der Truppe selbst wirkende Personal, Aerzte wie Untergebene, darf sich in der Regel nicht mit einer nähern Untersuchung der Wunde befassen, Operationen ausführen wollen etc., sondern hat nur gefährliche Blutungen provisorisch zu stillen, für guten Transport mit Nothverbänden etc. zu sorgen. Der wichtigste Ort für das militär-chirurgische Wirken während einer Affaire ist der *Hauptverbandplatz*, und zwar soll wo möglich jede Division einen solchen haben. Da hier nicht etwa bloss oberflächlich

gearbeitet werden soll, sondern die Diagnosen genau gestellt und die entsprechenden weitern Anordnungen getroffen werden müssen, so bedarf es dazu einer genügenden Anzahl geübter und erfahrener Chirurgen. Die Diagnosentäfelchen nützen nichts, denn einerseits nimmt die Ausfertigung solcher viel kostbare Zeit in Anspruch, andererseits wird doch kein tüchtiger Lazaretharzt, wenn er nicht weiss, welche Persönlichkeit die Diagnose gestellt hat, auf eine flüchtige Angabe Werth legen und sich durch dieselbe in seiner Thätigkeit bestimmen lassen; dagegen nützt nach wirklich richtig gestellter Diagnose das alsogleich bethätigte geeignete Verfahren des Chirurgen etwas, und darauf kommt es bei dem militärärztlichen Wirken auf dem Schlachtfelde allein an. Die Ansicht, grössere Operationen würden sich für den Verbandplatz nicht eignen, ist eine ganz unmotivirte u. hat schon Manchem das Leben gekostet. Den Einwurf, dass das Material häufig zu überwältigend sei, kann B. nicht gelten lassen; es mangelt dann eben das erforderliche Personal und Material, sowie eine richtige Organisation des Dienstes. B. versichert, dass es ihm bis jetzt in allen Feldzügen möglich geworden, im Verein mit tüchtigen Collegen auf den Verbandplätzen Herr über das Material zu werden, für dasselbe gut zu sorgen, sowie die nöthigen Operationen aller Art auszuführen, und wenn diess auch nicht Stunden, sondern Tage erforderte. Das in Wirksamkeit gesetzte Sanitäts-Détachement [wozu auch in officiellen Instructionen immer wieder so ganz unnöthige Fremdwörter?] hat sich als ein fliegendes Lazareth zu betrachten und demgemäss nach den gebotenen Umständen zu handeln. Ueber die specielle Untersuchung der Verletzten, sowie über die Entfernung der fremden Körper giebt Vf. genaue Anweisung. Die letztere soll mit der nöthigen Vorsicht möglichst frühzeitig geschehen. B. benutzt dazu in der Regel nur Pincetten und gute englische Kornzangen; besondere Kugelzangen zieht er nicht in Gebrauch, selbst die jetzt mit Vorliebe benutzte amerikanische Kugelzange erfreut sich nicht seines Beifalls. Auch lose Splitter sollen zur Vereinfachung der Wunde gleich auf dem Verbandplatze extrahirt werden. Der Verband selbst soll weder zu complicirt sein, noch allzu einfach und flüchtig. Bei Complication mit Knochenbruch oder Gelenkverletzung ist die allgemeine Verwendung der erstarrenden Verbände (bes. Gips) nicht zu billigen; die schon früher von B. empfohlenen Strohschienen bewährten sich auf's Neue. Dr. Wenzel meldete dem Vf. aus Mainz, dass nach den grösseren Schlachten sehr viele Frakturirte mit Brand der Glieder in Folge des schädlichen Einflusses des Gipsverbandes, der Unnachgiebigkeit des harten Umhüllung, der Schwellung der Glieder, der vollständigen Verschliessung der Wundöffnungen mit absoluter Zurückhaltung der reichlichen Sekrete etc. daselbst eingetroffen seien. [Kann auch von anderwärts bestätigt werden.]

B. ist seit dem ersten Feldzuge, dem er beigewohnt, stets ein Freund der *primären Operation* gewesen und wird für dieselbe stets eintreten. Was er über das Wirken eines Chirurgen auf dem Hauptverbandplatze sagt, verdient die allseitigste Beherzigung. Er verschweigt nicht, wie es leider hin und wieder vorgekommen, dass grossartige Operationen noch an Verletzten ausgeführt wurden, die unerbittlich dem Tode verfallen waren, und dass man, statt an die Euthanasie zu denken, Zeit und Ort für geeignet zur Vorführung operativer Kunst- u. Schaustücke hielt. Alle complicirten Verfahren sind ebenfalls zu verwerfen; denn die Verletzten eignen sich nicht zum Experimentiren, zur Vornahme neumodischer zweckloser Methoden, denen schon mancher Verwundete zum Opfer gefallen ist.

Behandlung der Schussverletzungen in den Lazarethen.

Vf. ist der Meinung, dass bei einer zweckmässigen Leitung des Sanitätsdienstes im Allgemeinen, durch gewissenhafte und umsichtige Thätigkeit auch in den Feldlazarethen derartig günstige Resultate erzielt werden können, dass sie jenen der Reservelazarethe nicht nur gleich kommen, sondern dieselben sogar übertreffen. In B.'s Feldlazarethen starben von 7182 Verwundeten nur 617 = 8.59%. [Zu bemerken ist hierzu, dass die Reservelazarethe wohl niemals ausschliesslich oder nur vorzugsweise sich mit Verwundeten füllen werden; ihnen fallen insbesondere innere Kranke zu, wie im französischen Kriege Ruhr-, Typhus- und Lungenkranke, welche trotz der grössten Sorgfalt u. Umsicht zur Erhöhung der Sterblichkeitsziffer ganz wesentlich beitragen. In dem in einer Reiterkaserne errichteten 1. Reservelazareth zu Dresden mit 1200 Betten Belegraum wurden vom 16. Aug. 1870 bis 31. März 1871: 7286 Kr. aufgenommen (davon 2370 Sachsen, 1650 Preussen, 16 Bayern, 1 Würtemberger und 3249 Franzosen). Es wurden entlassen: geheilt 6006 M., durch Evacuation 576 M., in Privatpflege 444 M., ungeheilt 49 Mann. Gestorben sind im Lazareth 210 Kr., d. i. 2.89%. Unter den Gestorbenen waren 174 Franzosen. Abgesehen von dem für die besiegte Partei stets ungünstigern Mortalitätsverhältnisse erklärt sich diese ganz ausserordentliche Sterblichkeit der Franzosen hauptsächlich aus den während der Einschliessung in Metz erlittenen Strapazen und Entbehrungen, sowie aus den nachhaltigen Schädlichkeiten, welche die Strenge des Winters und der Aufenthalt in den nahe der Elbe erbauten Baracken für die hieran nicht gewöhnten französischen Soldaten mit sich brachten. Weitaus die Mehrzahl der Aufgenommenen litt an innern Krankheiten, und zwar waren Anfangs Unterleibstyphus u. Ruhr, in den Wintermonaten Erkrankungen der Luftwege (Bronchiten, Lungen- und Brustfellentzündungen, Tuberkulosen) vorwiegend. Sicher constatirte Fälle von Petechialtyphus liegen nicht vor; auch die im Lazareth endogen entstandenen Fälle gehörten nur dem Abdominaltyphus an. Pyämie war im Ganzen nicht sehr häufig; auch Spinalmeningitis und sporadische Diphtheritis, sowie brandige Beschaffenheit

der Wunden, wie bei Hospitalgangrän, wurden nur in vereinzelten Fällen u. in gewissen Krankenstuben beobachtet; Tetanus traumaticus 2mal. Pockenkranke wurden gar nicht aufgenommen; alle Kranke, bei denen die Pocken im Lazareth selbst ausbrachen, sofort transferirt. Weiteres hierüber s. im Jahresbericht der Gesellsch. f. Natur- u. Heilk. in Dresden 1871. S. 63 flg.]

Die Einführung zerlegbarer Bettstellen mit Bettrosten (auf jedes Feldlazareth ungefähr 50 Stück à 12 Gld.) erscheint B. sehr wünschenswerth; er empfiehlt als Lieferanten die Gebrüder *Furtwängler* zu Furtwangen im badischen Schwarzwalde.

Der günstige Einfluss, welchen Baracken und Zelte auf die Krankenbehandlung haben, wird jetzt jedenfalls überschätzt und die Bedeutung der eigentlichen ärztlichen Thätigkeit dabei zu gering angeschlagen. Die Luft thut zwar sehr viel, aber nicht Alles. Das Tabakrauchen hat Vf. in seinen Lazarethen nie geduldet [in der Jetztzeit leider sehr schwer consequent durchführbar!]; „in keinem Lazarethe, in welchem geraucht wird — sagt der selbst nicht rauchende Vf. — kann, selbst bei pünktlicher Ueberwachung, die nöthige Reinlichkeit und Ordnung gehandhabt werden." Von Zeltlagern und Zeltlazarethen ist B. kein Freund, während Baracken ihm sehr gute Dienste geleistet; B. betrachtet dieselben indessen immer nur als treffliche Aushülfsgebäude. Beigefügt ist am Schlusse dieses Abschnitts eine Beschreibung der Baracken des Grossh. bad. Militärbaumeister Prof. *Hochstetter* nach dessen eigener Darstellung.

Ueber die Evacuation Schussverletzter. Ein kurzes, aber vortreffliches Capitel, in welchem sich Vf. mit aller Entschiedenheit gegen das oft gerade unsinnige Transportiren Schwerverwundeter ausspricht. Wir leben jetzt einmal in einer Zeit, wo Alles übertrieben wird, und so auch das sonst so vorzügliche Zerstreuungssystem. Es giebt in der That nicht wenige Aerzte, welche glauben, im Felde sei es das Beste, nach einer Schlacht sobald als möglich die Verwundeten transportfähig zu machen und mit entsprechender — oft auch dem Zustande der Kranken durchaus nicht entsprechender — Gelegenheit in die Heimath zu senden.

Ein nicht minder beherzigenswerthes Capitel bildet die *Behandlung der Schussverletzten im Lazareth.* Die Verbandart des Vf. ist seit 1815 die nämliche geblieben (Charpie mit Oel oder mit kaltem, später mit lauem Wasser befeuchtet); niemals gebraucht er bei frischen Wunden reizende oder sogen. desinficirende Verbandwasser. Die Carbolsäure, selbst nach der Lister'schen Methode gebraucht, lieferte gerade im letzten Feldzuge keine aufmunternden Resultate. Auch über andere Verbandmethoden, so über das völlige Unbedecktlassen der Wunden, spricht sich B. in seiner ruhigen und klaren Weise, allerdings in der Hauptsache missbilligend, aus. Nur bei schlechter Eiterung sind die Wunden mit schwachen Lösungen desinficirender u.

antiseptischer Mittel zu reinigen und zu verbinden. Sonden sind bei B. ganz verpönt; ebenso hält er von Immersion und Irrigation nicht viel. Statt Leinmehl-Kataplasmen benutzt er zur Herstellung von feuchter Wärme lauwarme Einwickelungen mit Kautschukleinwand. Bez. der Diät ist der richtige Mittelweg inne zu halten; während man früher die Kranken oft ganz unnöthiger Weise hungern liess, giebt es jetzt wieder viele Aerzte, welche ununterbrochen die Patienten mit Speisen und Getränken, und zwar häufig ganz unzweckmässigen, anfüllen möchten. Blutentziehungen, allgemeine gleichwie örtliche, dürften nur sehr selten angezeigt sein.

Von den accidentellen Störungen des Heilprocesses bei Schusswunden.

A. *Auftreten verschiedener Krankheiten, welche nicht mit der Verletzung im Zusammenhange stehen.* Vf. erwähnt hier u. A. der grössern Widerstandsfähigkeit der Deutschen im Vergleich mit den Franzosen.

B. *Von den durch die Wundverhältnisse selbst bedingten Zufällen, welche den Verlauf stören; ron den sogen. accidentellen Wundkrankheiten.*

a) *Blutungen.* Die häufigsten u. zugleich auch die gefährlichsten Blutungen sind die arteriellen. Sehr viele Blutungen sind im letzten Kriege durch unverständiges Evacuiren veranlasst worden. Von der Acupressur hat B. noch keinen Gebrauch gemacht, weil ihm die provisorische Verklebung, der provisorische Verschluss des Gefässes ein zu unsicherer ist. Bei der Torsion dagegen bestehen alle Bedingungen zur Thrombusbildung, doch passt die Methode nur für kleinere Gefässzweige. B. beschreibt in diesem Capitel in eingehender Weise die verschiedene Entstehungsart der primären u. sekundären Blutungen, sowie die Mittel, ihnen zu begegnen. Wenn Aerzte behaupten, dass die Ligatur in der Continuität die Blutung aus der Wunde nicht stille, so sind sie — mit Ausnahme jener Fälle, in denen eine Gefässanomalie besteht oder noch anderweitige Gefässstörungen zugegen sind — selbst schuld, und zwar namentlich dadurch, dass sie das Gefäss nicht an der richtigen Stelle, d. h. nicht oberhalb seiner wichtigen Aeste unterbinden. Nur dann, wenn der Hauptgefässstamm so unterbunden ist, dass man im Bereiche des Gliedes an keiner Schlagader mehr eine Pulsation wahrnimmt, darf man einen sichern Erfolg erwarten. Gangrän wird hierbei nur in Fällen grösster Erschöpfung und Anämie zu befürchten sein, wo eine Amputation nicht mehr angezeigt ist. Nicht selten wird auch die Unterbindung in der Continuität dadurch erfolglos, dass man sie überhaupt zu spät ausführt; auch die Art der Ausführung der Operation, sowie die Nachbehandlung sind nicht ohne Einfluss. Von Silberdraht macht B. keinen Gebrauch, er nimmt stets doppelte Cordonnetseide; er empfiehlt ferner kleine Einschnitte zur Blosslegung des Gefässes und in gewissen Fällen auch das Abernethy'sche Verfahren (doppelte

Unterbindung und Durchschneidung des Gefässes zwischen beiden Ligaturen). Von dem neuerdings von Billroth empfohlenen Instrumente zur Ausführung der temporären Arterienclausur verspricht sich Vf. keinen grossen praktischen Nutzen. Bei Complication der Blutungen mit andern bedeutenden Verletzungen hat man sich über die Amputationsfrage baldigst zu entscheiden. Die französischen Militärärzte liebten es, namentlich bei arteriellen Blutungen aus Fraktur, zuerst den Schusskanal wiederholt mit Chloreisen zu tamponiren, ohne dadurch indessen eine Stillung der Blutung zu erreichen, so dass dann bei den völlig anämisch gewordenen Kr. noch zur Unterbindung oder Amputation geschritten werden musste. Am Schluss des Capitels befindet sich noch eine tabellarische Zusammenstellung der bei dem Armeecorps des Vf. und in französischen Lazarethen ausgeführten Gefässunterbindungen, sowie eine Mittheilung der interessantesten Krankengeschichten.

Die *Transfusion* wurde im Felde nur 2mal ausgeführt, da es in den nach preussischem Muster eingerichteten Lazarethen an den nöthigen Instrumenten und Apparaten fehlte [!]. Die Operation hatte in einem Falle bleibenden, in dem andern nur vorübergehenden Erfolg. In dem Kriegslazareth zu Rastatt kamen 11 Transfusionen vor (5 arterielle — 3mal Art. radialis, 2mal Art. tibialis postica, — 6 venöse an der Mediana), sämmtlich wegen Schwächezuständen nach Krankheiten, mit sehr gutem Erfolge. Der venösen Methode wurde als der einfachern der Vorzug gegeben u. zur Ausführung der *Eulenburg-Landois*'sche Apparat benutzt; es kann mit letzterm ein grosses Quantum Blut gesammelt und ohne Unterbrechung der Operation langsam in das Gefäss übergeführt, auch beim acatsamen Verfahren auch Eintritt von Luft in die Vene vermieden werden.

B. *Gangrän.* — C. *Wundstarrkrampf, Tetanus.* Im Ganzen kamen nur 45 Fälle von Tetanus traumaticus (davon 39 †) und 1 Fall von Tetanus rheumaticus (†) vor. Die hierbei gemachten Beobachtungen trugen wenig zur Aufklärung über das uns noch unbekannte eigentliche Wesen der Krankheit bei. Charakteristische Vorboten waren bei gehöriger Aufmerksamkeit in der Regel wahrzunehmen, darunter nicht selten Schlingkrämpfe, wie bei Hydrophobie. Bei 22 Kr. betraf die Verletzung die untern Extremitäten, bei 10 die obern. Unter den Heilmitteln wirkte noch am wohlthätigsten das Morphium (subcutane Injektion), Chloral musste wegen Brechreiz meistens per anum applicirt werden. Auch diesem Abschnitt ist Casuistik beigegeben.

D. *Pyämie* und *Septikämie.* Von 617 gestorbenen Verwundeten erlagen in den Lazarethen B.'s der Pyämie u. Septikämie 304 = 49.27 °/₀. Beide Krankheiten sind nach B. eigentlich dieselben und die verschiedenen Sektionsbefunde nur Folge der verschiedenen Dauer der Affektion. Die Anschauungen B.'s, welcher nur den Standpunkt des klinischen Chirurgen einnimmt, über Pyämie haben sich seit 23 J. nicht wesentlich geändert. Die Phlebitis betrachtet er nicht als Ursache der Krankheit, sondern als Produkt der Infektion; die Pyämie kommt nur durch Selbstinfektion zu Stande und steht stets mit einem Eiter- oder Jaucheherd als Quelle in Verbindung. Die Luft an und für sich mit ihrem grössern oder geringern Ozongehalt, mit oder ohne Beimengung von Miasmen kann nach B. allein nie pyämische Complikationen hervorrufen; eben so wenig lässt derselbe die moderne Erklärungsweise der Krankheit durch die Pilztheorie gelten und versucht durch die klinische Beobachtung die Unzulässigkeit derselben darzuthun. „Nicht die Witterungsverhältnisse, der Genius epidemicus, die Hospital- und Baracenconstitution, die Pilze haben, wie Manche glauben, bei Entstehung der Pyämie Alles zu verantworten, sondern das meiste der Wundarzt selbst, da, die schwersten Fälle ausgenommen, man am besten durch geeignetes Handeln den Auftritt verhüten kann".

E. *Wundrose, Wunddiphtherie, Hospitalbrand.* Ein epidemisches Auftreten einer specifischen Wundrose mit contagiösem Charakter konnte B. wie in seinen frühern Feldzügen auch diesem Mal nicht beobachten und muss deshalb bezweifeln, dass diese Wundcomplikation als eine Krankheit ganz eigner Art, ihr Entstehen einer ganz bestimmten äussern Veranlassung verdanke, gar nicht mit den Wundverhältnissen in Verbindung stehe, nicht in Veränderungen an Ort und Stelle begründet sei. Vf. resumirt seine Ansicht in folgenden Worten: „Meine in einer 25jähr. chirurgischen Praxis in Friedens- wie Kriegszeiten gesammelten Erfahrungen berechtigen mich anzunehmen, dass die verschiedenen erysipelatösen Entzündungen nicht Folge eines Contagiums in der Luft, des Einflusses von Pilzarten etc. sind, sondern dass, abgesehen von den thermischen Einflüssen, welche sehr häufig unterschätzt werden, und von sonstigen fieberhaften Zuständen im Körper, wir ihre Entstehung *direkt in Vorgängen in der Wunde selbst*, stets in dem verletzten Individuum zu suchen haben, mögen diese topisch in dem physiologischen Processe bedingt sein oder durch eine zufällige Verunreinigung, Infektion oder durch Insulte bei der wundärztlichen Behandlung örtlich veranlasst werden". Ganz ähnlich wie mit dem Wunderysipel verhält es sich auch mit der sogen. Wunddiphtherie, welche eigentlich allein [?] ihren Grund in mehr oder weniger partiellen Ernährungsstörungen der Weichtheile bei gleichzeitig bestehender rosenartiger Entzündung hat.

Specieller Theil.
Von den Verletzungen der einzelnen Körpergegenden.
I. *Von den Verletzungen des Kopfes. —*
Schädelverletzungen.
Die Anschauungen des Vf. über Schädelverletzungen sind noch dieselben, wie er sie in seinen Schriften: „Die Schädelverletzungen", Freiburg 1865

und „kriegschirurgische Erfahrungen, im Feldzuge 1866 gesammelt" niedergelegt.
Von 265 in deutschen Lazarethen beobachteten Schädelverletzungen verliefen 36 — 13.58% tödtlich. Die darunter befindlichen 16 Gehirnverletzungen endeten sämmtlich lethal.
Bei 21 Hirnerschütterungen ohne Fraktur 1 Todesf. in Folge von Gehirnvereiterung. Isolirte Frakturen der Glastafel hat B. im letzten Feldzuge nicht beobachtet, wohl in Folge der erhöhten Perkussionskraft der modernen Geschosse.
Im Capitel über das ärztliche Verfahren bei Schädelwunden warnt B. vor dem beständigen Untersuchen mit Instrumenten und empfiehlt die einfachste Wundbedeckung. Im Bereich der Galea aponeurotica darf nicht genäht werden. Bei Vorlagerung des Gehirns wird durch Aetzen, Schneiden und Abbinden nur geschadet. Die *Trepanation* verwirft B. nicht ganz; als Frühoperation soll man sie nur dann vornehmen, wenn ein fremder Körper in das Schädeldach eingedrungen ist, penetrirt und nicht auf gewöhnlichem Wege entfernt werden kann.
Von 258 *Gesichts*verletzungen betrafen, die ganz unbedeutenden abgerechnet, 91 die Weichtheile allein und 95 gleichzeitig das knöcherne Gerüste. Von den Schwerverletzten starben 8.42%. Die tiefern Schussverletzungen des Gesichts geben nicht selten zu heftigen Nachblutungen Veranlassung, bes. gelegentlich der versuchten Entfernung von Splittern oder Projektilen. Das Abtragen der Ränder bei unreinen Knochenwunden hält B. jetzt nicht mehr für zweckmässig, sondern will die Abstossung der Natur überlassen wissen. Nur solche Gewebe, die durchaus nicht mehr lebensfähig sind, soll man entfernen; die Naht ist auch bei gerissenen und gequetschten Wunden anzulegen.
Direkte und indirekte Verletzungen des *Auges* und dessen Umgebung waren im letzten Feldzuge sehr häufig. Die schwereren Fälle sind gerade wie Schädelverletzungen zu behandeln.
In 2 Fällen wurde durch heftige Lufterschütterungen in Folge von Explosionen — einmal beim Vorbeisausen einer Bombe, das andere Mal beim Abfeuern eines Mörsers — das *Trommelfell* eingerissen.
Die Verletzungen des *Geschmacksorgans*, des *Kauapparates*, der *Mundhöhle*, der *Parotiden*, der *Ober-* und *Unterkiefergegend* fasst B. bei der Besprechung zusammen. Knochenverletzungen wurden dabei in 55 Fällen beobachtet. Eine lehrreiche Casuistik ist beigefügt.
II. Von den *Verletzungen* des *Rückens*, der *Wirbelsäule*, des *Rückenmarks* und des *Halses*.
a) Verletzungen des *Rückens*, der *Wirbelsäule* und der *Medulla.*
Im Ganzen 114 Fälle, davon 26, d. i. 22.0%, tödtlich (in 23 der tödtl. Fälle war das Rückenmark verletzt). Die Respiration leidet namentlich bei Wunden vom 1. bis 4. Halswirbel Noth; vom 5. Hals-

bis 2. Rückenwirbel ist der Einfluss auf die obern Glieder am bemerkbarsten; bei Compression und Quetschung im Bereiche der übrigen Wirbel bemerkt man Lähmung der untern Gliedmaassen, der Blase und des Mastdarms. Ein Kr. mit Rückenmarksverletzung und offener Wunde starb erst am 15. T., die Mehrzahl stirbt indessen schon in den ersten 8 Tagen. Bei der Behandlung sind eingreifende Ableitungen, wie Glüheisen, Moxen, Blasenpflaster etc. als barbarische Mittel zu verworfen, ebenso alle innerlichen zu intensiv wirkenden Arzneistoffe (Laxantien, Calomel etc.) und alle Blutentziehungen. Mit operativen Eingriffen sei man ebenfalls sehr vorsichtig.

b) Die Verletzungen des *Halses* stellen sich durchschnittlich nicht so gefährlich heraus, als man erwarten sollte, da sowohl Gefässe und Nerven, als auch Luft- und Speiseröhre den eindringenden Geschossen oft ausweichen. Verletzungen der Schilddrüse sind nur bei Läsion grösserer Gefässe gefährlich. Bei direkten Verletzungen des Kehlkopfs u. der Luftröhre hat man prophylaktisch je nach den Umständen *alsbald* die Laryngo-, Crico- od. Tracheotomie auszuführen. Eine künstliche Eröffnung der oberen Luftwege geschah auf dem Verbandplatze und in den Feldlazarethen 7 Mal, davon leider nur 1 Mal mit günstigem Ausgange. Besondere Instrumente für die Tracheotomie hält B. für ganz unnöthig. Auf eine gute Lagerung des Kr. ist bei Halswunden ganz besonders zu achten. Von den in den Lazarethen B's. behandelten 83 am Halse Verwundeten starben nur 10, wobei Prell- und Streifschüsse nicht mitgezählt sind.

III. *Von den Verletzungen der Brust.*

Im Ganzen 361 F. (davon 99 tödtl. — 27.42%,), darunter 198 (— 54.84%,) nicht penetrirend (1 tödtl. — 0.50%,) und 163 in die Brusthöhle eindringend (98 tödtl. — 60.12%,).

A. *Von den äusseren Brustwounden.*

Dieselben sind meist mit einer Erschütterung der inneren Organe von mehr oder weniger Bedeutung verbunden. Vf. trennt *Contusionen der Brust, Kanalschüsse* und *Conturirschüsse.* Bei stärkeren Prellschüssen fehlen selten wichtige innere Verletzungen, die oft rasch lebensgefährlich werden. Bei tiefen Kanal- und Conturschüssen hat man auf ein etwaiges Vorhandensein eines Bruches genau Acht zu geben; doch ist die Diagnose nicht immer leicht zu stellen. In tiefe Schusskanäle, zumal nicht ganz frische, soll man nur bei ganz besonderen Indikationen mit dem Finger eingehen. Die Resektion einer gesplitterten Rippe ist jedenfalls in der ersten Zeit zu unterlassen, da operative Eingriffe hier oft Schaden bringen können.

B. *Von den inneren (penetrirenden) Brustwunden.*

Eine genauere Diagnose der gesetzten Verletzungen bietet in der Regel keine Schwierigkeiten. Von den im Weiterverlauf einen ungünstigen Ausgang

herbeiführenden Zufällen sind namentlich Blutungen hervorzuheben, auf deren Folgen 24 Todesfälle (unter 98 Verstorbenen) kommen. In 18 F. rührte die Blutung von der Lunge her, in 6 von der Intercostal., Mammar. und 1 Mal von der Vena subclavia. Weitere Gefahren drohen von Pneumothorax und Emphysem (von letzteren unterscheidet B. zwei nach ihrer Entstehungsweise verschiedene Formen), dann von Pleuritis, Empyem, Pneumo-Pyothorax, Pneumonie. Von einer Einheilung des Projektils hat B. nur sehr wenige Fälle beobachtet. Die rechtzeitige Incision oder Punktion der Brusthöhle zur Entleerung der angesammelten Flüssigkeit mit nachherigem Einlegen von Kanülen oder Drainageröhren wird befürwortet. Nach 7 derartigen Operationen (darunter 3 mit Rippen-Resektion) erfolgte in 5 Fällen Heilung. Gefährlicher als die Entzündung und Vereiterung der Lunge selbst zeigte sich der Pneumo-Pyothorax, das Empyem, vorzugsweise die rasche Verjauchung der angesammelten hämorrhagischen Flüssigkeit mit ihren das Blut vergiftenden Folgen. Gleichzeitige Knochenverletzungen verschlimmerten die Prognose wesentlich; ferner verliefen die Schusskanäle, welche die obere Hälfte des Thorax passirten, gewöhnlich ungünstiger, als wenn sich die Oeffnungen tief unten befanden, ebenso war die Gefährlichkeit der entzündlichen Processe und der Zersetzung der im Brustraume angesammelten Flüssigkeit in der warmen Jahreszeit grösser als bei kalter Witterung. Verwundungen des *Herzens* kamen nicht in ärztliche Behandlung. Eine reichhaltige Casuistik ist beigefügt.

IV. *Von den Schusswunden des Bauches, des Beckens und der Geschlechtstheile.*

Es wurden 106 Bauchschüsse in den Lazarethen behandelt (57 mit tödtl. Verlaufe). Die Zahl der penetrirenden und mit Verletzung innerer Organe complicirten Wunden betrug 73 (56 tödtlich).

Bei einfach penetrirenden Wunden, wo eine Zusammenhangsstörung der Eingeweide nicht vorliegt, sind Untersuchungen mit Finger oder Instrumenten, sowie operative Eingriffe in der Regel verboten. Die Verletzungen der verschiedenen in der Bauchhöhle befindlichen Eingeweide bespricht Vf. nach den einzelnen betroffenen Organen. Bei zwei Schusswunden des Magens, wo wahrscheinlich keine ausgebreitete Trennung stattgefunden, gelang es, das Leben zu erhalten. Wunden des Dünndarms sind wegen des leichten Austretens von Darminhalt gefährlicher, als die des Dickdarms. Das Vorfallen der verletzten Darmpartie wird durch den engen Schusskanal der modernen Projektile sehr erschwert. Bei Schusswunden des Darms ohne Vorfall ist es nicht gestattet, mit dem Finger einzugeben und den verletzten Theil zu suchen und aus der Wunde hervorzuziehen, den getrennten Darm alsdann zu vereinigen und zu repaniren. Bei Vorfall der verletzten Darmpartie ist die Anlegung der Darmnaht oder die Bildung einer Kothfistel, eines künstlichen Afters angezeigt. (Vgl. die hierüber vom Vf. angestellten Versuche im 3. Bande der illustr. med. Ztg. München. 1851). B. theilt 7 Fälle von geheilten Darmverletzungen aus dem letzten Feldzuge mit; ebenso sind ihm von Leberverletzungen mit glücklichem Ausgange 5 Fälle bekannt. Die Verletzungen der Milz verliefen tödtlich. Schusswunden der Niere gestalten Hoffnung auf Heilung, wenn sie mehr oberflächlich sind und das Peritonäum nicht mit verletzt ist.

Von 167 Verwundungen des *Beckens* waren 72 mit Knochenverletzungen oder Perforation der Beckenwand complicirt; tödtlich verliefen 27 — 37.5°/₀. Bei langen Wundkanälen soll man nicht gewaltsame Forschungen nach den Geschossen anstellen oder auf deren Entfernung bestehen; wenigstens muss dann die Diagnose ganz sicher sein. Die Ausstossung der Knochensplitter ist sehr oft der Natur zu überlassen. Eiterherde soll man erst bei deutlich und oberflächlich fühlbarer Fluktuation öffnen. Der Verband sei einfach, nicht drückend (keine Frakturverbände). Von Verletzungen des Darmbeins mit günstigem Verlauf führt B. nicht weniger als 19 Fälle auf, von dergleichen Verletzungen des Sitzbeins und des Kreuzbeins je 3.

Von 9 Kr. mit *Mastdarmwunden* ohne gleichzeitige Trennung der Blase blieben 4 am Leben. Bei den Wunden der *Harnblase* hängt der Ausgang wesentlich mit von der gleichzeitigen Verletzung des Bauchfelle ab. Während frischer Urin, auf wunde Flächen gebracht, nicht stört, führt zersetzter, ammoniakalisch wirkender bei Infiltration in das Zellgewebe zur Nekrosirung und Verjauchung der betr. Gewebe. Die Behandlung der Blasenwunden erfordert grosse Vor- und Umsicht. Verbände sind unnütz; es genügt das Bedecken der Wunde mit feuchten, öfters zu wechselnden Schwämmen. Sehr nützlich sind Sitzbäder. Vorsichtiges Einlegen des Katheters nur bei Harnverhaltung, nicht sofort bei der Verwundung. Der Katheter reizt sehr häufig, wird nicht ertragen und der Urin fliesst einerseits häufig doch nicht vollständig ab, andererseits tritt er demungeachtet hin und wieder durch den Wundkanal aus der Blase. Das öftere Eingehen in die Wunde mittels Instrumenten und Forschen nach Geschossen führt nicht selten zu einer lebensgefährlichen diffusen Zellgewebsentzündung. Man warte vielmehr geduldig die Zeit ab, nach welcher Urininfiltrationen nicht mehr leicht vorkommen, und kann der fremde Körper dann je nach seiner Beschaffenheit, seinem Sitze entweder noch von der Wunde oder von einem frischen Schnitte aus oder aus der Blase durch den Median- oder Seitensteinschnitt entfernt werden. Auch von Heilung nach Blasenverletzungen werden 2 F. angeführt. — 24 F. von Verwundung der äussern Geschlechtstheile verliefen sämmtlich gut. Drohen bei Verletzungen der Urethra Harninfiltrationen und Harnverhaltungen, so ist der Katheter einzuführen und einige Zeit liegen zu lassen; gelangt man aber nicht in die Blase, so macht man in der Mittellinie des Dammes einen Schnitt, sucht alsdann von der Wunde aus die zerrissene Harnröhre auf und legt in dieselbe den Katheter ein.

V. Von den Verletzungen der Glieder.

Bei der gemeinschaftlichen Trennung des Hauptgefäss- und Nervenstammes soll man nicht principiell zur Absetzung des Gliedes schreiten, namentlich an den oberen Gliedmassen und an den unteren bis zur Kniekehle möglichst conservativ verfahren; ist allerdings das ganze Gefässpaket in der Fossa poplitea oder in der Achselhöhle lädirt, so soll man bei gehöriger Sicherheit der Diagnose lieber das Glied entfernen, zumal wenn auch die Weichtheile in grösserem Umfange verletzt sind.

Wunden der Gelenke. Das Vorkommen von Gelenks-Contusionsläsionen (auch am Kniegelenk) hat Vf. durch die direkte Untersuchung und fortgesetzte Beobachtung in mehreren Fällen constatiren können. Ebenso wie Gelenkverletzungen ohne Betheiligung der harten Gebilde zu Stande kommen, sah B. auch umgekehrt solche nur im Bereiche der Knochen; in der Regel natürlich verletzt das Geschoss sowohl die Kapsel als auch die Knochen. Von 263 in die Lazarethe aufgenommenen Kr. mit Gelenkverletzungen starben 72 — 27.38°/₀ bei exspektativer u. operativer Behandlung. Die Hälfte der Todten fällt auf die Knieverletzungen. Die Diagnose kann gleich nach der Verletzung, wenn die Wundverhältnisse nicht dem Auge schon entsprechende Einsicht gestatten, nur durch eine genaue Untersuchung mittels des Fingers gesichert werden. Bei Stich-, Hieb- und Schnittwunden ist indessen eine solche zu unterlassen, um nicht die rasche Vereinigung und Heilung zu stören; bei Schusswunden muss dagegen der Kanal so früh als möglich genau mit dem Finger untersucht werden, da sich von den äusseren Erscheinungen allein nie mit Sicherheit auf die innere Destruktion schliessen lässt. Das Handeln des Wundarztes, ob conservatives oder operatives Verfahren — und dann wieder ob Resektion, Exartikulation oder Amputation, ob Früh- oder Spätoperation — hängt von einer exakt gestellten Diagnose ab. Jede Behandlungsart hat ihren gleich hohen Werth, wenn sie in richtiger Weise im geeigneten Falle benutzt wird; es gilt eben zu individualisiren und nicht blind sich als Anhänger der einen oder der anderen Methode hinzustellen.

Die Betrachtung der Verletzungen der einzelnen Gelenke beginnt Vf. mit dem *Schultergelenke.* Das Mortalitätsverhältniss stellte sich hier in folgender Weise heraus:

Es wurden behandelt: 46 mit 10 — 21,73°/₀ Todesf.
Exspektativ-conservirend
            28 — 60.86°/₀ mit 2 —   7.14   .
Resektionen 18 — 39.13   .   8 — 44.44 .

Bei den Schussverletzungen des *Ellbogengelenks* ist in der Regel exspektativ-conservirend zu verfahren, wenn auch die Heilung durchschnittlich mit etwas gestörter Gebrauchsfähigkeit des Armes eintritt. Bei ausgebreiteter Knochenverletzung und verhältnissmässig intakten Weichtheilen soll man alsogleich zur Resektion schreiten, einer Operation, die übrigens selbst noch als Spätoperation, wenn die exspektative Behandlung scheitert, guten Erfolg verspricht und der nur in den allerschlimmsten Fällen hinzuführenden Oberarm-Amputation vorzuziehen ist. Das Mortalitätsverhältniss war bei den Ellenbogenschüssen folgendes.

Verletzungen . . . . 41 mit 7 (17.07%) Todesf.
Exspektative Behandlung . . . 15 (36.58%) . — (—) .
Resektionen . 17 (41.46%) . 2 (16.71%) .
Intermediäre u. sekund. Amputationen . 9 (21.95%) . 5 (55.55%) .

Von 32 Schusswunden des *Handgelenks* und der *Handwurzel* hatten nur 3 tödtlichen Ausgang und zwar nach sekundärer Amputation (Pyämie und Septikämie); exspektativ-conservirend wurden 25 mit günstigem Erfolge behandelt, d. h. mit Erhaltung des Lebens und steifer Hand. Resektionen sollen am Handgelenk nur sekundär gemacht werden.

Von reinen *Hüftgelenk*verletzungen (excl. der Schenkelhalsfrakturen ausserhalb der Kapsel) kamen 1 Fälle in Behandlung, 9 mit tödtl. Ausgange. B. betont die ausserordentliche Schwierigkeit einer richtigen Diagnose bei diesem Gelenke; instrumentale Untersuchung des Schusskanals taugt hier nichts und dass man oft erst durch fortgesetzte genaue Beobachtung die Diagnose nach und nach sichern. Betr. des ärztlichen Verhaltens bei diesen schweren Verletzungen motivirt Vf. seine Ansicht dahin, dass er die exspektativ-conservirende Behandlungsweise als die principiell richtige anempfiehlt und von primären operativen Eingriffen nur die Exartikulation in Ausnahmefällen als berechtigt anerkennt. Die Primärresektion passt nicht für Hüftgelenkverletzungen, weil die anatomische Beschaffenheit des Gelenks und seiner Umgebung, wie auch die Schwierigkeit einer Stellung einer exakten Diagnose dieselbe contraindicirt. Etwas bessere Aussicht bietet die sekundäre Resektion, obschon die 3 von B. operirten Kranken sämmtlich starben; ein 4. Fall, bei dem nach einem halben Jahre die Sequestrotomie gemacht wurde, verlief glücklich.

Jede Verletzung des *Kniegelenks* erfordert eine möglichst frühzeitige genaue Untersuchung mittels des Fingers, um die Differential-Diagnose bez. der Ausbreitung der Verletzung — ob Contourirung oder einfache Eröffnung des Gelenks oder aber gleichzeitige Knochenverletzung — zu sichern. Wo eine Erhaltung des Gliedes nicht möglich erscheint, soll man die primäre Amputation vornehmen, zumal auch die Primär-Resektionen dem Vf. hier nicht die gewünschten Erfolge gegeben haben, diese Operation sich im Allgemeinen für das Feld nicht zu eignen scheint. Die Mortalitätsverhältnisse stellten sich bei Kniegelenkschüssen wie folgt heraus:

Von 86 Verletzten starb. 45 — 52.32%; darunter 1 an Tetanus.
25 exspekt.-conserv. Beband. starb. 11 — 44.0%
22 primär Amputirten starben . . . 7 — 31.81
19 intermediär u. sekundär Amputirten starben . . . . 19 — 85.51
7 primär Resecirten starben . . . 5 — 71.42
2 sekund. . . . . 2 — 100

Bei diesen Resultaten ist indess nicht zu vergessen, dass sich unter den 25 exspektativ Behandelten 12 ohne Knochenverletzung befanden, während von den 13 übrigen, mit Knochenverletzungen Behafteten 11 starben. Hier, sowie bei den Spätamputirten, hatte man versäumt, rechtzeitig eine genaue Digital-Untersuchung des Gelenks vorzunehmen.

Bei den Verletzungen des *Fussgelenks* und der *Fusswurzelgelenke* ist, wofern dieselben nicht ausserordentlich hochgradig sind, stets die exspektativ-conservirende Behandlung in Anwendung zu bringen. [Beiläufig sei erwähnt, dass B. die permanenten oder prolongirten Bäder gänzlich verwirft, da sie gar nichts nützen und nur zur Infiltration und Eiterverhaltung Veranlassung geben.] Vor zu frühzeitigen aktiven wie passiven Bewegungen, welche leicht wieder Eiterung bewirken, hat man sich zu hüten. Von primären operativen Eingriffen kommt in der Regel nur die Unterschenkel-Amputation in Frage: von sekundären entweder, d. h. bei beschränkter Ausbreitung der Verletzungen, die Resektion, oder bei ausgedehnten Zertrümmerungen, profuser Eiterung, beginnender Pyämie etc., die Absetzung des Unterschenkels im unteren Drittel. Von 69 Verletzungen der Fussgelenks und der Fusswurzel verliefen 11 — 15.94% tödtlich. Die Resultate waren im Einzelnen folgende.

Exspektat.-conservir. Behandlung . . . . 42 — 60.86%, gest. 8 — 19.04%
Primäre Amputationen 5 — 7.24
partielle Amput. nach Syme. 1 — 1.44
Prim. part. Resektion des Fussgelenks . . 3 — 4.3
Sekund. Amputation., gleiche Fortsetz. d. exspektat. Behandl. 14 — 20.28 gest. 3 — 21.42
Sekund. Resektionen des Fussgelenks . . 4 — 5.79
69 gest. 11 — 15.94%

Wiederholte Untersuchungen sind selbst bei frischen Verletzungen zu unterlassen; ebenso übereile man sich nicht mit der Entfernung von Fremdkörpern, wenn bereits Schwellung, Infiltration der Umgebung etc. besteht.

D. Von den Knochenverletzungen, beziehungsweise von den Schussfrakturen der Glieder.

B. tadelt ebenso die Einseitigkeit Sédillot's, welcher, als principieller Gegner der Resektionen, bei Schussfrakturen in extravaganter, oft ganz ungegründeter Weise amputirt und desartikulirt, als auch das Verfahren derjenigen Chirurgen, welche die conservirend-exspektative Behandlung zu weit treiben und damit das Leben vieler Verwundeter in hohem Grade aufs Spiel setzen, ja manchmal ganz sicher aus der Hand geben. Die Bemerkungen Vfs. über das Verhalten des Chirurgen bei Comminutiv-Frakturen im Allgemeinen, wobei auch der Gipsverband in die ihm gebührenden Grenzen gewiesen wird, müssen im Originale nachgelesen werden (S. 629—641). Wir entnehmen daraus nur folgenden Passus. „Bei Befolgung der von mir seit 23 Jahren als bewährt be-

27

fundenen Grundsätze: — heisst es auf S. 640 —
nämlich richtige Auswahl der für exspektative Behandlung geeigneten Fälle — kein Experimentiren
bei solchen Verletzungen, welche bei umsichtiger Beurtheilung einen operativen Eingriff erfordern —
ausgiebige Splitterextraktion, Ausräumung der Bruch-
stelle, geeignete Lagerung des Gliedes, zweckmässiger mehr provisorischer Verband mit Anwendung der
Kälte und erst später bei verminderter Eiterung und
bei eingetretener Abschwellung Benutzung der feste-
ren, eine gute Fixation der Bruchenden anstrebenden
Verbände, keine unmotivirten gewaltsamen Eingriffe etc., haben wir kein schlechtes Resultat in
unseren Feldlazarethen erzielt, denn von 1217 Kr.
mit Schussfrakturen — die Gelenkschüsse mit gleichzeitigen Brüchen abgerechnet — nur 199 = 16.35%
verloren."

Vf. wendet sich hierauf zu einer *näheren Betrachtung der einzelnen Frakturen.* Bei Schussfrakturen des *Schlüsselbeins* sind operative Eingriffe,
besonders Resektionen, möglichst zu unterlassen.
Bei *Schulterblatt*verletzungen sind die leicht eintretenden gefährlichen Blutungen zu berücksichtigen.
Gegen Blutungen aus der Art. transversa scapulae
oder Art. subscapul. Unterbindung an Ort und Stelle
oder längere Zeit fortgesetzte Digitalcompression
oder die wegen der Anastomosen allerdings nicht
immer erfolgreiche Unterbindung der Subclavia.
Von 120 in den Lazarethen behandelten Fällen
von Schussfraktur des *Humerus* (worunter ca. 95
Comminutivfrakturen) verliefen tödtlich 21 = 17.5%
und zwar specieller:

In exspektativ-conservirender Behandlung standen
89 = 74.16%, davon starben 10 = 11.23% (unter diesen 3 an Tetanus gestorben);
Die intermediäre oder sekundäre Desarticulation wurde
verrichtet bei 10 = 8.33%, davon starb. 5 = 50%;
Die intermediäre od. sekundäre Amputation wurde verrichtet bei 19 = 15.83%, davon starb. 6 = 31.57%;
Die Resektion in der Diaphyse wurde verrichtet bei
2 = 1.66%, davon starb keiner.

Wenn die Diagnose bez. der Ausbreitung der
Verletzung nicht ganz sicher, so kann man hier auch
mit der Operation zuwarten, da beim Oberarm intermediäre und sekundäre Eingriffe auch gutes Resultat liefern, wenn man nicht grade Pyämische zu
operiren hat. Die weitaus grösste Zahl der Ober-
armfrakturen eignet sich zur exspektativen Therapie.
Zum Schutz des gebrochenen Knochens empfiehlt B.
besonders seine Strohschienen. Der Gipsverband
kam meist erst nach Verminderung der Eiterung zur
Anwendung. Für primäre (wirkliche) Resektionen
in der Diaphyse ist B. im Allgemeinen nicht eingenommen, eben so wenig für sekundäre in den ersten
Wochen nach der Verletzung. Man soll entweder so
lange warten, bis man gleichsam eine Sequestrotomie
verrichtet oder mache, wenn die Eiterung sehr beträchtlich ist, Incisionen, lege die ergriffene Stelle
frei und handle nach dem Befund, d. h. entweder
Entfernen der abgelösten Splitter und der nekrotischen reissenden Spitzen oder Absetzen des Gliedes.

Schussverletzungen d...
Fällen endeten 7 tödtlich.
kommen 53 Fälle, wovon
der Continuität kann B. al
der *Mittelhand* wurden 42
bei 3 wurde sekundär amp

Läsionen und Frak...
letzungen, mit Ausnahme
kamen 199 in Behandlun
schüsse mit starker Contu
mit oder ohne Rinnenschü
5 (4 gest.), blind endigen
ben des Gineschosses 3 (1 g
des Femur 166 (67 gest.).
exspektativ behar
sekundär amputir
davon sta

Der Chirurg soll sic
fang an klar werden,
Conservirung des Glied
nicht; keineswegs sch
Oberschenkelschussfrakt
oder aber der frühzeitig
sondern stets individu
der sorgfältigen Explora
man die Erhaltung des
putationen sind primär
oder Resektion im Hüft
späteren Stadium; Früh
Schenkelhalses und de
günstige Vorhersage.
in der Continuität hat B
bestimmte Indikation ge
sorischen oder Nothver
tiven Contentivverband
und breite, gut gepo
möglichsten Verhütung
verletzte Bein vom and
Unterschenkel auf Kisse
lagern u. In dieser Rück
Seitenlage ist nicht g
in der Nähe des Trocha
bisinclinatum des B'so
Brüchen in den zwei u
Wunde fortwährend be
nicht auf der hinteren S
eine sehr reichliche Int.
auch die Drahthose rec
fang angelegter Gipsv
fältigste Ueberwachung
sehr copiös wird und di
Fläche befindet, am be
durch die Drahthose
rungs-Apparat ersetzt
und zumal bei Brüchen
Gipsverband oft gute D
Drittel kann er nur dan
Beckengürtel und Gips
angelegt wird. Das di
bandes (ohne Watte) k
len, wie das Einlegen v
nente Extension wirkt n

zu frühzeitig, nicht zu lange und namentlich auch nicht zu stark extendirt wird. Extensionsschwingen, sowie die amerikanischen Extensions-Schienen hat B. nicht angewendet. Das gewaltsame Einbrechen des Callus, um nachträglich eine bessere Form des Gliedes zu erzielen, hält B. im Allgemeinen für verwerflich. Ueberhaupt kommt es bei der Behandlung der Schussfrakturen, vorzugsweise jener des Oberschenkels, nicht so sehr auf Gewinnung eines tadellos geformten, brauchbaren Gliedes, als auf die Erhaltung des Lebens an. Viele Difformitäten und Verkürzungen, welche anfänglich oft unangenehm berühren, lassen sich später noch mehr oder weniger verdecken und ausgleichen. Die

Exspektativ-conserv. Behandlung ohne Operation (darunter 3 am Totanus gest.)	102—63.35%,	davon gest. 17—16.66%.
Operirte Fälle	59—36.64%,	" " 34—57.62%.
und zwar:		
a) intermediäre Kniegelenksexartikulation	1—1 69%,	" " 0
b) " sekund. Oberschenkel-Amputation	22—37.28%,	" " 16—72.73%.
c) " " Unterschenkel-Amputation	35—58.64%,	" " 18—51.42%.
d) Resektion in der Continuität	1—1.69%,	" " —

Der exspektativ conservirenden Behandlung ist hier ein reiches Feld geboten und hat man auf den Verbandplätzen recht wohl alle Verhältnisse zu würdigen, bevor man sich zur Absetzung des verletzten Gliedes entschliesst. Eine frühzeitige Amputation räth B. nur dann, wenn die Zertrümmerung der harten Gebilde mehr als ein Drittheil des Knochens einnimmt, die Markhöhle mithin freigelegt, eröffnet ist, und namentlich, wenn die Splitter in die Weichtheile gedrängt, daselbst Gefässzerreissungen und Blutungen zu Stande gebracht sind. Auch bei den Unterschenkelschussfrakturen wurde für die erste Zeit der Strohschienenverband mit grossem Nutzen angelegt, der Gipsverband erst später, aber auch dann mit Fixirung des Knie- und Fussgelenks. Die Verkürzungen des Unterschenkels betrugen durchschnittlich nicht über 2 Zoll. Vollständige Resektionen in der Continuität kann B. auch hier nicht billigen; man soll entweder vortretende, die Weichtheile durchbohrende Knochenspitzen abkneipen oder absägen, oder aber ruhig abwarten, bis sich unter günstigern Umständen die Sequestrotomie vornehmen lässt.

Von 32 Pat. mit Schussfrakturen der *Mittelfussknochen* erlagen 4, und zwar insgesammt dem Starrkrampf. Die exspektative Behandlung war in den Lazarethen die Regel.

Operativer Theil.
Der Inhalt dieses von S. 741 bis S. 904 reichenden Abschnittes ist kaum zu einer auszugsweisen Wiedergabe geeignet. Abgesehen von zahlreichen Tabellen stossen wir an vielen Stellen auf Erörterungen, die wir in mehr oder weniger veränderter Form schon in frühern Capiteln gefunden haben, und auf die nochmalige Besprechung von Fragen, für welche Vf. seinen Standpunkt schon bei früheren Gelegenheiten dargelegt und zu begründen gesucht hat. Es ist bekannt, dass B. ein entschiedener Anhänger der Frühoperationen ist, dass er sogen. „intermediäre" oder „zwischenzeitige" Operationen, d. h. solche,

sekundär amputirten Kranken (35 mit 23 Todesfällen) waren zum Theil bereits vor der Operation pyämisch oder total anämisch. Die primäre Amputation des Oberschenkels wurde zu selten ausgeführt; das tödtliche Ende war hier in der Regel durch grossen Blutverluste bedingt. Die beigefügte Casuistik ist eben so reichhaltig als belehrend.

Schussfrakturen des Unterschenkels. Von 191 wichtigen Läsionen der Unterschenkelknochen hatten nur 56—29.31% tödtlichen Ausgang. Es befanden sich darunter 161 vollkommene Continuitätsstörungen mit 51—31.67% Todesfällen. Die Sterbefälle bei den Frakturen vertheilen sich folgendermassen:

	102—63.35%,	davon gest. 17—16.66%.
	59—36.64%,	" " 34—57.62%.
	1—1 69%,	" " 0
	22—37.28%,	" " 16—72.73%.
	35—58.64%,	" " 18—51.42%.
	1—1.69%,	" " —

welche vom 4. Tage nach der Verletzung bis zur 3. Woche verrichtet werden, in Anbetracht ihrer schlechten Resultate nur dann ausführt, wenn ihm zur Erhaltung des Lebens keine andere Wahl mehr übrig bleibt; dass er endlich Spätoperationen, d. h. Gliederabsetzungen von der 3. Woche an, gleichsam als Fortsetzung der exspektativ-conservirenden Behandlung verrichtet.

Betr. der *Wahl der Operationsmethode bei Gliedabsetzungen* — ob Amputation in der Continuität oder Desartikulation — muss sich der Chirurg, ohne in Einseitigkeit zu verfallen, nur nach den Wundverhältnissen, nach der Art der Verletzungen und der Beschaffenheit der Umgebung richten. Im Allgemeinen soll man soviel wie möglich vom Gelenke entfernt operiren; nur beim Kniegelenk setzt B. die Desartikulation seiner supracondylaren Amputationsmethode des Femur nach. Sowohl auf den Verbandplätzen, wie in den Feldlazarethen sind nur die einfachsten, uncomplicirtesten, die eine möglichst rasche Heilung versprechenden Methoden in Anwendung zu bringen. Bei Absetzung grösserer Gliedertheile (die partiellen Fussamputationen, sowie einzelne Desartikulationen ausgenommen) sind im Allgemeinen Fleischlappen, sowie die verschiedenen Arten von Schräg- und Trichterschnitten, nachtheilig und durch Lappen, welche allein aus der Haut und dem unterliegenden Zellgewebe geschnitten sind, zu ersetzen. B. schneidet seit 16 Jahren die Lappen aus der Haut und dem unterliegenden Zellgewebe, theilweise auch die Fascie und trennt die anderen Weichtheile circular. Vf. bildet nämlich durch Einschneiden von aussen mittels eines Scalpels zwei grosse, vorn halbmondförmig abgerundete Hautlappen, einen obern, vordern, grössern und einen unteren, hintern, kleinern, welche durch senkrecht gesetzte Messerzüge von der Fascie, unter Umständen mit derselben losgelöst werden. Ist diess beendigt, so werden die Lappen zurückgeschlagen und nun durchschneidet man an ihrer Basis die anderen

Weichtheile kreisförmig bis auf den Knochen, welcher etwas höher oben abgesägt wird. Nach der Unterbindung der Gefässe, die ungehindert von Statten geht, werden die Lappen mit gehöriger Rücksicht des Abflusses des Wundsekretes durch die blutige Naht vereinigt u. die Ligaturen durch die seitlichen Schnitte in der Nähe der Wundwinkel nach aussen geführt. Diese dem Vf. eigenthümliche Methode, welche an allen Gliedertheilen angewendet werden kann, hat sich auch im letzten Feldzuge bewährt. Gegen Bédillot's principlose Verfahrungsweise, insbesondere gegen die von ihm neuerdings empfohlene und geübte Amputationsmethode mit Bildung eines konischen Stumpfes spricht sich B. auf das Entschiedenste aus. Das Tourniquet hat B. bei Operationen noch nie gebraucht, da er den Hauptgefässstamm durch einen geübten Assistenten comprimiren lässt; ausserdem unterbindet er sorgfältigt alle Gefässe, welche bluten, Arterien sowohl als Venen, und hat davon nie Nachtheile, sondern nur Vortheile gesehen. Das Anlegen einer präliminaren Ligatur d. h. die Unterbindung des Hauptarterienstammes in der Continuität vor der Amputation, kann er im Allgemeinen nicht billigen. Die Operationswunde wird mittels der blutigen Naht geschlossen, jedoch in der Weise, dass die Wundwinkel zum Abfluss der Sekrete frei bleiben. Eine Vereinigung der Wunde erst einige Stunden nach der Operation lässt sich auf dem Verbandplatze nicht ohne Nachtheile durchführen. Der Verband des Stumpfes geschehe in einfacher, dabei aber in sorgfältiger und zweckmässiger Weise. Salbenverbände sowie Heftpflaster gebraucht B. niemals.

Vf. bespricht die einzelnen Gliederpartien entsprechend zunächst die *Amputationen in der Continuität* und hierauf die *Desartikulationen*; zuletzt die *Resektionen*. Wir erwähnen daraus Folgendes:

Nach 14 Amputationen des *Unterarms* starben 6, nämlich nach 5 primären 2, nach 4 intermediären 3 u. nach 5 sekundären 1. Für die Amputation des *Oberarms* ergaben sich nachstehende Resultate: Von 95 Operirten wurden 68 geheilt, 27 starben; es waren davon 49 Primäramputationen mit 8 Todesfällen, 7 intermediäre mit 5 dgl. u. 39 sek. mit 14 dgl. Als Hauptoperations-Methode wurde der einzeitige Cirkelschnitt geübt, mit der Modifikation nach Zurücklösen der Haut diese, vor Trennung der Muskulatur, 1–2 Finger breit von der Fascie abzulösen. Mit dieser Methode kann man auch noch dicht unterhalb des Schultergelenks operiren, wenn die Knochenverletzung noch eine Absetzung im Bereiche des chirurgischen Halses gestattet.

Die Amputation des *Unterschenkels* giebt folgende Statistik

Amputation des Unterschenkels	Zahl	Heilung	Tod
	124	77	47
Primäre	66	44	22
Intermediäre	6	2	4
Sekundäre	52	31	21
	124	77	47

Nähere Erläuterungen zu diesen Ergebnissen sind im Originale nachzulesen. Die Absetzung geschah, wenn es die Verhältnisse irgend gestatteten, im untern Drittel, sehr häufig musste man jedoch höher oben, selbst in dichter Nähe des Kniegelenks, das Glied abtrennen. Die Operationsmethode war der doppelzeitige Cirkelschnitt oder B.'s oben erwähntes Verfahren mit zwei Hautlappen. B. benutzt keine zweischneidigen Zwischenknochenmesser, sondern nach Trennung der oberflächlichen Muskeln ein Scalpel mit langer, schmaler Klinge und *einer* Schneide. Hierdurch erzielt er eine richtige Trennung der Gefässe, die dann ohne Schwierigkeiten unterbunden werden können.

Amputation des Oberschenkels.

	Zahl der Operationen	Heilung	Tod
	171	68	103
Primäre Amputation	81	40	41
Intermediäre	19	3	16
Sekundäre	71	25	46
	171	68	103

Von den 41 gestorbenen Frühamputirten erlagen 19 der Intensität der Verletzungen, der Anämie, dem Shock; bei einem war gleichzeitig die Hand exarticulirt, ein Operirter starb am Typhus, ein anderer am Tetanus. Leider wurde nicht in allen Fällen recht-, d. h. frühzeitig operirt. Das schlechteste Resultat ergaben auch hier die intermediären Operationen. Als Methode der Operation wird empfohlen der einzeitige Cirkelschnitt oder das Verfahren mit Hautlappen im Allgemeinen, ganz besonders jedoch des Vfs. supracondylare Methode (dicht über dem Kniegelenk), wobei die Lappen aus den Bedeckungen des Gelenks genommen und die Weichtheile gerade über der Patella getrennt werden, man die Cruralis zuletzt durchschneidet und bei Durchsägung des Knochens die Markhöhle nicht eröffnet. Eine nachträgliche Absetzung des bereits amputirten Oberschenkels höher oben geschah 3mal, und zwar in 2 Fällen mit Ausgang in Genesung. Wegen partieller Zertrümmerung des Fusses durch Granat- und Bombenstücke wurde am Fussgelenk eine Amputation nach Syme (geheilt) u. 4 primäre osteoplastische Amputationen nach Pirogoff (2mal) ausgeführt. Die osteoplastische Amputation im Kniegelenk nach Gritti betrachtet B. als abgethan.

Amputation in der Contiguität. Desartikulationen.

Der Formation des Gelenks und der Beschaffenheit der Verletzung entsprechend muss hier bald die Lappen- oder Ovalärmethode, bald der Cirkelschnitt benutzt werden. B. betont gerade für diese Operationen die Wichtigkeit eines ruhigen, vorsichtigen Operirens, dass man nur das trennt, was wirklich getrennt werden muss, und zwar erst zu passender Zeit, insbesondere nicht durch vorzeitiges Durchschneiden der gefässreichen Weichtheile zu stärkeren Blutungen Veranlassung giebt.

Im Ganzen sind in Vfs. Lazarethen nur 45 Desartikulationen vorgenommen worden, davon hatten 11 einen ungünstigen Ausgang. Auf das *Schultergelenk* kamen 20 Fälle mit 13 Heilungen (11 primäre Operationen mit 2, 2 intermediäre mit 2, 6 sekundäre mit 3 Todesfällen). Vf. lässt auch hier, wenn die Verhältnisse es gestatten, einen halbmondförmigen obern Hautmuskellappen und einen kleinern untern bilden. Nach erfolgter Operation hat man mit grosser Vorsicht die oft in die Muskeln gegen die Achselhöhle und die Unterschlüsselbeingrube getriebenen Knochensplitter und fremden Körper zu entfernen.

Die Exartikulation im Mittelfussgelenk nach Chopart geschah 5 Mal. Von den Operirten starb 1 an einer gleichzeitig bestehenden perforirenden Bauchwunde. B. ist mit den Resultaten dieser Operation, namentlich auch bezüglich der spätern Gebrauchsfähigkeit des Fusses, zufrieden.

Eine intermediäre *Exartikulation im Kniegelenk* wegen Splitterbruchs des Unterschenkels, vorzüglich der Fibula, endete mit Genesung. Dagegen verlief eine wegen grossartiger Zertrümmerung der harten und weichen Gebilde des Oberschenkels primär ausgeführte *Exartikulation im Hüftgelenk* tödtlich (24 Std. p. oper. durch hochgradige Anämie). Dieser schwere operative Eingriff giebt sekundär ausgeführt noch etwas bessere Aussicht auf Erfolg, und zwar soll dann unter Umständen die Resektion gewissermaassen als erster Akt der Operation dienen. Vf. beschreibt nochmals die von ihm schon früher empfohlene Operationsmethode, warnt aber mit Recht davor, hoffnungslos in der Hüftgegend etc. Verletzte zu zwecklosen operativen Versuchen zu missbrauchen.

II. *Von der Aussägung der Gelenke und der Knochen in der Continuität.*

A. *Von der Aussägung der Gelenke. resp. der Epiphysen der Knochen.*

B. bezeichnet die Resektionen — wenn auch betr. ihres Endresultates, nämlich bei den obern Gliedmaassen die Bildung eines künstlichen Gelenks, bei den untern eine feste Verwachsung der Knochenenden, noch Manches zu wünschen übrig bleibt — als die schönsten Errungenschaften der operativen Chirurgie. Er verlangt zu einer ruhigen Beurtheilung des Werthes dieser Operation eine eingehende, sorgfältige Statistik mit Berücksichtigung der eingeleiteten Nachbehandlung, eine entsprechende Gruppirung der einzelnen Fälle nach den Indikationen zur Operation etc. Hauptsache bleibt eine exakte Untersuchung jedes einzelnen Falles und die darauf basirte Diagnose. Wie schon früher (1850), befürwortet B. auch jetzt noch die frühzeitige Resektion; nur für die untern Extremitäten hat er nach den neuern, die gehofften Resultate nicht darbietenden Erfahrungen seine Ansicht ändern müssen. B. sagt hierüber: „Für die Gelenkaussägung der untern Extremitäten können sich nur in vereinzelten Fällen primäre Eingriffe, durchschnittlich allein sekundäre eignen, weil einerseits bei den Verletzungen des Hüftgelenks die Diagnose oft zweifelhaft, bei den

Primärresektionen dieses Gelenks der Eingriff kein unbedeutender, die Ausführung mit Schwierigkeiten verknüpft und die exspektative Behandlung deshalb mehr angezeigt ist, andererseits die Kniegelenksverletzungen mit Knochenläsion die Absetzung des Gliedes eher benöthigen, da die Resektion mit ganz seltenen Ausnahmen bei den Verhältnissen im Felde sich nicht als günstiger Eingriff erwies, sehr schlechte Resultate lieferte u. ferner am Fussgelenke, da die exspektative Behandlung gewöhnlich zum Ziele führt, ganz besondere Umstände nur eine primäre Operation erfordern dürften.‟

Auf die Art der Operationsausführung legt B. ein grosses Gewicht bei Resektionen; vor Allem soll man keine zu grossen Wunden setzen, keine Nebenverletzungen verursachen, möglichst wenig Gefässe verletzen und die zertrümmerten Knochen, ihres Ueberzugs beraubt, für sich allein entfernen. Der Weg muss dem Messer durch die anatomischen Verhältnisse vorgeschrieben werden; daher am Ellenbogen- und Kniegelenk ein Hförmiger Schnitt, beim Hand und Fussgelenk 2 Längsschnitte, am Schulter- und Hüftgelenk ein Längsschnitt. Die Erhaltung des Periosts erstrebt B. weniger wegen einer ermöglichten Knochenneubildung (die häufig gar nicht eintritt), sondern er sucht dadurch die Gefässverletzungen zu verhüten und die wunden Flächen vor Einwirkung des Wundsekrets zu schützen, die Infektionen zu erschweren [?]. Von grösster Bedeutung ist endlich eine richtige Nachbehandlung, bei welcher es sich allerdings nicht bloss um einige Wochen oder Monate, sondern selbst um einen Zeitraum von 1 bis 2 Jahren handeln kann.

Betr. der einzelnen Gelenke, an denen resecirt wurde, sei Folgendes erwähnt. Nach 2 Resektionen von *Finger*- und *Metacarpalgelenken* erfolgte Heilung, desgl. nach 1 Resektion des *Handgelenks*. Nach 17 Ellenbogen-Resektionen starben nur 2 (davon 14 primäre mit 1 Todesfall, 1 intermediäre und 2 sekundäre mit 1 Todesfall). Ein Pat. musste wegen wiederholter Nachblutung amputirt werden, genas jedoch. Vf. selbst hat stets den HSchnitt in Gebrauch gezogen und keinen Operirten verloren; bei dem Längsschnitt dagegen gestaltete sich durchschnittlich die Wunde als eine unverhältnissmässig grosse, sie heilte viel langsamer, es entwickelte sich 2 Mal Pyämie mit tödtlichem Ausgange und traten in 2 Fällen Nachblutungen ein. Zu warnen ist vor zu frühzeitigen Bewegungen und vor ungenügender Unterstützung durch den Verband. Die Endresultate waren, soweit man darüber Genaues erfahren konnte, im Ganzen recht befriedigend.

Nach 18 Resektionen des *Schultergelenks* starben 8; primär operirt waren 8 (davon 3 †), intermediär 1 (†), sekundär 9 (4 †). Von den 3 verstorbenen primär Operirten hatten 2 grossartige, bis auf das Schulterblatt ausgebreitete Granatverletzungen und geschah die Entfernung der zersplitterten Knochen nur als letztes Mittel zur Erhaltung des Lebens; bei dem 3. ebenfalls sehr schwer Verletzten zeigte sich schon beginnende Septikämie und geschah die Operation erst etliche 60 Stunden nach der Verletzung. Den nach intermediärer Operation verstorbenen Kr. hatte Sédillot ohne dringende Indikation operirt und denselben in den ungünstigsten Verhältnissen verlassen. Von den nach sekundärer Resektion Gestorbenen waren 3 schon bei der Operation pyämisch inficirt. Vf. operirte stets mittels eines nicht zu grossen Längsschnittes und entfernte nie über 3″ des Humerus. Für freien Abfluss des Wundsekrets durch den untern Wundwinkel wurde stets gesorgt. Die erzielten Resultate waren stets gute. In Fällen, wo mehr als der Humeruskopf abgesägt wurde, muss natürlich die Wirkung des Deltamuskels nothleiden. Gehen die Sprünge bis weit in die Diaphyse, so muss man exartikuliren, anstatt in einer ungebührlich grossen Resektionswunde noch einen lädirten Knochen zurücklassen, durch welchen später Periostitis, Ostitis, Osteomyelitis, Nekrose etc. hervorgerufen wird.

Sieben Resektionen des *Fussgelenks* (3 primäre, 4 sekundäre) verliefen insgesammt glucklich.

Nach 9 *Kniegelenks*-Resektionen (5 primäre, 2 sekundäre) starben 7; die beiden geheilten Kr. waren primär operirt worden, doch musste der Eine davon noch nachträglich amputirt werden, während der Andere das ankylotisch gewordene Glied auch zum Gehen benutzen konnte. Die Todesursache war grösstentheils Pyämie. Wie schon erwähnt, hält B. die Knie-Resektion nur unter ganz besondern günstigen Verhältnissen noch für die Kriegschirurgie für passend. Eine partielle Resektion, z. B. des Condyl. extern., ist nicht rathsam.

Von 5 Resektionen des *Hüftgelenks* verlief eine der 4 sekundär ausgeführten günstig; die übrigen tödtlich, auch die primäre. Die Hoffnungen, welche Vf. auf diese Operation gesetzt, sind durch die im Feldzug gesammelten Erfahrungen sehr abgeschwächt worden und hat er seine Ansichten in der Weise geändert, dass er auf dem Verbandsplatze nur die Entfernung der losen Splitter, eine mögliche Ausräumung des Schusskanals ohne weitere operative Insulte für zweckmässig erachtet, dass er die Verletzung in rationeller Weise exspektativ weiter behandelt u. erst später, den sich kundgebenden Zwischenfällen, überhaupt dem Heilvorgange entsprechend, womöglich in einem vorgerückten Stadium zu einer Operation (Resektion oder Exartikulation) seine Zuflucht nimmt. B. operirt mit einem Längsschnitt, welcher 3 Finger breit über dem Rollhügel etwas nach vorn beginnend über denselben, nicht hinter ihm, in schwach schräger Richtung nach abwärts verläuft, und sucht bei dem tieferen Eindringen, indem er sich stets ganz dicht am Knochen hält, jede Gefässverletzung möglichst zu vermeiden. Ein Stück des Pfannenrandes mit zu entfernen, erscheint nicht rathsam. Für den Abfluss der Wundsekrete soll man ein Drainageröhrchen in die Wunde legen.

B. *Aussägung der Knochen in der Continuität bez. der Diaphyse derselben.*

Im Ganzen 14, sämmtlich sekundär ausgeführte Operationen, wovon nur 1 (am Femur) tödtlich. Als frühe Operation oder zwischenzeitige zieht B. die eigentliche Resektion in der Continuität (d. h. die vollständige Durchsägung mit gleichzeitiger Trennung des Knochenmarkes) niemals in Gebrauch, weil sie (das einfache Abkneipen oder Absägen von hervorstehenden Fragmenten oder zackigen Splittern abgerechnet) nur schlimme Folgen haben muss, zur Pseudarthrose Veranlassung giebt und leicht zur Gefährdung des Lebens führt. Die Frage, ob die Resektion indicirt sei, soll erst dann erörtert werden, wenn die Nekrose sich vollständig begrenzt hat und bei einer copiösen erschöpfenden Eiterung nicht eine baldige spontane Abstossung zu erwarten steht; auch der Kräftezustand des Kr. muss dabei berücksichtigt werden. Bei der Operation selbst ist auf die Schonung der Weichtheile und Erhaltung des Periosts möglichste Sorgfalt zu verwenden.

III. *Sequestrotomien* wurden in 8 Fällen mit gutem Erfolge ausgeführt. Wichtig ist vor Allem, dass man zur richtigen Zeit operirt. Ist der Sequester noch nicht gelöst, hat sich das Fragment noch nicht beweglich gemacht, fand ein definitiver Abschluss der Markhöhle noch nicht statt, so wird die Operation in ihren Resultaten sehr unsicher, ja kann selbst lebensgefährlich werden. Bei der Operation soll man stets an *der* Stelle in die Tiefe dringen, an welcher sich die zugänglichste Kloake befindet und an welcher sich die unwichtigsten Weichtheile vorfinden.

Am Schlusse des Buches verbreitet sich Vf. noch in kurzen Worten über *künstliche Glieder* und giebt noch tabellarische Uebersichten über in andern Lazarethen ausgeführte Operationen, sowie auf Wunsch auch eine nachträgliche statistische Zusammenstellung der im Feldzuge 1866 von ihm beobachteten operativen Erfolge.   Martini.

57. **Neue Untersuchungen über die Entzündung**; von Dr. J. Cohnheim, ordentl. Prof. der allgem. Pathol. u. pathol. Anatomie an der Universität Breslau. Berlin 1873. A. Hirschwald. 8. 85 S. (24 Gr.)

58. **Der Entzündungsprocess**; von Dr. S. Samuel, Docent der allgem. und experim. Pathologie u. Therapie an der Univ. Königsberg. Leipzig 1873. F. C. W. Vogel. gr. 8. 90 S. (20 Gr.)

Die beiden vorliegenden Abhandlungen, welche die Resultate experimenteller Arbeiten über die Vorgänge der Entzündung enthalten, werden schon durch die Namen ihrer Autoren Beachtung beanspruchen. Wenn der Name des Einen für immer epochemachend in der Geschichte dieses Gegenstandes genannt werden wird, so ist auch der Andere durch umfassende und namentlich von durchaus selbstständiger Auffassung zeugende Untersuchungen über die Entzündung bekannt geworden. Schon von diesem Gesichtspunkte erscheint es gerechtfertigt, die Untersuchungen beider Autoren neben einander zu besprechen; um so mehr aber hat die Vergleichung beider Arbeiten Interesse, weil dieselben, vielfach von verschiedenen Gesichtspunkten ausgehend, sich in mancher Beziehung ergänzen.

Trotz der zahlreichen neueren Arbeiten, welche sich, angeregt durch die bekannten früheren Untersuchungen Cohnheim's, mit der Entzündung beschäftigten, hat nach dem Urtheile dieses Autors die Frage nach den *Details der cirkulatorischen Vorgänge bei der Entzündung* keine Erledigung gefunden. Ja, es steht nach Cohnheim's Meinung die ganze Entzündungsfrage noch ziemlich auf demselben Standpunkte, auf dem sie die letzte seiner Abhandlungen gelassen. Das neue Positive, die Auswanderung der farblosen und die Diapedesis der rothen Blutkörperchen, ist fast von allen Seiten anerkannt worden, während freilich die Frage nach der aktiven Betheiligung der fixen Gewebselemente bekanntlich bis zum gegenwärtigen Zeitpunkt Gegenstand der Controverse ist. Vf. verzichtet darauf, auf diese Frage specieller einzugehen, er verweist zur Kritik der gegen ihn besonders von Stricker und einer Reihe von dessen Schülern gerichteten Angriffe auf die Arbeiten von Talma und von A. Key und Wallis, deren Resultate in dieser Richtung vollständig mit den Angaben Cohnheim's übereinstimmen.

Nur eine Angabe Stricker's erkennt Vf. als eine Bereicherung für die Kenntniss des Entzündungsvorganges an, die Thatsache *der Theilung der Eiterkörperchen;* die Anerkennung dieser Beobachtung Stricker's wird freilich durch die Bemerkung eingeschränkt, dass Cohnheim auch jetzt nicht im Stande war, in einer Zungenwunde beim Frosch die unzweifelhafte Theilung eines Eiterkörperchen zu beobachten.

Wenn aber die thatsächlichen Beobachtungen Cohnheim's, wie sie in seinen früheren Arbeiten niedergelegt waren, allgemein anerkannt sind, so herrscht in der Erklärung der beobachteten Vorgänge keineswegs Uebereinstimmung. Cohnheim selbst hat bekanntlich früher eine Begründung der am Cirkulationsapparat ablaufenden Erscheinungen versucht, indem er annahm, dass die spontane Contraktilität für die weissen Blutkörper, der gesteigerte Blutdruck für die farbigen den Durchtritt durch die vermöge der constant vorhergehenden Gefässerweiterung vergrösserten Stomata der Gefässwände bewirken sollte. Dem gegenüber haben Hering und Schklarewsky die Passage der weissen Blutkörper mit der Filtration einer Colloidsubstanz durch die physikalischen Poren der Gefässwand verglichen. Cohnheim erkennt an, dass die Aufstellungen der obengenannten Forscher in einfacher Hinsicht bestehen, er glaubt jedoch auf eine detaillirte Diskussion dieser Fragen deshalb verzichten zu sollen, weil sich der Beweis führen lässt, dass die Erklärung von

Hering und Schklarewsky so wenig ausreicht, wie die früher von Cohnheim selbst festgehaltene Auffassung. Durch einen einfachen Versuch lässt sich nachweisen, dass die bei den betreffenden Erklärungen postulirten Bedingungen (Erweiterung der Gefässbahn, Stromverlangsamung, Randstellung der farblosen Körper etc.) vorhanden sein können, ohne dass deshalb eine Emigration und Diapedesis erfolgen müsste.

Kneift man an der aufgespannten Froschzunge eine Stelle des Randes mit einer Klemmpincette, so erweitern sich rasch die Gefässe der Nachbarschaft (erst die Arterien, dann die Venen), das Blut schiesst mit steigender Geschwindigkeit in die betroffenen Gefässe, und so entsteht in der Umgebung der gekniffenen Stelle ausgesprochene Hyperämie. In dieser Weise erhält sich das Bild eine Zeit lang (die Dauer ist, wie die Ausdehnung der hyperämischen Stelle, congruent der Energie des Eingriffs), dann beginnen die Arterien sich wieder zu verengern, zuerst im von der Klemmstelle entfernteren Abschnitt, mit der Verengerung gleicht sich die Geschwindigkeitsdifferenz des Stromes in den dilatirten und den übrigen Arterien aus. Den Arterien folgen alsbald die Capillaren, zuletzt die *Venen,* in den letzteren wird der Strom immer langsamer, ohne dass jedoch hier das Lumen sich verkleinerte, in kurzer Zeit bildet sich nun hier Randstellung der farblosen Zellen, dieser Zustand kann eine halbe oder ganze Stunde (auch länger) andauern, dann beginnen auch die Venen sich zu verengern und schliesslich kehren alle Verhältnisse in ihnen zur Norm zurück. Obwohl nun bei diesen Vorgängen Gefässdilatation, Stromverlangsamung in den Venen, Randstellung der weissen Blutkörper und Drucksteigerung in den Capillaren vorhanden waren, kam es doch nirgends zu Diapedesis und Emigration. Eine gleichartige, aber länger anhaltende mechanische Insultation der Froschzunge kann schon durch andauernde stärkere Streckung derselben erzielt werden; bei rascher Dehnung durch die Ausspannung der Zunge, vollends wenn man die Oberfläche mit einem Pinsel gelind reibt, entsteht eine enorme Hyperämie, der Strom durchfliesst ungemein rasch die erweiterten Gefässbahnen, weiterhin verläuft aber auch hier Alles wie bei dem geschilderten Kneifversuch, die Randstellung der weissen Blutzellen lässt nicht auf sich warten und hält hier in manchen Venen Stunden lang an. Dennoch ist auch hier keine Spur von Emigration an den erweiterten Venen bemerkbar, ebensowenig Diapedesis während der Dauer der arteriellen Hyperämie; auch tritt hier keine ödematöse Schwellung der Zunge ein. Diese Versuchsresultate beweisen das Ungenügende der genannten Bedingungen, welche die Extravasation erklären sollten. Für die Erklärung der Extravasation nach Absperrung der Blutzufuhr ist Cohnheim bei seinen Untersuchungen über die *embolischen Processe* (vgl. Jahrbb. CLIX. p. 83) bekanntlich zu dem Resultat gelangt, dass eine durch

die Aufhebung der Cirkulation herbeigeführte *Alteration der Gefässwandungen* das bestimmende
Moment darstellt. Es galt nun zu prüfen, welches
Moment bei den entzündlichen Processen das bedingende ist. Will man bei dieser Untersuchung
vor Einseitigkeit bewahrt bleiben, so darf man nicht
auf eine einzige Kategorie der Entzündung seine
Schlüsse bauen, die Beobachtung muss sich auf die
verschiedenen Methoden erstrecken, welche eine Entzündung erzeugen können.

Cohnheim beginnt diese Untersuchung mit der
Entzündung durch Aetzung, die sich in allen
Details an der Froschzunge verfolgen lässt. Legt
man auf die glatte Fläche der ausgespannten Zunge
ein Stückchen Arg. nitric. (am besten, um unnöthige
Complikationen zu vermeiden an einer Stelle zwischen
den grössern Gefässstämmen), so beginnen an den
Gefässen Erscheinungen ganz ähnlich denen nach
der Quetschung, nur sind dieselben intensiver. Es
tritt rapide Erweiterung der Arterien ein, welche
nach der geätzten Stelle verlaufen, demnächst der
Venen, welche hier ihre Wurzeln haben, alle Capillaren der Gegend füllen sich auffällig mit Blut. Die
Stromgeschwindigkeit ist in den gesammten erweiterten Gefässen gesteigert. Doch bald wird das
Bild dadurch verändert, dass die Gefässe, deren
Endverästelung direkt von der Aetzung betroffen wird,
durch dieselbe ausser Cirkulation gesetzt werden.
In Arterien und Venen reicht die Stagnation bis zu
den nächstabgehenden Collateralen. Selbstverständlich stockt auch in den entsprechenden Capillaren
das Blut. Etwa 1—2 Std. nach der Application
des Cauteriums beginnen zuerst die entfernten Arterien sich wieder zu verengern, zugleich verlangsamt
sich der Blutstrom; an den Venen ebenfalls erhebliche Stromverlangsamung bei später rückgängig
werdender Dilatation. Nur die direkt in die Aetzstelle führenden Gefässe bleiben dauernd erweitert,
trotzdem ist allmälig der Blutstrom in ihnen langsamer geworden. Ebenso verhalten sich die Capillaren, in denen der unmittelbaren Umgebung der
Aetzstelle ist die Stase ungelöst geblieben, ihr Inhalt
ist zu einer homogenen Masse verschmolzen, doch
die Capillarstase hat sich von der Aetzstelle in weitere
Zonen verbreitet, den stagnirenden Capillarzonen
folgen allmälig stärker mit Blut gefüllte, in denen eine langsame Bewegung stattfindet, erst dann schliessen sich
Haargefässe von normalem Verhalten an. Im Allgemeinen ist diess das Bild, welches man 6—8 Std.
nach der Aetzung findet. In den nächstfolgenden
6—8 Std. treten oft noch erhebliche Erweiterungen
an Arterien und Venen in der Nähe der Aetzstelle
auf, dieselben sind jedoch *ganz partiell* (beschränkt
auf die dem Schorf benachbarte Stelle), der Strom ist
an diesen Stellen erheblich herabgesetzt.

Ferner beginnt in dieser Zeit die *Extravasation*. Sie findet meist zuerst an den Capillaren aus
der Zone der verlangsamten Bewegung statt, zuweilen auch an den Venen, aus letztern treten stets
farblose Körper aus (Randstellung derselben war

bereits vorher vorhanden), aus den Capillaren von
Anfang an farbige und farblose. Die Extravasation
wird bald immer stärker und allgemeiner, auch die
Capillaren des äussern Stauungsbereiches nehmen
Theil an derselben, doch überwiegt hier die Dia-
pedesis der rothen Blutkörper. An der innern
Stagnationszone macht der Vorgang Halt, dagegen
breitet er sich in den folgenden Tagen nach der
Peripherie hin aus. Auch die Emigration an den
Venen besteht fort, doch mischen sich rothe Blut-
körper den vorwiegenden weissen bei. Nur an den
Arterien tritt (trotz Randstellung in den dilatirten
Partien) kein einziges Körperchen aus. In einiger
Entfernung von der so veränderten Partie hört an
den Gefässen alle Abweichung von der Norm auf,
das gilt auch von den Venen, man sieht Extravasation
nur in der Nähe der Aetzstelle, nicht an den entferntern noch dilatirten, in denen die Randstellung
vollkommen ausgeprägt ist. Die pralle Füllung des
Hauptlymphsinus der Zunge, der neben zahlreichen
farblosen Blutzellen reichliche wässerige Flüssigkeit
enthält, beweist, dass nicht blos körperliche Elemente
den Weg von der Umgebung der Aetzstelle in die
Lymphräume gefunden haben. Die lebhafte Transsudation an der Aetzstelle bewirkt, dass diese sich
über die Oberfläche ihrer Umgebung erhebt. Eine
Reihe von Tagen hindurch verbleibt Alles in der beschriebenen Weise. Schliesslich hört Extravasation
und Transsudation auf, die farblosen Zellen verschwinden allmälig aus der Umgebung des Schorfes,
während der blutige Ring um denselben noch lange
besteht, Wochen vergehen bis zur Losstossung des
Schorfes.

Andere Aetzmittel rufen die gleichen Vorgänge,
nur mit kleinen oder jenen Modifikationen, hervor.
So tritt beim Kali caust. tiefergreifende Mortifikation,
beim Liq. Hydr. nitrici eine relativ breite Stasenzone
auf, doch kann im Allgemeinen die Wirkung des
Silbersalzes als Paradigma für die übrigen Aetzungen
gelten. Auch Ol. Crotonis wirkte derartig. Nur
die *Glühhitze* wirkte durchaus anders. Die Aetzung
mit dem glühenden Knopf oder Metallsonde rief
zwar eine energische Hyperämie der Umgebung
hervor, doch wurde dieselbe rückgängig, ohne dass
es zur Stagnation in Capillaren in der Umgebung
des Schorfes gekommen wäre, und vollends blieb
Transsudation und Emigration aus. Der scharf umschriebene Schorf blieb wochenlang haften.

Bei Beobachtung der Aetzwirkung an der Schwimmhaut des Frosches fanden sich keine wesentlichen
Differenzen gegenüber dem Verhalten der Zunge.

Indem Vf. sich zur Erklärung der geschilderten
Vorgänge wendet, beginnt er mit der *Gefässerweiterung*. Dass eine solche constant Erfolg irgend
eines Eingriffs ist, darüber herrscht im Allgemeinen
Uebereinstimmung zwischen den Experimentatoren.
Der Grad der Dilatation (die nach obiger Darstellung
zuerst an den Arterien, dann an den Venen eintritt) ist abhängig von der Stärke des Eingriffs,
ferner zum Theil auch von der Straffheit der Gewebe

(daher in der Froschzunge stärkere Dilatation als in
der Schwimmhaut). In Rücksicht auf die bekannte
Erfahrung von Ludwig und Lovén, dass nach
Reizung sensibler Nerven eine Erweiterung benachbarter Arterien eintritt, könnte man zunächst die
Erscheinung auf die Wirksamkeit eines derartigen
Reflexmechanismus beziehen wollen. Eine solche
Annahme wird aber durch ein von Cohnheim an-
gestelltes Experiment ausgeschlossen. Wenn man
die Zunge des Frosches nach Ausschaltung beider
isolirter A. u. V. linguales unterbindet (resp. zwischen
2 Ligaturen durchschneidet), so tritt nach mechanischen oder chemischen Insulten die Dilatation in derselben Ausdehnung, Stärke und Schnelligkeit ein,
wie wenn die Zunge in ihrer ganzen Contiguität erhalten war. Auch bei Fröschen, denen mit einer
glühenden Sonde Hirn, verlängertes Mark u. Rückenmark zerstört wurde, treten bei den entsprechenden
Reizen die erwähnten Erscheinungen an der Zunge
ein, natürlich während der Zeit, wo überhaupt noch
eine Cirkulation stattfindet. Da nun bisher kein
Fall bekannt ist, wo ein Reflex ausserhalb des Central-
nervensystems vor sich ginge, so ist (abgesehen von
dem mangelnden anatomischen Nachweis) die Annahme, dass hierbei peripherische Ganglien in Frage
kommen könnten, völlig in der Luft stehend. Auch
lässt sich ausserdem ein viel einfacherer Erklärungs-
modus finden in der *direkten Einwirkung der In-*
sultation auf die Gefässe selbst. Die Erweiterung
erklärt sich einfach aus der Erschlaffung der Ring-
muskulatur (sie tritt am raschesten ein an den Arterien, deren Muskulatur sich ja vorzugsweise in
tonischer Contraktion befindet). Für diese Erklärung spricht die spätere Wiederverengerung, die ja
noch bei *fortdauerndem Reize* eintritt. Die grössere
Muskelstärke, vielleicht auch das chemische Beschaffenheit des arteriellen Blutes, ermöglicht die
raschere Erholung und damit Wiederverengerung in
den Arterien gegenüber den Venen.

> Die Aenderung der *Stromgeschwindigkeit* ist
direkte Folge der durch die Arterienerweiterung bewirkten Verringerung der Widerstände. Die Verlangsamung des Stromes in den dilatirten Venen zur
Zeit, wo der Arteriendurchmesser wieder normal ist,
ist ohne Weiteres verständlich, damit auch die Randstellung der farblosen Blutkörperchen.

Die Vorgänge, welche sich im weitern Verlauf
anschliessen, bedürfen, wie das schon der Versuch
mit dem Cauterium actuale zeigt, einer andern Erklärung. Es sind zunächst die bleibende Erweiterung der direkt in die Aetzstelle führenden Arterien
und Venen, die allmälig fortschreitende Capillar-
stagnation, resp. die Verlangsamung in der weitern
Umgebung des Schorfes. Alle diese Veränderungen
entwickeln sich allmälig im Laufe vieler Stunden.
Hier sind von vorn herein alle reflektorischen Theorien ausgeschlossen, es kann sich nur um Einflüsse
handeln, welche direkt die Gefässe und das in ihnen
strömende Blut treffen. Es ist ohne Weiteres be-

greiflich, dass von der Aetzstelle aus sich Veränderungen der umgebenden Gewebe vollziehen (hierbei
ist die Nekrose des zunächst von Cauterium betroffenen Bezirkes, mehr noch jedenfalls die ätzende
Substanz selbst wirksam), dieselben müssen natürlich mit der Entfernung vom Schorf an Intensität
verlieren. Diese Veränderungen lädiren die physiologische Funktionsfähigkeit der betreffenden Theile
und an den Gefässen äussert sich das in Störung der
normalen Cirkulation ; der leichtere Grad ist Verlangsamung, der stärkere Stagnation der Blutbewegung.
Wo die Energie des schädlichen Princips nicht mehr
ausreicht, die physiologische Wirksamkeit des normalen Blutes zu überwinden, da findet der fortschreitende Process seine Begrenzung. Die direkte
Alteration der Gefässwand erzeugt eine dauernde
Lähmung ihrer Muskulatur. Erklärt die Alteration
der Gefässwandungen die Dilatation und Stagnation,
so lässt sich auch die *Extravasation* auf dieselbe
zurückführen ; für dieses Moment hält aber keine
andere Erklärung Stich.

In der äussern Hälfte des Stagnationsbezirkes
ist keine Coagulation zu Stande gekommen. Ohne
speciell auf eine nähere Erörterung der Qualität der
Veränderung der Gefässwand einzugehen, beschränkt
sich Vf. auf die allgemein gehaltene Bezeichnung,
dass die Gefässwände durch die Alteration unfähig
geworden sind, das in ihnen befindliche Blut zu
halten, so dass ein ganz geringer Druck genügt,
den Inhalt durch die Wandungen zu pressen.

Nach dieser Auffassung der Vorgänge ergiebt
sich, dass die primäre, der Cauterisation direkt folgende Gefässerweiterung nicht in den Rahmen des
eigentlichen Entzündungsprocesses gehört, sie ist
nur ein mehr zufälliges, durch die anatomische Einrichtung der Zunge bedingtes Accidens, sie steht in
keiner nothwendigen Verbindung mit den spätern
Vorgängen, die als specifisch entzündlich anzusehen
sind. Die primäre Gefässerweiterung ohne nachfolgende Entzündung ist durch den erwähnten Quetsch-
versuch und mehr noch durch die Wirkung des Cauterium actuale demonstrirt ; auch die Ausbildung der
entzündlichen Vorgänge ohne primäre Gefässdilatation ist am Frosch, u. zwar an der Membr. nictitans,
zu beobachten. Aetzt man irgend eine Stelle dieser
Membran mit Höllenstein, indem man es vermeidet,
gerade die spärlichen Gefässe zu berühren, so ist
der nächste Effekt gleich Null, Gefässdilatation tritt
zunächst nicht ein, höchstens partielle Beschleunigung des Blutstromes, dagegen entwickelt sich nach
Stunden um so sicherer die Stase in den Capillaren
der Aetzstelle und ihrer Umgebung, nach etlichen
Stunden beginnt die Extravasation.

Noch evidenter ist beim Kaninchen der Beweis
zu führen, dass die Ausbildung der entzündlichen
Vorgänge nicht an eine primäre Gefässerweiterung
gebunden ist. Bringt man einen Tropfen Liq. Hydr.
oxyd. nitr. auf eine gefässarme Stelle des Kaninchenohres (welches Tags zuvor rasirt ist), so hat diese

28

lange Zeit absolut keinen Effekt, erst nach einer bis anderthalb Stunden beginnt die nächste Umgebung des grüngelben Aetzfleckes sich zu röthen, in den nächsten 2—3 Std. verbreitet sich die Röthung langsam nach aussen, während die Zone dicht um den Fleck zu schwellen anfängt, nach 10—12 Std. ist das ganze Ohr geschwollen, diffus geröthet, heiss. Genau dasselbe lehren die Versuche über die abscedirende Entzündung nach Verstopfung der Ohrarterie durch putride Pfröpfe (s. d. embol. Processe), auch hier tritt die erste Reaktion erst 30 Std. nach Einbringung des Pfropfes auf.

Bei Versuchen, eine akute Entzündung durch *Ol. Crotonis* zu erzeugen, stellte sich heraus, dass an Froschzunge u. Schwimmhaut reines oder schwach verdünntes Crotonöl lediglich als Aetzmittel wirkte. Selbst nach Beibringung sehr verdünnten Crotonöles (1 : 25 — 30 Ol. oliv.) entsteht rapid hochgradige Dilatation sämmtlicher Gefässe im Bezirke der bestrichenen Stelle mit gewaltiger Beschleunigung des Blutstromes. Dieses Verhalten besteht stundenlang, dann wird (ohne Verengerung) der Strom langsamer, in den Venen entwickelt sich Randstellung und bald beginnt die Extravasation (aus den stagnirenden Capillaren treten rothe, aus den Capillaren mit verlangsamter Strömung rothe und farblose, aus den Venen nur farblose Körper aus). Allmälig wird die Zahl der stagnirenden Capillaren immer grösser, nach 12—16 Std. sieht man bereits mit blosem Auge punktförmige Hämorrhagien. Später hört auch in den Venen der Blutbewegung auf, rothe und ungefärbte Abschnitte wechseln in ihnen der Länge nach ab (die „itio in partes" von Samuel). Die Erklärung der bei der Crotonoisirung beobachteten Vorgänge ist dieselbe wie bei der Aetzentzündung, auch hier ist die allmälig zunehmende Alteration der Gefässwände das bestimmende Moment. Am crotonisirten Kaninchenohr bemerkt man erst nach 70 bis 80 Min. eine allgemeine Röthung, allmälig nimmt dieselbe zu, Schwellung tritt ein, Alles steigert sich in den nächsten Stunden, es treten punktförmige Hämorrhagien zu der Haut und im Unterhautgewebe hinzu, sehr häufig entstehen in den nächsten 24 Std. blasige Abhebungen. Vom 2. T. ab beginnt der Rückgang des Processes, in 4—5 T. ist das Ohr zur Norm zurückgekehrt, abgesehen von nekrotisirten Partien, die durch heftige Hämorrhagien bedingt sind. Die in verschiedenen Phasen des Processes abgeschnittenen und mikroskopisch untersuchten Ohren beweisen, dass so lange das Ohr makroskopisch normal erscheint, auch mikroskopisch nichts Abnormes hervortritt; die erste Schwellung beruht auf Transsudation eiweisshaltiger Flüssigkeit, mit der grössern Heftigkeit des Processes wächst die Menge der Blutkörper im Gewebe. Auch dieses Experiment beweist, dass zur Entwicklung eines typischen Entzündungsprocesses eine sofortige Wallungshyperämie nicht gehört. Auch nach Durchschneidung des Halssympathicus, besonders auch, wenn man das Ohr in toto, unter Ausschaltung der

A. u. V. auricularis mediana auf einem Pfropf ligirt, verläuft die Entzündung nach Crotonisirung in gewöhnlicher Weise; es ist hier also die Mitwirkung aller reflektorischen Apparate ausgeschlossen.

Bei Gelegenheit dieser Versuche wendet Cohnheim sich gegen die Experimente von Samuel. Zunächst hebt er hervor, dass die entzündlichen Vorgänge durch Beobachtungen mit blosem Auge allein, nicht genügend erkannt werden können, besonders verhängnissvoll sei aber für Samuel der Versuch geworden, durch Anwendung von Kälte (resp. Ligatur) das Eintreten der „legitimen" Entzündung verzögern zu wollen; durch diese Eingriffe würden Bedingungen hergestellt, welche der legitimen Entzündung gar nicht zukommen, so der Stillstand der Blutbewegung in den Venen, die „itio in partes". Dass in Wahrheit der Stillstand des Blutes in den Venen während der Entzündung nicht statt hat und dass somit die Exsudation auf diesen Stillstand nicht bezogen werden kann, das lässt sich dadurch beweisen, dass aus den Venen des entzündeten Ohres nach Eröffnung derselben das Blut abfliesst, und zwar ist die Menge des aus den geöffneten Venen ausströmenden Blutes, trotz der Hyperämie, nicht erheblich grösser als bei einem normalen Ohr. Die Verlangsamung der Stromgeschwindigkeit gleicht den Effekt der Dilatation wieder aus.

Zur weitern Begründung seiner Anschauungen benutzte Cohnheim die *traumatische Keratitis*. Naht man in der Hornhaut des Kaninchens, ohne ihre ganze Dicke zu durchbohren, einen feinen Seidenfaden ein, so ist in den ersten Stunden nach Einbringung des Fadens nichts Neues zu sehen; von der 3., 4. Std. an beginnt eine allmälig zunehmende Injektion der Conjunctiva, inzwischen wird die Hornhaut selbst, theils vom Faden, theils vom Rande aus undurchsichtig. Dauert der Process weiter fort, so entsteht die Gefässneubildung, von den Ringgefässen auf die vordere Hornhautfläche übergreifend, weiterhin kann das Auge durch Panophthalmitis zu Grunde gehen. Indessen kann auch die Entzündung früher rückgängig werden, die periphere Injektion schwindet allmälig oder concentrirt sich auf ein Gebiet in der Nähe der verletzten Stelle.

In andern Fällen folgt auf die Einnähung keine allgemeine Keratitis, dann tritt die Injektion der Conjunktivalgefässe langsamer ein und beschränkt sich auf eine dem Faden zunächst gelegene Zone, die Trübung der Cornea ist eine entsprechend partielle. Wieder in andern Fällen kommt es zu gar keiner Entzündung, die Conjunktivalgefässe behalten ihr normales Lumen. Bei einigen Eingriffen ist dieser unschuldige Ablauf die Regel, z. B. Abtragung einer Schicht von Hornhautgewebe, oberflächliche Höllensteinätzung etc.

Aus dem Inconstanz ihres Auftretens nach Reizungen ist zu schliessen, dass es sich bei der die Keratitis begleitenden Conjunktivalinjektion nicht um eine reflektorische Gefässerweiterung nach Rei-

zung sensibler Nerven handelt. Es ist auch nach
Cohnheim's Ansicht sehr wahrscheinlich, dass
durch das Trauma erst gewissen schädlichen Agentien
die Bahn gebrochen ist, wenn sie nicht eintreten,
so verläuft das Trauma ohne weitere Folgen. Vf.
erwähnt hierbei die Impfungen von Leber mit
Leptothrix [merkwürdiger Weise nicht die früher
mitgetheilten Untersuchungen von Eberth]. Er
will jedoch die Frage nicht erörtern, ob Bakterien
eine constante Rolle bei diesen Erscheinungen spielen, ihm genügt es, den Vorgang so zu formuliren,
dass in Folge eines Trauma in der Hornhautsub-
stanz chemische Umsetzungen vor sich gehen, welche
sich von der verletzten Stelle zur Peripherie ver-
breiten; sobald dieselben die Gefässe der Conjunktiva
und Sklerotika erreichen, bewirken sie an diesen
eine Alteration, deren Folge die Injektion u. weiterhin die Exsudation ist.

Bei Untersuchungen über die direkt entzündung-
erregende Einwirkung extremer Temperaturgrade
liess der Frosch im Stich, niemals tritt auf Einwirkung abnorm niederer oder hoher Temperaturgrade
beim Frosch Entzündung ein. Eine Temperatur von
50° C. erzeugt nach 2 Min. absolute Stase, doch
ohne Extravasation und entzündliche Transsudation,
ebenso die Kälte von — 7 bis 8°; irgend ein Zwischen-
stadium zwischen normaler Blutbewegung und der
in Stase übergehenden Verlangsamung giebt es nicht.
Cohnheim ging daher bei dieser Reihe von Untersuchungen zum Kaninchen über. Ein Kaninchenohr, das in eine Kältemischung gesteckt ist, wird,
je niedriger die Temperatur derselben, um so rascher
starr und steif; nach dem Auftauen sieht es nach
stärkern Kältegraden (— 15 bis 20°) ganz ver-
waschen rosig aus. Nach einer Weile füllen sich
von den Arterien her die Gefässe, bald erweitern
sie sich und die Cirkulation geht lebhaft vor sich.
Ist die Temperatur der Kältemischung nicht unter
— 6° gewesen, so hat selbst lange Einwirkung keinen
weitern Erfolg, nach — 7 bis 8° entwickelt sich in
dem gerötheten Ohr teigige Schwellung, die nach
1 — 2 T. rückgängig wird. Bei — 10 bis 12°, 14°
ist die Schwellung stärker, sie wird langsamer rückgängig; wenn — 15°, 16° längere Zeit einwirkte
(25 — 30 Min.), kommt es selbst zur Eiterung in der
Tiefe des Ohres; nach — 18 bis 20° tritt stets nach
einigen Tagen partielle Nekrose ein. Die mikroskopische Untersuchung ergab entsprechende graduelle
Differenzen — reines Oedem — Infiltration mit
Eiterkörperchen (besonders im lockern Gewebe an
der Ohrwurzel). Aehnlich verhält sich die Einwirkung hoher Temperatur (das Ohr war, während es
im heissen Wasser sich befand, ligirt). Bei längerer
Einwirkung von 46 — 49° mässige rosige Schwellung (Oedem); von 50° ab starke Schwellung
(Eiterinfiltration), nach 52° partielle Nekrose, bei
55 — 58° ausgedehntere Nekrose, Blasenbildung;
nach 60° totale Nekrose.

Bei dem nicht ligirten Ohr ist das wesentliche
Resultat kein abweichendes, doch sind einige Ver-

schiedenheiten von Interesse. Sofort nach dem Eintauchen entsteht eine enorme Wallungshyperämie,
die sich bei geringern Hitzegraden nach dem Herausnehmen allmälig verliert, bei den höhern continuirlich in die heisse Schwellung übergeht, ferner kommt
es hier während des Aufenthalts im heissen Wasser
zu punktförmigen Hämorrhagien. Endlich hat (in
Folge der abkühlenden Wirkung des strömenden Blutes) erst eine um mehrere Grade höhere Temperatur
dieselbe Wirkung wie beim ligirten.

Der Grund und Ausgangspunkt der erwähnten
Folgen extremer Temperaturen (Oedem, Entzündung,
Nekrose) kann nur in den Gefässen selbst gesucht
werden. Macht man das Ohr durch Durchleitung
einer ¹/₈°/₀ Kochsalzlösung durch die Gefässe vollständig blutleer und lässt dann erst Kälte oder Hitze
einwirken, so treten hinterher, sobald das Blut wieder in die Gefässe eingetreten, die Folgezustände
ganz in der berichteten typischen Weise ein. Somit
ist streng bewiesen, dass nicht die Veränderung des
Blutes selbst, sondern lediglich die Alteration der
Gefässwandungen das bestimmende Moment für alle
geschilderten Vorgänge ist.

Indem C. sich zu derjenigen Entzündung wendet, welche durch Bloslegung entsteht, beruft er
sich auf seine frühern bekannten Arbeiten, welche ja
von dieser Gattung der Entzündung (am Frosch-
mesenterium und an der Zunge) ausgingen; Cohnheim hält die damals gegebene Beschreibung des
thatsächlichen Vorganges aufrecht, während er die
damals gegebene Erklärung als falsch bezeichnet.
Nach den im Vorstehenden gewonnenen Anschauungen ist die jetzige Auffassung leicht verständlich;
die atmosphärische Luft, der die Gefässe schutzlos
exponirt sind, erzeugt die Alteration der Gefässwand,
auf welche sich alle Erscheinungen beziehen lassen.
Ob die Luft an sich schädlich wirkt, oder erst durch
ihr beigemengte Fremdkörper (Zahn), diese Frage
lässt Vf. offen.

In den Schlussbetrachtungen, welche Cohnheim an seine Untersuchung knüpft, hebt er nochmals hervor, dass das wesentlich Neue, was in die
Geschichte der akuten Entzündung einzuführen ist,
die Alteration der Gefässwände ist; die primäre
Blutwallung gehört nicht nothwendig in den Rahmen
des Entzündungsbildes, hierher gehört erst die langsam sich ausbildende Gefässdilatation, die Verlangsamung der Stromgeschwindigkeit, die Randstellung
in den Venen, die seröse Transsudation und die Extravasation morphologischer Blutelemente. Gerade
diese Vorgänge lassen sich in keiner andern
Weise als durch die Alteration der Gefässwände erklären. Worin im Feinern diese Alteration besteht,
darüber fehlt für die gegenwärtigen Beobachtungs-
mittel jede Möglichkeit des Nachweises, mit erkenn-
baren morphologischen Strukturveränderungen haben
wir es hier nicht zu thun.

Eine Reihe von Versuchen, welche Cohnheim
jedoch selbst nicht als völlig beweisend hinstellt,

können doch bis zu einem gewissen Grade der aufgestellten Hypothese als Stütze dienen. Ligirt man das Kaninchenohr unter Ausschaltung der Vena und Art. medians, entblutet es durch Durchleitung dünner Kochsalzlösung (diese Durchleitung hat nach Herstellung normaler Cirkulation keine Folge) und spritzt dann irgend eine andere Flüssigkeit ein, so entwickelt sich eine mehr oder weniger heftige Reaktion (ausser frischem Rinder- und Hundeblut-Serum fand Vf. keine Flüssigkeit, welche nicht eine Reaktion hervorgerufen hätte). Entweder stellte sich eine typische Entzündung ein, oder das Ohr nekrotisirte partiell oder total von vorn herein. So wirkte destillirtes Wasser, Hühnereiweisslösung, Hundeserum mit Spuren von Ac. acet., verdünnter Alkohol, eine schwache Emulsion von Terpentinöl, selbst reines Olivenöl, ja atmosphärische Luft. Die Reaktion tritt immer verhältnissmässig langsam ein, oft nachdem die Cirkulation 1—2 Tage ganz gut vor sich zu gehen schien. Doch bedarf es gar nicht der Einleitung differenter Substanzen, bei seinen Untersuchungen über die embolischen Vorgänge hat ja Vf. bereits nachgewiesen, dass eine zeitweilige Absperrung des Blutes genügt, um entzündliche Vorgänge hervorzurufen.

Cohnheim hebt noch besonders hervor, dass die auf jede Insultation folgende Wallung, und wenn sie noch so lange besteht, keine Entzündung hervorrufen kann, denn bei der Congestion ist die Stromgeschwindigkeit beschleunigt und somit ein Verhalten gegeben, welches dem Verhalten des Blutstroms bei der Entzündung entgegengesetzt ist; es ist nach dieser Auffassung kein Problem mehr, warum z. B. eine vasomotorische Arterienlähmung nicht die Symptome der Entzündung hervorruft. Damit es bei intakten Gefässen in einem Organ zur Ueberschwemmung des Parenchym mit Blutbestandtheilen kommt, bedarf es eines gewissen Drucks, wie er durch Hemmung des venösen Abflusses zu erzielen ist, bei dem so entstehenden Stauungsödem fehlt aber die massenhafte Emigration farbloser Blutkörper (während Diapedesis rother saltfindet). So wenig wie mit diesem Tumor hat die Entzündungsschwellung gemein mit dem kachektischen Hydrops, wo die vergrösserte Diffundirbarkeit des Gefässinhaltes Ursache des Austritts von Blutbestandtheilen ist.

Eine alte pathologische Erfahrung, das collaterale Oedem in der Nähe entzündlicher Vorgänge, kann nicht mehr wie bisher auf die Druckzunahme in dem von den congestionirten Arterien gesperrten Bezirke bezogen werden, es ist vielmehr einzig die Alteration der Gefässwände, die in der Tiefe der Entzündung bereits alle Erscheinungen der letztern hervorruft, die aber in der Peripherie erst so geringe Grade erreicht, dass die Transsudation von Flüssigkeit noch die Extravasation der Körperchen überwiegt.

Damit ist neben dem Stauungs-Oedem (Drucksteigerung) und neben dem kachektischen Oedem (Blutveränderung) als dritte Kategorie das entzündliche Oedem (beruhend auf Alteration der Gefässwand) begründet.

Für den Vorgang der Extravasation bedarf es jetzt keiner andern Kräfte als derjenigen, welche die normale Transsudation bewirken. Vf. ist bereit, den Vorgang als „Filtration einer Colloidsubstanz" zu deuten, nur weicht er darin von Hering ab, dass er diese Infiltration nicht durch die normale, sondern durch die veränderte Gefässwand vor sich gehen lässt; dazu reicht ein geringer positiver Druck aus.

In dieser Auffassung ist enthalten, dass es normaler Weise eine Extravasation von Blutkörperchen nicht giebt. Freilich ist anzunehmen, dass in gewissen Gefässgebieten (z. B. im Darm) sehr leicht die betreffende Alteration eintritt, welche die Passage morphologischer Elemente gestattet.

Zum Schluss prüft Vf., ob keine der thatsächlichen Erfahrungen bei der Entzündung mit seiner Theorie in Widerspruch steht, oder doch eine andere Erklärung fordert. Die bekannten vier cardinalen Entzündungssymptome erklären sich unmittelbar aus der vorgetragenen Lehre. Für den Calor hebt Vf. hervor, dass die Untersuchungen von Jacobson beweisen, wie die Temperaturerhöhung des entzündeten Theiles stets unter der Bluttemperatur innerer Theile bleibt.

Aus dem Verhalten der Diapedesis rother Blutkörperchen, welche im Anfang der Entzündung gegenüber der Emigration farbloser Zellen relativ überwiegt, während später die mobilen farblosen Körper alle Gewebsmaschen füllen, erklärt sich die Röthe der Gewebe bei frischer Entzündung, welche später in's Graue und Gelbe übergeht (rothe und graue Hepatisation bei Pneumonie). Die Schwere der Gefässalteration kann indessen die Zahl der rothen Blutkörper im Entzündungsprodukt vermehren (hämorrhagische Exsudate).

Besonders wirft aber die dargelegte Auffassung Licht auf den Verlauf der Entzündung. Die Restitutio in integrum ist vollkommen verständlich, das cirkulirende Blut bewirkt die Herstellung der ladirten Gefässwand. Zu grosse Intensität der Alteration bewirkt Stase und hebt diesen restituirenden Faktor auf, führt also zur Nekrose. Es giebt aber noch einen andern Ausgang, es können im Laufe der Entzündung neue Gewebe entstehen, und hierin liegt oft der Grund, dass die akute Entzündung chronisch wird. Hier liegt noch für die Untersuchung offenes Feld; weder für die Gefässentwicklung, noch für die Bindegewebsneubildung ist bisher nach Cohnheim's Meinung ein sicheres Resultat gewonnen. Auch die Veränderungen, welche die Gewebezellen unter dem Einflusse der Entzündung erleiden, müssen noch Gegenstand besonderer Untersuchungen sein.

Schliesslich berührt Cohnheim noch die Aetiologie der entzündlichen Processe. Jede Ursache, welche hinreicht, die physiologische Beschaffenheit der Gefässwand erheblich zu alteriren — nur nicht so stark, um die Blutbewegung unmöglich zu machen — führt die Vorgänge der Entzündung herbei. Natürlich hängt die Intensität von Stärke und Dauer des Reizes ab, aber auch von der mehr oder minder vorhandenen präexistenten Beeinträchtigung der physiologischen Integrität der Gefässwand. Auf die Erklärung gewisser Entzündungsformen will Vf. nicht specieller eingehen, obwohl, was die epidemischen angeht, „in unserer bakterienfrohen Zeit" eine Vermuthung nahe genug liegt, ja bereits ausgesprochen ist (Klebs).

Samuel geht bei seinen Untersuchungen von dem Satze aus, dass zwar durch die Untersuchungen der letzten Jahre die fundamentale Thatsache erkannt ist, dass die wichtigsten Erscheinungen der Entzündung (Exsudation und Congestion) auf Alteration der Gefässwände zurückzuführen sind, damit ist aber nach Vfs. Ansicht die Erkenntniss der Entzündung nicht erschöpft, sondern die Gesammtheit der Gewebsstörungen bestimmt Form und Ausgang.

Als erste Phase der Entzündung bespricht Samuel die primären Gewebs- und Gefässveränderungen. Die fremden Stoffe müssen im Organismus physikalisch-chemische Veränderungen an den Geweben, welche sie treffen, hervorrufen. Nun sind aber innerhalb der Körpertextur Veränderungen nur dann sichtbar, wenn sie mit gröberen physikalischen Aenderungen einhergehen oder wenn ihnen tiefere Ernährungsstörungen folgen. Auch an den Gefässwänden sind nur gröbere Veränderungen sichtbar, während andererseits am Gefässapparat fremde Einwirkungen durch Funktionsstörungen leicht kenntlich werden, Caliberänderungen, Fluxionsstörungen, Permeabilitätsveränderungen der Wände. Unter Fluxionsstörungen versteht Vf. Störung des normalen örtlichen Blutflusses, beruhend auf gestörter Integrität der Gefässinnenwand, meist mit dieser Störung combinirt ist die Permeabilität der Gefässwand. Für die Combination beider Störungen (also in etwas anderem Sinne als Cohnheim) gebraucht Samuel den Ausdruck „Alteration der Gefässwände". Abnorme Einflüsse machen sich vorzugsweise am venösen Stromgebiet geltend, es liegt in der Natur der Sache, dass auch fremde schädliche Substanzen den Resorptionsstrom zumeist treffen müssen.

Bei Schilderung seiner experimentellen Erfahrungen beginnt Vf. mit der Salzsäure. Nach Application eines Tropfens dieser Säure auf das Kaninchenohr entstehen helle runde Flecke, welche sich vergrössern, und indem die Venen von ihnen erreicht werden, gerinnt in ihnen das Blut, während die kleineren Arterien ziemlich gleichzeitig mit den Venenstämmen ihren Blutlauf sistiren, bleibt der Blutstrom in der Art. auricularis länger erhalten. Am nächsten Tage hat sich das Gewebe blasig erhoben, später geht auch die allein noch erhaltene Arterie zu Grunde. Eiter quillt aus der Blase, während ein Gefässkranz die Applicationsstelle umgiebt. Aehnliche blasenförmige Entzündung entsteht durch andere Säuren, durch saturirte Kochsalzlösungen etc. Wir haben

hier analoge chemische Effekte im Parenchym und in den Gefässen, das physiologische Resultat ist: Circulationsunfähigkeit des Blutes, Ernährungsunfähigkeit der Gewebe. Das Zwischenglied der Exsudation bringt den Vorgang in den Entzündungsprocess hinein. Um einen geringeren Grad des physik.-chemischen Effektes zu bewirken, dass man, um die primären Blutveränderungen in der Entzündung richtig zu erkennen, den Zustrom frischen Blutes mindern müsse. Nun haben wir in der Kälte ein Mittel, welches die Vorgänge verlangsamt, ohne dass doch der Eintritt der Entzündung verhindert würde. In der Kälte verlaufende Entzündungen sind von langsamerem, schwächerem Verlauf, aber nichtsdestoweniger Entzündungen von zweifelloser „Legitimität". In dieser Richtung bezieht sich Vf. auf sein Experiment der Crotonisirung des Kaninchenohres in der Kälte. Meist sieht man hier nach 24 Stunden keine Veränderung, später sieht man das Blut in einzelnen Venen langsam fliessen, diesem bald vorübergehenden Stadium folgt der Stillstand des Blutes, dann scheiden sich die weissen Bestandtheile des Blutes von den rothen — „itio in partes" —. Während dieses Stadium ist im Ohr keine Ernährungsanomalie vorhanden. In nicht weiter complicirten Fällen tritt ein neues Stadium hinzu, die Sekundärcongestion von der Arterie; mit dem Beginn derselben gehen Exsudation, Trübung, Schwellung Hand in Hand.

Aus diesen Beobachtungen zieht Vf. den Schluss, dass der primäre Einfluss anomaler Einwirkungen auf das Froschblut derselbe ist wie auf das Säugethierblut; doch wird bei dünnen Häuten, wegen der erschwerten Cirkulation, dieser Effekt dauernd, am Kaninchenohr wird dagegen dieses Stadium durch das weitere der Congestion und Exsudation abgelöst. Bei der nicht durch Kälte verlangsamten Entzündung wird die rasch eintretende Secundärcongestion mechanisch die Zusammenballung der weissen Körperchen in der Mitte hindern, aber die Tendenz zur „itio in partes" spricht sich hier in der Adhärenz und Randstellung der farblosen Zellen aus, auch wird es hier nicht zum Stromstillstand, sondern nur zur Verlangsamung kommen. Durch die Kälte werden die beiden Phasen aus einander gezogen und damit deutlicher erkennbar; der schliessliche Erfolg ist aber doch eine legitime Entzündung.

Der Intensität nach lassen sich demnach die einander coordinirten Gefäss- und Gewebsstörungen in 2 Gruppen unterbringen: Circulationsunfähigkeit des Blutes und Ernährungsunfähigkeit der Gewebe, andererseits Circulationsanomalie gepaart mit Ernährungsanomalien (die itio in partes ist der geringste Grad derselben Blutveränderung, deren höchster die

Gerinnung ist, denn es hängt von der Concentration des anomalen Einflusses ab, ob das Eine oder Andere erfolgt). Die Alterationstheorie (welche die Schädigung der Gefässinnenwand und deren Einfluss auf die Blutfluxion und ferner die stärkere Permeabilität umfasst) erklärt nur die Congestion und Exsudation, nicht die Totalität der Erscheinungen, denn die Alteration ist eine Theilerscheinung der gesammten primären Gewebs- und Gefässveränderungen.

Hängt die *Intensität* der Entzündung von der Concentration des anomalen Einflusses ab, so ist die *Extensität* abhängig von dem Aggregatzustande der schädlichen Körper. Als Extreme führt Vf. in dieser Richtung die eng localisirte Wirkung fester Körper (z. B. einer durch das Ohr gestossenen Nadel) und die sich rasch verbreitende des Senföls an. Besonders auffallend ist auch die Differenz, je nachdem derselbe Stoff in Substanz oder Lösung einwirkt (Kochsalz, Arsenik). Vorzugsweise flüchtige und leicht flüssige Stoffe sind es, welche akute Entzündungen hervorrufen. So zeichnet sich z. B. das Terpentinöl dadurch aus, dass es eine Entzündung von eminent progressivem Charakter hervorruft. Demnach ist die Extensität der Entzündung ein Product chemisch-physikalischer Wirkungen, primäre histogenetische Veränderungen sind dabei nicht wirksam, die hier wirkenden Eingriffe sind zu roh, um nicht weit über die Erregung der histogenetischen Energie der Zellen hinauszugehen. Das Erwachen der histogenetischen Energie tritt bei der Entzündung erst später ein und nur da, wo Wachsthumshindernisse beseitigt worden sind.

Ist nach den bisherigen Ausführungen der anomale chemisch-physikalische Einfluss als Irritament zu betrachten, so ist andererseits in der chemisch-physikalischen Veränderlichkeit der betroffenen Stelle das Verhältniss gegeben, welches durch „Irritabilität" ausgedrückt wird, sie ist das unmittelbare Product der gewebliehen Struktur und demnach entsprechend den Variationen dieser veränderlich. Noch variabler sind die anomalen Einflüsse, die *Entzündungsreize*. Als indifferente Einflüsse, welche also keine Entzündung erregen, zählt Vf. auf: destill. Wasser (bis 40°C. Temp.), Olivenöl, Fleischbrühe, atmosphärische Luft (bei subcutaner Injektion in das Kaninchenohr) [natürlich kann diese Indifferenz auch nur eine relative sein, welche eben nur für das specielle Gewebe des Kaninchenohrs festgestellt wurde. Ref.], ferner sind indifferent Blutextravasate, selbst Blut aus den Gefässen entzündlicher Stellen entnommen. Dieser indifferenten Gruppe steht eine andere gegenüber, welche deshalb keine Entzündung hervorruft, weil sie sofort Brand herbeiführt. In diese Gruppe gehört die Wirkung concentrir... Schwefelsäure, die direkt von einem Tropfen die .... ihre betroffene Stelle des Kaninchenohres stirbt ab und vertrocknet, während die nächste Umgebung (Brandhof) zwar ebenfalls Blutgerinnung darbietet, aber eine blasige Entzündung erkennen lässt. Aehnlich verhalten sich alle direkten Caustica. Zwischen den beiden bezeichneten Gruppen

steht die unzählbare Menge der Entzündungsursachen. Von den Wegen, welche anomale Einflüsse im thierischen Körper einschlagen, ist der am häufigsten zuerst betretene der *epitheliale*. Für die auf dem *Blut-* und *Lymphwege* cirkulirenden *anomalen Einflüsse* ist die Thatsache bekannt, dass feste Körper zu Embolie Anlass geben können, ohne dass sie auf die Gefässwand einen alterirenden Einfluss ausüben, andere erzeugen durch mechanische Insulte Nutritionsstörungen, welche durch Embolie der Endarterien erzeugt werden können (Vf. bezieht sich hier auf die betreffenden Untersuchungen von Cohnheim), eine länger dauernde Aufhebung der Blutcirkulation ruft eine Alteration hervor, welche, je nach der Dauer der Unterbrechung, Entzündung — hämorrhagische Infarcirung — Nekrose — erzeugen kann. Bei der so begründeten Entzündung kann von einem Entzündungsreize nicht die Rede sein, die *Alteration ist eine rein passive Störung.* Die im Blut cirkulirenden *chemisch* wirkenden anomalen Einflüsse (Cantharidin, Quecksilber, Blei etc.) wirken durch die Gefässwände hindurch, je nach Druckverhältnissen und Porosität der Membran (das frühe Auftreten der Stoffe im Harn hängt z. B. von der zur Filtration geeigneten Anordnung der Nierenarterie ab). Bei ihrem Austritt in die Gewebe werden die Stoffe je nach ihrer verschiedenen Affinität zu den Gewebetheilen gebunden oder rasch wieder durch Resorption entfernt. Die sogenannten specifischen Entzündungen, welche vom Blut aus z. B. die Canthariden in den Harnwegen, der Mercur in den Speicheldrüsen erzeugen, sind auf dieses Verhältniss zu beziehen. Je stärker successive die chemische Gewebeveränderung auftritt, desto rascher die entzündlichen Folgen. Für den Gang dieser Stoffe (Blei, Quecksilber, Jod etc.) durch den Organismus ist die Entzündung ein Incidenzpunkt. Viele der Stoffe aber, welche wir als lokal irritirend kennen (Vesicatoria, Inflammatoria), bringen vom Blut aus keine Entzündung zu Wege, was auf ihrer besseren Lösbarkeit im Blut oder ihrer gleichmässigeren Vertheilung in den Geweben beruhen kann. Auch im Körper selbst gebildete und im Blut circulirende Stoffe (z. B. harnsaures Natron) können Entzündung hervorrufen.

Zu dieser Erscheinungsreihe tritt bei den *parasitären Infektionskrankheiten* ein neues Moment hinzu, die Fähigkeit der Parasiten, sich im Blut zu vermehren.

Bei dem Vordringen der Entzündungsursachen auf dem *Epithelwege* kommt in erster Linie die auf den verschiedenen Körperstellen verschiedenartige Schichtenbildung beruhende Permeabilität in Betracht, ferner die Druckverhältnisse, unter denen die Epithelschichten stehen. Ferner ist für den Effekt wichtig die Dilution und Lösung, welche die fremden Stoffe durch die verschiedenartigen Se- und Exkrete der befallenen Stellen erfahren. Die sogenannte entzündliche Reizbarkeit lässt sich in mehr oder weniger complicirte chemisch-physikalische Effekte auflösen. Einen besonders kräftigen Schutz gewährt das Epithel gegen feste Stoffe, welche sich in loco nicht lösen (Parasiten). Die Gelegenheit, welche das ätiologische Moment zum Eingreifen findet, ist es, welche die Krankheitsbilder darstellt. Wie derselbe chemische Process je nach der physikalischen Verschiedenheit und nach dem Werth der betroffenen Stellen seine Wirkungen äussert, das erläutert Vf. z. B. durch die Wirkung der conc. Schwefelsäure auf die Cornea, das Epithel der Zunge, des Magens und der Haut; ebenso verhält es sich im Wesentlichen bei anderen caustischen Mineralsäuren, in höherem Grade noch tritt die verschiedene Intensität der Wirkung bei den organischen Säuren hervor. Ebenso sind die verschiedenen Wirkungen der Alkalien nach chemisch-physikalischen Gesetzen leicht verständlich (schwächere Wirkung des Ammoniak gegenüber Kali und Natron).

Die Trübung der Cornea, welche unmittelbar nach Einwirkung der verschiedensten Säuren und Alkalien eintritt, ist eine *primäre* Folge chemischer Einflüsse, eine rein *passive* Störung des Cornealgewebes, sie ist scharf zu trennen von der *secundären* Trübung, welche durch Einwanderung exsudirter Massen entsteht. Die primäre Wirkung ist ganz unabhängig von Gefässen und Nerven; wo aber eine Gewebsschicht mit einem (noch so entfernten) Gefässnetz in regulärer Säftecommunication steht, da muss mit dem rückkehrenden Säftestrom ein aliquoter Theil des chemischen Stoffes in das entfernte Gefässnetz gelangen, dort Alteration der Gefässwände hervorrufen und die Congestion und Exsudation erzeugen.

Auf *traumatischem Wege* können nicht nur die verschiedensten Einflüsse die Körpergewebe afficiren, sondern jede Continuitätstrennung führt bereits zu den primären Veränderungen der Entzündung. Andere Verdunstungsbedingungen, Druck, Verbrennung etc., führen zu anomalen chemischen Umsetzungen, in solchen Verhältnissen liegt der Grund des Entzündungsprocesses reiner Wunden. Complikationen können durch Aufnahme anomaler Stoffe entstehen, welche je nach dem Alter der Wunden leichter oder schwerer in die Gewebe gelangen.

Besonders geeignet, um die Gradation und Coordination der primären physikalisch-chemischen Gewebsveränderungen von der leichtesten Entzündung bis zum trocknen Brande hervorzurufen, sind die Verbrühungsexperimente.

Durch die bisher erörterten Verhältnisse ist der Haupttheil des Beweises versucht, dass der Entzündungsprocess kein besonderer vitaler, organischer Vorgang ist, sondern ein wesentlich physikalisch-chemischer Process im lebenden Organismus.

„Die primären histochemischen und histophysikalischen Veränderungen wären dauernd, gäbe es keine Blutcirkulation.‟ Auf diesem Satze geht Vf. zur Erörterung seines zweiten Hauptabschnittes: *der secundären Congestion und Exsudation*, über.

Durch den Blutkreislauf werden kleinere mechanische Hindernisse entfernt, fremde Stoffe fortgeführt, die Tendenz zur itio in partes und zur Gerinnung in Schranken gehalten, die Restauration der alterirten Gefässwand bewirkt. Durch die vom Blutstrom aus wirkenden Kräfte können selbst irreparable Theile vom Körper getrennt werden. Dauernde Absperrung der Cirkulation nach Applikation von Entzündungsreizen verhindert das Eintreten der Entzündung, somit auch die Beseitigung der fremden Einflüsse durch den Organismus. So tritt Thrombose statt Entzündung ein, wenn die Crotoneinwirkung mit Arterienligatur und warmer Umgebungstemperatur complicirt ist.

Das Eingreifen des Blutstromes in die Alteration der Gefässwände erfolgt sofort, wenn nicht eine Absperrung der Blutcirkulation herbeigeführt ist. Im letzeren Fall sieht man erst itio in partes, dann Congestion; im ersteren wird die itio in partes durch die gleichzeitige Congestion beschränkt u. verdeckt. Die Röthung durch die Congestion ist durch diffuse Capillarhyperämie ausgezeichnet. In Betreff des mikroskopischen Bildes während dieser Zeit beruft Vf. sich auf die Schilderung von Cohnheim (Virch. Arch. XL. p. 36.). Dass die eintretende Randstellung der weissen Blutkörper (die Vf. wie bereits gesagt, als unvollkommen eingetretene itio in partes auffasst) die Folge einer Läsion der Gefässwände ist, wird jetzt auch von Cohnheim anerkannt (s. oben). Vf. weist darauf hin, wie er bereits früher (Virch. Arch. LI. p. 78) Beispiele dafür erbracht habe, dass die Alteration der Gefässwände und damit die Entzündung mit sehr unbedeutender Congestion eintreten kann. Namentlich gilt das von der Entzündung, welche nach Cantharidenpflaster am Kaninchenohr entsteht. In der Regel ist freilich mit der Alteration der Gefässwände die Dilatation verbunden (ubi irritatio, ibi affluxus.). Unter dem Einfluss der durch die Alteration bedingten erhöhten Permeabilität der Gefässwände erfolgt der stärkere Austritt flüssiger Blutbestandtheile; die Exsudation von Blutkörperchen kann dabei unter Umständen eine geringe Rolle spielen, der Exsudationsprocess kann daher nicht auf die Emigration weisser Blutkörper reducirt werden (Vf. verweist hier auf das von Cohnheim beobachtete entzündliche Oedem nach Erfrierung; s. oben). In Hinsicht auf die speciellen Vorgänge bei dem Auswandern der weissen Blutkörper verweist Samuel wieder auf die Darstellung von Cohnheim.

Durch die Congestion und Exsudation (mit welcher auch anomale Blutbestandtheile austreten können) sind verbunden *Temperaturerhöhung* und *Beschränkung der Reso*... Vf. stimmt in erster Richtung mit Cohnheim weit überein, als er zugiebt, dass bisher noch nicht der Beweis erbracht ist, dass der Entzündungsherd selbst eine Temperaturquelle werden könne. Weniger bisher behandelt ist der zweite Punkt, nach Vfs. Auffassung muss der starke Exsudationsstrom den Resorptionsstrom hem-

men. Bis zu einem gewissen Grade kann die Lymphbahn in dieser Richtung vicariirend eintreten. Damit
ist aber das Verhalten der Lymphgefässe bei der
Entzündung nicht erschöpft; Substanzen wie Höllenstein, Essigsäure etc., desgl. Temperaturänderungen
werden auch auf die Lymphgefässe einwirken; ferner
spricht auch die ödematöse Schwellung bei mancher
Entzündung (welche ein intactes Lymphgefässnetz
überwinden müsse) für eine stattfindende Alteration
auch dieser Bahnen.

Das Bisherige gilt für die Fälle, wo nach abnormer Einwirkung Exsudation u. Congestion zu Stande
kommt; anders verlaufen die Fälle, wo durch die
primäre Einwirkung die Cirkulation aufgehoben
wurde. Die cirkulationslos gewordenen Theile verhalten sich ähnlich den normal cirkulationslosen
Theilen; wie bei der gefässlosen Cornea entsteht an
der Peripherie der cirkulationslos gewordenen Applikationsstelle ein dichter Gefässkranz, derselbe schickt
Fortsetzungen in den blasenförmigen Entzündungsherd hinein.

Nicht die Exsudate allein sind als *Entzündungsprodukte* anzusehen. Das Exsudat mischt sich den
die Gewebe durchdringenden fremden Stoffen zu.
Von der Beimischung solcher Stoffe muss die Gerinnung der Exsudate, ihre Resorption, ihr weiteres
Schicksal beeinflusst werden. Als drittes Moment
tritt hinzu die Stagnation der Resorbenda, der Sekrete und Exkrete (Drüsen). Auch die so zu Stande
kommende funktionelle Beimischung wird von den
Entzündungsprodukten nicht zu trennen sein.

Es ist nicht gerechtfertigt die Processe am Gefässapparat allein als „wirklich entzündlich" und
die an den Geweben lediglich als Accidentien aufzufassen, man kann bei solcher Trennung weder den
Ursprung, noch die Produkte, noch die Formen der
Entzündung verstehen. Bei Besprechung der *Ausgänge* geht Vf. von dem Satz aus, dass die Congestion nicht blos die Exsudation mit sich bringt,
sondern auch die Bedingungen der Heilung. Der
gerade Weg der Heilung ist die *Resolution*; bestand
die Entzündungsursache in einem leicht resorbirbaren
Stoffe, so wird mit der definitiven localen Beseitigung die Heilung angebahnt; die alterirten Gefässwände werden vom Blut regenerirt. Selbst für sup-
purative Entzündungen gilt die Möglichkeit der Resolution, häufiger tritt hier jedoch Abscedirung und
Verschwärung ein (degenerative Ausgänge). Es
gibt aber auch degenerative gangränescirende Entzündungen ohne Eiterung (z. B. nach Einwirkung
von Liquor stibii chlor.), der degenerative Ausgang
liegt hier in der primären Gefäss- und Gewebsver-
änderung begründet; aber auch bei der auf dem
Wege der Eiterung degenerirenden Entzündung ist es
nicht der Eiter an sich, der den Ausgang schafft,
meist hängt er auch von den primären Einflüssen
ab. Es ist eine experimentell noch ungelöste Frage,
wie der eitrigen Infiltration mit Erhaltung der Gewebe gegenüber, die eitrige Gewebsschmelzung zu

Stande kommt. Diese Frage wird erst dann beant-
wortet werden, wenn die grosse Lücke in unserer
Kenntniss des Entzündungsprocesses, die *Frage der
Gewebsneubildung*, ausgefüllt sein wird. Es ist von
vorn herein nicht vorauszusetzen, dass die Gewebs-
neubildungen bei der Entzündung in anderer Weise
vor sich gehen, als sie auch ausserhalb der Entzündung erfolgen. Die Umwandlung der farblosen
Blutkörper in die verschiedenartigsten Gewebe ist
weder bewiesen, noch nach Vf's. Meinung wahrscheinlich. Cohnheim selbst lässt diese Frage
vollkommen offen. Ist also die Art und Weise, wie
die Gewebsbildung stattfindet, noch unbekannt, so ist
über die *Ursache* des Neubildungsprocesses noch
keine Diskussion angeregt. Nicht die Heftigkeit
des entzündungserregenden Eingriffes, noch die Masse
des zugeführten Ernährungsmaterials führt nothwendig zur Neubildung; was oft die heftigste Einwirkung
nicht erzeugt, das kleinste Wundo bringt es fertig.
Nach Vf's. Ueberzeugung ist es die *Abnahme der
Wachsthumswiderstände*, die in allen lebenskräf-
tigen Geweben das Zellenwachsthum und die Zellenproliferation entfesselt. Die Histogenese ist die Ent-
faltung der histogenetischen Energie, der der Zelle
innewohnenden Energie unter günstigen Lebensbe-
dingungen. Was man als Wachsthumsreize ange-
sprochen hat, Chemikalien, Druck, Quetschung, sie
sämmtlich sind eher Wachsthumshindernisse.

Aus den primären chemisch-physikalischen Veränderungen sehen wir bei der Mannigfaltigkeit lokaler
Verhältnisse durch die Intervention des Blutstromes
und unter dem schliesslichen Wiedererwachen des
lokalen Wachsthumes eine Fülle von Entzündungs-
processen hervorgehen, verschieden in Verlauf und
Erscheinung, in Umfang und Folgen. Von jeher
hat man dieselben gruppenweise als *Entzündungsformen* zusammengefasst. Nach dem Verlauf kennen
wir akute und chronische Formen, die Differenz ist
zum Theil durch den Aggregatzustand der einwirkenden Stoffe bestimmt. Die räumliche Lokalisirung
des Exsudats hat Virchow zur Scheidung der
parenchymatösen und sekretorischen Entzündungen
veranlasst. Solche zeitliche u. räumliche Differenzen will Vf. lieber als *Charaktere* der Entzündung
auffassen. Als Formen müssen wir ansehen werden:
die Resolutionsentzündungen, die Eiterungen mit Substanzverlust, die blasenförmigen, die croupösen, pro-
duktiven, gangränösen Entzündungen etc. Das
massenhafte Material der speciellen Entzündungslehre
bedarf noch einer Sichtung und Revision aus ätio-
gischen, genetischen u. comparativen Gesichtspunkten. Nur der allseitigen wissenschaftlichen Erforschung der Entzündungslehre ist es gegeben, eine
umfassende Antiphlogose herzustellen in Prophylaxis
u. Therapie. Hierin liegt aber auch eine der höchsten
Aufgaben der Medicin, denn der Entzündungsprocess
herrscht nicht nur bei den speciell Entzündung genannten Krankheiten, er umfasst auch die Intoxikationen und Infektionen.　　　　　Birch-Hirschfeld.

JAHRBÜCHER

der

In- und ausländischen gesammten Medicin.

Bd. 160. 1873. № 3.

A. Auszüge.

I. Anatomie u. Physiologie.

542. Zur Kenntniss der Nervenendigung in der Hirnrinde; von Prof. E. Rindfleisch. (Arch. f. mikroskop. Anat. VIII. p. 453. 1872.)

Wenn man kleine Stückchen der Hirnrinde des Kaninchens 10—14 Tage in $^1/_{10}^0/_0$ Ueberosmium-säurelösung macerirt und dann 1 Woche lang in reinem Glycerin aufbewahrt, so lassen sie sich leicht und schonend zerbröckeln. Bringt man dann ein solches Bruchstück etwa von der Dicke einer Stecknadel auf den Objektträger in einen mittelgrossen Tropfen Glycerin und bedeckt es mit einem Deckgläschen, das an den 4 Ecken Wachsfüsschen hat, so dass das Präparat vor Druck geschützt ist, und drückt nun mit der Präparirnadel da, wo das Präparat liegt, wiederholt und so lange auf das Deckglas, bis das Ab- und Zufliessen des Glycerins eine solche Lockerung des Präparats erzeugt, dass es von selbst in seine Theile auseinander fällt und diese sich im Glycerintropfen vertheilen, so werden durch diese Proceduren die Ganglienzellen auf das Vollständigste isolirt, alle Fortsätze werden deutlich und die verästelten lassen sich soweit verfolgen, dass der Begriff des „Fadigen" ganz verschwindet, und eine direkte Continuität mit dem „körnigen" Kitt der nervösen Theile ersichtlich wird. In solchen Präparaten fanden sich in grosser Zahl Endstücke markhaltiger Nervenfasern, die auf dem einen dickern Ende durch die anhängenden Marktröpfchen varikös erschienen, während sich nach dem andern Ende hin das Mark verlor und das äusserst feiner Faden übrig blieb, der sich mehr und mehr verschmächtigte, um plötzlich in ein Büschel feinster Fäserchen überzugehen, die ebenfalls weniger fadonförmig als vielmehr körnig erschienen, wie die verästelten Ausläufer der Ganglienzellen. — Mithin endigen in der

Hirnrinde die markhaltigen Nervenfasern in doppelter Weise. Die einen gehen in die Achsencylinderfortsätze der Ganglienzellen über, die andern lösen sich in dieselbe körnigfaserige Substanz auf, in welche die Protoplasmafortsätze der Ganglienkörper eintreten. Würden die einen zuleitende, die andern ableitende Nervenfasern darstellen, so würde die intermediäre körnigfaserige Substanz geradezu als das Hauptglied der Centralnervensubstanz erscheinen, während für die Nervenzellen nur die ihnen von M. Schultze zugewiesene Bedeutung als Sammel- und Umlagerungsapparate für die nervöse Leitung übrig blieb. (E. Wenzel.)

543. Ueber das Verhältniss von Nerv und Muskel; von P. Tergast in Göttingen. (Arch. f. mikroskop. Anat. IX. p. 36. 1872.)

Ueber die Frage, wie sich der eintretende Nervenstamm zum ganzen Muskel verhält, ist bisher nur die eine genauere Arbeit von Reichert (1851) vorhanden, welcher fand, dass in den aus 160 Fasern bestehenden Brusthautmuskel des Frosches nur 6—7 Nervenfasern treten, die dann innerhalb des Muskels selbst durch Theilung in die erforderliche Anzahl von Zweigen zerfallen, und für gewöhnlich nahm man an, dass bei den höher organisirten Wirbelthieren die Zahl der in den Muskel eintretenden Nerven zunehme, nur die Augenmuskeln sollten in der ganzen Wirbelthierreihe ein constantes Verhältniss bieten.

Vf. suchte durch Zählung der Fasern an Querschnitten der Muskeln wie der zugehörigen Nerven in Ziffern ausdrückbare Werthe über das gegenseitige Verhältniss zu einander zu bekommen und benutzte dazu vorzugsweise die Augenmuskeln von

29

Schafen. Die Muskelfasern durchziehen hier grösstentheils die Länge des ganzen Muskels und, obwohl eine Anzahl derselben früher endete, so enthält doch ein Querschnitt durch die Mitte des Muskels sämmtliche Primitivbündel. Ja es enthielt ein solcher Querschnitt anscheinend sogar mehr Fasern als in Wirklichkeit vorhanden sind, indem sich dieselben nicht selten theilten, doch ist die Zahl dieser Abzweigungen eine so minimale in einem solchen Querschnitt, dass sie auf das Verhältniss der Gesammtzahl der Muskeln zu den Nervenfasern keinen Einfluss ausüben konnten, und anderntheils wurden diese Abzweigungen ebenfalls mit Nerven versorgt, so dass sie schon deshalb als selbstständige Fasern betrachtet werden konnten.

Zur Isolirung und Gestaltsbestimmung der Muskelfasern wurde das Gemisch von chlorsaurem Kali und concentrirter Salpetersäure benutzt, die Querschnitte wurden an in Alkohol gehärteten Präparaten ausgeführt.

Das Resultat verschiedener Zählungen in Bezug auf das Verhältniss der Anzahl der Nervenprimitivröhren zu den Muskelfasern in den Augenmuskeln des Schafes zeigt folgende Tabelle (I. Nervenfasern; II. Muskelfasern; III. Verhältniss; IV. Mittelwerthe):

Obliquus superior:

I.	II.	III.	IV.
2260 :	8080	1 : 3$^{4}/_{5}$	
1972 :	10790	1 : 5$^{1}/_{2}$	
2282 :	11520	1 : 5$^{1}/_{10}$	1 : 6—7.
1098 :	6589	1 : 6	
1756 :	15385	1 : 8$^{3}/_{4}$	
1710 :	16758	1 : 9$^{4}/_{5}$.	

Obliquus inferior:

2374 :	7620	1 : 3$^{1}/_{5}$.	

Rectus inferior:

2002 :	14716	1 : 7$^{1}/_{3}$.	

Rectus internus:

2002 :	8705	1 : 4$^{5}/_{11}$	
3045 :	18804	1 : 6$^{1}/_{5}$	
3562 :	24040	1 : 6$^{3}/_{4}$	1 : 8.
2091 :	23723	1 : 11$^{1}/_{3}$	
1640 :	18860	1 : 11$^{1}/_{2}$	

Rectus externus:

1920 :	10624	1 : 5$^{1}/_{2}$	
1839 :	18625	1 : 10$^{1}/_{9}$	1 : 10.
1879 :	28185	1 : 15	

Es erscheinen also die Obliqui günstiger innervirt als die Recti, am ungünstigsten der Rectus externus, während der Rectus inf. die Mitte hält zwischen sämmtlichen Augenmuskeln.

Dieselben Verhältnisse zeigten sich auch am menschlichen Auge; indem auch hier die Zahl der Muskelfasern (11965) die der Nervenprimitivröhren (3610 — 3$^{1}/_{3}$: 1) am meisten überwiegt, während der Rectus inf. das Verhältniss von 10351 Muskelfasern zu 5206 Nerven (2 : 1) bietet und beim Rect. int. nicht ganz 2 Muskelfasern auf eine Nervenfaser (5580 Muskel- : 3300 Nervenfasern = 138/55 : 1) kommen.

Bei den Augenmuskeln des Schafes wären also im Mittel auf eine Nervenprimitivröhre 6—7 Muskelfasern zu rechnen, während beim Menschen 3 Nervenröhren 7 Muskelprimitivbündel beeinflussen würden.

Gegenüber andern Muskeln sind die Augenmuskeln bei Weitem am reichlichsten mit Nervenfasern versehen. So fand Vf. aus verschiedenen Zählungen, die er am M. biceps brachii u. Sartorius

junger Hunde ausführte, dass im Mittel beim Biceps 83, beim Sartorius 40—60 Muskelfasern auf eine Nervenfaser zu rechnen waren. Beim Brusthautmuskel des Frosches 23—27 Muskelfasern auf eine Nervenfaser, mithin ist derselbe reichlicher mit Nervenröhren bedacht als die genannten Hundemuskeln, und mithin besitzen die Muskeln der höhern Wirbelthiere nicht ausnahmslos eine grössere Anzahl von Nerven wie die der niedern Vertebraten. Dem Vf. schien allein die Funktion in dieser Hinsicht den Anschlag zu geben, weswegen die Augenmuskeln die grösste Zahl, die weniger fein arbeitenden Extremitätenmuskeln eine geringere Menge von Nervenröhren bekommen. Beim Abductor digiti V. pedis des Frosches fanden sich 40 Muskelfasern auf eine Nervenfaser, in dem für das Schwimmen wichtigen Sartorius 16 Muskelfasern auf eine Nervenröhre, und in den Augenmuskeln schwankte das Verhältniss so, dass zwischen 3—21 Fasern auf eine Nervenprimitivröhre kommen. — Von den Schwanzmuskeln der Maus, die deswegen gewählt wurden, weil in ihnen die Fasern durch die ganze Länge des Muskels hindurchgehen, zeigten die beiden ventralen Muskeln 21 und 15 Muskelfasern auf eine Nervenfaser; die beiden dorsalen Muskeln führten 39 und 38 Muskelfasern auf eine Nervenröhre.

Um den Verlauf der Nerven innerhalb seines Muskels zu erkennen, wurden die frischen Augenmuskeln des Schafes in schwache Essigsäure gelegt und ihnen so eine grössere Durchsichtigkeit gegeben. Der Nerv durchzieht den Muskel in seiner ganzen Länge und es bilden die eintretenden Fasern an der Eintrittsstelle zunächst grobe Plexus, deren Fasern sich nach kurzem Verlauf wieder zu kleinen marklosen Plexus (Endplexus, Valentin) vereinigen und nun Theilungen eingehen. Deswegen ist die Verfolgung der einzelnen Nervenfasern sehr schwierig, da sich fast jede nach der Trennung vom Stamm sogleich einem vorbeilaufenden Bündel anschliesst, mit dem sie dann neue Plexus bildet. Bei den Augenmuskeln zeigt sich nun, entgegen Kölliker's Angaben für den Omohyoideus u. Kühne's, dass in jedem Muskel nervenfreie Strecken, namentlich gegen die Enden hin, vorkommen, dass der Nerv den Muskel vollständig durchsetzt, überall grobe und feinere Plexus bildet, Theilungen eingeht und das ganze Gebiet mit Nervenendigungen versorgt, nur das hintere Drittel der Muskeln zeigte sich mit weniger Plexusbildungen und Nervenendigungen bedacht. — Die Theilung der Nervenfasern geschieht entweder innerhalb des Nervenstämmchens oder ausserhalb desselben, letzteres ist viel häufiger. Theilt sich die Faser schon im Stämmchen, so vollendet sie dabei entweder sofort ihre Bahn, indem sie direkt an einer Muskelfaser endigt, oder es ist ihr, nachdem sie eine Endigung abgegeben, nach weiterem Verlaufe noch eine spätere Theilung vorbehalten, so dass die erstere nur als eine Nebenabzweigung erscheint, die ihre fernere Bahn nicht beeinträchtigt, so dass sie ihre Hauptendigung in einem ganz andern Distrikte findet, indem sie dort mittels neuer Theilungen eine oder mehrere bei einander liegende Muskelfasern versorgt. Die Theilung der Fasern war eine dichotomische, Dreitheilungen waren selten, solche endlich in 4, 5 und mehr Zweige, wie R. Wagner bei niedern Thieren fand, scheinen bei Säugethieren nicht vorzukommen. In Uebereinstimmung mit Kühne hält es Vf. seinen Beobachtungen zu Folge für wahrscheinlich, dass jeder Muskelfaser mindestens eine Endigung zukommt, dass es aber auch viele giebt, die 6—8 enthalten.

Sehr vielfach beobachtete Vf. auch *Muskelfasertheilungen in den Augenmuskeln des Schafes*, wie sie an den Muskelfasern des Herzens, der Zunge und der Stammmuskulatur des Pferdes bekannt sind. Die Theilung erfolgt gewöhnlich gegen das Ende der Faser, seltner inmitten der Faser, und war immer dichotomisch. Hin und wieder kamen auch einige sehr schöne und unzweifelhafte Anastomosen vor. In der Regel laufen die Muskelfasern beiderseits an den Enden kegelförmig zugespitzt aus, oder sie runden sich stumpf ab; seltner kommen auch zierliche baumförmig verzweigte Gabelungen vor; ebenso finden sich Fasern, die an der einen Seite in lauter feine abgerundete Zacken oder kamm- oder kegelförmige Spitzen endigen, oder die Muskelfaser zeigt in ihrer ganzen Länge auf der einen Seite kammartige oder wellenförmige Erhöhungen oder kurze Fortsätze und Aestchen, die wiederum einfach abgerundet oder mit Einschnitten versehen sind. Einige Male endigte die Muskelfaser auch mit einer Art konischer Anschwellung. Diese kleinen Endkegel, Spitzen und Ausläufer waren überall von den blassen Sehnenfäden umschlängelt, in einzelnen Fällen wurden selbst ziemlich weit vom eigentlichen Ende gelegene Spitzen von ihnen umstrickt.

(E. Wenzel.)

544. **Untersuchungen über den lymphatischen Apparat in der Milz**; von Dr. Ed. Kyber in Dorpat. (Arch. für mikroskop. Anat. VIII. p. 568 bis 617. 1872.)

Hauptsächlich in der Milz des *Pferdes* vermochte Vf. längs den Arterienstämmen verlaufende Lymphbahnen zu injiciren und bis in den adenoiden Theil der Arterienscheide zu verfolgen, sowie eine Communikation des im Balkenwerke befindlichen Stromgebietes mit dem Milzgewebe nachzuweisen.

Die Injektion mit dem gewöhnlichen Beale'schen Blau geschah mittels einer kleinen Handspritze in der Stromrichtung der oberflächlich Lymphgefässe und es füllten sich hierbei sowohl die Bahnen in den Trabekeln von der Oberfläche aus, als auch die die Arterien umgebenden Bahnen vom Hilus gegen die Tiefe hin; in letztere gelangte die Masse vermittelst Communikationswegen, die sie und die in der Kapsel verlaufenden Gefässe verbanden. Von 30 Pferdemilzen ergaben jedoch nur 2 ein genügendes Resultat und nur in einer war die Injektionsmasse bis in den adenoiden Theil der Arterienscheide gedrungen, hier jedoch an 5 verschiedenen Stellen. In beiden Fällen gelang die Injektion leicht und ohne erkennbare Gefässrupturen.

Hinsichtlich der *perivasculären Lymphbahnen*, jener Räumen und Kanälen, die im Innern der Milz die zahlreichen gesondert in das Organ eintretenden Aeste der Art. lienalis umgeben, fand Vf., abgesehen von der äusserst wechselvollen Configuration ihres Lumens namentlich auch in ihrem Baue eine nicht unbedeutende Verschiedenheit, indem sich *einerseits* den ausgebildeten Lymphgefässen ganz ähnliche Kanäle, andrerseits aber eigenthümliche, sehr wechselnd gestaltete und gebaute *Lymphräume vorfinden*. Die erstere Art ist durch ihren Bau derartig charakterisirt, dass über ihre Natur kein Zweifel bestehen kann; die letzteren oder die Lymphräume besitzen theils noch stärkere Wandungen, theils blos eine aus Endothel bestehende dünne Begrenzung u. diese letztern stellen entweder grössere Räume oder blos feinere Spalten im Bindegewebe dar, welche mit den Räumen hier und da communiciren.

Das lockere Bindegewebe, das die Arterienstämme der Milz umgiebt, besteht aus Fibrillenbündeln von sehr verschiedener Dicke; dieselben sind im Allgemeinen bei ältern Thieren dicker als bei jungen, und beim Pferde dicker als beim Ochsen, bei älterem dicker als bei Menschen, dem Hunde, und der Katze. Zellige Elemente fanden sich nie im Innern, sondern nur entweder aussen an den Fibrillenbündeln oder in den Spalten zwischen den Bindegewebsbündeln und den elastischen Faden- und Membrannennetzen. An den dünnern Bündeln sind die Zellen kleiner, reichlicher und mit körnigem Protoplasma versehen; an andern sind nur kernhaltige glänzende Schüppchen. Ferner kommen in der Milz des Pferdes und des Ochsen auch solche Zellen auf den Fasern vor, die Boll für die Sehnen als charakteristisch ansieht. Andere Balken sind namentlich die stärkern von elastischen Scheiden umgeben, in der nicht selten kleine Verdickungen u. elliptische Kerne liegen. Ausserdem findet man in den Spalten zwischen den Bindegewebsbündeln rundliche Zellen, wie die kleinern Formen in der adenoiden Arterienscheide der Milz. Bei alten Pferden und Ochsen sind diese letztern verhältnissmässig selten; in der menschlichen Milz kommen sie constant, jedoch in wechselnder, nicht selten in reichlicher Menge vor, zumal bei Zuständen krankhafter Hyperplasie, wo sie oft in kleinen Nestern zwischen den Fibrillenbündeln liegen, die um so feiner werden, je reichlicher die Rundzellen vorhanden sind, ja es kann alsdann das Bindegewebe zwischen Balkenscheide u. Gefässmuscularis geradezu in adenoides Gewebe umgewandelt sein. Möglicherweise rühren diese Rundzellen von dem adenoiden Theil der Arterienscheide her.

Die *Hülle der Lymphräume* zeigt sich in ihrem optischen und chemischen Verhalten nahe verwandt mit den elastischen Gewebstheilen, indem sie an ungefärbten Objekten durch starken Glanz von den Bindewebsbündeln sich abhebt, und nach Anilintinktion sich viel dunkler färbt. Ihre dem Lumen zugekehrte Fläche besitzt kleine Erhebungen, wie kleine flache Kerne oder kleine Leistchen, die gegen die Peripherie gewendete Fläche schickt hier und da Fortsätze zwischen die Bindegewebsbalken; oder die Hülle ist in der Gegend der Spalten zwischen den Bündeln stellenweise mit feinen Lücken versehen, von wo aus sie sich auf die Balken fortsetzt. An diesen Lücken ist die Hülle gewöhnlich äusserst fein; doch kann man auch an dickeren Hüllen solche Lücken und Fortsetzungen auf die Bindegewebsbalken erkennen. Diese Hülle haftet den Bindegewebsbündeln fest an, so dass sie sich nur selten in Schnitten in Müller'scher Flüssigkeit gehärteter Präparate loslöst, während diess an den Scheiden der Balken leicht geschieht. Diese Hülle ist beim alten Pferde am leichtesten nachweisbar, dünner ist sie beim Füllen, beim Rinde; beim Menschen ist sie so fein, dass man sie nur schwer erkennt. Dafür, dass diese Hülle aus unter einander verschmolzenen Endothelien, oder, wie Vf. lieber will, „elastischen Deckzellen" oder „Bindegewebsdeckzellen" zusammengesetzt ist, sprechen besonders folgende Gründe: 1) dass an gewissen Räumen eine solche Deckzellenlage sicher nachzuweisen ist, 2) dass neben diesen Räumen, und zwar bedeutend häufiger solche sich finden, die anscheinend nur durch Auseinanderdrängen der Bindegewebsbündel entstanden sind, jedoch eine feine Begrenzungslinie zeigen, in der auch kleine elliptische Kerne zu erkennen sind; 3) dass auch an solchen Räumen, wo die Haut stärker entwickelt ist, Uebergänge in äusserst feine Begrenzungen vorkommen. Vf. konnte bei Injektion von 0.2—0.5 % Silbernitrat in die Balkenscheide des Kalbsmilz im perivasculären Bindegewebe an einzelnen Stellen das schwarze Netz der bekannten Silberlinien erhalten. Die Maschen dieses Netzes und mithin die von ihm begrenzten Zellen sind etwas kleiner und ihre Contouren bieten nicht so weitschweifende Schlangenlinien, wie die Intima aus den Lymphgefässen der Milzkapsel, doch findet man auch hier verschiedene Formen.

Die *Verbreitung der perivasculären Lymphgefässe* geschieht mit der Art. lienalis in dem lockern Bindegewebe, das die Aeste der Arterien im Innern der Milz in den Balkenscheiden umgibt und das mit jenem lockern Bindegewebe zusammenhängt, das sich zwischen den Blättern des Ligam. gastrolienale befindet und daselbst noch die Vene und die Nerven einhüllt. Im Innern des Organs liegen jedoch die Venenäste ausser der Balkenscheide und ausserhalb dieses lockern Gewebes. Man kann die dünnen Lymphstämmchen neben den Arterienzweigen durch die Präparation beim Pferde vom Hilus aus bis etwa 1.5 Ctmtr. in die Tiefe verfolgen. Doch ist die ganze Strecke vom Hilus bis zu der adenoiden Arterienscheide von den geschilderten Lymphräumen und Kanälchen durchsetzt, die in der Längsrichtung der Arterie verlaufen, wie man diess besser auf Quer-, als auf Längsschnitten auch an uninjicirten Präparaten gut erkennen kann. Manche Arterien sind von einer grössern Zahl solcher Räume und Kanäle umgeben und dann anastomosiren sie meist mit einander, andere Arterien werden nur von 2 oder 1 Lymphkanal begleitet, wobei oft die kleinern Kanäle eine dicke deutliche Hülle besitzen, die weiten grossen Räume dagegen nur eine dünne vielfach durchbrochene oder fast gar keine Wandschicht zeigen. In der Adventitia der Arterien finden sich diese Lymphbahnen nicht, vielmehr ist diese von dem die letztern enthaltenden Bindegewebe deutlich ganz abgegrenzt. Die Nervenstämmchen sind gewöhnlich durch ihre Scheide und etwas lockeres Bindegewebe von den Lymphbahnen abgegrenzt, doch berühren die letzteren zuweilen die Nervenscheide und in Injektionspräparaten dringen hier und da kleine Ausläufer zwischen die gröbern Bündel des Nervenstammes hinein.

Je weiter sich die Arterie in kleinere Aeste auflöst, desto feiner werden auch die sie umhüllenden Lymphbahnen, sie durchwühlen als feine Spalten das lockere Gewebe bis in den adenoiden Theil der Arterienscheide hinein, wobei die Bindegewebsfasern feiner und feiner werden und die Menge der kleinen Rundzellen in den Spalten zwischen den Bündeln immer reichlicher wird, so dass sie vereinzelte Nester darstellen. Sie liegen bald in der Nähe der Balkenscheide, bald reichlicher in der Umgebung der Adventitia der Arterie. Dabei wird die Balkenscheide immer dünner, ärmer an Muskelzellen und verliert sich schliesslich als dünner Bindegewebsstreifen. Die adenoide Umwandlung des perivasculären Bindegewebes erfolgt allmälig, aber rasch, indem sich die Menge der Rundzellen schnell beträchtlich vermehrt zeigt. Zugleich ist der Uebergang des die grössern Lymphbahnen führenden Bindegewebes in die adenoide Gefässscheide ein plötzlicher, und zwar da, wo von den relativ starken Arterien parietal kleine Aeste abgehen. Die starke Arterie liegt ziemlich central in ihrer Umhüllung, so dass der kleine Ast eine Strecke weit letzteren durchlaufen muss, hier ist derselbe nur von einer mässigen Zahl lymphoider Zellen umgeben und erst der aus der Balkenscheide herausgetretene Theil zeigt eine vollkommen ausgebildete adenoide Umhüllung. Mitunter geht die betreffende kleine Arterie sofort nach dem Durchtritt durch die Balkenscheide in ein Malpighisches Körperchen hinein und dann tritt um so deutlicher die Verschiedenheit zwischen der adenoiden Wurzel und den abführenden Wogen dieses Stromgebietes hervor. Das netzförmige Fasernetz der adenoiden Arterienscheide drängt sich in der Peripherie derselben dichter zusammen und dieser peripherische Theil kann als Analogon der Balkenscheide betrachtet werden, doch ist diese dichtere Hülle nicht immer scharf ausgeprägt.

In der *adenoiden Arterienscheide* sind keine *präformirten Lymphwege* mehr vorhanden, so dass sich hier die Injektionsmasse formlos in das Gewebe verbreitet und die Arterie einscheidet, wobei sie das Gewebe durchwühlt und zerstört und wobei gewöhnlich der centrale Theil der Malpighischen Körperchen am meisten zu leiden hat, so dass die Masse hier wie bei Extravasaten erscheint. Sie dringt dabei nur spärlich in die Venen ein. Dieselbe Erscheinung bemerkt man beim Einspritzen von den perivasculären Bahnen her.

Das *zweite Lymphstromgebiet der Milz* ist ein *die Trabekel durchziehendes*, hauptsächlich von den Spalten zwischen den Muskelzellenbündeln derselben her entstehendes, aber auch die Abfallprodukte des Stoffwechsels aufsaugendes *Bahnennetz, welches theils in die perivasculären Räume, grösstentheils aber in die Kapsellymphgefässe einmündet.* Diese Wege lassen sich leichter als die vorigen injiciren, und zwar von den oberflächlichen Lymphgefässen her; wobei sich nur selten und spärlich die perivasculären Bahnen füllen. In den Trabekeln laufen die Hauptbahnen in den mittlern Theilen derselben, und zwar ist es meistens ein einziges Stämmchen und nur in den mächtigeren Balken sind es 2 oder 3, in welche an zahlreichen Stellen kleinere Strömchen von der Peripherie her einmünden. Hin und wieder, aber nur vereinzelt, finden sich auch feine Communikationswege zwischen den Trabekularbahnen und dem Milzgewebe und nur bei Zerreissung der Trabekel entsteht eine dichte Füllung des angrenzenden Milzgewebes. Querdurchschnittene Balken sind an ihrer Peripherie mehr compakt, im Centrum gelockert. Beim Pferd bestehen die kleinern Balken fast nur aus Muskulatur und die Muskelzellbündel begrenzen hier auch die centralen oder kleineren mehr seitlich gelegenen Lymphspalten, so dass dieselben scheinbar direkt von der Lymphflüssigkeit bespült werden. Bei grösseren Balken findet sich ein bindegewebiger centraler Theil von einem compakten muskulösen Mantel umgeben. Die Lymphbahnen sind gewöhnlich mit feinen blassen Körnchen und demselben gelbbraunen körnigen Pigment gefüllt, das sich auch im Milzgewebe vorfindet. Die Menge des Pigments in diesen Lymphbahnen ist abhängig von der Menge im Milzgewebe und deswegen bei alten Pferden reichlich, bei Füllen kaum spurweise vorhanden. Auch an uninjicirten Präparaten kann man diese Verhältnisse darlegen, wenn man beim lebenden Thiere oder auch gleich nach dem Tode die ableitenden Blut- und Lymphgefässstämme verschliesst, wobei man gut thut, das Organ in warmes Wasser zu legen. — Eine Endothelhaut war als Begrenzung der Trabekularbahnen nicht nachzuweisen.

Die *Lymphgefässe in der Milzkapsel* verlaufen in dem subperitonäalen Bindegewebe zwischen der beim Pferde muskulösen Kapsel und der Serosa. Die Endothel- oder Deckzellenhaut dieser Kanäle lässt sich durch Injektion schwacher Höllensteinlösung oder Eintauchen abgelöster Fetzen der Tunica serosa in eine solche leicht darstellen. Sie bildet die einzige eigene Begrenzung dieser Kanälchen und nur an den stärksten derselben liegt dieser noch eine leicht faserig erscheinende feine Membran auf. Ausser diesen Lymphbahnen findet man noch zahlreiche Spalten, die in dem umgebenden Bindegewebe

und zwischen den oberflächlichen Bündeln der Muskelhaut entstehen und mit jenen Kanälen zusammenhängen. Die Trabekel gehen in die innere Fläche der eigentlichen Milzkapsel oder der Tunica propria über.

Ehe die Trabekularbahnen in die Kapsellymphgefässe einmünden, machen sie in der Regel zickzackähnliche Biegungen, wodurch klappenähnliche Vorsprünge ihren Lauf beeinträchtigen und das Eindringen von Injektionsmasse von den Kapsellymphgefässen her erschweren. Zuweilen münden die Trabekularbahnen mit mehreren in verschiedener Richtung auseinander gehenden Spalten, die eine Strecke weit der Kapsel parallel dahinziehen, in die Kapselgefässe ein.

Einen zweiten Abfuhrweg für die die Balken durchziehende Lymphflüssigkeit bilden die perivasculären Bahnen, indem die Bahnen derjenigen Trabekel, welche sich an die Balkenscheide der Arterien ansetzen, mit den diese umhüllenden Räumen in Zusammenhang stehen.

Entsprechend der Milz des *Pferdes* ist die des *Rindes*, des *Schweines* und des *Schafes* gebaut, sowohl in Bezug auf den Blut- und Lymphgefässapparat als auch hinsichtlich des Parenchyms. Die Venen, welche nur selten mit einander anastomosiren, beginnen hier mit trichterförmig zugespitzten Anfängen und münden an zahlreichen Stellen in ebenfalls konusförmig sich erweiternde Aeste ein. Die Wand der Venen ist bis zu den grössern Stämmen äusserst dünn, da sie fast nur aus einer einfachen Zellschicht besteht. Das Parenchym ist zwischen den Venen reichlich entwickelt. Die Balken sind reichlich und stark ausgebildet und die Scheidung der Tunica serosa von der propria durch eine Schicht lockern Bindegewebes ist sehr deutlich. Die Venen laufen ausserhalb der die Arterien, Lymphgefässe und Nerven einhüllenden Balkenscheide.

Die *zweite Bauart* zeigt die *Milz des Menschen*, des *Kaninchen*, des *Hundes*, der *Katze* und der *Maus*. Als Anfang der abführenden Blutwege besteht hier ein zierliches Convolut von vielfach anastomosirenden capillären Venen, die in Stämmchen mit muskulösen Wandungen einmünden. Das Milzgewebe und das Trabekelwerk ist geringer entwickelt, Tunica serosa und propria sind untrennbar mit einander verschmolzen und Arterie und Vene verlaufen in einer gemeinsamen Balkenscheide. Die Lymphgefässe zeigen hier ebenfalls Eigenthümlichkeiten, welche die Milz der genannten Geschöpfe von der vorher genannten unterscheiden lässt.

Beim Rind (Ochsen und Kalb) sind die in der Kapsel verlaufenden Lymphgefässe durchschnittlich schwächer als beim Pferd, aber sie lassen sich mit grosser Leichtigkeit injiciren, wobei sie ein dichtes Netz darstellen, während dies beim Pferde viel schwerer gelingt. Die Kapsel und die Trabekel sind ähnlich wie beim Pferde gebaut, nur ist das Bindegewebe reichlicher entwickelt. — Auch bei *Schweinen* zeigen die Kapsel und die Balken die in Rede stehenden Verhältnisse, nur sind die oberflächlichen Lymphgefässe in geringerer Menge und in ungleichmässiger Weise verbreitet vorhanden, so dass sie an einzelnen Stellen reichlicher, an andern spärlicher sind. Ausserdem sind die Lymphgefässe viel feiner, ebenso wie die Trabekel und die Kapsel. Die perivasculären Bahnen verhalten sich beim Schwein und Rind analog wie beim Pferde, wie man diese auf Querschnitten und durch Injektionen nachweisen kann. Letztere gelingen besonders beim Rind von der Arterienscheide aus.

An der Milz des *Hundes* und der *Katze* sind oberflächliche Lymphgefässe kaum nachweisbar.

Beim *Menschen* ist eine spärliche Anzahl der *Capsularlymphgefässe* sicher erkennbar; auch am Hilus sind sie als ganz kleine, nicht selten durch Blutfarbstoff (in Folge von Imbibition nach dem Tode) röthlich schimmernde, variköse Kanäle wahrnehmbar, wenn man über sie der Stromrichtung entgegen wegstreicht. Dieselben lassen sich auch injiciren. — Bezüglich der *perivasculären Bahnen* findet man beim Menschen, Hunde u. der Katze analoge Verhältnisse wie beim Pferde u. s. w. Vf. sah beim Menschen in gut gehärteten Milzen in der Umgebung der grössern Arterien constant dieselben Räume, wie sie oben beschrieben worden, in Form wohlbegrenzter rundlicher und spaltförmiger Lichtungen, je nach der Füllung im Leben und der Grösse der zugehörigen Arterie. Da beim Menschen das perivasculäre Bindegewebe viel feiner ist als beim Pferde und Ochsen, so erscheinen die Spalten mehr abgeschlossen, ohne deutliche Verbindung mit Spalten zwischen den Bindegewebsfasern. Die Vene, obwohl sie in einer gemeinsamen Balkenscheide mit der Arterie läuft, ist gewöhnlich nur auf der zur letztern gewendeten Seite von lockerem Bindegewebe umgeben und nur zuweilen ist die Arterie und Vene ringsherum von lockerm lymphbahnenführenden Bindegewebe eingehüllt und in patholog. Fällen sind dann beide Gefässe bei starker Hyperplasie der adenoiden Arterienscheide von einem aus adenoidem Gewebe bestehenden Mantel (der aussen von der Balkenscheide umschlossen wird) umgeben.

Das Milzgewebe und die adenoide Arterienscheide sind sowohl wegen ihres Baues als auch wegen ihrer verschiedenen Erkrankungsweise aus einander zu halten. Die Rundzellen der Arterienscheide unterscheiden sich zwar der Form nach nicht von denen des Milzparenchyms, sie färben sich eben in Carmin und Anilin lebhaft, während die des Parenchyms sich nur wenig damit imbibiren. Diese Rundzellen liegen in den Arterienscheiden in einem durch Auspinseln leicht darstellbaren relativ weitmaschigem Netze, das in den Knotenpunkten Kerne enthält. Im Milzparenchym ist das Netz viel schwieriger darstellbar, zarter und engmaschiger und in den Knotenpunkten finden sich nur spärlich Kerne. Ausser diesem Netzwerke besteht zwischen den Rundzellen des Parenchyms noch eine weiche Zwischensubstanz, die frisch als äusserst feinkörnige, durch Essigsäure sich trübende zähe Flüssigkeit erscheint, an gehärteten Objekten jedoch netzartig die Zellen umspinnt. Diese ist an den Arterienscheiden gar nicht wahrnehmbar. Manche krankhafte Processe erstrecken sich ferner nur auf die Arterienscheide, andere nur auf das Milzparenchym. Diesen Verschiedenheiten des Baues zufolge stellt Vf. das Arterienscheidenparenchym mit den Geweben anderer lymphatischer Apparate zusammen und stellt also eine eigene Wurzel des Lymphgefässsystems dar. Dem eigentlichen Milzparenchym in seiner ihm allein zukommenden Form dürfte auch eine eigenthümliche physiolog. Bedeutung zukommen, die vielleicht mit der Verdauung von Albuminaten im Zusammenhang steht, wie Schiff und Bacelli experimentell nachzuweisen gesucht haben. (E. Wenzel.)

545. **Beitrag zur Lehre von den Athembewegungen**; von Ernst Lockenberg. (Verhandl. d. phys.-med. Ges. zu Würzburg. N. F. IV. p. 1873.)

L. unternahm auf Prof. Fick's Veranlassung in dessen Laboratorium die Wiederholung der von Hering u. Breuer in ihrer berühmten Schrift „über die Selbststeuerung der Athmung durch den Nervus vagus" mitgetheilten Versuche, indem er noch einige von jenen Forschern nicht näher ins Auge gefasste Punkte dem Versuche unterzog.

Die erste Versuchsreihe des Vf. bestätigt einfach die bekannten Sätze Breuer's, dass die Ausdehnung der Lunge reflektorisch hemmend für die Inspiration, fördernd für die Exspiration wirke und dass diese Wirkung durch die Integrität des Vagus bedingt sei, dass ferner durch Verkleinerung des Lungenvolumens jede sich eben aktiv vollziehende Exspiration momentan sistirt werde und sogleich eine Inspiration eintrete. Bei dem betr. Versuche fiel es auf, dass die einmal herbeigeführte Apnoë länger dauerte bei aufgeblasener als bei ausgesaugter Lunge. An Kaninchen u. Hunden zur Erforschung dieses Verhaltens angestellte Versuche führten zu dem Resultat, dass bestehende Apnoe durch Aufblasen der Lunge verlängert, durch Aussaugen in den meisten Fällen sofort abgeschnitten, zum wenigsten stark verkürzt wird. Eine weitere Versuchsreihe zeigte, dass wenn man den Athemschlauch (beim tracheotomirten Thiere) ohne vorhergegangene künstliche Respiration schloss, die Frequenz der Athemzüge, wenn man zuvor die Lunge aufgeblasen hatte, bedeutend geringer war, als wenn man sie vorher ausgesaugt hatte. Auf Grund dieser Thatsachen ergänzt L. die theoretischen Angaben Breuer's über die Innervation der Athmung unter Zuhülfenahme der von Rosenthal über die „rhythmische Aktion gegebenen Erklärung, indem er den Vorgang folgendermaassen ausdrückt: „Die Athembewegungen werden erregt durch einen stetigen Reiz des Blutes auf ein Inspirationscentrum und ein Exspirationscentrum. Der Uebergang dieses Reizes findet einen Widerstand, wodurch die stetige Erregung in eine rhythmische Aktion umgesetzt wird. Dieser Widerstand ist für den Uebergang auf das Inspirationscentrum geringer als für das Exspirationscentrum. Die Ausdehnung des Lungenvolumens vermehrt den Widerstand für das Inspirationscentrum, vermindert ihn für das Exspirationscentrum." (Goldstein.)

546. **Zur Physiologie der Harnansammlung in der Blase**; von Dr. G. Edlefsen. (Arch. f. die ges. Physiol. VII. 10 u. 11. p. 499. 1873.)

E. fand, dass der Harn unter günstigen Bedingungen sich in Schichten von verschiedener Dichtigkeit ansammelt, indem die ersten Portionen des entleerten Harnes dunkler und schwerer erscheinen als die letzten. Vf. glaubt, diess sei dadurch bewirkt, dass auf den abgesonderten leichten Harn immer schwerere Portionen folgen, die jenen allmälig emporheben. Die günstigsten Bedingungen für diese Schichtung sind während der Nachtruhe gegeben, obwohl auch bei Tage und sogar bei anhaltenden

Gehbewegungen die Schichtung zu Stande kommen kann. Die Bestimmungen des spec. Gewichtes sind, nachdem die Harnmenge auf 15—18° C. abgekühlt war, mit dem Urometer an vom Vf. selbst in aufrechter Stellung gelassenem Harn gemacht worden. Es genüge hier, *eine* Beobachtung wiederzugeben.

Nach reichlicher Flüssigkeitsaufnahme während der Nacht, nach 7stünd. Retention.

Harnportion.	Harnmenge. (C.-Ctmtr.)	Spec. Gewicht.
1.	88	1018
2.	102	1011
3.	81	1006
4.	86	1004.5
5.	85	1004

Die Erwartung, dass bei Umänderung der gewöhnlich eingehaltenen Rücken- oder halben Seitenlage in die Bauch- oder Knieellenbogenlage eine ausgleichende Mischung des Blaseninhaltes eintreten würde, fand E. nicht bestätigt. Er nimmt deshalb eine Kugelgestalt der Blase in gefülltem Zustande an, deren Inhalt bei Bewegung in Ruhe verharrt, während sich die Blasenwand gleitend um ihn herum bewegt. (Goldstein.)

547. Ueber die angebliche Contraktilität der Knorpelzellen und Hornhautkörperchen; von Dr. F. Bosch. (Arch. f. d. ges. Physiol. VII. 10 u. 11. p. 515. 1873.)

II. wiederholte im Engelmann'schen Laboratorium die Versuche Rollett's über die Wirkung elektrischer Schläge auf die Knorpelzellen und fixen Hornhautkörperchen von Fröschen und Tritonen. Die Applikation kräftiger Induktionsströme auf die *Knorpelzellen* unter dem Mikroskop bringt nicht wieder verschwindende Trübung des Protoplasma hervor, indem dasselbe schrumpft, der Raum zwischen ihm und der Wand der Zelle wasserhell ist.

In Bezug auf die elektrische Reizung der fixen *Hornhautkörperchen* weicht Vf. von Rollett's Beschreibung ab. Es traten zwar nach wenigen starken Induktionsschlägen die im Bereich der grössern Stromdichte gelegenen Hornhautkörperchen deutlich hervor, verkleinerten sich unter Zunahme des Lichtbrechungsvermögens ihres Protoplasma; letzteres blieb aber der Hornhautgrundsubstanz völlig anliegend. Eine Einziehung oder Verkürzung ihrer Ausläufer wurde nicht beobachtet. Auch diese Veränderungen waren bleibend.

Den ganzen Process erklärt Vf. nicht für eine physiologische Contraktion, wie es Rollett gethan, sondern für eine Leichenerscheinung, da er auch eintritt, wenn die Zellen spontan absterben oder durch Erwärmung getödtet werden. Es ist überhaupt fraglich, ob er als eine direkte Einwirkung der Elektricität und nicht vielmehr der Wärme aufgefasst werden muss, da bei der raschen Folge der Induktionsströme der zwischen den Elektroden liegende Theil eine vorübergehende starke Temperaturerhöhung erfährt. Für die elektrisch hervorgehobene Schrumpfung der Knorpelzellen der Tritonen ist diese

Erklärung nicht ganz ausreichend, da der hier genügende schwache Induktionsstrom keine bedeutende Temperatursteigerung zu Stande bringt. (Goldstein.)

548. Ueber Drehbewegung des Körpers; von Prof. A. W. Volkmann in Halle. (Virchow's Arch. LVI. 4. p. 467—504. 1872.)

Der aufrechtstehende Mensch kann, ohne die Fussstellung zu ändern, sich dermassen drehen, dass sein Gesicht eine starke Wendung nach hinten annimmt. Der im 71. Lebensjahre stehende Vf. erhielt, indem er die Rotationsversuche mit steifen Knien ausführte, folgende Drehwinkelwerthe:

Beckendrehung	66°
Becken- u. Rückendrehung	91°
Becken-, Rücken-, Hals- u. Kopfdrehung	147°
Rücken-, Hals- u. Kopfdrehung	77°
Kopf- u. Halsdrehung	53°
Kopfdrehung allein	32°
Rückendrehung allein	25°
Halsdrehung allein	21°

Bei einem jungen Manne, der in Bezug auf Grösse, Kraft und Gelenkigkeit des Körpers dem Vf. überlegen ist, ergaben sich grössere Werthe dieser Drehwinkel, nämlich

Beckendrehung	88°
Becken- u. Rückendrehung	113°
Becken-, Rücken-, Hals- u. Kopfdrehung	175°
Hals u. Kopfdrehung	52°
Kopfdrehung allein	32°
Rückendrehung allein	25°
Halsdrehung allein	20°

Die Rotationen an einer frisch präparirten menschlichen Wirbelsäule lieferten Werthe, die jenen beim lebenden Menschen gefundenen ziemlich nahe kommen. Für die Lendenwirbelsäule ist die Drehung zu gering, um eine Messung zu gestatten. Für die 12 Rückenwirbel beträgt der Drehungswinkel 31.5°, für die 6 untern Halswirbel 25° und die Kopfdrehung im Atlas-Epistropheusgelenke beträgt 27°.

Mit besonderer Ausführlichkeit wird nun die *Beckendrehung* besprochen, an der sich beide Pfannengelenke betheiligen. Denkt man sich zunächst den Vorgang der Drehung beim Stehen auf einem Beine, so wird durch die sogen. Auswärtsroller (Pyramidalis, Gemelli, Obturatores, Quadratus femoris) das Kreuzbein dem Trochanter major zugedreht. Durch die gegentheilige Bewegung oder die Einwärtsrollung wird die Symphyse dem Trochanter major genähert; nach Duchenne scheint hierbei die vordere Partie des Glutaeus medius die Hauptrolle zu spielen, unterstützend aber wirken der Gracilis, der Semitendinosus und vielleicht auch der Tensor fasciae latae. Auffallend ist es, dass die Fasern der Auswärtsroller in horizontaler Richtung verlaufen und sich zur Erzeugung von Drehbewegung um eine vertikale Axe ganz vorzüglich eignen, wogegen die Fasern der Einwärtsroller fast parallel der Längsaxe verlaufen und nur in sofern auf die Drehung influiren, als sie sich etwas um den Schenkelknochen herumwinden.

Die Beckenrotation bei der Stellung auf beiden Füssen erfolgt in der Weise, dass beide Gelenkpfannen ihren Ort verändern. Sie bewegen sich nämlich um eine vertikale Drehaxe, die im Becken mit dem vordern Rande des dritten Kreuzbeinwirbels in Berührung kommt. Der rotirenden Pfannenbewegung müssen aber die Oberschenkel- und Unterschenkelknochen folgen, und da das Kniegelenk dabei eine ganz steife Stellung einnimmt, so muss das Fussgelenk an jener rotirenden Bewegung sich mit betheiligen. Die Rotationen am Becken selbst erfolgen durch die Auswärts- und Einwärtsroller, indem sich die Auswärtsroller der einen Seite mit den Einwärtsrollern der andern Seite associiren; wenn also das Becken nach rechts gedreht werden soll, so wirken linkerseits Pyramidalis, Gemelli, Obturatores und Quadratus femoris, rechterseits die oben genannten Einwärtsroller. Diesen Muskeln gesellen sich aber noch Muskeln bei, die bei fixirtem Unterschenkel rotirend auf den Fuss wirken, bei Fixirung des Fusses dagegen in der stehenden Stellung den Unterschenkel auf dem Fusse rotiren, nämlich der Peronaeus longus und die Tibiales. Wird das Becken nach rechts rotirt, dann können der linke Peronaeus longus und die rechten Tibiales dieser Bewegungsrichtung zu Hülfe kommen. Für die Mitbetheiligung dieser Muskeln an der forcirten Beckenrotation spricht die Beobachtung, dass bei Elimination dieser Muskeln, wenn die stehende Stellung mit der knieenden Stellung vertauscht wird, die Grösse der Beckenrotation abnimmt. Der Drehungswinkel reducirte sich dabei von 66° auf 40°. Auch noch auf andere Weise kann man sich von der Mitbetheiligung jener Unterschenkelrotatoren überzeugen. Wenn man bei parallel stehenden Füssen eine Beckendrehung ausführt, so lassen sich bei einiger Aufmerksamkeit zwei Stadien unterscheiden: im ersten erfordert die Rotation gar keine Anstrengung und die Füsse treten mit der ganzen Sohle auf; im zweiten stellt sich ein Gefühl von Spannung im Fussgelenke ein und die Füsse stellen sich auf die Kante, so dass bei rechtseitiger Beckendrehung der linke Fuss auf dem innern Rande, der rechte Fuss auf dem äussern Rande ruht. Werden die Rotationsversuche nicht mit parallel neben einander stehenden Füssen, sondern bei maximaler Auswärts- oder Einwärtsstellung derselben ausgeführt, dann verkleinert sich der Drehwinkel des Beckens um mehr als die Hälfte, weil dabei eine ganze Gruppe von Rotatoren ausser Thätigkeit gesetzt wird.

Durch die Drehung des Beckens erfährt die Breite des Körpers in den Hüften eine Abnahme. Bei 16 Männern wurde mittels eines auf die Trochanteren angedrückten Tastzirkels, wie er zur Dickemessung der Baumstämme gebräuchlich ist, der Trochanterabstand gemessen, einmal bei natürlicher Körperstellung, das andere Mal in kräftiger Beckendrehung. Die Maximaldifferenz bei Nr. 10 betrug 26 Mmtr., nämlich 338 Mmtr. bei natürlicher Stellung und 312 Mmtr. bei starker Beckendrehung, die Minimaldifferenz bei Nr. 9 betrug nur 6 Mmtr., nämlich 337 Mmtr. bei natürlicher Stellung u. 331 Mmtr. bei starker Beckendrehung. Die Mittelwerthe für beiderlei Stellungen waren aber 330 und 320 Millimeter. Diese Reduktion kann nur darauf beruhen, dass die gerade Linie zwischen den beiden Trochanteren in eine Zickzacklinie umgewandelt wird. Dies ist aber möglich, weil jene Linie aus 3 auf einander beweglichen Theilen besteht, nämlich aus einer beide Pfannen verbindenden geraden Linie und aus den Strecken des rechten und des linken Schenkelhalses. Während der Normalstellung des Körpers liegen diese 3 Theile in einer und derselben senkrechten Ebene, welche die Mediane rechtwinkelig schneidet. Verblieben die Schenkelhälse während der Beckenrotation in derselben Ebene, so müssten die Trochanteren, als ihre äussersten Enden, gleichmässig mit der Pfannenlinie sich drehen. Nach den Versuchen drehen sich aber die Trochanteren nur etwa um 54°, während die Pfannenlinie wie das Becken selbst sich um 66° dreht, d. h. die Trochanteren bleiben um 12° zurück. Dies beweist aber, dass die Schenkelhälse aus ihrer früheren Lage herausgetreten sind, weil die Schenkel, wie man sich anatomisch ausdrückt, nach aussen und nach innen rotirten.

Die Beckendrehung ist aber eine schraubenförmige, insofern dabei ein Auf- und Absteigen stattfindet, welches durch die Schwenkungen der als Träger des Beckens dienenden Schenkel verursacht wird. Es ist klar, dass der Abstand des Schenkelhalses vom Erdboden nicht bei jeder Lage des Schenkels derselbe sein kann; er ist am grössten bei senkrechter Stellung und muss in dem Maasse abnehmen, als der Winkel, welchen die Längsachse der Knochen mit dem Lothe bildet, vom rechten abweicht. Der steigenden und fallenden Bewegung der Schenkelköpfe folgt aber das ganze Becken. Nun ist durch H. Meyer nachgewiesen, dass die Schenkel bei ungezwungener aufrechter Körperstellung nicht senkrecht stehen, sondern eine Richtung von vorn und oben nach hinten und unten haben, so dass die Längsachse des Schenkels mit dem Lothe etwa einen Winkel von 4½° bildet. In Folge dieser Neigung des Schenkels ist das Becken etwas nach unten gesunken. Bei eintretender Drehung schwenkt sich der eine Schenkel nach vorn, der andere nach hinten, bei ersterem wird die schon vorhandene Neigung noch grösser u. die Beckensenkung auf dieser Seite nimmt noch zu, bei letzterem wird die Neigung kleiner und geht durch die senkrechte Richtung in die entgegengesetzte Neigung über, so dass der Schenkel von oben und hinten nach unten und vorn absteigt. In dem Momente, wo der nach hinten wandernde Schenkel durch die Vertikale hindurchtritt, ist der Abstand seines Schenkelkopfes vom Erdboden der grösste, steigt somit das Becken auf dieser Seite am höchsten. Hieraus ergiebt sich, dass das Becken in Folge der Drehung eine schiefe Lage annimmt; ein Querschnitt desselben neigt auf der Seite des vorgeschobenen Schenkels nach unten.

Bei maximaler Rotation wird aber das Becken auch auf der Seite des nach hinten gerichteten Schenkels eine Senkung erfahren, und da somit auf beiden Seiten eine Senkung des Beckens besteht, so muss aus der Beckendrehung eine Verminderung der Körperhöhe resultiren. Diese Verminderung beträgt beim Vf. selbst 10 Mmtr. Nach den Berechnungen freilich kann die Abnahme die Körperhöhe durch die maximale Beckendrehung höchstens 3 Mmtr. betragen. Rechnet man dazu etwa 2 Mmtr., um welche sich bei der Drehung die Kopfhöhe erniedrigt, weil der auf dem Epistropheus rotirende Atlas sich senkt, so bleiben noch immer 5 Mmtr. des Körperhöhenverlustes zu decken. Hierfür muss nun wohl die Wirbelsäule eintreten, deren nachgiebige Zwischenwirbelscheiben durch die Rotation der Säule einer Compression unterliegen.

Die *Rotationsbewegungen der Wirbelsäule* sind durch die Elasticität der Zwischenwirbelknorpel bedingt. Die Grösse der Rotation zwischen je zwei Wirbeln wird mit der Dicke der Intervertebralscheiben wachsen, der grössere Querschnitt der Scheiben dagegen wirkt beschränkend auf die Rotationsgrösse. Diess bestätigt sich so ziemlich, wenn die Ringstücke der Wirbel entfernt u. die Körper allein der Drehung unterworfen werden. Die Drehung erfolgt dann um eine Achse, welche der Länge nach die Centra der Körper durchsetzt.

Sind die Ringstücke der Wirbel nicht weggenommen, dann fallen die Rotationen viel geringer aus u. sind wesentlich abhängig von der Mechanik der Processus obliqui.

Abgesehen vom Gelenke zwischen Atlas und Epistropheus, wo die Gelenkflächen sich der Horizontallage nähern und die Drehachse fast rechtwinklig schneiden, ist die Raumlage der 4 Gelenkflächen zwischen je 2 Wirbeln im Allgemeinen der Drehachse der ganzen Wirbelsäule entsprechend, so dass dieselbe wie 2 in einander gesteckte Röhren über einander gleiten. An allen Rückenwirbeln ist dieser Typus vorhanden, u. vertreten die Gelenkfortsätze des obern Wirbels immer die äussere oder einschliessende Röhre. Von der Annahme ausgehend, dass die Drehungsachse der Wirbelsäule, oder wenigstens der Rückenwirbelsäule, genau ins Centrum der Ligamenta intervertebralia fällt, wird an der Zeichnung eines Rückenwirbels dargethan, dass bei Drehung der Wirbelsäule nach rechts eine Klemmung in den Gelenkflächen der linken Körperseite eintritt, und umgekehrt bei Drehung nach links eine Klemmung in den Gelenkflächen der rechten Seite.

In den 6 untern Halswirbeln ist die Anordnung der Gelenkflächen der Rotation um die Längsachse keineswegs günstig. Die Ebenen der 4 Gelenkflächen sind von oben und vorn nach unten u. hinten gerichtet, schneiden also die vertikale Drehachse unter einem spitzen Winkel, so dass bei der Drehung die Gelenkflächen an einander gedrückt und geklemmt werden müssen.

Noch ungeeigneter für die Rotation ist die Anordnung der Processus obliqui an den Lendenwirbeln. Die beiden obern Gelenkfortsätze des untern Wirbels umfassen von beiden Seiten die untern Fortsätze des darüberliegenden Wirbels, u. wird dadurch jede Drehbewegung abgeschnitten.

Die Rotationsbewegung in den verschiedenen Abschnitten der Wirbelsäule würde demgemäss eine sehr beschränkte sein, wenn die Gelenkflächen durch sehr enge und straffe Kapselmembranen fest gegen einander gepresst würden. Das ist aber nicht der Fall, wie man wahrnehmen kann, wenn mittels einer feinen Säge Querschnitte durch die Gelenkfortsätze geführt werden. Am Rücken und am Halse zeigt sich dann ein mehr oder weniger klaffender Spalt zwischen denselben, u. nur an den Lendenwirbeln liegen die Gelenkflächen genau an einander.

Die zwischen Atlas und Epistropheus erfolgende Kopfdrehung kann durch die ungemein schlaffen Kapselmembranen eine so ausgiebige werden, dass die Gelenkflächen des Atlas jene des Epistropheus beinahe vollständig verlassen, wobei die eine nach hinten, die andere nach vorn über die Fläche des Epistropheus weggleitet. Bei vollständiger Drehung muss eine geringe Senkung des Atlas, also auch des Kopfes eintreten, die allerdings wohl kaum 2 Mmtr. betragen mag.

Die Muskeln, welche die Drehung der Wirbelsäule vermitteln, sind entweder ausschliesslich am Wirbel befestigt, oder sie sind gleichzeitig am Stamm und am Wirbel angeheftet.

Die intervertebralen Muskeln haben einen schiefen Verlauf, winden sich mehr oder weniger um die Längsachse der Wirbelsäule herum und dienen zur theilweise der Rotation, während ihre mehr steil angelegten Portionen für die Streckung und die seitliche Beugung wirksam sind. Das complicirt aber die Rotationsbewegungen. Soll nämlich eine reine Achsendrehung zu Stande kommen, dann muss der seitlichen Beugung und der Streckung durch Antagonisten vorgebeugt werden. Dazu eignet sich aber keineswegs der gleichnamige Muskel der andern Seite, da dieser nicht bloss für die seitliche Beugung und die Streckung, sondern auch für die Drehung selbst Antagonist ist. Es müssen jene Nebeneffekte der intervertebralen Rotationsmuskeln durch ein anderes System von Muskeln beseitigt werden.

Wenn übrigens die einzelnen intervertebralen Muskeln nur in ungenügender Weise rotatorisch wirken, so wird dieser Mangel durch die Anordnung des ganzen Systems zum Theil ausgeglichen. Die tiefliegenden Rückenmuskeln, um die es sich hier handelt, erlangen erstens dadurch eine kräftigere Wirkung, dass gleichartig wirkende Muskeln nach der ganzen Länge der Wirbelsäule sich wiederholen, so dass dem von a zu d gehenden Drehmuskel ein solcher von b zu e, von c zu f u. s. w. folgt, daher die kleine Drehung eines gegebenen Wirbels in jedem höher liegenden

30

Wirbel um das gleiche Maass vermehrt wird und am obern Ende der Wirbelsäule einen ansehnlichen Umfang gewinnt. Zweitens aber wird die Drehwirkung dadurch kräftiger, dass mehrere Muskeln im Verlaufe einer und derselben Schraubenlinie liegen, so dass die vielen kleinen Drehungen sich doch zu einer grossen Gesammtdrehung summiren. So reiht sich an den Semispinales dorsi der einen Seite durch die Dornfortsätze der obersten Rückenwirbel der Splenius colli der andern Seite an, oder das oberste Bündel des Multifidus spinae zum Dornfortsatze des zweiten Halswirbels ist durch diesen Dornfortsatz mit dem Obliquus capitis inferior der andern Seite zu *einem* Muskel verbunden.

Unter den intervertebralen Muskeln ist der Multifidus spinae am wirksamsten, dessen von den Querfortsätzen entspringende Bündel sich immer an die Dornfortsätze dreier höher liegender Wirbel anheften. Die Rotatores dorsi, wenn man sie als die tiefsten Bündel des Multifidus ansieht, haben einen nahezu transversalen Verlauf und müssen, ungeachtet ihres geringen Volumens, gleichwohl für die Drehung der Wirbelsäule von Wichtigkeit sein. Von mehr untergeordneter Bedeutung sind die Semispinales und die Splenii colli, deren Bündel über 6—7 Wirbel wegsetzen und ihres steilen Verlaufs wegen fast nur in der Richtung der Längsachse wirken. Dagegen ist der Obliquus capitis inferior in Folge seiner fast transversalen Lage wiederum von Wichtigkeit für die Rotation.

Die zweite Gruppe von Drehmuskeln der Wirbelsäule und des Kopfs erstreckt sich vom Stamme zu den Wirbeln, entweder direkt oder indirekt durch Vermittelung der Rippen, die als Fortsätze der Wirbel angesehen werden können. Eine entschiedene Wirksamkeit in dieser Beziehung kommt dem Obliquus abdominis externus s. descendens zu, wobei die Obliquus abdominis internus, der Transversus abdominis und der Serratus posterior inferior der andern Seite unterstützend eingreifen. Auf den obern Theil der Wirbelsäule wirkt der Serratus magnus mit den Rhomboidei, welche Muskeln durch Anheftung an das bewegliche Schulterblatt, dem Repräsentanten eines Tendo intermedius, zu einem spiralig verlaufenden zweibäuchigen Muskel vereinigt sind. Wenn auch dieser Digastricus den festen Punkt vielfach an der Wirbelsäule nimmt, so unterliegt es doch keinen Zweifel, dass der Brustkasten ebenfalls das Punctum fixum sein kann, wodurch dann eine Torsion der obern Rückenwirbel und der untern Halswirbel zu Stande kommt. Der Trapezius kann diese Drehung unterstützen, sobald einmal das Schulterblatt fixirt ist, woran ausser dem Serratus magnus auch der Pectoralis major Theil nehmen kann. Die Drehung des Kopfes ist vom Zusammenwirken einer grossen Menge von Muskeln abhängig, welche theils von der Wirbelsäule, theils vom Brustkorbe entspringen, und welche im schrägen Verlaufe von unten nach oben steigend sich entweder am Kopfe selbst oder am Atlas ansetzen. Zu den kräftigsten Kopfdrehern gehört namentlich der Sternocleidomastoideus.

In einer Anmerkung an der Spitze des Aufsatzes wird übrigens ausdrücklich hervorgehoben, dass früher schon Ed. Weber manche der aufgestellten Gesichtspunkte über Rotationsbewegungen des menschlichen Körpers, namentlich die hieran berechnete spirale Anordnung der Muskeln am Stamme ermittelt und zum Theil in Funke's Lehrbuch der Physiologie zur Sprache gebracht hat.

(Theile.)

II. Hygieine, Diätetik, Pharmakologie u. Toxikologie.

549. Ueber physiologische Wirkung und therapeutische Verwendung des Atropin; nach Wood; Wilson; Pribram; Fräntzel; Ebstein.

Dr. H. C. Wood (Amer. Journ. Nr. 5. CXXX. p. 332. April 1873) theilt hinsichtlich der *physiologischen Wirkung* des genannten Mittels zunächst mehrere Experimente an Hunden mit, welche einestheils bestätigen, dass nach Durchschneidung der NN. vagi und des Rückenmarks bei künstlich erhaltener Athmung das Atropin den arteriellen Druck nicht vermehrt. Anderntheils schreibt Vf. die enorme Vermehrung der Pulsfrequenz nach Atropinvergiftung nicht einer Lähmung der NN. vagi, sondern einer Reizung der für die Herzthätigkeit beschleunigenden Nervencentren zu.

Mehr Interesse bieten die folgenden Krankengeschichten, welche namentlich die *antagonistische Wirkung des Morphium und des Atropin* zeigen. 1) Eine 35jähr. Frau erhielt wegen *Gesichtsneuralgie* eine ziemlich starke Solution von Morphium in die Substanz [!] des Deltamuskels eingespritzt. Fünf Min. darauf bei Pat. in ihr Bett zurück, die Glieder erschlafften und das Gesicht wurde bleich. Bald darauf kam sie wieder zu sich, beklagte sich über Gefühl von Schwere und über Zittern in den Gliedern. Die Pupillen waren mässig verengt. So lange man in Pat. hinein redete, war sie bei Bewusstsein, machte willkürlich tiefe Inspirationen. Liess man sie aber gewähren, so verfiel sie in Schlaf, der Puls wurde schwach und beschleunigt (112), die Respiration unregelmässig und langsam (10—12) und von rauhen Athemzügen zeitweilig unterbrochen. Die Kr. erbrach mehrmals. Sie erhielt Terpentinklystire und innerlich Kaffee, später auch Branntwein und Ammoniak. Die Haut am Thorax und an den Extremitäten wurde warm, aber die beängstigenden Erscheinungen, insbes. die unregelmässige Respiration, dauerten fort und die Pulsfrequenz stieg über 150. Nach fast 5stündr. Dauer wurde 1/60 Gran Atropin eingespritzt und diese Dosis in ca. 1/2 stündl. Zwischenräumen noch 3mal wiederholt. Vorübergehend wurde dadurch jedesmal die Tiefe der Athemzüge und ihre Regelmässigkeit hergestellt. Der Puls blieb noch frequent, verlor aber seine Schwäche. Nach der 4. Injektion von Atropin stellte sich Scharlachröthe im Gesicht und im Nacken ein. Die Schlafsucht brauchte nicht mehr durch stetes Anreden unterbrochen zu werden, doch war die Sprache noch unzusammenhängend. Das Erbrechen wiederholte sich noch mehrmals und die Vergiftungserscheinungen gingen stetig zurück.

2) Ein junges Mädchen hatte 2 Unzen Opiumtinktur genommen. Drei Std. darnach wurde durch schwefels. Zink und Kitzein des Schlundes starkes Erbrechen erzielt, darauf wurde Tannin gegeben und in ½stündigen Zwischenräumen 30 Tropfen der Belladonnatinktur eingeflösst, bis Erweiterung der Pupillen eintrat. Der Sopor hielt im Ganzen 5 Std. an. Ausserdem wurden noch äussere Reizmittel angewendet. Es erfolgte Heilung.

3) Ein junger Mann hatte beim Zubettgehen 6 Gran essige. Morphium und 3 Gran Opium genommen. Gegen 5 Uhr früh wurde er im tiefen Sopor aufgefunden. Es kam ausschliesslich alle halbe Std. die officinelle Belladonnatinktur in der Dosis von 2½ Theelöffel in Anwendung. Nach 4 Std. war Pat. vollständig bei Bewusstsein.

4) Ein älterer Mann hatte absichtlich 6 Drachmen Opiumtinktur getrunken. 1½ Std. nachher war der Sopor vollständig und die Zahl der Athemzüge war auf 6—8 in der Minute gesunken. Brechmittel liessen sich nicht beibringen, dagegen gelang es, binnen 4 Std. zusammen 8 Gran Belladonnaextrakt in den Magen einzubringen. Ausserdem wurde die kalte Dusche verwendet. Die Pupillen erweiterten sich und die Athemzüge wurden natürlicher. Bald darnach trat Erbrechen ein und es erfolgte rasche Heilung.

5) Ein 33jähr. Mann hatte, um sich die Schmerzen zu betäuben, ½ Unze Opiumtinktur eingenommen. Da 1 Std. darauf noch keine Erleichterung eingetreten war, wurde von einem Arzte ¼ Gran Morphium eingespritzt u. diese Gabe 10 Min. darauf wiederholt. Es erfolgte ein guter Schlaf, der aber nach einigen Stunden in beunruhigende Symptome (sehr enge Pupillen, sehr schwacher und frequenter Puls, aussetzende Respiration) überging. Pat. erhielt nun Belladonnaextrakt, alle 20 Min. 1 Gran, ausserdem wurden 2 Gran subcutan injicirt. Zusammen wurden 6—8 Gran verbraucht. Nach 3 Std. waren die Pupillen erweitert, man konnte den Pat. durch Anreden aufwecken und die Athemzüge wurden regelmässig. Erbrechen trat nicht ein. Die Heilung war vollständig.

Ob in allen diesen Fällen die Herstellung nicht auf unschädlichere Weise, insbes. durch kalte Uebergiessungen, eben so gut und rasch erfolgt wäre, lässt sich freilich nicht beweisen, wird aber für *Ref.* wahrscheinlich, wenn man die früheren Beobachtungen über Opiumnarkose berücksichtigt, bei denen die antagonistische Wirkung der Belladonna noch nicht bekannt war.

In Bezug auf die *therapeutische* Verwendung des Atropin haben wir zunächst einige Mittheilungen *über den Nutzen desselben gegen Nachtschweisse der Phthisiker* zu erwähnen.

Bekanntlich sind die profusen Nachtschweisse der Phthisiker, wie Prof. Alfred Pribram (Böhm. ärztl. Corr.-Bl. I. 2. 1873) treffend hervorhebt, trotz der zahllosen gegen dieselben empfohlenen Verfahrungsweisen noch eine wahre crux medicorum. Kalte Waschungen, solche mit Essig und adstringirenden Decocten (Schönlein), heisse Waschungen (Druitt), kohlens. Natron mit Schwefelblumen (Rodolfi, Namias), Apiol (Forget und Homolle), gerbsaures Chinin (Wolff), Resina Agarici albi (Tromsdorff), Schwefelsäure mit Opium (G. A. Richter), Gerbsäure mit Morphin (Hutchinson), Cascarilla mit Chinin, Hyoscyamus und Digitalis (Graves), Cannabis mit Extrakt (Brompton Hospital), Salbeiaufguss (Niemann), Kataplasmen von Weizen- und Leinmehl mit Acid. pyrolign. (A. Meyer) und viele andere vernünftig

und unvernünftig zusammengesetzte Mittel sind hundertfältig empfohlen und noch öfter ganz wirkungslos befunden worden.

Es erscheint daher von hohem Werthe, dass wir ein sehr wirksames Mittel gegen die fragl. Erscheinung in dem Atropin kennen gelernt haben, welches wie bekannt Trockenheit der Haut hervorzurufen im Stande ist und auch bei Thieren (nach Roil) die Perspiration vermindert.

Die erste therapeut. Verwendung des Atropin zu gedachtem Zwecke scheint von Prof. Da Costa im Pennsylvania Hospital im Winter 1870 gemacht worden zu sein (Philad. med. Times I. 10. p. 176. Febr. 15. 1871). Ausführlichere Mittheilung über weitere Fälle, in denen Da Costa das Mittel verwendet hat, machte Dr. J. C. Wilson (l. c. III. 51. p. 34. Oct. 29. 1872).

In 5 Fällen, von denen 4 ausführlicher mitgetheilt sind, wurde durch eine Gabe von ¹⁄₆₀ Gran [1 Mgrmm.] Atropin, 1—2 Mal täglich in Granules verabreicht, schnell erhebliche Verminderung der Nachtschweisse erzielt, gegen welche vorher schon verschiedene Mittel ohne Erfolg angewendet worden waren. In allen Fällen stellte sich Trockenheit des Rachens ein, in 2 verschieden starke Erweiterung der Pupillen, in 2 trat Durchfall auf, in einem endlich, (der jedoch nur kurz erwähnt ist) auch Benommenheit des Kopfes.

Dr. Ellwood Wilson hat nach J. C. W's. Angabe gleichfalls die Atropin-Granules mit sehr gutem Erfolge gegen Nachtschweisse der Phthisiker, ausserdem aber bei einer Dame angewendet, die als Opiumesserin an demselben Symptom litt.

Fernerhin erwähnt J. C. W., dass Dr. Sidney Ringer (The Practitioner Aug. 1872) bei einseitigen und örtlichen Schweissen, sowie bei habituellem Schwitzen der Kinder sehr gute Wirkung von belladonnahaltigen Einreibungen gesehen hat. In einigen Fällen von einseitigem Gesichtsschweiss wurde durch subcutane Injektion von ¹⁄₁₀₀ Gran [0.6 Mgrmm.] schnell Abnahme desselben bewirkt. Auch der durch ein Bad in heisser Luft hervorgerufene Schweiss kann nach R's. Beobachtung durch subcutane Injektion der gedachten Gabe Atropin schnell beseitigt werden.

Prof. Pribram selbst hat in 5 Fällen von profusen Nachtschweissen das schwefelsaure Atropin in der Gabe zwischen ¹⁄₁₂₀—¹⁄₇₀ Gran (=0.6 bis 1.0 Mgrmm.)[1] ein Mal täglich mit dem besten Erfolge angewendet, und zwar in der Pulverform, da die wässrige Lösung zu der so dringend nothwendigen vorsichtigen Dosirung weniger geeignet und auch weniger haltbar ist. *Die profusesten Schweisse verminderten sich nach den kleinsten Gaben* (¹⁄₁₂₀ Gran) *constant erheblich und blieben nach grösseren* (¹⁄₆₀—¹⁄₇₀) *constant ganz aus.* Die

---

[1] Nach der gewöhnlichen Annahme ¹⁄₆₀ Gran = 1 Mgrmm. würden ¹⁄₁₂₀ Gran = 0.5, ¹⁄₇₀ Gran = 0.85 Mgrmm. sein.

letzteren halten indessen eben so constant Trockenheit der Fauces zur Folge, welche die Kranken mehr oder minder belästigte, in einem Falle quälenden Husten bedingte. Pupillenerweiterung trat nur in einem Falle und in geringem Maasse ein, Pulsbeschleunigung hat P. in keinem Falle beobachtet, hebt jedoch selbst hervor, dass er die Kr., die das Mittel zwischen 10—11 Uhr Nachts genommen hatten, erst in den Morgenstunden sah. Aus demselben Grunde kann er über das Verhalten der Harnabsonderung keine Angaben machen. Delirien und motorische Störungen traten nie ein; nur ein Kranker klagte nach der 4. Dosis von ¹/₇₀ Gran (or hatte jeden 2. Tag ein Pulver genommen) über ein mässiges Gefühl von Schwere in den Beinen, das sich binnen 2 Tagen spontan verlor.

Höhere Grade von Lungenerkrankung, ja schon grössere Respirationsfrequenz (so wie die verschiedenen Herzaffektionen) contraindiciren das Mittel, da das Atropin bekanntlich die peripheren Endigungen des Vagus lähmt und die Erregbarkeit des respiratorischen Centrum steigert. Die von P. als Beleg mitgetheilten Fälle sind folgende.

1) K., Schneider, 50 J. alt. Vor mehreren Jahren Periostitis der Schlüsselbeine. Ausgebreitete Hautulcerationen der Brust, nach jahrelangem Bestande verheilt. Dämpfung, Bronchialathmen und umschriebene Rasselgeräusche an beiden Lungenspitzen. Vor 3 Wochen Hämoptöe. Ziemlich guter Ernährungszustand; jedoch unter allmählichen profusen Schweissen sichtlich herabgesetzt. Allabendlich Fieberbewegungen (bis ca. 39°C.). In den letzten Nächten der Schweiss gegen 2 Uhr nach Mitternacht so profus, dass jedesmal 2—3 Mal Wechsel der Leibwäsche nöthig. Nachdem die gebräuchlichen Mittel erfolglos angewendet worden waren, erhielt Pat. am 16. Februar Abends 8½ Uhr ¹/₇₀ Gran Atropin. sulphuricum. In derselben Nacht gar kein Schweiss. Ebenso wenig in der nächsten nach derselben Gabe. Am 18. Febr. Atropin ausgesetzt; gegen Morgen starker Schweiss. Am 19. ¹/₇₀ Gr. Atrop.; kein Schweiss; unangenehme Trockenheit im Munde. Am 20. kein Atropin; 3 Hemden durchgeschwitzt; Puls 88. Am 21. ¹/₇₀ Gr.; kein Schweiss; Trockenheit der Fauces; keine Mydriasis, keine Accommodationsstörung; Gefühl von Schwere in den Füssen; Pat. jedoch im Stande, seiner Beschäftigung nachzugehen; seit 2 Tagen geringe abendliche Fieberbewegungen. Am 22. kein Medikament; wenig Schweiss. Am 23. ¹/₇₀ Gr. Atropin; kein Schweiss; Puls 72. Füsse nicht schwer. Leichter Schmerz in der linken Schläfe. Am 25. etwas mehr Schweiss. Am 26. ¹/₇₀ Gr.; kein Schweiss; Schlund feucht. Am 1. März; kein Schweiss. — Obgleich nun das Atropin ausgesetzt wurde, blieb Pat. durch weitere 3 Wochen (bis zur Zeit der Berichterstattung) frei von Nachtschweissen und hat in seinem Ernährungszustande sichtlich zugenommen.

2) W., Buchhalter, 26 J. alt. Seit 1 J. Kehlkopftuberkulose mit Aphonie, vor 3 Mon. starke Hämoptöe, seitdem rapider Schwund der Körperkräfte und Entwicklung von Infiltration und Cavernen in beiden Oberlappen. Seit 14 Tagen profuse Nachtschweisse, am stärksten gegen 3 Uhr Morgens. Mehrere Mittel waren ohne Erfolg angewendet worden; Extr. Bellad. hatte Aufregung u. Schlaflosigkeit, aber keine Abnahme der Schweisse bewirkt. Die erste Gabe von ²/₇₀ Gr. Atropin hatte unmittelbar Aufhören des Schweisses, aber grosse Trockenheit im Schlunde und Hustenreiz zur Folge. In der nächsten Nacht starker Schweiss. Am folgenden Abend ¹/₁₀ Gr.; kein Schweiss; Rachen feucht. — Von da ab wurde 8 Tage hindurch, je einen Tag aussetzend, abendlich ¹/₁₀ Gr.

Atropin gegeben. Nur an den Tagen ohne Medikation trat Schweiss ein, der allmälig aber geringer wurde. Das Körpergewicht hatte nach einer Woche um ²/₄ Pfd. zugenommen. — In der nächsten Woche trat eine Verschlimmerung mit Hustenanfällen und hohem abendlichem Fieber auf. Pat. ging zu seinen Angehörigen in eine rauhe Gebirgsgegend, wo er nach einigen Wochen starb.

3) P., 30jähr. Näherin. Wenig ausgebreitete Spitzentuberkulose. Profuse Schweisse, die sich auf ¹/₁₀₀ Gr. sehr bedeutend verminderten, in den Nächten, wo kein Atropin gereicht wurde, anfangs wiederkehrten, nach 14 Tagen gänzlich ausblieben und in noch weiteren 8 T. noch nicht wieder aufgetreten waren.

Aehnlich verliefen 2 weitere Fälle, in denen aber nach Aussetzen des Atropin die Schweisse wiedergekehrt sind, obschon mit geringerer Heftigkeit.

P. erwähnt noch, dass Regim.-A. Dr. Czapek im Prager Invalidenhause bei 2 mit hochgradigen Nachtschweissen behafteten Tuberkulösen von dem Atropin (zu ¹/₇₀ Gr. in Lösung) sehr günstige Wirkung in Bezug auf Verminderung des Schweisses, jedoch in Folge der Trockenheit des Schlundes die Nachtruhe störenden Hustenreiz beobachtet hat. P. hält es daher für gerathen, erheblich kleinere Gaben des Atropin anzuwenden, da die mit den erwähnten Gaben nicht selten auftretende Trockenheit mit einem Hustenreiz verbunden ist, der zu Hämoptöe oder Ruptur (Pneumothorax) Veranlassung geben könnte.

Dr. Fräntzel (Virch. Arch. LVIII. 1. p. 120. 1873), welcher gleichfalls durch J. C. Wilson's Mittheilung auf die Wirkung des Atropin gegen excessive Schweisse aufmerksam geworden ist, hat auf seiner Abtheilung in der Charité zu Berlin zahlreiche Versuche angestellt. Gestützt auf 75 genau beobachtete Fälle empfiehlt derselbe das Atropinum sulphur. als ein sehr wirksames Mittel gegen profuse Schweisse.

Unter den 75 Kranken befanden sich 15 Individuen mit mehr oder weniger frischen käsigen Pneumonien, die alle mehr oder weniger fieberten, bei 6 derselben wurden die Schweisse völlig gehoben, bei 7 erheblich vermindert, bei 2 blieben sie unverändert; 48 mit ausgesprochener Phthisis pulm., von denen 42 fieberten; bei 5 derselben, die zum Theil kurz darauf starben, blieb das Mittel ohne Erfolg, bei 21 liessen die Schweisse sehr erheblich nach, bei 22 schwanden sie ganz. Unter 8 Fällen von akutem Gelenkrheumatismus mit erheblichem Fieber zeigte das Atropin 5 Mal dauernd günstige Wirkung, 2 Mal bedingte es wesentlichen Nachlass des Schweisses, 1 Mal war es so gut wie nutzlos. Unter 2 Fällen von Endokarditis ulcerosa nützte es 1 Mal, das andere Mal absolut nicht. Bei 2 Reconvalescentinnen von Trichineninvasion bestanden profuse Schweisse, welche ohne Temperatursteigerung gegen Abend begannen und bis in die Nacht hinein dauerten. Das 1. Mal wurde 2 Stunden vor dem gewöhnlichen Beginne des Schweisses 0.6 Mgrmm. Atrop. sulphur. in Pillenform 5 Tage hinter einander, das 2. Mal an 3 auf einander folgenden Tagen gegeben, worauf die Schweisse vom 1. Abend nach Anwendung des Mittels an für immer verschwanden.

Besonders auffallend war die Wirkung bei einem 32jähr. Kr., bei dem seit 5 T. alle grösseren Gelenke der Ober- und Unterextremitäten mehr oder weniger stark von akutem Rheumatismus befallen waren. Pat. war vollkommen mit Sudaminibus überdeckt und als ihn F. um 10 Uhr Morgens sah, wie in Schweiss gebadet. Es wurde sofort 0.6 Mgrmm. Atrop. sulphur. gegeben und schon eine Viertelstunde später war ein Nachlass des Schweisses bemerkbar, 2 Std. darauf der Schweiss ganz verschwunden. Nachts kehrte er wieder und hörte Vormittags nach Darreichung einer gleichen Atropingabe wieder auf. Es wurde von da ab Abends und Morgens je eine solche Dosis Atropin gereicht und so die Wiederkehr der Schweisse ganz verhütet, während die Fieber erst 14 Tage nach der Aufnahme des Pat. völlig verschwunden war.

In einem 2. Falle bestand bei einem 51 J. alten, schon früher mehrfach an Gelenkrheumatismus erkrankt gewesenen Manne bei der Aufnahme (27. Jan. 1873) ziemlich starke Röthung beider Kniegelenke und des rechten Ellenbogengelenkes, mit mässigen spontanen Schmerzen, heftigen bei Druck. Keine Herzaffektion; profuse Schweisse. Abends Temp. 39.3°C., Puls 104, Respir. 30. Ordination: Vesicatore über die schmerzhaften Gelenke, subcutane Morphiuminjektion. Am 28. Morgen-Temp. 38.7°C., Puls 92, Resp. 24. Profuser Schweiss, keine neue Gelenkaffektion, die Schmerzhaftigkeit der erkrankten Gelenke viel geringer. Abends Temp. 38.5°C., Puls 90, Respir. 24. Ordination: 0.6 Mgrmm. Atrop. sulphur. Abends 8 Uhr. Gegen 9 Uhr liess der Schweiss nach und war gegen 10 Uhr völlig verschwunden. In der ganzen Nacht kein Schweiss. 29. Jan. In Bezug auf die Gelenke keine wesentliche Veränderung; am Tage kein Schweiss, erst gegen Abend leichte Transspiration; Abends 0.6 Mgrmm. Atropin. 30. Jan. Nachts kein Schweiss; Fieber im Gleichen; Nachlass der rheumat. Affektionen; im Laufe des Tages mässiger Schweiss; Abends 1.2 Mgrmm. Atropin. 31. Jan. Nachts kein Schweiss, desgleichen im Laufe des Tages. In den nächsten Tagen Fieber gering, Gelenkaffektion langsam vermindert, Schweiss durch 1.2 Mgrmm. Atropin die Abends nicht völlig beseitigt. 4. Febr. Atropin ausgesetzt; in der Nacht und am folgenden Tage ziemlich starker Schweiss. 5. Febr. Abends 1.2 Mgrmm. Atropin. Die Schweisse hörten wieder schon mit Beginn der Nacht auf und blieben bei regelmässiger Gebrauch dieser Dosis verschwunden, traten jedoch am 8. Abends, als Pat. bereits fieberlos und das Atropin wieder ausgesetzt worden war, von Neuem, wenngleich mit geringerer Heftigkeit, auf. Am 9. Abends wurde wieder Atropin gegeben und zwar mit schnellem Erfolge. Jetzt wurde das Mittel noch 8 Tage fortgesetzt, dann blieben die Schweisse für immer fort. Am 7. März wurde der Kr. geheilt entlassen.

Die von ihm wiederholt gemachte Beobachtung, dass die Schweisse bei Aussetzen des Atropin-Gebrauchs sofort wiederkehrten, bei Erneuerung desselben aber wieder verschwanden, betrachtet Fr. als schlagenden Beweis, dass dem Atropin diese Wirkung wirklich zuzuschreiben sei, wofür übrigens auch die Angabe der Kr. selbst spricht, welche die ihnen durch das Mittel verschaffte Erleichterung entschieden anerkannten.

Fr. verwendet das Atropin stets in der Pillenform (Atrop. sulph. 1 Ctgrmm., Extr. Gent. q. s. ut f. pil. Nr. X) u. hat nie mehr als 0.6—1.2 Mgrmm. 1—2 Pillen täglich verabreicht. Von diesen Gaben hat er nie Nachtheile, höchstens leichte Intoxikationserscheinungen bemerkt. In nicht wenig Fällen fühlten die Kr. ein Kratzen im Halse, das aber immer ziemlich rasch (1—2 Std.) verschwand, die Pupillen reagirten nicht selten nach dem Einnehmen etwas träge und waren manchmal auch weiter wie vorher;

zuweilen wurde Flimmern vor den Augen beobachtet. In 4 Fällen musste das Mittel wegen profuser Durchfälle ausgesetzt werden, welche mit dem Weglassen desselben schwanden und wieder auftraten, sobald von Neuem Atropin gegeben wurde.

Man darf demnach, nach Fr's. Ueberzeugung, als empirisch feststehend ansehen, dass die profusen und lästigen Schweisse, welche die Lungenschwindsucht, die käsige Pneumonie, den Gelenkrheumatismus und die Reconvalescenz von Trichinose und andern Krankheiten häufig begleiten, durch regelmässigen inneren Gebrauch des Atropin in Dosen von 0.6—1.2 Mgrmm. in der überwiegenden Mehrzahl der Fälle entweder ganz beseitigt oder wenigstens erheblich vermindert werden. Hinsichtlich der Art und Weise aber, wie diese Wirkung zu Stande kommt, ist Fr. geneigt, anzunehmen, dass die profusen Schweisse in den erwähnten Krankheiten ebenso wie die Schweisse, welche bei heruntergekommenen, schlecht genährten Individuen nach nur geringen Körperanstrengungen ohne direkt nachweisbare Krankheiten auftreten, durch eine Erschlaffung der Wandungen der peripheren zu den Schweissdrüsen gehörigen Gefässe bedingt sind. Atropin bewirkt bekanntlich nach den Versuchen zahlreicher Forscher starke Verengung der kleinsten Arterien und somit auch Aufhören der Schweissabsonderung. Auf gleiche Weise zu erklären ist auch das Trockenheit der Schleimhaut des Mundes und des Rachens, sowie der Oberhaut, welche bekanntlich zu den ersten Intoxikationserscheinungen nach Einverleibung von Belladonna oder ihrer Präparate gehört.

Einen weitern sehr bemerkenswerthen Beitrag zur Pharmakologie des Atropin lieferte Dr. W. Ebstein in Breslau durch seine Mittheilung über die Behandlung der *Salivation* mit Atropin. (Berl. klin. Wchnschr. IX. 25. 1873.) Die Anwendung des fragl. Mittels gegen die gen. Affektion stützt sich auf den von Prof. Heidenhain experimentell gelieferten Nachweis, dass dasselbe 1) die Einwirkung der Chorda auf die Sekretion vernichtet, 2) den Einfluss derselben auf die Cirkulation unverändert bestehen lässt, 3) eben so wenig die Sekretion bei Sympathicusreizung beeinträchtigt, also die Drüsenzellen selbst nicht vernichtet. In folgendem Falle kam diese Behandlung zuerst zur Ausführung.

F. Fr., Kattundrucker, 68 J. alt, früher nie schwer erkrankt, seit 3 J. kurzathmig u. deshalb vom Sept. 1870 bis Mai 1872 im Breslauer Armenhause verpflegt, hatte während dieser Zeit einen Schlagfluss mit rechtseitiger Körperlähmung erlitten, von derselben sich aber soweit erholt, dass er Anfang Juni 1872 sich auf die Wanderschaft begab. Nachdem er einige Zeit in Meerane (Königreich Sachsen) gearbeitet hatte, verschlimmerte sich sein Zustand und er musste sich (Nov. 6. 1872) in das dortige Krankenhaus aufnehmen lassen. Er litt an einem akuten Katarrh und senilem Emphysem der Lungen; seine Ernährung war gut. Am 17. November früh wurde er, ohne dass während der Nacht von den im Krankenzimmer mitliegenden Kranken etwas bemerkt worden war, bewusstlos, tief schnarchend im Bett gefunden, mit verengter Pupille und einer Ptosis des linken Augenlides, während das rechte Auge weit geöffnet war. Der Sopor bestand 7 Tage hindurch. Der linke Mundwinkel stand tiefer. Anfangs lief nur wenig Speichel aus demselben. Pat. trank während 7 T. wegen beinahe völliger Lähmung der Schlingmuskeln fast gar nichts. Später (30. Novemb. bis 1. Decemb.) klärte sich das Bewusstsein wieder. Die linksseitigen Extremitäten waren völlig gelähmt, die Lähmung der Kau- und Schlingmuskeln trat deutlich zu Tage, aus dem linken Mundwinkel strömte ziemlich reichlich Speichel, was sich aber spontan in der Mitte des Decemb. mässigte, während gleichzeitig auch die paralytischen Erscheinungen abnahmen. Mit linksseitiger Parese verliess Pat. die Anstalt von Meerane am 5. Januar 1873, wo ausserdem eine gewisse Schwachsinnigkeit, besonders Gedächtnissmangel für soeben Erlebtes, an ihm bemerkt worden war.

Als Pat. in Vfs. Beobachtung kam (18. Febr. 1873), bestand angeblich seit Mitte Januar reichlicher Ausfluss von Speichel aus dem linken Mundwinkel. Dabei war das Sensorium vollkommen frei, die Intelligenz dem Stande des Kr. angemessen, das Gedächtniss gut. Beim Gehen wurde das linke Bein etwas nachgeschleppt; etwas Schwächegefühl in der linken Hand und verminderte Leistungsfähigkeit der linken oberen Extremität. Elektrocutane Sensibilität und elektromusulare Reizbarkeit der gelähmten Glieder gut erhalten. Vor ca. 8 T. hatte sich ohne sonstige Verschlimmerung sehr häufig auftretendes Zähneknirschen eingestellt, welches sich wieder verringert hatte. Die Nasolabialfalte war links weniger ausgeprägt als rechts; die linke Hälfte des Orbicularis oris funktionirte ein wenig träger als die rechte. An der rechten Körperhälfte keine Spur von Lähmung oder Sensibilitätsstörung; Zunge gerade hervorgestreckt, Uvula senkrecht. Hauttemperatur nicht erhöht. Puls 84. Die fühlbaren Arterien nicht atheromatös. Spitzenstoss des Herzens nicht fühlbar; Herzdämpfung normal; an der Herzspitze ein schwaches, systolisches Geräusch; 2. Pulmonalarterienton nicht klappend; Herztöne dumpf. Ueber den Lungen nirgends Dämpfung; Athemgeräusch durchweg schwach vesikular. Mässiger Husten, mit Expektoration von geballten Schleimmassen. Mundschleimhaut von normaler, blass rother Farbe. Appetit gut; Stuhl geregelt. Leberdämpfung leicht vergrössert. Urin, frei von Eiweiss und Zucker, in normaler Menge entleert. Schlaf sehr unterbrochen durch das fortwährende Ausfliessen von Speichel.

Die Menge des fast continuirlich ausfliessenden Speichels betrug in 24 Stund. 500—600 C.-Ctmtr., ausser der gleichzeitig mit dem Expektorirten der Sputa entleerten Menge von tägl. 100—300 C.-Ctmtr. Der trübe Speichel reagirte nach Dr. Gescheidlen's Untersuchung alkalisch, das klare Filtrat trübte sich beim Stehen an der Luft, desgleichen beim Kochen, es wurde gefällt durch essigs. Blei, Sublimat und Tannin, nicht durch Salzsäure und Alaun, der Rückstand bestand aus den bekannten morphotischen Elementen, nach dem Eintrocknen zeigten sich Kochsalzkrystalle. Saccharificirendes Ferment war reichlich vorhanden, Rhodankalium weder im frischen Speichel, noch auch längerem (4täg.) Stehen, noch in dem durch Eindampfen concentrirten Speichel nachzuweisen. Durch die quantitative Analyse wurde Folgendes festgestellt. Zur Untersuchung ver-

		a) Tagspeichel.	b) Nachtspeichel.
wandte Menge		330 C.-Ctmtr.	220 C.-Ctmtr.
	Spec. Gew.	1.0040	1.0042
in 1000 Theilen	Wasser	994.65	994.14
	feste Stoffe	5.35	5.86
	Epithelien u. Schleim	1.74	2.31
	Asche	1.2	1.7

Pat. erhielt täglich 1 Pille, mit 0.5 Mgrmm. Atrop. sulph., nach 3 Tagen stieg er auf 2, und als nach 6 Tagen keinerlei Wirkung auf die Salivation beobachtet wurde, auf 3 Pillen = 1.5 Mgrmm. täglich. Bei dieser Dosis sank die tägliche Speichelmenge nach 3 Tagen auf 300 u. an den nächstfolgenden Tagen auf 275, 100 u. 90 C.-Ctmtr. Eine vollkommene Sistirung des Speichelflusses wurde auch nach 4 Pillen nicht erzielt, sondern nur eine freilich sehr bedeutende Beschränkung. Nach dem Aussetzen der Atropinpillen floss der Speichel sofort wie früher. Die ohnehin ziemlich weiten Pupillen wurden während des Atropingebrauchs nur etwas weiter, reagirten aber auf Licht noch ziemlich prompt. Nach anbewt. Einspritzung von 0.3 Mgrmm. Atr. in der Gegend der Gland. submaxill. der gelähmten Seite zeigte sich keine Abnahme der Speichelmenge. Bereits 1—2 Minuten nach Einspritzung von 0.6 Mgrmm. bemerkte aber der Kranke, dass sein Mund trockner wurde, er spuckte noch einige Male und nach 5—7 Minuten schwieg der Speichelfluss vollständig; der Mund war vollkommen trocken. Nach der Dosis von 1.6 Mgrmm. floss von 4 Uhr Nachmittags bis zum nächsten Morgen 6 Uhr kein Speichel; dann kehrte die Salivation wieder. Die Pupille verhielt sich bei der subcutanen Anwendung des Atropin, wie es beim inneren Gebrauch zugegeben wurde. Nach Injektion der schwachen Dosen trat derselbe Effekt ein, aber die Sistirung der Salivation hielt nur kürzere Zeit an; wurde an anderen Körperstellen, z. B. am Vorderarm, injicirt, so trat die Atropinwirkung nach etwa doppelt so langer Zeit ein. Das in dem Conjunctivalsack eingeträufelte Atropin wirkte in ganz analoger Weise, nur dass hier die Erweiterung der Pupille, die Sistirung der Speichelsekretion bedeutend überdauerte. Einen irgendwie unangenehmen oder gar schädlichen Einfluss hatte die Anwendung des Atropin nicht, während die Beschränkung der Salivation sehr wohlthätig wirkte.

Die überaus grosse Menge des entleerten Speichels entkräftet, wie Ebstein hervorhebt, die etwaige Annahme, dass es sich lediglich um ein Ausfliessen des Speichels in Folge der Lähmung der linken Hälfte des M. orbic. oris handelte, abgesehen davon, dass die Funktionsbeschränkung dieser Muskelpartie schon zur Zeit der Aufnahme nur noch ziemlich unbedeutend war. Dagegen möchte Vf. annehmen, dass die Lähmung der linken Hälfte des M. orbic. oris in der ersten Zeit nach dem Schlaganfalle und die dadurch constatirte Lähmung der Schlingmuskeln die Ursache des im November 1872 beobachteten Speichelflusses gewesen sind; eine Annahme, welche um so berechtigter erscheint, als mit dem Zurückgehen der anderen paralytischen Erscheinungen jener Speichelfluss von selbst aufhörte.

Mit Bezug auf die oben angedeutete Wirkung des Atropin auf die Speichelsekretion nimmt Vf. an, dass es sich im mitgetheilten Falle um Reizung gewisser Facialispartien handelte, welche, da eine zweifellose Erkrankung des Gehirns besteht, mit grösster Wahrscheinlichkeit im Gehirn in den centralen Bahnen des Facialis zu suchen sein werden. Ob eine Erkrankung des Grosshirns vorliegt, unter dessen Einflusse bekanntlich nur eine Vermehrung der Speichelsekretion stattfinden kann (wie dies ja längst bei der Vorstellung leckerer Speisen beobachtet ist), oder in der Medulla oblongata, der Ursprungsstelle des Facialis, lässt Vf. noch unentschieden. Er selbst neigt sich mehr der letzteren Annahme zu. (Das Nähere s. im Original.)

In therapeut. Hinsicht hebt E. schliesslich nochmals hervor, dass wir im Atropin ein Mittel haben, welches die grossen Beschwerden der Salivation, einer Krankheit, welche auf die Dauer auch das Allgemeinbefinden schädigt, zum Mindesten bedeutend mildert. Eine subcutane Injektion von 1.6 Mgrmm.

sichert dem fragl. Kr. eine vollkommene Nachtruhe, die sonst unmöglich ist, da jede Minute das Kopfkissen vom Speichel durchnässt wird. Bei der Salivation ist das Atropin das richtige Narcoticum.

(H. Köhler.)

550. Ueber die Anwendung des pikrinsauren Ammoniak als Chininsurrogat; von Dr. Dujardin-Beaumetz. (Gaz. des Hôp. 140. 1872.)

Von dem Salze der Trinitrophenylsäure (Laurent) sind das Kali und Natrumsalz explosibel; das Ammoniaksalz ist es nicht. Dasselbe wird durch Neutralisation von Pikrinsäure mit verdünnter Ammoniakflüssigkeit, Abdampfen und Krystallisation gewonnen, besitzt eine rothe Farbe und ist weit billiger, als Chinin. D.-B. theilt 5 Fälle von damit erfolgreich behandelter *Intermittens* mit. Ein Kr. wurde durch tägliche Anwendung von 0.02 Grmm. in 4 Tagen, ein zweiter mit in Cayenne erworbener Quotidiana in 6 Tagen (10 Cgrmm.), ein dritter mit in Algier entstandener Tertiana in 8 Tagen (0.16 Grmm.), ein vierter durch dieselbe Dosis u. ein fünfter (intermitt. Neuralgie) ebenfalls durch die genannte Dosis triphenyls. Ammoniaks geheilt. Dieses Salz vermag Wechselfieberanfälle zu coupiren oder zu mildern und seltener zu machen. Indem Vf. die Dosis von 0.1 Grmm. pro die niemals überschritt, hatte er weder Digestions- noch funktionelle Störungen des Hirns, noch Gelbfärbung der Haut zu beobachten Gelegenheit.

Die physiologische Wirkung anlangend, so hat bereits Parisel nachgewiesen, dass genanntes Salz den Puls verlangsamt, resp. zu 0.01 Grmm. bei Fröschen Herzparalyse bedingt; freilich ist diese Wirkung beim Menschen wenig ausgesprochen, denn 0.08 Grmm. setzten die Pulsfrequenz nur von 76 auf 72 und von 84 auf 76 herab; es vergeht bis zum Eintritt der Wirkung eine halbe Stunde.

Sphygmographische Curven zeigen auch Abnahme der Höhe der Pulswelle; ein Sinken der Temperatur ist mit dieser Pulsverlangsamung nicht verbunden. [!] Nur grosse Dosen erzeugen eine Art von Trunkenheit, Schwere im Kopf, Theilnahmlosigkeit, Schläfrigkeit u. s. w. Gelbfärbung der Haut kam nur einmal bei einer 60jährigen Frau zur Beobachtung.

Neuere Experimente von Desnos (Paris) bestätigten Vfs. Angaben. (H. Köhler.)

551. Zur Casuistik der Vergiftungen, nach Hinckeldeyn; Curschmann; Wittmann; Hess; Berlin.

Zwei Fälle von Vergiftung durch Cytisin mit tödtlichem Ausgange berichtet Dr. Hinckeldeyn in Lübeck. (Deutsche Klinik 27. 1873.)

Ein 5 J. alter Junge war von seinen Eltern zwischen 3 und 4 Uhr Nachmittags in ein benachbartes Dorf geschickt worden, um etwas zu besorgen. Nach ²/₄ Std. anscheinend gesund zurückgekehrt, spielte er in Gegen-

wart des Vaters im Garten, wurde jedoch plötzlich von den heftigsten Krämpfen besonders in den Armen ergriffen, erbrach heftig und verlor Sprachvermögen und Bewusstsein. Unter Erbrechen erst von Speiseresten, später von blutigem Schleim, erfolgte der Tod ³/₄ Std. nach Ausbruch der Convulsionen. Sprache und Bewusstsein waren nicht wiedergekehrt. Ein 2. Knabe E., 3¹/₂ J. alt, hatte kurze Zeit über Unwohlsein geklagt; nach 4 Uhr zeigten sich auch bei ihm Convulsionen und um 5 Uhr verstarb er genau unter denselben Erscheinungen wie der zuerst erwähnte Knabe T. Ein dritter Junge, welcher die beiden andern begleitet hatte, kam mit Unwohlsein, Erbrechen und Krämpfen von geringer Intensität davon; am nächsten Morgen bereits war er vollkommen wieder hergestellt und berichtete, dass alle 3 Knaben Schoten und Körner von einem Strauche, welcher sich als Cytisus Laburnum auswies, gegessen hatten. Vf. hält es für wahrscheinlich, dass der überlebende Knabe vorzüglich Schoten, die beiden andern aber anmeist reife, besonders cytisinreiche Samenkörner gegessen hatten.

Die Obduktionen ergaben Todtenflecke auf dem Rücken und den untern Extremitäten, dilatirte Pupillen und mässige Leichenstarre. Die Zunge lag eingeklemmt zwischen den Zähnen. In der Bauchhöhle und den Därmen war viel Gas angehäuft, ein Erguss in erstere fand sich nicht vor. Im Magen waren 25 Grmm. und mehr, bei dem Donatus T. durch eine Ruptur theilweise ausgetretener Inhalt von hellbrauner Farbe, in welchem sich Samenhüllen von Cytisus Laburnum nachweisen liessen, vorhanden. Magen- und Darmschleimhaut, Leber und Milz waren anämisch, die Nieren hyperämisch. Infiltrationen und Erosionen der Darmschleimhaut fehlten. Die Untersuchung des Hirns unterblieb.

Ein Fall von Kaffee-Intoxikation wird von Dr. H. Curschmann in Berlin (Deutsche Klinik 41. 1873) beschrieben.

Eine 27jähr. Schneidersfrau, welche sich, da ihre Periode ausblieb, für schwanger hielt und darüber in grosse Verzweiflung gerieth, trank, um Abortus zu bewirken, im Infaum von 250 Grmm. blass geröstete Kaffeebohnen auf 500 siedenden Wassers ohne jeden Zusatz und auf einmal. Vf. fand Pat. auf dem Sopha sitzend; ihr blasses Gesicht drückte Seelenangst aus; Pat. klagte über Mangel an Luft, klammerte sich in Todesangst um Hülfe flehend an die Möbel, rückte von einer Stelle zur andern, suchte vergebens sich zu erheben und liess, besonders in den Händen, heftiges Zittern und convulsivische Zuckungen wahrnehmen, so dass sie weder ein Glas, noch einen Löffel mit den Händen festzuhalten vermochte. Pat. erkannte zwar ihre Umgebung; doch war das Sensorium jedenfalls nicht vollständig frei, und eine zusammenhängende, brauchbare Antwort auch auf mehrfaches Befragen von ihr nicht zu erlangen. Kopfschmerz u. Ohrensausen bestanden nicht, die Pupillen waren mässig und gleich weit; die Stirn der Kranken fühlte sich kalt an und die Temperatur des Körpers war nicht erhöht. Die Respiration erfolgte mühsam, kurz und rasch (24—30); der Puls war frequent, gespannt und hart (112 Schläge in der Minute). Salivation, welche Falk und Stuhlmann bei Thieren beobachteten, fehlte; es trat jedoch unter Tenesmus dünner, wässriger Stuhlgang und Harndrang ein. Die Menge des Urins war bedeutend vermehrt; sein spec. Gew. war auf 1014 gesunken. Letztere Beschwerden vergingen nach 24 Std.; Pat. fühlte sich am nächsten Tage noch matt und hatte einen nach 6—10 Schlägen noch etwas aussetzenden Puls. Die ersehnten Menses zeigten sich am übernächsten Tage und flossen wie gewöhnlich 3 Tage lang.

Vf. hebt an den geschilderten Symptomen die geistige, an das „betrunkene Elend" erinnernde Depression, als anderweitigen Beobachtungen, wonach grosse Mengen Kaffee die Hirnfunktionen anregen sollen, direkt widersprechend hervor. Die beobachteten Herzsymptome führt Vf. auf Reizung des vasomotorischen Centrum, die Respirationsanomalien auf durch Blutstauung bedingte Kreislaufstörungen in der Medulla oblongata und [vielleicht!] auf Reizung des Respirationscentrum zurück. Aubert's Beobachtung von Sinken des Blutdrucks unter Frequenterwerden des Pulses wird durch die des Vfs. deswegen nicht widerlegt, weil die von der Kr. genommene Menge Kaffee, bez. Coffein nicht gross genug war und A. mit annähernd lethalen Dosen experimentirte. Mit Aubert nimmt Vf. eine Mitwirkung des empyreumatischen Oeles in den Kaffeebohnen neben der des Coffeïn an.

Vergiftung durch Stechapfelsamen beobachtete Dr. E. Wittmann in Pest (Jahrb. f. Kinderheilk. VI. 2. p. 178. 1873) bei einem 6jährigen Mädchen, das in Gesellschaft von andern Kindern mit verschiedenen Pflanzen auf dem Felde gespielt hatte.

Nach Hause zurückgekehrt klagte die Kleine über Schläfrigkeit; kaum eingeschlummert erwachte sie wieder, um ganz gegen ihre Gewohnheit ungereimtes Zeug zu schwatzen und ohne Sinn zu lachen. Der hinzugerufene Fabrikchemiker glaubte eine Vergiftung zu erkennen und liess schwarzen Kaffee reichen, worauf die Kleine angeblich Reste der Mittags genossenen Speisen erbrach. Sie schlief sehr unruhig und wurde am folgenden Morgen in das Kinderspital zu Pest aufgenommen. Pat. machte den Eindruck, als befände sie sich in einem durch alkoholisches Getränk verursachten angeheiterten Zustande, agitirte unaufhörlich mit Händen und Füssen, sang, jubelte, pfiff und war bald in ausgelassenster Laune, bald sehr aufgeregt, sprang aus dem Bett, taumelte umher und sank in sitzender Stellung bald auf die eine, bald auf die andere Seite. Hiermit abwechselnd traten Hallucinationen auf; Pat. schwatzte beständig zusammenhangslos mit und von gar nicht vorhandenen Gegenständen. Das Gesicht war stark geröthet, die Pupillen dilatirt, reagirten auf Lichtreiz nicht und der Blick war starr und unstät, Puls 64, unregelmässig. Auffallend war eine sehr hochgradige Empfindlichkeit der Halswirbelsäule auf äussern Druck; schon leises Aufdrücken auf die Dornfortsätze rief Aufschreien und Toben seitens der Pat. hervor.

Ord.: ein Klysma, um vielleicht Resten von ingerirten, giftigen, zu den beschriebenen Erscheinungen Anlass gebenden Pflanzentheilen auf die Spur zu kommen und dieselben zu evacuiren. In der That wurden durch Auswaschen des Exkrementes zahlreiche, kaum hanfsamengrosse, nierenförmige, dreieckige, plattgedrückte, runzlige, gelblichbraune Samenkörner nachgewiesen, und da in der Tasche des Kindes vorgefundene Fruchtkapseln von Datura Stramonium genau eben solche Samen enthielten, als Stechapfelsamen erkannt. In den Nachmittagsstunden liess die Unruhe für kurze Zeit nach; bald aber flog Pat. wie von heftiger Angst befallen an zu weinen und an die Gliedern zu zittern. Zeitweise kehrte das Bewusstsein wieder; Pat. erkannte Vater und Mutter und hatte ihr Sehvermögen wieder erlangt. Diese lichten Augenblicke waren aber sehr kurz und machten bald den oben geschilderten bedrohlichen Intoxikationssymptomen wieder Platz. Es wurde noch ein Klystir mit Erfolg und gegen 7 Uhr Abends 0.6 Gram. Chloralhydrat gegeben; eine halbe Minute später schlief die Kleine fest und ruhig. Die Pupille war jetzt verengt, Temp. im Rectum 38.2, Puls 74 bis 80, unregelmässig, aber kräftig und voll; Resp. 24. Pat. verbrachte die Nacht sehr ruhig und erwachte am nächsten Morgen zwar etwas niedergeschlagen, aber sonst in normalem Zustande. Temp. 37.2, Puls 108, Pupille von normaler Weite und Reaktion.

Vf. gelangt durch die Analyse der beobachteten Symptome, welche er in 3 Gruppen: a) Hirnsymptome, b) Empfindlichkeit der Wirbelsäule, Unvermögen, coordinirte Bewegungen auszuführen und fortwährende zwecklose Thätigkeit der willkürlichen Muskeln, c) Gesichtsröthe und verlangsamte Herzthätigkeit sondert, zu dem Resultat, dass die Vergiftungserscheinungen nach Einverleibung der Solaneen: Belladonna, Datura und Hyoscyamus nur graduell verschieden sind.

In therapeutischer Hinsicht bemerkt Vf., dass man bei Vergiftungen durch die oben genannten Solaneen nach Entfernung der Giftstoffe aus dem Darmkanale durch Opium und Morphium weniger befriedigende Effekte erreicht. In den beschriebenen Fällen liessen bei subcutaner Injektion von Morphium die Erscheinungen unter Eintritt von Schlaf nach mehreren Stunden zwar nach, verschwanden aber erst nach Tagen [die Mydriasis nach 5 Tagen] gänzlich. Chloralhydrat hatte in vorstehenden Fälle einen ungleich günstigeren Erfolg.

Einen 2. Fall von Vergiftung durch *Stechapfelsamen* beschreibt Dr. Ed. Hess in Cairo. (Schweiz. Corr.-Bl. 21. 1873.)

Ein 3jähr., in Folge von überstandener Meningitis geistig etwas zurückgebliebener, gefrässiger, sonst kräftiger und robuster Knabe von russischer Abkunft hatte Stechapfelsamen, soviel sich ermitteln liess etwa so viel als eine Frucht enthält, darauf ca. 30 Grmm. Toilettenseife gegessen [zu welcher Zeit, ist nicht angegeben]. 1 Std. darauf hatte das Kind sein gewöhnliches Abendessen (Milch und Eier) zu sich genommen. Gegen 6 Uhr Abends wurde der Kr. unruhig, wälzte sich umher und verlangte Wasser, das er aber nur schwer schlucken konnte, sein Aussehen war fieberhaft, das Gesicht geröthet, die Lippen schwollen an, krampfhafte Zuckungen zeigten sich, die bald zu Convulsionen sich steigerten, die Bewegungen des Kr. waren zwar nicht immer convulsivisch, aber stets zitternd; die stark erweiterten Pupillen reagirten gar nicht, die Temperatur erschien erhöht, der Athem fliegend, der Puls hatte 160 Schläge. Da auf Kupfervitriol kein Erbrechen eintrat, wandte H. die Magenpumpe an, durch welche indessen nur die flüssige Magenablauf entleert werden konnte, da die Röhre zu dünn für den Durchgang der Kerne war; erst durch Anwendung von Zinc. sulph. gelang es Abends 8 Uhr Erbrechen zu erregen, durch welches Stücke von den Schalen der Kerne mit entleert wurden. Durch das Erbrechen wurde aber ein Glottiskrampf mit heftigen Erstickungserscheinungen hervorgerufen, so dass etwa 10 Minuten lang künstliche Respiration nöthig wurde. Erneute Anwendung von Brechmitteln erregte nur Würgen und abermals Glottiskrampf, die Entfernung der schädlichen Substanz mittels der Magenpumpe gelang nicht, es wurde ein sehr starkes Sennainfus mit 0.09 Grmm. Tart. stibiatus eingegeben und, als die Convulsionen einen sehr hohen Grad erreicht hatten, erst eine Morphiuminjektion von 0.0025, dann nach kalten Duschen eine 2. Injektion von 0.003 Grmm. Morphium gemacht, worauf 1 Std. ruhiger Schlaf folgte. Nach dem Schlafe traten von Neuem Convulsionen und noch heftiges Aufregung auf, mit Zittern des ganzen Körpers, unruhigen Bewegungen der Extremitäten und Aufschreien. Eine neue Morphiuminjektion blieb ohne Wirkung, auch die folgeren längeren Duschenbad folgte aber ruhiger Schlaf und nach dem Erwachen entschiedene Besserung der Erscheinungen, Schlingbeschwerden bestanden indessen noch fort, Zuckungen traten mitunter noch auf und auf Aufschreien erfolgte keine Reaktion, die Pupillen waren noch weit, reagirten aber besser, der Puls war voll, hatte 140 Schläge, die Temperatur war noch um etwa 1½° erhöht. Am Mittag des andern Tages traten reichliche, ganz gallenlose, schmutzige Stuhlentleerungen auf, die einige vollkommen erhaltene Stechapfelsamenkerne enthielten. Nachmittags 3 Uhr traten äusserst heftige Depressionserscheinungen auf, mit Cyanose und träger Reaktion auf Aufschreien, die durch Wein beseitigt wurden. Am 3. Tage war das Kind wieder gesund.

Dass die Vergiftungserscheinungen nicht noch bedeutender waren, liegt nach H. einestheils daran, dass die Pflanze, die in Cairo viel zur Zierde gesogen wird, durch die Kultur jedenfalls an Giftigkeit verliert, anderntheils aber wohl auch daran, dass die Kerne meist ziemlich unversehrt, mit der Schale, in Magen und Darm gelangten und so der Extraktion weniger zugänglich waren. Die Wirkung des Morphium, das nach H. wohl nicht als direktes Gegengift gegen Atropin zu betrachten ist, sondern nur durch allgemeine Narkose und Erschlaffung der ganzen Körpermuskulatur die Convulsionen mildert, konnte nur unter Beihülfe kalter Duschen zur Geltung gelangen, jedenfalls wegen der bedeutenden Hirnhyperämie, die vielleicht durch Druck auf das Centralorgan die Empfänglichkeit desselben für dieses Narkotikum minderte.

Ueber giftige Schminke theilte N. J. Berlin der schwedischen ärztlichen Gesellschaft Folgendes mit. (Mon.-Bl. f. med. Statistik. 7. 8. 1873.) Die Schauspieler bedienen sich dreierlei Schminke, nämlich 1) trockner, pulverförmiger, 2) Fettschminke und 3) flüssiger Schminke. Analysen der trocknen Schminke ergaben, dass von 17 weissen Sorten 3 Proben der Hauptsache nach aus Bleiweiss bestanden, dass in 3 andern ebenfalls kohlens. Bleioxyd, in 1 Probe salpeters. Wismuthoxyd und in allen übrigen Zinkweiss, Talk und Reismehl enthalten war und dass von 14 trocknen rothen Proben 7 mit Zinnober vermengtes Carmin, 3 reines Carmin und die übrigen Carthaminsäure enthielten. Die fette Schminke, worin unter 17 Proben allerdings 4mal Mennige vorkam, erwies sich als unschädliche Mischung, und eben dasselbe lässt sich mit Ausnahme von „Frau Romanis' Schminke" von den flüssigen Formen sagen. Vf. empfiehlt besonders die trocknen Schminken der Aufmerksamkeit der Sanitätspolizei

und giebt den Rath, überhaupt nur 2 Sorten, eine weisse, aus 30 Zinkweiss, 250 Weizenstärke und 3 (Tropfen) Rosenöl und eine rothe aus 1 Carmin und 4 Grmm. kohlens. Magnesia bestehend, im Handel zu dulden. Die weisse und eine gelbe, bleihaltige Schminke geben zur Entstehung von Bleivergiftung besonders häufig Anlass. Vf. berichtet über folgende Fälle.

Zwei Fälle betreffen Schauspielerinnen an einem Kopenhagener Theater, welche sich Gesicht, Brust, Hals und Rücken weiss zu schminken pflegten. Gleich von ihrem ersten Theaterjahre an litten sie bald mehr, bald weniger an Verdauungsbeschwerden, Kolikschmerzen und Stuhlverstopfung, so dass sie nicht selten das Bett hüten mussten. Im Sommer, wo sie nicht spielten, besserten sich die Beschwerden, kehrten indessen stets im Winter zurück. Viele Kuren waren vergeblich durchgemacht, bis der behandelnde Arzt Mittel gegen chronische Bleiintoxikation anordnete. Die benutzten Schminken bestanden aus kohlens. und chroms. Bleioxyd. Ebenso hat Dr. Nettel in New York Fälle von Bleiintoxikation nach Gebrauch bleihaltiger Schminken an drei den höhern Ständen angehörigen Damen beobachtet. Vf. kam auch ein jüngerer Schauspieler, welchem der Friseur die Schminken besorgte und welcher ausser an dyspeptischen Beschwerden und Kolik auch an Hirnerscheinungen, namentlich heftigem Kopfweh, Schwindel, Schlaflosigkeit u. s. w. litt, vor; auch hier wurden die durch Gebrauch einer Schminke aus chroms. Bleioxyd hervorgerufenen Intoxikationserscheinungen durch eine gegen Saturnismus gerichtete Kur sehr schnell beseitigt.

In der Epikrise legt Vf. viel Gewicht darauf, dass Blei und Quecksilberverbindungen, namentlich Zinnober von der Oberhaut resorbirt werden und Blei- oder Quecksilbervergiftung bedingen; er dringt daher auf polizeiliche Confiskation aller bleiweiss- oder bleichromathaltigen Schminken in Pulverform, denen er rothe aus Zinnober gefertigte Schminken anschliesst. — Ref. möchte eine grosse Gefahr der Pulverschminken darin erblicken, dass sie nicht nur vom Gesicht aus durch Nase und Mund inhalirt werden und in die Luftwege gelangen, sondern auch, wenn sich die Schauspieler nach dem Schminken nicht die Hände waschen, bei verschiedenen Manipulationen, während des Spiels, während des Auskleidens, während des Essens in den Mund und den Magendarmkanal übergeführt werden können. Die Resorption von pulverförmigen Substanzen von der unverletzten Oberhaut aus ist eben so wenig bewiesen wie die giftigen Eigenschaften des Zinnobers, so dass es sich aller Voraussicht nach in den von Vf. erörterten Fällen in der Regel wohl um chronische Bleivergiftung, nicht um Merkurialismus handeln dürfte. (U. Köhler.)

III. Pathologie, Therapie und medicinische Klinik.

552. Zur Casuistik der Erkrankungen des Nervensystems.

In Bezug auf die Differentialdiagnose von Hirnthrombose u. Hirnhämorrhagie macht Dr. Wilson Fox (Brit. med. Journ. Febr. 1. 1868) unter Vorstellung von 2 Kr. auf folgende Punkte als besonders wichtig aufmerksam.

1) Der apoplektische Anfall entwickelte sich bei dem mit Thrombose und Erweichung behafteten H. langsam, so dass die Paralyse erst nach 48 Std.

oder noch später völlig ausgebildet war. Bei dem mit Paralyse eines Arms behafteten A. hingegen nahm dieselbe nach dem Anfall kaum merklich zu, ausserdem war Verlust des Bewusstseins und der Sprache nicht ausgesprochener. Die Rückkehr des Bewusstseins und der Sprache ging bei H. schneller vor sich, als bei A. 2) Sehr verschieden ist der weitere Verlauf. A. hat allmälig die Herrschaft über die gelähmten Glieder wieder erlangt und nie Krampf gehabt, seine geistigen Fähigkeiten sind nicht geschwächt; H. dagegen hat häufige Anfälle

von Erregung mit Abschwächung der Intelligenz und
seine Paralyse ist stationär geblieben. 3) Was die
gelähmten Muskeln anbetrifft, so findet sich bei beiden Kranken Rigidität derselben; bei A. aber nur
im Biceps u. den Muskeln des Vorderarms. Ausserdem trat dieselbe bei ihm spät ein, stieg constant
und nahm allmälig ab nach Galvanisation der afficirten Muskeln. Bei H. dagegen sind sowohl einige
Rumpfmuskeln wie der Arm davon befallen, die Rigidität schwankte zu verschiedenen Zeiten und steigerte sich durch den galvanischen Reiz. Diese
Differenz rührt bei A., her von der beginnenden
Atrophie der Muskeln, indem das Muskelgewebe
schwindet und nur die rigide Fascie und das fibröse
Zwischengewebe zurückbleiben. Durch die Galvanisation wird die Ernährung des Muskelgewebes
wieder aufgefrischt und damit geht die Rigidität
zurück.

Chronische Basilarmeningitis beobachtete Dr.
W. A. Hammond in New-York (Brit. med. Journ.
June 14. 1873) bei einer Frau, welche bereits vor
einem Jahre durch grosse Dosen Jodkalium von demselben Leiden befreit worden war, an welchem sie
zur Zeit der Vorstellung litt. Damals klagte sie
über tiefsitzende Kopfschmerzen, Schwindel und
Doppeltsehen in Folge von completer Lähmung des
linken Oculomotorius; ausserdem bestand leichte,
aber deutliche Lähmung der Muskeln des Gesichtes,
Armes u. Beines der rechten Seite gleichzeitig mit
cutaner Anästhesie. Diese Symptome hatten sich
sehr langsam entwickelt, so dass eine cerebrale
Hämorrhagie oder Embolie ausgeschlossen werden
musste. Nach H.'s Ansicht kann als Ursache betrachtet werden: entweder ein Aneurysma der linken Art. cerebell. sup. oder cerebri post., welche
Arterien topographisch in sehr naher Beziehung zum
Crus cerebri stehen, oder man kann einen Tumor andrer
Art oder schliesslich eine chronische Basilarmeningitis
mit Exsudation anzunehmen. Nach dem Erfolge
der Therapie wurde die letzte Diagnose als die
wahrscheinlichste erkannt. Zur Zeit der Vorstellung
fand sich eine Lähmung des linken Abducens. Diese
erklärt sich leicht aus der benachbarten Lage des
Oculomotorius und Abducens während ihres Verlaufs
im Schädel, so dass es nicht nöthig erscheint, eine
grosse Verbreitung des Exsudates anzunehmen.

Dr. Meredith Clymer (Separat-Abdruck aus
dem New-York med. Journ. May 1870) giebt eine
ziemlich ausführliche Zusammenstellung der bis Anfang 1870 erschienenen Publikationen über *multiple
Cerebrospinalsklerose*. Die deutsche, französische
und englische Literatur sind gleichmässig darin berücksichtigt. Doch ist die ganze Arbeit Nichts als
eine von sachverständiger Hand gemachte Compi-
lation ohne selbstständige Beiträge. Besonders ausführlich ist die pathologische Anatomie u. Histologie
der genannten Affektion besprochen und durch geeignete Abbildungen nach Charcot illustrirt. Als
Anhang sind zunächst 7 Fälle von Morris-
Mitchell, Charcot-Bourneville, Fried-

reich, Wagner und Oppolzer ausführlich mitgetheilt, welche theils der spinalen, theils der cere-
brospinalen Form angehören und weiterhin in einer
tabellarischen Zusammenstellung 16 Fälle analysirt
in Bezug auf Alter, Geschlecht, anatomischen Befund, Störungen der Motilität, der Sensibilität, der
Sinne, der Intelligenz und die Ursache des Todes.

Embolie der rechten Arteria fos. Sylvii beobachtete Henry E. Armstrong (Brit. med.
Journ. June 14. 1873) in folgendem Falle.

Ein 14jähr. Mädchen wurde, nachdem epileptiforme
Convulsionen vorausgegangen, komatös. Es liess sich
ein lautes systolisches Geräusch, über die ganze Brust
hin hörbar, nachweisen und eine Verstärkung des 2. Pul-
monaltones. Der Puls hatte 112 Schläge in der Minute.
Am folgenden Tage war Pat. bei Bewusstsein, aber halb-
seitig (links) gelähmt, und zwar am Arm auch die Sensibilität aufgehoben, am Bein sehr herabgesetzt. Diese
Lähmungserscheinungen gingen in 8 W. etwas zurück;
nach 12 W. konnte Pat. den Vorderarm wieder etwas
gebrauchen und ohne Unterstützung gehen. Sechs W.
später aber starb sie, nachdem sich kurz vorher Hydrops
und urämische Symptome eingestellt hatten. In einem
Zweige der rechten Arteria fossae Sylvii auf der Rückseite
des vordern Lappens konnte man durch die dünne durchscheinende Wand des sehr dilatirten Gefässes einen
weissen Pfropf von der Grösse von 2—3 grossen Steck-
nadelknöpfen sehen. Derselbe fühlte sich hart an. In
besonders im linken Ventrikel sehr vergrösserten Herz,
dessen Gewicht gegen 350 Grmm. betrug, fanden sich an
der Mitralklappe warzige Auswüchse, deren grösste die
Grösse einer Erbse erreichte.

Vf. bezieht die zuerst eingetretenen Convulsionen
auf die langsame Wanderung des Embolus durch
den Anfangstheil der Arteria foss. Sylvii; das darauf
erfolgende Koma aber auf das Sitzenbleiben des
Embolus an einer Bifurkation und die dadurch hervorgebrachte partielle Anämie.

Zwei in mehrfacher Hinsicht bemerkenswerthe
Fälle von *Labio-Glosso-Pharyngeal-Paralyse* hat
Dr. W. B. Cheadle (St. George's Hosp. Rep. V.
p. 123. 1870) veröffentlicht. Er glaubt, dass wie
bei den von Trousseau u. Wilks beobachteten
Fällen Hyperämie der Medulla und der betr. Nerven-
wurzeln als unzweifelhafte disponirende Ursache angenommen werden kann. Die Mehrzahl derartiger
Fälle stellen wahrscheinlich eine secundäre Krankheitsform dar, obgleich sie auch primär, z. B.
als Myelitis durch Erkältung veranlasst, auftreten
können.

C.'s Fälle sind sicher secundäre (obgleich bei
keinem die Sektion gemacht wurde), und zwar hing
der eine mit Bright'scher Krankheit, der andere mit
Syphilis zusammen. Der letztere ging in vollständige Heilung aus, ein Umstand, der bei dieser Affektion nur ganz ausnahmsweise eintritt.

Fall 1. Eine 50jähr. Frau fühlte plötzlich Schwierigkeit beim Sprechen, und zwar in der Artikulation der
Worte, so dass man sie für betrunken halten konnte;
dabei bemerkte ihre Umgebung einen eigenthümlichen
veränderten Gesichtsausdruck. Diese ganze Störung verschwand allmälig in einigen Wochen. Ein Jahr später
verlor Pat. wieder plötzlich die Sprache; diesmal aber
vollständig, so dass sie nur unverständliche Töne hervorbringen konnte; das Bewusstsein war ungetrübt, sie

konnte die Zunge nicht vorstrecken und nicht schlucken.
Beim Versuch zu essen bekam sie Husten und die Speisen
wurden durch Mund und Nase wieder herausgestossen;
ihr Gesichtsausdruck war ein seltsamer, weil die untere
Gesichtshälfte unter dem Orbitalrand gelähmt, die obere
dagegen krampfhaft verzerrt war. Die Oberlippe und
die Wange hingen schlaff herab, die Unterlippe war halb
nach aussen umgestülpt; der Occipito-frontalis war dagegen contrahirt, der Orbic. palpebr. war intakt; der
Orbic. oris aber vollständig, die Buccinatorii unvollständig
gelähmt; Masseter und Tempor. waren normal. Die
Zungenspitze konnte nur wenig über die Zahnreihe vorgestreckt und auch schwierig nach den Seiten hin bewegt
werden; Pat. hatte das Gefühl, als wenn sie hinten im
Hals angebunden wäre. Der Geschmack war an der
Zungenspitze ganz verschwunden, an der Basis nur stark
vermindert: Essig schmeckte ihr wie Wasser, Chinin
schmeckte sie nur auf der Zungenwurzel nach einigen
Sekunden, feste Speisen schmeckten ihr alle wie Säge-
späne; das Gaumensegel und die Uvula hingen schlaff
herunter und bewegten sich nicht beim Schlucken. Beim
Kitzeln des Gaumens, sowie beim Untersuchen mit dem
Finger bis hinter die Epiglottis trat weder Nansea, noch
reflektorische Schluckbewegung ein. Die Stimme war
näselnd, die Respiration frei. Der Urin enthielt eine
beträchtliche Quantität Eiweiss und zeigte unter dem Mikroskop „körnige Massen".

Die Vokale a und e konnten noch gesprochen werden,
dagegen o und u, sowie sämmtliche Consonanten fehlten.
Die Beweglichkeit und Kraft der Extremitäten war ganz
normal. Vorübergehend bestand jedoch Incontinentia
urinae, die nach Tinct. canthar. wich. Die Behandlung
bestand sonst in Darreichung von tonischen Mitteln und
Jodkalium. Dabei besserten sich die Symptome während
3 Mon.; dann trat plötzlich wieder Verschlimmerung ein
mit linksseitiger Hemiplegie. Nach Anwendung von Jodkalium erfolgte abermals Besserung. Nach fernern 3 Mon.
trat wieder ein Rückfall ein und Pat. starb ausserhalb des
Hospitals. Eine Sektion wurde nicht ausgeführt.

Eigenthümlich an diesem Fall ist, dass der
Accessorius wenig oder nicht afficirt war, was bei
Bulbärparalyse sonst gewöhnlich der Fall ist; auch
der Vagus war hier frei; dagegen war der Ramus
gustator. des Quintus stark, der Glosso-Pharyng. u.
die von der Medulla abgehenden Schlundnerven
waren etwas weniger afficirt, während in Trousseau's und andern Fällen diese Nerven intakt
waren.

Fall 2. Eine 42jähr. Frau erkrankte mit eigenthümlich stossenden Kopfschmerzen und Sehstörung.
Einige Monate später verlor sie plötzlich vollständig die
Sprache und war rechtseitig gelähmt; die Lähmung des
rechten Beins besserte sich rasch wieder, aber der Arm
blieb lange schwach. Die Sprachlosigkeit bestand nur in
dem Unvermögen, zu artikuliren, nicht in Mangel der
Wortvorstellung oder mangelhafter Ideenverbindung. Die
Zunge konnte nicht vorgestreckt werden, das Schlucken
machte grosse Schwierigkeiten; dabei bestand ungewöhn-
liche Schlafsucht. Pat. sah in vor einigen Jahren im
Wochenbette ein pockenähnliches Exanthem gehabt zu
haben, das Kind war jedoch gesund. Die Behandlung
bestand in Anwendung von Jodkalium, dann von Jod-
quecksilber und hatte anfangs nicht nur keinen Erfolg,
sondern die Symptome verschlimmerten sich sogar:
Sprache, Schlucken (namentlich flüssiger Nahrung) und
Gehen fielen der Pat. sehr schwer; im Nacken erschienen
kleine Bläschen. Nach wiederholter Anwendung von
Jodkalium (3mal täglich 0.15 Grmm.) trat jedoch in Zeit
von 14 T. Besserung auf, so dass Pat. wieder sprechen,
schlucken und gehen konnte. Ein Jahr darauf war die
Frau noch vollkommen gesund.

Folgenden Fall von *Lähmung des Nervus accessorius Willisii* hat *Referent* selbst beobachtet
(Arch. f. Psychiatrie III. 2. p. 433. 1872).

Ein 24jähr. Dienstmädchen bekam nach wiederholten
Durchnässungen der Nackengegend beim Wassertragen
vor 9 Jahren eine Anschwellung des ganzen Halses mit
Schlingbeschwerden, die seitdem stationär blieben, obwohl der Hals wieder abschwoll. Der Bissen blieb nicht
selten im Halse stecken und Flüssigkeiten regurgitirten
durch die Nase. Gleichzeitig fiel der Kranken das
Sprechen schwer, „weil ihr, wie auch noch zur Zeit der
Mittheilung, Alles wie gespannt war auf der Brust;" sie
konnte nicht mehr singen und nicht mehr pfeifen. Der
Athem war schnarchend, auch am Tage. Hals u. Nackengegend magerten ab, der linke Arm war seit 4 Jahren
kraftlos; auch das linke Bein schleppte zeitweise. Die
Menstruation war seit 2/4 Jahren ausgeblieben, wohl wegen
hochgradiger Anämie der Kr. Bei der Untersuchung am
31. Oct. 1871 fand man die Motilität und Sensibilität im
Antlitz normal, ebenso die Pupillen; das Zäpfchen stand
weit nach rechts hin und blieb beim Schlucken ebenso wie
die Gaumenbögen fast unbeweglich. Die Stimmritze blieb
beim Athmen, sowie beim Versuche Laute auszustossen
fortwährend gleich weit als dreieckige Spalte offen, indem
die Stimmbänder sich weder gegen noch von einander bewegten. Sprache articulirt, aber etwas matt. Bedeutende
Atrophie beider Kleidomastoidei zu bindfadendünnen Seh-
nensträngen; Sternomastoidei etwas besser entwickelt.
Die Schlüsselbeinpartien des linken Cucullaris völlig geschwunden, die des rechten vorhanden. Die übrigen
Portionen des Cucullaris erschienen beiderseits in gleichem
Grade atrophirt. Die noch vorhandenen Muskelbündel der
atrophirten Muskeln contrahirten sich auf den faradischen
wie auf den galvanischen Reiz; ebendarauf reagirten auch
die Nervi accessorii. Am linken Arm fanden sich der
Deltoideus, der Daumenballen und die Muskulatur des
1. Spatium interosseum atrophirt. Haut-sensibilität normal. Puls stets 92—96, bei normaler Temperatur.

Die Haupterscheinungen in dem vorliegenden
Krankheitsfalle — 1) Lähmung und Atrophie beider
Sternocleidomastoidei und Cucullares 2) Lähmungssymptome am Gaumensegel, von Seiten der Schlundmuskeln u. des Kehlkopfs und 3) constante Vermehrung des Pulsschlags auf 90 Schläge und darüber —
liefern das abgerundete Bild einer Lähmung beider
NN. accessorii, indem die sub 1 genannten Erscheinungen der Lähmung des Ramus externus, die sub
2 und 3 der Funktionsstörung des Ramus internus
entsprechen. Referent giebt, um diese zu beweisen,
eine Kritik der Literatur über Anatomie und Physiologie des Accessorius und wendet sich namentlich
gegen N a v r a t i l in Pesth, welcher bei seinen Experimenten offenbar nur den Ramus externus durchschnitten hat und sich deshalb nicht wundern durfte,
wenn darnach die Kehlkopfsmuskulatur ungestört
weiter funktionirte.

Dr. Gaetano Paoluzzi (Il Morgagni XII.
11. p. 817. 1870) macht ausführliche Mittheilung
über folgenden Fall von sogen. *Brown-Séquard-
scher Lähmung*, der in A. C a n t a n i 's Klinik zu
Neapel zur Beobachtung kam.

Ein früher stets gesunder, 10 J. alter Knabe, zog
sich vor 3 Mon. bei Feldarbeiten eine Erkältung zu, in
Folge deren nach einem fieberhaften Zustande Schmerzen
und zunehmende Schwäche im linken Beine sich einstellten; daneben erschwerte Urin- und Kothentleerung. Bei
seiner Aufnahme (3. Mai 1870) wurde an dem anämischen,
schlecht genährten Knaben ausgebildete „contralaterale Pa-

ralyse u. Anästhesie" constatirt, d. h. motorische Lähmung
mit gesteigerter Sensibilität und Reflexerregbarkeit in der
rechten, dagegen Verlust der Schmerz- und Temperatur-
empfindung, bei erhaltener Tastempfindung, in der linken
untern Extremität. Die elektromusculäre Contraktilität
war normal an der linken, wenig herabgesetzt an der
rechten untern Extremität, nur am Quadriceps erhalten.
Die Haut der rechten Hälfte des Bauches war bis zur Nabellinie ausserordentlich hyperästhetisch, die der linken
anästhetisch.

Der etwas ammoniakalische Urin wurde mit Schwierigkeit entleert; ebenso die Faeces nur nach Anwendung
von Drasticis und dann zuweilen unfreiwillig. In den
nächsten 13 Tagen bildete sich vollständige Incontinentia
urinae et alvi aus, dann aber zeigte das Krankheitsbild
eine auffällige Veränderung, indem Fieber eintrat, wobei
sich ein eigenthümliches Missverhältniss zwischen Temperatur und Puls herausstellte, indem die erstere
zwischen 38° u. 38.6° schwankte, und nur selten 39° erreichte, der Puls dagegen gewöhnlich zwischen 112 und
und 128 Schläge hatte und einmal sogar bis 198 stieg.
Die Zahl der Athemzüge betrug zwischen 20 u. 24. Kurz
darauf trat auch Lähmung des linken Beines hinzu und
wenige Tage später wurde auch die Anästhesie bilateral
mit zunehmender Abschwächung der Reflexbewegung. Der
nach obenhin fortschreitenden Anästhesie ging stets
Hyperästhesie der betreffenden neuergriffenen Hautzone
voraus, und zwar in der Art, dass eine Zone des Rumpfes
gestern noch normaler Sensibilität, heute hyperästhetisch u. morgen bereits anästhetisch war. Auf diese Weise
rückte die Anästhesie binnen einem Monat allmälig bis
zum Niveau der 2. Rippe hinauf. Schliesslich traten wiederholt heftige convulsivische Bewegungen in den oberen
Extremitäten und schmerzhafte Krämpfe in den Nackenmuskeln ein, während die Athemfrequenz sich auf 60, die
Pulsfrequenz auf 200 in der Minute steigerte.

In dem Krankheitsverlauf sind 2 Perioden zu
unterscheiden: Die erste, worin sich der Kr. zur
Zeit seines Eintritts in die Klinik befand, charak-
terisirte sich durch motorische Lähmung, leichte
Hyperästhesie und gesteigerte Reflexerregbarkeit
in der rechten untern Extremität, durch Anästhesie
bei erhaltener Motilität in der linken.

Die 2. Periode entwickelte sich unter Fiebererscheinungen nach 13tägigem Aufenthalt in der Klinik und zeigt complete motorische und sensible
Paraplegie, mit veränderter Reflexerregbarkeit, neben
vollständiger Anästhesie des Rumpfes bis zur 2.
Rippe etc.

Das Symptomenbild der 1. Krankheitsperiode entspricht ganz dem, welches zuerst Brown-Séquard
durch Durchschneidung einer Rückenmarkshälfte
hervorgebracht hat. Im fragl. Falle muss der Sitz
der Affektion in der rechten Hälfte des Lendenmarks, und zwar wahrscheinlich in der Lendenan-
schwellung selbst sein, da das Gebiet der Anodynie
dem Verlauf der Lendennerven entspricht. Auch in
longitudinaler Richtung kann der Process keine grosse
Ausdehnung haben, vielmehr musste das untere Ende
des Rückenmarks intact sein 1) wegen gesteigerter
Reflexaktion der Muskeln des rechten Beines, die
dem Willensimpuls vollständig entzogen waren, so dass
diese Reflexbahn innerhalb des Rückenmarks nicht
zerstört sein konnte, und 2) weil die Sensibilität am
rechten Beine nicht verändert war; denn wenn der,
wenn auch nur rechtseitige Process sich bis zum untern
Rückenmarksende erstreckte, so werden die durch

dasselbe in die linke Rückenmarkshälfte hinüber-
tretenden centripetalen, vom rechten Beine her kommenden Nervenfasern doch unterbrochen sein.

In Betreff der Natur des Processes während der
1. Periode sprechen Anamnese und Symptome am
meisten für eine rheumatische Myelomeningitis, die
sich bei dem Kranken in Folge verschiedener Erkältungen allmälig ausgebildet hatte. Die Symptome
der 2. Periode dagegen lassen sich vollständig nur
dadurch erklären, dass man einen von unten nach
oben allmälig bis zur Höhe der Medulla oblongata
ansteigenden Erguss in den Meningealsack des Ver-
tebralkanals annimmt, vielleicht durch eine Hämorrhagie aus durch die ursprüngliche Myelitis brüchig
gewordenen Blutgefässen und sekundäre exsudative
Meningitis.

Was die Therapie betrifft, so zeigten sich im
vorliegenden Falle nur warme Bäder von gutem
Einflusse auf die convulsiven Anfälle.

*Aufhebung der Motilität bei erhaltener Haut-
sensibilität in Folge von Quetschung des Nervus
radialis* beobachtete Lannelongue (Gaz. des
Hôp. 121. 1872) bei einem Manne, der wegen einer
Fraktur des Oberschenkels seit langer Zeit eine Krücke
gebraucht hatte.

Zur Erklärung dieses anscheinend auffälligen
Verhaltens verweist L. auf eine Anzahl analoger
Beobachtungen (vom Béclard, Langier und
Houel und Richet) so wie auf von Arloing
und Tripier an Hunden und Katzen angestellte
Experimente. Aus denselben ergiebt sich, dass es
unmöglich ist, die Hautdistrikte der drei Haupt-
venestämme an der vordern Extremität dieser Thiere
bestimmt abzugrenzen, sondern dass vielmehr eine
gewisse Solidarität oder funktionelle Correlation
zwischen Radialis, Ulnaris u. Medianus zu bestehen
scheint. [Ueber den Verlauf des Falles ist leider
Nichts mitgetheilt.]

*Ueber die Ursache des Aufhörens der Muskel-
contrakturen während des Schlafes* hat Prof. Francesco Vizioli (Il Morgagni XII. 11. p. 835.
1870) mit Bezug auf einen von Prof. Palma in
Ischia veröffentlichten Fall (s. unten) Untersuchungen angestellt.

Vf. war von vornherein geneigt, diese Erscheinung auf Rechnung der während des Schlafes von
verschiedenen Forschern nachgewiesenen Hirnanämie
zu bringen. Um sich selbst von dieser Thatsache
zu überzeugen, wiederholte er die Experimente
Durham's, indem er einmal bei einem Hunde
eine Glastafel in eine Trepanöffnung des Schädels einkittete und zweitens bei einem anderen
Hunde 2—3 Wirbelbogen entfernte und direkt das
Verhalten der Blutgefässe des Rückenmarkes während des Schlafes studirte. In beiden Experimenten konnte er während des Schlafes eine deutliche
Verminderung des Kalibers der Blutgefässe nachweisen. Ausserdem experimentirte Vf. am unverletzten Thier, indem er an Windhunden mit langem

Hals und deutlichem Sulcus caroticus an der Innen-
fläche eines breiten metallenen Halsbandes, beiden Carotiden anliegend, 2 lufterfüllte dünnwan-
dige Kautschukblasen befestigte, die mittels dünner
Schläuche mit je einem mit gefärbter Flüssigkeit gefüllten Manometer communicirten. So lange das
Thier schlief, sank die Flüssigkeitssäule in beiden
Manometern um 2—3 Ctmtr. und nahm erst beim
Erwachen wieder die frühere Höhe an. Daraus erhellt, dass während des Schlafes ein verminderter
Blutzufluss zum Gehirn stattfindet. Die beiden von
V. mitgetheilten einschlagenden Beobachtungen sind
folgende.

1. *Fall.* (Prof. Pal ma.)
Ein 9jähr. Mädchen litt seit 6 Mon. an Contraktur
sämmtlicher Muskeln der linken Unterextremität, welche
beständig in forcirter Extension und Rotation nach innen
verharrte. Der grosse Trochanter sprang ungewöhnlich
stark hervor und war bei Druck schmerzhaft. Bis zum
Knie hinauf bestand völlige Anästhesie. Passive Beugebe-
wegung war wegen heftiger Schmerzensäusserungen nicht
möglich. Diese Contraktur cessirte nun in auffälliger
Weise während des Schlafes , so dass alsdann mit Leichtigkeit jede Bewegung ausgeführt werden konnte. Nach
30 Bädern konnte die Kr. das Bein und die Zehen etwas
biegen und nach dreimaligem Aetherisiren und gleichzeitiger Faradisation in mehrtägigen Zwischenräumen trat
vollständige Heilung ein.

2. *Fall.* (Vizioli.)
Ein 8jähr. Mädchen hatte im Alter von 18 Mon. unter
leichtem Fieber und Krämpfen eine Hemiplegie der linken
Seite erlitten. Die untere Extremität konnte Pat. bald
wieder gebrauchen, die obere aber blieb gelähmt mit Contraktur des Armes und der Hand, die jedoch während des
Schlafes vollkommen aufhörte und erst einige Zeit nach
dem Erwachen sich wieder einstellte. Auch in diesem
Falle schien die elektrische Behandlung gut zu thun.

Hinsichtlich der *pathologischen und therapeutischen Beziehungen zwischen Asthma, Angina
pectoris und Gastralgie* spricht sich F. E. Anstie
(Brit. med. Journ. Nov. 11. 1871) dahin aus, dass
für alle diese Zustände eine Affektion des *Vagus* als
Ursache zu betrachten sei. Als Gründe für diese
Annahme führt er Folgendes an.

Der *Nervus vagus* ist unter anderen der centripetal leitende sensible Nerv für alle Gefühlseindrücke,
welche den Magen , die Schleimhautoberfläche der
Lungen und Trachea und das Herz treffen. Der
Einwand, dass der Sympathicus auch sensible Fasern
führte, beruht auf sehr zweifelhaften Voraussetzun-
gen, indem alle sogenannten sensiblen Fasern des
Sympathicus in Wirklichkeit nur ihm beigemischte
Spinalnervenfasern sind.

2) a) Heftiges und hartnäckiges Asthma ist fast
stets complicirt mit Symptomen von Angina oder
geht selbst in ausgesprochene Angina über. b)
Asthma ist fast immer complicirt mit Gastralgie und
umso c) die chronische Form von Angina.

3) die häufige Complication dieser 3 Neurosen
mit Quintus-Neuralgie lässt den Ursprung der Affektion in jenem Theil der Medulla oblongata vermuthen,
in welchem die Kerne des Vagus und Quintus dicht
steinander verbunden sind. Zum Beweise des häufigen Uebergangs von einer dieser 3 Neurosen in Quin-

tus-Neuralgie theilt A. einen Fall mit, wo bei einem
42jähr. Uhrmachergehülfen die seit längerer Zeit bestehende heftige Gastralgie plötzlich aufhörte, dafür
aber eine heftige Neuralgie im rechten Ramus ophthal-
micus quinti auftrat mit sekundärer Iritis u. Vernich-
tung des Sehvermögens.

4) Besonders in Fällen von Asthma u. Angina
pectoris lassen sich stets ähnliche Erkrankungen in
der Familie des Kranken auffinden. A. kennt Familien, welche von diesen beiden Affektionen förmlich
durchseucht zu sein scheinen ; in einer grossen Familie konnte er sie durch 2 oder 3 Generationen
verfolgen. Die Angina pectoris ist nach Vf. durchaus keine , wie man gewöhnlich 'annimmt , seltene
Krankheit.

5) *Arsenik*, wo es vertragen wird (Solut. Fowleri
3mal täglich 5 Tropfen) ist das wirksamste Mittel
gegen alle 3 Neurosen. Bei 2 Herren von 65, resp.
75 Jahren blieben nach 14tägigem Gebrauche von
Arsenik die sonst täglich wiederkehrenden steno-
kardischen Anfälle vollständig aus.

Bei Gastralgie hat schon Leared die Wirksamkeit des Arsenik beobachtet ; Vf. constatirte
sie besonders in den Formen von Gastralgie, welche
Asthma complicirten. Wird Arsenik nicht vertragen, so empfiehlt Vf. subcutane Injektionen von
Strychnin in der Dosis 0.5, 0.7 bis 1.0 Mgrmm.

Schliesslich erwähnen wir noch eine Mittheilung
von Dr. W. Jelly in Madras (Brit. med. Journ.
June 14. 1873) über *abnorme Steigerung des Haar-
wuchses an paraplegischen Unterextremitäten.*

Ein 18jähr. Schneider, spanischer Abkunft,
war vor 8 Jahren in Folge eines Trauma parapla-
gisch geworden u. litt ausserdem an Blasenlähmung,
hartnäckiger Verstopfung und Appetitsmangel. Ein
dicker Haarwuchs erstreckte sich von der Höhe des 2.
Lumbalwirbels bis in die Kniekehlen u. war von den
Nates nach abwärts bis zur Mitte des Oberschenkels
so lang, dass man mit Leichtigkeit Locken drehen
konnte. „Pat. trägt ausserdem eine Verlängerung
(prolongation) der Wirbelsäule, in welcher sich eine
Substanz von käseähnlichem Aussehen anhäuft ; diese
bildet einen Tumor, welcher reift und ungefähr alle
2 Monat abfällt, ohne eine Ulceration oder Wunde
zu hinterlassen." [?]   (Seeligmüller.)

553. Beiträge zur Lehre von den Krankheiten des Herzens; nach neuern Beobachtungen zusammengestellt von Dr. H. Peters zu Bad
Elster. [1]

Sehr eingehende Untersuchungen über die *Intermittenz des Herzschlages* sind von Dr. Ch. La-
sègne (Arch. gén. 6. Sér. XX. p. 641. Déc. 1872)
veröffentlicht worden.

L. hebt zunächst die Mangelhaftigkeit unserer
Kenntnisse über den intermittirenden Herzschlag
hervor und führt die wenigen Autoren an, welche

---

[1] Vgl. Jahrbb CLX. p. 24.

diesem Gegenstande ihre Aufmerksamkeit geschenkt haben. Laénnec unterscheidet 2 Arten von Herzintermittenzen: „eine wahre, durch Aufhebung der Herzschläge, u. eine falsche, durch ganz schwache, an den Arterien gar nicht oder kaum fühlbare Contraktionen des Herzens bedingt. Die erstere Art kommt häufig bei Greisen vor; bei Männern im mittlern Alter tritt sie zuweilen im Gefolge von Herzkrankheiten, und zwar vorzüglich bei Hypertrophie des Ventrikels und Palpitationen auf." Stokes scheint die Intermittenzen nur für einen Nebenumstand der Palpitationen zu halten; sein Hauptbestreben ist darauf gerichtet, die Erscheinungen zu erforschen, durch welche sich die blos funktionellen Störungen von den organischen Krankheiten des Herzens unterscheiden. Unter den neuern Arbeiten hält Vf. nur die Monographie von Dr. B. Richardson über die rhythmischen Störungen des Herzens (Discourses on practical physic, 1871) für erwähnenswerth. Richardson stellt folgende Sätze auf: „1) Die Intermittenz des Herzschlags ist kein Symptom einer Gehirnerkrankung. Wenigstens waren in den 50 von ihm beobachteten Fällen keine Erscheinungen von Krankheiten des Gehirns oder Rückenmarks vorhanden, die kaum vollständig fehlen würden, wenn die Intermittenz des Herzens wirklich unter dem Einfluss einer Gehirnkrankheit stände. 2) Wäre diese Intermittenz auf irgend welche Erkrankung des Vagus zu beziehen, so würde man gleichzeitig andere Erscheinungen beobachten, als: Schmerz, Uebelkeit u. andere gastrische Störungen; von alledem hat R. nie Etwas beobachtet. 3) Die Intermittenz scheint nicht durch eine Erregung des Nervensystems zu entstehen. 4) Die Experimente mit den narkotischen Mitteln beweisen, dass die Ursache des intermittirenden Herzschlags nicht cerebral ist. 5) Die Thätigkeit der Ganglien des Sympathicus und der wirklichen Herzganglien ist nicht dieselbe. Wenn die Thätigkeit des Sympathicus schwach wird und Intermittenzen eintreten, fahren die Herzcentren (centres cardiaques) fort, schwach zu funktioniren."

Nach Vf. muss man bei der Thätigkeit des Herzens 3 Erscheinungen genau von einander unterscheiden: 1) den Rhythmus, 2) die Intensität und 3) den Klang (la sonorité) des Herzschlags. „Unregelmässigkeit" ist ein sehr allgemeiner, vager Begriff, der sich auf alle die drei genannten Erscheinungen beziehen kann und weiter Nichts besagt, als dass irgend eine Funktion sich nicht nach der Regel vollzieht. Unter „Palpitationen" versteht man eine vom Arzte fühlbare und vom Kr. bemerkte Verstärkung des Herzschlages, welche häufig mit einer Beschleunigung der Herzbewegung verbunden ist. Gewöhnlich sind die Schläge bei den Palpitationen in Bezug auf den Rhythmus regelmässig, zuweilen sind sie durch Pausen oder Ruhepunkte von ungleicher Dauer unterbrochen. Bei der Intermittenz des Herzschlags sind alle übrigen Funktionen regelmässig, ausgenommen die zeitweilige Unterbrechung

der Schläge. Nach einer Aufeinanderfolge von in Stärke und Rhythmus regelmässigen Schlägen tritt ein kürzerer oder längerer Ruhepunkt ein, auf welchen dann eine neue Reihe an Intensität u. Rhythmus gleichmässiger Schläge folgt, was nicht selten in einer bestimmten Reihenfolge geschieht. Die erste nach der Pause wieder auftretende Contraktion scheint gewöhnlich kräftiger zu sein, diese Verstärkung ist aber meist nur eine scheinbare, durch Palpitationen wird die Intermittenz des Herzschlags nicht beeinflusst, auch nicht durch die Ursachen, durch welche Palpitationen häufig hervorgerufen werden: als rasches Gehen, reichliche Mahlzeiten, lebhafte Gemüthsbewegungen etc.

Die Kranken selbst haben gewöhnlich eine gewisse Kenntniss von der Intermittenz ihrer Herzschläge, indem sie durch ein eigenthümliches, unangenehmes Gefühl darauf aufmerksam werden; die Ursache entdecken sie nur dann, wenn sie sich zufällig dabei an den Puls fühlen. Weniger aufmerksame oder weniger empfindliche Kr. bemerken nur den lebhaften Herzschlag, welcher zuerst nach der Pause eintritt, und klagen über die unregelmässigen Intervallen wiederkehrende Palpitationen. Bei höhern Graden der Krankheit ist das Ausbleiben des Herzschlags von einer vorübergehenden Angst begleitet. Eine dritte Klasse von Kranken hat ausser der Beängstigung während des Intermittirens und ausser dem Shok beim Wiedereintreten der Herzschläge noch eine lebhafte Empfindung in der epigastrischen Gegend. Einige Kranke beschreiben diese Empfindung im Epigastrium als einen spannenden oder blitzartigen Schmerz, welcher bei jedem Intermittiren auftritt; andere haben das Gefühl eines bevorstehenden, aber nicht eintretenden Anstossens; wieder andere haben das Gefühl von fehlschlagendem Gähnen verbunden mit einem im Epigastrium beginnenden und bis in die Kinnladen ausstrahlenden Schmerze; bei einer kleinen Anzahl von Kranken tritt das Gähnen wirklich ein, aber verspätet und langsam. Bei manchen Kranken ist das Intermittiren mit einer so bedeutenden Angst verbunden, dass sie sich selbst nach Aufhören derselben nicht an den Puls zu fühlen wagen und ein noch einmal auftretender krampfartiger Schmerz in der Magengegend oder ein nochmaliges Anstossen sie mit neuer Angst erfüllt. Dies plötzlich auftretenden und von den Kranken genau beschriebenen Beschwerden, vorzüglich die in der Mehrzahl der Fälle gleichzeitig mit dem Intermittiren des Herzschlags auftretende nervöse gastrische Empfindung, scheinen dem Vf. die Betheiligung des N. vagus zu beweisen.

Zwar existiren keine Krankheiten der Leber und des Magens, von welchen man mit Bestimmtheit sagen könnte, dass sie Palpitationen oder intermittirendes Schlagen des Herzens herbeiführen, doch giebt es gewisse Beziehungen zwischen secundären Erkrankungen des Digestionsapparates und der Herzintermittenz. Vorzüglich gilt dieses nach Vf. von manchen chron. Krankheiten, welche ähnlich de akuten, ein auch unter *allgemeinen Erscheinungen* verlaufendes, aber länger dauerndes Prodromalstadium haben, dessen Hauptmerkmal eine durch den objektiven Befund nicht zu erklärende *allgemeine Schwäche* ist. Ausserdem rechnet L. hierzu diejenigen Fälle, wo bei chron. Krankheiten, die das Leben nicht unmittelbar bedrohen, sehr bedenkliche, dem Krankheitsbilde direkt gar nicht angehörende Erscheinungen auftreten: eigenthümliche Fieberbewegungen, Trockenheit der Haut, Blässe, Verdauungsstörungen, Oedem der untern Extremitäten ohne Albuminurie u. s. w. Ohne Kenntniss der Anamnese würde man in solchen Fällen glauben, das Ende einer alten Krankheit vor sich zu haben, während die Krankheit doch erst begonnen hat. Bei diesem eigenthümlichen Zustande, bei welchem alle Theile des Organismus ergriffen sind, findet jedoch oftmals ein Rückgang der fragl. Erscheinungen statt, wo dann die ursprüngliche Krankheit ihren weitern Verlauf nimmt.

Folgende von ihm beobachtete Krankheitsfälle führt L. als Beleg für seine Ansicht an.

1) Ein 50 J. alter Mann, welcher sich durch anhaltendes Arbeiten über seine Kräfte angestrengt hatte, verlor den Appetit, seine Beine wurden schwach und schmerzten Morgens beim Aufstehen, er klagte über einen dumpfen Kopfschmerz und eine ihm sonst unbekannte geistige Trägheit, welche er nur durch Anstrengung seines Willens überwinden konnte. Ferner litt er an Gefühl von Hitze in der Haut, einer ausserordentlichen Empfindlichkeit gegen Erkältung und an Verstopfung, mit Diarrhöe abwechselnd. Dabei wurde er blass und magerte ab. Nachdem dieser Zustand eine Zeit lang gedauert hatte, stellte sich Intermittiren des Herzschlags ein mit dem Gefühl einer Erschütterung (Shok) im Epigastrium und Angstgefühl bei jedesmaligem Intermittiren. Vf. verordnete dem Kr. Ruhe, tonische Mittel und Veränderung des Klima, jedoch ohne Erfolg. Später stellte sich eine Entzündung der Haut am Winkel des Unterkiefers ein. Nachdem die Krankheit mehrere Monate gedauert hatte, besserte sich der Zustand allmälig; das Intermittiren des Herzschlags, welches im Ganzen ungefähr 6 Mon. gedauert hatte, hörte plötzlich auf und kam seitdem nie wieder.

2) Ein 18 J. altes Mädchen verfiel nach einer heftigen Gemüthsbewegung in einen kachektischen Zustand, welchen man als Anämie oder Chlorose bezeichnete, obwohl mit einem Schlage bedeutend grössere allgemeine Beschwerden auftraten, als man sie bei den höchsten Graden von Chlorose beobachtet. Die Menstruation blieb dabei ziemlich regelmässig, das Herz zeigte keine andern Erscheinungen als bei Chlorose. Die Kr. war matt und schlaff, ohne nervöse oder hysterische Erscheinungen zu eigen. Nun trat Intermittenz des Herzschlags auf, ohne Palpitationen, ohne Dyspnöe und sonstige Erscheinungen an den Lungen. Später erkrankte Pat. in Folge von Erkältung an einer Bronchopneumonie, so dass die Entwickelung von Tuberkulose zu befürchten stand. Nach ungefähr 6 W. trat jedoch Besserung ein, welche regelmässige Fortschritte machte; das Intermittiren des Herzschlags wurde allmälig seltener und verschwand schlüsslich ganz. Pat. hat später geheirathet, mehrere Kinder glücklich geboren und nie wieder an einer Störung der Herzthätigkeit gelitten.

3) Ein Südamerikaner, schon seit längerer Zeit in England lebend, klagte über zunehmende Schwäche ohne genau bestimmbare Erscheinungen. Er hatte Verdauungsbeschwerden, Widerwillen gegen Nahrung und ein Gefühl von Mattigkeit, welches ihn verhinderte, anhaltend zu arbeiten. Diese Schwäche fühlte Pat. vorzüglich in den Beinen, so dass man eine beginnende Paralyse annahm. Ferner klagte der Kr. über Schwindel und dumpfe Kopfschmerzen, so dass man an eine langsam fortschreitende Erkrankung des Gehirns dachte; keine Erscheinungen an den Lungen, nur herumziehende Schmerzen in den Wänden des Thorax. Der Kr., ein starker Raucher, enthielt sich des Rauchens, wodurch jedoch eben so wenig eine Besserung erzielt wurde als durch die Anwendung tonischer Mittel. Da man ihm einen Klimawechsel gerathen hatte, kam er nach Paris. Hier fand man trotz sorgfältigster Untersuchung nichts weiter als Intermittenz des Herzschlags, welche dem Kr. selbst schon bekannt war, den Kr. aber keine übrigen Beschwerden wenig Unbequemlichkeiten veranlasste. Die Intermittenz trat bald häufiger, bald seltener auf und war jedesmal von derselben Dauer. Nach 6monatl. Ruhe und Behandlung (namentlich mit Hautreizen) besserte sich das Allgemeinbefinden des Kr. sichtlich und die Intermittens der Herzschläge verschwand. Seitdem hat sich 2mal ein ähnlicher Zustand vorübergehend gezeigt, ohne dass intermittirender Herzschlag dabei aufgetreten wäre.

In andern Fällen waren die allgemeinen Beschwerden weniger deutlich; sobald dieselben auftraten, stellte sich auch die Intermittens ein, welche dann mit der Reconvalescenz wieder verschwand. Vf. hat Kranke gekannt, welche im Laufe eines Jahres mehrere solche Anfälle von Intermittens des Herzschlags überstanden hatten. Aus freien Stücken gaben sie nur die eine ihnen unangenehme Erscheinung an, welche sie beunruhigte und in Ihnen die Furcht vor einer beginnenden Herzkrankheit erweckte. Bei genauerer Nachforschung aber ergab sich, dass sie an einem unbeschreiblichen Unbehagen litten, welches in manchen Fällen nach zu anstrengenden Arbeiten aufgetreten war. Die angeführten Fälle, welche häufiger vorkommen, als man glaubt, gehören in die Klasse der sogen. prämonitorischen Kachexien. — Jedesmal, wenn man bei Individuen, welche an keiner *bestimmten* Krankheitsform leiden, intermittirenden Herzschlag findet, wird eine bedeutende *allgemeine* Störung der Gesundheit bestehen u. häufig auch der Ausbruch einer schweren Krankheit bevorstehen.

Die zweite Kategorie von Intermittenzen des Herzschlags umfasst diejenigen Fälle, wo bei einer lokalen Erkrankung eine vorzeitige und unerwartete Kachexie eintritt.

4) M. X., 43 J. alt, hatte früher an nervösen Zufällen gelitten, welche bald in Schwindel, bald epileptieartigen Anfällen, bald in Hyperästhesie des Gehörs und hartnäckiger Schlaflosigkeit bestanden. Pat. konnte plötzlich in Folge einer heftigen Erkältung keinen Urin lassen, so dass er die nächsten beiden Tage katheterisirt werden musste. Am Tage darauf traten nach einem kleinen Spaziergange im ganzen rechten Beine Schmerzen und geringere Beweglichkeit auf, diese Lähmung wurde stärker und ergriff auch das linke Bein, so dass die Beine auch im Bett kaum bewegt werden konnten. Die Schmerzen wurden heftiger; dazu gesellte sich Fieber, Appetitlosigkeit, Erbrechen, Trockenheit d. Zunge, Schmerzen im Epigastrium, eine heftige Intercostalneuralgie u. Pleuritis der l. Seite, fortschreitendes Oedem der untern Extremitäten ohne Albuminurie, ausserordentliche Mattigkeit, fortwährende Brustbeklemmung mit pseudoasthmatischen Anfällen, nächtliche Delirien, Hautentzündung in der Gegend des Sitzbeins u. Decubitus. Während dieser Zeit zeigte sich alle 8—10 Schläge Intermittens mit langer Pause;

der erste wieder eintretende Herzschlag war stark accentuirt und wurde vom Kr. trotz seiner Schwäche gefühlt. Keine Palpitationen. Milchnahrung wurde zwar vertragen, verursachte aber jedesmal Schmerzen. Die Entleerung der Fäces und des Urins erfolgte mühsam, aber freiwillig. Der rasche Verlauf der Kachexie machte die Prognose sehr ungünstig, doch besserte sich der ganze Zustand bis auf die Lähmung, das pleuritische Exsudat wurde langsam resorbirt, die Verdauung geregelt, die Abscesse vernarbten. Der Kr. wurde wieder kräftiger u. allmälig verschwand auch die Intermittens des Herzschlags.

b) Vf. hatte wiederholt Gelegenheit, einen Mann von 22 J. zu untersuchen, welcher an einer leichten Darmaffektion und ausserdem seit langer Zeit an intermittirendem Herzschlage litt. Derselbe gab an, dass ihm bekannte Intermittiren häufiger auftrete, wenn er eine anhaltende Gemüthsbewegung habe, sonst aber durch keinen ihm bekannten andern Einfluss entstehe. Er hatte nie Palpitationen oder Dyspnöe und konnte seinen Körper den grössten Anstrengungen ohne irgend welchen Nachtheil aussetzen. Im Uebrigen war er ganz gesund.

Vf. bemerkt, dass dieser der einzige von ihm beobachtete Fall sei, welcher nicht genau in die von ihm gegebene Definition passe; ausser dem Aussetzen der Herzschläge bestand nämlich in diesem Falle eine gewisse Unregelmässigkeit in der Aufeinanderfolge der nicht unterbrochenen Herzschläge, aber die Intermittenz war viel bedeutender als die andern Anomalien, welche man bei oberflächlicher Untersuchung gar nicht bemerkte.

Die Intermittenz des Herzens hat mit den bei organischen Herzkrankheiten vorkommenden Unregelmässigkeiten des Rhythmus nur *ein* gemeinsames Merkmal: das zeitweilige Aussetzen des Herzschlags. Sie ist weder mit Beschleunigung der Pulsationen, noch Verstärkung ihrer Intensität, noch mit Ungleichheit der Contraktionen, noch mit abnormen Geräuschen verbunden. Mit Ausnahme der Pause, auf welche entweder eine lebhaftere oder 2 einander näher gerückte Pulsationen folgen, ist der Rhythmus vollständig normal.

Die Differentialdiagnose ist leicht. Bei keiner Herzaffektion ist die Störung eine so eng begrenzte. Alle übrigen Herzaffektionen sind mit Palpitationen und vielfachen andern Unregelmässigkeiten verbunden. Selbst toxische Einwirkungen, unter denen die Digitalis das vollkommenste Beispiel darbietet, führen keine wahre Intermittenz herbei, vielmehr sind hier die zwischen 2 Pausen auf einander folgenden Schläge sowohl in Bezug auf den Rhythmus als die Intensität unregelmässig. Aehnlich verhält es sich mit den durch die Hysterie herbeigeführten Herzstörungen, dieselben bestehen fast ausschliesslich in beschleunigten Palpitationen; wenigstens hat Vf. nie bei einem ohne kachektische Zustände verlaufenden Fall von Hysterie Intermittiren des Herzschlags auftreten sehen. — Auch die gewöhnlichen den Rhythmus des Herzschlags beschleunigenden Ursachen, als: schnelles Gehen, Gemüthsbewegungen etc. sind ohne allen Einfluss auf die Intermittenz der Herzschläge. Nur die Aufnahme von Nahrung scheint in dieser Beziehung eine Ausnahme zu machen. Manche an Intermittenz der Herzschläge

leidende Kranke geben nämlich an, dass sie jedes Mal nach der Mahlzeit mehr durch ihr Uebel belästigt würden. Doch scheint diese Verschlimmerung der Beschwerden nur in der subjektiven Empfindung der Kranken zu liegen, da sich objektiv nach den Mahlzeiten weder eine längere Dauer noch ein häufigeres Auftreten der Intermittens nachweisen lässt.

Die Intermittenz des Herzschlages, so schliesst Vf., ist also eine besondere Form der rhythmischen Störung der Herzthätigkeit. Sie ist kein nothwendiger Bestandtheil irgend einer Kachexie; da sie aber nur bei bedeutenderen allgemeinen Störungen der Gesundheit auftritt, so erhält sie dadurch der Werth eines wichtigen klinischen Symptomes.

In seiner Abhandlung über *die wuchernde* (*végétante*) *ulceröse Endokarditis* und ihre *Beziehungen zur Sumpfintoxikation* weist Dr. Lancereaux (Arch. gén. 6. Sér. XXI. Juin p. 672. 1873) zunächst darauf hin, dass die wuchernde Endokarditis keine neue Krankheitsform ist. Schon bei Sandifort finden sich Fälle von derselben, und die äussere Aehnlichkeit der Herzvegetationen mit denen der Geschlechtstheile veranlasste Corvisart, ihnen einen syphilitischen Ursprung zuzuschreiben; auch Laёnnec u. Bouillaud haben sich mit dieser Krankheitsform beschäftigt. Die zahlreichen neueren Arbeiten über diesen Gegenstand haben wohl die allgemeinen Erscheinungen dargelegt, welche der Erweichung dieser Vegetationen und dem Uebergange ihrer Trümmer ins Blut nachfolgen, doch haben sie wenig dazu beigetragen, die Aetiologie und Pathogenie dieser Krankheitsformen deutlich zu machen. Im Gegensatz zu der herrschenden Ansicht, dass der Rheumatismus die Quelle der wuchernden, ulcerösen Endokarditis ist, auch wenn dieselbe im Puerperium auftritt, hat Vf. die Ueberzeugung gewonnen, dass die rheumatische und puerperale Endokarditis, welche verschiedene anatomische Merkmale zeigen, auch nicht denselben Ursprung haben. Zwar haben beide Formen eine deutliche Vorliebe für die Mitralklappe. Doch nimmt die *rheumatische* Endokarditis den ganzen Umfang des Orificium ein, während die *puerperale* immer begrenzt und umschrieben bleibt. Die erstere giebt Stoff zur Bildung eines Gewebes, welches sich wie Narbengewebe verhält, mehr oder minder beträchtliche Stenosen, und schliesslich durch Cirkulationsstörungen den Tod herbeiführt; die puerperale Endokarditis dagegen erzeugt ein wucherndes Gewebe, welches Aufblähung der Klappen herbeiführt, und bedingt mehr oder weniger ausgedehnte Vegetationen, welche sich nicht organisiren und deren Zerstörung zu einer Infektion des Organismus führt. Nach Vfs. Erfahrung giebt es aber noch eine wuchernde und ulceröse Form der Endokarditis, welche mit Vorliebe die Semilunarklappen der Aorta befällt, häufig bei früher an Intermittens Erkrankten vorkommt, und wegen ihrer Lokalisirung, wegen ihrer anatom. Merkmale und ihrer Entwicklung eine gewisse Beziehung zum Intermittens hat. Als Beleg für diese Annahme führt L. folgende Fälle an.

Beobachtung 1. Wuchernde und ulceröse Endokarditis der Klappen des linken Herzens; altes Wechselfieber.

A., Arbeiterin, unverheirathet, verlor ihren Vater im Alter von 30 Jahren an einer Lungenentzündung, ihre Mutter, Brüder und Schwestern sind gesund. Nachdem Pat. in früheren Jahren die Blattern und kürzlich eine Osteitis phosphorica (als sie in einer Zündhölzchenfabrik arbeitete) überstanden hatte, erkrankte sie vor 4 Jahren an einem Intermittens, woran sie 2 Monate im Hospital Saint-Antoine krank lag. Hernach befand sie sich ziemlich gut, sie konnte ohne ausser Athem zu kommen gehen und Treppen steigen. Doch vom letzten Januar an fühlte sie sich auf der Brust beengt, vorzüglich wenn sie weiter ging; auch hatte sie öfter aufsteigende Hitze u. Schwindelanfälle. Abends bemerkte sie zuweilen eine Anschwellung des rechten Fusses. Ungeachtet die Brustbeklemmung sich steigerte, setzte sie ihre Arbeit bis zum 8. Juni fort. Am 9. Juni hatte sie mehrmals blutigen Auswurf u. am 10. wurde sie wieder im Hospital Saint-Antoine aufgenommen.

Am 11. Juni zeigte sich Oedem der untern Extremitäten, welches sich die nächsten 14 Tage steigerte; dabei bestand mässige Ausdehnung der Venen an der vordern Thoraxwand; ausgedehnte präkordiale Dämpfung, diastolisches Blasen, am stärksten an der Basis des Herzens, letzteres bis zur Herzspitze, aber nicht nach der Achsel hin verbreitet; der systolische Ton war normal. Puls 96; seit 14 Tagen Heiserkeit; zahlreiche feine Rasselgeräusche und Dämpfung mit verlängertem Exspirium in beiden Lungenspitzen. Die Leber überragte den Thoraxrand 3 Finger breit, die Milz war vergrössert, der Urin enthielt etwas Eiweiss. Abführmittel. Dieser Zustand blieb die nächsten Tage unverändert, der Puls war immer frequent, die Haut heiss; die täglich entleerte Urinmenge betrug ungefähr 1 Liter. Chinin, Kaffee. Am 18. Juni leichte Dämpfung im untern Drittel des Thorax, knisternde Rasselgeräusche bei der Inspiration, keine Aegophonie; in der linken Seite Schmerzen und bei der Auskultation pleuritisches Reibungsgeräusch. Unter anhaltender Pulsbeschleunigung (über 100), jedoch bei mässigem Fieber (38.2—36.8) blieb der Zustand ziemlich unverändert, bis am 30. starker Frost mit blutigem Auswurf eintrat, worauf am 1. Juli Morgens der Tod erfolgte.

Sektion. Im Herzbeutel ungefähr ein Glas blutiger Flüssigkeit. Herz an der Basis und der vordern Oberfläche mit Fettklumpen bedeckt, etwas vergrössert. Aorta unverändert. Das Orificium aortic. zeigte von oben gesehen unregelmässige, polypöse Wucherungen der Klappen, die letzteren schlossen nicht. Nachdem das Infundibulum aort. eingeschnitten war, ergab es sich, dass an allen 3 Klappen ziemlich ähnliche Veränderungen bestanden. Sie waren in der untern Hälfte fast gesund, in den obern Theilen aber angeschwollen und mit polypösen Auswüchsen bedeckt. Die obern Ränder waren erweicht, unregelmässig eingerissen und zeigten mehr oder weniger beträchtliche Substanzverluste; 2 der Klappen waren fast in einander verschmolzen, die 3. war in der Mitte eingerissen und die beiden eingerissenen Hälften waren auf die andere Klappe umgeschlagen. Der rechte Zipfel der Mitralis zeigte auf der Ventrikularfläche 3 kleine hanfsamengrosse Gruppen von Wucherungen, wovon eine an der Insertion der Chordae tendineae, die beiden andern an der Grenze des mittlern und untern Drittels sich befanden. Die Vorhofsfläche der rechten Mitralklappe hatte eine kleine Ausbuchtung, welche der grössern dieser Vegetationen entsprach. Der linke Zipfel der Mitralis war normal, das Orificium wenig verändert. Die Höhlen der linken Herzhälfte waren normal gross, die der rechten etwas erweitert. Die Klappen des rechten Herzens zeigten keine Abnormität.

Im linken Pleurasacke befand sich ein seröser Erguss mittleren Grades. Die verhärteten und gefalteten Spitzen der Lungen waren durch alte weissliche Adhäsionen mit der Pleura parietalis verwachsen. Sie zeigten beim Einschneiden an der Oberfläche zahlreiche, strahlenförmige Narben und in der Tiefe gelbliche, eingetrocknete Massen, von 1—2 Cntr. Durchmesser, welche zahlreicher in der rechten Spitze erschienen, und von einem faserigen, pigmentirten Gewebe umgrenzt waren. Aehnliche Massen fanden sich vereinzelt in dem untern Theile des obern Lappens der rechten und im obern Theile des untern Lappens der linken Lunge. Die beiden untern Lappen waren hyperämisch und etwas ödematös, erschienen sehr reichlich mit Blut punktirt. Die Leber gross, hyperämisch, hatte das Aussehen einer Muskatleber und festes Parenchym. Die Milz, 2 Decimeter lang, 805 Grmm. schwer, knirschte unter dem Finger und enthielt, vorzüglich an den Rändern, mehrere gelbliche Infarkte. In der einen Niere befand sich ein zum Theil reorbirter Infarkt, die Cortikalsubstanz der Nieren war an der Peripherie pigmentirt, weiter nach innen gelblich gefärbt. Uterus normal, im Douglas'schen Raume eine gänseeigrosse Hämatocele; linke Tube mit ihrem obliterirten Ostium abdom. mit dieser Cyste verbunden, rechte Tube mit ihrer abdominalen Oeffnung auf der hintern Fläche des Uterus fixirt. Die graue Substanz und die angrenzende weisse Substanz der rechten vordern Seite des Lobus sphenoidalis des Gehirns erweicht und gelb gefärbt. Art. fossae Sylvii ungefähr 1 Cntmr. von ihrem Ursprunge entfernt durch einen gelblichen Thrombus verstopft, ober- und unterhalb desselben gesund. Im Gehirn keine weitern Abnormitäten, ebenso die Struktur der Arterien regelmässig.

Beobachtung 2. Intermittens u. Dysenterie; wuchernde Endokarditis der Semilunarklappen der Aorta und der rechten Klappe der Mitralis.

H., 32 J. alt, früher gesund, wurde am Ende des mexikanischen Feldzuges von Intermittens und Dysenterie befallen. Seitdem kränkelte er, trotzdem konnte er seinen militärischen Dienst bis Januar 1871 fortsetzen, wo er von einer Krankheit befallen wurde, gegen welche man ihm in der Präkordialgegend Schröpfköpfe setzte. Er konnte hierauf seinen Dienst wieder aufnehmen, blieb aber kurzathmig und musste den Dienst im April wegen vager Gliederschmerzen ohne specifische Erkrankung der Gelenke wieder aufgeben. Am 3. August 1871 wurde der Kr. im Hospital de la Pitié aufgenommen.

Die Untersuchung ergab hier guten Ernährungszustand, auffallende Blässe der Haut, Oedem der Beine, leichte Anschwellung und weissgelbliche Färbung des Gesichtes. Der Herzstoss war kräftig und beschleunigt, das Herz etwas vergrössert. An der Basis hörte man ein doppeltes Blasen, welches auf eine Erkrankung der Aortenklappen schliessen liess. Leber etwas vergrössert, Urin nicht eiweisshaltig; allgemeine Schwäche bestand; kein Appetit. Unregelmässige Fieberanfälle (Chinin und tonisches Regime). Dieser Zustand blieb die nächsten Tage gleich, nur wurde das Oedem stärker und bildete sich ein leichter Grad von Ascites aus. Das Fieber dauerte fort, am 20. August an trat von Zeit zu Zeit heftiger Frost auf, die Dyspnoe steigerte sich von Tag zu Tag und am 29. August erfolgte der Tod.

Sektion. Im Herzbeutel eine geringe Menge Flüssigkeit. Beide Ventrikel etwas ausgedehnt und hypertrophirt. Das Orificium aortic. erschien vor dem Einschneiden von oben her gesehen von einer polypösen Masse geschlossen und liess Wasser kaum durchtreten. Die Semilunarklappen erschienen fast in ihrer ganzen Ausdehnung unregelmässig, krumm, höckrig, fungös und mit organisirten Vegetationen besetzt, deren eine grössere dem Substanzverlust mit einnahm, welchen die benachbarte Klappe erlitten hatte; im Uebrigen war die Aorta normal. Das Orificium der Mitralis war etwas verengt;

an der Atriumfläche der Mitralis, ganz nahe an ihrem freien
Rande, befanden sich ebenfalls einige Vegetationen, eine
fast von 1 Ctmtr. Ausdehnung; die rechte Klappe der
Mitralis zeigte ausserdem auf der Ventrikularfläche eine
frische Ulceration von der Grösse einiger Millimeter, begrenzt von kleinen Wucherungen. Lungen pigmentirt
und ödematös, in denselben 3 frische blutige Infarkte;
in den Pleurasäcken wenig Flüssigkeit. Leber etwas vergrössert, durch resistente Adhäsionen mit dem Zwerchfell
verwachsen, auf der Schnittfläche überall mit schwarzen
Pigmentflecken besetzt (Melanämie). Milz 20 Ctmtr.
lang, pigmentirt, an ihrer Oberfläche kleine gelbe Infarkte
und kleine narbige Einziehungen. Das Parenchym der
rechten Niere vollständig verschwunden, das Nierenbecken
ausgedehnt und mit einer citronengelben Flüssigkeit gefüllt. Der rechte Ureter in seinem obern Theile weit, im
untern obliterirt. Linke Niere fast um das Doppelte vergrössert, an ihrer Oberfläche einige schwärzliche Narben.
Blase normal. Orificium des linken Ureter beträchtlich
verengert, das des rechten Ureter verengt, kaum sichtbar. Gehirn wenig verändert.

*Beobachtung 3. Wuchernde, ulceröse Endokarditis
der Semilunarklappen der Aorta; Plötzlicher Tod.*

R., 32 J. alt, Kupferformer, erfreute sich bis zum
Jahre 1870 einer vortrefflichen Gesundheit, wo er sich
für die Dauer des Krieges anwerben liess und nach Afrika
geschickt wurde, wo er 4 Monate blieb. Am 19. März
1871 nach Paris zurückgekehrt, liess er sich von der
Commune anwerben, nach deren Sturze er auf die Galeren
geschickt wurde, wo er 4 Monate blieb. Als er von dort
wieder nach Paris zurückkehrte, war er blass, kurzathmig,
hatte viel Durst und Neigung zum Schwitzen. In diesem
Zustande wurde er am 26. Aug. 1872 im Hospital St. Antoine
aufgenommen. Er gab an, seine Kräfte u. frische Gesichtsfarbe erst seit Kurzem verloren zu haben, klagte über
Kurzathmigkeit beim Gehen, Brustbeklemmung u. Herzklopfen. Das Herz erschien beträchtlich vergrössert,
der Herzstoss kräftig. Die Herztöne waren dumpf und
klangen entfernt, trotz wiederholter Untersuchung war
jedoch kein abnormes Geräusch am Herzen aufzufinden.
Lungen nicht erkrankt; Leber ein wenig vergrössert,
nicht schmerzhaft; Urin nicht eiweisshaltig; kaum eine
Spur von Oedem an den Beinen. Dabei bestand Fieber
mit unregelmässigen Exacerbationen (Kaffee, Chinin).
Am 6. Tage nach der Aufnahme wurde der Kr. plötzlich
bleich, seine Gesichtszüge verfielen, wobei er über einen
ausserordentlichen Schmerz in der Herzgegend klagte.
Dieser Anfall verschwand nach einigen Minuten wieder,
doch trat ein ähnlicher Zustand 2 Tage später ein. In
der Nacht vom 15. bis 16. September wiederholten sich
diese Zufälle, wobei der Kr. das Bewusstsein zu verlieren
schien. Gegen 5 Uhr Abends verlor er das Bewusstsein
vollständig, es trat Erbrechen ein und nach wenigen Minuten erfolgte der Tod.

Section. Die Höhle des Perikardium enthielt ungefähr 100 Grmm. einer gelblichen Flüssigkeit, welche
sich bei Zusatz von Salpetersäure trübte. Das Herz war
gross, ohne Fettablagerung, an der Spitze, sowie an
einer kleiner Strecke seiner vorderen Fläche etwas verdickt.
Beide Höhlen erweitert, die Wand des linken Ventrikels
hypertrophisch. Aorta normal, das Orificium aort. insufficient. Die Semilunarklappen der Aorta zeigten vom Ventrikel aus gesehen eine Vegetation, deren Spitze in den
Ventrikel hineinragte. Beim Einschneiden des Orificium erschienen alle 3 Klappen verändert; 2 derselben waren an
ihrer Grenze in einander geschmolzen; die eine von ihnen
war verdickt, aufgeblasen und an der Stelle, wo sie an
die zweite angrenzte, granulirt; die letztere, in ihrer
ganzen Ausdehnung angeschwollen, hatte an ihrer
Ventrikularfläche eine durch Erweichung und Zerstörung
eines Theils ihrer Substanz entstandene Ansbuchtung.
Die Dicke dieser beiden Klappen betrug 2—3 Mmtr., ihre
Consistenz war weich. Die dritte Klappe zeigte an ihrer
Ventricularfläche am oberen Rande eine höckrige, weiche
Vegetation, welche die letzteren fast um 1 Ctmtr. über-

ragte, kaum eine Spur von Erosion zeigte und durch ihr
Gewicht den freien Rand der Klappe heruntergezogen
hatte, wodurch sie selbst in das Infundibulum ventric.
hineinragte. In der Nähe des Orificium der einen Art.
coronaria fanden sich kleine Haufen Granulationen.
Im gleichen Niveau mit der Stelle, wo die Aorta und Pulmonalis sich berühren, befanden sich 2 weiche, grosse
Lymphdrüsen, welche nach Vf. mit der Veränderung zu
den Aortenklappen in Beziehung standen und den besten
Beweis für die specifische und infektiöse Natur dieser Erkrankung gaben. — Der rechte Zipfel der Mitralis war
an seiner hinteren Hälfte mit granulirten Vegetationen bedeckt, welche man auch an den meisten Chordae tendineae fand; auch an der Atriumseite dieser Klappe fand
sich eine hanfsamengrosse Vegetation. Der linke Zipfel
der Mitralis war intact. Die Tricuspidalis zeigte in der
Nähe ihres freien Randes eine circumscripte Verdickung.
Der rechte Ventrikel enthielt einen fibrinösen, bis in die
Pulmonalis fortsetzenden Thrombus, der linke Ventrikel ein gewöhnliches schwärzliches Coagulum. Die
Herzmuskulatur erschien überall blass, diejenige des rechten Herzens verhärtet, linkerseits liess sie sich zwischen
den Fingern zerdrücken; hier u. da bemerkte man graue
oder bläuliche Streifen, Zeichen einer Myokarditis, welche
an dem den veränderten Zipfel der Mitralis versorgenden
Papillarmuskeln deutlich sichtbar waren. Das Gewicht
des Herzens betrug ohne die Coagula 155 Grmm. Rechte
Lunge verwachsen, hinke nicht; beide etwas hyperämisch,
ödematös und in ihrer ganzen Ausdehnung mit bläulichen
Pigmentflecken durchsetzt. Die grossen Bronchien hyperämisch und mit feinen, weisslichen miliaren Granulationen übersäet; die Bronchialdrüsen vergrössert u. pigmentirt. Leber vergrössert, hyperämisch, etwas fetthal-
tig, 1950 Grmm. schwer. Milz 18 Ctmtr. lang, 770 Grmm.
schwer, durch eine faserige Adhäsion an der contrare
Oberfläche mit dem Zwerchfell verwachsen, ihr Parenchym
erweicht und durch eine weissliche, von hypertrophirten
Malpighi'schen Körperchen herrührende Durchsetzung
auffallend. Nieren etwas indurirt; Schleimhaut des
Magens schieferfarben, die der Gedärme intact. Gehirn
ohne Veränderung.

Vf. hebt selbst hervor, dass sich in diesem Falle
mit Sicherheit keine anderen Krankheitsursachen
als Strapazen und Elend auffinden lassen; doch
kommt er bei dem enormen Umfang der Milz und bei
der Beschaffenheit der Leber auf die Vermuthung,
dass der Kranke sich in früheren Jahren ein Intermittens zugezogen habe, wofür auch der Umstand zu
sprechen scheint, dass er sich zu 2 verschiedenen
Malen in Gegenden befunden hat, wo dieses Fieber
herrscht.

*Beobachtung 4. Wuchernde Endokarditis der Aorta;
Plötzlicher Tod.*

D., Holzdrechsler, 49 J. alt, am 29. Jan. 1873 im
Hospital St. Antoine aufgenommen. Pat. erschien kräftig
gebaut, aber blass, die Lippen waren etwas cyanotisch.
Der Zustand erschien überhaupt beim ersten Anblick
durchaus nicht gefährlich, gegen 5 Uhr Abends stürzte
jedoch Pat., als er im Begriff war auf den Abtritt zu gehen,
plötzlich todt nieder.

Section. Im Herzbeutel befand sich eine sehr geringe
Menge Flüssigkeit, das Herz war mit Fett bedeckt; die
rechte Herzhöhle enthielt ein fibrinöses halb blutiges Coagulum, welches sich bis in die Art. pulmonalis u. die Aort.
cula derselben Seite erstreckte. In linken Ventrikel befand sich ein grosses Blutcoagulum. Die Orificien des
rechten Herzens waren weit, aber unverändert, das Orificium und der Zipfel der Mitralis sind intact; das Orificium aortic. lässt das Wasser bald durch, bald nicht, ein
Resultat, welches nach L. in der Veränderung der Klappen
seine Erklärung findet. Die Ventrikularflächen der Aortenklappen strotzten von fast 1 Ctmtr. langen Vegeta-

nen, bei deren Lage das Orificium bald klaffte, bald hermetisch verschlossen war. Diese Vegetationen waren zum Theil fest, zum Theil im Stadium der Erweichung. Die Herzhöhlen waren erweitert, rechterseits mehr als linkerseits. Die Wände der Ventrikel nicht merklich hypertrophirt, doch erschien die Muskelsubstanz, vorzüglich linkerseits, fettig entartet. Die Atrien und die Art. pulmonalis waren frei von Blutcoagula, die Aorta erschien normal. Lungen hyperämisch und pigmentirt; Leber gross, an der Oberfläche granulirt, schwarz pigmentirt, vom Aussehen einer Muskatleber. Die Milz, 18 Cimtr. lang, war an der ganzen Oberfläche pigmentirt, ihr Parenchym zwischen den Fingern knirschend und zerreiblich. Auf der Oberfläche der Nieren befanden sich zahlreiche Pigmentflecke und einige Cysten, das Parenchym selbst war wenig verändert. Die Schleimhaut des Duodenum so wie die meisten Lymphdrüsen des Abdomen waren pigmentirt. Gehirn unverändert.

Vf. legt bes. Gewicht auf die Pigmentirung der meisten Organe, vorzüglich der Leber, der Milz und der Duodenalschleimhaut. Diese Pigmentirung, welche nicht auf Herzkrankheiten folgende Hyperämien bezogen werden konnte, da nur das Orificium der Aorta erkrankt war und überdiess kaum etwas Oedem der Beine bestand, lässt an die Möglichkeit eines früher überstandenen Intermittens denken. Leider konnte Vf. von dem frühern Leben des Kr. nichts weiter erfahren, als dass er lange Zeit Soldat in Afrika gewesen war.

Beobachtung 5. Ein anderer Pat., 38 J. alt, der ebenfalls als Soldat in Afrika an intermittirendem Fieber gelitten hatte, wurde 1871 im Hospital de la Pitié an einer Herzkrankheit behandelt, an welcher er 2 Tage nach seiner Aufnahme starb. Bei der *Sektion* zeigten sich die Aortenklappen mit Vegetationen bedeckt, angeschwollen und an mehreren Stellen erweicht und zerstört, so dass das Orificium insufficient war. Die Mitralis war normal, die Milz vergrössert.

Beobachtung 6. Ein junger Mann, 25 J. alt, welcher während seines Aufenthalts in Afrika von Intermittens befallen worden war, wurde im J. 1860 im Hospital de la Pitié von Dr. Marrotte und Vf. an einer mit Fieber verbundenen Herzkrankheit behandelt, wogegen Chinin. sulph. ohne Erfolg angewendet wurde. Der Kr. starb. Bei der *Sektion* fand man eine wuchernde Endokarditis zweier Aortenklappen, an deren Grenze sich ein blutgeitriger Abscess gebildet hatte. Die Milz und Leber waren vergrössert.

Beobachtung 7 u. 8 betreffen 2 Fälle von Endokarditis mit Ulcerationen der Aortenklappen, welche in dem von Vf. herausgegebenen patholog.-anatomischen Atlas (Obs. XCI. et XCIX. Paris 1871) aufgezeichnet sind. Die Fälle betrafen einen Coloniaten und einen frühern Soldaten in Afrika, welche beide Intermittensanfälle überstanden hatten.

Aus diesen 8 Beobachtungen von ulceröser Endokarditis, welche nach Wechselfieber aufgetreten waren, zieht Vf. folgende Schlüsse. Die wuchernde Endokarditis befällt zunächst die Aortenklappen und erstreckt sich zuweilen auch auf die Mitralis, u. zwar vorzüglich den rechten Zipfel derselben; sie besteht in Anschwellung der Klappen und Bildung von verschieden grossen, hervorragenden Wucherungen; in histologischer Beziehung besteht sie in der Bildung kleiner, runder, embryonaler, wenig lebens- und entwicklungsfähiger Elemente, welche bald die körnigfettige (granulo-graisseuse) Entartung eingehen.

Die veränderte u. erweichte Klappe kann dem Blutstrome nicht mehr Widerstand leisten, es entstehen Einrisse, Ulcerationen und schliesslich Substanzverluste, welche dem Blute mehr oder wenig grosse Mengen molekularer Detritusmasse zuführen. Gleichzeitig bilden sich häufig fibrinöse Coagula, welche entweder mit dem Blutstrome fortgerissen und in entfernte Organe geführt werden, oder die körnigfettige Entartung eingehen und dadurch noch mehr zur Infektion des Blutes beitragen. In diesem vorgeschrittenen Stadium der wuchernden Endokarditis zeigen sowohl die Ulcerationen als die embolischen Pfröpfe molekulare Granulationen und zuweilen Stäbchen (bâtonnets), welche eine grosse Aehnlichkeit mit Vibrionen haben; diese Granulationen u. Stäbchen finden sich in Vfs. Atlas der pathol. Anatomie abgebildet. Lange Zeit war Vf. geneigt, diese Form der Endokarditis mit dem Zustande zu vergleichen, welchen die Injektion putrider Massen in das Blut herbeiführt, und den Detritus der veränderten Klappen wie wirkliche Fermente zu betrachten; oft dachte er auch bei dieser eigenthümlichen Veränderung des Endokardium an Parasitenbildung, wie sie von Heiberg in einem Falle von puerperaler Endokarditis gefunden wurde (s. u.). Ferner ist die wuchernde Endokarditis gewöhnlich von Ekchymosen, Infarkten und vor Allem von einer Vergrösserung der Milz begleitet. Die örtlichen Erscheinungen bestehen in einem Blasen, welches gewöhnlich doppelt und am stärksten an der Basis des Herzens ist und sich in der Richtung der Aorta weiter erstreckt. Wenn die Krankheit eine Zeit lang bestanden hat, so gesellen sich zu dem blasenden Geräusche Hypertrophie des Herzens und passive Hyperämie der Leber, seltner Oedem der Beine. Eben so constant ist die Vergrösserung der Milz und die weichere Consistenz ihres Gewebes. Die *allgemeinen* Erscheinungen haben eine grosse Aehnlichkeit mit der Septikämie; die Kr. haben Frost, welcher gewöhnlich nicht sehr heftig ist, Fieber und eine Pulsfrequenz, welche selten 100 Schläge übersteigt; die Temperaturerhöhung schwankt zwischen 38 und 39 Grad. Zuweilen haben die Kr. Erbrechen und Diarrhöe, verlieren den Appetit und verfallen rasch in einen vollständigen Schwächezustand; in manchen Fällen werden sie plötzlich kalt, blau oder ganz blass und verlieren einige Minuten das Bewusstsein, ohne dass Convulsionen eintreten; diese Erscheinungen, welche rasch verschwinden, wiederholen sich gewöhnlich bald wieder, ja manchmal folgt ihnen der Tod nach. Die Entwicklung der Krankheit ist gewöhnlich rasch, vorzüglich wenn man sie mit der Endokarditis vergleicht, welche nach akutem Gelenkrheumatismus auftritt. Während die letztere mehrere Jahre dauert, entwickelt sich die wuchernde Endokarditis innerhalb eines Jahres oder selbst einiger Monate. Gewöhnlich ist bei unserer Endokarditis der tödtliche Ausgang die Folge einer Blutvergiftung, zuweilen scheint er auch die Folge eines Cirkulationshindernisses zu sein.

Was die *Ursache* der wuchernden Endokarditis betrifft, so wissen wir, dass sie zuweilen im Puerperium vorkommt. Der Rheumatismus, welcher von einigen Autoren als Ursache angegeben wird, scheint keinen Einfluss auf ihre Entstehung zu haben; denn einmal sind die Veränderungen an den Klappen bei der rheumatischen Endokarditis verschieden von denjenigen bei der wuchernden Endokarditis und dann hatten auch die Schmerzen der von Vf. beobachteten Kr. weder die Entwicklung noch die Dauer der dem akuten Gelenkrheumatismus eigenthümlichen Schmerzen. Da dieselben vielmehr immer erst spät auftraten, zu einer Zeit, wo die Fiebererscheinungen bereits die Ulceration der Klappen anzeigten, ist es rationell, sie mit den Schmerzen der purulenten Infektion zu vergleichen und sie als eine Folge der Infektion des Organismus zu betrachten. Vielmehr scheint es nach Vfs. ziemlich zahlreichen Fällen, in denen weder das Puerperium noch der Rheumatismus als Ursache angenommen werden kann, sehr wahrscheinlich, dass das *Intermittens* eine prädisponirende Ursache für die wuchernde ulceröse Endokarditis der Aortenklappen ist. Bei einigen dieser Kr. scheint auch der Excess im Genuss geistiger Getränke zur Verschlimmerung des Zustandes beigetragen zu haben.

Die *Diagnose* ist nur dann möglich, wenn man die *allgemeinen* Erscheinungen und die ätiologischen Verhältnisse mit berücksichtigt. Diese allgemeinen Erscheinungen, d. h. das Fieber und die dasselbe begleitenden Symptome geben der ulcerösen Endokarditis der sklerösen gegenüber einen ganz specifischen, pathognomonischen Charakter. Denn während die Auskultationserscheinungen bei beiden Krankheiten fast gleich sind, kommt das der ulcerösen Endokarditis eigenthümliche Fieber bei der sklerösen, rheumatischen Erkrankung der Aorta und ihrer Klappen nicht vor. — Die wuchernde *puerperale* Endokarditis unterscheidet sich ausser der Aetiologie noch dadurch von der fragl. Form, dass sie weniger speciell als letztere die Aortenklappen befällt.

Die *Prognose* bei der ulcerösen Endokarditis ist wegen ihres raschen Verlaufes und ihrer Neigung zur Ulceration sehr ungünstig. Selbst wenn man die Krankheit bei ihrem Anfang erkannt hätte, wird es immer schwer sein, ihre Entwicklung aufzuhalten und die Erweichung und Zerstörung der Klappen zu verhindern. Sind aber die Klappen einmal zerstört, so ist der ungünstige Ausgang wegen der hierauf folgenden Septikämie und des vorhandenen Cirkulationshindernisses unvermeidlich.

Die *therapeutischen* Indikationen sind theils lokale, theils allgemeine. Die erstern werden selten erfüllt werden können, weil die Kranken gewöhnlich nicht im Anfang dieser schleichenden Krankheit die Hülfe des Arztes suchen und uns auch keine Mittel bekannt sind, den lokalen Process aufzuhalten. Die allgemeine Indikation hat den Zweck, die durch die ulceröse Erkrankung der Klappen herbeigeführten

septikämischen Erscheinungen zu bekämpfen, wozu Vf. das schwefelsaure Chinin angewendet hat.

Folgenden Fall endlich beobachtete Prof. Theod. Jürgensen in der Poliklinik zu Kiel. (Deutsche Klin. 16. 1872.)

Frau H., 41 J. alt, hatte 6 J., bevor sie zur Behandlung kam, mehrere Wochen hindurch an Schmerzen gelitten, von denen die einzelnen Gelenke nach einander befallen worden waren. Ausser einer zwischen dem 2. u. 3. Metacarpalknochen der linken Hand gelegenen wallnussgrossen Stelle war jedoch keine Anschwellung vorhanden, eben so wenig Fieber. Ende Nov. 1871 zeigten sich ähnliche Erscheinungen u. bei der Aufnahme (3. Dec. 1871) klagte die ziemlich gut genährte, übrigens aber eine Abnormität der Brustorgane nicht darbietende Frau, über paroxysmenweise gesteigerte Schmerzen im l. Beine. Es bestand Empfindlichkeit gegen Druck: 1) oberhalb der Foramina sacralia, 2) in der Mitte zwischen Trochanter major und Tuber ischii, 3) in der Mitte der Beugeseite des Oberschenkels, 4) in der Fossa poplitaea, 5) unterhalb beider Malleolen. Die Diagnose wurde auf akute Ischias gestellt, Jodkalium verordnet, dann Ol. thereb., daneben Bettruhe und ein Eisbeutel auf das Kreuzbein. Da Schmerzen, aus dem l. Bein allmälig schwindend, zeigten sich nach einander in dem Fuss- und Kniegelenk rechterseits, dann in den Hand-, Ellenbogen- und Schultergelenken der beiden Seiten, aber nicht gleichzeitig in den correspondirenden. Fieber begleitete die Affektionen der Gelenke, eine eigentliche Schwellung derselben war nicht vorhanden. Bei einer am 31. Dec. wiederholten Untersuchung des Herzens liess sich keine Veränderung an demselben nachweisen. Kein Eiweiss im Urin.

In der ersten Woche des Jan. exacerbirte das Fieber, zeigte eine Zeit lang einen regelmässigen Typus, dass aber kaum täglich ein oder zwei Frostanfälle mit Temperatursteigerung bis zu 40°. Es trat ein weit verbreiteter Katarrh der feinern Bronchien auf, welcher sich, nachdem er die übrigen Abschnitte der Lungen verlassen hatte, noch 8—14 T. in den Spitzen hielt.

In Betreff der weitern Verlaufes lassen wir, wegen der Einzelheiten auf das Original verweisend, die kurze Schilderung folgen, welche Vf. selbst als Epikrise gegeben hat.

Während man sich Anfangs der Annahme eines akuten Gelenkrheumatismus zuneigen konnte, erweckte der im Anfange des Jan. hinzutretende Lungenkatarrh mit Frost und Fiebererscheinungen den Verdacht einer beginnenden akuten Tuberkulose. Am 19. Jan. zeigte sich Milzanschwellung, dabei sogar bis 3mal täglich wiederkehrender Frost und Temperatursteigerung bis 41°; auch klagte die Kr. über Stiche in der Herzgegend. Am 26. Jan. wurde zuerst ein blasendes Geräusch über der Aorta und an der Herzspitze, sowie Verbreiterung der Herzdämpfung nach links wahrgenommen, daneben war weitere Vergrösserung der Milz nachweisbar. Die Fieberanfälle schienen sich annähernd typisch 2mal innerhalb der 24stündigen Periode zu wiederholen. Die Diagnose bis dahin zwischen Endokarditis u. Intermittens schwankend, konnte, nachdem Chinin wiederholt ohne wesentlichen Erfolg angewendet worden war, und auf Grund der am 31. Jan. vorgenommenen Untersuchung sicher auf erstere Affektion gestellt werden. Die Ausdehnung der Herzdämpfung nach links bewies, dass der linke Abschnitt des Herzens vergrössert war; dasselbe lehrte der nach aussen und etwas nach unten dislocirte Spitzenstoss. Das Auftreten der Vergrösserung der Herzdämpfung im Laufe weniger Wochen liess mit Bestimmtheit eine Dilatation diagnosticiren. Die Auskultation wies ein sich in der Richtung des Blutstromes (bis in die Subclavias u. Carotiden) fortpflanzendes Geräusch über der Aorta nach. Dasselbe war von Tag zu Tag deutlicher geworden; es erschien Anfangs leicht blasend, dann mehr hauchend, jetzt sehaben d. Obgleich der diastolische Aortenton noch gebildet wurde, gestattete die durchaus charakteristische Beschaffenheit des Pulses — Pulsus celer — die sichere Annahme einer Insufficienz der Semilunarklappen. Auf Grund der Milzschwellung und der eigenthümlichen Charaktere des Fiebers aber konnte mit Bestimmtheit auf das Bestehen von ulceröser Endokarditis geschlossen werden. Der Sektionsbefund bestätigte diese Diagnose. Das systolische Geräusch erklärt sich aus dem Vorragen der stark verdickten Klappe in das Lumen und die dadurch hervorgebrachte Verengerung des Gefässes. Da der zerstörende Process sich auf eine Klappe beschränkt hatte und die beiden andern noch vollkommen intakt waren, konnte noch längere Zeit hindurch ein diastolischer Ton gebildet werden.

Der Typus des Fiebers entsprach im Ganzen dem eines irregulären Intermittens. Aus einer Vergleichung der Einzeltage hinsichtlich der Zeit des Fieberanfall und der Zahl der täglich auftretenden Paroxysmen ergiebt sich allerdings eine die Malariainfektion ausschliessende Inconstanz, der einzelne Paroxysmus aber war an seiner Curve nicht von einem Intermittensanfall zu unterscheiden, ja es zeigten sich sogar mehrtägige Perioden, wo der Rhythmus einer leicht postponirenden Quotidiana duplicata festgehalten wurde. Auch hinsichtlich der Temperatur bestand eine gewisse Aehnlichkeit mit dem Intermittensparoxysmus, dagegen zeigten das Verhalten des Frierens zur Temperatursteigerung und die Beschaffenheit des Pulses im Froststadium eine ausgesprochene Verschiedenheit. In der Frostperiode der Intermittens anfangs steigt die Körperwärme, schon ehe das Frieren beginnt, über die Norm; gegen das Ende dieses Abschnitts ist meistens schon das jeweilige Maximum erreicht; die ganze Dauer beträgt 1—2 Stunden. In fragl. Falle verflossen dagegen meistens Stunden unter mehr oder minder starkem Frieren, bis die Temperatur in die Höhe ging — manchmal blieb das Thermometer fast 4 Std. lang auf 37° stehen, während die Kr. den intensivsten Schüttelfrost hatte. Dann wieder trat das Fieber erst ein, nachdem 39.4° oder eine ähnliche Grenze überschritten worden war. — Im Frostschauer des Intermittens ist der Puls klein, die Arterie stark contrahirt. Bei Vfs. Kr. blieben aber alle dem tastenden Finger zugänglichen Arterien trotz des stärksten Frierens weit und weich — es war auch nicht die leiseste Andeutung einer krampfhaften Zusammenziehung daran zu erkennen.

In therapeutischer Beziehung ist zu bemerken, dass auch durch den mitgetheilten Fall die bereits in andern Fällen von ulceröser Endokarditis beobachtete geringe Wirkung des Chinin in Gaben von 1 Grmm. auf die Höhe des Fiebers bestätigt wurde. Auffallend war, dass weder das Chinin noch die in grossen Mengen gegebene Digitalis (5 T. hindurch ein Infusum von 2 : 150, stündlich 1 Esslöffel) irgend welche Einwirkung auf den Puls zeigte, der stets regelmässig und nie übermässig frequent war; das beobachtete Maximum betrug 114 Schläge.

Der Tod erfolgte, nachdem am 7. Febr. Zeichen von hypostatischer Pneumonie im rechten untern Lappen aufgetreten waren, unter heftiger Dyspnöe am 10. Februar. Aus dem Sektionsbefunde heben wir Folgendes hervor:

Im Bauchfellsacke eine geringe Menge seröser Flüssigkeit; in beiden Pleurahöhlen eine mässige Menge eines gelb gefärbten durch Fibrinflocken leicht getrübten Transsudates. Herz: in ziemlicher Ausdehnung von der Lunge bedeckt. Aussenfläche des Herzbeutels leicht ödematös. Im Herzbeutel eine geringe Menge gelblich gefärbter seröser Flüssigkeit, seine innere Fläche glatt und eben. Aussenfläche des Herzens, namentlich die des etwas hypertrophischen Ventrikels, stark mit Fett bedeckt. Das Herz vergrössert, fühlt sich überall schlaff an. Aortenklappen insufficient. Der linke Ventrikel mässig dilatirt ohne nachweisbare Hypertrophie. Herzfleisch blass graubleich, auch bei der mikroskopischen Untersuchung ohne jede Fettmetamorphose. Die Klappen unverändert bis auf die rechte Aortenklappe, welche in eine weiche, röthliche,

an einzelnen Stellen bis zu 8 Mmtr. verdickte Wulst verwandelt war, mit klebriger Oberfläche, auf der jedoch keine Thromben hafteten. In der Nähe des angehefteten Randes war diese Wulst wie angefressen, und zwar von beiden Flächen her, und in der Mitte dieser zernagten Stelle fand sich ein Loch, durch das man bequem eine ziemlich dicke Sonde vom Klappensinus in den Ventrikel hindurchführen konnte. Die Aorta adscendens hatte eine ganz normale Beschaffenheit. — Beide Lungen stark ödematös, in ihren untern Abschnitten sehr blutreich, fast luftleer, leichtes Randemphysem. — Milz: 15.7 Cntmtr. lang, 10.1 breit, 4.6 dick; an ihrer Oberfläche die Kapsel hin und wieder leicht getrübt; das Gewebe äusserst blutreich, fest; sehr deutliche Malpighi'sche Körperchen. — Leber: 31.5 Cntmtr. lang, 22 breit, 10 dick, äusserst blutreich, leichte Verdickung des interstitiellen Bindegewebes. — Nieren: fest, blutreich. Darm und Genitalien normal.

Prof. Hjalmar Heiberg in Christiania (Virchow's Arch. LVI. 3. p. 407. 1872) theilt 2 Fälle von Endokarditis ulcerosa mit Pilzbildung im Herzen mit.

Der erste, bereits von Prof. Winge (Norsk Mag. XXIII. 6. Ges.-Verh. p. 78. 1869) veröffentlichte Fall betrifft einen vorher gesunden 44jähr. Mann, der nach Wegreissen eines Hühnerauges, unter dem sich eine kleine Eiterhöhle befand, 3 W. lang fast täglich zu derselben Zeit auftretenden Schüttelfrost mit darauf folgendem Husten, Schweiss und Kopfschmerz bekam, wobei Gefühl von Mattigkeit, Dyspnöe, später Diarrhöe bestand, sowie in den letzten Tagen Schmerz in den Knie- und Schultergelenken. Bei der Aufnahme 25. Febr. 1869, 3 W. nach dem ersten Schüttelfroste, war der Kr. matt, stuporös, mit starker Dyspnöe, die Respirationsfrequenz betrug 40 Athemzüge, die Pulsfrequenz 108 Schläge in der Minute, die Temperatur 39.5° C., der Husten war unbedeutend, der Auswurf enthielt helle Blutstreifen. Der erste Herzton war protrahirt. Beide Kniegelenke waren schmerzhaft und empfindlich, das linke zeigte Fluktuation. Auf dem rechten, ödematös angeschwollenen Fusse fand sich an der Basis der kleinen Zehe ein erbsengrosses, mit Eiter gefülltes Geschwür mit unterminirten Rändern. An den Unterleibsdecken bestanden Petechien, die sich später über den grössten Theil des Körpers verbreiteten. Der Kr. verfiel immer mehr, Delirien traten ein, 5 T. nach der Aufnahme erfolgte der Tod.

Bei der Sektion fand man das Herz etwas vergrössert, an verschiedenen Stellen, namentlich an den Klappen, flügige, thrombenähnliche Massen von verschiedener Grösse, die bei der mikroskopischen Untersuchung sich als Convolute aus Pilzbildungen erwiesen, mit gleichen Ablagerungen bedeckte Geschwüre am Endokardium des rechten Herzens, in der Herzmuskulatur, unter dem Endokardium, besonders im Conus arteriosus eine Menge runde oder längliche, steckandelkopfgrosse, von einem rothen Halo umgebene Flecke, die ähnliche Pilzbildungen in Form cylindrischer Pfröpfe in den kleinen Arterien zeigten. Die Lungen waren ödematös, hyperämisch und enthielten 2 haselnussgrosse, frische hämorrhagische Infarkte, in den entsprechenden Arterienzweigen fanden sich halb erweichte Thromben, an der linken Seite bestand frische Pleuritis. Die linke Niere enthielt 2 keilförmige, graugelbe Infarkte, von einer rothen Zone umgeben, in dem entsprechenden Arterienzweige fand sich eine Thrombenmasse, die Pilze enthielt. In der Milz fanden sich keilförmige hämorrhagische Infarkte, in der geschwollenen Leber Fettinfiltration der Zellen. Die Synovialhaut zeigte an beiden Kniegelenken hämorrhagische Flecken, die aber, ebenso wie die Wunde an der Zehe, keine Pilzentwicklung erkennen liessen.

Der von Heiberg beobachtete Fall betrifft eine 22 J. alte Wöchnerin, die 10 T. nach der Entbindung, am 28. Sept., einen kurz andauernden Schüttelfrost mit nachfolgendem Erbrechen bekam. Der Schüttelfrost wiederholte sich nach 3 T. ; die Kr. wurde bald stuporös, Ellenbogen- und Schultergelenke, später auch das rechte Kniegelenk, schwollen an und wurden schmerzhaft, an der äussern Seite des rechten Unterarms zeigte sich erysipelatöse Röthe. Der Puls hatte 100 Schläge in der Minute, die Temperatur schwankte zwischen 37.8 und 37.7°. Am 2. Oct. bemerkte man an der Haut der Extremitäten zahlreiche erbsengrosse, mit seropurulenter Flüssigkeit gefüllte und mit einem rothen Hofe umgebene Bläschen, die nach etwa einer Woche allmälig wieder schwanden. Auch die Schmerzen in den Armgelenken liessen nach, im Knie dauerten sie aber fort. Am 18. Oct. zeigte sich an der rechten Seite des Kreuzbeins eine 6—7 Ctmtr. grosse nekrotische Fläche, von der sich in den nächsten Tagen die Haut abstiess. Die Kr. verfiel rasch und starb am 2. November.

Bei der Sektion fand man zu beiden Seiten des Kreuzbeins gangränöse Geschwüre und Eiterhöhlen, die wohl mit einander, nicht aber mit der Beckenhöhle communicirten, ulceröse Endokarditis mit Pilze enthaltenden Thromben an der Mitralklappe, in dem seröser Ueberzuge am linken Rande des Uterinkörpers 3 communicirende, bohnengrosse, spindelförmige, mit einer gelblichschwarzen puriformen Masse gefüllte Höhlen (Lymphektasien), Infarkte in Milz und Nieren, in letztern metastatische Abscesse, narbige Einziehung der Leber und in den Lungen Oedem und hypostatische Hyperämie.

Dass die Entwicklung der Pilze erst nach dem Tode eingetreten sei, ist II. nicht wahrscheinlich, weil in beiden Fällen die Zersetzung der Leiche nicht bedeutend war, auch bestand beide Male zur Zeit, wo die Leichen lagen, eine Lufttemperatur unter dem Gefrierpunkt, in dem W i n g e' schen Falle war die Leiche sogar ganz steif gefroren. In diesem Falle kann man wohl mit W. annehmen, dass die Einwanderung der Pilze von dem Geschwür an der Zehe aus stattgefunden habe, obwohl sich in demselben keine Vegetationen fanden. In dem Falle II.'s könnte man wohl am nächsten an eine Aufnahme durch die innere Uterinfläche denken, wofür die Lymphthrombose einen Anhaltepunkt bieten würde, obgleich sich an dieser Stelle keine Pilze zeigten; auch die nekrotische Affektion könnte als Ausgangspunkt gedacht werden, wenn es sich hierbei nicht wegen des symmetrischen Auftretens und der auf der linken Seite nicht von anasou entstandenen Nekrose wahrscheinlicher um einen secundären Process handelte; von aussen sind nach II. die Pilze aber auch hier auf jeden Fall eingeführt worden.

554. Ueber scrofulöse Angina, *Pharyngolaryngitis scrofulosa;* von I s a m b e r t ; P a u l ; L i e b e r m a n n.

Dr. I s a m b e r t (L'Union 3. 4. 5. 6. 1872) schildert die Angina scrofulosa als eine chronische, fast indolente Krankheit, welche selten mit einer Schwellung der Nackendrüsen complicirt ist. Die Angina catarrhal, scrofulosa unterscheidet sich nicht von andern Anginen, sogar nicht einmal durch die sie freilich öfter complicirenden Mandelanschwellungen. Bei der Angina scrofulosa glandulosa finden sich in *einzelnen* Fällen *Erosionen der Follikel des Pharynx,* welche für die scrofulöse Diathese gegenüber der herpetischen und gichtischen pathognomonisch zu sein scheinen. Die Follikel erscheinen an

ihrer Spitze wie abrasirt, der Grund ist graugelb, sie finden sich auf blasser, entfärbter Schleimhaut und umgeben von einem zarten, oberflächlichen Capillargefässnetz. Sie unterscheiden sich auf diese Weise von der Follikularpharyngitis der Trinker. Raucher mit ihrer mehr oder weniger dunkelrothen Rachenschleimhaut. Aehnliche Erosionen finden sich bei weit vorgeschrittener Phthisis, — die scrofulösen unterscheiden sich nur durch ihr frühzeitiges Erscheinen. Weit sicherere diagnostische Anhaltspunkte für die Annahme scrofulöser Affektionen liefert das Vorhandensein *wirklicher Geschwüre der Pharynxschleimhaut.* Ihr Hauptsitz ist die *hintere Pharynxwand,* während die *Syphilis* zunächst *das Gaumensegel, die Bögen des Gaumens und die Epiglottis ergreift.* Ausserdem ist das scrofulöse Geschwür gelblich auf seiner Oberfläche, umgeben von gesunder oder blasser Schleimhaut. Dieselbe ist nur ab und zu leicht entzündet, gewinnt aber bald ihre normale Farbe wieder. Die Plaques muqueuses sind von einem carmin- oder purpurrothen, ziemlich ausgebreiteten Hofe umgeben, in dessen Centrum die warzige Oberfläche eine graublaue Färbung zeigt. Auch im *Gefolge der Scrofulose* können *ausgedehnte abnorme Verwachsungen des Gaumensegels u. der Gaumenbögen zu Stande kommen,* welche man früher lediglich auf Syphilis bezog. Die Jodquecksilberbehandlung hat auf die scrofulösen Geschwüre nicht denselben heilenden Einfluss wie auf die Syphilis; im Gegentheil, die erstern verschlimmern sich. Sieht man bei einer Quecksilberbehandlung nach 10—14 Tagen keine Besserung eintreten, so handelt es sich um Scrofulose und es muss eine tonisch-antiscrofulöse Behandlung an die Stelle treten. Handelt es sich um Complikation zwischen Scrofulose und Syphilis, was bei den schwerern Fällen mit ausgiebigen Verwachsungen in den Weichtheilen des Gaumens beobachtet wird, so muss sich die Behandlung auch auf den vorsichtigen Gebrauch von Jodeisen und Jodkalium beschränken. Im Uebrigen muss sobald als möglich die Behandlung der Scrofulose eingeleitet werden, — Leberthran, China, Wein, tonische Diät, viel freie Luft, Schwefelbäder. Von der Lokalbehandlung kann nur vorsichtig Gebrauch gemacht werden (Bepinseln mit Tinct. Jodi, rein oder mit Opium, Chloralük 1 : 100, Sol. acidi chromici 1 : 8—1 : 4). Argentum nitricum passt nur, um eine schon weit vorgeschrittene Vernarbung zu beenden. In schmerzhaften Fällen erweison sich Duschen mit dem Irrigator als nützlich. Einblasen von pulverförmigen Substanzen erscheint für schwerere Fälle als unzureichend.

Im Anschluss an die vorstehende Arbeit behandelt Const. Paul (l. c. 87) diejenigen Fälle der scrofulösen Angina genauer, wo die Gewebe des Gaumens mit bisweilen grösserer Intensität als bei Syphilis zerstört werden. Diese schwere Form, der sogen. Lupus des Gaumens, befällt im Gegensatz zum Lupus des Gesichtes, welcher besonders Kinder betrifft, vorzugsweise Jünglinge und Erwachsene.

Das weibliche Geschlecht erkrankt weit öfter. Diese Angina ulcerosa ist im Allgemeinen wenig schmerzhaft, sie stellt sich öfter im Gefolge eines Lupus der Nasenhöhlen ein. In andern Fällen jedoch fängt sie im Rachen selbst an, woselbst sich Geschwüre bilden, welche bei ihrer Ausbreitung die Gewebe zerstören; Gaumensegel und Pharynx sind zumeist befallen, selten der harte Gaumen, dann folgen in absteigender Reihe Gaumenbögen, Zäpfchen und endlich die Mandeln. Es ist häufig schwer, dem Process Einhalt zu thun, bevor er nicht den Isthmus faucium und seine Organe befallen hat, seltner befällt der Process den Larynx. Glottisödem wurde dabei auch noch nicht beobachtet. Die Geschwüre haben eine schmutzig graue Farbe, Ränder blass, ödematös, im Allgemeinen wenig hervorragend. Die Geschwüre hinterlassen nach ihrer Heilung weisse, glänzende, strahlige Narben, ohne Pigmentirung und gleichen somit den scrofulösen Hautnarben. Diese Angina scrofulosa maligna tritt fast nie selbstständig, sondern entweder im Gefolge oder neben andern scrofulösen Affektionen auf, ein Moment, welches von grosser diagnostischer Wichtigkeit ist. Drei Viertel der Kr. werden geheilt, wie beim Lupus, die andern sterben an Phthisis. — Leberthran und alle Antiscrofulosa sind angezeigt. Oertlich scheint Paul der vorsichtige Gebrauch von Liquor hydrarg. nitrici oxydulat. am meisten indicirt.

Dr. Libermann (l. c. 93) hebt gegenüber C. Paul das häufige Uebergreifen des Lupus auf den Kehlkopf hervor. Habe man dies übersehen, so liege es an der vernachlässigten Laryngoskopie. Er findet andere Gewährsmänner für diese Ansicht in Türk und Bryk in Krakau.

In der Sitzung der Société médicale de Paris am 8. März 1872 (l. c. p. 213) erfuhren die oben mitgetheilten Angaben von Isambert über den Sitz der scrofulösen Affektionen, die Schädlichkeit einer merkuriellen Behandlung bei denselben vielfachen Widerspruch. Es scheint daher die weitere Verfolgung dieser wichtigen Fragen ein grosses praktisches Bedürfniss. Isambert seinerseits ist nicht geneigt, wie dies C. Paul thut, Angina scrofulosa und Lupus des Gaumens zu identificiren.

(Ebstein.)

555. Ueber Vitiligo; von Dr. Kleinbans. (Bl. f. Heilwissensch. II. 21. 22 u. 23. 1873.)

Vf. geht bei der Besprechung der Vitiligo bis auf Moses zurück, von dem er ein Citat aus Levit. 13., 38 u. 39. giebt, dass man, ähnlich wie die meisten von Anderen oft für Syphilis angeführten vorhistorischen Citate, ebenso gut, oder noch viel eher, für jede andere Hautkrankheit anführen kann. Als die wissenschaftlichste Bezeichnung dieser mit den verschiedensten Namen belegten Affektion betrachtet K. „Pigment-Atrophie."

Was die Aetiologie anlangt, so macht er auf den wahrscheinlichen Zusammenhang aufmerksam, der zwischen Syphilis und Vitiligo manchmal besteht, u.

zwar sowohl der hereditären bei angeborener, wie der erworbenen Syphilis bei erworbener Vitiligo. Bei der letzteren soll auch äusserer Druck, z. B. von Kleidern (Bayer) manchmal die Ursache sein. Von sonstigen ätiologischen Momenten wissen wir nichts Gewisses, namentlich ist der oft erwähnte Einfluss von deprimirenden Gemüthsaffekten (Alibert) auf die Entstehung von Vit. schon deshalb nicht wahrscheinlich, weil die Seltenheit dieser Affektion in grellem Widerspruch steht zu der Häufigkeit von Kummer und Elend im Leben.

Bei der Symptomatologie fügt Vf. dem bereits Bekannten nichts Neues hinzu. Die Annahme, dass man die Vit. als einen unvollkommenen Albinismus auffassen könne, bestreitet K. aus Gründen, wegen welcher auf das Original verwiesen werden muss.

Aus einer von Dr. Levy zusammengestellten Beobachtungsreihe von 37 Fällen zieht Vf. folgende Schlüsse: 1) die Vitiligo findet sich häufiger beim Manne als beim Weibe (3:1), 2) sie kommt bei Europäern wie bei Negern vor, 3) selten in der Kindheit, erscheint sie oft im 10.—20., seltener noch bis in die 60er Jahre, 4) sie befällt alle Constitutionen u. Temperamente, von letzteren häufiger das biliöse, 5) brünette Personen disponiren mehr dazu, als blonde, 6) sie kommt in allen Welttheilen vor, 7) keine Profession scheint zu prädisponiren, 8) Leidenschaften und Affekte erzeugen sie nicht, 10) die Disposition dazu kann sich von Eltern auf die Kinder vererben, 11) eine angeborene Vit. begünstigt die Entwickelung weiterer Pigmentatrophie, 12) dieselben Ursachen, welche die Hyperchromie der Haut bedingen, sind auch Veranlassung für Pigmentatrophie. Unter diesen Ursachen behauptet die Syphilis eine hervorragende Stelle.

Den ersten Theil des letzten Satzes, dass pigmentlose Stellen häufig gleichzeitig neben Pigmentanhäufungen vorkommen, bestätigen auch Trousseau und Addison; dass die Syph. oft die Ursache abgiebt, fanden auch Laycock u. Pillon.

Die pathol. Anatomie der Vit. ist nicht streitig; alle Autoren stimmen darin überein, dass die betroffenen Hautstellen vollständigen Pigmentmangel zeigen, dass aber sonstige pathologische Befunde nicht constant sind.

Was die Prognose und Therapie anlangt, so meint Vf., dass man sich weder von der Ungefährlichkeit der Affektion, noch von der oft behaupteten Ohnmacht aller Mittel dagegen verleiten lassen soll, auf alle Therapie zu verzichten; vielmehr stützt er sich auf Bayer, der die Vit. mit Vesikatoren, und auf Cazenave, der sie mit China-Tinctur geheilt haben will, und empfiehlt nach seinen eigenen Erfahrungen dringend die örtliche Behandlung mit liegenden Vesikatoren.

(D. Wenzel.)

556. Ueber Impetigo contagiosa; von Dr. R. W. Taylor in New-York. (Boston med. and surg. Journ., July 1872.)

Verf. glaubt die Angaben von Tilbury Fox über eine contagiöse Impetigo als eine Hautkrankheit sui generis bestätigen zu können u. führt dafür Beispiele aus seiner Praxis an.

Ein Kind von 4 Jahren wurde mit einem Ausschlag im Gesicht in die Klinik gebracht, von dem die Mutter behauptete, ihr Kind habe denselben in der Schule von einem andern Kinde bekommen; es fanden sich rings um den Mund u. am Kinn rothe, erythematöse Flecke, ausserdem oben eingetrocknete, gelbe Krusten, die entweder noch sassen, oder sich leicht ablösten u. die das Ansehen hatten, als seien sie angeklebt (stuck on); wenn man sie entfernte, zeigten sich darunter jene rothen Flecke; diese letzteren liessen am Rande leichte Desquamation erkennen, die Oberfläche derselben jedoch bestand aus „gesunder" [?] Epidermis.

Zwei Wochen später bemerkte die Mutter, dass auch die jüngere, 4 Mon. alte Schwester des Kindes dieselbe Affektion bekam, und zwar war bei diesem Kinde deutdeutliches Fieber 3 Tage vor bis 1 Tag nach der Eruption vorhanden, während bei dem ersteren keins zu bemerken war.

Die Affektionen glichen sich bei beiden Kindern durchaus, nur waren bei dem kleinern noch ausserdem Bläschen auf dem Schultern, die den Krusten am Unterkiefer genau entsprachen und durch Herführung von dem Sekret der Krusten beim Beugen des Kopfes entstanden sein sollen. Diese Bläschen hatten die Form und Grösse eines isolirten, frischen Vaccidebläschens, zeigten einen eitrig-serösen Inhalt, einige hatten einen erythematösen Hof, einige waren genabelt. Ein solches Bläschen fand sich auch an einem Finger der Mutter. T. beobachtete dieselbe Affektion noch bei einem dritten Kinde und sah an der Impfstelle eine ebensolche Kruste „2 andern Reihen von Fällen" (im Ganzen 12mal); in einem Falle waren die „charakteristischen" [?] Krusten am Vorderarm complicirt mit beträchtlicher Hyperämie und Oedem. In einigen Fällen war auch die Haut unter den Krusten ulcerirt, nicht, wie oben, blos erythematös; der Ausschlag juckte wenig.

Vf. bezeichnet diese Affektion als sich selbst in ihrer Dauer beschränkend (10—14 Tage), keine bleibenden Veränderungen in der Haut zurücklassend, ohne Desquamation verlaufend; sie kann am ganzen Körper auftreten, ist aber am häufigsten im Gesicht und auf dem behaarten Kopf; Fieber soll nur bei ganz kleinen Kindern dabei vorkommen.

Um sich von der Contagiosität zu überzeugen, impfte er einen jungen Arzt mit einer solchen Kruste und sah an der Impfstelle eine ebensolche Kruste entstehen. Die Affektion ist häufiger in den niederen Klassen und bei scrofulösen Individuen. Vom Ekzem soll sich dieses Exanthem durch folgende Merkmale unterscheiden: Isolirung der Bläschen, ihr besonderer Verlauf, das Auftreten der Krusten, die erythematöse Oberfläche u. die begrenzte Dauer der ganzen Affektion.

Die Behandlung bestand in Applik. von Benzoë-Zinksalbe, welche eine sehr schnelle Heilwirkung äusserte. Uebrigens konnte T. keine pflanzlichen Parasiten in den Krusten entdecken, wie Moritz Kohn in Wien, sondern fand nur Eiter, Epidermisschuppen und Detritus.

Ref. glaubt, dass diese Beobachtungen für die Besonderheit des Ex. noch keineswegs überzeugend sind: die Contagiosität ist durch diese wenigen Beobachtungen und das eine Experiment noch nicht bewie-

sen und die ganze Affektion an sich hat eine sehr grosse Aehnlichkeit mit Ekzem.   (B. Wenzel)

557. **Die syphilitischen Affektionen des Circulationsapparates**; von Prof. E. Lancereaux. (Arch. gén. 6. Sér. XXII. p. 42. Juillet 1873.)

Corvisart war der Erste, der aus der Aehnlichkeit der Vegetationen auf den Herzklappen mit den Kondylomen an den Genitalien auf einen ätiologischen Zusammenhang beider schloss; Laënnec u. Bouillaud haben diesen Zusammenhang bezweifelt.

Die syphilit. Herzaffektionen sind tertiäre Veränderungen und eine diffuse Myokarditis begleitet fast immer die gummösen Ablagerungen im Herzen. Vf. beobachtete eine solche auch ohne Gumma im l. Ventrikel; dieser Fall stimmte sonst ganz überein mit der Beschreibung, die Virchow und Hutchinson geben: das Herz war vergrössert, ein Theil der Muskeln in ein weissliches, fibröses Gewebe mit einzelnen gelblichen Flecken verwandelt, das Endokardium verdickt, getrübt, hart, fast knorpelig.

Die syphil. Myokarditis muss von der rheumatischen und von der in Folge von Alkoholmissbrauch auftretenden unterschieden werden. Die rheumat. Affektionen finden sich constant an den Orificien u. den Klappen, die alkoholischen sind charakterisirt durch die Fettablagerung an der Basis des Herzens und durch die gelbliche Farbe. Bei der syphilit. Herzentzündung sind die Wände eben so oft befallen, wie die Klappen; letztere sind oft intakt. L.'s Beobachtungen beziehen sich auf 9 Fälle, in denen beide Ventrikel 2mal, der l. Ventrikel 3mal der r. 2mal, das Septum und das rechte Herzohr je einmal befallen waren. Die Gummata waren von der Grösse einer Erbse bis zu der eines Taubeneis; sie waren häufig multipel, einige Male solitär, von fester oder käsiger Consistenz, von grauer oder gelbweisslicher Farbe, homogen auf dem Durchschnitt, öfter trocken als feucht, von einer fibrösen Hülle umgeben; mikroskopisch unterscheiden sich die gummösen Ablagerungen des Herzens von denen anderer Gewebe; ebenso ist ihr Verlauf derselbe. 2mal fand L. die Wände des l. Ventrikel stark verdickt, auf dem Durchschnitt glatt, glänzend, speckig, ähnlich wie bei amyloider Degeneration. Die Symptome während des Lebens unterscheiden sich in nichts von denen bei andern nicht syphil. Affektionen des Herzens; der Tod war der regelmässige Ausgang.

Von syphil. Erkrankungen der *Arterien* berichtet Lancisi 2 interessante Fälle, in denen durch syphilitische Processe bedingt, Aneurysmen der Subclavia sich gebildet hatten, die durch Quecksilberkuren geheilt wurden. Vf. erwähnt auch eine Stelle des Plancus, citirt bei Morgagni, wo von Ulcerationen und Excrescenzen in den Arterien Syphilitischer die Rede ist; ferner stellt er die von Dittrich, Gildemeister u. Boyak, Virchow, Meyer beobachteten Fälle von *Obliteration der Carotis* in Folge von Syphil. zusammen, denen er einen von ihm und Hemey selbst beobachteten hinzufügt. Bei einem jungen Manne, der seit 5 Mon. an einem syphil. Exanthem gelitten hatte und plötzlich unter Gehirnerscheinungen gestorben war, wurden beide beide Carotides internae fast vollständig obliterirt und ihre Wände von syphil. Neubildungen durchsetzt gefunden. Steenberg, Wilks u. Weber beobachteten ähnliche Fälle, (letzterer ein Gumma in

der Pulmonalis) ebenso Moxon und Heubner. Der häufigste Sitz dieser Affektion sind demnach die Carotiden u. Cerebralarterien. Von der atheromatösen unterscheidet sich dieselbe schon durch ihr circumscriptes Auftreten und dadurch, dass sehr häufig die Tunica externa den Ausgangspunkt bildet; die Symptome an sich haben natürlich nichts charakteristisches, die Behandlung ist eine allgemeine, antisyphilitische. (B. Wensel.)

IV. Gynäkologie und Pädiatrik.

558. Ueber die Zulässigkeit der selbstständigen Verwendung des Secale cornutum durch Hebammen bei pathologischen Geburtsfällen. (Bull. de l'Acad. 2. Sér. I. Nr. 41—44. p. 1136 flg. Nov., Déc. 1872.)

Ueber vorstehende Frage wurde in der Acad. de Méd. in 4 aufeinanderfolgenden Sitzungen debattirt. Tarnier, als Referent der zur Beantwortung der Frage ernannten Commission, stellt es zuvörderst in einer Uebersicht über die Wirkungen des Mutterkorns als bewiesen hin, dass frisch gepulvertes Secale in geeigneter Dosis, 10—15 Minuten nach seiner Anwendung während der Austreibungsperiode, sowie in oder nach Ablauf der Nachgeburtsperiode häufigere, energischere, oft anhaltende und selbst tetanische Uteruscontractionen erzeuge.

Vorbedingungen für die Anwendung des Secale sind nach Tarnier 1) vollständige Dilatation oder Dilatabilität des untern Uterussegmentes, 2) normale Längslage des Fötus, 3) Abwesenheit jedes räumlichen Missverhältnisses, besonders von Beckenenge.

Nach Anwendung von Secale ist auf's Sorgfältigste der Fötalpuls zu auskultiren, und sobald sich eine störende Wirkung des Medikaments auf denselben geltend macht, sofort die Zange, die Tarnier in den Händen des Arztes für weniger gefährlich als Secale hält, zu appliciren. Da der Gebrauch der letztern jedoch den Hebammen untersagt ist, so muss ihnen nach T.'s Ansicht, da nicht jederzeit ein Arzt rasch genug zu erlangen ist, um Schaden von Mutter und Kind abzuwenden, der Gebrauch des Mutterkorns freigegeben sein. Ebenso bedürfen es nach T. die Hebammen für die Behandlung der Beckenendlagen, um die schnelle Geburt des nachfolgenden Kopfes dadurch zu befördern, ferner und hauptsächlich als Prophylaktikum und direktes Heilmittel bei Blutungen in der Schwangerschaft, während der Geburt, in und besonders nach der Nachgeburtsperiode.

Die blutstillende Wirkung in diesen Fällen führt Tarnier auf 2 Momente zurück, 1) darauf, dass Secale durch Contraktionen der Uterusmuskulatur direkten Verschluss der blutenden Gefässe und schwächere Cirkulation im Uterus erzeugt, und 2)

darauf, dass es den Blutdruck im Allgemeinen herabsetzt und den Blutumlauf im arteriellen Systeme verlangsamt.

Contraindikationen gegen diese heroische Wirkung des Secale bei Blutungen der Wöchnerinnen und Gebärenden kennt T. nicht und kommt daher zu dem Schlusse, dass, wie jeder Geburtshelfer, so auch jede Hebamme zur schleunigen Abwendung der durch die Metrorrhagien oft plötzlich entstehenden Lebensgefahr Secale bei sich führen müsse. Eine Verzögerung, bis ein Arzt dasselbe verschrieben, sei oft ein „Zu spät!"

Sogar zu prophylaktischen Zwecken will er den Hebammen den Mutterkorngebrauch zugestehen: Also bei Frauen, die zu Blutungen geneigt seien, wo dasselbe, in kleinen Dosen während der Geburt gereicht, den Metrorrhagien ohne schädliche Nebenwirkung vorbeuge, und ebenso bei Atonie des Uterus durch übermässige Ausdehnung desselben z. B. durch Hydramnios oder Zwillinge. Den Missbrauch des Secale zu abortiven Zwecken fürchtet Tarnier dabei nicht, weil einmal seine abortive Kraft noch gar nicht genügend nachgewiesen sei und zweitens Personen, die einen Abortus prociren wollen, viel wirksamere Mittel zur Verfügung ständen. T. schlägt also Namens der Commission vor, das Verbot, das für die französischen Apotheker bis jetzt bestand, das Secale, als eine toxische Substanz, den Hebammen auszuliefern, dadurch aufzuheben, dass das Mutterkorn aus der Reihe der Gifte gestrichen werde; im Uebrigen aber solle, um Missbräuchen vorzubeugen, dasselbe nicht ohne ausdrückliche Verordnung der Hebammen verkauft werden.

Pogglale bekämpft diese Vorschläge, weil einmal Secale trotz seines unbestreitbaren Nutzens, in zu starken Dosen angewandt, giftig für Mutter u. Kind wirke, so dass selbst bedeutende Geburtshelfer, wie Desormeaux, Capuron, Chaussier u. die Lachapelle seinem Gebrauche ganz entsagt hätten; um wie viel mehr müssten dies also die Hebammen thun, deren medicinische Bildung keine Garantie für die richtige Abwägung der Indikationen und Contraindikationen biete; wenn ferner nach Tarnier's eignem Zugeständniss der Gebrauch des Secale gefährlicher sei, als der der Zange, so müsste folgerichtig nicht blos die letztere, sondern noch vielmehr das Mutterkorn den Hebammen verboten werden.

Auch Blot bestritt die absolute Nothwendigkeit der Anwendung des Mutterkorns; er halte, belehrt durch eine 23jährige Praxis, in der Austreibungsperiode die Zange, in der Nachgeburtsperiode äussere Reize, Anwendung von Kälte, Druck auf den Uterus und styptische Injektionen in seine Höhle für bessere und sicherere Hämostatika, als das Secale.

Die Hebammen seien also, speciell bei Blutungen in der Nachgeburtsperiode, nicht ohne Hülfsmittel, wenn ihnen Secale nicht zu Gebote stehe. Vergleiche man alle Fälle, wo die Anwendung des Secale geschadet, mit denen, wo es genützt habe, so werde der Schaden den Nutzen bei Weitem überwiegen. Auch sei es gefährlich, Secale, ein, wenn auch zweifelhaftes Abortivmittel den Hebammen in die Hände zu geben; denn die Statistik beweise, dass vorzugsweise Hebammen Vermittlerinnen und Helferinnen bei dieser Art Verbrechen sind.

Bouchardat glaubt, dass es gefährlich sei, in der Eröffnungs- und Austreibungsperiode den Hebammen Secale in die Hand zu geben; denn Geduld, die Haupttugend eines Geburtshelfers, sei in der Regel keine Eigenschaft der Hebammen. Jedoch will er dieselben nicht eines für die Nachgeburtsperiode so wichtigen Mittels berauben und empfiehlt, es ihnen, aber nur für diesen letzteren Fall, zu erlauben.

Auch Devilliers leugnet den vermeintlichen grossen Nutzen des Secale. Bei Blutungen in den ersten Schwangerschaftsmonaten verhinderten weder — wie seine Lobredner behaupten — kleine Dosen desselben den Abortus, noch machten sie denselben, wenn er unvermeidlich scheine, perfekt. Im Gegentheil begünstige die Anwendung von Secale die Retention von Eiresten und dadurch fortdauernde Blutung. In einer spätern Schwangerschaftszeit sei Secale gegen die Blutungen, die dann meist Folge einer fehlerhaften Insertion der Placenta seien, gleichfalls machtlos; denn die Wehen, die es hervorrufe, seien zur Austreibung des Kindes und somit zur definitiven Stillung der Blutung zu schwach, aber doch noch stark genug, um die Uterincirkulation zu unterbrechen und den Fötus asphyktisch zu machen. Aber auch als Oxytocikum könne man das Secale nicht, wie Tarnier es vorher vorgeschlagen, so ohne Weiteres anwenden. Das Becken müsse nicht nur normal, der Muttermund offen oder wenigstens dilatabel sein (Tarnier), sondern der Kopf des Fötus müsse tief in der Beckenhöhle stehen, es dürfe Seitens des Beckenbodens, des Dammes kein ernstes Hinderniss vorhanden sein und höchstens noch eine ganz kurze Spanne Zeit zur Austreibung des Kindes fehlen. Man müsse, während man mit der einen Hand Secale darreiche, mit der andern die Zange in Bereitschaft halten, um bei der geringsten Cirkulationsstörung im Fötalkreislaufe schnell zu extrahiren. — Auch bei Beckenendlagen solle man

dann erst Secale geben, wenn der Steiss schon geboren sei. In der Nachgeburtsperiode leiste das Mittel zwar sowohl prophylaktisch, als bei schon eingetretenen Blutungen Vorzügliches, aber auch hier sei es nur mit grösster Vorsicht — die den Hebammen nicht gerade eigen — anzuwenden; sonst erschwere man sich dadurch geradezu die später oft noch nöthige Lösung und Extraktion der Placenta. Unentbehrlich sei es also nur in Fällen von Blutung nach Ausstossung der Nachgeburt; die Nachtheile überwiegen in den Händen der Hebammen bei Weitem die Vortheile.

Depaul hält im Allgemeinen das Secale für nicht so gefährlich, wie die Vorredner. Es sei kein direktes Gift; denn in Dosen von 1—8 Grmm. habe es noch nie Mutter oder Kind vergiftet; nur den kleineren schade es indirekt durch Hemmung der Uterincirkulation. Man könne durch Darreichung von Secale bei Frauen, die sonst bei jeder Entbindung zu Blutungen litten, dieser letztern vorbeugen [?]. Er bestreitet endlich, gestützt auf eine Reihe von Experimenten und auf eine Erfahrung von mehr als 50 Fällen, die abortive Kraft des Secale und schliesst endlich mit dem Hinweise auf eine nothwendige bessere Instruktion der Hebammen, um sie den Nutzen des Secale recht erkennen und würdigen zu lassen.

Guérin betont die regelmässige Anwendung des Secale nach jeder Entbindung, zur Verhütung von Puerperalfieber, von ihm schon vor 20 Jahren empfohlen [auch in Deutschland längst bekannt und angewandt] und ebenso von Campbell mit den besten Erfolge angewandt.

Nach einer ziemlich schwachen Erwiderung Tarnier's, der das Secale den Hebammen gerade für jene Fälle vindiciren will, wo nur eine kräftige Wehe zur Austreibung des Kopfes fehle und das Kind wegen Mangels dieser Wehe, ehe ein Arzt herbeigeholt werde, asphyktisch zu Grunde gehe — [Tarnier sollte den Hebammen viel eher die stets gefahrlose und hier gerade präcis wirkende Expressio fötus Kristeller's empfehlen] — gab die Commission ihren ursprünglichen Vorschlag, das Secale aus der Reihe der Gifte zu streichen, wegen der aus dem freien Verkaufe des Mutterkorns entspringenden Inconsequenzen, auf und machte folgende Vorschläge, die auch vom Plenum der Akademie angenommen wurden:

1) Trotz ernster Uebelstände bietet das Mutterkorn in der geburtshülflichen Praxis solche Vortheile, dass es ungerechtfertigt wäre, die Hebammen des Rechtes zu berauben, dieses Medikament zu verschreiben.

2) Indem das Gesetz bestimmt, dass die Hebammen über Theorie und Praxis der Geburtshülfe, über die Zufälle der Schwangeren, Gebärenden und Wöchnerinnen und über die Mittel, dieselben zu heilen, geprüft werden, erkennt es ihnen implicite auch das Recht zu, Secale zu verschreiben.

3) Dieses Recht ist aber im Widerspruche mit den Gesetzen über das Apothekergewerbe, wonach

allein die Aerzte und Thierärzte das Recht haben, giftige Substanzen zu verschreiben, wozu Secale der Liste nach gehört.

4) Um diesen Widerspruch zu heben, wird der Minister ersucht, Maassnahmen zu treffen, wodurch die Apotheker autorisirt werden, *ausnahms-weise auf eine von den Hebammen mit ihrem Namen und dem Datum unterschriebne Verord-nung denselben Secale auszuhändigen.*

(Fränkel.)

559. Periuterine Entzündung; von Dr. H. S. Halahan. (Dublin Journ. LVI. p. 50. [3. Ser. Nr. 19] July 1873.)

Eine junge Frau, seit 8 Mon. verheirathet, klagte über heftige Schmerzen im Unterleibe, und da in den letzten 2 Monaten ihre Regel ausgeblieben, auch eine geringe Ausdehnung des Leibes bemerkbar war, wurde das Bestehen von Schwangerschaft vermuthet. Pat. litt ausserdem am Magen, hatte nervöse Anfälle und öfters leichtes Frösteln während des Tages. Die Schmerzen über dem Uterus waren continuirlich, der Stuhl war angehalten, der Harn spärlich und hell, der Puls 88. Bei der Untersuchung bekundeten jedoch die Brüste in keiner Weise Schwangerschaft. Der ganze Leib, besonders die Gegend über dem Uterus, zeigte grosse Empfindlichkeit und in der linken Schenkelbeuge entdeckte Vf. eine etwas schmerzhafte Geschwulst, die auch durch die Vagina hindurch zu fühlen war. Der Uterus bot ausser einer Vergrösserung nichts Auffallendes dar. Vf. verordnete zunächst ein Abführmittel, welches für die nächsten Tag auch einige Besserung herbeiführte. Drei Tage darauf, als Vf. die Pat. wiedersah, hatten jedoch Schwäche und Unterleibsschmerzen zugenommen, das Gesicht war blass, der Ausdruck ängstlich, ausserdem grosse Unruhe und Schlaflosigkeit. Verordnet wurden jetzt mässig heisse Breiumschläge über den Leib, Pillen aus Opium und Calomel u. ausserdem ein Getränk, welches dadurch bereitet wird, dass man ein gut gerührtes Ei mit je einem Nösel guter Milch und etwas kaltes Wasser kochen lässt, und dessen Gebrauch (nach dem Erkalten) Vf. bei allen Magenleiden, sowie bei choleraähnlicher Diarrhöe der Kinder in hohem Grade nützlich gefunden hat.

Bis zum 7. Tage blieb der Zustand ziemlich unverändert; die Magenaffektion war etwas gemildert worden. An diesem Tage aber erschien das linke Bein angeschwollen und schmerzte, die Venen waren daselbst geschwollen, roth und hart. Am 10. Tage, nachdem die Pillen wieder verordnet worden waren, trat Diarrhöe ein, weshalb die Pillen ausgesetzt wurden. Bis zum 13. Tage veränderte sich der Zustand des linken Beines nicht, plötzlich aber trat Schmerz in der Gegend der rechten Schenkelbeuge und im rechten Beine auf, während der Zustand des linken Beines wesentlich besser wurde. Eine Geschwulst war jedoch in der rechten Schenkelbeuge nicht wahrzunehmen. Das Frösteln nahm immer mehr zu, der Puls stieg bis auf 96 Schläge; die Unterextremitäten waren kalt, das Athmen zuweilen beschwerlich, die Herzthätigkeit schwach. Der Magen konnte nur etwas kaltes Fleischsaft und Fleischbrühe, sowie ein wenig Wein vertragen. Die Pillen waren wieder gegeben worden, Diarrhöe trat ein, welche der Vf. aber nicht von dem Quecksilber ableitet [?], vielmehr von der Geschwulst in der linken Seite; diese Geschwulst wurde später als Abscess erkannt, welcher sich in den Darm geöffnet hatte (Pillen weggelassen). Das rechte Bein war äusserst schmerzhaft, die Venen waren wie Schnüre ausfühlbar. Vf. liess jetzt Kataplasmen auf den Unterleib legen, das Bein in Watte einwickeln und die Kr. so gut als möglich ernähren. Der Puls war auf 110 gestiegen. Im Verlauf der darauf folgenden Woche blieb der Zustand ziemlich unverändert.

Am 30. Tage aber klagte Pat. über heftige Schmerzen in der rechten Seite und grosse Athemnoth. Die Leber fand sich vergrössert und auch die oberflächlichen Venen der Bauchhaut befanden sich in demselben Zustande wie die des Beines. Zwei Tage darauf wurden die Venen auf der Oberfläche des Leibes, der Brust, des Nackens u. Kopfes der rechten Seite auf ähnliche Weise afficirt, so dass die rechte Seite durch die hervortretenden Venen und die bläuliche Farbe der ganzen Oberfläche sehr von der linken Seite abstach. Die Kr. klagte sehr über Athemnoth und Herzschwäche; am Herzen war jedoch nichts Abnormes zu finden, der Rücken bot indessen jetzt auf der rechten Seite dieselbe Erscheinung wie die Brust dar. Dieser Zustand blieb 4 Tage lang, die Kr. genoss kräftige Nahrung und erholte sich nach und nach, die Venen der rechten Körperseite kehrten allmälig zu ihrem normalen Zustand zurück.

Pat., die 2 J. zuvor an einer ähnlichen Affektion gelitten haben soll, genas bei einem Landaufenthalte vollständig, die Menstruation trat wieder regelmässig ein und auch die Lage der Gebärmutter ergab sich als vollkommen normal.

(Höhne.)

560. Zur Anatomie, Physiologie und Pathologie der Placenta; von Jul. Mauthner; E. Jacquet; A. Verdier; Kronid Slavjansky.

Die übrigens recht sorgfältige Arbeit Mauthner's „über den mütterlichen Kreislauf in der Kaninchenplacenta mit Rücksicht auf die in der Menschenplacenta bis jetzt vorgefundenen Verhältnisse" (Sitz.-Ber. d. k. Akad. d. Wiss. zu Wien, math.naturw. Kl. Bd. LXVII. Abth. 3. 1873. Mit 1 Tafel) leidet an dem Mangel, dass Vf. aus den beim Kaninchen studirten Verhältnissen sofort auf ähnliche oder vielmehr gleiche beim Menschen schliesst.

Von der der Frucht zugewandten Seite betrachtet, zerfällt die *Kaninchenplacenta* durch eine einfache oder sich gabelig theilende tief eingreifende Furche in 2 oder 3 Theile (Kotyledonen), die dann wieder durch viele, nach allen Richtungen sich durchkreuzende seichtere Furchen in viele kleine Läppchen zerfallen. Jedes dieser letzteren enthält alle der Placenta zukommenden Elemente: fötale und mütterliche Gefässe grösseren Kalibers, fötale Zotten mit Capillargefässen und zwischen den Zotten die der Ernährung des Embryo zunächst dienenden mütterlichen Bluträume.

Nach der Gebärmutter zu bemerkt man als äusserste Lage der Placenta eine überall gleich dicke Schicht, welche aus einem feinen Netzwerke mit hier und da eingestreuten Kernen besteht. An dieser Stelle ist der Mutterkuchen fettig entartet, wodurch die Loslösung desselben von der Uterinwand während der Geburt erleichtert wird. Weiter nach dem Embryo zu folgt nun die Winkler'sche Basalplatte mit den bekannten grossen, schönen Zellen. Die Platte ist beim Kaninchen dicker als beim Menschen, bei weitem aber nicht mit so deutlichen Zellen versehen, ausser längs den Wänden der Jene Platte durchsetzenden grösseren mütterlichen Blutgefässe.

Die Schlussplatte sendet Fortsätze zwischen die Lappen des Fruchtkuchens, welche die dessen Läppchen zuführenden mütterlichen Arterien stützen.

Jede der letzteren zerfällt büschelförmig in enge, zwischen den Zotten der Frucht liegende Bluträume, welche ein regelmässig entwickeltes System von Haargefässen darstellen und in unmittelbarer Berührung mit den Zotten der Frucht stehen; aus den beschriebenen Capillaren geht dann das Blut in die sehr dünnwandigen Venen über.

Die *Fötalzotten* sind zusammengesetzt aus dem die Endverzweigungen der Nabelstranggefässe tragenden Binde- (Schleim-) Gewebe und dem Epithelialüberzuge. Die Epithelien sind nicht deutlich getrennt, sondern bilden meist einen fortlaufenden Protoplasmaüberzug mit Kernen.

Die Epithelialüberzüge von je 2 benachbarten, in einander greifenden Zottenfalten verschmelzen häufig zu einer einzigen Protoplasmawand, in welche auch die mütterlichen Bluträume eingelassen sind. Dieses merkwürdige Verhalten ist durch eine übersichtliche Abbildung vorgeführt. Durch den steigenden Druck des Inhalts der mütterlichen Gefässe werden im Verlaufe der Tragzeit die zwischen je 2 Zotten stehenden Protoplasmabrücken zu feinen Fäden oder Lamellen ausgezogen.

M. vermuthet nun, dass solche leicht zerreissliche Scheidewände zwischen den Bluträumen auch beim Menschen bis zur Geburt fortbestehen und während des Welkens und der Ausstossung der Placenta zerstört, daher bisher vermisst werden. In dieser Beziehung nähert er sich der Anschauung des *Ref.* vom Bestehen von *Wandungen der mütterlichen Bluträume* an der nahezu reifen Placenta, nur mit dem grossen Unterschiede, dass er die Wandungen für fötales Gewebe hält, während *Ref.* auch mütterliches Gewebe in denselben nachgewiesen hat.

Jacquet (Arch. de Physiol. V. 4. p. 446. Juill. 1873) würdigt den Bau der gesunden menschlichen Placenta einer nur flüchtigen Betrachtung und geht auf die Angabe von Herres, dass die Uterindrüsen Chorionzotten aufnehmen, nicht weiter ein.

Die Zellen der Serotina hat J. (Tab. 18. Fig. 1 M.) viel zu vereinzelt in das Gewebe gezeichnet; auch sind die Zellkerne unrichtig, zu klein und einförmig. Allen Austausch von Säften zwischen Mutter und Frucht führt er auf Endosmose zurück und nimmt dafür die elektrocapillare Theorie Becquerel's in Anspruch: die Beweise für einen Gasaustausch zwischen beiden lebenden Wesen, für einen *Athmungsvorgang* in der Placenta bestehen, für J. nicht.

Eben so absonderlich ist seine Anschauung über die Krankheiten der Placenta: er sagt p. 447 glatt heraus, „die *Hämatome der Placenta* bilden, in Anbetracht ihrer Häufigkeit, fast die ganze Pathologie dieses Organes." Er unterscheidet folgende Formen der Blutgefässe.

1) *Haematomata supravillosa.* Sie sind ovale oder rundliche, wie eingekapselte Herde. Diese seltene, gelegentlich an eine Krankheit der Uterinschleimhaut geknüpfte Form hinterlässt bisweilen lediglich eine Grube als Spur des daselbst ehemals gewesenen Gerinnsels.

2) *Haematomata intervillosa s. circumvillosa* [„perivilleux" ist etymologisch unzulässig]. Diese eigentlichen Apoplexien der Placenta haben durch ihre Schicksale längst die Aufmerksamkeit der Geburtshelfer in Anspruch genommen, aber in ihren Produkten oft eine unrichtige Deutung erfahren.

Das Gewebe einer frisch apoplektischen Placenta ist derber als ein gesundes; auf der Schnittfläche erscheinen unregelmässige Blutflecken, den Marmoradern vergleichbar. An diesen marmorirten Stellen gewahrt man jedoch mikroskopisch nur noch die unveränderten Blutkörperchen; das Serum ist aufgesaugt. Die in jene Lachen tauchenden Zotten sind bald einzeln, mit verwaschenem Epithelsaume, bald aneinander gedrängt; alle haben den Blutgehalt ihrer Gefässe eingebüsst. An weiter veränderten Stellen sind die ausgetretenen Blutkörperchen bereits entfärbt, daher ihre Umrisse schwer erkennbar. Daneben bildet J. Stellen ab, wo nur noch weisse Blutkörperchen einzeln in ein Netzwerk von Faserstoff eingenäst sind. J. thut Klebs Unrecht, wenn er behauptet, dass er derartige Räume mit Lymphräumen verwechselt habe. Jedenfalls hat J. die Netze des geronnenen Faserstoffs zu oberflächlich wiedergegeben und nicht diejenige Form des Thrombus mit concentrischer Schichtung beachtet, welche Ref. abgebildet hat.

An älteren Ergüssen tritt die mit Blutfarbstoff imbibirte Epithelbekleidung der Zotten wieder deutlicher hervor; an verstreuten Zotten mitten im Erguss vermisst man stellenweise das fötale Epithel. Daneben treten Gruppen von Hämatoidinkrystallen auf. Das Gewebe wird sehnig und knirscht unter dem Messer. Der mütterliche Antheil ist unverändert. Die Angabe J's., dass der Faserstoff der Placentarthromben eine Modifikation erfährt, wobei er Farbstoffe annimmt, während sonst geronnener Faserstoff selbe abstösst, kann Ref. bestätigen. Dass man früher im Centrum verflüssigte Thromben für eitrige Entzündungsprodukte angesehen hat, beruht gleichfalls auf Wahrheit.

Die meisten Apoplexien dieser Gattung führt J. auf Zerreissungen der Placentarsinus zurück, welche wiederum Folgen des Druckes seien, den die Frucht auf das Gewebe der Placenta ausübt. Die Theorie von Bustamente und Damaschino, wonach die Hämatome stets Thrombose der Sinus zur Ursache haben sollen, verwirft J. als einseitig. Mit Recht schreibt J. der Anordnung der Placentarsinus eine bedeutende Kraft zu, Blutstockungen und Gerinnungen zu verhüten und auszugleichen.

3) *Haematomata subvillosa.* Als häufigste Form betrachtet J. Blutergüsse unter dem Chorion. Sie hinterlassen die bekannten weisslichgelben Pfröpfe auf der Fruchtfläche der Placenta, von welchen selten eine Placenta ganz frei ist. Die Pfröpfe lassen sich leicht in Schichten spalten. Die benachbarten fötalen Epithelzellen und mütterlichen Serotinazellen gehen eine fettige Infiltration ein — wohl öfter Folge oder Ursache der Apoplexie.

Hin und wieder trifft man kleine Höhlen, welche durch braunen oder rostfarbenen Beschlag ihrer Wände den hämorrhagischen Ursprung aus früherer Zeit der Schwangerschaft bekunden.

Syphilitische Einlagerungen als Grund zur Blutung lässt Vf. nicht zu; das Gegentheil hat *Ref.* in seiner Schrift bewiesen.

Die Arbeit von Dr. A. V e r d i e r [1] enthält hauptsächlich eine Zusammenstellung der bisherigen Untersuchungen über die Apoplexie der Placenta und entbehrt fast ganz eigner Untersuchungen und Urtheile. V e r d i e r schickt eine kurze Darstellung der anatomischen und mikrographischen Verhältnisse der gesunden Placenta vom Menschen voran. C r u v e i l h i e r hat im J. 1829 zuerst die Blutergüsse der Placenta genauer geschildert und abgebildet. Vf. unterscheidet zwischen neuen und alten Blutherden; da er jedoch p. 6 annimmt, dass die Umwandlungen derselben unter dem Namen der Hämatome in der That die ganze Pathologie der Placenta ausmachen, so fällt es ihm leicht, eine Beobachtung von M a u r i c e a u (Observ. 7. II. p. 198. 1712) in den Bereich seiner Fälle zu ziehen, welche sich ebenso gut als einfache chronische Entzündung — von welcher Vf. nichts wissen will — wie als syphilitische Entartung deuten lässt. Sie betrifft eine Frau, welche ohne äussere Veranlassung 5 Mal hinter einander in der Mitte des 7. Monats todte Früchte, gewöhnlich mit ganz skirrhöser Placenta zur Welt gebracht hatte.

Die oberflächliche Art zu schliessen nimmt im Voraus gegen den Inhalt der V.'schen Schrift ein, während die Sorgfalt, womit er auch fremdländische Arbeiten benutzt hat, zu loben ist.

Die normale Anatomie wird nach Velpeau, Hegar, Klebs u. A. geschildert; des Letzteren Annahme von Lymphräumen, welche zwischen den Choriozotten Höhlen bilden sollen, wird als Anregung zu neuen Studien angeführt. Wichtig ist schon Velpeau's Aussage, dass die Placenta beim Menschen sich an seinem Umfange und einem Theile seiner Uterinfläche in der Reflexa fortsetzt.

Die Organisation von Blutgerinnseln überhaupt wird nach O. Weber berichtet und für die Placenta wahrscheinlich gemacht. Robin hat bekanntlich die Blutergüsse in der Placenta von einer fibrösen Entartung eines Theiles der Choriozotten abhängig gemacht, wodurch eine collaterale Fluxion in den gesunden Zotten und daher Neigung zum Bersten von Gefässen gesetzt würde. Diese Theorie erklärt aber nicht die viel häufigeren Blutherde im mütterlichen Theile der Placenta. Vf. glaubt diese Frage gelöst zu haben, indem er sowohl diese fibröse Entartung als auch die Verkalkung der Placenta, welche er stets an die *Oberfläche* der Zotten verlegt, auf Extravasate zurückführt.

[1] Recherches sur l'apoplexie placentaire et les hématomes du Placenta. Paris 1868. Adr. Delahaye. 8. 60 pp.

Mehr Beifall verdient Vfs. Annahme, dass Syphilis als Ursache der Entzündung der Placentararterien zu betrachten sei, welche die Placentarblutungen bedingt (Fall von B y r n e : Plac. etwas umfänglicher als erwartet; Oberfläche glatt, fettglänzend; dieses durchscheinende Gewebe nahm fast die ganze Dicke des Organs ein).

Mit H e g a r nimmt Vf. an, dass Krankheiten der Plac. materna [welche? — also giebt es doch noch eine andere Pathologie der Plac. als die Apoplexien!] hauptsächlich die Gefässzerreissung und den Abortus veranlassen. Hierbei behauptet Vf. in Widerspruch mit der Erfahrung, dass die zeitigen Geburten einer verschwindend kleinen (minime) Zahl von Fehlgeburten gegenüber stehen. *Referent* zählt *einen* Abortus auf 10 Geburten, Andere berechnen das Verhältniss sogar wie 1 auf 5.

Vf. nimmt an, dass erst vom 2. Monat der Schwangerschaft an die Blutergüsse in der Placenta häufig werden. Meckel und Jacquemier verlegen diese Herde meistentheils in die Serotina und ihre Anhängsel; die Hyperplasie und die Atrophie der genannten mütterlichen Theile bilden die Hauptursache dieser Blutherde, die Congestionen wirken nur als hinzukommende Ursache — so lautet einer der Schlusssätze des Vfs.

In den ersten 4 Monaten der Schwangerschaft folgt auf diese intraplacentaren Apoplexien gemeiniglich Fehlgeburt. In späteren Fällen wird die Schwangerschaft meist nicht unterbrochen; dann bilden sich die alten Herde zu Verdichtungen, Verhärtungen der Placenta um. Die Entzündung der Placenta entbehre bis jetzt der positiven Grundlage; der vermeintliche Eiter sei zerflossenes Fibrin [stets? Ref.], die fibröse Entartung der Zotten eine untergeordnete Begleiterscheinung des Hämatoma. Leider ist Vf. auf die meist durch chronische Entzündung, selten durch Blutergüsse bedingte Verwachsung des Mutterkuchens mit der Innenfläche der Gebärmutter gar nicht eingegangen.

Eigenthümlich dieser Arbeit sind nur 3 Beschreibungen kranker Placenten aus T a r n i e r's Klinik (XV—XVII) mit Berichten von C o r n i l's Untersuchung.

Die Abhandlung von Dr. Kronid Slavjansky (Arch. f. Gynäkol. V. 2. p. 360. 1873) liefert einen mit musterhafter Umsicht und Logik verfassten Beitrag zur Lehre von den Erkrankungen der Placenta.

Die beschriebene, einen Abortivei entnommene, verhärtete Placenta entspricht etwa dem 4. Monate der Schwangerschaft, der Embryo erst dem 3. Monate. Die Querschnittfläche der Placenta zeigte die Merkmale alten, festen Bindegewebes, stellenweise mit Rückständen von Blutgerinnseln verschiedenen Datums durchsetzt. In beiderlei kranken Stellen waren mohn- bis hanfkerngrosse graue Inseln wie eingesprengt. Der Mutterkuchen war ziemlich stark verdickt, eine Grenze gegen den Fruchtkuchen sowie die Theilung der Placenta in Kotyledonen kaum erkennbar. Der Nabelstrang dünn, an vielen Stellen überdreht, hier fadendünn. Hände und Füsse des sonst gesunden Embryo in Klumpen verwandelt.

Der Bau dieser Placenta war im Allgemeinen gut erhalten, aber die Hohlräume des mütterlichen Gefässnetzes

waren mit Faserstoff und Resten von Blutkörperchen erfüllt, wie namentlich die Behandlung des Inhalts mit Essigsäure darthat. An der Grenze der Decidua lehnte sich
dieser Inhalt an eine Schicht jungen, neugebildeten Bindegewebes. Das Gewebe der Zotten war getrübt, ihr Epithel
meist zerstört, die Gefässe enthielten kein Blut.

In den älteren Herden waren die seeligeren Blutelemente
meist aufgelöst, dafür Pigment in Gruppen wahrzunehmen.
Das Gewebe der Decidua vera erschien ungleichmässig
mit weissen Blutkörperchen infiltrirt.

Nach dem Gesagten fasst Sl. die Veränderungen
dieser Plac. als *Thrombosis sinuum* auf. Die akute
Infiltration der Decidua konnte sich nur in ganz
kurzer Zeit entwickeln, wie in den Fällen verlangsamter Fehlgeburt. Sonach konnten die Thromben
weder durch Erkrankung des Gewebes der Mutter
noch der Frucht bedingt sein. Die Thrombose war
also nur durch *Verlangsamung des mütterlichen
Blutstroms* zu Stande gekommen, wie wir sie bei
Herz- und Lungenleiden, bei Leberstockungen und
denjenigen Diätfehlern beobachten, welche die Hä-
morrhoidalanlage ausbilden [Ref.].

Die Entwicklung des *Embryo* ging nicht gleichen
Schritt mit der Entwicklung der normalen Eihäute.
Er war zu klein, doch waren die Gewebe seines Kör-
pers und sein Blut gut erhalten. Bei der allmäligen
Zunahme der Thromben wurden immer grössere An-
theile der Placenta verändert; sie verloren ihre phy-
siologische Rolle, den Embryo zu ernähren. Anfangs
hatte diese Beschränkung nur eine Hemmung des
Wachsthums zur Folge, nicht gleich den Tod der
Frucht.

Die von den cavernösen Räumen der Placenta
nicht direkt ernährten Eihäute konnten sich unter
günstigern Ernährungsverhältnissen befinden, so
dass sie sich in diesem Falle weiter entwickelten als
der Embryo, dessen Tod nicht sehr lange vor Eintritt der Fehlgeburt stattgefunden haben muss. Die
Torsion des Nabelstrangs hatte nach der mikroskop.
Untersuchung der Fötustheile an dem Tode der Frucht
keine Schuld.　　　　　(C. Hennig.)

**561. Luftleerer Raum zwischen Uterus und
Placenta (Uteroplacental-Vacuum) als Ursache
der Zurückhaltung der Placenta; von Dr. H.
G. Landis. (Philadelph. med. Times III. 76;
April. 1873.)**

L. vergleicht die Placenta mit einem durch
Durchtränkung mit Wasser geschmeidig gemachten
Stück Leder, welches Knaben dazu benutzen, um
vermittels eines in der Mitte angebrachten Strickes
ein Ziegelstück in die Höhe zu heben. Ursache der
festen Adhäsion beider ist der zwischen ihnen erzeugte luftleere Raum. Ebenso kann die Placenta
dem Uterus dadurch abnorm fest anliegen, dass
zwischen ihnen ein luftleerer Raum nach Ausstossung
des Fötus entsteht. Dass dieses Ereignis im Ganzen
nur selten eintritt, glaubt Vf. darauf zurückführen
zu können, dass nicht, wie zwischen Ziegel und
Leder eine ebne, sondern eine gebogne Berührungsfläche existire; abgesehen davon hat die Placenta

jedes Erforderniss zur Bildung eines Vacuum zwischen
ihr und dem Uterus. L. stützt seine Theorie durch
folgende Beobachtung.

Er wurde 1½ Stunde nach Geburt des Kindes zu
einer Frau gerufen, die rasch und leicht geboren hatte.
Die Hebamme hatte die Nachgeburt trotz aller Anstrengungen nicht entfernen können. L. fand die Placenta
zum Theil aus dem Uterus herausragend, es gelang ihm
aber trotz starken Drucks von aussen und Zug an der
Nabelschnur ihre Entfernung gleichfalls nicht. In dem
Gedanken an das Bestehen eines Vacuum ging er mit der
Hand ein, durchbohrte die Placenta, und diese hatte den
Erfolg, dass, als er kaum die Hand aus der Vagina zurückgezogen hatte, die Placenta sofort ohne irgend welche
Hülfe durch Zug etc. ausgestossen wurde. Blutmengen
folgten nicht nach.

L. glaubt, dass in diesem Falle durch grosse
Weite der Vagina das Eindringen von Luft erleichtert würde, die direkte Ursache zur Bildung des
Vacuum war nach Vfs. Annahme Zug an der Nabelschnur seitens der Hebamme zur unrechten Zeit, ehe
die Spitze der Placenta im Muttermunde zu fühlen
war. *Referent* hält L's. Annahme eines Vacuum
in diesem Falle nicht für wahrscheinlich. Viel natürlicher erklärt sich der Fall, wenn man annimmt,
dass die Retention der Placenta Folge einer partiellen
Adhäsion mit oder ohne spastische Contraktur des
untern Uterinsegmentes in Folge unzeitigen Zuges an
der Nabelschnur war. Indem der Operateur die
Placenta perforirte, löste er diese Adhäsion und dilatirte die strikturirte Stelle unbewusst; dem Zurückziehen seiner Hand folgte als Reflex auf den durch
diese gesetzten Reiz eine kräftige Uteruscontraktion
und trieb die jetzt gelöste Placenta aus. Ein luftleerer Raum zwischen Uterus und Placenta hätte
ähnlich wie ein Schröpfkopf wirken und einen Bluterguss aus den Uteroplacentargefässen herbeiführen
müssen.

Dieser fand aber nicht statt, wie das ausdrücklich hervorgehobene Fehlen einer Ausstossung von
Blutmassen nach Entfernung der Nachgeburt beweist.

　　　　　(Fränkel.)

**562. Hydatidenmole; starke Metrorrhagie.
Entfernung des degenerirten Eies; von Dr.
William C. Wise. (Lancet II. 13; Sept. 1872.)**

M. A., 28 J. alt, verheirathet, Viertgebärende, letzte
Menstruation vor 2 Monaten, suchte wegen einer schon
seit einigen Tagen bestehenden Metrorrhagie Hülfe nach.
W. diagnosticirte Schwangerschaft im 2. Monat; er versuchte zuerst durch Ruhe und Darreichung verschiedener
narkotischer und styptischer Medikamente (Acid. sulphur.
dilut., Acid. gallicum, Liqu. ferr. sesquichlor., später Eu-
pillen und Tinctur. Cannabis ind.) die Blutung zu stillen,
und, als diess vergeblich war und die Blutung bedeutend
wurde, durch Verordnung ziemlich grosser Dosen Ergotin
die Gebärmutter zur Ausstossung ihres Inhalts zu veranlassen. Da auch diess nichts nützte und die Pat. durch
die jetzt fast 2 Monate fortdauernde, zuletzt etwas
schwächere Blutung sehr gelitten hatte, wurde, da sich
zuletzt in der Entleerung des Blutes eine gewisse Periodicität geltend machte, neben Ergotin auch Chinin, und zwar
3 Mal täglich 12 Ctgrmm. gereicht. In der nächstfolgenden
Nacht, früh 4 Uhr, stellten sich heftige Wehen ein, und
unter während jeder Wehe exacerbirender Blutung eröffnete sich bis Mittag der Uterus so weit, dass in Chloroform-

narkose eine oberhalb des inneren Muttermundes ziemlich
fest adhärente Hydatidenmole — fast ein halbes Wasch-
becken ausfüllend — entfernt werden konnte. In der Mole
war keine Spur des untergegangenen Eies zu finden. Der
Uterus retrahirte sich bald gut, die Pat. erholte sich aber
nur langsam.

Referent theilt diesen Fall nur mit, um von
Neuem auf die von ihm schon im Jahresberichte der
Breslauer geburtshülflichen Klinik (Prager Vjsschr.
1872) betonte *wehentreibende Wirkung des Chinin*,
die sich hier besonders dem Ergotin gegenüber recht
deutlich bewährte, aufmerksam zu machen.

(Fränkel.)

**563. Zwillingsschwangerschaft mit ein-
fachem Fruchtsacke und abnormer (velamen-
töser) Insertion des einen Nabelstrangs; von**
W. H. Winslow. (Philadelph. med. Times II. 44;
July 1872.)

B., 34 J. alt, hat vor 6 J. einmal rechtzeitig ein
lebendes Kind geboren und seit dieser Zeit 2 Mal, im
3. und 4. Monat, abortirt. Neuerdings war die Menstruation seit länger als 4 Monaten ausgeblieben. Ohne nachweisbare besondere Ursachen traten im 5. Schwangerschaftsmonat plötzlich Wehen ein, es entleerte sich eine
mässige Fruchtwassermenge [wahrscheinlich aus einer
amnio-chorionischen Tasche. Ref.] und es wurde Tags
darauf zuerst eine todte, aneucephalische Frucht weiblichen Geschlechts und bald darauf ein zweiter lebender,
weiblicher Fötus geboren. Der todte Fötus war noch nicht
macerirt; auf Brust und Nacken zeigten sich Blutextra-
vasationen; deren frischer Zustand zu beweisen schien,
dass die Frucht nach dem Tags vorher erfolgten Wasser-
abgange abgestorben sei. Das Alter der Früchte schätzt
W. jedenfalls zu gering [da, wie er selbst angiebt, das
Gesohlecht derselben gut ausgesprochen war, so glaubt
Ref. ihr Alter auf mindestens 30 Wochen schätzen zu
müssen; dies stimmt auch nach der Zeit des Auftretens
der letzten Menstruation]. Die *Placenta* war einfach,
gross und schwer, der Fruchtsack ebenfalls einfach. Die
Uterinalfläche der Placenta zeigte, ungefähr 1 Drittel
Segment derselben abgrenzend, eine leicht erhabene, mit
der Duplikatur des Amnios homogene Linie, höchstwahr-
scheinlich den letzten Rest der mit einander verschwolze-
nen und später resorbirten Amniosscheidewände der ursprünglich getrennten beiden Fruchtsäcke. Der Nabelstrang des lebenden Fötus verlief normal und inserirte
sich fast central in dem grössern (2 Drittel) Segmente
der Placenta; der Nabelstrang des todten Fötus theilte
sich ca. 3''vor seinem placentaren Ende entsprechend seinen 3 Gefässen in 3 Aeste. Dieselben verliefen, jeder in
seiner eigenen Scheide, vollständig getrennt nebenein-
ander, durchbohrten das innere Blatt des Amnios, 2½''
vom Placentarrande und theilten sich hier in mehrere
Zweige, welche sich zwischen den Blättern der Membranen
verästelten und endlich in die Placenta eintraten, auf
deren kleinerem (1 Drittel) Segment sie sich vertheilten.

W. hält das Vorkommen eines einfachen Frucht-
sackes (1 Chorion und 1 Amnion) bei Zwillingsschwangerschaft für äusserst selten, und mit Recht;
Späth fand unter 126 Fällen nur 2 Mal eine gemeinschaftliche Amnioshöhle. Im Uebrigen bestätigt
sich auch hier von Neuem das Gesetz, dass in allen
Fällen, wo das Chorion einfach ist, die Früchte stets
gleichgeschlechtlich (hier beide weiblich) sind. Das
grössere Segment der Placenta gehörte — wie diess
meist der Fall — dem gesunden und lebenden, das
kleinere (1 Drittel des Mutterkuchens) dem miss-

gebildeten, todten Fötus. Bemerkenswerth ist endlich
das Vorkommen einer acephalischen Frucht bei
Zwillingsschwangerschaft in einer Eihöhle, combinirt
mit Insertio furcalis velamentosa bei der zu dem
missgebildeten Fötus gehörigen Nabelschnur. Offenbar hat die dadurch bedingte Störung des Blutlaufs
Verkümmerung und Schwund der oberen Körperhälfte
zur Folge gehabt.

(Fränkel.)

564. Fruchtabtreibung, *Tod*, *Arsenik im*
Uterus; von Dr. C. Edling (Hygiea Febr. 1873.
p. 180. Deutsche Klinik 41. 1873.)

Am 8. Nov. 1871 starb die 25jähr. C. A., welche
schon früher ein Kind geboren hatte, in schwangerm Zustande. Sie stand in dem Verdacht, ihr Kind abgetrieben
zu haben. Ein Mann, welcher „Frauenzimmern zu helfen
verstand", hatte der C. A. nach deren ihrer Schwester
gemachten Mittheilung ein Röhre gegeben, welche sie so
weit als möglich in den Leib einführen sollte, und hierauf
durch die Röhre eine weisse, krümlige Masse, von der
Schwester der Verstorbenen als Quecksilber (schwedische
Bezeichnung für weissen Arsenik im Volksmunde) be-
nannt, eingeblasen oder eingespritzt. Am Abend desselben
Tages gingen weisse Körner durch die Scheide ab. A. C.
kam schwer krank, über Kopf- und Brustschmerz klagend
bei ihren Eltern an. Sie starb bei voller Besinnung, nachdem Grützeüberschläge auf den Unterleib, ein Magen-
pflaster, Bittersalz und Oelklystir gebraucht, ein Arzt
aber nicht zugezogen worden war. Die begrabene Leiche
wurde nach 15 T. exhumirt und legaliter obducirt. Bei
der äussern Besichtigung wurde Leichenstarre (!)
der untern Extremitäten, röthliche Verfärbung der Haut
am Rücken, Bauche und Oberschenkel, Hervorsickern
theils gelblicher, theils milchiger Flüssigkeit beim Druck
auf die Brustwarzen, Blutgerinnsel an den Schamhaaren,
Schleimüberzug der Labia, aber keine Spur äusserer Gewalt nachgewiesen. Die Sinus des Gehirns, sowie die
Substanz der letztern und die Gefässe derselben überhaupt
strotzten von dunklem, geronnenem Blut. In den Luftwegen, deren Schleimhaut mit braunrothem Schleim bedeckt war, fand sich kein fremder Körper vor. In beiden
Höhlen des fettreichen Herzens waren grosse, in die Gefässstämme hinein sich fortsetzende Gerinnsel enthalten.
Der Magen war leer, seine Schleimhaut brüchig, mit er-
hobenen Falten und in der Gegend der Kardia einige
2 Kreuzer grosse Blutextravasate [?] vorhanden. Der
Uterus war 3'' lang und am Fundus 2'' breit; er enthielt
blutiges Schleim und eine walluussgrosse, fleischige, am
obern Theile der hintern Wand festsitzende Masse. Im
Uterus, nicht im Magen, wurde Arsenik nachgewiesen und
erklärten die Obducenten, dass 1) C. A. schwanger war
und kurz vor ihrem Tode vorzeitig geboren hat; 2) dass
sich arsenige Säure in ihrer Gebärmutter vorfand und
3) dass auf die Frage, wie weit dieses Gift beim Zustandekommen des Abortus und dem tödtlichen Ausgang mit-
gewirkt hat, der Unkenntniss über die Art und Weise,
in welcher das Verbrechen verübt wurde, sowohl, als über
die vor dem Tode beobachteten Krankheitserscheinungen
wegen eine Antwort nicht zu geben sei.

Da sich ein festsitzender Placentarrest im Uterus
vorfand und mit grosser Wahrscheinlichkeit ein
puerperaler Process vorlag, so ist es in der That
schwer zu entscheiden, ob ersterer allein zum Tode
führte oder das in den Uterus eingeführte und wahrscheinlich resorbirte Arsen den lethalen Ausgang beschleunigt. Die Anwendung des Arsens zu gleichem verbrecherischen Zweck per uterum dürfte
wohl äusserst selten vorgekommen sein.

(H. Köhler.)

565. **Fall von Tetanus im Wochenbett nach gewaltsamer Extraktion der Placenta;** von Carlo Padova und Silvio Bianconi. (Gazz. Lomb. 38. 39. 1873.)

Vf. weisen darauf hin, dass der Tetanus überhaupt 4mal seltener bei Frauen vorkommt als bei Männern. Simpson beobachtete das Auftreten desselben im Gefolge der Ausziehung eines Uteruspolypen, Pître-Aubinais im Verlaufe des Milchfiebers. Dagegen sah Chassaniol den Tetanus im Wochenbett häufig bei Negerinnen am Senegal.

Nach Wilshire's Statistik ist der Tetanus nach Verletzung des leeren Uterus ausserhalb des Wochenbettes seltener als nach Abortus oder nach rechtzeitiger Geburt, nach welcher letztern die meisten Fälle beobachtet worden sind. Auch ist der Tetanus bei weitem nicht immer nach Verletzungen oder Entzündungen des Fruchthalters bei schwerer Niederkunft aufgetreten; 1mal wurde Starrkrampf nach Unterdrückung der Menstruation (Bergamaschi) beobachtet.

Der plötzliche Eindruck der Kälte wird von Einigen, von Valleix ein Excess im Genusse der Liebe als Ursache angeführt. Sam. Cooper macht auf das häufigere Vorkommen des Tetanus in Sumpflande, zumal der heissen Zone aufmerksam. Martin de Pedro nimmt an, dass in Folge rheumatischer oder katarrhalischer Witterungsconstitution eine Schwellung des Gewebes der Muskelscheide den Gasaustausch in den ergriffenen Muskeln hemmt und zu allgemeiner Muskelasphyxie führt. In Bombay starben in 3 Jahren 232 Frauen an puerperalem Starrkrampf.

Die Erscheinungen des *puerperalen Tetanus* sind von denen des traumatischen oder rheumatischen nicht wesentlich verschieden; nur scheint es den Vff., als verlaufe der puerperale rascher u. heftiger.

Simpson hält beim Abortus als Vorläufer des Starrkrampfes die Wunden des Uterus, sowie auch die nöthigen Manipulationen für einflusslos, schreibt dagegen der rohen Placentaraufheftungsstelle nach rechtzeitiger Geburt wesentliche Bedeutung zu.

In Bezug auf die Annahme eines *entzündlichen Ursprungs* des Tetanus, für welche verschiedene Veränderungen des Rückenmarks, des Gehirns oder deren Häute angeführt werden, erscheint die Angabe von Rokitansky, welcher im Rückenmark eine beträchtliche Menge junger Kerne und neuer Bindesubstanz nachwies, besonders beachtenswerth. Jedoch fehlt nach Vff. noch der Beweis, dass diese entzündlichen Neubildungen Ursache und nicht Folge oder Begleiterscheinung des Starrkrampfes sind.

Auch die Injektionen und Blutergüsse, welche J. Weber, West, Herzfeld u. *Referent* in oder um die Nervencentren, namentlich das verlängerte Mark, vorgefunden haben, lassen auf die Beziehung zum *Kinnbackenkrampf der Neugeborenen* noch keinen bündigen Schluss zu, da die gen. Affektion auch bei entzündlichen Veränderungen am Nabel oft endemisch, in der spätern Kindheit aber bei Brandwunden vorkommt.

Die *Prognose* bei puerperalem Tetanus ist schlechter als bei dem traumatischen und rheumatischen. Die *Behandlung* hat noch wenig Erfolge aufzuweisen. Von der guten Wirkung der *Blutentziehungen* in einigen, namentlich ältern Fällen lässt sich nicht recht Sicheres aussagen, da in der Regel zugleich beruhigende Arzneimittel, obenan das *Opium*, in Anwendung kamen. Das *Curare* hat bisher glücklichere Erfolge aufzuweisen, als Einathmungen von Chloroform und der innere Gebrauch des indischen Hanfs. Nach den neuern Erfahrungen glauben Vff., dass das Chloral am meisten Vertrauen verdient. Als unterstützend hat man *laue Vollbäder* anbwenden lassen.

Der von den Vff. selbst beobachtete Fall ist folgender.

Eine 27jähr. Frau aus tuberkulöser Familie, schwächlich, obgleich nicht schlecht genährt, hatte während 8 Jahren 4mal vor der Zeit und 3mal rechtzeitig geboren. Pat. litt beinahe fortwährend an Bronchial- und Magenkatarrhen. Im 4. Mon. von Neuem schwanger, wurde sie von einer schweren Uterinblutung befallen, trug aber die Frucht noch bis Anfang des 9. Monats. Anfang der Geburt am 16. Mai 1873, Schädellage, Wasser seit 2 T. abgegangen. Schwache, dann stärkere Wehen, Geburt eines Knaben ohne besondere Blutung. Auf Reiben des Grundes der Gebärmutter folgte die Placenta nicht, weshalb wegen nun eintretender Blutung am Nabelstrang gezogen wurde, jedoch ohne Erfolg. Trotz der Bemühungen mehrerer Aerzte, mit der eingeführten Hand die Placenta vom Grunde zu lösen, blieben Stücken unlösbar zurück. Gegen die fortdauernden Ohnmachten wurden Eis und Seccale, sowie kalte Einspritzungen in die Gebärmutter angeordnet. Am 17. Mai früh ging ein Stück Placenta unter heftigen Schmerzen ab, Mittags ein zweites ebenso; Injektionen von schwacher Phenylsäuung. Die Temperatur schwankte von da an zwischen 33° (22. früh) und 39.3° C. (Abends nach Transport in das Krankenhaus). Am 21. Abends erste Vorboten des Starrkrampfes: Gefühl von Druck im Epigastrium, vom Magen nach dem Schlund aufsteigend, schwacher Krampf der Hinterhaupts- und seitlichen Halsmuskeln; kein Fieber. Uterus bei Druck schmerzhaft, fast kein Lochienfluss. Schröpfköpfe n. Blutegel an die Wirbelsäule, Chloral in Grammendosen innerlich, später auch im Klystir. Warmes Bad: Schweiss, vorübergehende Erleichterung. Nach Einspritzung von je 3 Ctgrmm. Curare 7mal nur örtliches Nachlass des Krampfes. Sehlingen und Sprechen unmöglich. Tod am 23. früh 6 Uhr.

Autopsie. Dura des Gehirns gespannt und trübe, Pia venös injicirt. Hirnmark von normaler Dichte, spärlich bluthaltig. Unter der Dura des Rückenmarks Serum angesammelt; Mark blutarm, sonst nichts Abnormes. Einige verkreideten Tuberkel an der Basis der rechten Lunge; an den Spitzen der mit den Rippen verwachsenen Lungenflügel eingebalgte, aber verkäste Knötchen, in deren Innern harte, glänzende Körperchen. Viel Fett unter dem Perikardium; Mitralis mit Vegetationen; Aorta stellenweis atheromatös. Leber etwas grösser, blutarm; Galle dick, reichlich, Milz matsch; linke Niere fett, atrophisch. Unter dem Bauchfelle des Uterus kleine Extravasate. Höhle bei weitem Mund voll grauer Jauche; rechts oben ein *brandiges, morsches Stück der Placenta*. Scheide schiefergrau, mit brandigem Exsudate überzogen; grosse Letzen Odematös.

Die schwere Nachgeburtsoperation, die Fäulniss der Nachgeburt, welche zu eitriger Endometritis führte, ferner die Ueberführung der Kr. in das Krankenhaus nach schon ausgebrochenem Starrkrampfe sind sicher auf den unglücklichen Ausgang von grossem Einfluss gewesen. Aber alle diese Umstände sind nach Vf. nicht hinreichend, um den Ausbruch des Tetanus zu erklären. [Die äussere Luftwärme ist leider nicht angeführt.]

(C. Hennig.)

566. Ueber die Hirnerweichung bei Neugeborenen; von Dr. J. Parrot. (Arch. de Phys. V. p. 59. 176. 289. Janv., Mars, Mai 1873.)

Vf. weist darauf hin, dass die fragl. Affektion noch wenig gekannt sei. Billard (Traité des maladies des enfants 1833) hat sie allerdings besprochen, aber wiederholt cadaveröse mit pathologischen Veränderungen verwechselt. Duparcque (sur le ramollissement blanc aigu essentiel du cerveau chez les enfants. 1852) giebt bei den meisten seiner Beobachtungen keinen oder einen sehr unvollständigen Sektionsbericht; er macht aber darauf aufmerksam, dass cadaveröse Erweichungen immer sehr verbreitet sind und den tiefsten Theil des Gehirns einnehmen. Rilliet u. Barthes, sowie A. Vogel sprechen nur von ältern Kindern und von sekundärer Erweichung nach akutem u. chronischem Hydrocephalus, Hirnhautentzündung, apoplektischem Herd u. s. w. Bouchut meint, die Hirnerweichung sei bei Neugeborenen und in der ersten Kindheit selten.

In den 28 von Parrot gesammelten Fällen war das älteste Kind 36 T. alt, bei 10 fehlte der Ossifikationspunkt im Oberschenkel fast noch gänzlich.

Pathologische Anatomie. P. bespricht zunächst die Frage über den Grad der Erweichung. Er hebt hervor, dass das Gehirn des Neugeborenen im *normalen* Zustande viel weicher ist als das Erwachsener, die Windungen sind weniger ausgeprägt und klaffen leicht; die Hirnhäute haften sehr locker, die Hirnmasse ist bläulichweiss, ohne dass Rinde und Mark deutlich geschieden wären, während ein Stich ins Gelbe krankhafte Veränderungen anzeigt (Ikterus); in der Nähe der Ventrikel ist wegen des Gefässreichthums die Färbung röthlich. Die Hirnmasse klebt nicht an dem durchschneidenden Messer, ist feucht, glänzend, leicht zerreisslich. Alle diese Eigenthümlichkeiten zeigen sich am ausgeprägtesten bei zu früh Geborenen, schwinden bald bei rechtzeitig geborenen Kindern; indessen finden sich noch lange wenig Fasern, sondern meher Kerne von Protoplasma umgeben, ebenso noch wenig Markzellen und -Cylinder. Weiter entwickelt sind bereits in aufsteigender Reihe Kleinhirn, Mittelhirn, Rückenmark. Noch ist zu erwähnen, dass sich um die Kerne der Neuroglia Fettkügelchen in grosser Zahl gruppiren und granulöse Körperchen bilden, bes. am Corpus callosum und in der Umgebung der Ventrikel; sie weichen später den Nervenröhren. Aus dem Gesagten geht mithin hervor, mit welcher Leichtigkeit das Gehirn Neugeborener Veränderungen erleiden kann.

Charakteristisch für die *cadaveröse* Erweichung, die meist ausserordentlich schnell eintritt, ist der

penetrante Geruch nach Schwefelwasserstoff; unter der Dura-mater befindet sich meist eine Menge seröser Flüssigkeit. Das Gehirn in seiner ganzen Ausdehnung, bes. die grossen Hemisphären sind weicher, zerreisslicher, bisweilen in einen graugelben Brei verwandelt und mit grauweissen, schimmelartigen Flecken von Stecknadelkopfgrösse durchsetzt, welche noch weicher als die Umgebung sind und unter dem Mikroskop Fetttröpfchen und reichliche, sehr bewegliche Vibrionen zeigen, während die übrige Hirnmasse mikroskopisch nicht wesentlich verändert erscheint. Die kleinen Gefässe sind blutleer, ihre Wände verdünnt, leicht zerreisslich. Das Ependym der Ventrikel ist ziemlich resistent. Alle diese Veränderungen, offenbar Fäulnisserscheinungen, treten bes. im Sommer und nach innern Krankheiten ein.

Die *wirkliche*, *krankhafte* Erweichung sondert P. in 2 Klassen.

1) Die *weisse Erweichung mit vielen Herden.*

Fall 1. M. R., 13 Tage alt. Das Körpergewicht sank in 8 Tagen von 1502 auf 1226 Grmm., die Temperatur war fast immer unter der Norm, selbst zu der Zeit, wo sich angeblich eine Pneumonie entwickelte. Es sind keine Gehirnerscheinungen irgend welcher Art notirt.

Sektion. In beiden Grosshirnhemisphären in der Nähe der Ventrikel zahlreiche gelblichweisse Fettherde von verschiedner Grösse; die grössten fast vollständig in einen weissen Brei verwandelt. Die übrige Hirnsubstanz röthlich violett, normal. In gleicher Höhe mit den beschriebenen Stellen eine grosse Menge von granulirten Körperchen ohne Hülle mit einem einzigen sphärischen Kern in der Mitte. — Eiter in den Bronchien, einige entzündete Stellen der Pleura, zahlreiche pneumonische Herde in den untern Theilen der Lungen. Thymusdrüse in vorgeschrittener Verfettung, zahlreiche Körperchen im Beginn an der Trabec. carn. des Herzens; Sugillate auf den Klappen. — Das Epithelium der Harnkanälchen fettig infiltrirt, besonders in denen der Rinde.

Fall 2. J. P., 14 Tage alt, zu früh geboren. Allmälig von den Unterextremitäten nach dem Nabel sich ausbreitendes Oedem; Temperatur immer unter der Norm.

Sektion. Ossifikationspunkte im Femur sehr klein. In der Umgebung der Seitenventrikel in Zwischenräumen von 1—12 oder 15 Mmtr., langgezogene, undurchsichtige Stellen und Herde, auf dem Durchschnitte mit mattweisser oder gelblicher Farbe. Am Rande die Substanz etwas fester, als die Umgebung, in der Mitte erweicht. Die übrige Hirnsubstanz normal, nur in der Umgebung der Herde granulirte Körperchen. Ausserdem noch kleine fettige Herde von verschiedner Gestalt. Gefässe im Allgemeinen intakt; an einzelnen Stellen leicht zerreisslich.

Fall 3. H. S., 2 Tage alt. Haut roth, trocken, abschuppend, fein gefaltet. Oedem der untern Extremitäten bis zum Nabel. Einzelne Ekchymosen am Sitro u. oberem Theile der Brust. Aeusserst geringe Aufnahme von Nahrung. Tod nach 3 Tagen.

Sektion. Am vordern Theil der rechten Hemisphäre grosser, wenig tiefer Erweichungsherd, Hirnsubstanz hier eingedrückt, in der Peripherie gelblich, resistenter, im Centrum graugelblich, daselbst leicht zerreisslich, theilweise verflüssigt; ein in demselben Weise veränderter von hier nach dem Seitenventrikel verlaufender Strang daselbst in einer linsengrossen Erhebung des Ependym endend. Im ganzen hintern Theile des Seitenventrikels die Hirnmasse 1 Ctmtr. im Durchmesser mit Verfettungs- und Erweichungsherden durchsetzt. Dieselben Veränderungen an denselben Stellen in der Umgebung des linken Seitenventrikels. Im untern Horn desselben unter dem Ependym ein bräunlicher Fleck: ein Erweichungsherd mit einem verhärteten Gefäss. In mehreren Gefässen der Umgebung eine auffällige gelbe Masse.

Die gelben Stellen bestanden aus grob granulirten, kugligen Körperchen; in den bandartig verfetteten Stellen fanden sich längliche Körper, wie Fäden, an denen sich Fetttröpfchen angesetzt hatten, sie erschienen verästelt und man konnte an manchen Stellen ihren noch nicht ganz gestörten Zusammenhang mit Gefässen nachweisen; Essigsäure machte Kerne in ihnen sichtbar. In den eigentlichen Erweichungsherden fand man Oeltröpfchen, in der Medullarsubstanz der Hemisphären vielfach granulirte Körperchen.

Kleine Partien der Lungen congestionirt, selbst Blutaustritte in ihnen. Alle andern Organe congestionirt, das Blut dunkelviolett. Leber schlaff, sehr klein. Im Magen kleine runde Geschwüre mit gelblichem Grunde und etwas erhabnem rothen Rande. Kalkinfarkte in den Nieren.

Aus dem Gesagten geht hervor, dass die weisse Erweichung eng mit der Verfettung des Gehirns zusammenhängt und deren Ausgang ist. Bilden sich geradezu Herde von Fett, so sind sie auffällig weiss, bisweilen etwas gelblich, sie schliessen häufig gesunde Substanz ein. Die Consistenz wechselt, in der Peripherie ist sie oft bedeutender, als die normaler Hirnsubstanz. Auf dem Durchschnitte der Herde zeigen sich Höhlen mit flüssigen Massen. Die Herde kommen fast nur in der Umgebung der Seitenventrikel vor, niemals durchbrechen sie das Ependym der Ventrikel. Die grossen Herde erreichen die Grösse eines Kirschkerns, unter besonderen Verhältnissen können sie aber viel grössere Ausdehnung gewinnen.

Die Verfettungsherde bestehen 1) aus Haufen von undurchsichtigen granulirten Körperchen, 2) aus isolirten Fetttröpfchen, 3) selten aus länglich geformten cylindrischen Körperchen mit rundlichen Vorsprüngen mit derselben Lichtbrechung wie die Fetttheilchen, herbeigeführt durch eine Entartung der granulirten Körperchen.

Die verflüssigten Massen haben dieselbe Zusammensetzung, aber ein grosser Theil der granulirten Körperchen ist zerstört und es finden sich viele isolirte Partikelchen von Fett. Die Gefässe der Umgebung sind meist congestionirt.

2) Die rothe Erweichung.

Fall 4. H. M., 20 Tage alt. Hände und Füsse auffällig livid. Auf Gesicht, Hals und oberem Theil des Thorax kleine violette Flecken, unter dem Fingerdrucke nicht verschwindend. Dicke Auflagerungen von Bosr, Augen trocken, Pupillen eng, Augäpfel sehr beweglich, Kopf heftig nach rechts bewegt, Unterextremitäten starr. Temperatur stark erhöht. Blut dick, Blutkörperchen im Verhältniss zum Serum stark vermehrt. Tod am nächsten Tage.

Sektion. Starker Paniculus adiposus. In den meisten grossen Blutleitern des Hirns braune und granliche Coagula, meist leicht zerreisslich. Im 4. Ventrikel ein kleines Gerinnsel. Plexus choroideus stark gefüllt, Thromben in dessen Venen. Linke Hemisphäre an der Oberfläche congestionirt. In der Vene der Corp. striat. ein granschwärzliches Coagulum, das Corp. striat. selbst verwaist, mit kleinen schwarzen Flecken. Die Ventrikelwand in ihrer grössten Ausdehnung, sowie das Centrum der Hemisphäre in violette weiche Masse verwandelt, mit ausserordentlicher Menge schwarzer Punkte, hervorgerufen durch

Coagula in den Venen. Sehhügel und Windungen normal. Rechts dieselben Veränderungen noch ausgedehnter. Sehhügel und Streifenhügel vollständig erweicht. Die Verfettung am meisten ausgeprägt im Corp. call.; dazwischen zahlreiche Blutaustritte.

Herzmuskel mässig verfettet, Aorta erweitert, durch ein festes, schwarzes an der Wand anhängendes Blutgerinnsel verschlossen. — Leber hellkastanienbraun, ihr Gewebe glatt, auf dem Durchschnitte glänzend, wenig fettig. — Rechte Nierenvene ästig thrombosirt, Pyramiden violett, an den Rändern dunkelroth. Harnsäureinfarkte. Linke Niere mit einzelnen Thromben. Geringe Verfettung des Epithels der Harnkanäle.

Fall 5. M. L., 1 Monat alt. Seit einiger Zeit Durchfall, 5 Tage nach der Aufnahme Convulsionen, 3 Mal in einer Nacht. Tod am nächsten Morgen.

Sektion. Hirnsinus mit schwarzen und granlichen alten Blutgerinnseln gefüllt, ebenso die Venen der Hemisphären; Pia-mater mässig injicirt, in der Nähe des Sinus ein grangelbes Exsudat. Hirnhäute leicht löslich. In der Umgebung des linken Seitenventrikels, besonders beim Vorderhorn, Blutpunkte. Die Hirnsubstanz hier in Haselnussgrösse in einen röthlichen Brei mit haselkorngrossen Gerinnseln verwandelt. Rechts dieselben Veränderungen. Ebenso kleine Erweichungsherde an andern Stellen. Rückenmarkshäute stark injicirt, an der vordern Seite der untern Hälfte ein geringes Exsudat.

Auf der Trienspidalis ein kleiner Bluterguss, der Rand, wie der der Mitralis etwas verdickt. Harnsäureinfarkte in den Nieren. Leberzellen ohne Fett.

Fall 6. L. R., 20 Tage alt. Bei der Aufnahme nur Diarrhöe; 8 Tage nachher Strabismus, Convulsionen im Gesicht. Am nächsten Tage Trismus. Bronchialathmen in der linken Lungenspitze. Tod am Mittag.

Sektion. Feste Gerinnsel in den Hirnsinus, frischere in den grossen Venen der Convexität, in ihrer Umgebung Pia-mater stark injicirt und infiltrirt, überall leicht ablösbar. In der Substanz der Hemisphären zahlreiche röthliche Erweichungsherde mit schwarzen Gerinnseln. Im Corp. call. und zahlreichen Stellen des Innern der Hemisphären freies Fett und granulirte Körperchen. Kleine Tuberkel an den Verzweigungen einzelner kleiner Arterien.

Fall 7. A. M., 21 Tage alt, mit Convulsionen sterbend hineingebracht.

Sektion. Ossifikationspunkte am Femur normal. — Verfettung in der Arachnoidea und in der Umgebung des linken Seitenventrikels. Linke Seite des Kleinhirns von der Consistenz einer mässig mit Wasser gefüllten Blase. Oberfläche intakt; Marksubstanz in eine flockige, röthliche Masse mit grosser Menge granulirter Körper verwandelt. Rechte Hälfte congestionirt, Consistenz verringert. — Herzmuskel mässig verfettet.

Fall 8. C. M., 25 Tage alt, zu früh geboren. Convulsionen; Urin ohne Eiweiss, Respir. normal, Glieder nicht gelähmt; alle 5 Minuten ein Krampfanfall. — 2. Tag. Krämpfe seltner, saccadirte Bewegungen in Augen und Gliedern, manchmal hemiplegisch, manchmal gekreuzt. Anfall mit einem Schrei beginnend. — 5. Tag. Nahrung verweigert. Contraktur der rechten untern Extremitäten. — 6. Tag. Convulsionen mit Anfällen von Tetanus wechselnd; Schaum vor dem Munde. — 7. Tag. Tiefe Somnolenz, andauernde Convulsionen. Tod.

Sektion. Ossifikationspunkte am Oberschenkel wenig entwickelt. Windungen des Gehirns abgeplattet, besonders links. Die linke Hemisphäre wie eine unvollkommene mit Wasser gefüllte Blase sich anfühlend. Meningealgefässe stark congestionirt, in der Pia mater stellenweise blutiges Serum. In der Umgebung mehrerer Gefässe gelbgränliches Exsudat, besonders auf der obern Seite des Kleinhirns. Corp. call. sehr weich. Streifen- und Sehhügel links intakt. Ependym des linken Seitenventrikels brüchig, die umgebende Hirnmasse in rothbraunen Brei verwandelt, von zahlreichen Gefässen durchzogen. Nach

Ausspülung des Breies mit Wasser eine von der Hirnrinde begrenzte Höhle zu bemerken. Rechts dieselben Veränderungen, aber weniger vorgeschritten. Kleinhirn normal. Meningen des Rückenmarks, besonders in den hintern Theilen, in ähnlicher Weise verändert, wie die des Gehirns. Veränderungen der übrigen Eingeweide ohne besonderes Interesse. Die mikroskopische Untersuchung zeigte, dass das gelbgrünliche Exsudat der Haupmasche nach aus weissen Blutkörperchen bestand, zum Theil mit kleinen granulirten Körperchen durchsetzt. Meningen von dem äussersten erweichten Theile des Gehirns untrennbar. Diese Theile der Rinde enthielten Haufen von Oeltröpfchen, um einen rundlichen Kern gruppirt. In dem rothen Brei, in den die Medullarsubstanz verwandelt war, fanden sich zahlreiche granulöse Körperchen und Blutkörperchen. Die Capillaren erschienen normal. In den grössern Gefässen einige runde Körperchen, ähnlich den von Robin in den normalen Gefässen Erwachsener beschriebenen. Graue Hirnsubstanz, Streifen- und Sehhügel waren verfettet.

Die rothe Erweichung befällt immer die centralen Theile, die Herde sind durchsetzt mit den durch Gerinnsel erfüllten Gefässen, die umgebende Substanz ist immer stark congestionirt, bisweilen finden sich kleine Hämorrhagien.

Gewöhnlich ist die Veränderung symmetrisch in den Grossbirnhemisphären; die Ventrikelwand ist gewöhnlich durch den Widerstand des Ependyms verschont. Seh- und Streifenhügel, Brücke und Kleinhirn sind seltner befallen.

Die mikroskopische Untersuchung zeigt in den befallnen Stellen zahlreiche Blutkörperchen und granulirte Körperchen, letztere nicht in grösserer Menge als bei mässiger diffuser Hirnverfettung; das Serum ist stark congestionirt. Ferner findet sich ausgedehnte Thrombose in den Hirnvenen, besonders den Sinus, grossen Venen der Convexität, Vena Galeni, der des Corp. striat., Plex. chor. etc.

Die Thromben sind rothbraun mit grauen Flecken, auf dem Durchschnitte zeigen sich Lagen verschiedenen Alters, in der Mitte weniger consistent. Die schwarzen Theile bestehen aus Fibrin mit weissen und rothen Blutkörperchen, im gleichen Verhältniss wie im Blute. Die hellgrauen Theile der Peripherie bestehen aus mehr oder weniger verfetteten weissen Blutkörperchen. Der Brei des Centrum mehr Flüssigkeit, zersetztes Fibrin, verfettete und zum Theil zerstörte Blutkörperchen.

Die Coagula in den Venen sind gewöhnlich jüngeren Datums und setzten sich bisweilen in die feinsten Verzweigungen fort. Die Gefässwände sind immer gesund.

Das ockerfarbne Exsudat in der Umgebung der Venen findet sich in den Maschen der Pia-mater, besteht aus unveränderten weissen Blutkörperchen und vielgestaltigen Granulationen, dazwischen finden sich zahlreiche Hämatoidinkrystalle.

Bei der rothen Hirnerweichung findet man meist auch Hirnverfettung, bisweilen in förmlichen Plaques, die wohl später ebenfalls von innen aus erweichen, so dass sich beide Formen von Erweichung zugleich finden können.

Fall 9. C. R., vorzeitig geboren, 3 Tage alt. Anasarka; Tod am nächsten Tage.

Sektion. Keine Verknöcherung in der untern Epiphyse des Femur.

Hirn weicher, Windungen weniger ausgeprägt; Meningen über der linken Fossa Syivii ockerfarben. Unter dem Ependym des hintern Theiles des linken Ventrikels kleine Blutherde, in seiner Umgebung Zone von Verfettung fast 1 Ctmtr. breit. In der Marksubstanz hier und da kleine gelbliche Erweichungsherde. Rechte Hemisphäre fast ganz intact, theils circumscript gelb, theils diffus roth erweicht. Unter der Arachnoidea des ganzen Kleinhirns, besonders unten hinten Blutcoagula; die entsprechenden Stellen der Hirnsubstanz röthlich erweicht, wahrscheinlich durch Imbibition und Compression.

In der rechten Lunge kleine pneumonische Herde. Im linken Ventrikel umschriebne Ekchymosen. Kleine Ulcera auf der grossen Curvatur des Magens. Leber sehr blutreich. Nieren klein, weich; auf der Rinde kleine dunkelrothe Flecken, kleine Erweichungsherde mit blutiger Flüssigkeit, eine gleiche Stelle von Hanfkorngrösse zwischen Rinde und Pyramiden, wie die mikroskopische Untersuchung ergiebt, aus Blut und zerfallenem Parenchym bestehend.

Was das Verhalten der übrigen Organe bei Gehirnerweichung betrifft, so werden zunächst die obern Theile des Digestionsapparats betroffen, und zwar primitiv: Schwämmchen, die sich vom Munde bis zum Magen ausbreiten können und Geschwürchen. Secundär findet sich eine Verminderung des Blutes, dasselbe ist schmierig, enthält mehr Blutkörperchen, hat grössere Neigung zum Gerinnen.

In den Lungen findet sich Emphysem, fettige Infiltration der Zellen des Epithels der Alveolen, seltner Congestion und Induration. Oft findet sich viel Fett in den Tubuli der Nierenrinde.

Symptomatologie. Unter 23 gesammelten Fällen fanden sich mehrmals Symptome eines Hirnleidens, aber sehr vorübergehend und nicht charakteristisch, ausser in 7 Fällen. Besonders sind keine Symptome für Erweichung nach herdartiger Verfettung zu finden. Wichtig ist, dass die Temperatur nie über die Norm ging, selbst wo eine Meningitis vorhanden war, bisweilen war sie sogar auffällig niedrig: der Puls ging nie über 136.

Aetiologie und Pathogenie. Die äussere Temperatur und Jahreszeit schienen ohne erheblichen Einfluss; Knaben und Mädchen wurden in gleicher Zahl befallen. Bei 11 Kindern fanden sich vorher verschiedene Verdauungsstörungen, Diarrhöe, Erbrechen, Soor; bei 5 Oedem, wie gewöhnlich verbunden mit Unmöglichkeit der Ernährung; bei 3 congenitale Hirnleiden; bei 2 Meningitis und daneben zahlreiche Ulcera im Magen.

Bei atrophischen Neugeborenen findet sich gewöhnlich die weisse Erweichung, da Atrophie Hirnverfettung herbeiführt. Das Gehirn bedarf in den ersten Tagen die meisten ersetzenden und bildenden Stoffe und empfindet deshalb Störungen der Ernährung und Cirkulation. Zuerst ändert sich das Netzwerk, es gruppiren sich Fetttheilchen um gewisse Kerne und bilden granulirte Körperchen; später wird die Substanz im Allgemeinen befallen und es beginnt an einzelnen Punkten die Verfettung und Erweichung durch Abschneiden der Nahrungszufuhr, besonders in der Umgebung der Ventrikel.

Die rothe Erweichung wurde bei 7 Kranken gefunden; bei 5 waren einzelne Hirnvenen und -Sinus
durch Gerinnsel verschlossen mit oder ohne Aus-
schwitzung von weissen Blutkörperchen.

P. erwähnt einen Fall, in dem das Kind (Frühgeburt)
am 6. Tage starb. Im hintern Theile der linken Hemisphäre befanden sich mehrere Fettheerde, umgeben von
congestionirter und erweichter Hirnsubstanz. Die rechte
Hemisphäre erschien im hintern Theile injicirt, erweicht
bis in die Nähe der Windungen. In diesem Theile war
die Substanz rothbräunlich, wie in blutigem Serum aufgelöst. Die betroffenen Venen waren schwarz, hart, mit
älteren Coagulis gefüllt.

Nach P. bildet sich zunächst Verfettung,
dann staut das Blut in den Venen, coagulirt, die Capillaren erweitern sich, schwitzen Serum aus, welches
die umgebende Hirnsubstanz durchtränkt und so die
Consistenz vermindert. Die Gefässwände zerfallen
allmälig, weil mangelhaft ernährt und weil die Umgebung keinen Widerstand entgegensetzt, und das
Blut tritt aus. So ist also die Atrophie des Kindes
die Ursache des ganzen Leidens. Bei einem 18 T.
alten, der Inanition durch Diarrhöe und Soor unter-
legenen Kinde waren alle Organe ausser der Leber fettig degenerirt. Die ganze l. Hemisphäre erschien in eine röthlich weissliche Masse verwandelt,
dazwischen verstopfte Gefässe; rechts ähnliche Veränderung, aber weniger verbreitet.

In *Fall* 4. begann die Krankheit mit Thrombosirung der Sinus und später einer grossen Zahl
von Venen; in zwei Fällen (5 und 6) waren die
meisten Venen mit alten Gerinnseln gefüllt, in ihrer
Umgebung fanden sich gelbgrauliche Ausschwitzun-
gen, bestehend aus weissen Blutkörperchen oder
tuberkulösen Granulationen. In andern Fällen (8)
kann auch eine Entzündung den Blutlauf in den Venen hindern. Die Thrombose wird auch durch eine
eigenthümliche Beschaffenheit des Blutes atrophischer
Kinder unterstützt. Durch Störung der Verdauung
und Ernährung verliert das Blut an Serum, wird
dicker, das Herz verliert an Triebkraft, so wird die
Circulation langsamer. Die weissen Blutkörperchen
sind relativ und absolut vermehrt, sie häufen sich
an den Wandungen an und bilden so die erste Veranlassung zur Thrombose. Bisweilen sah Vf. die
Thrombose durchaus aus zerstörten weissen Blutkörperchen bestehen.

Die Coagula in den Hirnvenen führen zu Oedem
der entsprechenden Gegend u. Ruptur einer Anzahl
von Capillaren und so entsteht die rothe Erweichung.
Das Centrum der Hemisphären wird am meisten befallen, weil es bei Neugebornen am wenigsten ausgebildet und am weichsten ist, auch geringern Blutzufluss hat.

Pathologische Physiologie. Neuropathische Erscheinungen wurden nur in 6 Fällen beobachtet,
waren stets convulsiv, aber nicht immer derselben
Art, bald allgemein und häufig (epileptiform), bald
weniger häufig und auf den Kopf beschränkt. Bei
Neugebornen ist die Erweichung nicht zu diagnosti-

ciren wegen des Alters, wegen des Sitzes und weil
andere Hirnerkrankungen daneben vorkommen.

Derselbe pathologische Vorgang findet sich so gut
wie beim Neugebornen auch beim *Fötus und bei
älteren Kindern.* In letzterem Falle ist aber sein
Beginn auf eine frühere Zeit zurückzuführen.

Fall 10. J. H., 3 Tage alt. Convulsionen, steife
Extremitäten, Opisthotonus, Gesicht und Augäpfel nach
rechts verzogen, Nystagmus, Ekchymosen im Gesicht.

Sektion. Unterhautzellgewebe fettreich. Ekchymosen
unter dem Periost in der Frontalgegend. Meningealgefässe stark congestionirt, Pia unter der Convexität serös
infiltrirt, die der Basis getrübt. Rechte Hemisphäre
weicher, vorderer und unterer Lappen eingedrückt; in
der Nähe der grossen Scissur ein grosser, gelber Fleck,
daselbst die Hirnsubstanz weicher, stärker injicirt. Ventrikelwand leicht zerreisslich, von röthlichem Brei umgeben, dieser von der gesunden Substanz durch eine gold-
gelbe, in der Hauptsache aus freien Fetttröpfchen bestehende Schicht getrennt. Links dieselben Veränderungen weniger ausgebreitet.

Der rothe Brei bestand aus normaler Hirnsubstanz
mit viel Flüssigkeit, zahlreichen rothen Blutkörperchen
und granulirten Körperchen.

Im linken Corp. str. und im Corp. call. interstitielle
Verfettung. Die durchsciebenden Blutgefässe, wie oben
beschrieben.

Nach der chemischen Untersuchung des Herrn Du-
sart bestand

	die gelbe halbflüssige Sub- stanz:	die Substanz der Windungen und der Vierhügel:
aus Wasser	90.0	86.87
stickstoffhalt. Substanz	7.39	10.60
Fett	2.61	2.53

Fett in der trocknen
Substanz . . . 26.15% 21.59%

Es zeigt sich also, dass zwar die normale Hirnsubstanz sehr viel, weit mehr Fett aber die erweichte Substanz enthält.

Der rechte Grosshirnstiel erweicht, der linke sowie
die Brücke und das verlängerte Mark (*le bulbe?*) normal.
In der weissen Substanz des Rückenmarks viele granulirte Körperchen mit centralem Kerne.

Die weissen Flecke in der Arachnoidea sind auf eine
Anhäufung von granulirten Körpern zurückzuführen, die
eigenthümliche Färbung der Meningen auf eine ältere entzündliche Affektion.

In den Alveolen der Lungen eine grosse Zahl von
Fetttröpfchen. In der Muskulatur des rechten Ventrikels
feine, fettige Granulationen, in geringerem Grade auch
in der des linken Ventrikels, ebenso im Zwerchfell, Leberzellen, Rindensubstanz der Nieren.

Ausdehnung und Intensität der Affektion lassen
nach dem oben Gesagten auf deren Beginn vor der
Geburt schliessen. Die andern Organe wurden
wahrscheinlich viel später befallen, als das Gehirn
und erkrankten in Folge der Unmöglichkeit, das
Kind zu nähren. Convulsionen etc. sind wahrscheinlich auf die Veränderungen zurückzuführen, die auf
eine überstandene Meningitis schliessen lassen.

Fall 11. M. B., 31 Tage alt. Steifigkeit einiger
Theile des Körpers, leichter Opisthotonus. Tod in Folge
von Erschöpfung am 15. T. der Krankheit.

Sektion. Bei Oeffnung des Schädels Ausfluss von viel
trüber Flüssigkeit. Hemisphären viel weiss, nur die Hinterlappen in einer Ausdehnung von 2—3 Cmtr. scheinbar normal. Windungen meist verstrichen, wie ausge-
machtes und gefaltetes Gemälde anzufühlen.

Meningen normal, etwas verdickt, leicht löslich, Gefässe mit schwarzem Blute gefüllt; Sinus der Dura-mater

durchgängig. Die ganze linke Hemisphäre von einem Erweichungsherde angefüllt, umgeben von einer weniger weichen Schicht. Die Masse selbst graugelb, an einzelnen Stellen röthlich, zerfliessend; hier u. da Theilchen von vollständig separirter Hirnsubstanz. Entsprechend den Einschnitten zwischen den Windungen viele vorspringende Falten, ausserdem Reste von Gefässen wie Fransen hineinragend. Linker Ventrikel normal, nur der Sehhügel gelblich gefärbt, etwas abgeplattet. Rechte Hemisphäre von gleicher Beschaffenheit. Kleinhirn u. Vierhügel normal. Die Brücke abgeplattet, in der linken Hälfte atrophisch, weisse Substanz etwas gelblich. Linke vordere Pyramide atrophirt, röthlich. Dura-mater des Rückenmarks etwas blutig infiltrirt — Rückenmark gesund. Unter dem Mikroskop zeigte sich die Pia-mater normal, ebenso eine ganz dünne Hirnschicht dicht unter derselben. In der gelblichen Grenzschicht fanden sich viel isolirte fettige Granulationen und Corps de Gluge [?], ebenso stark lichtbrechende stäbchenartige Körper, vielleicht eine eigenthümliche Gruppirung von Oeltröpfchen. An gewissen Punkten lagen viele embryonale Kerne, von denen sich nicht sagen lässt, ob sie normal sind oder nicht. Dieselbe Veränderung fand sich in den losen Hirntheilchen, aber nicht so weit vorgeschritten. In den Sehhügeln enorme Menge granulirter Körperchen, von denen ein grosser Theil aus grossen Fetttropfen bestand.

Magenschleimhaut mit dicker Lage festanhängenden Schleimes bedeckt, darunter zahlreiche braune Flecke (kleine Ulcerationen) besonders auf der vordern Seite. Leber und Nieren sehr weich.

Bei dem Alter des Kindes ist wohl anzunehmen, dass sämmtliche Veränderungen erst während des Lebens entstanden. Die halbseitige Atrophie der Brücke und vordern Pyramide findet sich häufig bei der Erweichung Erwachsener, doch erst sehr lange Zeit nach dem Auftreten, so dass in unserm Falle doch vielleicht der Beginn der Erkrankung auf die Zeit vor der Geburt zu verlegen ist.

Fall 12. E. B., 39 Tage alt, mager, verweigert die Brust; Extremitäten livid; auf den Armen niccrirte Vaccinapusteln; häufig Husten, Tod am 5. Tage.

Sektion. Hirnwindungen stark abgeplattet, Meningen injicirt. Auf dem vordern Theile der Hemisphären einige gelblichweisse Flecke; ähnliche, mehr grünliche Flecke, bis an 2 Mmtr. Dicke an der Basis. Rechter Seitenventrikel stark erweitert, von stark injicirten Gefässen durchzogen. Plexus chor. von gelben flockigen Massen umgeben (ähnlich der Flüssigkeit bei pleuritischem Exsudat). Venen des Corpus striat. u. deren Verzweigungen mit alten Gerinnseln erfüllt; auf dem Corp. striat. eine Depression von der Grösse eines Centimeter. — Linker Ventrikel mit denselben Veränderungen, unter dem Ependym einige gelbe Plaques, nach oben die Gefässe etwas ockrig gefärbt, andere hellgelb, selbst weisslich, alle etwas rigid und an der Hirnsubstanz anhaftend. Im abhängenden Theile des 4. Ventrikels flockige Massen. Auf dem Durchschnitte der Hemisphären zahlreiche Fettherde bis in die Nähe der Windungen, ebenso in den Corpp. striat., weniger in den Sehhügeln. Die Hirnsubstanz an den erwähnten Punkten erheblich erweicht. Rückenmark in ähnlicher Weise verändert. Zwischen Cervikaltheile der Dura u. Pia-mater leichte Anheftungen. Im Dorsal- u. Lumbaltheil Pia-mater wie an der Basis des Gehirns mit 1 Mmtr. starken Exsudatmassen bedeckt. Die Gefässe daselbst violett. Graue Substanz stark congestionirt; die vordern seitlichen Stränge grauröthlich, die hintern opalgrau. Die seitlichen vordern Stränge von gelatinösem, halbdurchsichtigem Aussehen, besonders links.

Die Lungen vollständig aufgeblasen; Herz gesund; Magenschleimhaut mit kleinen braunen Flecken bedeckt, darunter Ulcerationen; Leber fettlos.

Die schwarzen Gerinnsel in den Venen waren wie eingetrocknet, geschrumpft, sie enthielten vielgestaltige Granulationen, Fettkügelchen, viele Hämatoidinkrystalle. Daneben fand sich in ihnen schichtenweise Ansammlung von Fett mit kleinen Ausläufern nach der Peripherie, wovon einzelne kleine Gefässe weiss erschienen, während die gelbliche Färbung von Hämatoidinkrystallen herrührte. Die Wandung einzelner kleiner Venen war verfettet.

Hervorzuheben sind die symmetrischen Veränderungen im Rückenmark, welche wahrscheinlich wegen gleichzeitiger Erkrankung von Seh- und Streifenhügel so ausgeprägt sind (nach Charcot und Vulpian). Wie bei Erwachsenen, waren die Veränderungen im Rückenmark nicht zerstreut, sondern an dem hintern Theil der seitlichen Stränge begrenzt (Türk, Bouchard). Die Ansammlung in den Ventrikeln ist auf die Obliteration der Venen des Plexus chor. zurückzuführen, zum Theil auch auf den Schwund der Hirnsubstanz. Letzteres war jedenfalls in Fall 12 auch Ursache des peripheren Ergusses, welcher vollständig latent verlief. Anders war dies in

Fall 13. C. P., 28 Mon. alt. Schädel fast kugelförmig, Nähte geschlossen, Fontanelle weit offen. Das Gesicht sehr klein; Pupillen durch die untern Augenlider verdeckt, dilatirt, empfindlich. Glieder beweglich, aber Unfähigkeit, sich auf den Beinen zu erhalten. Nach einem Sturze aus der Wiege wenige Tage vor dem Tode Ekchymosen auf der linken Seite der Stirn. Seitdem Nahrungsverweigerung; Erbrechen. Augen eingefallen. Pupillen contrahirt. Pemphigusblasen auf der äussern Seite des rechten Schenkels. Tod am 15. T. Abends.

Sektion. Beim Oeffnen des Schädels Ausfluss von viel eiweissfreier Flüssigkeit. Gefässe und Narben der Basis normal. Windungen abgeplattet und verbreitert. An den vordern Lappen die Hirnmasse nur von der Stärke einer dünnen Membran, besonders links, hier und da mit linsengrossen weissen oder gelben Inseln. Die Ventrikel bedeutend erweitert. Das Corpus striat. links mit Gefässverschwillungen bedeckt u. nach vorn in eine gelbliche maulbeergrosse, bis an die Peripherie reichende Masse endend. Sehhügel kaum hervorragend. Das Monro'sche Loch sehr erweitert, Ependym verdickt. Beide Ventrikel durch eine Art Band in einen vordern und hintern Theil geschieden, der vordere Theil gefässreicher, stellenweise nur von grauer Substanz bedeckt, der hintere fast normal. Corp. call. weich, leicht zerreisslich, ebenso das Septum; Brücke u. vordere Pyramide links weniger vorspringend als rechts. Kleinhirn normal. Ependym des 4. Ventrikels graulich, verdickt, mit stecknadelkopfgrossen Vertiefungen. — Herz und Lungen normal.

Die Substanz der Hemisphären, der Seh- und Streifenhügel würde jedenfalls zunächst symmetrisch erweicht, dann resorbirt; es blieb nur an ihrer Stelle eine fibroseröse Membran, in der Folge degenerirten Brücke und verlängertes Mark und die Ventrikel füllten sich ex vacuo mit Flüssigkeit, ähnlich der Cerebrospinalflüssigkeit. Später schied sich Flüssigkeit in Uebermaasse aus. Da selbst das Schädeldach ausgedehnt wurde, ist die Entstehung der Krankheit auf eine sehr frühe Zeit zurückzuversetzen, wo Nähte und Fontanellen noch weich waren. So entsteht ein Wasserkopf, der von der typischen Form klinisch gar nicht, anatomisch nur durch den Schwund einer gewissen Quantität Hirnmasse sich unterscheidet. Cotard nennt diess wahre Hirnwassersucht bei Individuen mit Hirnatrophie. Nach ihm ist in diesem Falle die Wassersucht aktiv. P. meint, dass in beiden Fällen die Hirnerweichung und der Hirnschwund das Primäre ist.

Erwähnt wird noch, dass dem Kinde anscheinend alles Bewusstsein fehlte, es sprach nicht, schrie nicht, geberdete sich wie ein Idiot.

Aehnliche Fälle sind beschrieben worden, aber ihr ursächliches Moment ist verkannt. Casauvielh zählt sie zu den Hirndefekten; Dugès, Lallemand, Cotard halten sie für ein Resultat der Encephalitis. Letzterer meint, es sei eine Encephalitis traumatischen Ursprungs, ohne dass nach P. die beschriebenen Befunde es glaubhaft erscheinen liessen. Ebenso lässt sich ein Cruveilhier entlehnter Fall auf Hirnerweichung zurückführen.

Vf. weist schliesslich darauf hin, dass die geschilderten Veränderungen in den beiden äussersten Epochen des Lebens am häufigsten gefunden werden.

Bei den Greisen wird gewöhnlich eine umschriebene Stelle befallen, sei es in der Peripherie oder im Centrum der Hemisphären, oder in den Ganglien. Der Process endet in einer Art Narbenbildung und Atrophie.

Beim Neugebornen sind gewöhnlich nur die Centren der Hemisphären befallen, und zwar entweder diffus oder in zahlreichen kleinen Herden. Wird das Leben ausnahmsweise lange erhalten, so resorbirt sich die Hirnsubstanz und es findet sich endlich an deren Stelle nur Flüssigkeit; sekundäre Veränderungen sind selten.

Klinisch verläuft die Krankheit bei Neugebornen gewöhnlich latent, bei Greisen mit deutlichen und charakteristischen Symptomen.

Ursache ist im Alter gewöhnlich krankhafte Veränderung in den Arterien (Embolie, Thrombose, Atherom), bei Neugebornen die Beschaffenheit des Blutes, sei es, dass die Nervensubstanz nicht hinreichend ernährt wird, sei es, dass es in den Venen gerinnt.

Giebt man auf den Grund des Uebels, so ist bei Beiden die Ursache dieselbe; denn auch die krankhafte Veränderung in den Arterien der Greise ist Folge mangelhafter Ernährung. Ein wesentlicher Unterschied ist, dass die Krankheit bei jenen schnell, bei diesen langsam verläuft.

(Küttner.)

V. Chirurgie, Ophthalmologie u. Otiatrik.

567. Ueber intermittirende Hernia pulmonalis cervicalis; von Dr. John Cockle. (Med. Times and Gaz. Jan. 4. 11. 1873.)

Diese Affektion ist, wenigstens in hohem Grade, sehr selten; in manchen Fällen von Emphysem ist sie leicht angedeutet. Schon Louis hat das Hervorwölben der Reg. supraclavicularis bemerkt, ebenso W. Jenner in seiner Abhandlung über Emphysem. Aber erst Morel-Lavallé gab eine genauere Schilderung dieser Affektion, die fast vollständig erschöpfend ist. Sein Aufsatz mit dem von Biermer (Virchow, Handb. der Pathologie V. Abth. 1) begreift Alles, was über den exspiratorischen Ursprung dieses Leidens gesagt werden konnte. Auch Niemeyer und Ziemssen haben bezügliche Fälle mitgetheilt. In manchen Fällen scheint die Entartung der Lungenzellen auf die inspiratorische Thätigkeit zurückgeführt werden zu müssen, namentlich in den Fällen, in denen die von Freund beschriebene Entartung der Rippenknorpel vorhanden ist. Auch Gairdner hat (Path. Anatomy of Bronchitis 1850) diesen Ursprung des Emphysems vertheidigt.

Cruveilhier theilt (Anat. pathol. T. 1. Livr. XIX. planche VI) einen Fall von cervikaler Lungenhernie bei einem monströsen Fötus mit. In diesem Falle stieg die rechte Lunge hinter und über der Clavicula nach aufwärts und bis in die Höhe des obern Randes des Larynx. Cruveilhier war geneigt, den Ursprung dieser Hernie in der starken Rückwärtsstellung des Kopfes zu suchen, aber schon Morel-Lavallé machte darauf aufmerksam, dass, wenn dieser Grund der richtige wäre, die Hernie auch an der linken Seite hätte entstehen müssen. Er fügt hinzu, dass es fraglich sei, ob nicht die Höhe des Blindsacks der Pleura zuweilen excessiv sei und dadurch die Lungenhernie entstehe.

Ausführlich mitgetheilt ist, soweit dem Vf. bekannt, bisher nur der Fall von Morel-Lavallé, den er deshalb mittheilt [und den wir seines Interesses wegen wiedergeben zu müssen glauben].

Ein 63jähr. Arbeiter, der seit 27 J. an Asthma und häufigen Katarrhen gelitten hatte, die ihn jedoch in seiner Arbeit nicht behinderten, und der nur nach sehr schweren Arbeiten etwas Dyspnöe bekam, zeigte an jeder Seite des Halses in dem Oberschlüsselbeindreieck, eine Anschwellung, die, während des Hustens auftretend, die sehr deprimirte Grube stark anfüllte und bis an den obern Rand des Larynx reichte. Bei der Inspiration war die Geschwulst gar nicht, bei der Exspiration kaum und bei Anstrengungen nicht sichtbar. Wenn beim Husten die Anschwellungen entstanden, so drängten sie den Finger leicht zurück; beide Geschwülste hatten die Gestalt einer Birne mit der Basis nach unten.

Der von Cockle beobachtete Fall von unilateraler Lungenhernie am Halse ist folgender.

Eine 45jähr. Frau, die kinderlos verheirathet war, stellte sich im Royal Free Hospital vor. Sie war ausserordentlich mager; Lippen und Gesicht livid gefärbt, auf der Haut waren stellenweise dunkle Flecke, in denen sich weissgefärbte Inseln zeigten. Am untern Theile des Nackens befanden sich 3 flache Geschwülste, von denen die unterste die grösste war. Pat. hatte seit ihrer Kindheit an heftigem Husten mit starker Dyspnöe gelitten. Die rechte Reg. supraclavicularis war normal, die linke sah etwas voller aus; die Basis derselben gab dem eingeführten Finger viel leichter nach und derselbe vermochte schon bei geringerem Drucke in die Brusthöhle eingeführt zu werden. Beim Husten füllte sich die Oberschlüsselbeingrube ganz plötzlich und sehr stark und die Anschwellung stieg bis zum obern Rande des Larynx: sie hatte die Gestalt einer grossen Birne mit einer Einschnürung in der Mitte; sie fühlte sich halbelastisch an. Ausserdem schien sich beim Husten eine wallnussgrosse Drüsengeschwulst vorzudrängen, deren Sitz am Sternoclaviculargelenke war und die mit dem innern Kopfe des Sternocleidomastoideus zusammenzuhängen schien; die V. jugularis war stark ausgedehnt. Beim Aufhören des Hustens verschwand die Geschwulst fast unmittelbar. Fester Druck hinter der Clavicula vermochte das Heraustreten des grössern Theiles der Geschwulst zu verhüten. Pat. bekam eine Lungenentzündung, an der sie 3 Jahre, nachdem C. sie zuerst gesehen, starb. Die Autopsie ergab, dass bei Eröffnung des Thorax die Lungen sich collabirten, in der Medianlinie sich berührten; die Lungen bedeckten das Herz in grosser Ausdehnung; die Ränder waren stark emphysematös; die Lungensubstanz blass u. stark schwarz pigmentirt. In der linken Lunge war die Spitze stark dilatirt, von der Form eines Apfels; gleich unter dem dilatirten Theile zeigte sich eine starke Einschnürung durch eine tiefe halbkreisförmige Rinne, unterhalb welcher der mittlere Theil der Lunge wieder emphysematös war. Der hintere Theil des untern Lungenlappens war spleuisirt; am hintern Theile der Lunge eine Fissur. Vom innern Brustraume aus konnte man einen Theil der Hand bequem in eine am Halse befindliche und bis zur Cart. thyreoid. reichende Höhle bringen. — Weitere Sektion war nicht gestattet.

Ein anderer Fall von doppelter Cervicalhernie der Lunge ist dem Vf. von Dr. Clifford Allbutt zur Veröffentlichung überlassen worden.

Eine an Emphysem und Bronchitis leidende Dame von 40 J. consultirte Dr. A. seit mehreren Jahren. Sie hatte zu beiden Seiten des Halses eine augenscheinlich aus ausgedehnter Lungensubstanz bestehende Geschwulst. Sie erzählte, dass diese Geschwülste gänzlich verschwänden, wenn ihr Husten u. ihre Dyspnöe sich besserten. In letzterer Zeit seien sie permanent geworden und A. konnte sich während der halben Stunde, die sie bei ihm war, überzeugen, dass sie nicht ganz verschwanden und in der Grösse von einem Hühnerei permanent blieben. Bei jedem Hustenstosse traten die Anschwellungen stossweise stärker hervor.

Was die allgemeine Diagnose der fragl. Affektion betrifft, so belegt man mit dem Namen der Hernia pulmonalis eine weiche, elastische Geschwulst mit der Basis nach unten, von der Clavicula ausgehend, die während eines heftigen Hustenstosses nach aussen drängt und nach Aufhören des Hustens wieder verschwindet, dabei Rasseln zeigt. Die Geschwulst kann bei einiger Aufmerksamkeit mit keiner andern verwechselt werden. Niemeyer hat angegeben, dass in vielen Fällen von Emphysem man während heftiger Hustenparoxysmen eine Anschwellung sieht, die von der obern Apertur der Brust zur Seite des Halses aufsteigt und mit dem Aufhören des Hustens verschwindet. Er ist überzeugt, dass die Anschwellung nur selten durch die aufsteigende Lungenspitze gebildet wird, sondern dass dieselbe in den meisten Fällen aus der ausserordentlich erweiterten Bulbus der V. jugularis bestehe, der sich während heftigen Hustens stark anfüllt. (Beau hat schon 1840 auf die enorme Ausdehnung der Jugularvenen bei Asthma hingewiesen.) Dass diess für gewisse Fälle richtig ist, hält C. für unzweifelhaft, während er andrerseits nicht annehmen kann, dass ein solcher Irrthum bei einer deutlichen intermittirenden Lungenhernie vorkommen kann, die die ganze Wandung des Halses vor sich hertreibt.

Dass übrigens ein Abscess der Reg. supraclavi-

cularis mit unserer Affektion verwechselt werden kann, zeigt folgender von Morel-Lavallé mitgetheilter Fall.

Ein 25jähr. Soldat kam in die Abtheilung von Marchal de Calvi; er war phthisisch und hustete stark Blut. Die Dyspnöe steigerte sich mehr und mehr und es zeigte sich eines Morgens eine Anschwellung in der rechten Oberschlüsselbeingrube, die sich über Nacht nach einem heftigen Hustenanfalle gebildet hatte. Die Geschwulst hatte die Grösse eines Hühnereies, fühlte sich elastisch an und zeigte kleine blutenförmige Unregelmässigkeiten; bei der Inspiration verkleinerte sie sich, doch war sie nicht reponirbar. — Bei der Autopsie nach dem bald erfolgten Tode des Pat. zeigte es sich, dass man es mit einem Abscesse zu thun hatte. (Asché.)

568. Fall von Fibroid der Zunge; von Pooley. (Amer. Journ. N. S. CXXVI. April 1872. p. 385.)

P. wurde zu einer 23jähr. Dame gerufen, die angeblich an einem Tumor des Larynx leiden sollte; Athmung und Schlingen waren erschwert und von Zeit zu Zeit traten heftige Blutungen auf, die die Kräfte der Kr. sehr heruntergebracht hatten. Bei der Untersuchung fand P. an der Basis der Zunge eine etwa taubeneigrosse mit breitem Stiele aufsitzende, sich fest anfühlende Geschwulst. Dieselbe wurde mittels des Ecraseurs entfernt; die Operation war sehr schwierig. Die Geschwulst hatte eine sphärische Gestalt, zeigte einen Stiel von 1" Durchmesser und mehrere sternförmige Fissuren, die durch die Schleimhaut gingen und jedenfalls die Quelle der Blutungen waren. Die Struktur erwies sich als die eines festen Fibroids und glich ziemlich genau der eines wohlbekannten Uterinpolypen.

Fibröse Geschwülste der Zunge sind sehr selten und alle diejenigen Fälle, die Vf. in der englischen und amerikanischen Literatur aufzufinden vermochte, kamen auf dem Dorsum oder der vordern Fläche der Zunge vor und deshalb betrachtet P. den vorliegenden Fall als Unicum.

In den meisten Lehrbüchern der Chirurgie sind fibröse Geschwülste der Zunge gar nicht erwähnt. Paget erwähnt (Surgical Pathology p. 390) eine ovale, einen halben Zoll im Durchmesser haltende Geschwulst, die er aus der Zunge eines jungen Mannes nahe der Spitze entfernte, wo sie seit 3 Jahren gewachsen war. Sie war fest, bildete ein filamentöses Gewebe mit reichlichen Kernen. Die von Cooper und Brodie in ihren Lehrbüchern erwähnten Fälle lassen eine andere Deutung zu. Gray (System of Surgery II. p. 470) sagt, dass fibröse Geschwülste der Zunge zuweilen vorkommen, entweder in das Gewebe der Zunge eingebettet oder an der Oberfläche derselben anhaftend. Sie sind im Allgemeinen von sphärischer oder ovaler Form, hart und fest, schmerzlos und entwickeln sich langsam und ohne Schmerzen zu erregen. Wenn sie von der Zungenoberfläche entspringen, so zeigen sie eine eigenthümliche pendulöse Form. — In dem Boston med. and surg. Journ. 1835 ist ein Fall von Exstirpation einer fibrösen Geschwulst aus der Zunge von Dr. Waterhouse beschrieben.

Hieran schliesst Vf. ein Beispiel von angeborner Deformität der Zunge, das er beobachtet und schon früher (New York med. Gaz. April 30. 1870) beschrieben hat. Bei demselben war die Zunge ungefähr 1" weit gespalten. An der linken Hälfte dicht neben der Mittellinie befand sich eine Depression oder ein Sulcus. (Asché.)

569. Fall von Darmpolyp; von Dr. Jetter. (Württ. Corr.-Bl. XLII. 23. p. 179. 1872.)

Ein 36jähr. kräftiger Knecht hatte seit 2 J. an Verstopfung gelitten, wozu sich in der letzten Zeit Erbrechen gesellte. Die Gegend des Colon descendens zeigte stärkere Resistenz und war bei Druck schmerzhaft. Abführmittel wirkten langsam, erregten Schmerzen bis zum Abgange eines weichen Stuhls. Die auf Stenose des Darms gestellte Diagnose wurde durch den Abgang eines 125 Grmm. wiegenden gestielten Polypen bestätigt. Die Länge des ganzen Polypen betrug 15 Ctmtr., seine Dicke 5 Ctmtr.; die Länge des Stieles betrug 2 Ctmtr., seine Dicke 3—4 Mmtr. Er bestand aus einem hühnereigrossen festen Kern, an dem sich der Stiel ansetzte, und zeigte an der einen Seite einen seichten Eindruck, jedenfalls die Stelle, wo die Fäces sich vorbeizwängten. Nach Abgang des Polypen, dessen Sitz Vf. im Colon desc. oder S Romanum vermuthet, kamen starke Massen Koth und es trat rasche Herstellung ein.	(Asché.)

570. Tamponade des Larynx als Vorbereitung zur Resektion des Oberkiefers; von J. Heiberg. (Berl. klin. Wchnschr. IX. 36. 1872.)

Der 36jähr. Pat. zeigte einen die linke Wange einnehmenden apfelgrossen Tumor, der die Nase und den Bulbus verdrängte u. überall mit dem Knochen verwachsen war; die linke Hälfte des hintern Gaumens stark hervorgewölbt. Prof. Schönborn liess den Pat. zunächst chloroformiren, machte die Tracheotomie und dann wurde durch die Trachealwunde ein fester mit einem Faden versehener Tampon nach oben gegen die Glottis geschoben, eine Kanüle eingeführt und in diese der von Trendelenburg angegebene Schlauch und Trichter zum Chloroformiren eingeführt. Darauf folgte die Resektion des Oberkiefers, bei welcher starke Blutung eintrat. Trotz des durch die Trachealwunde eingeführten Tampons floss Blut in die Trachea, das Pat. durch die Kanüle aushustete. Nachdem der Mund gereinigt war, wurden mehrere feste Wattebäusche hinter die Zunge geführt und so die Trachea von oben tamponirt; es floss kein Blut mehr in die Trachea und die Chloroformnarkose verlief ganz ruhig. Nach 24 Std. wurde die Trachealkanüle entfernt; die Resektionswunde heilte per primam und nach 20 T. konnte Pat. bereits als geheilt entlassen werden. Die Geschwulst erwies sich als Carcinoma medullare mit hyaliner Degeneration des Stroma. (Cylindroma Billroth's.)

Es konnte in diesem Falle während der ganzen Operation eine tiefe Narkose unterhalten werden. Gute zuverlässige Gummitampons sind jedenfalls den Wattetampons vorzuziehen, doch leisten die letztern auch Alles, wie der obige Fall beweist. Die blose Tamponade der Glottis von unten her wird wohl überhaupt nicht ausreichen und somit ist es nothwendig, wie es vor dem Hautschnitt zu tamponiren, was, nachdem der Hautschnitt gemacht ist, leicht zu bewerkstelligen ist. Die Tracheotomie verwehrt die Gefahren blutiger Operationen in der Mund-, Nasen- u. Rachenhöhle nicht, sondern verringert sie dadurch, dass Pat. tief narkotisirt werden u. man rascher, also auch mit geringerm Blutverluste operiren kann. Das Stück Luftröhre zwischen Glottis und Bifurkation scheint überhaupt wenig reaktionsfähig in Bezug auf chirurgische Eingriffe.

Prof. Schönborn hat übrigens noch 7 weitere Fälle von ähnlichen Operationen mit vorangeschickter Tamponade des Larynx mitgetheilt. (Berl. klin. Wchnschr. 1871 Nr. 9. p. 110.)	(Asché.)

571. Ueber das Malum perforans pedis; von Duplay u. Morat. (Arch. gén. 6. Sér. XXI. Mars — Mai 1873. p. 257 flg.)

Die erste Entstehung als eine Epidermisschwiele mit darauf folgender Bildung eines Geschwürs von runder Form, röthlichem Grunde mit Sekretion einer serös-purulenten Flüssigkeit, welches stetig weiter greift und schliesslich auf die Knochen und Gelenke übergeht, die Neigung der Krankheit zu Recidiven — alle diese Erscheinungen sind von andern Beobachtern bereits genügend gewürdigt u. beschrieben worden. Die Vff. beschränken sich daher auf das Studium einiger bisher nicht genügend erörterter Symptome.

Was zunächst die Störungen der *Sensibilität* betrifft, so bestehen dieselben in einem völligen Erlöschen oder einer Verringerung der Empfindung der Haut in gewisser Ausdehnung um die Ulceration herum. Diese Sensibilitätsstörung ist sowohl am Rande als auch meist in der nächsten Umgebung eine constante. Diess wird auch von andern Autoren constatirt, welche mittheilen, dass Operationen in diesen Theilen schmerzlos wären. Die Vff. haben in allen von ihnen beobachteten Fällen diese Thatsache bestätigt gefunden und haben gesehen, dass wenigstens an einigem einem Theile des Geschwürs sich eine Nadel bis auf den Knochen, ohne Schmerz hervorzurufen, einstechen liess. In der grossen Mehrzahl der Fälle ist die Zone der Insensibilität eine ausgedehnte. Die Sensibilitätsstörung ist eine Mischung von Analgesie u. Anästhesie, welche beide nahezu die gleiche Ausdehnung besitzen, und sie nehmen sie verschiedene Zonen an. Es kommt wohl vor, dass die Grenze der Analgesie weiter geht als die der Anästhesie; immer aber reicht jene wenigstens so weit als diese. Der Sitz dieser Störungen ist an erster Stelle die Ulceration, von hier aus erstreckt sie sich mehr oder weniger weit in die Umgebung, und zwar in verschiedenen Richtungen, indem sie in einigen Fällen, z. B. dem Laufe des Aeste des N. ischiadicus folgend, die Hälfte der Planta pedis einnimmt, bald ist die Sensibilitätsstörung unregelmässig vertheilt und in gesonderten Punkten vorhanden. Gewöhnlich sind — gleichgültig, wo der Sitz des Geschwüres ist — die Zehen in ihrer ganzen Ausdehnung anästhetisch.

Ausserdem finden sich in einigen Fällen blitzähnliche Schmerzen der untern Extremitäten, die, wie die Kranken zuweilen angeben, der Entwickelung der Krankheit vorausgehen.

Der 2. Theil der Abhandlung bezieht sich auf die Veränderungen in der *Haut* und im *Unterhautbindegewebe*. Fast nie vermisst man bei grösserer Aufmerksamkeit eine Verstärkung der Ausscheidungen der Epidermis; die Epidermis ist überall verdickt; die Planta zeigt dicke und sehr harte Schwielen; ebenso befinden sich auf dem Fussrücken überall Verdickungen der Epidermis, die zum Theil durch Abschuppung entfernt sind; diese Veränderung der Epidermis findet sich zuweilen auch am Unterschenkel. Die Zehennägel sind meistens dick, gelblich, nach der Seiten- oder Längenrichtung gebogen, runzlich oder gerieft; die Haut ist zuweilen stark pigmentirt; die Schweissekretion wird oft reichlicher und sehr übelriechend; zuweilen verringert sie sich oder hört ganz auf. Leute, die an habituellen Fussschweissen gelitten haben, beziehen daher oft die Entstehung der Ulceration auf das Aufhören derselben. Das Unterhautzellgewebe ist verdickt, wie sklerosirt und dieser Zustand, der meist auf einen Theil des Fusses oder diesen selbst beschränkt ist, kann sich auch bis auf den untern Theil des Unterschenkels erstrecken.

Häufig werden die Exulcerationen von Affektionen der Gelenke begleitet. Es bilden sich complete oder incomplete Ankylosen der Phalangeal-, Metatarso-Phalangeal- und der Tarso-Metatarsalgelenke. In andern Fällen bilden sich mehr oder minder deformirende Subluxationen, die zuweilen in einem oder mehreren Zehengelenken, zuweilen in fast allen Artikulationen des Fusses angetroffen werden.

Als Beispiel hierfür führen die Vff. nachfolgende von Sérary im Hôtel-Dieu zu Lyon gemachte Beobachtung an.

I. Ein 30jähr. Mann zeigte eine complete Atrophie aller Interosseeimuskeln beider Hände, die nach leichten Crampf entstanden und sich progressiv weiter entwickelt hat; Pes varus der rechten Seite; am äussern Rande des rechten u. an der grossen Zehe des linken Fusses bildeten sich 2 Jahre zuvor zwei Verhärtungen, die ulcerirten. Am linken Fusse standen nunmehr die Zehen klauenförmig; aktive Bewegungen unmöglich; die Muskeln reagirten auf elektrische Reize gar nicht. An rechten Fusse war die Deformität noch weiter vorgeschritten. Pat. erlag einem hinzugetretenen Erysipel. Bei der Autopsie zeigten sich die Nerven erweicht, geschwollen, schwärzlich gefärbt.

In einem andern von Sérary beobachteten Falle war zu einem perforirenden Plantargeschwür eine auf die Extensoren beschränkte Paralyse hinzugetreten.

II. (Beobachtung von Horand). In diesem Falle war 3 Jahre vor der Aufnahme ins Hospital die Ulceration durch Druck eines am Stiefel vorstehenden Nagels eingetreten; dieselbe befand sich an der linken Ferse; fünf Mon. später entstand eine zweite an 5. Metatarsalknochen desselben Fusses in Folge einer durch Verbrennung entstandenen Phlyktäne. Es trat zwar zu Zeiten Vernarbung dieser Ulceration ein, die jedoch nicht von langer Dauer war; in beiden Geschwüren kam die Sonde auf entblössten Knochen. Es wurde der 5. Metatarsalknochen, ohne Schmerz zu erregen, entfernt; bald bildete sich jedoch ein neuer Abscess am Os cuboid., der schliesslich heilte; ebenso wurde endlich Heilung an der Ferse erzielt, doch stand der Fuss nach innen. Es wurde ein Schienenstiefel hiergegen angelegt, doch bildete sich bald in der Planta am 4. Metatarsalknochen ein neues Geschwür mit Blosslegung des Knochens; auch dieser Knochen wurde exartikulirt, wobei jedoch die Kr. trotz lokaler Anästhesie lebhafte Schmerzen empfand. Sie wurde in ein Hospital für Unheilbare geschafft; das letzte Geschwür blieb offen, in seiner Umgebung war eine anästhetische Zone, die den ganzen Fuss später einnahm; die Zehen waren klauenförmig gekrümmt; beim Gehen sehr heftige Schmerzen. Die Kr. bat um die Amputation, die oberhalb der Malleolen ausgeführt wurde. Schon am 4. T. nach derselben bildete sich am vordern Hautlappen eine Phlyktäne, in deren Umgebung die Anästhesie und

Gangrän bildete; diese letztere blieb oberflächlich und es erfolgte Heilung; am Stumpfe zeigte sich eine 5 Ctmtr. hohe insensible Zone. Ein künstlicher Fuss wurde gut vertragen.

Solche Fälle stehen nicht vereinzelt da. Es kommen Plattfüsse, Paralysen vor, die sich mit perforirenden Plantargeschwüren verbunden zeigen. Hieraus geht also hervor, dass Sensibilitäts- und Motilitätsstörungen zugleich vorhanden sind.

In einem 4. Abschnitte betrachten die Vff. die *Hauteruptionen, entzündlichen Oedeme, Phlegmonen und Gangrän.* Alle diese Erscheinungen begleiten die Plantargeschwüre sehr häufig. Oft werden Fuss- und Unterschenkel von Erythem und Ekzem ergriffen; die Haut ist dunkelroth oder violett gefärbt, glänzend, entweder von Epidermis entblösst oder dieselbe ist wenigstens sehr dünn und blättert sich leicht ab. In andern Fällen kommt es zur Sekretion der Cutis, wie bei an Varices leidenden Individuen; zuweilen ergreift die Stase auch das Unterhautbindegewebe, es kommen entzündliche Oedeme u. Phlegmonen in grösserer oder geringerer Ausdehnung hinzu, die den Unterschenkel ergreifen und bis zum Knie reichen können. Der Gang dieser Entzündung ist ein eigenthümlicher; sie ist subakut und läuft selten in Eiterung aus. Kommt es jedoch, was, wie erwähnt, selten der Fall ist, zur Eiterung, so ist ihre Dauer eine sehr lange, da sie wenig zur Vernarbung tendirt; sie hält für den Fall, dass das Plantargeschwür eine Operation nöthig macht, die Heilung sehr auf.

III. Ein 66jähr. Mann hatte eine Fraktur der rechten Tibia erlitten, in deren Folge eine Verkürzung des Beines von 1½ Ctmtr. zurückgeblieben war. Anderthalb Jahre vor seiner Aufnahme hatte er Ameisenlaufen in der Planta u. in der grossen und 5. Zehe verspürt und beim Gehen die Empfindung, als ob er auf Sand ginge; seit 6 oder 8 Mon. trat es Ameisenlaufen und taktile Sensibilitätsstörungen in beiden Händen auf. Drei Mon. vor seiner Aufnahme bemerkte er ein „Krähenauge“ an der innern Fläche der 2. Phalanx der 2. rechten Zehe, an dieser Stelle sich später ein immer tiefer greifendes Geschwür mit Entzündung des ganzen Fusses bildete; die Phalangenknochen lagen bloss; die Zehe wurde exartikulirt. Am innern Rande der grossen Zehe befand sich ein Krähenauge und in der Mitte desselben ein von Bluterguss zwischen die Knochenplatten herrührender bräunlicher Punkt; an beiden Zehen Anästhesie; die Nägel beider Zehen deform; die Muskeln des Fusses waren anscheinend atrophirt; die Exartikulationswunde heilte spät.

Die Entzündung an dem vom Plantargeschwür befallenen Fusse kann sich zuweilen bis zur Gangrän steigern. Ganz besonders ist aber als klinisches Phänomen für das in Rede stehende Leiden die Häufigkeit der Recidive zu bemerken, die sich in so intensiver Weise kundgiebt, dass man sie einer äussern Ursache nicht zuschreiben kann.

Aus den klinischen Beobachtungen erhellt also, dass das Ulcus perforans pedis von einer bestimmten Gruppe von Symptomen begleitet ist, die dieser Krankheit eigenthümlich sind, oder doch durch ihre Constanz, wie durch ihre Häufigkeit einen Complex

35

bilden, der auf eine einzelne Ursache bezogen werden muss.

In Bezug auf die anatom. Veränderungen betrachten Vff. zunächst die Läsionen der *Haut* und des *Unterhautbindegewebes.* Die Cutis ist in der ganzen Ausdehnung des Geschwüres wie durch ein Locheisen zerstört; nur zuweilen ist sie nur durch eine Fistel durchbohrt, die bis auf den Knochen führt. In der Umgebung der Ulceration befindet sich die für unsere Krankheit so charakteristische Verdickung der Epidermis, die oft eine Dicke von 1 Ctmtr. erreicht; am stärksten ist sie am Geschwürsrande, wo sie scharf abgeschnitten ist, während sie in der Peripherie allmälig bis in die gesunde Umgebung des Geschwüres übergeht. Macht man eine Incision bis auf den Knochen, so sieht man, dass die Cutis aus einer Mischung von speckigem und fibrösem Gewebe besteht, die sich ohne Abgrenzung bis zu dem Knochen erstreckt. Im Grunde des Geschwüres zeigt sich eine Lage von runden mit Kernen versehenen Zellen, die sich bis in den Fistelgang erstreckt und die Wandungen desselben auskleidet; zu beiden Seiten ist die Cutis hypertrophisch.

Die bedeutendsten Veränderungen zeigen sich in den Gefässen der Haut. Das ganze Gefässnetz im Papillarkörper ist besät (criblé) mit jungen Elementen, mit runden oder etwas verlängerten Zellen; bei Querdurchschnitten durch die Capillaren nimmt man wahr, dass ihre Wandung ganz embryonal ist. Die Papillen sind hypertrophisch; die Schweissdrüsen sind im Niveau des Geschwüres verschwunden, während sie in der Umgebung desselben vorhanden, aber zuweilen hypertrophirt sind. Die Sehnen können in ihrer ganzen Dicke zerstört und auf vollkommen mortificirte fibröse Stränge reducirt sein; Zeichen von Entzündung an den Sehnenscheiden, die zum Theil mit den Sehnen verlöthet sind, sind vorhanden. — Hiernach bestehen die Veränderungen des Hautsystems in einer chronischen Ulceration mit Entzündung in den umgebenden Geweben. Wir haben es also nicht mit einer von einer Gefässerkrankung herrührenden Gangrän, wie einige Autoren behaupten wollten, zu thun. Die Obliteration einiger Hautgefässe, die wirklich vorhanden ist, wird reichlich durch eine immer neue Entwickelung von embryonalen Gefässen compensirt. Von einem embolischen Processe kann bei der Haut vermöge des vaskulären Netzes keine Rede sein.

Was die Erkrankungen der *Knochen* und *Gelenke* anlangt, so trifft man die Osteitis in ihren verschiedenen Phasen; an den Gelenken nimmt man die Ulceration der Knorpel, die Verdickung, Vaskularisirung der Synovialhäute u. endlich Ankylose wahr. Eine Phalanx (am häufigsten die erste der grossen Zehe) zeigt einen von Periost entblössten Punkt, der dem Fistelgange entspricht; die Sonde dringt durch die rarefacirten äussern Knochenschichten hindurch in schwammiges Gewebe; die Phalanx kann an dieser Stelle eine vollständige Zerstörung erlitten

haben. Die Vff. fanden einmal den Gelenkkopf vollständig abgetrennt und im Grunde der Ulceration beweglich und mit den umgebenden Geweben nur durch einige Fetzen der Synovialis noch verbunden. Die mikroskopische Untersuchung ergab in diesem Falle die Zeichen der intensivsten Osteitis. Man muss nach den Ergebnissen dieser Untersuchung die beim Malum perforans pedis vorkommenden Knochenerkrankungen von der Caries und von der Osteitis mit käsiger Bildung wohl trennen; für die in Rede stehende Entzündung passt der von Ranvier vorgeschlagene Name Osteitis fungosa sehr wohl. Das Periost der Phalanx ist stark verdickt und lässt sich leicht ablösen; zuweilen wird es partiell zerstört. Um den Hauptherd der Entzündung verbreitet sich diese weiter, indem sie allmälig ihren Charakter verändert und produktiv wird und so Knochen- und fibröses Gewebe neu gebildet wird.

IV. [Im Original Fall VII.] (Verneuil.) Ein 52jähr. Mann litt seit 7 Jahren an einem Geschwüre der Plantarfläche der linken grossen Zehe, welche ihm deshalb von Jarjavay amputirt wurde. Zwei Jahre später zeigte sich die Krankheit am andern Fusse, genau an derselben Stelle, wie früher am linken, und weiter 6 Mos. später ein Geschwür am linken Fusse, und zwar an der Amputationsstelle. Bei der Untersuchung fand V. links Anschwellung des ganzen Fusses und des untern Theiles des Unterschenkels, die Haut verdickt und livid gefärbt; Deformation des Tibio-Tarsalgelenkes (Verbreiterung der Malleolen, Plattfuss); leichte Ulceration am Os I. metatarsi, mit Verdickung der Haut um dieselbe; an der Dorsalfläche der 3. Zehe eine eben solche Ulceration. Rechts eine Ulceration unter der grossen Zehe, ohne Entblössung des Knochens. Insensibilität in der Umgebung der Geschwüre, die sich über den ganzen Fuss und einen Theil des Unterschenkels erstreckte. Am linken Fusse wurde die Amputation nach Lisfranc und am rechten die der grossen Zehe gemacht. Die Lisfranc'sche Operation konnte nicht regelrecht gemacht werden. Nachdem die Artikulation des Os V. metatarsi eröffnet war, konnte man die Linie der andern Artikulationen nicht finden und die Ossa cuneiformia durchsägen. Der Kr. verliess das Hospital als geheilt, doch sollen die Ulcerationen später wiedergekehrt sein. Links fand man, abgesehen von einer sehr ausgesprochenen Endokarditis, vollständige knöcherne Vereinigung der 4 ersten Ossa metatarsi mit den Ossa cuneiformia und dem Os cuboid.; ausserdem eine fibröse Ankylose zwischen der 5. Zehe und ihrem Metatarsalknochen; die 2. u. 3. Phalanx verlöthet. Bei allen andern Zehen waren die Gelenkknorpel theilweise erodirt, etwas usurirt und die Gelenkflächen durch fibröse Stränge verbunden. In den Knochen ändern sich Inseln von jungen Zellen, interstitielle Hämorrhagien im Mark und unter dem Periost, deren Ursprung wohl in der leichtern Zerreisslichkeit der Gefässwandungen zu suchen ist. Hiernach haben wir also Osteitis acuta mit Zerstörung an Orte des Geschwürs, während sie in der Umgebung chronisch und produktiv auftrat.

Die Veränderungen in den *Muskeln* wurden von den Vff. nur in *einem* Falle untersucht. Sie schienen dünner als normal und zeigten an ihrer Oberfläche und in ihrer Dicke Sugillationen. Bei der mikroskopischen Betrachtung in Chromsäure erhärteter Muskelschnitte zeigten sich einige unregelmässige Sarkolemmscheiden, die Haufen von Protoplasmakügelchen mit grossen Kernen enthielten. Auch einige Nervenfasern waren entartet. Das interstitielle Muskelbindegewebe zeigte Spuren von Entzündung.

Diese Muskelveränderungen erklären die Deformitäten des Fusses, die man zuweilen in Begleitung des perforirenden Fussgeschwürs findet.

Péan, Dolbeau, Delsol, Montaignac u. A. haben schon die Veränderungen im *Gefässsystem* als das primäre und die Grundursache der Krankheit aufgefasst; Montaignac hat derselben sogar die Bezeichnung eines „arteriö-atheromatösen Geschwürs" beigelegt. Vff. haben 1mal das ganze Gefässsystem der untern Extremitäten von der Aorta an untersucht, 1mal von den Tibialgefässen an, während sie in den übrigen (4) Fällen sich auf die in der Umgebung der kranken Zehe beschränken mussten. Die Arterien in der Umgebung der Zehe, sowohl auf dem Dorsum wie in der Planta, sind gebogen, hart, kaum durchgängig, sie lassen sich leicht von den entzündeten Geweben isoliren. Bei der Untersuchung in Alkohol erhärteter Arterien lassen sich die 3 Häute nicht mehr unterscheiden, sie werden durch ein granulöses Gewebe ersetzt, die Gefässwand ist nach innen wie nach aussen nur durch einige Bindegewebsfasern begrenzt. Auch die Art. podiaca und tibial. post. waren in ihren Wandungen stark verdickt, das Caliber verringert; es wurden die Zeichen einer atheromatösen Entartung nicht gefunden; die drei Häute lassen sich mikroskopisch gut unterscheiden, sind aber, namentlich die innere, erkrankt; letztere ist um das fünf- bis sechsfache verdickt; das geschwollene Epithel zeigte deutlich eine Vermehrung der Zellen; kurz die Zeichen einer subakuten oder chronischen Endarteritis; die mittlere Arterienhaut etwas verdickt, die Adventitia fast normal. Die übrigen Arterien sind, je weiter man sich vom Geschwüre entfernt, um so weniger erkrankt. In dem einen Falle konnte man die Veränderungen bis in die Iliaca verfolgen; Aorta und Herz waren gesund. Die Venen zeigten dieselben Veränderungen wie die Arterien, nur in geringerer Ausdehnung. Zuweilen findet man hämorrhagische Herde in dem das Geschwür umgebenden Gewebe oder auch weiter entfernt; sie erklären sich leicht durch den oben geschilderten Zustand der Gefässwandungen. Wir haben es also mit einer Affektion der Gefässe zu thun, die der Hauptsache nach eine Endarteritis ist, eine vom Geschwür aus der Continuität der Gewebe nach fortgepflanzte Entzündung, die bis zu einer ziemlichen Entfernung heraufsteigen kann. Atheromatöse Entartungen haben die Vff. nie gefunden und muss hiernach geschlossen werden, dass die Erkrankung der Gefässe keine primäre ist.

Auch in den *Nerven* sind schon von mehreren Autoren Veränderungen nachgewiesen worden. So von Poncet (Rec. de méd. etc. milit. 1864 und Gaz. hebd. Janv. 1872; Jahrbb. CLIV. p. 314), welcher die Krankheit der Lepra anaesthetica für analog hält; diese Ansicht vertritt auch Estlander (Deutsche Klin. 17. 1871; Jahrbb. CLIV. p. 313). Beide Autoren sprechen von einer lokalen Atrophie der Nervencylinder, und Lucain (Thèse de Montpellier 1868) hält den Zusammen-

hang zwischen der Krankheit u. den Veränderungen in den Nerven für möglich, lässt aber ausserdem noch 2 andere Formen dieser Krankheit zu. Die Vff. haben die Nerven in 6 Fällen untersucht, darunter einen Fall, in welchem eine Geschwulst den Rückenmarkskanal und speciell den N. ischiadicus comprimirte und in dem im Verlaufe der Erkrankung ein perforirendes Fussgeschwür entstanden war. Schon mit unbewaffnetem Auge zeigen die Nerven eine etwas graue Färbung, wie bei Nerven, die von ihren trophischen Centren getrennt sind und die durch Waller bekannt gewordene Entartung erlitten haben. Die Nerven lassen sich bis in die Nähe des Geschwürs leicht isoliren, dann aber wird es schwer, sie in dem speckigen oder fibrösen Gewebe zu unterscheiden. Hier scheint die äussere Bindegewebshülle der Nerven eine Verdickung erlitten zu haben. Was die feinern Veränderungen zunächst der Nervenfasern anlangt, so ergiebt die Untersuchung auf das Bestimmteste, dass ein Degenerationsprocess besteht, der mit demjenigen durchaus zu vergleichen ist, der nach der Durchschneidung der Nerven und ihrer Trennung von ihrem trophischen Centrum eintritt. Die Nervenscheiden enthalten statt der Markscheide und des Achsencylinders nichts als Granula. Die Degeneration erstreckt sich auf mehrere Nervenbündel u. -Zweige. In einem Nervenbündel sind gewöhnlich alle oder die Mehrzahl der Fasern erkrankt; zuweilen findet man auch sich regenerirende Fasern. Der Degenerationsprocess erstreckte sich in den Nerven so weit nach oben, als man sie verfolgen konnte. Da nun die Degeneration für die peripherischen Nerven eine absteigende ist, so kann man hier nicht, wie bei den Gefässen, eine durch Contiguität fortgepflanzte Entzündung annehmen, dieselbe ist hiernach eine primitive und ist von den Vff. in allen ihren Fällen aufgefunden worden. Die Nervenscheide zeigte in allen Fällen die Erscheinung der Entzündung, die man als eine von den Geweben fortgeleitete annehmen muss. An den Nerven hat man also zweierlei ganz verschiedene Alterationen zu unterscheiden, die Degeneration der Nervenfasern, die eine primäre und der Nervenscheiden, die eine fortgepflanzte ist.

Die Gesammtheit des anatomischen Befundes ist also folgende: Degeneration eines oder mehrerer Nervenfaserbündel, die im ganzen oder in einem grossen Theile des Verlaufs des Nerven auftritt; da, wo der Nerv sich theilt, eine mehr oder weniger tiefe Ulceration, die eine Zerstörung der Gewebe mit sich führt, und endlich um die Ulceration herum, Alterationen von entzündlich-plastischer Natur, die in Hypertrophie der Papillen, Sklerose des Binde- und Knochengewebes, Endarteritis u. peripherischer Neuritis bestehen.

Der 3. Theil der Abhandlung umfasst die Natur und die Pathogenie der Krankheit. Die Krankheit ist von einigen Schriftstellern für eine gewöhnliche Ulceration gehalten worden, durch deren Sitz allein die consekutiven Phänomene sich erklären lassen.

Diese Ansicht hatte Leplat: so wurde auch von Gosselin getheilt, der die Theilnahme der Schleimbeutel der Planta pedia am Entzündungsprocesse besonders betonte und somit die Krankheit als eine ulceröse Dermo-Synovitis auffasste. In neuerer Zeit hat Morel die Behauptung aufgestellt, dass das Leiden sich am häufigsten von der Tiefe zur Oberfläche hin entwickle, dass die Krankheit weder in ihren Ursachen, noch in ihren anatomischen Zeichen stets dieselbe sei u. dass sie bald ihren Ursprung in einer Osteitis, bald in einer Knochengeschwulst u. s. w. habe. Andere haben die Krankheit als eine Affektion sui generis aufgefasst und das Ulcus selbst als ein specifisches analog dem Epithelioma, dem Carcinom. In neuerer Zeit endlich hat man, wie schon erwähnt, den Versuch gemacht, die Krankheit aus einer atheromatösen Entartung der Arterien zu erklären, oder auch die Veränderungen in den Nerven zur Erklärung der Erscheinungen mit herangezogen, ohne diese Ursache jedoch als die ausschliessliche hinzustellen.

Aus dem Entwicklungsgange der Krankheit erhellt, dass man es weder mit einer Geschwulst, noch mit einer aus allgemeiner Diathese hervorgegangenen Krankheit, sondern mit einem rein ulcerativen Processe zu thun hat, dem sich Störungen in der sensiblen und auch in der motorischen Nervensphäre zugesellen, die mit einer Degeneration der Nervenfasen einhergeben. Diese letztere steht keinesfalls unter dem Einflusse der Ulceration, da, wie wir seit Waller wissen, jene Degeneration stets nach abwärts schreitet. Vff. glauben diese Nervendegeneration als Ursache der Ulceration betrachten und aus dieser Ursache die Symptome und den Verlauf der Krankheit erklären zu können.

Wie schon seit längerer Zeit bekannt ist, dass nach Durchschneidung des N. trigeminus Ulceration der Cornea entsteht, so ist auch nach Durchschneidung des Ischiadicus Ulceration an den untern Extremitäten beobachtet worden. Ebenso hat die neuere Medicin nach Veränderungen in den Nervencentren oder in den Nervenleitungen Geschwürsbildungen in Begleitung von ähnlichen Symptomen, wie man sie beim Malum perforans ped. findet, nachgewiesen.

Für diese letztere Behauptung führen Vf. 3 Fälle an [von denen Ref. den ersten als nicht hinreichend beweisend — es hatte gleichzeitig mit der Schussverletzung des N. ischiadicus Erfrierung und in Folge deren Geschwürsbildung stattgefunden — wiederaugeben unterlässt].

V. (Im Orig. Fall X.) Ein 34jähr. Mensch wurde bei Mets in der rechten Glutäalgegend in der Höhe des Trochanter, zwischen diesem u. dem Tuber ischii verwundet; die Kugel wurde nach 2 Std. entfernt. Nach einigen Tagen trat Muskelzittern, später Atrophie ein. Während die Bewegungen der Schenkel u. des Fusses normal waren, wurden die der Zehen schwierig und fast unmöglich. Noch war keine Ulceration da; 3 Mon. nach der Verletzung wurde Anästhesie der beiden ersten Zehen gefunden; im Fusse und dem untern Theile des Unterschenkels zeigte sich etwas Hyperästhesie. Zehn Monate nach der Verwundung

zeigte sich unter der grossen Zehe eine Ulceration, die ihre veranlassende Ursache in einem im Innern des Schuhs vorspringenden Nagel hatte. Die Ulceration vergrösserte sich; Ferrum candens wurde, ohne Schmerz zu erregen, angewandt. Als die Vff. den Pat. sahen, hatte das Geschwür 3 Ctmtr. im Durchmesser und 1½ Ctmtr. Tiefe mit etwas unterminirten Rändern. Die Zehen waren verdickt, bei passiven Bewegungen derselben nahm man Knochencrepitation wahr. Das Geschwür und die ganze Zehe waren vollständig anästhetisch, ebenso die 2. und 3., während auf dem Fussrücken die Sensibilität nur vermindert war. Auf dem übrigen Theile des Fussrückens, ebenso wie am Unterschenkel, zeigte sich Hyperästhesie.

VI. (Aus der Abtheilung von Gosselin.) Eine 63jähr. Frau bekam 2½ J. vorher heftige ischiadische Schmerzen in dem linken Unterschenkel, wozu sich bald Ameisenlaufen in beiden Beinen gesellte; dazwischen traten wieder heftige Schmerzen im Verlaufe des N. ischiadicus ein; es bildeten sich Phlyktänen an beiden Oberschenkeln. Acht Monate vor ihrem Eintritt bildete sich an der rechten Ferse, an der Stelle einer Hohwiele, ein bis auf den blossliegenden Calcaneus reichendes Geschwür. Die Fersengegend und die äussere Fussrand waren anästhetisch; die Bewegungen des Fusses und Unterschenkels zum Theil erschwert, eine Erschleunung, die der Bildung des Geschwüres voranging. Man fühlte in der Kreuzbeinhöhlung, etwas nach rechts von der Mittellinie, eine Geschwulst von der Grösse einer doppelten Faust, die fluktuirte und die äussere Fluktuation setzte sich, wie man beim Exploriren des Rectum fand, auf die hintere Rectalwand fort. Mittels eines Bistouri wurden 2 Liter einer röthlich gefärbten, eitrigen, Hydatidenblasen enthaltenden Flüssigkeit entleert; man gelangte mit der Sonde nunmehr auf das blossliegende Kreuzbein. Fünf Tage nach der Operation erfolgte der Tod. Bei der Autopsie fand man eine Hydatidengeschwulst, die den Rückenmarkskanal comprimirte. Am rechten N. ischiadicus erschienen einige Bündel degenerirt.

In einem 4. von den Vff. mitgetheilten Falle von „Ataxie locomotrice" zeigten sich Geschwüre an den Zehen mit Anästhesie der untern Extremität.

Hiernach muss ein Causalitätsverhältniss zwischen der Degeneration der Nerven und dem perforirenden Fussgeschwür überall angenommen werden. Ob die Ursache in den sensiblen oder trophischen Nerven liegt, lassen Vff. vorläufig unentschieden. Die Nervendegeneration selbst kann durch traumatische oder andere Ursachen entstehen, wenn dieselben die Nervenfasern von ihren trophischen Herden zu trennen im Stande sind. In der grössten Zahl der Beobachtungen aber ist die erste Ursache der Nervendegeneration nicht ersichtlich. Ob es perforirende Fussgeschwüre, die nur die Symptome verschiedener Nervenaffektionen sind, und ausserdem ein idiopathisches perforirendes Fussgeschwür giebt, in dem die Ulceration aus einer primären Erkrankung des Rückenmarkes, eines Ganglion, oder der Nervenfasern entstanden ist, lässt sich nicht beantworten entscheiden. Aus dem letzten der oben mitgetheilten Fälle geht hervor, dass die Krankheit durch eine Compression der Wurzeln des N. ischiadicus entstanden war, und wahrscheinlich wird eine ähnliche Ursache häufig vorhanden sein.

Ausserdem aber können auch Ursachen das Malum perforans bedingen, die die letzten Nervenverzweigungen betreffen, wozu Traumes gehören, und es würde sich leicht eine grössere Zahl von Fällen mittheilen lassen, in denen die Krankheit sich nach einem mehr oder weniger heftigen Trauma entwickelt hat. Zu den Schädlichkeiten, die die Nerven der Extremitäten treffen, gehört besonders auch die Kälte, und es ist den Vff. auffallend gewesen, dass perforirende Fussgeschwüre mehrfach auf Frostschaden gefolgt sind.

VII. Ein alter Mann wurde wegen Erfrierung 2. Grades beider Füsse aufgenommen. Da eine tödtl. Lungenkrankheit hinzutrat, so bot sich Gelegenheit zur Untersuchung der Nerven. Es zeigte sich, dass die Nerven beider grossen Zehen, mit Ausnahme weniger Fasern, vollständig degenerirt waren. Der Ischiadicus war ganz gesund. An der linken grossen Zehe war ein die Sehne blosslegendes Geschwür, während rechts der äussere Anblick der Zehen nicht verändert war. Nichtsdestoweniger hatte man intra vitam Anästhesie der grossen Zehe gefunden, deren Nerven ebenfalls degenerirt gefunden wurden — die einzige Veränderung die sich übrigens nachweisen liess.

Hiernach ist also die Aetiologie der das perforirende Fussgeschwür bedingenden Nervendegeneration noch nicht vollständig klar, während diese letztere als Ursache der perforirenden Fussgeschwüre als erwiesen anzusehen ist.

Nach diesen Grundsätzen wird sich auch *Prognose* und *Therapie* richten. Da eine Regeneration getrennter Nervenfasern möglich ist, so ist unter günstigen Umständen eine Herstellung möglich. Die Therapie kann nur eine sehr beschränkte und palliative sein und kann im Allgemeinen nur gegen das sekundäre Symptome, die Ulceration, gerichtet sein. Ruhe, Entfernung von Knochenstücken werden zu einem günstigen Resultate beitragen, doch wird dasselbe stets von dem Zustande der erkrankten Nervenfasern abhängig sein.

Schliesslich fassen die Vff. ihre Ansicht in folgenden Sätzen zusammen.

1) Das perforirende Plantargeschwür ist eine Ulceration des Fusses, die mit einer Degeneration der Nerven dieser Region verbunden ist.

2) Die Nervendegeneration, die die Ursache der Ulceration ist, kann durch verschiedene Ursachen entstehen: Erkrankungen des Rückenmarks, der Ganglien, Durchschneidung oder Compression der grossen Nervenstämme, Alteration der peripheren Nerven.

3) Sobald das Geschwür vorhanden ist, bildet sich Entzündung sämmtlicher Gewebe in der Umgebung. Diese Entzündungserscheinungen können sich zuweilen auf eine grosse Entfernung von der ursprünglich ergriffenen Stelle erstrecken.

(Asché.)

572. **Zur subcutanen Osteotomie;** von Dr. Popp (Bayer. ärztl. Intell.-Bl. 32. 1873).

Vf. übt diese Operation nach v. Nussbaum's Methode mit scharfem Meissel und Hammer in 2 getrennten Zeiträumen, so dass die Fraktur der zunächst nur partiell gebrochenen Knochen erst dann vorgenommen wird, wenn die Weichtheilwunde geschlossen ist und man es somit mit einer subcutanen

Fraktur zu thun hat. Die Vorzüge der Methode mit Meissel und Hammer vor der durch die Stichsäge beruhen nach v. N. in der leichtern Ausführung der Operation, da die Handhabung der Stichsäge grosse Geschicklichkeit erfordert, die Stichsäge leicht bricht, die Wunde durch die Knochensägespäne verunreinigt wird. Als besonders wichtig für die Ausführung seiner Methode hebt v. N. hervor, dass das betreffende Glied auf eine feste Unterlage gelagert wird, um Erschütterungen zu vermeiden, dass der Meissel etwas schief aufgesetzt wird und man mit dem Hammer viele kleine Schläge macht. Hat man 3 Viertel der Dicke des Knochens durchgemeisselt, so soll man links und rechts mit dem Hammer gegen den Meissel schlagen, um ihn zurückziehen zu können. Bei stark winkligen knöchernen Ankylosen des Knies machte v. N. die Durchmeisselung oberhalb des Gelenks, wodurch es ermöglicht wurde, dass der Fuss den Boden berührte.

Vf. theilt folgenden von ihm operirten Fall mit.

Ein 2jähr. Knabe hatte so hochgradig rhachitisch gekrümmte Unterschenkel, dass nicht die Sohlen, sondern die äussern Knöchel den Erdboden berührten. P. machte nach fester Fixirung des Unterschenkels an der grössten Ausbiegungsstelle in der Mitte der Tibia einen bis auf den Knochen dringenden Längsschnitt; es wurden dann, nachdem das Periost bei Seite geschoben war, mit dem Meissel und einem Dleihammer 3 Viertel der Dicke des Knochens getrennt; ebenso wurde die grössere Hälfte der Fibula durchtrennt, die Blutung war sehr gering. Die Heilung der Wunde geschah in 26 Tagen, nach welcher Zeit beide Knochen mit den Händen vollständig gebrochen wurden; es wurde ein Watteglpaverband angelegt. In derselben Weise wurde am andern Unterschenkel verfahren. Durch diese Operation gelang es, die Unterschenkel in gerade Stellung zu bringen, so dass die Fusssohlen richtig standen. Die Heilung der Frakturen erfolgte ohne Zwischenfall, so dass der Knabe gehörig mit den Fusssohlen auftretend entlassen werden konnte (Asché.)

573. **Fall von Atlo-Axial-Erkrankung;** von Dr. Rothrock (Philadelph. med. Times III. 51. p. 83. Oct. 19. 1872).

Unter diesem seltsamen Titel beschreibt R. einen Fall von *Caries des Atlas* bei einem jungen Manne, der innerhalb eines Jahres erst von Rheumatismus, dann von einem phlegmonösen Erysipel am Unterschenkel befallen worden und dadurch in seiner ursprünglich kräftigen Constitution sehr heruntergekommen war.

Es schwoll ihm der Nacken allmälig stark an und wurde steif; vom Tuber occipit. bis zum obersten Dorsalwirbel fühlte man einen harten Strang; Pat. hatte heftige Schmerzen. Dieser Zustand blieb mehrere Monate unverändert, trotz allen äussern u. innern Mitteln. Pat. glaubte die Ursache zu dieser Affektion in einem Fall suchen zu müssen, den er einige Monate zuvor von einem Wagen herunter that, wobei er mit dem Nacken aufschlug.

Die Fauces und der Pharynx waren stark hyperämisch und geschwollen, das Schlingen erschwert; durch ruhiges Liegen im Bett und Behandlung mit Guajac trat eine rasche Besserung ein, so dass v. über seinen Geschäften nachgehen konnte. Nach 3 Wochen waren jedoch alle jene Symptome mit verstärkter Heftigkeit wiedergekehrt, Tonsillen, Fauces, Uvula, Glottis waren geschwollen, so dass der Eingang zum Pharynx und Oesoph. ganz ver-

legt war. Beim Belasten der hintern Pharynxwand hatte
man das Gefühl einer teigigen Masse. Inhalationen von
Dämpfen mit Arg. nitr. brachten grosse Erleichterung.
Manchmal empfand Pat. fürchterliche, zuckende Schmerzen, wie Schläge mit einem Schmiedehammer. Unter Behandlung mit tonisirenden Mitteln und Ruhe besserte sich
der Zustand in den folgenden Tagen bedeutend. Einige
Wochen darauf bemerkte man 2 kleine Protuberanzen an
der hintern Pharynxwand, welche den fungösen Granulationen über den fistulösen Oeffnungen bei cariösen
Knochen ganz ähnlich waren. Bald darauf kamen 2 kleine
Knochenstückchen zum Vorschein, von denen das eine dem
H. von der vorderen Protuberanz des Atlas herzurühren
schien; 1/2 J. darauf wurde noch ein grösseres Knochen-
stück abgestossen, was deutlich ein Stück der Gelenkfläche
des Atlas (mit dem Zahnfortsatz des Epistroph.) enthielt.
Nachdem später noch ein 4. Stückchen abgegangen war,
trat Heilung ein und Pat. schien sich vollständig zu erholen; nur eine gewisse Aengstlichkeit bei Bewegungen
des Kopfes blieb zurück.   (B. Wenzel.)

**574. Ueber einige seltenere Erkrankungen
der Lider und der Bindehaut; von Heinr.
Vogel und Josef Talko.**

Dr. Heinr. Vogel erwähnt in seiner Inaug.-Dis-
sertation „über Perichondritis des Tarsalknorpels"
(Bonn 1873) zunächst einen Fall von syphilitischer
Verdickung des Tarsus. Der Pat. war vor 8 Jahren
inficirt worden und hatte seit 1 1/2 Jahren eine Anschwellung der Lidränder linkerseits bemerkt, welche
durch die verschiedensten lokalen Mittel vergebens
bekämpft worden war. Die Verdickung war uneben,
derb und erstreckte sich von der Tarsalkante bis
10 Mmtr. weiter ab-, resp. aufwärts; die Cutis war
geröthet, aber verschiebbar, an einer kleinen Stelle
am untern Lid war sie excoriirt. Die Bindehaut war
nicht verändert, ein Sekret wurde nicht abgesondert.
Die Herstellung gelang binnen wenigen Wochen durch
eine Jodkalikur.

In einem 2. Falle handelt es sich um eine amyloide Degeneration, die sich bei einem 33jährigen
Mann am linken untern Lide entwickelt hatte und an
den übrigen Lidern in schwachen Spuren vorhanden
war. Der ganze Knorpel war gleichmässig verdickt,
unter der Bindehaut war eine sulzige Masse abgelagert, die besonders nach der Uebergangsfalte hin
einen dickern Wulst bildete. Die Lidbindehaut selbst
war bald mehr roth, bald mehr gelblich gestreift.
Es wurde ein Streifen aus dem M. orbicularis heraus-
geschnitten und gleichzeitig vom untern Knorpelrand
ein 4 Mmtr. breites, ovales Stück abgeschnitten.
Dadurch wurde das Entropium, welches bereits in
der Bildung begriffen war, beseitigt.

Die Untersuchung des herausgenommenen Knorpel-
streifens ergab ein wucherndes Granulationsgewebe (Rundzellen) in dem fibrösen Gewebe, das den Knorpel umgiebt,
die Fasern waren verdickt, ebenso die Wandungen der
Gefässe. Der Knorpel selbst war durch Bindegewebs-
sprossen durchbrochen und stark gebracht. Die
resistirenden Knorpelinseln hatten ihre Struktur eingebüsst
und gaben deutlich die chemische Reaktion der amyloiden
Entartung.

Ebenfalls in der Klinik von Sämisch in Bonn wurde
ein subconjunctivales Lipom am untern Lide eines 30jähr.
Mannes beobachtet, wo es die innere Fläche des Lides in
Form von gelblichen, hirsekorn- bis erbsengrossen Erhaben-

heiten bedeckte u. von der normalen Bindehaut überklei-
det war. Die Exstirpation der grössern unter den Geschwülsten bestätigte die Diagnose: Fettzellen, zu kleinen rundlichen Träubchen angeordnet und durch bindegewebige Scheidewände getrennt. Andre Lipome am Körper des Pat. waren nicht aufzufinden.

Dr. Josef Talko in Lublin theilt (Mon.-Bl. f.
Augenheilk. XI. p. 321. Novbr. 1873) mehrere
Fälle von Bindehauterkrankungen mit, die wir kurz
folgen lassen.

1) Bemerkenswerth war ein Ectropium sarcomatosum
von ungewöhnlicher Grösse an beiden obern Lidern eines
5jähr. Knaben, welcher überdem an Eczema universale
litt. Die Wucherung war so stark an beiden Augen, dass
pflaumenähnliche, fleischrothe Geschwülste über das untere
Lid herabragten. Durch zweimalige Excision grosser
Stücke der infiltrirten Bindehaut, Umschläge mit Arg.
nitric., Betupfen mit Lapis, und schliesslich durch Subli-
matumschläge mit Opium wurde binnen 5—6 Wochen
Heilung erzielt.

2) Ein Sarkom der Bindehaut in Polypenform wurde
am obern Augenlid bei einem 13jähr. Knaben entfernt,
welches angeblich nach einem heftigen Stoss sich entwickelt hatte. Die Geschwulst war von der Mutter des
Knaben bereits einmal abgerissen, dann abgeschnitten und
auch einmal unterbunden worden. Sie war haselnuss-
gross, weich, glatt, dunkelroth; der Stiel senkte sich mit
breiter Fläche zum Uebergangstheil der Bindehaut und am
Knorpelrand ein. Die Excision geschah sammt den benachbarten Theilen. Die Geschwulst bestand aus kleinen,
spindelförmigen Zellen, Bindegewebe und Blutgefässen.
Später hatte sich nochmals ein kleines Knötchen gebildet,
doch wurde Pat. nicht wieder vorgeführt.

3) Ein Epitheliom der Bindehaut des Bulbus von
enormer Grösse konnte noch mit Schonung des Augapfels
exstirpirt werden. Der Pat. war ein 50jähr. Bauer. Die
Geschwulst war seit 2 Jahren bemerkbar geworden, sie
ging vom innern Umfange aus, wo sie von der Thränen-
caruncle bis zur Mitte der Papille den Augapfel bedeckte
und zwischen den Lidern wie ein hartes, höckriges Horn
von der Farbe des rohen Fleisches hervorragte. Die innige
Verwachsung mit dem Bulbus fand nur an dem innern
Rande der Hornhaut statt, wo ein Stück Sklera höchst
sorgfältig präparirt wurde. Es zeigte sich auch hier wieder
die grosse Widerstandskraft der Sklera gegen Verletzungen.
Die Neubildung wog 80 Gr. [Gran oder Gramm?]. Bereits nach 14 Tagen konnte der Pat. entlassen werden.

4) Eine Teleangiektasie operirte T. bei einem 9monatl.
Mädchen, das auch auf der Schulter ein kleines Mal hatte.
Die Geschwulst war nach der Geburt stecknadelkopfgross
gewesen und jetzt bis zur Bohnengrösse (5 Mmtr. breit)
herangewachsen. Sie war bläulichroth, elastisch, unbeweglich, und sass nach aussen und unten vom Cornea-
rande scheinbar auf der Sklera auf. Die Operation wurde
mittels krummer Scheere und Messer vorgenommen, die
Blutung war bedeutend. Später Aetzen der Wundfläche
mit Lapis und Eisenchlorid. Dennoch wuchs die Geschwulst
aber wieder und wurde die Kind zur nochmaligen Exstirpation wieder bestellt. Unterdessen aber war wieder Erwarten die Neubildung spontan zusammengeschrumpft, so
dass nur noch ein dunkelbläulicher Fleck vorhanden war,
der beim Weinen sich noch dunkler färbte.

(Geissler.)

**575. Ueber die Inoculation des blennor-
rhoischen Giftes beim granulösen Pannus;**
von Léon Brière (Bull. de Thér. LXXX. p. 207.
Septbr. 15. 1873.)

In der Sichel'schen Klinik ist neuerdings in
5 Fällen der Pannus mit Glück durch Einimpfung
von Tripperschleim kurirt worden. Wir theilen den

ersten dieser Fälle mit, um auf die mit Unrecht fast vergessene Methode wieder aufmerksam zu machen.

Eine 53jähr. Frau, welche wie ihr Mann in Folge von höchst ungesunder Wohnung an den mehrfachsten rheumatischen Beschwerden litt, war seit langer Zeit augenkrank. Die Kranke stellte sich zuerst im Sommer 1871 vor, wo der sarkomatöse Pannus bereits, namentlich am linken Auge, ausgebildet war. Ausser durch andre Mittel wurde durch eine Canthoplastik eine erträgliche Besserung erzielt, die leider nicht lange Bestand hatte. Die Kr. litt durch Lichtscheu und Schmerzen ausserordentlich, sie vermochte kaum ihren Weg auf der Strasse zu finden, und selbst ihre Kräfte hatten bedeutend abgenommen. Wiederholte Versuche mit verschiedenen Topicis führten zu keinem Ziele. Am 14. November 1872 machte Sichel zunächst die Inoculation mit dem Sekret eines schon alten Trippers am linken Auge, die aber nur eine sehr unbedeutende Reizung zur Folge hatte. Am 17. November wiederholte er die Uebertragung mit dem virulenten Eiter eines frischen Trippers, indem er mit einem Pinsel eine kleine Menge auf die Bindehaut des Lides und des Bulbus linkerseits aufstrich, dann an 3 Stellen die Hundehaut mit einer Nadel leicht ritzte und hierauf einen Monoculus anlegte. 24 Std. später war eine lebhafte Reaktion im Gange: die Lider schwollen an und die Secretion wurde eiterhaltig. Es lag nicht in der Absicht, das rechte Auge zu inficiren, weshalb dieses durch einen Collodiumverband geschützt wurde. Dieser Schutz erwies sich aber als nutzlos, denn die Thränen brachen unter der Decke durch, liefen über die Nasenwurzel herüber und mengten sich mit dem Eiter des linken Auges, so dass während der Akme auch das rechte Auge angesteckt wurde. Die Entzündung war sehr hochgradig, kann wurden die Schmerzen durch Morphiuminjektionen gelindert, während die Augen selbst permanent mit Eiscompressen gekühlt und zeitlüdlich durch einen Strom Chlorwasser gereinigt wurden. Acht Tage nach der Inoculation wurden Scarifikationen und Aetzungen mit dem mitigirten Höllenstein gemacht und damit täglich fortgefahren. Die Schwellung verminderte sich nur allmälig, am rechten Auge bildete sich in dem vascularisirten Gewebe der Hornhaut ein Geschwür aus, welches scheinbar viel tiefer ging, als es in der Wirklichkeit war. In der 9. Woche nach der Inoculation konnte Pat. entlassen werden. Der Hornhautpannus war bis auf einzelne ganz feine Gefässe am Rande beiderseits vollständig verschwunden, die Granulationen der Bindehaut waren zu einem weichen, unschädlichen hypertrophischen Gewebe umgewandelt. Das Sehvermögen war so gut, dass die Kr. eine Nadel einfädeln konnte. Zu bemerken ist noch, dass diese Herstellung auch nach der Rückkehr der Pat. in ihre Heimath von Dauer war. (Geissler.)

576. Ueber Amaurose im Wochenbett; von Dr. F. Weber in St. Petersburg. (Berl. klin. Wchnschr. X. 23. 24. 1873.)

1) Eine 18jähr., chlorotische Erstgebärende wurde in der Eröffnungsperiode von *Eklampsie* befallen, bis zur Vollendung der Geburt waren die Krämpfe 6mal wiedergekehrt. Aus einem 6stündigen Sopor erwachte die Wöchnerin *vollständig erblindet* und von den heftigsten Photopsien gequält, während die Pupillen sehr erweitert und gänzlich reaktionslos waren. Der spärliche Harn enthielt viel Eiweiss. Die Behandlung bestand in Eiscompressen auf den Kopf, Bromkalium in grossen Dosen, Kali aceticum und Benzoë. Am 3. Tage nach der Entbindung stellte sich wieder einige Lichtempfindung ein u. am 5. Tage war die Sehkraft fast normal. Der Weisseigehalt des Harns war bis zum 6. Tage verschwunden. Das Funkensprühen hielt noch einige Zeit länger an und eine mässige Sehschwäche war neben zeitweiligem Kopfweh noch mehrere Wochen lang zu constatiren. Bemerkenswerth ist noch als ein möglicherweise *ursächliches* Moment hervorzuheben, dass die Kr. in d. letzten Zeit ihrer Schwangerschaft wegen Vermögensverlust in grosse Sorgen versetzt worden war. Späterhin hat die Frau noch mehrere Kinder ohne jede Störung geboren.

2) Eine 43jähr. Frau hatte bereits 13mal geboren u. da bei öfters durch Blutungen wegen Verwachsung der Nachgeburt gelitten. Die jetzige Schwangerschaft war mit Anasarka complicirt, auch trat während der Entbindung *einmal* ein *Krampfanfall* auf und die Nachgeburtsperiode brachte wegen der Blutung einen bedeutenden Collapsus hervor. Pat. erwachte aus dem schlafsüchtigen Zustande mit Kopfweh u. Flimmern vor den Augen und 10 Stunden später stellte sich *plötzlich Amaurose* ein. Die Blindheit dauerte 4 Tage, das Funkensehen hielt noch länger an. Der Urin erwies sich noch mehrere Wochen lang eiweisshaltig. Auch diese Frau hat später noch 3mal geboren, ohne dass eine Störung dabei eingetreten wäre.

3) Eine 40jähr., sehr fette Frau hatte kurz vor ihrer 7. Niederkunft starke Anstrengung u. Aufregung gehabt. Die Geburt war unter Krampfwehen sehr langsam verlaufen, ein wirklicher eklamptischer Anfall war indessen nicht eingetreten. Nach der Entbindung stellte sich heftiges Kopfweh und Funkensehen ein, 6 Stunden später trat Amblyopie u. nach 4 weitern Stunden Amaurose ein, doch blieb noch eine schwache Lichtempfindung bestehen. Eisumschläge, Blutegel, dann Bromkalium. Nach 3 Tagen erkannte Pat., die Umrisse grösserer Gegenstände, nach 14 Tagen konnte die Blindheit als beseitigt angesehen werden. Sehschwäche bestand jedoch noch 4 Wochen lang fort, auch Kopfweh und Schwindel blieben noch einige Zeit an. In diesem Falle enthielt der Urin *kein Eiweiss.* 1½ Jahre später gebar die Frau wiederum, jedoch ohne krankhafte Erscheinungen des Nervensystems.

4) Eine 30jähr. Frau hatte bereits in der 1. Schwangerschaft eine exsudative Perimetritis gehabt, welche zu Abortus geführt hatte. Dann hatte sich eine Geschwulst ausgebildet, welche dem rechten Ovarium anzugehören schien. Aerztlicherseits war ihr deswegen in der 2. Schwangerschaft die Einleitung der Frühgeburt angerathen worden. Doch hatte die Frau diesen Vorschlag nicht angenommen. Die Geburt verlief unter Krampfwehen äusserst schwierig. Bald hernach war die Frau wieder schwanger geworden. Fünf Stunden nach dieser 3. Niederkunft stellte sich ein bedeutender Kräfteverfall ein, Zuckungen im Gesicht, Schwere des Kopfes, Schmerzen in Stirn und Schläfen, Funkensprühen und (in der 5. St.) vollständige Amaurose folgten darnach. Einige Zeit danach (7 Stunden nach der Entbindung) entwickelte sich ein äusserst heftiger eklamptischer Anfall, dem kurz danach noch ein 2. folgte. Chloroformhalationen, Morphiuminjektionen wurden angewendet. Der Sopor ging in einen 24stündigen ruhigen Schlaf über u. das Röcheln verwandelte sich in ruhiges Athmen. Mit dem *Erwachen war die Amaurose verschwunden*, Schmerzgefühl in den Augäpfeln, Flimmern vor den Augen bestanden noch länger. Der Urin enthielt reichlich Eiweiss. (Geissler.)

VI. Psychiatrik.

577. Ueber Syphilis in den Schädelorganen, *verbunden mit Geistesstörung;* von Dr. Emanuel Mildner. (Wien. med. Wchnschr. XXII. 30—34. 1872.)

Bei 5529 männlichen Geisteskranken, welche in den Jahren 1854 bis mit 1869 im Wiener Irrenhaus recipirt wurden, fanden sich trotz darauf gerichteter Aufmerksamkeit nur 7 Fälle, also 1.2°/₀₀, bei welchen theils während des Lebens, theils, und zumeist, erst nach dem Tode die Syphilis als Hauptursache des psychischen Leidens mit vollster Bestimmtheit angenommen werden konnte. In 5 dieser Fälle fand man die Syphilis noch florid, in 2 Fällen bereits abgelaufen.

In diesen 7 Fällen, die Vf. in ihrem Verlaufe wie nach ihren Sektionsresultaten ausführlicher schildert, und bei einer kleiner Zahl anderer von verschiedenen zuverlässigen Autoren gesammelter Fälle, (zusammen 17) ergiebt sich nun, dass betreffs des pathol.-anatom. Befundes sich der syphil. Process achtmal in den Schädelknochen als extracranielle Caries mit Perforation des Knochens oder als intracranielle Ulceration vorfand und sich mit secund. Meningitis und Poriencephalitis combinirte. Dabei war die syphil. Caries 7mal im Cranium und 1mal an der Basis, am Felsenbein, nachzuweisen. Weiter fand sich die syphil. Affektion an der innern Fläche der Hirnschale als Tophus oder als charakteristische Knochennarbe mit mehr oder weniger zahlreichen Osteophyten, oder als weissliche speckartige, den Plaques ähnliche Verdickung der Meningen (meist mit der Dura oder dem Hirn zusammen verwachsen oder inniger zusammenhängend), od. es waren gleichzeitig mehrere verschieden grosse Syphilome vorhanden oder ein oder ein paar rundliche, gewöhnlich grössere, die davon von den Symptomen eines Hirntumors vorzugsweise begleitet waren. Diese syphil. Störungen fanden sich bald in der Hirnsubstanz, bakl auf der Hirnoberfläche, also im Ammonshorn, in den grossen Hirnganglien, an der Hypophyse um den Olfaktorius herum gelagert, am Trigeminus, Oculomotorius, Abducens, Facialis, wobei die entsprechenden Lähmungssymptome sich zeigten.

Die Hirnsyphilis war auch mit sekundärer durch Druck auf die Gefässe, Embolie, etc. erzeugter Hirnerweichung verbunden, und zwar in den 17 Fällen 6mal.

Ausser im Gehirn und Schädel fand sich die Syphilis bei diesen 17 Kr. noch 2mal in der Leber und 1mal im Hoden.

Was die *Art der psychischen Störung* betrifft, so ergiebt sich aus diesen wie aus anderen Beobachtungen, dass, in Uebereinstimmung mit den Sektionsresultaten, die Schwächezustände vorherrschten.

Hinsichtlich des *Ausgangs* der Krankheit werden verschiedene Angaben gemacht. Indessen ist so viel sicher, dass Heilungen selbst anscheinend schwerer (paralytischer, epileptischer) Kr. nicht zu den Seltenheiten gehören. — Recidive sind freilich häufig, auch in der Form von Psychosen. — Andererseits geschieht es, dass zwar die syphil. Erkrankung heilt und verschwindet, die Geistesstörung, wenn auch geändert, dennoch fortbesteht.

Hinsichtlich der *Diagnose* der syphil. Geistesstörung hat man sich vorzüglich, bei Abwesenheit anderer genügender ätiologischer Momente und bei vorangegangener syphil. Infektion, bes. exced. Lebenswandel, auf die bohrenden oder nagenden Kopfschmerzen, bes. in der Stirn, welche in der Nacht oder in der Bettwärme sehr beträchtlich zunehmen, auf plötzlich erscheinende apoplektische oder epileptiforme Anfälle oder Lähmungen einer Körperhälfte, oder des Augenlides, oder Affektionen in den Gesichtsmuskeln, im Geruch oder Gesicht, welche zuweilen rasch wieder schwinden und ebenso sich wiederholen, zu stützen, um aus diesem Complex die Diagnose sicher abzuleiten. (Max Huppert.)

578. Geisteskrankheit mit progressiver Muskelatrophie complicirt; von T. W. Mc Dowall, M. D. (Journ. of Ment. Sc. XVIII. p. 390. October. — New Ser. Nr. 46. 1872.)

Vf. schildert 2 von ihm beobachtete Fälle dieser Complication, welche zu Verwechselung mit ähnlichen Störungen führen kann, folgendermaassen:

1) J. H., Bäcker, unverheirathet, am 13. Juni 1866 aufgenommen, war seit längerer Zeit arbeitsunfähig geworden und zelt etwa 4 Wochen maniakalisch. Epilepsie lag nicht vor; er hatte Andere bedroht, Selbstmordideen bestanden nicht. In seiner Familie war, nach Angabe des Pat., nur ein Vaters-Bruder nervös und sonderbar, obwohl er seine amtlichen Obliegenheiten verrichten konnte.

Pat. befand sich seit einigen Wochen in maniakalischer Aufregung. Bei der Aufnahme war er äusserst ruhelos und beweglich und schwatzte in vollster Zusammenhangslosigkeit alles Mögliche. Indessen trugen seine Vorstellungen doch alle einen grandiosen Charakter an sich. Hinsichtlich der Muskelatrophie ist zu bemerken, dass beide Arme völlig paralytisch waren und die Muskulatur derselben wie geschwunden schien; die Kampfmuskeln erschienen dabei intakt, diejenigen ausgenommen, welche von der Brust an den Armen gingen, besonders die Pectoralen. Die Unterextremitäten waren frei.

In der nun folgenden Zeit bis zu seinem Tode (20. Nov.) war Pat. meist sehr laut und lärmte, suchte die Fenster — mit dem Kopf, da er mit den Händen nicht konnte — und andere Dinge zu zerbrechen, zerriss die Kleider, trotz Cann. Ind., Morphium und Opiaten, welche, mit einer Ausnahme, immer nur auf kurze Zeit Ruhe und Schlaf herbeiführten. Die Sektion ward nicht gestattet.

2) Pat. ward am 19. Dec. 1867 aufgenommen, ist ledig, lebte bei der Schwester seit mehreren Jahren, bis er vor wenigen Monaten in ein Krankenhaus ging, um Heilung seiner Schwäche zu suchen. Seit 5—6 Monaten war er geistesgestört, drohte Selbstmord, fürchtete von seiner Schwester vergiftet zu werden. Bei der Aufnahme war das Gesicht des Pat. sehr bleich und von vollem schwarzem verwirrtem Haar eingerahmt, sein Körper sehr abgemagert, seine Arme hingen schlaff herab, während der Rumpf in steifer, fast militärischer Haltung getragen wurde. Im Gespräch drückte sich Pat. sehr correct und fein aus, sprach über seine Vergangenheit in prächter gemässigter Weise und bemerkte, dass er körperlich keine Besserung hoffe, in psychischer Hinsicht aber nicht leidend sei. Sagte man ihm, dass er alte Bekannte wahrscheinlich treffen werde, so erwiderte er sofort: aber sie sind doch wohl geisteskrank. Fragte man ihn, warum er die Nahrung verweigert habe, so gab er an, dass im Asyl keine Gefahr für ihn gäbe, wenn er das Angebotne nähme, und hielt auch jetzt die Beschuldigungen gegen seine Schwester für unbegründet.

Die Untersuchung seines Körpers liess allgemeine Schwäche erkennen, sowie die progressive Muskelatrophie; die Muskeln der obern Extremitäten waren fast ganz geschwunden, die im Nacken stark in Mitleidenschaft gezogen. Die Beine waren normal; auch konnte er gut kauen und schlingen.

Von grossem Interesse ist die von Pat. selbst gegebene Lebensgeschichte. Im 12. Jahre machte er einen Typhus mit schneller Genesung durch, wurde sodann Schreiber bei einem Juristen und kam im 19. J. als Clerk nach Glasgow. Drei Jahre später hatte er einen Schanker, welcher unter ärztlicher Behandlung heilte, ohne weitere Folgen zu hinterlassen. Hier in Glasgow, wo er zugleich Vorlesungen an der Universität besuchte, arbeitete er sehr angestrengt und musste nach 3 Jahren seine Stellung, um sich zu erholen, aufgeben. Nach manchem weitern Wechsel in seiner Stellung und mancher Enttäuschung gerieth er schliesslich in eine missliche, dürftige Lage und litt zuletzt selbst Hunger. Im August 1863 bemerkte er zuerst beim Schreiben, dass der Ringfinger der rechten Hand abgemagert war. Seitdem magerte er mehr und mehr ab, zuerst im rechten Vorderarm. Ende Oct. hatte dies so zugenommen, dass er die Feder kaum noch halten konnte; das Schreiben ward ihm immer schwerer und zuletzt, weil die Schrift zu schlecht, von ihm aufgegeben. Der linke Arm und die Beine blieben kräftig und voll. Er beanspruchte endlich ärztliche Hülfe; der Arzt behandelte ihn als Rückenmarkskranken, gab ihm Tonika, liess Veslkatorien in den Nacken legen, Jod längs der Wirbelsäule einreiben. Dabei ward sein Zustand schlechter, Pat. brach deshalb diese Behandlung ab und kam bald darauf in die Anstalt. Hier blieb sein geistiger Zustand ungebessert. Er beharrte bei der Idee, von der Schwester vergiftet zu sein, sprach aber nicht gern davon, und versuchte überhaupt heiter zu sein. Unter einem entsprechenden Verhalten (Leberthran) besserte sich der körperliche Gesundheit, während die Muskelaffektion stehen blieb. Pat. lebte zur Zeit des Berichts noch.

Diese beiden Fälle verdienen nach Vf. deshalb besondere Beachtung, weil eine Vereinigung beider, der Geisteskrankheit und progressiver Muskelatrophie, ganz ausserordentlich selten sei, auch nach der ihm zugänglichen englischen Literatur und den französischen Ann. méd.-psychologiques. — Referent kann sich aus der Literatur allerdings auch keines solchen Falls erinnern, dagegen zweier Fälle eigener Beobachtung, Männer, bei denen allerdings ziemlich eng begrenzt, eine bereits still stehende Muskelatrophie sich fand, und zwar an den Schultern und Oberextremitäten: die Muskeln waren deutlich atrophirt, die Arme, bei dem einen stark, in ihrer Funktion beeinträchtigt. In einem 3. Fall seiner Erfahrung verband sich mit der noch florirenden (oder progressiven) Muskelatrophie eine sehr stark entwickelte Hypochondrie und gelinde Verzweiflung, die aber sorgfältig, wie auch die Lähmungserscheinungen, von dem Kr. verborgen gehalten wurden.

Schliesslich erinnert Vf. noch an die Möglichkeit einer Verwechselung mit allg. progr. Paralyse, die allerdings unschwer zu vermeiden sei. Die Aetiologie sei dunkel. (Max Huppert.)

579. Eine geisteskranke Familie; von Dr. Heinr. Cramer, Dir. der Anstalt Rosegg bei Solothurn. (Allg. Ztschr. f. Psychiatrie. XXIX. 2. p. 218. 1872.)

Die im Folgenden geschilderte Familie ist ein interessantes Beispiel, wie Ideen von Ungebildeten geglaubt, so hier die Wahnideen von 2 kranken Mitgliedern der ganzen Familie Jahre lang festgehalten und um ihretwegen zugleich grosse Entbeh-

rungen ertragen werden. Sie zeigt zugleich im Kleinen die Entstehung geistiger Epidemien.

Im Winter 1850 erschienen Fr. Sch., seine Frau und 6 erwachsene Kinder, im armseligsten Zustande vor dem Ammann der Solothurner Gemeinde Grenchen und verlangten als Gemeindemitglieder Unterstützung, indem sie angaben, man habe ihnen in ihrem bisherigen Wohnort Amylie in Savoyen ihr Vermögen genommen, und auf die Beamten in den confusesten Ausdrücken sich ergingen.

Nachforschungen ergaben, dass von der Familie aber schon seit 6 Monaten Niemand mehr auf ihrem Landgute gearbeitet habe, sie sich vielmehr im Haus eingeschlossen hielten und Niemandem Gehör gaben. Nachbarn besorgten aus Mitleid die Ernte.

Erst als die Familie Alles aufgezehrt, zog sie nach Grenchen. Stets klagte sie, man habe ihnen Alles genommen, sie dürften ihr Haus nicht mehr bewohnen, müssten auch jede Unterstützung bei der Bewirthschaftung ablehnen, weil sie sonst dadurch überwiesen würden, dass man ihnen ihr Eigenthum auf rechtmässige Weise genommen. Nur der Bundesrath könne ihnen helfen. Alle brachten fast mit denselben Worten die Klage vor, liessen sich aber auf Erörterungen weiter nicht ein.

Es wurde nun für 18000 Frcs. die Besitzung in Amylie veräussert und dafür in Grenchen ein kleiner Hof angekauft, den man ihnen zur Bebauung und Bewirthschaftung überliess. Zwei Töchter und 1 Sohn wurden in andern Familien untergebracht und bald von ihrem Wahn befreit, betrugen sich auch geschickt, fleissig und gut, waren aber doch immer ungesellig und periodisch sehr übellaunisch. Vater, Mutter, 2 Schwestern und 1 Sohn blieben im Gut, die indessen später verkauft ward; warum ist nicht klar. Dadurch wurde nun diese von Neuem erregt und ihr alter Wahn trat wieder zu Tage. Sie lebten dürftig, kleideten sich schlecht, blieben stets fern von Andern, von Zeit zu Zeit beschwerten sie sich in Bern persönlich beim Bundesrath. Im Winter 1859 bis 1860 starb der Vater, ein Jahr später die Mutter durch Erfrieren auf dem Heimweg von Bern. Auf Betreiben Vfs. gelang es jetzt, die 3 Geschwister in die Anstalt aufzunehmen. Hier nun geschah es, dass zuerst der Bruder, von den Schwestern getrennt, und sehr rasch den Wahn aufgab, arbeitete, sa, fröhlich wurde und nachdem er noch 2 Jahre als Wärter in der Anstalt gedient, in eine Parquetteriefabrik ging. Von den 2 Schwestern übte die ältere, Maria, eine stattliche Person, offenbar einen grossen Einfluss auf die jüngere, geistig schwache und scrofulöse Schwester Elisabeth aus und redete ihr den Wahn ein. Nachdem aber beide getrennt, zuletzt für immer, vollzog sich auch bei Elisabeth derselbe Process wie bei dem Bruder: sie nährte sich regelmässig, arbeitete fleissig, ward allmälig freundlich und verlor nach und nach ihre Wahnidee, zuletzt auch ihre Abneigung gegen den Vf., den sie für einen ihrer Verfolger hielt. Nur Maria, das Ebenbild der Mutter, blieb hartnäckig bei ihren fixen Ideen und erwies sich so als unheilbar geisteskrank. — Nicht unwahrscheinlich war es, dass zuerst die Mutter, die alle Glieder der Familie an Intelligenz und Kraft weit überragte und sie dominirte, erkrankt war und dann die Schwester Maria. — Ein zeitigeres Einschreiten hätte hier grosses Elend verhindert. (Max Huppert.)

580. Die Phosphorsäure im Urin der Geisteskranken; von Dr. E. Mendel. (Archiv f. Psychiatr. u. Nervenkr. III. 3. p. 636. 1872.)

Nach einleitenden Bemerkungen, insbesondere über das quantitative Verhältniss der Phosphorsäure zur Harnmenge und zu den festen Bestandtheilen, und nach Mittheilung der betreffenden Angaben in der Literatur zeigt zuerst Vf., dass die aprioristische Behauptung, durch geistige Arbeit finde eine stärkere Phosphorausscheidung statt, nach seinen (quantitativen) Untersuchungen an Gesunden und Geisteskranken sich nicht bestätigt, da in der Nacht relativ mehr Phosphate secernirt würden, als am Tage bei geistiger Thätigkeit.

Dagegen fand er die andere interessante Thatsache, dass unter sonst gleichen Verhältnissen der chronische Geisteskranke absolut, wie auch im Verhältniss zu den festen Harnbestandtheilen *weniger* Phosphorsäure ausscheidet als der Geistesgesunde.

Was speciell den Harn der sog. progress. Paralytiker anbelangt, so findet sich in derjenigen Periode des Krankheitsverlaufes, die sich äusserlich durch rapide Abnahme des Körpergewichts bei starkem Appetit und ohne Temperatursteigerung verräth, dass Urin von sehr hohem spec. Gew. entleert wird. Mit dieser allgemeinen Zunahme der festen Bestandtheile geht aber auch eine Zunahme der Phosphorsäure parallel oder überragt auch wohl erstere, und dann ist sie der Zunahme der Schwefelsäure gleich.

Endlich ergaben die Untersuchungen, entgegen der von Lombroso aufgestellten Behauptung, dass bei maniakalischer oder tobsüchtiger Aufregung die Phosphorsäure in absolut wie relativ *geringerer* Menge abgeschieden wird.

Eine *Zunahme* der Phosphorsäureausscheidung, absolut wie relativ, fand Vf. dagegen nach einigen apoplektischen und epileptischen Anfällen. Es sind deren 5 aufgezeichnet, alle entweder im Verlauf der allgem. progressiven Paralyse oder Hemiplegie als Einzelerscheinung auftretend. Nach tiefem, mehrstündigem Schlaf, welcher *durch den Gebrauch von Chloral oder Bromkalium* erzeugt war, erfolgte gleichfalls eine beträchtlich *erhöhte* Steigerung der Phosphorsäureausscheidung.

Ob diese Verschiedenheiten in der Phosphorsäureabsonderung aber in direkte Beziehung zum Gehirn zu setzen sind, lässt Vf. unentschieden.

Experimente endlich an Thieren, von denen Vf. die an 2 Kaninchen und 1 Hunde ausgeführten erwähnen will, derart angestellt, dass er eine Nadel in den Kopf einstiess oder, bei dem Hunde, durch eine Pravaz'sche Spritze einige Tropfen Natr. caust. einspritzte, liessen erkennen, dass Störungen oder Verletzungen des Gehirns dieser Thiere auch von einer vermehrten Phosphorsäureausscheidung gefolgt waren.   (Max Huppert.)

VII.   Staatsarzneikunde.

581. Beiträge zur Medicinalstatistik.

Die im Auftrage des Vereins für öffentl. Gesundheitspflege unter Dr. Koblschütter's Leitung von Dr. Kurt Weineck verfasste Abhandlung *über die in der Stadt Halle a. S. von 1852—1871 aufgetretenen Epidemien* [1] bildet eine Fortsetzung der Arbeit v. Bärensprung's" über die Folge und den Verlauf epidemischer Krankheiten, Beobachtungen aus der medicin. Geschichte und Statistik der Stadt Halle" u. hat dazu in Ermangelung umfassenderer Unterlagen von 1852—1861 das Magistratsarchiv, von 1862—1871 die Listen der Klinik und Poliklinik benutzt. Die poliklinischen Tabellen geben wohl die von 1862—1871 an epidemischen u. nicht epidemischen Krankheiten Behandelten, nicht aber die Gestorbenen an. Ueberhaupt würde die Arbeit an Uebersichtlichkeit und praktischem Werth gewinnen, wenn die Summe der Gestorbenen und Erkrankten in Beziehung zur Einwohnerzahl, zu den Jahreszeiten und zu den einzelnen Krankheiten oder Krankheitsgruppen aufgezeichnet worden wäre. Ref. sucht diese Lücke auszufüllen.

In Halle starben	wurden poliklinisch behandelt		
an epidem.	an epidem.	nicht epid. Krankh.
1852—61 1529		
ca. 36800 Einw. — 40.2°/₀₀		
1862—71 3718	12386	70920
ca. 47627 Einw. — 70.7°/₀₀		

Brechdurchfall, Cholera, Croup u. Diphtheritis, Morbilli, Pertussis, Scarlatina, Typhus, Variola, Varicellae, Intermittens gelten als epidemische Krankheiten.

	Gestorben 1851—1862	1862—1871.	
		gestorben.	poliki. beh.
Brechdurchfall	295	517	1997
Cholera	430	1597	1376
(Aug. Sept. Oct. 1855)		(Aug.Sept.Oct.)	dieselb. Mos.
		(Nvbr. 1866/67)	1866/67
Crup., Diphther.	137	583	721
Morbilli	56	118	3379
Pertussis	96	117	1653
Scarlatina	88	177	880
Typhus	371	366	1099
Variola	56	243	1401
Varicellae	—	—	548
Intermittens	—	—	79

Ueber den Verlauf der einzelnen *Seuchen* fügt Vf. folgendes hinzu:

Scharlach hielt nicht genaue Zwischenräume ein; meist nach 1—2jährigem Bestehen machte es Pausen von 6—7 Jahren mit sporadischen Fällen in der Zwischenzeit (1851/52, 1853/54, 1862/63, 1865/66). Binnen 6—8 Mon. seine höchste Höhe erreichend, erlosch es allmälig binnen 6—12 Mon., scheinbar von der Jahreszeit unbeeinflusst.

Masern kehrten regelmässig wieder u. hielten völlig freie Zwischenräume, binnen 2—3 Mon. — meist im Frühjahr u. Herbst — zu ausserordentlicher Höhe anschwellend u. binnen 6—8 Mon. erlöschend. Masern und Scharlach scheinen sich gegenseitig fast auszuschliessen, Keuchhusten wird durch Masern vielleicht vermehrt.

Varicellen, unabhängig von Jahreszeit und Variolen, meist endemisch.

Blattern seit 1830 7 Epidem. 1832, 1842, 1849, 1851. (Bärensprung) 1855/56, 1865/66,

[1] Halle 1872 M. Pfeffer. 8. 42 S. mit 1 Taf.

1871. (Förster fand für Dresden 8—9jähr. Zwischenraum, ähnlich Ref. für Fraukenberg i. Sachs.). Meist also genauer, mehrjähr. Zwischenraum, zuweilen mehrere Jahre in einzelnen Fällen durchdauernd, binnen 6—8 Mon. ihren Höhepunkt erreichend — nicht ganz sicher, meist im Frühjahr u. Sommer — und langsamer abschwellend.

Keuchhusten, Croup u. Diphtheritis, endemisch, ersterer zeitweise, je nach der schwankenden Witterung im Herbst u. Frühjahr zur Seuche wachsend, letztere, von der Jahreszeit unabhängig 1864—1866 binnen 2 Mon. zur höchsten Höhe der Epidemie anwachsend und binnen 10—12 Mon. wieder bis auf sporadische Fälle abnehmend.

Intermittens nur 1862/1868 in mehreren Fälle auftretend, sonst meist durch Einschleppung von aussen.

Typhus abdom. verschwindet nie ganz und tritt alljährlich, ohne Beziehung zur Jahreszeit, epidemieartig auf (bei Bärensprung im Herbst), auffällig abnehmend seit 1868, der Zeit der Einführung der neuen Wasserleitung (günstig durch Besserung des Trinkwassers, Veränderung am Niveau des Grundwassers, dessen Sinken nach Kohlschütter's Untersuchungen stets Vermehrung, dessen Steigen Verminderung der Typhusfälle zur Folge hatte, durch grössere Reinlichkeit in Strassen und Wohnungen).

Cholera nostras herrscht im ganzen Jahre, am meisten zwischen Mai oder Juni bis August und wieder herabgehend bis zum Novbr., beeinflusst von der hohen Temperatur [Insolation? Ref.]. Akme im Sept. 1867, der Zeit des höchsten Thermometerstandes, desgl. im Juli 1868.

Cholera asiatica 1852, 1855. 1866/67. (s. Ber. über die Cholera in Halle von San. R. Dr. Delbrück). Merkwürdig ist das Nebeneinanderauftreten von Blattern und Cholera.

An *nicht epidemischen* Krankheiten wurden *in der Poliklinik* 1862 bis 1871 behandelt 70930, nämlich:

Angina 2635; Atrophie 980; Alkoholismus 195; Apoplexie 339; Asthma 127; Bronchitis 11007; Kardialgie 458; Carcinom 314; Chlorose 356; Cephalalgie 432; Cirrhosis 108; Dysenterie 80; Emphysem 2830; Erysipelas 455; Ecclampsie u. Epilepsie 917; Hämoptoë 182; Herzfehler 1146; Hirn-Hyperämie und Anämie 228; Hydrocephalus 234; Hysterie 1102; Hautkrankheiten 3264; Lymphadenitis 395; Magen-Darmkatarrh 16387; Menstruationsanomalien 872; Meningitis 171; Nephritis 331; Neuralgien 767; Parotitis 166; Pleuritis 1146; Pneumonie 2272; Peritonitis 198; Rhachitis 553; Rheumatismus 1703; Scrofulose 841; Syphilis 1373; Tuberkulose 4038; Ulcus ventriculi 556; sonstige Krankheiten 10370. Also

a) Nicht infektiöse allgemeine Krankheiten (Rhach.; Scrof.; Anämie; Chloros.; Atroph.; Carcinom); . 5112
Intoxikationen. Alkoholism. 1351; Rheumatism. 1703
b) örtliche Krankheiten: Herz u. Gefässe 1146
Respirationsorgane 22502
Unterleibsorgane 18219

Gehirn- und Nervensystem 4283
Haut- u. Lymphgefässe. Drüsen 6915
Urogenitalsystem 1203

An Weineck's Arbeit schliessen sich räumlich und sachlich die von Dr. L. Pfeiffer zu Weimar herausgegebenen *Beiträge zur medicinischen Topographie, zur Mortalitäts- u. Morbilitäts-Statistik von Thüringen*[1]). Dieselben legen ein höchst erfreuliches Zeugniss ab, dass unter den praktischen Aerzten immer mehr die hohe Aufgabe erkannt wird, ohne behördlichen Zwang an der Verbesserung der öffentlichen Gesundheit mitzuwirken. Die Arbeit des um die öffentliche Gesundheitspflege schon vielfach verdienten Vf. ist — nebst den beigefügten monatlichen Zählblättchen — unsern sächs. Bezirksvereinen sehr zur Nachachtung zu empfehlen.

Von den besprochenen Krankheiten — Trichiniasis, Intermittens, Typhus, Meningitis cerebrospinalis epidem., Dysenterie, Variola, Morbilli, Scarlatina, Pertussis, Diphtheritis — hat Vf. die meiste Aufmerksamkeit dem Typhus abdom., Typhoid, wie er ihn ausschliesslich nennt zum Unterschied von Typhus (exanthematicus), gewidmet.

Das Beobachtungsfeld für die Arbeit ist begrenzt: südlich durch den Abfall des thüringer Waldes, nördlich durch den Harz, östlich durch die Saale, westlich durch die Werra (etwa 27—29° L. 50 bis 51° Br.) und theilt sich in Flachland u. 10 Meilen langen, 2 Meilen breiten Gebirgszug.

Trichiniasis, am berüchtigsten durch die verderbliche Ausbreitung zu Hettstedt 1863 u. Hadersleben 1865, durchseuchte ausser dem benachbarten Königreich Sachsen [die Angaben über das Vorkommen von Trichinen in S. sind im Bericht nicht ganz vollständig. Im Jahre 1873 sind wieder zahlreiche Erkrankungen in Chemnitz und von derselben Ansteckungsquelle aus auch in dem benachbarten Frankenberg einige Fälle aufgetreten Ref.] in Thüringen namentlich die Gegend um Halle, Gotha, Erfurt, Eisenach, Weimar (1863 103 Erkrankungen. 1867 2. Epidemie), Langensalza, Waltershausen, Mühlhausen, Nordhausen, Roda, Pöneck, Gera, Altenburg. Als Massregeln zur Verhütung nennt Vf. Verbot der Schweinezucht in Abdeckereien, das Verfüttern von Schweinefleischresten und Spülwasser an Schweine; Tödtung der Ratten; Vergraben der Schweinecadaver; Mahnung zum ausschliesslichen Genusse gargekochten Schweinefleisches; obligatorische Fleischschau (in Weimar vom 1. März 1868 bis 1. März 1869 unter 19611 untersuchten Schweinen 1 trichiniges gefunden). Wenn nach Med.-Rath Dr. Schuchardt in Gotha 1 trichiniges Schwein zu einer Epidemie Veranlassung giebt, so beweist die Zahl der von 1864—1870 bei der Fleischschau entdeckten trichinigen Schweine, dass 300 weitere Epidemien verhütet worden sind, d. h. 7000 Menschen

[1]) Jena 1873 F. Mauke 8. 112 S. ²/₃ Thlr.

vor dem Erkranken und ca. 6—700 vor dem Tode an Trichiniasis.

Intermittens, durch bessere Bodencultur, namentlich Trockenlegung fast verschwunden (am deutlichsten im Werrathale, um Kreuzburg). Neu aufgetreten in Altenburg bei Naumburg (durch Ausschachtung und Stauung der Saale gelegentlich des Bahnbaues ist ein Sumpf nenentstanden). Selten noch im Unstrutthal, in der Nähe von Coburg und im Dorfe Magdlungen b. Kreuzburg (um den dortigen Gutsteich herum). Interessant ist das epidem. Auftreten des Interm. in der Weimarer Kaserne unter dem I. Bataillon, während das ebenfalls dort kasernirte III. Bataillon freiblieb. 1866 hatte jenes in Rastadt gelegen, April 1867 brach die Epidemie nach heftiger Typhusepidemie aus. Ebenso weist eine Epidemie 1849 auf eine 1848 in Holstein bewirkte Ansteckung hin.

Meningitis cerebrospinalis epidemica 1864 bis 66, in einzelnen Fällen sich bis 1868 hinziehend, trat gruppenweise, mit deutlich ersichtlicher Contagiosität auf um Neuhaldensleben und Kreuzburg (NW. zwischen 600—1200'), Anfang März 1864, März 1865 die höchste Höhe erreichend und bis Frühjahr 1866 allmälig verschwindend, neben andern akuten Infektionskrankheiten mit einer durchschnittlichen Sterblichkeit von 30%.

Die 2. Gruppe — um Eisenach — verlief von Decbr. 1864 bis Febr. 1865 mit 180 Fällen (99 M. 81 W.) u. 53 Todesfällen — 29.4%, (wovon 20% allein im Alter zwischen 2 und 10 Jahren). Um Gotha und Erfurt erkrankten 73, starben 38—51%, auf dem Gebirge im Schwarzathale 60, starben 5—8%, um Pössneck 4 ohne Todesfälle.

Von den sporadisch auftretenden 11 Fällen verliefen tödtlich 5—45.4%. In Summa erkrankten 408, starben 137—33.7% (nach Hirsch 32—42—68%).

Zwischen den einzelnen Gruppen fand kein weiterer Zusammenhang, als der der Gleichzeitigkeit statt.

Ruhr. Seit Ende vorigen Jahrhunderts (1795 bis 1799 mit 10—11% Mortalität) ist bis 1868 keine Epidemie mehr beobachtet worden. (Austrocknen der Sümpfe!) Mitte Juni 1868 begann sie plötzlich in Weimar unter Kindern und älteren Frauen der ungesundesten Stadttheile neben dort localisirter Cholera stieg, rasch bis 1200 Erkrankungen mit 50 Todesfällen u. erlosch plötzlich Ende August mit Eintritt der kühlern Witterung. Von da durchseuchte sie mit höherer Sterblichkeit die Umgegend um Weimar, mit mildem Verlaufe Jena und Umgegend, 1870/71 einzelne Kasernen (durch die heimkehrenden Soldaten, ohne die Civilbevölkerung zu beschädigen), Herbst 1872 Stadt Erfurt. Gesammtsterblichkeit ca. 10%. Die Verbreitung geschah durch direkte Ansteckung, der Ansteckungskeim schien an den Ausleerungen zu haften, Desinfektion mit Eisenvitriol u. Carbolsäure ganz nutzlos zu sein.

Die *Blattern* dauern von 1869 bis jetzt, vielleicht als Reste des Blatterzuges, der 1865 von Osten her begann, begünstigt in der Ausbreitung durch die zahlreichen gefangenen Franzosen. Die Sterblich-

keit betrug 1869 4%, 1870 5%, 1871 14.5%, 1872 14.3%, in Erfurt 1869/70 8%, 1871 19.6%. Im Ganzen vielleicht 100000 erkrankt und 10000 gestorben. — Massenhafte Revaccination brachte die Seuche zum Stillstand.

Masern ca. 19000 Fälle 1869—1872 berichtet mit Sterblichkeit von 0.6%, 1.7%, 4.8%, 1.1%.
Scharlach mit 4%, 1.1%, 6.9%, 13%.
Keuchhusten mit 3%, 0.8%, 3.8% Sterblichkeit (indessen nicht ganz sicher).

Diphtherie seit Anfang der 60r Jahre bekannt und heimisch geblieben aus örtlich beschränkte, als ausgebreitete Seuche nur in vereinzelten Fällen mit einer Sterblichkeit von 8.3%, 4.9%, 4.9%, 9.4% (darin auch eine schwere Epidemie enthalten mit 10—33% Mortal.).

Typhoid — Typhus abdominalis, „neben Tuberkulose, Scrofulose u. den Krankheitszuständen unter 1 Jahr der 3. Hauptfaktor für die Entvölkerung in Thüringen" genannt, weil es am meisten das produktive Alter (15—30 J.) befällt.

Typhus exanthematicus ist ein einziges Mal 1867/68 in Nordhausen, mit Ausläufern nach Jena zu, wahrscheinlich durch wandernde Slavonier eingeschleppt, beobachtet worden.

Auf Grund von 1300 epidemiologischen Monatsberichten von thüringer Aerzten gelangt Vf., unter stetem Hinweis auf die Bemühungen der Münchener Aerzte und Gelehrten (Vorträge über die Aetiologie des Typhus u. s. w.; vgl. Jahrbb. CLVI. p. 103) zu dem Schlusse: „das Typhoid ist eine specifische Krankheit, contagiös, nicht autochthon entstehend, die sich nicht zu andern Krankheiten in deren Verlaufe hinzugesellt, nicht durch den Einfluss von Fäulnissbakterien allein entsteht, sondern für sich anatomisch und ätiologisch genau getrennt verläuft. Wo das Typhoid auftritt, ist also sein Keim vorhergesät worden, gleichviel ob die Weiterbreitung in direkter Ansteckung, in Bodenausdünstung, inficirtem Trinkwasser oder sonst wie ihren Grund hat." Während Buhl und Pettenkofer den Keim stets ausserhalb des menschlichen Körpers — als Miasma, entstehend im Boden, wie der Cholerakeim in Indien nach der Ansicht Brydon's — entstehen, ihn nur als Gift den Körper durchpassiren lassen, und ihn, weil an äussern Trägern z. B. Kleidern, Ausdünstungen haftend, als verschleppbar ansehen, sprechen die thüringer Erfahrungen, besonders noch die Arbeiten von Lothol s (Aetiologie des Typhus. Inaug.-Diss. 1866), von Zuckschwerdt (Typhusepidemie im Pädagogium zu Halle 1871), von Seidel (Beitr. zur Lehre vom Ileotyphus Jen. Ztschr. IV. 8. 185) für die Contagiosität. Die Art der Contagion ist nicht bekannt. Doch darf man nie vergessen, wie die einzelnen Epidemien erwiesen haben, dass vom Augenblick der Ansteckung bis zum Ausbruch entschiedener Krankheitserscheinungen 21 Tage verstreichen. Zugleich deuten die geringen Verschleppungen (in Halle kam es nur bei 1/10 aller aus der Anstalt Entlassenen in der Forne zu Typhoiderkrankungen) und andrerseits wieder das massenhafte Auftreten an einem Orte darauf hin, dass für die Vervielfältigung des Typhuskeimes noch bestimmte Bedingungen da sein müssen, Pettenkofer's Hülfsursachen: Temperatur u. Wasser (nach Pettenkofer befindet sich der Keim im Boden und wird mit dem Sinken des Grundwassers blossgelegt, also wirksam, mit dem Steigen bedeckt, also unwirksam).

Vielleicht spielt die Temperatur und der Gehalt der Bodenluft an Kohlensäure — „unterirdische Meteorologie" — eine grössere Rolle für die Entstehung des Typhoid als das Wasser [1]).

Betreffs der indirekten Ansteckung durch *Trinkwasser*, der Zunahme je nach dem Stande des Grundwassers sind die thüringer Erfahrungen stellenweise negativ.

Am deutlichsten weisen auf diese Quelle hin Epidemien in Saalfeld, Erfurt und besonders im Hällischen Pädagogium. Obschon Halle an Typhoiden reich ist, zeichnet sich dieses stets durch seine fast absolute Immunität gegen Typhus und Cholera aus. Da trat plötzlich 1871 in dieser sehr ausgedehnten Anstalt, während die Stadt fast frei war, eine sehr heftige Typhoidepidemie auf (356 Erkrankungen mit 19 Todesfällen). Angestellte Erörterungen lehrten augenfällig, dass nur Leute befallen wurden, welche ihr Trinkwasser dem Oberstollen entnommen hatten (die Anstalt besitzt eine aus Oberstollen und Unterstollen bestehende Wasserleitung). In diesem fand sich eine schadhafte Stelle. Von hier aus wurde das Stollenwasser durch einen darüber weggehenden, Jauche und Schmutzwasser führenden Fluthgraben verunreinigt. Am 11. Aug. wurde der Stollen geschlossen und von da an erkrankte Niemand mehr. Indessen möchte Dr. Zuckschwerdt nicht zugeben, dass das Schmutzwasser an sich das Typhoid erzeugt habe, vielmehr, meint er, sei es mit Typhoidkeimen beladen gewesen, da in der nahen gelegenen Lindenstrasse der Typhus endemisch sei. [Die Untersuchungen der Münchener Pumpbrunnen von Prof. Wagner — Ztschr. für Biologie II. p. 289—305 u. III. p. 86—100 — sowie von Dr. Aubry — ibid. VI. p.

[1]) L. Pfeiffer „Einfluss der Bodenwärme" Ztschr. f. Biologie VII. p. 365. „Modificirtes Daniel'sches Hygrometer zur Beobachtung der Feuchtigkeitsschwankungen in der Luft der obern Erdschichten" ibid IX. p. 243.; Pettenkofer „Kohlensäuregehalt im Geröllboden Münchens" ibid. IX. p. 250. — P. fand 1871 und 1872 wesentlich verschiedenen Gehalt an CO_2 in diesem mehr, als in jenem, zunehmend von der Oberfläche nach der Tiefe, z. B. bei 4 Mtr. Tiefe fast doppelt so viel als bei 2 Mtr., mit einem Winter-Minimum u. Sommer-Maximum. Mit der Zunahme der CO_2 nimmt der Sauerstoff ab. Beweis, dass sie ein Produkt von Oxydationsprocessen und vielleicht über und im Boden der eigentliche Gradmesser für „verdorbene Luft". Ob sie reichlicher ist unter übervölkerten, besonders unreinlichen Stadttheilen, als bei dünnbesetzten und reingehaltnen, müssen erst weitere Untersuchungen lehren. Jedenfalls interessant ist, dass mit der Zunahme der CO_2 in der Bodenluft Winter 1871/72 in München eine Typhusepidemie ausbrach. Die von Hofr. Fleck in Dresden angestellten Untersuchungen lehren, dass der Kohlensäuregehalt vom Boden unabhängig ist. An sich ist er in Dresden bedeutender als in München, zeigt links der Elbe Zunahme der CO_2 nach unten, rechts der Elbe, wo der Boden von Nadelholz bestanden ist, Abnahme der CO_2 nach der Tiefe zu. Ref.

285—297 u. IX. 2. p. 145—160 — weisen deutlich wegen des Nachweisen ihres oft sprungweisen Gehaltes an organ. Substanzen und namentlich Alkalisalzen auf Verunreinigung des Grundwassers durch thierische und menschliche Abfälle — Urin —, sowie der Mangel daran bei andauernd hohem Grundwasserstand — 1867 — auf ein Auswaschen des Bodens hin.]

Ausserdem erinnern wir an die neuerdings von England aus zur Sprache gebrachte Entstehung des Typhoid durch Milch. Ref. [1])

Die *Mortalität* in den einzelnen Typhoidherden war eine sehr verschiedene (wiederholt über 20—34%) 1869 8.3%, 1870 13%, 1871 11.2%, 1872 10.5%. Im Reservelazareth Weimar 3—8% (Wasserbehandlung!). In den Städten, vielleicht wegen der grössern Reinlichkeit und ausgedehntern Wasserbehandlung, geringer als auf den Dörfern. Von 130 in der Jenaer Klinik Behandelten waren 35.4% 1—15 J., 47.7% 16—40 J., 16.9% bis 60 J. alt mit Mortalität von 4.34%. 22.58%, 9.09% (Zülzer 19.1 u. 35%, Griesinger 10.0 u. 36.8%).

Zur Verhütung empfiehlt Vf. auf Grund, namentlich englischer Mittheilungen: Trockenlegung des Untergrundes, undurchlässige Kanalisirung, Verbesserung des Strassenpflasters und Reinhalten der Strassen, Beseitigung der Senkgruben und reichliches gutes Trinkwasser.

Dr. Herrmann liefert einen sehr interessanten *Beitrag zur Statistik und Aetiologie der Volkskrankheiten in St. Petersburg*. (Petersb. med. Ztschr. N. F. I. p. 385—433. 1870.) Die Untersuchungen entstammen fast ausschliesslich dem Obuchoff'schen Krankenhause und können deshalb nicht unbedingt ein wahres Bild vom Kranksein und Sterben in St. Petersburg darbieten, zumal dieses seit Aufhebung der Leibeigenschaft nur 1/2 Eingeborene und 2/3 hin- und herströmende Massen hat. Da jedoch in dem gen. Krankenhause nahezu der 3. Theil aller in den Petersb. Civil-Hospitälern Hülfesuchenden behandelt wird, so haben H.'s Mittheilungen jedenfalls hohen Werth. Wir entnehmen denselben Folgendes.

Wenn schon in den letzten Jahren die akuten Infektionskrankheiten abgenommen haben, so gilt doch P. nicht ohne Grund als ungesund. Sein Untergrund ist thoniger, angeschwemmter, mit Wasser u. organischen Abfällen stark durchtränkter Boden, durchzogen zu 1/4 seines Umfangs von Flüssen und Kanälen, beeinflusst von dem nicht zu fernen finnischen Meerbusen u. dem grossen Ladogasee. Trotz geringer Regenmenge muss deshalb Luft und Boden feucht sein, da die Niederschläge von der flachen, wenig geneigten Oberfläche nicht abfliessen oder in dem harten, thonigen Untergrund nicht versickern können (häufig schon bei 4' Grundwasser). Dazu macht seine nördliche Lage mit niedriger mittlerer Jahrestemperatur $+ 3.9°$ (Paris 10.8, London 8.9, Wien 7.68, München 6.4) mit heftigen Temperatursprüngen zwischen Tag und Nacht, die Kühle im

[1]) Wird im nächsten Typhus-Berichte ausführlich besprochen werden; vgl. auch Jahrbh. CL. p. 113. *Redaktion.*

Frühjahr, Winter und Herbst, die kalten feuchten Winde das Klima sehr kalt und rauh. Durch seine grossen Plätze, Höfe, breiten Strassen wäre es günstig gestellt, wenn die Bevölkerung gleichmässig in den Stadtvierteln vertheilt wäre und die Häuserspekulation nicht die Unbemittelteren in die höhern Stockwerke oder die stets feuchten Kellerwohnungen triebe.

Daher sind Typhus abdom. u. exanth., Recurrens, Phthisie, Rheuma, Alkoholismus, Affektionen der Respirations- und Digestionsorgane in den Civilspitälern seit mehren Jahren die stehenden Krankheitsformen, am geläufigsten im Frühjahr u. Winter, am spärlichsten im Herbst u. Sommer (der in Petersburg ebenso warm wie in den andern angeführten Städten ist).

Die nachstehende Tabelle zeigt unter A die Einwohnerzahl Petersburgs, unter B. die Zahl der in den Civilhospitälern im Allgemeinen, unter C. die der im Obuchoff'schen Hospitale verpflegten Kranken.

	A.	B.	C.
1858	520131	19372 = 3.72%	6405
1859	—	19210 = 3.69	6713
1860	—	20266 = 3.89	7070
1861	—	21313 = 4.09	7409
1862	—	25909 = 4.97	7466
1863	539475	30702 = 5.70	9230
1864	586297	39855 = 5.79	9766
1865	—	52814 = 9.00	11177
1866	539122	41338 = 7.66	13628
1867	—	35881 = 6.65	12230
1868	—	39609 = 7.34	13073
1869	667056	40282 = 6.03	13021

Die hin- und herziehende Bevölkerung macht es erklärlich, dass die meisten Erkrankten den jüngern Lebensaltern angehören (27—28% zwischen 10—20 J., 31—32% 20—30 J., 22% 30—40 J., 12—13% 40—50 J., 5% 50—60 J., 1—2% 60—70 J., 0.37% über 70 Jahre.

Im Obuchoff'schen Spitale waren erkrankt an Typhus abdom. (I.), Typhus exanth. (II.), Recurrens (III.).

	I.	II.	III.
1864	882 = 9.03%	6.90% — 694	1085
1865	469 = 4.19	12.78 — 1427	2891
1866	426 = 3.12	14.84 — 2023	2956
1867	285 = 2.33	9.68 — 1185	2768
1868	711 = 5.43	6.51 — 852	1829
1869	691 = 5.74	5.81 — 623	1528
	3464 aller Aufgenommenen	— 6785	13057
	4.81%	9.43%	

2824 M., 640 W. = 4.4 : 1. 3.51 : 1 = 5301 M., 1484 W., ca. 5 M. : 1 Weibe.

Die Zählung in Petersburg ergab das Verhältnis der Angehörigen des weibl. Geschlechts zu denen des männl. wie 71—86 : 100.

In den verschiedenen Lebensaltern waren an Typhus exanth. u. abdom. erkrankt.

	T. e.	T. a.
10—15 J.	8.80%	22.62%
15—20	26.96	37.26
20—25	22.11	16.41
25—30	18.00	8.17
30—35	8.80	4.94
35—60	13.27	7.56

Typhus abdom. und Typhus exanth., ca. wie 1 : 2, kommen neben einander vor. Stand und Beschäftigung haben auf die Entwickelung aller 3 Formen keinen entscheidenden Einfluss, wenn gleich Krankenwärter am meisten, Tagelöhner und Handarbeiter in freier Luft am wenigsten befallen wurden (im Verhältniss zu der Zahl dieser Gewerbetreibenden überhaupt), bedenkt man aber, dass von allen Bofallenen 36.1% nur bis 1 J., 47% bis zu 2 J. in Petersburg aufhältlich gewesen waren (bei Typhus exanth.), 53.4% u. 14.4% bei Typhus abdom., 37.25%, resp. 50% bei Recurrens, so deutet dieses Verhältniss auf mehr oder weniger grössere Abhängigkeit der Ansteckungsfähigkeit von den Bodenverhältnissen. Die Petersburger Erfahrungen drängen zu der Annahme, dass der Keim bei Typhus exanth. an Haut- und Lungenausdünstung, Kleidern, Möbeln, Wänden, bei Typhus abdom. mehr an — wahrscheinlich chemisch verwandelten — Exkrementen hafte, dass die im Blute, resp. Darme sich vorfindenden Mikrokokken (auf passendem Boden zu Rhizopus nigricans sich entwickelnd oder zu Penicillium crust.) wesentlich für die Natur der Krankheit seien und von hier aus Luft, Boden, Kloaken, Trinkwasser vergiften u. ansteckungsfähig machen. Für die Pettenkofer'sche Grundwassertheorie scheine Petersburg keinen Anhalt zu bieten, weil die meisten Kranken vorkämen zu einer Zeit, wo der Boden in eine alles organische Leben vernichtende Gletschermasse verwandelt ist.

Die Abnahme der Infektionskrankheiten bezieht Vf. auf die neue Wasserleitung, da das bisherige Trinkwasser mit ganz erheblichen Mengen organischer und unorganischer Bestandtheile verunreinigt war. Da aber ein Erwachsener täglich 8000 Liter Luft (= 20 Pfd.) und nur 4—6 Pfd. Wasser aufnimmt, die Luft aber bekannter Träger der unendlich feinen Keime für Fäulniss, Gährung u. s. w. ist, so ist nicht zu verkennen, dass die Ansteckung viel häufiger durch die Luft erfolgen werde.

Krankheiten der Digestionsorgane 6—8%
„ „ Respirationsorgane 6—7%

Phthisis 3180 (ca. 4—5% aller Aufgenommenen), wovon 27.9% Eingeborne. 21.05% waren 10—20 J. alt, 33.25% 20—30 J., 22.16% 30—40 J., 16.85%, 40—50 J., 6.02% 50—60 J. alt.

Auch in Petersburg bestätigt sich die bekannte Erfahrung, dass bei Arbeit in freier Luft seltener, in geschlossenen, besonders staubigen Räumen häufiger Phthisis auftritt, und zugleich, dass sie auf feuchtem, sumpfigem Untergrund am besten gedeiht, Trockealegung des Bodens die Zahl der Phthisiker mehr herabdrückt, als die Zahl der Typhus- und Cholerakranken. (In 15 engl. Städten fiel sie dadurch um 11—49%, ähnlich in Massachusetts.)

Der Jahresbericht über die Verwaltung des Medicinalwesens im Kanton Zürich über das J. 1869[1] zerfällt wie die frühern in die 4 Hauptabschnitte: Verwaltung des Medicinalwesens, Mit-

---

[1] Zürich 1870. Zürcher u. Farrer 8. 134 S. u. 10 S nebst 3 Tabellen.

theilung über die medic. Klinik, aus den Berichten der amtlichen u. Privatärzte, aus den Berichten der amtlichen und Privatthierärzte. Betreffs der wie dort gleichen Unterabtheilungen sei auf die frühern Berichte verwiesen. (Vgl. Jahrbb. CLVI. p. 343 flg.) Wir entnehmen dem an bemerkenswerthen Thatsachen reichen Berichte Folgendes von allgemeinem Interesse.

Von *Seuchen* machten das Einschreiten der Medicinalbehörden nöthig: *Masern* und *Keuchhusten* (Schliessung der Schulen resp. Verhinderung des Schulbesuchs der Kinder aus angesteckten Häusern), Lokalepidemien von *Typhus* (möglichste Beseitigung gesundheitspolizeilicher Uebelstände, sorgfältige Behandlung) und seuchenartiges Auftreten von *Krätze* (3.07% gegen 1.95—2.10% der Vorjahre). An Masern kamen allein in Zürich u. Umgegend 3289 F. mit 39 Todten — 1.2% zur Behandlung. Im Bezirk Zürich, Winterthur, Horgen, Andelfingen zeigten sich Lokalepidemien von Scharlach, in einzelnen Orten auch Croup u. Diphtheritis; in 2 Orten Häufung von Puerperalfieber.

Von *Thierseuchen* wurden bekannt *Lungenseuche*, meist aus St. Gallen eingeschleppt (84 Stück verendeten, Taxschaden 26731 Fr.), Blasenseuche, meist gutartig, auch eingeschleppt, in 3 Gemeinden Milzbrand (Absperrung der ergriffenen Ställe und Orte, Beschränkung des Viehverkehrs, Tödtung des verdächtigen Viehes beendigten die Seuchen).

Von contagiösen Krankheiten traten noch auf Aphthen der Sexualorgane, Flechten und Raude; Kuhpocken in 10 Ställen; Rothlauf der Schweine, theils gut-, theils sehr bösartig; einzelne Fälle von Hundswuth und typhusartigen Krankheiten bei Pferden; 3 F. von Rotz.

Geboren wurden 1869 8464 — Kn. 4335, M. 4139, l. e. 100 : 95.69 = 31.17‰ der Durchschnittsbevölkerung, resp. 29.6‰ nach Abzug von 450 Todtgeburten u. resp. 26.8‰ nach weiterem Abzug von 241 unreifen Früchten. Unehelich 6%. 92 Zwillinge = 1 : 92 Geburten (1867 31.9‰; resp. 30.1‰; 1868 27.09‰; resp. 5.07‰ unehelich).

Gestorben sind 7499, l. e. M. 3884, W. 3615 — 26.7‰ (Zürich 36.7‰; Ber. 41.4‰; — 22.8‰; Mellen, 34.4‰; Winterthur — 20.5‰; im vor. 25.1‰; Büllach — im vor. 23 — Andelfingen 27.1‰ — im vor. 21.7‰) gegen 28.5‰ 1867 und 26.8‰ 1868.

Geimpft 5694 — 71.08% der Lebendgebornen oder 98.35% der am Ende des 1. Lebensjahres noch lebenden Kinder. (Zürich 85.9‰; Regensburg 92.4‰.) 95 Revaccinationen. (1867 74.56‰, resp. 1868 76.11‰, der Lebendgebornen, zur Zeit der Pocken.)

Wegen der zum grössten Theile nur statistische Angaben enthaltenden Berichte aus den einzelnen Krankenanstalten müssen wir auf das Original verweisen.

Die Mittheilungen *aus den Berichten der amtlichen u. Privatärzte* sind leider so widersprechend im Urtheil und so wenig vollständig, dass sie ausser den bereits bei den Seuchen besprochenen nicht viel allgemein Werthvolles haben. Im Winter herrschten

vorwiegend Krankheiten der Athmungsorgane, im Frühjahr gemischt mit denen der Verdauungsorgane, im Sommer überwiegen diese neben einzelnen Typhen, Beginn der Masern und Keuchhustenepidemie, Rheumatismus und Diphtherie, steigend im Herbst.

Angefügt ist je eine Tabelle über die Kosten für das Impfen und über die Mortalität.

Aus den Protokollauszügen über die Sitzungen der medic. Gesellschaft des Cantons sei auf einen die *Existenz der die Cholera bedingenden Pilze* Lugnenden Vortrag von Prof. Eberth und einen solchen von Prof. Herrmann *über Steuerung und Regulationsvorgänge im menschlichen Organismus* aufmerksam gemacht.

Erwähnt sei noch, dass die bekannte Schulbank nicht von einem *Ingen. Knotze*, sondern dem *Kaufmann Kuntze* in Chemnitz angegeben worden ist.

(B. Meding.)

582. **Ueber Harnsäureinfarkt bei Neugebornen** *und seine Bedeutung für die gerichtliche Medicin*; von Dr. J. Parrot. (L'Union 63. 66. 1872.)

Nachdem P. eine Beschreibung des Befundes in der Niere bei Harnsäureinfarkt vorausgeschickt, erwähnt er, dass sich die gelben Massen ausdrücken lassen und bei Sektionen im ganzen uropoëtischen Systeme bis zum Orificium der Urethra gefunden werden. In den Harnkanälchen bilden sich durch diese Einlagerungen manchmal Erweiterungen mit Schwund des Epithels, niemals werden aber die Salze in den Zellen des Epithels gefunden (entgegen Virchow).

Virchow habe angenommen, dass die Masse harnsaures Ammoniak sei; P. selbst giebt an, durch Reaction mit Schwefelsäure gefunden zu haben, dass es harnsaures Natron sei; dieses komme übrigens ebenfalls in der Form des harnsauren Ammoniak vor; beide Formen glichen der des kohlens. Kalks im Urin des Pferdes. Zudem könne sich wegen des stark sauren Urins Neugeborner (was auch Virchow selbst angebe) gar kein harnsaures Ammoniak daselbst bilden, es sei denn bei chronischem Katarrh in der Blase. Für eine exakte chemische Untersuchung sei die Menge des aufgefundenen Salzes zu gering.

Dass das Vorkommen der harnsauren Infarkte als ein physiologischer Vorgang zu betrachten sei, behaupten Virchow, Cornil, Vogel, während Vernois u. Schlossberger ihn für ein pathologisches Produkt halten. Die Angabe Virchow's, dass der Infarkt zwischen 3. und 20. Tage physiologisch sei, gründe sich auf keine genügende Anzahl von Fällen (17). Es sei nicht abzusehen, warum gerade in dieser Zeit, wie er sage, alle Krankheiten geeignet seien, ihn hervorzurufen. Wiewohl er selbst später 4 Fälle anführe, in denen sich wider seine Annahme keine Infarkte fanden, nehme er an, dass sie herbeigeführt würden durch die Revolution, welche im Körper des Neugebornen vor sich gehe, und durch eigenthümliche chemische Veränderungen im Plasma, verursacht durch Mangel an Lösungsmitteln; Harnstoff, Hippursäure, Urate und besonders das harnsaure Ammoniak seien die Ueberbleibsel der Zersetzung der überflüssig gewordenen Bestandtheile des Plasma.

In den von Virchow beschriebenen Fällen seien wahrscheinlich, wie diess bei Neugebornen häufig sei, Verdauungsstörungen als Todesursache zu betrachten. Einen sichern Beweis für die Richtigkeit seiner Theorie hätte er nur durch den Nachweis des Vorkommens des Harnsäureinfarktes in den Nieren neugeborner Thiere liefern können. Bei diesen suche man denselben aber umsonst, wie Parrot behaupten könne, da er zu anderem Zwecke häufig solche Nieren untersucht habe. Ferner müsste, wenn der Befund ein physiologischer wäre, der Harn Neugeborner stets trübe sein.

P. hat den Harnsäureinfarkt einestheils bei Kindern mit Hautwassersucht (unrichtig Sklerem genannt) anderntheils bei Brechdurchfällen gefunden. Er führt schliesslich die Bildung von Infarkten auf eine bedeutende Selbstverdauung mit beträchtlicher Bildung von Harnsalzen in Folge schlechter Beschaffenheit der Verdauungssäfte im Magen zurück. Es könne in den Nieren aus dem Blute, weil es mangelhaft sei, nur wenig Flüssigkeit aufgenommen werden, und so müssen sich die Urate niederschlagen.

Der Harnsäureinfarkt sei also ein Zeichen von Mangel an Flüssigkeit und Ueberschuss an ungenügend oxydirten Proteinstoffen im Blute. Dass er nicht constant sei, habe Schlossberger nachgewiesen, der ihn nur in 18 von 49 Fällen fand, und zwar meist mit andern Veränderungen der Nierensubstanz, ebenso häufig bis zum 19. Tage als nach diesem Termine, selbst bis zum 5. Monat.

Damit falle die Möglichkeit, das Vorkommen des Harnsäureinfarktes forensisch zu verwerthen.

Referent hat die vorstehende Mittheilung nur als Beweis dafür berücksichtigt, dass man auch in Frankreich dem Harnsäureinfarkt der Nieren als forensisch bedeutungslos betrachtet. In Deutschland hat man schon seit längerer Zeit demselben keinen diagnostischen Werth für die Athmungsfrage mehr beigelegt. Vgl. Casper's Handb. der ger. Med. 5. Aufl. II., bes. von Liman Bd. 1871. p. 938.

                        (L. Küttner jun.)

583. Ueber die Zeichen des Todes am menschlichen Auge; von Dr. Liersch. (Vjhrschr. f. ger. Med. N. F. XVIII. 2. p. 248. 1873.)

Mit dem *Eintritt* des Todes verliert das Auge den Blick, es wird starr, jedoch besteht noch ein matter Glanz und die Hornhaut ist noch gewölbt. Der Schliessmuskel verliert zuerst seine Contraktionsfähigkeit, daher ist die Lidspalte etwas geöffnet. Fast mit dem Eintritt der Starre zieht sich auch der Schliessmuskel etwas zusammen, doch ist diese Starre leicht zu überwinden. Alle 6 Augenmuskeln verharren in gleichmässiger Erschlaffung, während im Schlafe die MM. rect. intern. und super. den Bulbus nach innen oben drehen. „Das Auge stirbt im Parallelismus der Sehachsen" (Ruete).

Einige Stunden *nach* dem Tode beginnt der Augapfel weicher zu werden. Am 1. Tage nach dem Tode verliert die Hornhaut ihre Wölbung, doch kann man noch durch die Pupille in das Innere sehen. Der Augenhintergrund erscheint noch roth, die Netzhautgefässe aber sind blass und blutleer. War das Auge offen, so trocknet das Hornhautepithel und die Bindehaut schrumpft; war es bedeckt, so lockert sich der Hornhautüberzug und die Pupille erscheint nicht mehr schwarz. Innerhalb der ersten 3 Tage nach dem Tode ist die *Farbe* der *Iris* noch zu erkennen, auch bei unreifen Früchten die offene und geschlossene Pupille noch zu unterscheiden. Am 2. und 3. Tage wird die Sklera gelblich oder röthlich weiss, die Hornhaut ist trüber geworden, feucht sich und wird nach erschöpfenden Krankheiten nicht selten concav. Später werden die Lider gelb, dann grau, violett, rothblau, zuletzt grünlich. Der Augapfel collabirt nun ganz und meistentheils platzt die Hornhaut. Am längsten widersteht die Sklera. Noch nach Monaten ist der Augapfel als ein schwärzlich-bräunliches, mit einem Stiele versehenes Körperchen zu erkennen.

Die *Pupille* als solche zeigt nach dem Tode nicht selten noch die vorangegangene Erkrankung an: sie ist weit nach Apoplexien, eng nach Hirnaffektionen bei Kindern; gewöhnlich ist eine mittlere Weite. Die Verengerung der Pupille ist ein organischer Akt. Bekanntlich aber verengt sich die Pupille nicht nur bei Lichteinfall, sondern auch bei Entleerung des Kammerwassers. Die Verengerung der Pupille nach Paracentese der Augenkammer kann nur am lebenden Auge erfolgen. *Bleibt nach einer Paracentese*, die ja ganz ungefährlich, *die Pupille in gleicher Weite, so ist das Leben, auch wenn andere Zeichen des Todes noch fehlen sollten, sicher erloschen.*

                        (Geisler.)

B. Originalabhandlungen

und

Uebersichten.

XV. Bericht über die Leistungen auf dem Gebiete der Ohrenheilkunde im Jahre 1872.

Von

Prof. *Hermann Wendt* in Leipzig.

Literatur.

1) Berthold, Emil, Optische Darstellung der durch Schallleitung durch die Kopfknochen erzeugten Bewegungen des Trommelfells am Lebenden. Mon.-Schr. f. Ohrenheilk. VI. 3.

2) Derselbe, Ueber die von Dr. *V. Urbantschitsch* aufgefundenen tauben Punkte des Ohrs. Das. 5.

3) Blake, Clarence J., Ueber das Vorkommen von lebendigen Larven in dem menschlichen Ohr. Deutsch von *Moos.* (Mit 2 Holzschn.) Arch. f. Augen- u. Ohrenheilk. II. 2. p. 133.

4) Boeke, Julius, Ueber Caries des Felsenbeins. Arch. f. Ohrenheilk. VI. 4. p. 285.

5) Böttcher, Arthur, Kritische Bemerkungen u. neue Beiträge zur Literatur des Gehörlabyrinths. (Mit 2 lithogr. Tafeln.) Dorpat. med. Ztschr. III. 2. p. 97.

6) Derselbe, Ueber die Veränderungen der Netzhaut u. des Labyrinths in einem Fall von Fibrosarkom des Nervus acusticus. (Mit 2 Tafeln.) Arch. f. Augen- u. Ohrenheilk. II. 2. p. 87.

7) Brunner, Gustav, Ueber die Verbindungen der Gehörknöchelchen, namentlich des Hammer-Amboss-gelenks. Mon.-Schr. f. Ohrenheilk. VI.

8) Burnett, C. H., Untersuchungen über den Mechanismus der Gehörknöchelchen u. der Membran des runden Fensters. Mon.-Schr. Arch. f. Augen- u. Ohrenheilk. II. 2. p. 64.

9) Derselbe, Ueber das Vorkommen von Gefässschlingen im Trommelfell einiger niederer Thiere. Mon.-Schr. f. Ohrenheilk. VI. 2.

10) Calhoun, A. W., Ueber die Tenotomie des Musc. tensor tympani. Deutsche Klin. 19.

11) Delstanche, Ch., Etude sur le bourdonnement de l'oreille. Bruxelles 1872.

12) Eysell, Adolf, Ueber tödtliche Ohrenkrankheiten. Inaug.-Diss. Halle a. S. 1872. 8.

13) Farwick, Zwei Fälle von Caries des Felsenbeins. Arch. f. Ohrenheilk. VI. 2. p. 113.

14) Gruber, Jos., Bemerkungen über die *Weber'*sche Nasendusche u. das vom Vf. dieses Aufsatzes angegebene Verfahren zur Einbringung medikamentöser Flüssigkeiten in den mittlern Ohrtheil ohne Zuhülfenahme eines Katheters. Mon.-Schr. f. Ohrenheilk. VI. 4 u. 8.

14a) Hoppe, Zwei Fälle von Hirnsinusthrombose in Folge von Otitis interna u. Cholesteatom im Felsenbein. Inaug.-Diss. Berlin 1872. 8.

15) Jacoby, Zur Perforation u. Trepanation des Warzenfortsatzes. Arch. f. Ohrenheilk. VI. 2. p. 92.

16) Derselbe, Behandlungsresultate bei complicirten Otorrhöen, gewonnen mit Hülfe der kaustischen, resp. galvanokaustischen Methode. Arch. f. Ohrenheilk. VI. 4. p. 235.

17) Knapp, H., Augen- u. ohrenärztliche Reisenotizen. Arch. f. Augen- u. Ohrenheilk. II. 2. p. 182. (Die Mittheilungen hinsichtlich des Ref. bekunden einige kleine Täuschungen des Gedächtnisses des geehrten Reisenden.)

18) Lucae, Aug., Neue Fälle von Durchschneidung der hintern Trommelfellfalte, nebst einem Beitrag zur Geschichte dieser Operation. Berl. klin. Wchnschr. IX. 4.

19) Derselbe, Maximalphonometer. Das. X. 20. und (mit Holzschnitt) Arch. f. Ohrenheilk. VI. 4. p. 276.

20) Derselbe, Ueber lokale Anwendung des Chloralhydrats beim sogen. trocknen, chronischen Mittelohrkatarrh. Berl. klin. Wchnschr. X. 41.

21) Löwenberg, Ueber fremde Körper im Ohre u. eine sichere u. gefahrlose Methode, dieselben zu entfernen. Das. 9.

22) Mach, E., u. Kessel, J., Versuche über die Accommodation des Ohrs. Mit 5 Holzschnitten. (Sitz.-Ber. d. k. Akad. zu Wien, math.-naturw. Kl. LXVI. Oct.) Wien 1872. Gerold's Sohn.

23) Dieselben, Die Funktion der Trommelhöhle u. der Tuba Eustachii. (Mit 5 Holzschn.) Ebendaselbst.

24) Magnus, A., Der Nasenrachenraum. Eine Studie an einem Lebenden gemacht. Arch. f. Ohrenheilk. VI. 4. p. 246.

25) Moos, J., Pathologische Beobachtungen über die physiologische Bedeutung der höhern musikalischen Töne. Arch. f. Augen- u. Ohrenheilk. II. 2. p. 139.

26) Derselbe, Kleinere Mittheilungen. Das p. 155.

27) Nuel, Beitrag zur Kenntniss der Säugethierschorcke (mit 2 Tafeln). Arch. f. mikroskop. Anat. IX. p. 200.

28) Ogston, Kleinere Mittheilungen. Arch. f. Ohrenheilk. VI. 4. p. 267.

29) Pétrequin, J. E., Vues nouvelles sur la composition chimique du cérumen et son rôle dans certaines maladies de l'oreille, avec des recherches expérimentales sur la physiologie comparée du cérumen. Gaz. de Par. 3. 4. 7. 8. 15.

30) Politzer, Adam, Ueber Blasenbildungen u. Exsudatsäcke am Trommelfell. Wien. med. Wchnschr. XXII. 4.

31) Derselbe, Ueber traumatische Trommelfellrupturen mit besonderer Rücksicht auf die forensische Praxis. Das. 35. 36.

32) Roosa, D. St. John, Sechszehn Fälle von Ohrenerkrankungen, entstanden in Folge des Gebrauchs der Nasendusche. Deutsch von *Moos.* Arch. f. Augen- u. Ohrenheilk. II. 2. p. 170.

33) Rüdinger, N., Ueber die Gelenke der Gehörknöchelchen. Mon.-Schr. f. Ohrenheilk. VI. 3.

34) Derselbe, Ueber das Hammeramboosgelenk u. den Musc. tensor tympani beim Hunde. Das. 5.

35) Derselbe, Ueber das Hören der eigenen Stimme durch die Tuba Eustachii. Das. 9.

36) Schulze, Ludwig, Ein Beitrag zur Technik der Nasendusche. Arch. f. Ohrenheilk. VI. 4. p. 263.

37) Schwartze, H., Weitere Erfahrungen u. Bemerkungen über die Paracentese des Trommelfells. (Mit 1 Holzschn.) Arch. f. Ohrenheilk. VI. 3. p. 171.

38) Derselbe, Fälle von Entzündung u. Thrombose des Sinus transversus u. Sinus petrosus inferior bei Otitis media purulenta. Das. p. 219.

39) Derselbe, Klonischer Krampf der Tuben-Gaumenmuskeln. Das. p. 228.

40) Tageblatt der 45. Versammlung deutscher Naturf. u. Aerzte in Leipzig 1872. Nr. 7. p. 225.

41) Transactions of the American Otological Society. (Fifth annual meeting.) Newport, July 17. 1872.

42) Urbantschitsch, Victor, Ein Beitrag zur Lehre von der Schallperception. Med. Centr.-Bl. IX. 8.

43) Voltolini, R., Ein Beitrag zum Werthe der Rhinoskopie für die Ohrenheilkunde. Mon.-Schr. f. Ohrenheilk. VI. 11.

44) Weber, Friedr. E., Tenotomie des Musc. tensor tympani. Das. 3.

45) Wendt, Hermann, Ueber das Verhalten des Gehörorgans u. des Nasenrachenraums bei Variola. Arch. d. Heilk. XIII. p. 117 u. 414.

46) Wolf, Oscar, Unterbindung der Arteria carotis communis wegen Schussverletzung mit lebensgefährlicher Blutung, Ohrensausen u. Schwerhörigkeit, Diagnose des Sitzes der Kugel aus dem Befunde des Ohrs. Mit anat. u. physiolog. Beobachtungen. Arch. f. Augen- u. Ohrenheilk. II. 2. p. 52.

47) Zaufal, E., Ueber das Vorkommen blasser Otorrhöen. Arch. f. Ohrenheilk. VI. 3. p. 206.

A. Anatomie.

Ausserer Gehörgang.

Cerumen. — Pétrequin (29) stellte im Verein mit dem Chemiker F. Chevalier Untersuchungen an über die chemische Zusammensetzung des Cerumen. Dasselbe wurde Soldaten von 20—30 Jahren entnommen. Sie fanden in 1 Gramme

Wasser	0.100
fettige Substanz, löslich in Aether	0.260
Kaliseife, löslich in Alkohol	0.380
" " Wasser, unlöslich in Alkohol	0.140
unlösliche (organische?) Substanz	0.120
Kalk und Natron	Spuren

Trommelfell.

Gefässe. — Burnett (9) beschreibt für das Trommelfell des Hundes, der Katze und des Kaninchens eine eigenthümliche Gefässanordnung. Von der Peripherie aus verlaufen in verschieden grossen Abständen Gefässe in gerader Richtung gegen das Centrum. Jedes Gefäss biegt dann plötzlich schlingenförmig um und kehrt direkt zur Peripherie zurück. Dasselbe gilt von Gefässen, welche vom Hammergriff aus gegen die Peripherie laufen.

Gehörknöchelchen.

Hammeramboosgelenk. — Brunner (7), welcher schon früher die Verbindung zwischen Ambos

und Steigbügel für eine Symphyse erklärte, sieht constant eine faserige Substanz mit zahlreichen eingestreuten Knorpelzellen zwischen den Gelenkflächen von Hammer und Ambos, ringsum mit der Kapsel zusammenhängend, aber auch mit dem hyalinen Gelenkknorpel in unmittelbarer Verbindung. Er bezeichnet auch dieses Gelenk als eine Synchondrose. „Es wären demnach die sämmtlichen Verbindungen der Gehörknöchelchen aus der Reihe der Gelenke zu streichen" [!].

Dem Einwurfe Rüdinger's gegenüber, dass es sich um eine zufällige pathologische Verwachsung der Gelenkflächen mit dem Zwischenknorpel handeln könne, weist er auf die Möglichkeit einer Erklärung für die gegentheilige Ansicht durch eine künstliche Trennung der Flächen hin.

Rüdinger (33) dagegen behauptet wiederholt, dass sowohl im Hammerambos- wie im Ambossteigbügelgelenk Faserknorpel zwischen die hyalinen Gelenkflächen eingelagert sind, welche nicht mit diesen, nur mit der Kapsel in Zusammenhang stehen, und wahrt den Verbindungen der Gehörknöchelchen den Charakter ächter Gelenke. Auch fand er (34) beim Hunde die völlig gleiche Einrichtung des Hammeramboosgelenks.

Eustachi'sche Röhre.

Bei einem 70jähr. Manne konnte Magnus (24) durch einen kolossalen Defekt der Nase (es fehlten auch die beiden untern Muscheln und die ganze Scheidewand) die Tubenostien direkt betrachten. Er fand die Lippen derselben in einer sanften Anlehnung gegen einander und glaubt wie Toynbee, dass im Zustande der Ruhe die Rachenöffnung immer geschlossen sei. Bei den verschiedenen Bewegungen der Schlundmuskeln, beim Athmen, beim Gähnen, beim Sprechen war keine Veränderung in der Stellung der Lippen bemerkbar. Hierauf gestützt, tritt Magnus der Behauptung Toynbee's u. A. entgegen, dass die Erweiterung der Tube beim Schlingakt sich auf ihre Rachenmündung erstreckte. Der Werth dieser Beobachtungen wird leider durch den Umstand beeinträchtigt, dass gleichzeitig Zerstörungen am weichen Gaumen vorhanden waren, welche nicht ohne Einfluss auf die Funktion der sonst hier ihren Ansatzpunkt findenden, die Tube bewegenden Muskeln gewesen sein können.

Labyrinth.

Schnecke. — Böttcher (5) bekämpft die zum Theil von den seinigen (s. letztes Referat) abweichenden Angaben von Waldeyer, Hensen, Gottstein, Nuel (über Verknöcherung der Schnecke, die Entstehung der innern und äussern Pfeiler etc.) unter Beibringung einiger neuen Beobachtungen. — Die Mittheilungen von Nuel (27) beziehen sich hauptsächlich auf die Streifung, resp. die Fasern der Membrana basilaris und den Verlauf der Nervenfasern im Canalis cochlearis.

B. *Physiologie.*

Accommodation des Ohrs.

Mach und **Kessel** (22) berichten über Versuche zur Entscheidung der Frage, ob *durch Spannung der Binnenmuskeln eine Abstimmung des Gehörapparates für verschiedene Tonhöhen eintritt.* Tensor tympani u. Stapedius wurden mit einem Faden umschlungen, dieser über eine Rolle geführt und durch einen Haken zum Belasten eingerichtet. Aus dem Knoten einer offenen Orgelpfeife von 256 einfachen Schwingungen führte ein Kautschukrohr in den Gehörgang des Präparats. Die Schwingungen wurden an dem mit Goldbronce bestäubten Hammerkopf mittels eines Mikroskops (40malige Vergrösserung) beobachtet in der Weise, dass die Länge der Fäden, in welche die Goldpunkte beim Schwingen auseinandergezogen erschienen, am Ocularmikrometer abgelesen wurden. 1 Mmtr. des Objekts bedeckte 50 Theilstriche des Mikrometers. Bei mässigem Anblasen der Pfeife betrug die Schwingungsweite eines Punktes am Hammerkopf 5 Theilstriche, bei einer Belastung von 3 Grmm. am Tensor nur 3, selbst 2½. Beim Anblasen einer Pfeife von 1024 einfachen Schwingungen betrugen die Excursionen am Hammerkopf 1½ Theilstriche; bei gleichzeitiger Belastung des Tensors mit 3 Grmm. keine merkliche Verminderung der Excursionen.

Dieselbe Spannung des Tensor setzt also die Excursionen höherer Töne viel weniger herab als jene der tiefen. Bei Zug am Stapedius, welcher ebenfalls die Excursionen herabsetzte, war ein solcher Unterschied nicht zu bemerken.

Funktion der Paukenhöhle und der Tuba Eustachii.

Mach und **Kessel** (23). Wäre das Trommelfell von beiden Seiten in gleicher Weise den Schallwellen zugängig, so könnte es durch dieselben, da es von beiden Seiten fast die gleichen Pressionen gleichzeitig erfahren würde, nur in unmerkliche Schwingungen versetzt werden. Der grösste Nutzeffekt der Schallwelle für die Trommelfellschwingung wird erzielt, wenn das Trommelfell von einer Seite möglichst gegen die Schallwellen geschützt, wenn also die Tuba Eustachii geschlossen ist. Andererseits ist aber eine Luftdruckdifferenz zu beiden Seiten des Trommelfells ein beträchtliches Hinderniss der Beweglichkeit desselben. Die Tube muss also zeitweilig geöffnet werden können, um die durch die Schwankungen des äussern Luftdrucks, Diffusion etc. entstandenen Druckdifferenzen auszugleichen.

Die Tiefe der Paukenhöhle darf nicht unter eine gewisse Grenze sinken, wenn Druckvariationen von bestimmter Grösse Trommelfellschwingungen von ebenfalls bestimmter Grösse sollen hervorbringen können. Denn bei geringer Tiefe der Höhle werden schon durch kleine Trommelfellexcursionen bedeutende Expansivkräfte der eingeschlossenen Luft geweckt, welche der weitern Vergrösserung der

Schwingungen entgegenwirken. Dieser Umstand ist namentlich für die grossen Excursionen der tiefen Töne wichtig. Damit letztere aufgenommen werden können, muss die Höhle einen gewissen Rauminhalt und eine gewisse Tiefe haben, deshalb steht sie, wie es scheint, mit den Hohlräumen des Warzenfortsatzes in Verbindung. Eine grössere Paukenhöhle von regelmässiger Form könnte wegen der Resonanz nachtheilig werden. Daher scheinen die unregelmässigen schwammigen Hohlräume, wie sie sich wirklich vorfinden, vortheilhaft.

Hiernach erscheint es für die Erzielung möglichst grosser Trommelfellschwingungen durch die Schallwellen als vortheilhaft, wenn:

a) die Tuba für gewöhnlich geschlossen;

b) zeitweilig zur Ausgleichung der Druckdifferenzen geöffnet;

c) die Paukenhöhle mit grössern unregelmässigen Räumen in Verbindung ist.

Bei Versuchen, bei welchen der Beobachter in einem Kasten eingeschlossen war und messbare Luftdruckschwankungen darin hervorbrachte, wurde das Trommelfell abwechselnd ein- und ausgetrieben, was als Beweis angesehen wurde, dass die Tube gewöhnlich geschlossen ist. Für die grössten im Kasten herstellbaren Druckdifferenzen war bei **Mach** die Tube schwach durchgängig; denn die Trommelfelle kehrten auch bei fortbestehender Druckdifferenz langsam in die natürliche Lage zurück. Bei diesen Versuchen wurden zugleich die gewöhnlich mit erhöhter Spannung des Trommelfells verbundenen Erscheinungen beobachtet. Die tiefern Töne traten gegen die höhern zurück. Schlingbewegungen glichen die Druckdifferenz momentan aus.

Auch der Nutzeffekt der Tubenverschlusses wurde durch Experimente erläutert. Unter anderem wurde Schall durch ein Gabelrohr von gleich langen und gleich weiten Zweigen sowohl in die Paukenhöhle als in den Gehörgang des Präparats geleitet. Die Gehörknöchelchen waren ruhig, sobald auf beiden Wegen Schall zufloss. Sie schwangen heftig, wenn *einer* der Schallwege abgesperrt wurde. Ebenso wurde experimentell festgestellt, dass eine zu wenig tiefe Paukenhöhle, namentlich bei tiefen Tönen nachtheilig wirken muss, dass dagegen die Höhle, wenn sie etwas grösser ist, ohne Schaden aus schwammigen Hohlräumen (Badeschwamm) zusammengesetzt sein kann.

Mechanismus der Gehörknöchelchen und der Membran des runden Fensters.

Burnett (8) stellte unter Leitung von **Helmholtz** Untersuchungen an über die Schwingungen der Membran des runden Fensters. Er beobachtete ihr Verhalten während der Schwingungen der Gehörknöchelchen, mass ihre Excursionen und prüfte den Einfluss, welchen Aenderungen des Labyrinthdrucks auf die Kette der Gehörknöchelchen und die Membran des runden Fensters ausüben. Am menschlichen Felsenbein wurden die letztern und die Ossicula mit Stärkemehl bestreut, ihre durch Pfeifen von verschiedener Tonhöhe hervorgebrachten Bewegungen mittels eines Mikroskops beobachtet und gemessen. Er gelangte zu folgenden Schlussfolgerungen.

1) Die Excursionen der Gehörknöchelchen zeigen ein bestimmtes Verhältniss zu einander.

2) Sie werden durch die Labyrinthflüssigkeit auf die Membran des runden Fensters übertragen.

3) Die Excursionen der letztern gleichen zwar im Allgemeinen denen des Steigbügels, sind jedoch gleich den Excursionen des Hammergriffendes.

4) Steigerung des Labyrinthdrucks bis über eine gewisse Grenze vernichtet die physiologische Verrichtung des runden Fensters und der Gehörknöchelchenkette. Die Einstellung dieser physiologischen Verrichtungen geschieht früher bei hohen als bei tiefen Tönen.

5) Wenn der Labyrinthdruck bedeutend vermindert oder gänzlich aufgehoben ist, so kann die Kette der Gehörknöchelchen zwar noch fortfahren, zu schwingen; ihre Schwingung übt jedoch keinen Einfluss mehr auf die Membran des runden Fensters.

Optische Darstellung der Trommelfellbewegungen bei der Kopfknochenleitung.

Berthold (1) versuchte (mit **Helmholtz**) die bei der Schallleitung durch die Kopfknochen erzeugten Bewegungen des Trommelfells *am Lebenden* zur optischen Darstellung zu bringen. Das eine Ende eines T-Rohrs wurde luftdicht in den Gehörgang eines Menschen eingebracht, das zweite durch einen Schlauch mit einer Gasleitung verbunden, das dritte in einer Weise ausgezogen, dass das hier ausströmende angezündete Gas eine kleine vertikal stehende Flamme gab. Wurde nun ein tönender Körper mit den Kopfknochen in Verbindung gebracht, so versetzte der durch diese weiter geleitete Schall das Trommelfell in Schwingungen, welche sich auf das Gas in dem T-Rohre fortpflanzten und die Flamme in Bewegung setzten. Die Oscillationen der letztern wurden in einem rotirenden Spiegel beobachtet. Die Töne der eigenen Stimme des Versuchsobjekts gaben die deutlichsten Bilder bei geschlossenem Munde. Wenn die Stimmgabel mit den Zähnen festgehalten wurde, pflanzten sich ihre Schwingungen besser durch die Kopfknochen fort, als wenn sie auf den Kopf aufgesetzt wurde. Die Bewegungen der Flamme wurden schwächer bei Steigerung des Luftdrucks in der Paukenhöhle, ebenso, jedoch in geringerem Grade, bei Minderung desselben.

Funktion der halbcirkelförmigen Kanäle.

Böttcher (5) fand, dass Durchschneidung des hintern vertikalen Bogenganges, wenn ohne Nebenverletzung vorgenommen, *keine* Störung des Gleichgewichts der Thiere zur Folge habe — im Widerspruch mit den Angaben von **Flourens** u. **Goltz**, welch letzterer die Bogengänge als ein Centrum für die Erhaltung des Gleichgewichts betrachtet wissen will. B. adoptirt die ursprüngliche Anschauung,

dass die halbcirkelförmigen Kanäle dem Gehörorgane dienen.

Physiologische Bedeutung der höhern musikalischen Töne.

Moos (25) nimmt zunächst Bezug auf einen früher (Arch. f. Augen- u. Ohrenheilk. I. p. 216 von ihm beschriebenen Fall, in welchem nach Meningitis cerebrospinalis eigenthümliche Gehörstörungen zurückgeblieben waren. Der Kranke war auf der linken Seite für die tiefern Töne taub; er hörte nicht die 12 tiefsten Töne eines Claviers von 7 Oktaven, incl. des E der grossen Oktave. Trotzdem er für diese Töne taub blieb, erhielt er doch allmälig wieder ein Sprachverständniss bis auf 8 Schritt Entfernung. M. schloss, dass wir zum Verstehen der Sprache der tiefern Töne gar nicht bedürfen. Er theilt 7 neue Fälle mit, in welchen die Ursache der Hörstörung war: 3mal *Ménière*'sche Krankheit, je 1mal Meningitis, Meningitis cerebrospinalis, traumatischer Bluterguss, Erschütterung des Gehörorgans durch Schiessen neben Syphilis und Rheumatismus. Von den 8 Oktaven, welche die menschliche Sprache umfasst, scheinen die höhern Töne wichtiger für das Sprachverständniss als die tiefern; dies entspricht den physiologischen Thatsachen in Bezug auf die Tonhöhe der einzelnen Vocale und Consonanten, aus welchen die menschliche Sprache zusammengesetzt ist. **Moos** legt seinen Beobachtungen auch einen prognostischen Werth bei. „Bei vielen „nervösen" Ohrenleiden dürfte die Beantwortung der Frage, ob der Kranke die höhern musikalischen Töne stark oder schwach hört oder gar nicht, auch die Entscheidung enthalten über die etwaige Wiederherstellung des Gehörs, resp. über den Grad der Hörschärfe für die Sprache."

Perceptionsfähigkeit für höhere musikalische Töne.

Blake (11) suchte experimentell (Stabtheile von **König**) den Nachweis zu führen, dass die Verschiedenheit in der Perceptionsfähigkeit hoher Töne nicht durch den schallempfindenden, sondern durch den schallleitenden Theil des Gehörorgans vermittelt werde. Mit dem Alter nehme diese Fähigkeit ab entsprechend anatomischen Veränderungen am Trommelfell (Dickenzunahme), welche auch bei jüngern Leuten eine gleiche Herabsetzung bewirke. Vermehrte Spannung des Trommelfells steigerte die Perceptionsfähigkeit (u. a. in 2 Fällen von klonischem Krampf des Tensor tympani), desgleichen im Allgemeinen Perforationen desselben.

„Taube Punkte" des Ohrs.

Nach **Urbantschitsch (12)** erlischt der Ton einer senkrecht gehaltenen Stimmgabel, welche von untern Rande des Os zygomaticum nach rückwärts bewegt wird, so dass ihr oberes Ende dem Tragus gegenüber in gleicher Höhe mit dessen unterem Ende anlangt, und die von da in derselben Richtung gegen das Occiput geführt wird, an 2 Stellen gänzlich,

welche er „die tauben Punkte des Ohrs" nennt.
Diese Stellen sind das untere Ende des Tragus und
die Stelle des Helix, an welcher derselbe von der
genannten Linie geschnitten wird.

Berthold (2) dagegen beweist auf Grund von
Versuchen u. einer mathematischen Deduktion, dass
diese Gehörserscheinung nicht im Ohr, sondern in
der Stimmgabel selbst (Interferenz) ihren Grund
habe.

C. Pathologie.
Allgemeines.

Referent (40 u. 45) versucht, zum ersten
Mal eine zusammenhängende, wenn auch selbstverständlich skizzenhafte Darstellung der *pathologischen
Anatomie und Pathologie des Mittelohres* im Sinne
der neuern Anschauungen zu geben auf Grund einer
grössern Reihe von Sektionen (1300) und von histo-
logischen Untersuchungen. Er fand hauptsächlich
die folgenden Veränderungen.

Hyperämie der mukösperiostealen Auskleidung
in den verschiedensten Formen und Graden, zuweilen
mit *Hämorrhagien* in die Substanz (diffus oder hä-
matomartig) oder in das Lumen.

Schwellung der Mucosa (bis zu 2 Mmtr. und
mehr) bedingt nächst der Gefässerweiterung durch
seröse oder zellige Infiltration oder beides. Oberfläche dabei glatt und die Conturen der knöchernen
Unterlage wiedergebend (diffuse Schwellung) oder
in Form von Duplikaturen (faltige Schwellung, Neubildung von gefässhaltigem Bindegewebe unter fal-
tiger Emporhebung der sonst nicht geschwellten
Schleimhaut) oder von zottigen, kolbigen oder
massigeren polypenartigen Bildungen (polypöse
Schwellung und Wucherung) erhoben.

Nicht selten *sekundäre Veränderungen im binde-
gewebigem Stroma* theils regressiver, theils progres-
siver Natur — Verfettung, Verkäsung, Verkalkung,
Verknöcherung, Einlagerung von osteoidem Gewebe,
Neubildung von Fettgewebe, schwielige Verdichtung,
Cystenbildung.

Bemerkenswerthe *Veränderungen des Epithels,*
u. A. Wucherung desselben mit Eiterinfiltration,
echter Croup (selbst an den Gehörknöchelchen und
im Processus mastoideus).

Abnorme *Steigerung und Veränderung der
Sekretion* (sehr häufig). Seröses und serösähmorrha-
gisches, schleimiges, eitrigschleimiges, rein eitriges,
jauchiges Sekret, oft Gemisch mehrerer Sekretgat-
tungen. Oefters käsige, mehrmals cholesteatomartige
Massen, letztere theils frei, theils in luxurirendes Gewebe eingebettet.

Die *Heilung* kann in mehr oder minder vollendeter Weise erfolgen. In günstigen Fällen Abnahme
der Hyperämie und der Schwellung unter Aufnahme
der, wo nöthig, entsprechend veränderten Infiltrate
in die Gefäss- und Lymphbahnen. Entleerung des
Sekrets, eventuell nach vorausgegangener Verflüssigung, mittels Flimmerbewegung bei Freiwerden der

Tube; Ausgleichung von Zerstörungen, Verstreichen
oder Schrumpfung von faltigen oder polypenartigen
Erhebungen.

In anderen Fällen *weniger vortheilhafte und
vollständige Rückbildung, Entwicklung bleibender
Störungen.* Ungünstige rückläufige oder progressive
Umwandlungen (s. oben) der neugebildeten oder eingewanderten zelligen Elemente. Verwachsungen verschiedener Theile des Paukenhöhlenapparats in Folge
der gegenseitigen Berührung ihres Schleimhautüber-
zugs, wie sie zu Stande kommen kann bei bloser
entzündlicher Faltung, bei gleichmässiger starker
Schwellung, wie bei zotten- oder polypenartiger
Wulstung desselben. Als begünstigendes Moment
für die Entwicklung derartiger Verwachsungen, resp.
zunächst von Erhebungen der Schleimhautoberfläche
im Allgemeinen, sind zu betrachten besonders Abnahme des Luftdrucks in der Paukenhöhle (bei
Tubenabschluss), wodurch eine Art Saugwirkung
auf die Auskleidung derselben ausgeübt wird, in
Verbindung mit der von Ref. an verschiedenen Stellen
verschieden angetroffenen Anheftung der Mucosa an
dem Knochen und dem eigenthümlichen korkzieher-
artigen Verlauf der Gefässe an manchen Orten. Durch
länger bestehenden Tubenabschluss wird ferner die
Hyperämie und damit die Quelle der weiteren Veränderungen unterhalten, durch stagnirendes Sekret
ein Reiz wie auch für den Contakt der Luft bestimmte Schleimhaut. Endlich zuweilen Zerfall der
Schleimhaut und damit Lockerung, Ablösung, selbst
Zerstörung verschiedener Theile des schallleitenden
Apparats, Anätzung der Knochenwände.

*Einfluss der anatomischen Veränderungen auf
die Funktion.* Nach den klinischen, auch durch
Sektionen controlirten Beobachtungen des Ref. hat
die Hyperämie der Schleimhaut des knöchernen
Mittelohrs keine oder eine nur sehr geringe, die
Gegenwart von Sekret dagegen eine nach der Consistenz desselben verschiedene, mit dem Grade wachsende, oft sehr unbedeutende, meist mässige, nie
extreme Herabsetzung des Gehörs zur Folge.

Weit wichtiger in dieser Beziehung, wichtiger
selbst als Zerstörungen, wenn diese nicht einen sehr
grossen Umfang erreichen oder eine Eröffnung des
Labyrinths bewirken, erscheint die *Schwellung der
Schleimhaut* in ihren verschiedenen Formen, und
zwar zunächst weniger durch Vermittlung abnormer
Verbindungen von Theilen des schallleitenden Apparats unter sich oder mit den Höhlenwänden, als
durch Verminderung der normalen Beweglichkeiten
desselben durch die Massenzunahme des Ueberzugs
überhaupt, im späteren Verlauf durch Beeinträchtigung seiner Schwingungsfähigkeit in Folge regressiver
Metamorphosen (Verkalkung etc.) oder sekundärer
Veränderungen (schwielige Verdichtung, Verknöcherung) entweder in seiner Schleimhautüberkleidung
selbst oder in neugebildeten Verbindungen, welche
nunmehr erst ihre volle Schädlichkeit entfalten. Ein
weiteres Moment, welches die Hörfähigkeit wesentlich
zu beschränken im Stande ist, bieten bekanntlich die

oft gleichseitigen Veränderungen in der knorpligen
Tube.

Aeusserer Gehörgang.

Pilzbildung. — Z a u f a l (47), welcher in einer
grösseren Anzahl von Fällen Schimmelwucherung
(vorwiegend Aspergillus) im äussern Gehörgange
beobachtete, hält dieselbe für etwas ganz Zufälliges,
Nebensächliches, keineswegs für die Ursache etwa
vorhandener, pathologischer Veränderungen. Er
fand auch wiederholt „blauen Eiter" bei Otorrhöen;
in das Ohr eingebrachte Charpiepfröpfe wurden blau
gefärbt. Auch der freie Eiter zeigte diese Färbung,
jedoch minder intensiv. Mit dem Erscheinen des
blauen Eiters trat häufig diffuse Entzündung des Gehörganges auf. Die blaue Eiterung konnte künstlich
auf Individuen übertragen werden, die mit Otorrhöe
behaftet waren. Sie verschwand in allen Fällen ganz
spontan. Es wurden in dem betreffenden Eiter Un-
massen von Bacterium termo (von Prof. S t e i n) gefunden.

Fremde Körper. — Schon von C e l s u s und
A ë t i u s, neuerdings von B l a k e, von W a l t h e r,
E n g e l ist die Entfernung fremder Körper aus dem
Ohr mittels einer mit Klebstoff bestrichenen Sonde,
eines Baumwollpfröpfchens oder eines Bändchens
empfohlen worden (Literatur in d. Lehrbb. von
L i n c k e und R a u). Wie E n g e l bediente sich
L ö w e n b e r g (21) des flüssigen Tischlerleims, in
welches ein Charpiebäuschchen (von E n g e l ein lei-
nenes Bändchen) getaucht und vorsichtig mit dem
fremden Körper in Berührung gebracht wurde. Nach
einer Stunde war der Leim so weit erhärtet, dass
die Extraktion mit Erfolg von statten gehen konnte.

M o o s (36) erzählt einen Fall, in welchem es bei
einem Kinde, welches sich eine Kaffeebohne in das Ohr
gesteckt hatte, nach Extraktionsversuchen von andrer
Seite zu eitriger Entzündung und massenhafter Bildung
von Granulationen im Gehörgang gekommen war. Erst
nach Abtragen der letzteren, in welchen sich der losgelöste
Ambos fand, und trotz eines grossen Trommelfelldefekts
konnte die muthmasslich in der Paukenhöhle steckende
Bohne nicht gesehen werden. Sie ging später zufällig
beim Ausspritzen ab. Der Defekt vernarbte. Das Gehör
hob sich trotz Verlusts des Ambos auf 3″ für Uhr, 12′ für
Flüstersprache.

B l a k e (3), welcher in 4 Fällen lebende Larven
von Muscida sarcophaga und M. lucilia aus dem Ohr
mit Sonde oder Zange entfernte, giebt interessante
Mittheilungen über deren Entwicklung u. Beschaffenheit, besonders auch über ihre Fresswerkzeuge,
welche ihr Festhaften und manche der klinischen
durch ihre Gegenwart bedingten Erscheinungen erklären.

Trommelfell.

Blasenförmige Vorwölbung. — Bekannt sind
blasenförmige Hervorwölbungen des Trommelfells
durch in der Paukenhöhle angesammeltes Sekret oder
durch forcirtes Lufteinpressen. Als seltener werden
blasenartige Hervorragungen, bedingt durch Exsudate
in der Trommelfellsubstanz, angesehen, wie sie
P o l i t z e r (30) nach klinischer Wahrnehmung

schildert. Sie entstehen seltener in Folge primärer
Entzündung des Trommelfells als bei Betheiligung
desselben an akuten Mittelohraffektionen. Die Ex-
sudathöhle ist entweder allseitig abgeschlossen, oder
sie steht mit der Paukenhöhle in Verbindung. Ihre
Entstehung verdanken sie entweder einem umschrie-
benen interstitiellen Erguss oder „dem Eindringen
von Exsudat aus der Paukenhöhle in das Trommel-
fellgewebe."

R e f e r e n t (45) beschreibt auf Grund anatomischer Beobachtung blasenförmige u. andere Empor-
hebungen an der Hautplatte, an verschiedenen Stellen
der Membran, ein- oder mehrfach, in einem Falle
sogar in ganzer Ausdehnung derselben, herrührend
von entzündlicher, meist seröser, auch hämorrhagischer Infiltration der Hautschicht, auch von einem
Erguss unter die Epidermis.

Geschwür. — *R e f e r e n t* (45) sah 3 Mal u.
der Leiche Geschwüre des Trommelfells, immer nebst
anderweitigen Veränderungen an demselben und in
Mittelohr. In einem Fall betraf das Geschwür die
Hautplatte, in einem andern die Schleimhautschicht,
im dritten beide; es war der Grund eines Geschwürs
der Schleimhautplatte mehrfach bis zur Aussenfläche
hindurch perforirt.

Ablösung des Hammergriffs vom Trommelfell.
— In 5 Fällen fand *R e f e r e n t* (45), immer nebst
schwerer Erkrankung des Mittelohrs, den Hammergriff vom Trommelfell gelöst.

In dem einen Fall betrug der Abstand über ⅓ Mmtr.,
entsprechend der ursprüngl. Anheftungsstelle eine lang,
flach ausgehöhlte derbe gelbröthliche Rinne, von weichem
lockern röthlichen Gewebe ausgekleidet, welches hier und
da noch in losen Fäden mit dem Griff zusammenhing. —
In 2. Fall befand sich der Hammergriff in seiner gewöhnlichen Lage am Trommelfell, liess sich jedoch von diesem
ohne Weiteres abnehmen mit Ausnahme seines Ende,
welches in schräger Richtung gelöst fest anhaftete. —
An einem andern Trommelfell Spitze des Hammergriffs
weit abstehend, dem Promontorium bis zur Berührung
genähert. Distanz zwischen Griff und Trommelfell durch
lockeres weiches gelbröthliches Gewebe ausgefüllt. —
In einem 4. Falle war der Hammergriff in seinem untern
2 Dritteln in eine von lebhaft rothem weichen glatten Gewebe gebildete dünne Röhre lose und beweglich eingebettet; seine Spitze stand ziemlich weit vom Trommelfell
ab. — Mit dem 5. Trommelfell hing der Hammergriff nur
an seinem vordern Rand durch eine dünne röthliche Falte
zusammen.

Zerreissung. — P o l i t z e r (31) schildert die
Trommelfellrupturen, wie sie in Folge plötzlicher
Luftverdichtung im äusseren Gehörgange (Ohrfeigen)
entstehen. Er sah sie an verschiedenen Stellen,
ausser Hyperämie der Hammergefässe keine sonstigen Veränderungen. Der Grad der Hörstörung ist
gering, wenn eine blosse Zerreissung des Trommelfells, beträchtlich, wenn, was selten, gleichzeitig eine
Erschütterung des Labyrinths, oder wenn, was häufiger, eine solche allein, ohne Continuitätsstörung
am Trommelfell stattgefunden hat. Zur Unterscheidung, ob das Labyrinth intakt geblieben, dient die
Stimmgabeluntersuchung. Charakteristisch ist das
sehr leicht zu erzeugende eigenthümliche Geräusch

beim Valsalva'schen Versuch. Der Verlauf der
einfachen Rupturen ist günstig, nicht so der der
Labyrinthaffektionen. Ausgang in Eiterung meist
nur bei unzweckmässiger reizender Behandlung.

Bis dahin kann *Referent* auf Grund vielfacher
Beobachtungen diess Alles nur bestätigen. Dagegen
muss Einspruch erhoben werden gegen Andere. Die
Form der Rissstelle ist nicht immer, wie Politzer
gerade in seinen Fällen sah, oval oder rundlich, es
ist nicht immer ein ausgesprochenes Klaffen vorhanden, eben so wenig wie bei künstlicher Trennung am
Lebenden oder an der Leiche. In den von *Ref.*
gesehenen Fällen war das Klaffen nicht einmal das
häufigere. Wo er ein solches in eclatanter Weise
sah, eine anscheinende Lochbildung (u. A. 2 F. in
40), war diess nicht, wie Politzer annimmt, durch
ein Zurückweichen der Balken der Eigenschicht,
wozu dieselbe in Folge ihrer physikalischen Eigenschaften wenig Neigung besitzen, bedingt, sondern
dadurch, dass ein durch den Riss umschriebener
sagittirter Lappen seiner Schwere entsprechend nach
abwärts geklappt war. In den ersten Tagen war
eine bestimmte Unterscheidung von einem älteren
scharfrandigen Substanzverlust nicht leicht. Sehr
klar wurde der Sachverhalt, als mit beginnender
Heilung der Lappen sich aufrichtete und ringsum
anwuchs. Nach einigen Wochen war keine Spur mehr
zu entdecken, besonders auch keine durchscheinende
dünnere, als Narbe anzusprechende Stelle. Dieser
sich aufrichtende und wieder anwachsende Lappen
dürfte identisch sein mit dem graugelblichen Häutchen, welches nach Politzer von innen her über
die Rupturöffnung hinüberwächst.

Das excentrische Wandern der Extravasate,
auf welches schon seit lange v. Tröltsch u. *Ref.*
aufmerksam gemacht haben, spricht nicht für ein
Wachsthum des Trommelfells von dem Centrum nach
der Peripherie, wie Politzer sagt, sondern für eine
flächenartige Verschiebung des Epithels in diesem
Sinne.

Ogston (28) fand in einem Falle von Selbstmord durch Erhängen einen lappenförmigen Riss des
einen Trommelfells nach unten vor dem Ende des
Hammergriffs. Der durch den V förmigen mit seiner
Spitze nach abwärts gerichteten Riss gebildete Lappen war nach aussen umgeschlagen. Im Uebrigen
keine Veränderungen.

Die Vorzeigung dieses Präparats auf der Naturforscherversammlung zu Leipzig durch Prof.
Schwartze (40) gab Veranlassung zu einer Erklärung des Vorgangs durch Zaufal — starkes
Hinaufdrängen des Zungengrundes, Compression der
Tubenmündung, starke Luftverdichtung in der Paukenhöhle. [Nach diesem würde es sich also um einen
lappenförmigen Einriss mit Umschlag des Lappens
nach aussen bei Luftverdichtung im Mittelohr im
Gegensatz zu dem erwähnten einwärts klappenden
Lappen bei Ruptur in Folge von Luftverdichtung im
äusseren Gehörgange gehandelt haben. Ref.] In der
sich anschliessenden Debatte erklärten die Herren

Schwartze, Lucae und Zaufal zu einer Zerreissung des Trommelfells durch Luftdruckschwankungen pathologische Veränderungen an demselben
für nöthig. *Referent* dagegen verwerthete den
Umstand, dass er wiederholt nach Heilung von
Trommelfellrupturen ein vollkommen normales Gehör
wiederkehren sah, zu dem Schlusse, dass auch vorher
das Ohr gesund gewesen sein könne. Er glaubt,
dass individuelle Verschiedenheiten im anatomischen
Bau, u. A. eine annähernd rechtwinklige Neigung
zur Gehörgangsachse, den Eintritt des Reissens begünstigen können. Schwartze wies hin auf die
Schwierigkeiten, welche sich der Diagnose einer
Ruptur entgegenstellen können — mangelnde Suffusion
der Ränder, Uebereinanderlagerung derselben etc.
Lucae machte darauf aufmerksam, dass das Auffinden eines Risses sehr erschwert sein kann, wenn
derselbe innerhalb des Lichtreflexes verläuft.

Blutung.

Moos trug mittels der Wilde'schen Schlinge bei
einem 18jähr. Mädchen eine erbsengrosse Granulation ab,
welche in der Gegend des Processus brevis anfass, und
ätzte die Ursprungstelle gehörig mit dem Höllenstein.
Sieben Stunden danach trat eine Blutung aus dem Ohr
ein; der Kr. soll in etwa einer Stunde 20—24 Unzen Blut
verloren haben. Nach Säuberung des Gehörgangs vom
Blutgerinnsel spritzte ein Strahl hellrothen Bluts aus der
Tiefe hervor. Die Blutung stand nicht trotz Compression
der Carotis, dagegen nach fester Tamponade des Gehörgangs mit Wattestücken, zwischen welche Alaunpulver
eingestreut war.

Gaye (40) erzählt einen Fall, in welchem es bei
einem Bluter in Folge eines Einschnitts in das Trommelfell zu einer ziemlich starken Blutung kam. Dieselbe hörte
nach kurzer Zeit auf, wiederholte sich jedoch im Laufe
des Tages und hielt mehrere Wochen lang an, bis zuletzt,
nachdem einige Tage lang absolute Ruhe beobachtet und
der äussere Gehörgang mit Alaunpulver verstopft worden
war, die Trommelfellwunde vernarbte.

Geräusch bei Bewegung. — In einem von
Delstanche (11) beschriebenen Falle waren die
Bewegungen eines atrophischen Trommelfells, welche
mit dem Schlingakt und der Respiration zusammen-
fielen, von einem knackenden, objektiv und subjektiv
wahrnehmbaren Geräusch begleitet.

Eustachi'sche Röhre.

Klonischer Krampf der Tubenmuskeln.

Bei einem 40—50jähr. Manne, welchen Schwartze
(39) beobachtete, war ein sehr lautes, im Zimmer
hörbares unwillkürliches Geräusch zu hören, in beiden
Ohren. Es wiederholte sich eine Zeit lang schnell hinter
einander, rhythmisch, um dann eine lange Zeit zu verschwinden. Dieses Geräusch kannte der Kr. an sich seit
12—15 Jahren. In den freien Pausen konnte er es nicht
willkürlich hervorrufen. Eine Bewegung des Trommelfells
war dabei nicht zu bemerken; eben so wenig war es
isochronisch mit dem Pulse. Dagegen sah man gleichzeitig eine ruckweise Hebung des Gaumensegels und
rhinoskopisch eine Verengerung der Rachenmündung der
Tube.

Nach Schwartze kommen viel häufiger Fälle
vor, wo das unwillkürliche knackende Geräusch im
Ohr weder mit einer sichtbaren Trommelfellbewegung,
noch mit zuckenden Bewegungen des Gaumensegels
zusammenfällt. Es tritt dann nur in längeren Pau-

sen auf, und zwar besonders bei solchen Leuten, die willkürlich ein ähnliches lautes Geräusch hervorzurufen im Stande sind. Eine Schlingbewegung ist oft ausreichend, um das Geräusch einige Zeit hörbar zu machen. Ob aber das Geräusch in diesen Fällen stets in der Eustachi'schen Röhre seinen Ursprung hat, scheint Schwartze noch zweifelhaft.

Tonischer Krampf der Tubenmuskeln. — Rüdinger (35) machte während eines Vortrags eine Schluckbewegung, wobei er die bekannten knackenden Erscheinungen in beiden Ohren wahrnahm, jedoch mit dem Unterschiede, dass in seinem rechten Ohr keine vollständige Auslösung des Phänomens eintrat. Als er weiter sprach, hatte er in seiner rechten Tube eine eigenthümliche krampfartige Erscheinung, wobei jedes von ihm gesprochene Wort intensiv, geradezu schmerzhaft, in sein rechtes Ohr drang. Seine eigene Stimme erschien ihm dabei höher und von anderer Klangfarbe als sonst. Als sich die Empfindlichkeit im rechten Ohre steigerte, machte er abermals eine Schluckbewegung, worauf die genannten Erscheinungen plötzlich verschwanden. Die Nichtauslösung des knackenden Geräusches in diesem Ohr sprechе für einen krampfhaften Zustand der Tubenmuskulatur; und da sofort die eigene Stimme mit veränderter Klangfarbe so gehört wurde, als merke man das direkte Eindringen der Schallwellen durch die Tube in die Paukenhöhle, so liege die Annahme nahe, dass die Tube in einem ganz andern Verhältnisse offen war, als sonst. Er glaubt den Schluss ziehen zu dürfen, dass die Tube normalerweise in ihrer Mitte durch gegenseitige Berührung der Schleimhautflächen geschlossen ist, und sein muss, wenn das Hören der eigenen Stimme durch die Tube nicht in belästigender Weise eintreten solle.

Verschluss der Tube durch Druck einer steckengebliebenen Chassepotkugel. — Wolf (46). Bei einem Unterofficier war eine Kugel unter dem rechten Jochbogen in die Waange eingedrungen. Der Schusskanal verlief fast horizontal und rechtwinklig zur Sagittalebene des Kopfes. Der Sitz der Kugel konnte nicht ermittelt werden. Sechs Wochen nach der Verletzung bei fast geschlossenem Schusskanal trat eine heftige Blutung aus der Nase ein, welche sich mehrmals wiederholte. Sie war, wie sich nachträglich ergab, wohl durch Lösung und Wanderung der Knochensplitter bedingt. Es wurde schliesslich die Unterbindung der rechten Art. carotis communis vorgenommen, welche günstig verlief und das Aufhören der Blutungen zur Folge hatte. Der nicht chloroformirte Patient empfand dabei am Kopfe keinen Schmerz und blieb bei Bewusstsein. Auch hatte die Operation keinen Einfluss auf das rechte Ohr.

Beide Ohren waren bis zu der Verletzung gesund gewesen. Im linken Ohre traten gleich am Tage nach derselben Schwerhörigkeit und subjektive Hörerscheinungen ein. Es war ein tieferes Summen und Brummen, aus einigen in der Scala sehr nahe bei einander liegenden Tönen zusammengesetzt, und daneben 'ein blasendes Geräusch', hochroslach mit dem Puls; letzteres hatte sich unmittelbar nach der Unterbindung der Carotis erheblich verstärkt. Stimmgabeln wurden vom äussern Gehörgang aus links schwächer als rechts und nur eine Quinte erhöht wahrgenommen, vom Scheitel aus nach links erheblich verstärkt, aber nicht erhöht. Das linke Trommelfell war

stark eingesunken, die linke Tube in ihrer Mitte vollkommen undurchgängig für die Sonde.

Wolf schloss hieraus, wie aus der Richtung des Schusskanals, dass die Kugel in der Gegend der linken Tube feststecke und dieselbe verschliesse.

Schussverletzung der Tube. — Bei einem Soldaten war eine Kugel dicht hinter dem linken Unterkieferwinkel ein-, durch den rechten Oberkiefer ausgetreten. Moos (26), welcher ihn 2 Monate nach der Verwundung wegen hochgradiger Schwerhörigkeit des linken Ohrs und subjektiver Hörerscheinungen untersuchte, fand äussern Gehörgang und Trommelfell normal, durch letzteres hindurch konnte in der Paukenhöhle gelbliches Sekret wahrgenommen werden. Dieses wurde nach Spaltung des Trommelfells durch Saugen an einem luftdicht in den Gehörgang eingesetzten Schlauch zu entfernen gesucht, da es auf keine Weise möglich war, Luft in das Mittelohr zu treiben. Eine weitere Beobachtung konnte nicht stattfinden.

Moos ist geneigt, hier einen Verschluss der Tube in Folge einer der Verletzung folgenden eitrigen Entzündung anzunehmen.

Nasenrachenraum.

Neubildung. — Voltolini (43) erkannte bei einer 30jähr. Arzt als Ursache einer seit 2 Monaten bemerkten Schwerhörigkeit eine rothe pralle diffuse Geschwulst welche von den Wänden des Nasopharyngealcavum, besonders auch von dem hintern ausging und bis an den Rand des Gaumensegels ragte. Theils mittels der kalten Schneideschlinge, theils mittels des Galvanokausters abgetragene Stücke wurden im Breslauer pathol.-anat. Institut als kleinzelliges Sarkom (Lymphosarkom) bestimmt. Die rasch wieder wachsende Geschwulst wurde — eine Rewirkton des Oberkiefers erlaubte der grossen Kräftezustand des Pat. nicht — auf's Neue (nach Spaltung des Gaumensegels) galvanokaustisch und mit der Zange abgetragen. Tod 11 Tage nach der letzten Operation, 4 Monate nach Beginn des Leidens.

Nervus acusticus.

Fibrosarkom. — Bei der Sektion eines 21jähr. Mädchens, welches neben heftigem Kopfschmerz und intercurrirenden Neuralgien des linken Trigeminus an Blindheit, linkseitiger Taubheit und Facialislähmung gelitten hatte, fand Böttcher (6) folgende Veränderungen.

Unter dem vorgewölbten Tentorium sass links über dem Pons, von der Pia überzogen, ein knglige, 4 bis 4½ Ctmtr. grosses Fibrosarkom, welches sich in den innern Gehörgang hinein erstreckte. Der gemeinschaftliche Stamm des N. acusticus und facialis stellte einen langen dünnen, für das bloße Auge aus mehreren feinen Fäden zusammengesetzten Strang dar, welcher sich im vordern Abschnitt der Geschwulst an deren Innenfläche inserirte. In allen Bündeln desselben markhaltige Nervenfasern; Markscheide nirgends vollständig, hängt den in grosser Anzahl frei erscheinenden Achsencylinder in Form von Schüppchen bald auf grösseres Strecken, bald nur an einzelnen Stellen in unbedeutender Menge an.

Das Labyrinth wurde in 10°/₀ Salzsäure enthalkt und an Schnitten untersucht. Der innere Gehörgang, vollständig von der Geschwulst ausgefüllt, allseitig erweitert und unregelmässig wellig begrenzt, Knochen ohne Betheiligung. Im Grunde des innern Gehörgangs wölbt sich die Geschwulst gegen den Modiolus ziemlich stark hervor und hat den Tractus spiralis foraminulentus zum Schwund gebracht, ist aber auch da scharf begrenzt und aus concentrisch gegen den Knochen hervortretenden Lagen gebildet. Dagegen zeigt das Knochengewebe im Modiolus,

Also jenseits der Geschwulst, ein anderes Verhalten. Es besteht aus ausserordentlich dünnen Bälkchen, zwischen denen ein ziemlich kernreiches Bindegewebe theils mit leicht faseriger, theils mit mehr homogener intercellularsubstanz und einer grossen Anzahl von erweiterten, geschlängelten, strotzend gefüllten, von Pigmentanhäufungen umgebenen Gefässen liegt. Diese bindegewebige Neubildung füllt alle Kanälchen, durch welche normaler Weise die Nerven verlaufen. Nirgendwo ist dabei die Form des Modiolus oder der Lamina spiralis beeinträchtigt. Im ganzen Modiolus keine Spur von nervösen Elementen, sein Canalis spiralis fast völlig leer. Desgleichen findet sich statt der Nervenfasern Bindegewebe in der Lamina spiralis ossea, welche durch Schwund (Kalzsäure? Ref.) der Kalksäure mehr bindegewebig als knöchern erscheint. Windungen des Schneckenkanals intakt. Abgesehen von den Nervenendzellen (innere und äussere Hörzellen), welche durch Häufchen kleiner Rundzellen ersetzt waren, wurden die Theile des akustischen Endapparats gut erhalten angetroffen. An Vorhof und halbcirkelförmigen Kanälen ausser Hyperämie nichts Abnormes. Atrophie des Ganglion geniculi des N. facialis.

Pathologisches Höherhören musikalischer Töne.

Wolf hatte schon früher nachgewiesen, dass bei dem Durchgang durch eine Membran die Töne höher werden, wenn die Spannung der Membran verstärkt wird. Er theilt 2 Fälle mit (46), in welchen Luftverdünnung in Folge Tubenverschlusses in der Paukenhöhle starke Einwärtsspannung des Trommelfells bewirkte und damit Höherhören einiger Töne.

In dem oben angeführten Falle von Unterbindung der Carotis hörte der Kranke auf dem Ohre, dessen Tube verschlossen war, die Töne C⁰ und A¹ um eine Quinte höher als auf dem normalen. Ein anderer Kranker hörte den Ton der A-Gabel um eine Terz höher, nach Ausgleich der Druckdifferenz durch Lufteinpressen wieder rein und correct.

Ohrgeräusche.

Delatanche (11) giebt in einer sehr lesenswerthen Arbeit neben einer fleissigen Zusammenstellung der einschlägigen Literatur eigene Mittheilungen von Interesse, auch Beobachtungen an Kranken. In der Einleitung hebt er die Wichtigkeit der Ohrgeräusche, auch hinsichtlich der psychischen Stimmung hervor. Er schildert sodann ihre Entstehung in den verschiedenen Theilen des Gehörorgans (im äussern Ohr, am Trommelfell, im Mittelohr, im Labyrinth, cerebral), sowie bei Integrität desselben (in den Gefässen). Ein Abschnitt ist der Diagnose gewidmet. Schliesslich werden in sehr ausführlicher Weise die Mittel besprochen, welche zur Bekämpfung der verschiedenen Formen in Frage kommen können.

Der mehrerwähnte Kranke Wolf's (46) unterschied in seinem Ohre tiefes andauerndes allgemeines Brummen und ein mit dem Puls synchronisches, mehr blasendes, absetzendes Geräusch, Pulsgeräusch. Das erstere ist die Folge des allgemein abnorm verstärkten Labyrinthwasserdrucks, wobei viele der Tonhöhe nach nahe bei einander liegende Acusticusfasern, gleichmässig und gleichzeitig abnorm gereizt,

durch viele gleichzeitig auftretende, nahe in der Scala bei einander liegende, deshalb nicht näher definirbare Töne reagiren, eine dumpfe Klangmasse darstellend.

Das Pulsgeräusch hatte sich in Folge der Zunahme des arteriellen Drucks nach Unterbindung der Carotis der andern Seite beträchtlich gesteigert.

Von sonstigen Klangsensationen, welche meist ohne Symptome vermehrten Labyrinthwasserdrucks auftreten, nennt Wolf: Singen, Sieden, Zischen, Klingen, Pfeifen. Das Zischen und Sieden entspreche einer nicht sehr grossen Anzahl sehr hoher in der Scala dicht bei einander liegender, deshalb unharmonischer Töne, Klingen, Läuten oder Pfeifen sei der Ausdruck weniger einfacher Töne.

Caries.

Pomeroy (41) erzählt den spontanen Abgang eines kolossalen Sequesters aus in der Gegend des Warzenfortsatzes geöffneten Abscess bei einem 2jährigen Kinde. Es handelte sich um die Ausstossung „fast des ganzen Felsenbeins mit Ausnahme eines kleinen Theils des Schläfeknochens, der untern Partie des äussern Gehörgangs und eines Restes des innern Theils des Felsenbeins".

Ohraffektionen im Zusammenhang mit andern Krankheiten.

Tödtlicher Ausgang im Allgemeinen.

In welcher Weise Ohrenkrankheiten ein letales Ende nehmen können, hat Eysell (12) klar und übersichtlich zusammengestellt, auch beinahe vollständig. Es fehlt nur der Hinweis auf die Möglichkeit des Uebergreifens entzündlicher Processe auf die Hirnhäute von Seiten des äussern Gehörgangs auch ohne Caries und auf die des Eintritts eitriger Meningitis in Folge einfachen „schleimigen" Mittelohrkatarrhs, wie sie Referent in mehreren Fällen durch die Sektion constatirte (2 derselben beschrieben im Arch. d. Heilk. XI. p. 562).

Hirnabscess.

Bei der Sektion eines 5jähr. Knaben, welchen Jacoby (15) wegen Caries der obern Gehörgangswand behandelt hatte, wurde ein gänseeigrosser Abscess im seitlichen Theile des mittlern und hintern Grosshirnlappens gefunden, am hintern Theil der Hinterfläche der Pyramide ein beweglicher Sequester von 3 □ 1½''' Durchmesser, unmittelbar unter der hier missfarbigen Dura-mater, im Anschluss daran nekrotische Zerstörung, der anstossenden Partie des Processus mastoideus und eines Theils der Wand des äussern Gehörgangs.

Farwick (13) sah bei der Sektion einer 36jähr. Magd, welche etwa seit einem halben Jahre an einer Entzündung des linken Mittelohrs gelitten hatte, einen gänseeigrossen Abscess der linken Grosshirnhemisphäre, der Paukenhöhle aufliegend und ihr in Communikation durch einen Defekt der Dura und des Tegmen. Käsiger Eiter in der Pauke, Caries des Amboskörpers und eines Theils der Wand des äussern Gehörgangs, kleine Perforation des Trommelfells.

Magnus (24) hatte einen 73jähr. Mann längere Zeit in Behandlung wegen beiderseitigen chronischen Mittelohrkatarrhs. In der letzten Zeit Schwindelanfall, Kopfschmers, Aphasie. Bei der Sektion apfelgrosser Erweichungsherd im vordern rechten Hirnlappen. Duramater und Tegmen tympani normal. Schleimigeitriges Sekret im Mittelohr, Schwellung der Schleimhaut. Keine Trommelfellperforation.

In einem Falle, welchen Boeke (4) berichtet, wurde bei einem Kaufmann, welcher seit Jahren an Ohrenfluss litt, ein grosser Senkungsabscess am Halse geöffnet; auch wurden nachmals cariöse Knochenstücke aus dem Gehörgang entfernt. Zwei Jahre lang ungestörtes Befinden, zuletzt Lungentuberkulose, Lähmung des Facialis, Tod. Hühnereigrosser Abscess im mittlern Hirnlappen. Aeusserer Gehörgang in eine unförmlich grosse, von rauhen Knochen begrenzte Höhle umgewandelt, bohnengrosse Zerstörung des Tegmen tympani, eine zweimal so grosse Zerstörung des Knochens in der Fossa sigmoidea und eine haselnussgrosse cariöse Lücke in der Incisura mastoidea. Aeussere Lamelle des Processus mastoideus vollkommen intakt.

In einem andern von Boeke beobachteten Falle litt der Kranke seit beinahe 2 Jahren an beiderseitigem Ohrenfluss. Sechs Tage vor dem Tode Gehirnerscheinungen. Nussgrosser Hirnabscess. Siebförmige cariöse Durchlöcherung der Wand der Fossa sigmoidea.

Referent (45). An der Leiche eines Erwachsenen, welche spärliche frische Pocken der Haut und den Pharynx aufwies, wurde eitrige Meningitis gefunden, namentlich in der Umgebung der Brücke, sowie ein kleiner Abscess über dem hintern Theile des rechten Thalamus opticus, spärlicher Eiter in dem Seitenventrikel, reichlicher in der 4. Hirnhöhle. Bei dem Mangel wichtiger Affektionen in andern Organen ist mit Wahrscheinlichkeit die Erkrankung der Hirnhaut für die Hirnsubstanz als durch die eitrigschleimige Paukenhöhlenentzündung vermittelt zu betrachten, welche hier in beiden Ohren bestand und besonders rechts sehr stark ausgeprägt, dabei mit intensiver Hyperämie, sowie mit Schwellung und hämorrhagischer Infiltration des Trommelfells verbunden war.

Thrombose eines Hirnsinus.

Schwartze (38) beschreibt 3 Fälle von Thrombose eines Hirnblutleiters bei Ohrenleiden. (In einem 4. erklärt er die Thrombose für eine marantische und von der Ohraffektion unabhängige.)

Ein 14jähr. Mädchen, welches seit dem 3. Jahre an einer eitrigen Affektion des linken Ohrs gelitten, wurde plötzlich von Schmers in diesem befallen. Derselbe verlor sich bald; es stellte sich dagegen hohes Fieber ein, Schüttelfröste, heftiger Schmers im Hinterkopf, Schmerzhaftigkeit zunächst in der Gegend der linken V. jugularis, sodann verbunden mit Oedem in der ganzen linken Seite des Halses. Keine Anschwellung am Proc. mastoideus. Tod nach 15 Tagen. Thrombus im linken Sinus transversus, nach dem Foramen jugulare zu eitrig zerfallen. Trommelfell zerstört, Labyrinthwand von einer narbenartigen Membran überzogen, in den Zellen des Processus mastoideus Eiter. Keine Caries.

Bei einem Knaben von 3½ Jahren trat im Ablauf des Scharlachs eine Entzündung zunächst des linken, dann auch des rechten Mittelohrs ein. Kopfschmers, Erbrechen, Krämpfe. Bewusstsein erhalten. Tod 20 Tage nach Beginn der Ohraffektion. Der linke Sinus transversus enthielt einen breitig zerfallenen, vollständig entfärbten Thrombus, der sich bis in den Bulbus der V. jugularis interna fortsetzt. Gehörgang (wohl äusserer) in der Tiefe rauh.

Eine 54jähr. Frau, die schon früher wiederholt an Erkrankungen des rechten Ohrs gelitten hatte, wurde von heftigem Schmers in demselben und im Kopfe befallen; Erbrechen, Schwindel, zuletzt Sopor, kein Oedem des Processus mastoideus (Dr. Wilke). Tod nach 8 Tagen. Bei der *Sektion* fand Dr. Kleudener eitrige Meningitis an der Basis des Gehirns, besonders auf der rechten Seite.

Der rechte Sinus petrosus inferior enthält einen festadhärirenden, im Innern zweifellos zerfallenen Thrombus, der sich bis zur Einmündung des Sinus in den Bulbus der V. jugularis verfolgen lässt. Der dem Sinus anliegende Theil der Pyramide des Felsenbeins erweicht und schmutzig grünlich verfärbt.

In dem I., mit Dr. Wilke beobachteten Falle war die Diagnose auf Sinusthrombose bei Lebzeiten gestellt worden. Schwartze stellt die Behauptung auf, es lasse sich die Diagnose der Thrombose und Phlebitis des Sinus transversus in Folge von Otitis media purulenta mit Sicherheit nur dann stellen, wenn pyämische Erscheinungen vorhanden sind, und bezweifelt den Werth der von Gerhardt und Griesinger als pathognostisch angeführten Symptome. Er lässt aber unerwähnt die wichtigen Stauungserscheinungen im Gebiete der Vena ophthalmica cerebralis, auf welche Heubner aufmerksam gemacht hat unter Mittheilung eines prägnanten Falls, und welche auch in von *Referent* beschriebenen Fällen (darunter ein von Heubner diagnosticirter, Arch. d. Heilk. XI. p. 562) zum Theil recht deutlich ausgeprägt waren. Er hebt als etwas Besonderes hervor, dass in seinem ersten Falle die Phlebitis des Sinus transversus ohne cariöse Zerstörung am Felsenbein zu Stande gekommen sei. Ein solches Vorkommen ist indessen nicht selten, wie schon der Hinblick auf die 8 von *Referent* (a. a. O.) mitgetheilten Fälle zeigt. Nur in 5 derselben hatte Caries bestanden.

In Hoppe's Dissertation (14a) finden sich 2 Fälle von Thrombose eines *Sinus transversus*, welche jedoch hinsichtlich des Ohrs sehr unvollständig geschildert sind. Sie betrafen einen 17jähr. Mann u. ein 55jähr. Mädchen. Bei der letztern Kr. war am Tage vor dem Tode der Proc. mastoideus angebohrt worden; bei der Sektion neben der Sinusaffektion ein kirschgrosses „Cholesteatom", dazu 2 Defekte, entsprechend der vordern und hintern Fläche der Pyramide, zu Tage tretend.

Erkrankungen des Ohrs bei Variola.

Das Verhalten des Ohrs bei Variola untersuchte *Referent* (45) an 168 Gehörorganen von 84 Leichen jeden Alters, welche die verschiedensten Stadien, Formen und Complicationen der Pockenkrankheit repräsentirten. An 12 derselben wurden neben frischer Erkrankung die Spuren älterer, meist abgelaufener Processe wahrgenommen, was auf eine grosse Häufigkeit der Ohrenkrankheiten im Allgemeinen hinweist (7.1%). Nur 3 Ohren waren in allen Theilen normal. In den übrigen war fast immer die äussere und mittlere Sphäre in einem oder mehreren Bezirken in annähernd gleicher oder wesentlich verschiedener Art und Intensität erkrankt. Selten erschien nur ein Theil für sich allein betheiligt. Es waren theils Processe, welche als dem variolösen identisch oder verwandt angesehen werden müssen, theils solche, wie sie auch bei andern Verhältnissen vorzukommen pflegen.

Variolöser Process. Pusteln häufig an der Ohrmuschel, seltener im knorpligen Theil des äussern Gehörgangs. Im knöchernen Theil des letztern und in der Hautplatte des Trommelfells häufig Hyperämie u. Schwellung des Coriums, seröse Durchtränkung der Epidermis mehrmals Schwellung der Zellen des Rete Malpighii, zum Theil mit Einlagerung von Eiterkörperchen, einmal Bildung von Fächern in der Epidermis (Pockenhaube in diffuser Form). An der Rachenmündung der Eustachi'schen Röhre und nur wenig darüber hinaus diffuse, confluirende variolöse Vorgänge: Bildung einer membranartigen Auflagerung von verschiedener Ausdehnung, Consistenz und Färbung (Verdickung des Epithels durch Zunahme seiner Elemente an Grösse und Zahl mit Eitereinlagerung theils in und zwischen den Zellen, theils in Hohlräumen von verschiedener Grösse und Form — diffuse confluirende variolöse Entzündung) und Verschwärungen (Zerstörungen zunächst im so veränderten Epithelstratum, seltner tiefer in die Substanz der Schleimhaut, nie auf den Knorpel übergreifend). Im knöchernen Mittelohr Verdickung des Epithels durch Vermehrung der Zahl seiner Elemente und Zunahme des Volumens derselben, verbunden mit Eiterinfiltration (in der Form eines grauen Anflugs), jedoch seltner vorkommend und nie höhere Grade erreichend. Die variolösen Veränderungen waren somit in der äussern und mittlern Sphäre des Ohrs an den Atrien (knorpliger Gehörgang, Rachenmündung der Tube) conform mit dem der benachbarten Theile, in den innern Partien modificirt und abgeschwächt.

Sonstige Veränderungen. Unter Anderem am Trommelfell Geschwüre und Perforationen (4.7%), in der Paukenhöhle Hyperämie, oft mit Hämorrhagien (94%), Schwellung (69%), Steigerung der Secretion (81%), bis zur Erfüllung der Höhle 44.6%, seröse 19.0%, schleimig 22%, schleimeitrig 34.5%, eitrig 5.3%), Croup (im gesammten Mittelohr) 2mal. Auch solche Vorgänge erschienen in den Ohren der Pockenleichen in eigenthümlicher Weise nüancirt, und zwar hauptsächlich durch die enorme Höhe, welche die Blutüberfüllung in so vielen Ohren erreichte, ferner durch die grosse Neigung zu Blutungen.

Im Labyrinth mehrmals starke Injektion bei allgemeiner Hyperämie der Schädelgebilde. An der *Rachentonsille* meist hochgradige und mit hämorrhagischer Infiltration verbundene Hyperämie (43.8%) und Schwellung (71.4%), oft Pocken (57.1%). In der eigentlichen *Nasenhöhle* häufig Hyperämie (90.9%), ziemlich oft Schwellung (21.9%) und Pocken (21.9%), in dan Nebenhöhlen oft Hyperämie und gallertige Schwellung, nur 1mal eine Pustel.

Unter Zuhülfenahme von vergleichenden tabellarischen Zusammenstellungen wurde Folgendes festgestellt. Das Vorkommen aller dieser Veränderungen wird nicht beeinflusst durch die Modalitäten der Affektion der Haut (spärliches, reichliches Exanthem, hämorrhagische Form), noch durch die der Schleimhäute, noch auch durch Complikationen von Seiten der Lunge etc. Sie müssen vielmehr als Aeusserungen der Pockenkrankheit, als Theilerscheinungen derselben, wenn auch zum Theil eines specifischen Charakters entbehrend oder auch einen solchen nur in rudimentärer Andeutung tragend, angesehen werden. Ferner: Für die Ohrenkrankheiten, welche im Gefolge der Variola auftreten, liegt der Höhepunkt oft hinter dem der Allgemeinerkrankung. Sie überdauern dieselbe häufig, es bleiben oft Mittelohraffektionen als Nachkrankheiten der Pocken zurück. Endlich: Im kindlichen Alter waren die Erkrankungen des Ohres noch häufiger und intensiver als beim Erwachsenen. Dort herrschten vor die höhern Stufen von Hyperämie und Schwellung, hinsichtlich des pathologischen Sekrets die eitrigen Formen.

Der eigentliche Pockenprocess scheint im Be-

reiche des Ohres in der Regel auszuheilen, ohne besondere Störungen zu hinterlassen. Für einen grossen Theil der sonstigen Erkrankungsformen hält Ref. den Eintritt einer spontanen Heilung, für einen andern den Uebergang in chronische Zustände unter Gefährdung der Funktion für wahrscheinlich.

Ogston (28) untersuchte als dirigirender Arzt im Blatternhospital zu Aberdeen die Ohren von 229 Pockenkranken. Er behauptet, dass bei Variola die eigentlichen Gebilde und Gewebe des Ohres *gar nicht* afficirt werden. Er unterlässt indessen, eine Hauptsache mitzutheilen, nämlich die Art und Weise, in welcher er die Untersuchung ausführte. Ein so bestimmt gehaltener Ausspruch lässt sich nur rechtfertigen, wenn für jeden einzelnen Fall eine sorgsame Controle mit dem Ohrenspiegel, eine umsichtige Hörprüfung, beides in angemessenen Zwischenräumen während des Verlaufs wiederholt, stattgefunden hat.

D. *Diagnostik und Therapie.*

Hörmesser.

Lucae demonstrirte im physiologischen Verein zu Berlin (19) und bei der Naturforscherversammlung zu Leipzig (40) einen Apparat, welcher den Zweck hat, die *Sprachintensität*, d. h. den jedesmal beim Sprechen angewandten Luftdruck genauer zu bestimmen.

Der Apparat besteht in einer aus Pappe angefertigten Röhre, welche an dem einen offenen Ende sich trichterförmig zu einem Mundstück erweitert. Das andere Ende ist durch eine sehr dünne (kaum 0.5 Mmtr. dicke) Gummimembran geschlossen. Letztere ist, ohne angespannt zu sein, einfach an dem Rande der Röhröffnung angekittet, so dass sie von den geringsten in der Röhre stattfindenden Luftverdichtungen in Bewegung gesetzt wird. Mit Hülfe eines messingnen Ringes ist am Rande der Röhre ein in einer Achse pendelnder Fühlhebel angebracht, dessen unteres Ende die Mitte der Membran leicht berührt, während sein oberes in eine Spitze auslaufendes Ende an einem Quadranten den Pendelausschlag anzeigt.

Wird ein beliebiges Wort in das Mundstück der Röhre hineingesprochen, so baucht sich je nach dem hierbei angewandten Luftdruck die Membran nach aussen und treibt den Fühlhebel vor sich her. Durch eine an der Axe angebrachte Spiralfeder wird der Fühlhebel gegen den Quadranten angedrückt, so dass, wenn mit Aufhören des Sprechens die Membran in ihre Gleichgewichtslage zurückkehrt, er im Maximum der ihm von der Membran mitgetheilten Bewegung stehen bleibt und sein Ausschlag am Quadranten abgelesen werden kann. Nach Analogie des Maximalthermometer kann man diesen Sprachmesser einen Maximalphonometer nennen.

Das Instrument soll beim leisen oder lauten Sprechen die jedesmalige Intensität eines und desselben Wortes, resp. des in letzterm vorherrschenden und den grössten Ausschlag gebenden Sprachlautes feststellen. Diese Aufgabe löst der Apparat insofern, als die Stärke der Aussprache der in der Röhre erzeugten Luftverdichtung proportional ist. Es soll auf diese Weise eine exaktere Prüfung des

Gehöres bei Schwerhörigen ermöglicht werden, als mit Hülfe der gewöhnlichen Sprachproben.

Hinsichtlich des Verhältnisses der für die einzelnen Sprachlaute gefundenen Maximalwerthe zu einander fand Lucae für die Explosivlaute die grössten, für die Reibungslaute die kleinsten Intensitätsmaxima. Die Intensitätswerthe der einzelnen Sprachlaute sind im Allgemeinen durchaus nicht proportional der grössern oder geringern Leichtigkeit, mit welcher dieselben vom Ohre aufgefasst werden.

Mittelohrspiegel.

Zur Besichtigung der Gehörgangswände und (bei Trommelfelldefekten) der Paukenhöhle hatte v. Tröltsch kleine Stahlspiegelchen mit gebogenem Stiel vorgeschlagen und später von solchen berichtet, welche ihm Eysell construirt habe (s. früheres Ref.). Blake (3) bedient sich zu gleichem Zweck einer ähnlichen Vorrichtung; mit dem Griff des Weber'schen Tenotoms ist ein kleines Stahlspiegelchen stellbar verbunden.

Auskultation.

Magnus (24) theilt einen Fall mit, in welchem trotz richtiger durch einen grossen Nasendefekt hindurch controlirter Einführung des Katheters es nicht gelang, Luft in das Mittelohr zu treiben. Mit der Sonde wurde ein Hinderniss in der Gegend des Ostium tympanicum der Eustachi'schen Röhre erkannt. Nach ihrer Anwendung drang die Luft verhältnissmässig leicht ein, jedoch nur vorübergehend. Bei der Sektion fand sich an der betreffenden Stelle eine hypertrophische gelappte Schleimhautwucherung, welche eine ventilartige Klappe darstellte und mit der Sonde zwar ein wenig bei Seite geschoben werden konnte, jedoch sehr leicht ihre frühere Stellung wieder einnahm.

Diese Erfahrung, zusammengehalten mit andern Untersuchungen, bestimmt Magnus zu dem Ausspruch, dass „unser auskultatorisches Urtheil bisher sehr wenig reellen Boden hat, dass die Geräusche, die wir hören und zu denten unternehmen, ganz enorm complicirte Entstehungsarten haben, dass namentlich der Austritt der Luft an dem Schnabel des Instruments in der dreieckigen Grube dabei von der allerentscheidendsten Wichtigkeit ist".

Trommelfellschnitt.

Schwartze (37), welcher durch seine frühern Arbeiten (Arch. f. Ohrenheilk. II. p. 24 flg. u. Die Paracentese des Trommelfells, Halle a, S. 1868) hauptsächlich dazu beigetragen hat, dem Trommelfellschnitt die gebührende Stellung in der ohrenärztlichen Therapeutik zu verschaffen, erweitert jene Mittheilungen auf Grund seiner spätern Erfahrungen.

Mit Sorgfalt werden die Merkmale geschildert, durch welche sich Anhäufungen von Sekret in der Paukenhöhle kundgeben, bes. der oft charakteristische Trommelfellbefund. (Das Durchscheinen von Luftblasen, welches Schwartze für relativ selten und nur bei leicht beweglichem, vorwiegend serösem Exsudat vorkommend hält, sieht Ref. nicht selten am Lebenden, vorzüglich bei wechselnd eingestellter Beleuchtung, auch oft am Präparat. Nur das Vorkommen kleinster Blasen, von Schaum, findet er auf leicht bewegliches Sekret beschränkt, Luftblasen der verschiedensten Grössen bei jedem Grade der Consistenz, bei grösserer Zähigkeit selbst Tage lang unverändert. Zur Bildung von Schaum oder Blasen genügt eine minimale Menge Sekret bei sonst vollständig freier Paukenhöhle, zum Zustandekommen des Bildes von in verschiedener, selbst ganzer Ausdehnung mit grösster Evidenz durch das Trommelfell durchscheinendem Schleim oder Eiter eine dünne angelagerte Schicht.)

Auch Schwartze verwirft den Versuch, durch elastische Katheterchen den Inhalt der Paukenhöhle aussaugen zu wollen, hinsichtlich des Operationsverfahrens empfiehlt er seine bewährt gefundene knieförmige Lanzennadel und räth, statt der kleinen Incisionen von 1—2 Mmtr., wie er sie früher machte, mindestens bei zähem Sekret zu viel ausgiebigern Einschnitten. Kreuz- oder Lappenschnitte hält er für vollkommen entbehrlich, das Ausziehen des Sekrets durch die Trommelfellöffnung mittels eines Pravaz'schen Spritze für nicht geeignet. Während leicht bewegliches Sekret durch Eintreiben von Luft in das Mittelohr durch die Schnittwunde entleert wird, bedient sich Schwartze bei sehr zäher Consistenz der Masseninjektion von warmem Salzwasser durch die Nasenöffnung direkt oder durch den Katheter, um so die Höhlen auszuschwemmen.

Als Indikationen zur Operation bezeichnet er auch in dieser Arbeit hauptsächlich: 1) akute Entzündung der Paukenhöhle mit schweren Symptomen, 2) akute Entzündung des Trommelfells, 3) reichliche Anhäufung von Sekret in chronischen Fällen, wenn durch die gewöhnliche Behandlung nur vorübergehend Besserung zu erzielen ist. Mit Recht räth er, auch in solchen Fällen zu individualisiren.

Von übeln Zufällen vor und nach der Operation nennt er 1) Erbrechen (Reizung des Obrasts des Vagus), 2) Ohnmacht (nur bei sehr reizbaren Individuen), 3) Verletzung der Labyrinthwand (ohne Nachtheil), 4) Schwierigkeit oder Unmöglichkeit genügender Entleerung zähen Sekrets durch die Schnittöffnung, 5) Auftreten einer reaktiven Entzündung (gewöhnlich nach 3 bis 4 Tagen), entweder auf das Trommelfell beschränkt oder unter Betheiligung des äussern Ohres, eitriger Entzündung der Paukenhöhle, 6) Entstehung polypöser Granulationen an den Schnitträndern.

Zum Schluss theilt Schwartze die Resultate des Trommelfellschnitts in 100 Fällen mit. Es sind nur solche, in welchen seit der Operation mindestens 2 Jahre verflossen sind. Von 163 Ohren wurden 87 völlig geheilt. Dankenswerth ist die Aufrichtigkeit, mit welcher — zum Nutz und Frommen für Andere — die Krankengeschichten einiger Fälle beigefügt sind, in welcher der Erfolg der Operation den Erwartungen nicht entsprach.

Durchschneidung der hintern Trommelfellfalte.

Lucae (18) berichtet über 61 neue Fälle, in welchen er die Durchschneidung der hintern Trommelfellfalte (s. voriges Referat) vornahm. Eine wesentliche Besserung wurde in 28, eine geringe in 20, keine in 13 Fällen erzielt. Die Prognose hält er für um so günstiger, je stärker und straffer die hintere Trommelfellfalte ausgebildet ist, bei Hörbesserung nach der Luftdusche, bei nicht hochgradiger Funktionsstörung, für ungünstiger unter den entgegengesetzten Verhältnissen, bei alten Leuten, bei lange bestehenden Mittelohraffektionen. In einer Anzahl von Fällen konnte sich Lucae noch nach längerer Zeit von dem dauernden Erfolg der Operation überzeugen.

Durchschneidung der Sehne des Tensor tympani.

F. E. Weber durchschneidet in vielen Fällen die Sehne des Trommelfellspanners (s. voriges Ref.). In einem von ihm operirten und von Calboun (10) beschriebenen Falle blieben Schwindel und subjektive Hörerscheinungen aus und *besserte sich das Gehör, jedoch nicht gleich nach der Tenotomie und nicht plötzlich. Das andere nicht operirte Ohr besserte sich ebenfalls.* Für einen von Weber (44) selbst mitgetheilten Fall wird ein ähnliches Resultat berichtet. *Auch hier besserte sich das nicht operirte Ohr gleichzeitig.* Dies bezeichnet Weber ebenfalls *als Effekt der am andern Ohre ausgeführten Tenotomie* [!]. Diese Besserung des nicht operirten Ohres komme in der Weise zu Stande, „dass durch Aufhebung des einseitigen intralabyrinthären, nach der Ursprungsstätte des Acusticus fortgeleiteten Druckreizes, durch Entlastung der Centralstelle des Acusticus von Seiten des meist ergriffenen Ohres her — eine centrale Kreuzung der Acusticusfasern nach Analogie vorausgesetzt — eben auch die Funktion des Acusticus der andern Seite sich erholen kann" [!].

Einspritzung von Chloral in das Mittelohr.

Bei dem „trocknen Mittelohrkatarrh" spritzt Lucae (20) durch den Katheter einige Tropfen Chloralhydrat (1.0 : 30.0 Grmm. Wasser) in die Paukenhöhle. Danach meist heftiger Schmerz im Ohr von kurzer Dauer, Röthung des Trommelfells. In keinem Falle wirkliche Entzündung. Die Einspritzungen werden je nach der Reaktion 2 bis 3mal wöchentlich wiederholt. Wo Besserung eintritt, macht sich dieselbe in der Regel gleich in den ersten Sitzungen bemerklich. Die subjektiven Hörerscheinungen blieben unter dieser Behandlung meist unverändert. Keine Hörbesserung trat ein bei 64%, geringe bei 25%, wesentliche bei 11%.

Galvanokaustik.

Jacoby (16) theilt 15 Fälle mit, in welchen er gegen Polypen oder Granulationen in Gehörgang und Paukenhöhle das galvanokaustische Verfahren in Anwendung zog. Dasselbe hatte nie eine erhebliche schmerzhafte oder entzündliche Reaktion zur Folge und waren die Resultate befriedigend.

Farwick (13) erreichte in einem Falle durch die Galvanokaustik Heilung einer langwierigen Ohreiterung, die mit Caries der hintern Paukenwand und Granulationsbildung verbunden war.

Behandlung der Caries im Allgemeinen, Eröffnung des Warzenfortsatzes.

Boeke (4) sprach bei der Naturforscherversammlung zu Leipzig über Caries des Felsenbeins unter Vorlegung von bezüglichen Präparaten (s. Hirnabscess). Er macht darauf aufmerksam, dass die Erscheinungen am Lebenden bei Caries des Os petrosum oft den pathologisch-anatomischen Veränderungen, welche bei der Sektion gefunden werden, nicht entsprechen. Deshalb empfiehlt er grosse Vorsicht bei der Behandlung. Er widerräth die Trepanation bei gesunder Knochenschale. Er ist zufrieden gewesen mit einer einfachen, auf Entfernung des Eiters gerichteten Therapie. Im Anschluss an diesen Vortrag fand eine Diskussion statt (40). Magnus hat noch nicht trepanirt. Er beschränkt sich stets auf den Wilde'schen Schnitt (Spaltung des Periost) und sah von diesem bei bedrohlichen Erscheinungen eine vorzügliche Wirkung.

Schurig lobt die Wilde'sche Incision und Bepinselungen mit Collodium und legt den Hauptwerth auf häufige und sorgfältige Entfernung des Eiters. Adstringentien wendet er, wie Boeke, nicht mehr an wegen häufig bei ihrem Gebrauch eintretender Schmerzen.

Auch Lucae sprach sich im Allgemeinen gegen ein eingreifendes Verfahren aus, besonders wenn Schmerz bei Druck auf den Processus mastoideus fehlt. Das Hauptgewicht legt auch er auf die minutiöseste Reinhaltung des Ohres und empfiehlt hierzu eine Doppelkanüle in Form eines T. •

Schwartze empfiehlt, sobald sich Röthe und Oedem der Warzenfortsatzes zeige, den Wilde'schen Schnitt zu machen und lobt für weniger dringende Fälle Bepinselung mit Jodtinktur neben permanentem Auflegen einer Eisblase. Dem Wilde'schen Schnitt könne und müsse unter Umständen die Perforation des Processus mastoideus folgen. Er halte diese Operation im Ganzen für einen verhältnissmässig unbedeutenden Eingriff, doch müsse er selbst darauf aufmerksam machen, dass man ein Urtheil über die Dicke des zu durchbohrenden Knochens nicht habe — einmal werde er sklerosirt, andere Male dünn oder defekt angetroffen. Sodann könne trotz aller Vorsicht der Sinus transversus verletzt werden.

Zaufal weist darauf hin, dass die ungünstigen mechanischen Verhältnisse des Eiterabflusses bei Mitbetheiligung der Warzenhöhlen an den chronischen eitrigen Paukenhöhlenkatarrhen verbessert werden, wenn man durch Anbohrung des Knochens eine Gegenöffnung anlege.

Die an cariösen Stellen häufigen Granulationen sind nach der übereinstimmenden Erfahrung der Genannten mit Vorsicht zu entfernen, resp. zu ätzen.

Jacoby (15) eröffnete die Höhlen des Processus mastoideus in einem Falle mit dem akidopeirastischen Bohrer, in einem andern mit diesem und im spätern Verlauf noch mit einer Trepankrone von 4—5 Mmtr. Durchmesser. In dem 1. Falle wurden die Schmerzen, die Benommenheit des Kopfes beseitigt, während der kranke Knochen selbst nur langsam heilte. In dem 2. Falle, wo es sich um ausgebreitete Nekrose handelte, war nach der Operation vorübergehend Erleichterung eingetreten. Der in Folge der langwierigen profusen Eiterverluste sehr erschöpfte Kranke starb.

Die Habilitationsschrift von Schede (Ref. nicht zugegangen, referirt im Arch. f. Ohrenheilk. VI. p. 287) enthält 5 Fälle, in welchen auf der Klinik des Prof. Volkmann in Halle a/S. bei Caries des Processus mastoideus durch Auskratzen des Knochens mit dem scharfen Löffel ein guter Erfolg erzielt wurde.

In einem Falle, wo während einer akuten eitrigen Entzündung des Mittelohres bei einem jungen Manne mehrere Wochen lang äusserst intensive, bestimmt in den Warzenfortsatz verlegte Schmerzen bestanden, vermuthete Referent (40) eine Eiteransammlung in demselben u. operirte mit dem Middeldorpf'schen Bohrer. Obgleich die Höhlen des Knochens in der That geöffnet waren, erfolgte kein Abfluss von Eiter; auch war in der ersten Zeit keine Communication zwischen Mundöffnung und Mittelohr nachzuweisen. Diesen gut verlaufenen Fall betrachtet Ref. als ein Beispiel von entzündlicher Anschwellung der Schleimhautauskleidung der Warzenhöhlen.

Nasendusche.

Roosa (32) stellt 16 Fälle zusammen, in welcher beim Gebrauch der Nasendusche Flüssigkeit in das Mittelohr eingedrungen und Entzündung desselben bewirkt haben soll. In 5 Fällen war warmes Salzwasser, 1mal warme Carbolsäurelösung, 1mal kaltes Wasser, in 3 „warme Flüssigkeit" angewendet worden; in 6 ist weder über die Temperatur, noch über die Beschaffenheit etwas berichtet. Auch in den andern ist nichts über den Temperaturgrad und die procentische Zusammensetzung ersichtlich, worauf gerade erhebliches Gewicht zu legen ist. Referent hält das Eindringen von geeigneter Flüssigkeit in das Mittelohr bei chronischen Eiterungen bei der Nasendusche für ebenso erwünscht, wie bei den Einspritzungen in den Gehörgang, vermeidet es dagegen bei geschlossener Paukenhöhle durch starkes Vorwärtsbeugen des Kopfes u. geringen Druck. Er sah auch nie einen wesentlichen Nachtheil für die Kranken bei sehr ausgedehnter Anwendung.

Auch Gruber (14) fürchtet das Eindringen von Wasser in das Mittelohr bei der Nasendusche u. räth dieselbe überall bei Ohrenleiden, wie bei Affektionen der Nase und des Nasenrachenraumes zu ersetzen durch — Einspritzungen in die Nase. Abgesehen von verschiedenen Unzuträglichkeiten für den Kranken, besonders bei Ausführung durch diese selbst, sind die Einspritzungen in ihrer Stärke nicht mit der nöthigen Sicherheit zu reguliren; gerade hier dringt die Flüssigkeit leicht in das Ohr, und, wenn diess beabsichtigt wird, wie bei dem von Gruber (Lehrbuch p. 261) angegebenen Verfahren, welches für manche Fälle in recht zweckmässiger Weise den Katheter ersetzt, sind sie gewiss am Platze. Es ist unter allen Umständen eine etwas gewaltsame Einwirkung, die Nasendusche dagegen eine gleichmässige, continuirliche, leicht in ihrer Stärke zu regulirende Berieselung. (Eine von Leiter in Wien bezogene, ca. 40 Grmm. Flüssigkeit haltende Ohrenspritze von Messing lieferte Ref. bei mässigem Druck einen Strahl, welcher die Zimmerdecke (4 Meter) erreichte, resp. an dieselbe anprallte, ein Blechbecher von ½ Liter Inhalt mit 90 Ctmtr. langem Schlauch und einer Bohröffnung des Nasensatzstücks von 2½ Mmtr. bei grösster Fallhöhe einen 20 Ctmtr. hohen Strahl.)

Behufs einer gründlichen und allseitigen Bespülung der Wände des Nasenrachenraumes, auch der Dachs, resp. der Rachentonsille, empfiehlt Dr. Ludwig Schulze in Leipzig (36) die Flüssigkeit durch eine mit dem Schlauch eines Irrigationsapparats verbundene metallene ohrkatheterartig gebogene Röhre von 4 Mmtr. Durchmesser zu leiten, welche an ihrem blinden Ende mit 18 bis 20 dicht an einander gebohrten Löchern von je ½ Mmtr. Durchmesser versehen ist. Die Anordnung der Löcher darf eine Ausdehnung von 4 Mmtr. nicht überschreiten, die Summe des Quadratinhaltes derselben den Quadratinhalt des Lumen der Röhre nicht übersteigen. Ein solches Instrument, durch die Nase eingeführt, soll — auch bei Gaumendefekten, — eine sehr kräftige allseitige Bespülung des Cavum nasopharyngeale ermöglichen.

E. Neue Sektionsmethode.

Zur anatomischen Untersuchung des Gehörorgans ist seine Entfernung aus dem Schädel nöthig. Toynbee entnahm beide Felsenbeine zugleich dem geöffneten Schädelhöhle, indem er sie durch 2 vor und hinter ihnen quer durch die Basis verlaufende Sägeschnitte isolirte. Voltolini verfährt ebenso. Das Verfahren, welches v. Tröltsch empfiehlt, ist ebenfalls genau dasselbe, nur dass er die Schnitte etwas weiter von einander fallen lässt und damit ein noch grösseres Stück, weit über ⅓ der Schädelbasis entfernt. Es wird der in gewöhnlicher Weise durch einen horizontalen Sägeschnitt eröffnete Schädel (abzüglich des so getrennten Dachs) in ein vorderes, mittleres u. hinteres Drittel zerlegt. Nach Wegnahme des mittleren, die Felsenbeine enthaltenden Theils entbehren die anderen jeden Haltes. Das Gesicht sinkt weit zurück, der Unterkiefer fällt herab; ausserdem ist die Verbindung mit der Wirbelsäule aufgehoben, die Kopffragmente schlottern. Die auffällige Entstellung der Leiche, die hierdurch entsteht, wird von Toynbee selbst als Nachtheil dieser Methode bezeichnet, auch von Voltolini anerkannt. Sie ist um so schlimmer, als die Leiche trotz der gegentheiligen Versicherung von v. Tröltsch auf *keine* Weise wieder in einen präsentablen Zustand gebracht werden kann. Es kann daher ein solches Verfahren nur dann in Anwendung kommen, wenn eine nachträgliche Controle der Leiche bestimmt nicht zu erwarten ist.

Der bisherige Mangel eines Verfahrens, durch welches das Gehörorgan in seinen wesentlichen Bestandtheilen dem Schädel entnommen, und gleichzeitig *jede* Entstellung der Leiche vermieden werden kann, bestimmt *Referent* das von ihm angewandte und beschriebene (45), welches beiden Anforderungen entspricht, auch hier ausführlich mitzutheilen.

Nach Eröffnung der Schädelhöhle und Herausnahme des Gehirns in der gewöhnlichen Weise wird ein breiter Meissel in der vordern Schädelgrube vor dem vordern Rand des Körpers des Keilbeins, und zwar 1½ Ctmtr. vor einer die äusseren Enden des kleinen Flügels desselben verbindenden Linie, in querer Richtung angesetzt und gerade nach unten durchgeschlagen, in die dadurch geschaffene Spalte eine schmale, an der Spitze abgerundete Stichsäge eingeführt, u. mit dieser, deren Auf- u. Niederbewegen immer in vertikaler Richtung vorzunehmen ist, ein nach vorn und aussen flach convexer Bogen jederseits durch die kleinen und grossen Keilbeinflügel, den horizontalen Theil der Schuppe nahe seinem Uebergang in den verticalen, schräg durch das hintere Ende der Pars mastoidea und endlich durch das hintere Ende der Crista ossis petrosi beschrieben. Zur Sicherstellung des Trommelfells empfiehlt es sich, den Sägeschnitt 1½ Ctmtr. nach aussen von dem Scheitel der Eminentia arcuata zu führen.

Von hier aus wird jetzt beiderseits in einer nach dem vordern Rande des Hinterhauptloches hin convergirenden Richtung mittelst einiger Meisselschläge die Trennung vervollständigt, und bedarf es höchstens einer geringen Nachhülfe mit dem Messer, um den so umgrenzten Theil der Schädelbasis aus der Leiche zu entfernen.

Das auf diese Weise gewonnene Präparat umfasst unter Andern den Körper des Keilbeins mit den Processus pterygoidei und der hintern Wand der gleichzeitig mit eröffneten Highmorshöhlen, die Pyramide des Felsenbeines und einen Theil des horizontalen Stücks der Schuppe. Vom Gehörorgan selbst finden sich vor die knöcherne Theil des äusseren Gehörganges in seiner grösseren Hälfte,

das Trommelfell, die Paukenhöhle, fast der ganze Warzenfortsatz, die knöcherne und knorplige Ohrtrompete und selbstverständlich das Labyrinth. Vorhanden ist ferner, und zwar vollständig, das Cavum pharyngonasale (Choanen, Vomer, hinterer Theil der Muscheln, weicher Gaumen, Tubenostien sammt Umgebung, Rachentonsille).

Bei einiger Uebung erfordert diese Procedur in der Regel keine 5 Minuten, bei Kindern weniger, bei besonderer Härte der Knochen etwas mehr.

Eine Entstellung der Leiche wie bei den älteren Methoden findet in keiner Weise statt — man müsste die Sonde in den Gehörgang einführen, um den Defekt zu constatiren. Während Ref. früher durch blosses Herausmeisseln der Felsenbeine mit dem Keilbeinkörper in der beschriebenen Begrenzung eine Entstellung vermied, wobei indessen leicht Splitterungen und Zerreissungen gerade des Trommelfells und der Paukenhöhle eintreten, ist er durch eine Mittheilung von Lucae (Klebs, Handb. pathol. Anat. p. 12), welcher von 2 queren Meisselbrüchen im Keilbeinkörper aus die Felsenbeine zu umsägen räth, veranlasst worden, die Isolirung nach aussen mit der Stichsäge vorzunehmen.

Das angegebene Verfahren ist einfach, leicht und rasch ausführbar u. vermeidet wie das von Lucae beschriebene jede Verunstaltung der Leiche. Vor letzterem, welches sonst in jeder Beziehung empfehlenswerth genannt werden muss, hat es den Vortheil, dass es den immerhin mühsamen und zeitraubenden Gebrauch der Säge auf denjenigen Theil beschränkt, an welchem Beschädigungen des Präparats bei Anwendung des Meissels eintreten können, und dass es die Theile des Nasenrachenraums in grösserer Vollständigkeit und in ihrem natürlichen Zusammenhang unter einander in übersichtlicher Weise zur Anschauung bringt.

Wie leicht begreiflich, kann man das Verfahren nach den Erfordernissen des einzelnen Falles (Frakturen, cariöse Zerstörungen, Affektionen des äussern Gehörgangs und des Proc. mastoideus) beliebig variiren.

C. Kritiken.

61. **Die Behandlung der Tabes-Krankheiten;** von Dr. Wilhelm Waldmann. Halle 1872. C. E. M. Pfeffer. gr. 8. 142 S. (1 Thlr.)

Vf., der selbst an Tabes leidet, hat so Gelegenheit gehabt, die dagegen gebräuchlichen Behandlungsweisen und deren grosse Mängel an sich selbst kennen zu lernen. Das Resultat dieser Erfahrungen nun theilt er in seiner Arbeit den Fachgenossen mit. Der Schwerpunkt derselben liegt dem entsprechend auch in der Therapie.

Nach kurzer Besprechung der verschiedenen Standpunkte der Autoren in Bezug auf Begriff und Wesen der Tabes schliesst er sich der zunächst von Remak aufgestellten und von Cyon adoptirten Anschauung an u. statuirt demgemäss 3 Formen der Tabes, nämlich eine primäre und sekundäre Form mit einer Nebenart der ersteren, die die Sektionen als in Wirklichkeit bestehend nachgewiesen haben.

Die primäre Form beruht auf primären molecularen Ernährungsstörungen der centralen Nerven-

zellen ohne Entzündung des Markes sowie der Häute.
Die 2. Form wird durch Congestion hervorgerufen
mit sekundären Bindegewebswucherungen, die ihrerseits
durch Druck den Schwund der Nervenzellen
bedingen oder seltener zur Entzündung und Erweichung
führen und dann nicht das Symptomenbild
der Tabes erzeugen. Die 3. Form geht von den
Meningen aus, deren chronische Entzündung erst die
Veränderungen des Markes zur Folge hat.

Das Hauptunterscheidungsmerkmal der 1. und
3. Form — die 2. unterscheidet sich wohl kaum
von der 1. — bilden die Rückenschmerzen, die nur
der sekundären Form zukommen, sich auf einen
oder mehrere Wirbel fixiren und durch mechanische
Reize gesteigert werden. Von differentieller Bedeutung
sind noch für die sekundäre Form das Vorwiegen
der Schwäche im Beginn und das späte Eintreten
der Ataxie und der Neuralgien — zugleich
mit dem Ergriffenwerden des Markes — bei anhaltendem
und nach oben fortschreitendem Rückenschmerz,
dem Zeichen der andauernden Entzündung.

An die Differentialdiagnose reiht Vf. eine eingehende
Besprechung der *einzelnen tabetischen
Symptome* motorischer und sensibler Natur an, mit
Berücksichtigung der beiden Formen, die nicht ohne
Interesse ist, wenn man auch nicht immer mit ihrer
Erklärung einverstanden sein kann. Besonders betont
er die Symptome vom Magen und der Magengegend.

Im nächsten Abschnitte wird die *Prognose* abhandelt
nach den Angaben von Brand und überhaupt
der Aerzte von Oeynhausen, Cyon, M.
Meyer und Benedikt mit dem Resultat, dass
dieselbe bei frischen Fällen in Bezug auf Besserung
oder Sistirung des Processes nicht nothwendig ungünstig
zu stellen ist, dass aber für Verlängerung
der Lebensdauer und Erträglichmachen des Lebens
Wesentliches geschehen kann.

Was die *Ursachen* der Tabes betrifft, so vertritt
Vf. die Ansicht, dass gewöhnlich mehrere schädliche
Einflüsse einwirken und dass die Richtung unserer
Zeit, die körperliche und geistige Ueberanstrengung
und die beständige Aufregung, die die Frequenzzunahme
der Rückenmarkskrankheiten überhaupt bedingen,
auch das hauptsächliche disponirende Moment
für die Entstehung der Tabes bilden. Von den
einzelnen causalen Momenten werden besonders namhaft
gemacht Erkältungen, übermässiges Rauchen,
chronische Magenkrankheiten, Ueberreizung der Geschlechtsfunktionen,
doch nur für die Fälle, die mit
deren Störungen beginnen, Syphilis, Erblichkeit —
von Nervenkrankheiten überhaupt — und Stockungen
in der Unterleibscirkulation [nicht auch chronische
Cirkulationsstörungen überhaupt in Folge von Lungen-
und Herzleiden?].

Der letzte Abschnitt behandelt die *Therapie* in
sehr ausführlicher Weise, und zwar zunächst die
Diät im weitern Sinne. Vf. empfiehlt vor Allem, und
zwar für alle 3 Formen von Tabes, frische Luft,

Sommer und Winter, wonach die Anordnungen von
etwaigen Winterkurreisen zu treffen sind, mässige
geistige und körperliche Thätigkeit, reizlose aber
kräftige Kost in einer Quantität, die der verminderten
Leistung entspricht, absolute Enthaltung von Rauchen
und Geschlechtsgenuss, Vermeidungen von Erkältungen
und deshalb ausser regelmässigem Luftgenuss
Abreibungen des Körpers mit frischem Wasser von
15—18° R., besonders für die 3. Form, Beförderung
des Stuhlgangs womöglich durch diätetische Mittel,
Vermeiden von psychischer Erregung, besonders von
Aerger, den Vf. als specifische Schädlichkeit neben
den Coitus und geschlechtliche Reize überhaupt
stellt.

An diese diätetischen Winke reiht Vf. eine Besprechung
der verschiedenen Bäder, von denen er
vorzüglich 2, nämlich Oeynhausen für die 1. Form
und Wildbad in Würtemberg für die 2. und 3. Form
mit Reizzuständen empfiehlt, vorausgesetzt, dass
gleichzeitig die diätetischen Vorschriften befolgt und
die Bäder nur 26—27° R. warm und wenige Minuten
lang benutzt werden. Wo nicht sofort auf das Bad
grössere Frische und Verminderung der Symptome
eintritt, da nützt auch der Fortgebrauch nicht; die
verheissene Nachwirkung ist Schwindel.

Die Kaltwasserkur, d. h. in ihrer Beschränkung
auf die Abreibungen, ist von äusserst günstigem Einfluss
auf die chronisch entzündlichen Zustände.
Römisch irische Bäder sind als zu reizend, Fichtennadelbäder
als zu schwach zu verwerfen.

Heilgymnastik passt nur für die primäre Tabes
als Surrogat der natürlichen Beförderungsmittel der
Cirkulation. Ruhige Lage schadet wohl mehr als sie
nützt durch ihre negative Einwirkung.

Aufenthalt an der See ist vortheilhaft für die
primäre Tabes, auf Bergen und in verdünnter Luft
dagegen für die mit meningitischer Reizung verbundene
durch die Entlastung der Blutgefässe in den
Nervencentren.

Von den eigentlichen Heilmitteln gegen Tabes
empfiehlt Vf. besonders Secale cornutum, und zwar
hauptsächlich bei der chronisch entzündlichen Form.
Er hat es selbst lange Zeit in Dosen bis zu 0.8 Grm.
4 Mal täglich ohne schädliche Folgen genommen und
schreibt ihm die Besserung der Reizsymptome zu.
Dem constanten Strome weiss er wenig Gutes nachzurühmen
[er ist immer noch das wirksamste Heilmittel,
wenn er früh genug benutzt werden kann.
Ref.], räth ihn nur mit Vorsicht zu gebrauchen und
zwar mehr in den Fällen von primärer Tabes trotz
dem entgegenstehenden Erfahrungen der Elektrotherapeuten
[die ihn gerade gegen meningitische
und überhaupt congestive Symptome wirksam gefunden
haben. Ref.]. Sauerstoffeinathmungen kräftigen
den Körper und sind ein Surrogat für die frische
Luft. Blutentziehungen sind nur selten, und zwar
bei der sekundären Form, am After angezeigt. Ableitungen
auf die Haut nützen nichts. Leberthran
verdirbt leicht den Magen, Höllenstein hat nach Vf.

Erfahrungen nie geholfen, Nux vomica soll bisweilen die Gehkraft gebessert haben. Mit Morphium soll man sparsam umgehen, es wird gegen die neuralgischen Schmerzen durch Diät und frische Luft ersetzt.

Zum Schlusse giebt Vf. noch praktische Winke über die Wahl von Rollwagen für Pat., die nicht mehr gehen können, und empfiehlt besonders die englischen Fabrikate.

Ref. hat das besprochene Buch so eingehend berücksichtigt, weil dasselbe ihm wirklich von praktischem Werthe für die Behandlung der Tabes erscheint, die ja immer noch entsetzlich dürftig ist. Er glaubt somit dem Vf. versichern zu können, dass sich sein Wunsch, seinen Leidensgefährten zu nützen, in der That vielfach erfüllen wird.

Baerwinkel.

60. Ueber die Therapie der Magenkrankheiten; von Prof. W. O. Leube in Jena. Volkmann's Sammlung klin. Vorträge. Nr. 62. [Innere Medicin Nr. 22.] Leipzig 1873. Breitkopf & Härtel. 8. 22 S. (¼ Thlr.)

Die vorliegende, sehr beachtenswerthe Abhandlung, welche für die von Ref. im vorigen Hefte gegebene Zusammenstellung nicht mehr benutzt werden konnte, beschäftigt sich mit einer der wichtigsten Fragen für die ärztl. Praxis, und zwar unter fast ausschliesslicher Berücksichtigung des hervorragendsten Symptoms der Magenkrankheiten, der „*Dyspepsie*".

Dyspepsie beruht sehr häufig auf einem *Missverhältniss, einem Zuviel oder Zuwenig des Pepsin oder der freien Säure.* In der *Mehrzahl* der Fälle ist ein *Säuremangel als Ursache der Verdauungsanomalie anzusehen,* — was insbesondere auch beim Fieber und der akuten Anämie Manassein neuerdings experimentell erwiesen hat —. In solchen Fällen ist die Darreichung der Säure in therapeutischer Hinsicht indicirt. Vf. lässt gewöhnlich 8 Tropfen *Ac. muriaticum* in einem halben Weinglase Wasser eine Stunde nach dem Essen nehmen und in schweren Fällen ausserdem dieselbe Dosis in der 4. Stunde nach der Mahlzeit wiederholen. Auch bei Dilatation des Magens erweist sich die Salzsäure entschieden nutzbringend. Genügt die Salzsäure nicht, so ist die Anwendung des Pepsin — am Besten als Liebreich'sche Pepsinessenz — zu versuchen.

In den Fällen, wo in Folge abnormer Schleimbildung statt der normalen Säureproduktion *Gährungserscheinungen* mit der Bildung von *allerlei organischen Säuren* eintreten, welche die Salzsäure nicht substituiren können, passt Natron bicarb., oder ein anderes Antacidum, indem es die scharfen Säuren nicht nur neutralisirt, sondern auch, in grösserer Dosis gereicht, die normale Säureproduktion anregt.

Bei der sogen. *torpiden Verdauungsschwäche,* wo der Magen nicht mehr fähig ist, mit der ausrei-

chenden Stärke auf den normalen Speisereiz zu antworten, suchen die betr. Pat. sehr oft durch den Genuss starker Gewürze und anderer die Magenschleimhaut stark reizender Mittel diese Unempfindlichkeit aufzuheben. Dieselben sind jedoch nicht passend, vielmehr erscheint die Entwöhnung von denselben gerathen: milde reizlose Diät, von Arzneimitteln Rheum, Ipecacuanha sind zu empfehlen. Bei Fällen, wo raschere Hülfe Noth thut, empfiehlt es sich, Mittel anzuwenden, welche neue stärkere Magensaftsekretion hervorzurufen im Stande sind — Aether, Alkohol, *kaltes Wasser*, die *Alkalien* (und Vichy, Bilin etc.) und wahrscheinlich die *Amara*.

Eine andere Reihe von Dyspepsien kommt dadurch zu Stande, dass in *Folge der Ansammlung von Peptonen im Verdauungsraum ein Hinderniss für die Fortsetzung der Auflösung der noch übrigen nicht gelösten Eiweissstoffe gegeben ist.* Leider liegt die Therapie hier noch im Argen, weil wir bis jetzt kein Mittel besitzen, dessen Anwendung eine Anregung der Resorptionskraft des Magens auch nur einigermassen in Aussicht stellte. Vf. wendet in solchen Zuständen die Ausspülungen des Magens mit der Hebersonde an, ferner eine Diät, wobei die Flüssigkeitszufuhr aufs Aeusserste beschränkt wird; ausserdem, um die Resorptionsthätigkeit anzubahnen, warme Umschläge und zeitweise Ruhigstellung des kranken Organs mittels Ernährung durch den After (Fleischpankreasklystire). Bei den Formen der Dyspepsie, welche in *Folge gestörter Funktion der Magenmuskulatur* auftreten (wodurch neben einer Reihe anderer Störungen der Verdauung auch die normale Resorption gehindert wird), sah Vf. in einzelnen Fällen von *Anwendung des elektrischen Stromes* gute Resultate.

Ref. musste sich begnügen, hier auf die verschiedenen therapeutischen Eingriffe hinzuweisen, von denen bei den unter verschiedenen Bedingungen entstandenen Dyspepsien ein Erfolg zu erwarten steht. Wegen der Winke, welche Vf. in Betreff der Diagnose der verschiedenen Dyspepsieformen giebt, muss auf den Vortrag selbst verwiesen werden.

Schliesslich bespricht Vf. noch das wichtige Capitel der *Diät der Magenkranken.* Die beste Diät bei einem kranken Magen ist Ruhe. Die Anwendung der vom Vf. angegebenen Fleischpankreasklystire (vgl. Jahrbb. CLVI. p. 223) gestattet die Ausführung dieser Indikation. In den meisten Fällen ist ein so strenges Verfahren nicht nöthig, sondern die Einführung einer leicht verdaulichen Diät gestattet (junges Kalbfleisch, Huhn, Taube — Fisch, Rindfleisch, keine fetten Saucen — Milch, weichgekochte Eier; von Gemüsen nur die allerzartesten, — Kartoffeln nur als Brei, Brod nur als Weissbrod). Alkoholika sind möglichst bei Magenkranken ganz zu meiden. Ist aber diese Kost noch zu schwer verdaulich, so empfiehlt Vf. die von *ihm* und Rosenthal dargestellte *Fleischsolution* (vgl. Jahrbb. CLVIII. p. 28), deren Vorzüge in der weichen

39

Consistenz und emulsionsartigen Beschaffenheit, Schmackhaftigkeit, bedeutendem Nährwerth, Leichtverdaulichkeit und Haltbarkeit bestehen. Tadelfreie Präparate liefert bis jetzt nur der Hr. Hofapotheker Dr. Mirus in Jena. **W. Ebstein.**

61. **Lehrbuch der Hautkrankheiten;** von Dr. Isidor Neumann. Dritte Auflage. Wien 1873. W. Braumüller. 8. X und 567 S. mit 72 Holzschn. (4³/₄ Thlr.)

Das Buch entspricht, nach der Ueberzeugung des Ref., allen Anforderungen, die man jetzt an ein derartiges Lehrbuch stellen darf: sowohl die klinische, wie die pathologisch-anatomische Seite des Stoffes sind durchaus symmetrisch u. erschöpfend behandelt; die Anordnung des Materials ist übersichtlich und zweckmässig, die Darstellung überall klar und ansprechend, die Abbildungen sind ausgezeichnet schön.

Dagegen vermissen wir unter den contagiösen Hautkrankheiten abermals die Varicellen, — Vf. verweigert diesen also noch immer die Anerkennung ihrer eigenartigen Existenz; diess überrascht uns nun zwar weniger von einem Schüler und Anhänger Hebra's, doch ist es uns immer wieder wunderbar, dass die Wiener an ihrer Leugnung gerade dieser Krankheit so hartnäckig festhalten, während sie doch sonst einen so starken Abscheu gegen die Einführung neuer Species durchaus nicht an den Tag legen, siehe z. B. das Capitel über Herpes. Wenn Vf. in einer Anmerkung es für nöthig erklärt, „dass man erst noch einen Unterschied sowohl in ihrer äussern Form, noch mehr in ihrem Verlaufe auffinde, der sie von der sogen. Variola levis unterscheiden liesse," so wissen wir in der That nicht, was er noch mehr verlangt, als was schon Trousseau, Wunderlich u. Thomas dafür angeführt haben und was jedem unbefangenen Beobachter einer Varicellen-Epidemie sofort in die Augen springt.

Die Temperaturverhältnisse, namentlich als differentialdiagnostisches Moment, sind (z. B. bei Peliosis rheum., Erythema nodosum, Scarlatina), ebenso wie die Therapie, hier und da fast etwas zu kurz abgehandelt.

Nebenbei nur wollen wir noch bemerken, dass sich ein sehr verbreiteter orthographischer Fehler auch in dieses Lehrbuch eingeschlichen hat: nämlich die Schreibweise *Hydrosis* statt *Hidrosis* (Hyperhydrosis, Anhydrosis etc.). Das Wort kommt her von ίδρόω, ich schwitze, nicht von ΰδωρ, das Wasser. **Bodo Wenzel.**

62. **Anatomie und operative Behandlung der Gebärmutter- und Scheidenvorfälle;** von Dr. Wilhelm Hüffel, Assistent zu Freiburg i. Br., nebst einem Vorwort von Prof. A. Hegar. Freiburg i. Br. 1873. Wagner'sche Buchh. 51 S. mit 26 lithogr. Abbildungen. (1 Thlr.)

Nachdem Prof. Hegar im *Vorwort* betont hat, dass Hüffel eine Arbeit übernommen habe, die ihm selbst sehr am Herzen gelegen, und dass er selbst bald das Historische des Gegenstandes, besonders das, was Simon Gerechtigkeit wiederfahren lässt, nachzutragen hoffe, berichtet Hüffel über die Methode und die guten Erfolge von Hegar's Operationen bei Gebärmutter- und Scheidenvorfälle. Er sendet einige kurze Betrachtungen über die Art der Vorfälle, ihre gegenseitigen Complicationen und das anatomische Verhalten der beim Vorfalle betheiligten Organe voraus. Die beigegebenen instruktiven Zeichnungen sind theils von eigenen Fällen genommen, theils Froriep's Abbildungen etc. entlehnt, theils schematisch, theils nach der Natur gezeichnet; auch für die Operationsmethode findet sich eine Tafel schematischer Zeichnungen beigefügt.

Absolut Neues führt Vf. in Hegar's Operationsmethode nicht auf, da die *Perine-Auzeuis* oder die modificirte Simon'sche Kolporrhaphia posterior der Simon's sehr nahe steht (vergl. Mittheil. a. d. chir. Klinik d. Rostocker Krankenh. von 1861—1865. II. p. 287 ff.), die *Elytrorrhaphia anterior* Sims' Kolporrhaphia anterior fast übereinstimmt und die *Excisio colli uteri* mit kegelförmiger Schnittfläche bereits von Huguier unter dem Namen der conoiden Amputation ausgeführt ist. In Betreff der ersten Operation unterscheiden sich Simon u. Hegar hauptsächlich in ihren *theoretischen* Anschauungen über die betreffenden Operationen; denn während Simon die herbeigeführte Verengerung des Vaginallumens für das heilende Princip der Vorfall hält, sieht Hegar in der stützenden Säule, die er in der vordern oder hintern Vaginalwand oder in beiden aufführt, das Hinderniss des erneuten Vorfalls. — Die Operationsmethode Hegar's ist jedenfalls ein erheblicher Fortschritt auf dem von Simon, Sims und Huguier angebahnten Weg anzusehen, da die Operationen sehr bequem von den äussern Genitalien ausgeführt werden (was aber Spiegelberg durchaus nicht für alle Fälle billigt); die Ausführung aber hat den Werth, dass sie die verschiedenen hierhergehörigen Operationen bis ins Detail schildert, so dass der Ungeübtere oder der, der sich in den betreffenden Operationen unterrichten will, zahlreiche Winke erhält, die oft, so geringfügig sie scheinen, doch von grosser Wichtigkeit sind.

Was das Material anbelangt, so operirten Hegar und Hüffel 56 Personen und führten hier aus: die Perine-Auzeeis 60 Mal, die Elytrorrhaphia anterior 34 Mal und die Excisio colli uteri 18 Mal. — Die Erfolge waren gut: 42 Pat. wurden durch die 1. Operation geheilt, 3 durch sie bedeutend gebessert, 9 wurden durch die wiederholte Operation gebessert, 1 Person, bei der die Excisio colli uteri mit Erfolg ausgeführt war, starb an Typhus, bevor die beabsichtigte Perine-Auzeeis ausgeführt werden konnte. Nur 1 Pat. starb in Folge der Perine-Auzeeis an Pyämie, nachdem sie kurz zuvor die Elytrorrhaphia anterior und posterior ohne Nachtheile überstanden hatte.

Ueber die *Formen und die äussere Beschaffenheit der Vorfälle* sowie ihre Classificirung bringt Vf. nichts Neues

Das *anatomische Verhalten* der bei dem Vorfalle betheiligten Organe schildert er folgendermaassen: Die *Blase* kann trotz hochgradiger Vorfälle ihre normale Lage vollständig beibehalten, wenn ihre Verbindung mit Uterus und Scheide gelöst ist. Hier führt Vf. auch *die* Fälle auf, in denen sich die Blase über den Uterus gelagert hatte; diese gehören nicht hierher, da die Lage der Blase hier eben nicht mehr die normale, nicht mehr die ursprüngliche ist (Fig. 18 u. 19). Meist verlässt die Blase ihre ursprüngliche Lage theils völlig, theils partiell, indem entweder ihre Verbindung mit Uterus und Scheide erhalten bleibt (häufigster Fall) oder sich nur die mit dem Uterus löst, während die mit der Scheide intakt bleibt; zuweilen reicht die vordere Bauchfellfalte zwischen Blase und Uterus bis zur Spitze des Vorfalles herab (Fig. 11. 17). Ausserdem tritt stets eine hypertrophische Verdickung der Blasenwandungen ein; nur am Scheitel der Blase wurden von v. F r a n q u e Verdünnungen beobachtet. — Das Verhalten der Urethra und der Ureteren ist bekannt. — Die verschiedenen Verhältnisse der vordern Bauchfellfalte erklärt Vf. durch die Entstehungsweise des Prolapsus; fallen Uterus und Blase gleichzeitig und gleich weit vor, so bleibt das Bauchfell in seinem ursprünglichen Verhältniss zu Uterus und Blase, nur wird durch Verlängerung des Uterushalses und Dehnung des Blasendivertikels die Berührungsfläche zwischen dem Uterus und dem von Peritonäum nicht überzogenen Blasentheile vergrössert und der Grund der vordern Bauchfellfalte daher weiter vom äussern Muttermunde entfernt sein als normal. Bei primärem Vorfalle der Blase wird dagegen die Zellgewebsverbindung zwischen ihr und Uterus ausgezogen, so dass der Grund der Bauchfellfalte bald die Höhle des äussern Muttermundes erreicht. Dieser tiefe Stand der vordern Bauchfellfalte kann beibehalten werden, wenn später auch der Uterus noch vorfällt. — Bei primären Uterusvorfällen wird durch den Uterus die Zellgewebsverbindung zwischen ihm und Blase gedehnt und herabgezogen, so dass das Bauchfell dann über den sonst unbekleideten Theil der Blase, den Blasengrund und selbst über die Harnröhre und einen Theil der invertirten vordern Scheidenwand herabgleitet (Fig. 16). [Diese Verhältnisse sind jedenfalls zum allergrössten Theile richtig geschildert. Vf. übergeht es aber, zu bemerken, dass jedenfalls schon von vorn herein in Folge excessiver Bildung die vordere Bauchfellfalte verschieden tief herabreicht. Es geht diess daraus hervor, dass, wie Vf. anführt, Fälle vorkommen, in denen bei vollständig intakter Lage von Uterus und Blase doch das Bauchfell bis tief herab, sogar bis in einen Vorfall der vordern Scheidenwand hinein reichen kann (Fig. 1). Dadurch erklärt sich auch Vfs. Verwunderung, dass F r o r i e p 2 Fälle abbildet, in denen das Bauchfell bis zum vordern Scheidengewölbe herunterreicht, ohne dass ein Vorfall der vordern Scheidenwand oder nur eine Spur von Cystocele vorhanden gewesen wäre (s. p. 20); dass

aber das gegenseitige Verhältniss zwischen Uterus und Blase ein lockeres ist, wenn die vordere Bauchfellfalte länger ist, d. h. tiefer herabreicht, versteht sich von selbst. Ref.]

Das Verhalten des *Mastdarms und der hintern Bauchfellfalte* schildert Vf. folgendermaassen: Die Mastdarmdivertikel (Rectocele oder richtiger Proktocele) sind seltener als die Blasendivertikel (Cystocele); auch Prolapsus ani ist selten. Die hintere Bauchfellfalte kann sich aber in das Lumen des Mastdarms eindrängen und schliesslich in dem prolabirten Mastdarm zum Vorschein kommen (Hernia rectalis); als Inhalt des Bruchsackes wurde 2mal der Fundus uteri angetroffen. — Ist der Uterus primär tief getreten, so wird auch die hintere Bauchfellfalte herabgezogen, so dass auch sie der Höhe des äussern Muttermundes gleich kommt. Tritt nachher das Scheidengewölbe unter dem Muttermund herab, so folgt auch das Bauchfell nach. Da das Septum rectovaginale mit zunehmender Grösse des Vorfalls mehr und mehr an Höhe abnimmt, so wird auch die vordere Mastdarmwand in weiterer Ausdehnung als normal von dem Bauchfelle überzogen. Reicht die hintere Bauchfellfalte nicht bis zum Ansatze des Scheidengewölbes am Uterus herab, so ist der supravaginale Theil des Collum uteri abnorm verlängert, gleichsam aus seiner Bauchfellbekleidung heraus gewachsen. — Wird aber das Bauchfell primär dislocirt, so entsteht eine Verlängerung des Douglas'schen Raumes auch ohne hochgradigen Uterusprolapsus (Hernia vaginalis posterior).

Bei der Schilderung der *Veränderungen des Uterus in Form, Lage, Grösse und Struktur* vermischt Vf. den Uterusvorfall und die Elongatio colli uteri, wenn er sagt (p. 26): „Der supravaginale Theil erleidet beinahe in allen Uterusvorfällen eine deutliche Verlängerung, die meistens auch mit einer gleichzeitigen Verdickung derselben verbunden ist. *Der Körper bleibt dabei manchmal an seiner normalen Stelle;* die Portio vaginalis wird aber in allen Fällen hinausgeschoben etc." Wo der Uteruskörper an seiner Stelle bleibt, ist kein Uterusvorfall zugegen und derartige Fälle sind reine Elongationen des Uterushalses! — Die Portio vaginalis ist entweder isolirt oder doch besonders stark hypertrophirt, sowohl im queren als sagittalen Durchmesser; seltener jedoch kann auch bei länger anstehendem Uterusvorfalle die Portio vaginalis beinahe ganz verschwinden, indem durch den Zug der straffen Scheideninsertion die Schleimhaut des Cervix sich blumenkelchartig nach aussen umstülpt, wodurch der Scheidentheil allmälig atrophirt. Die Ulceration der vorgefallenen Vaginalportion und die Verhärtung der Vaginalschleimhaut sind bekannt. — Die Bemerkungen Vfs. über die *Lage der Anhänge des Uterus, der Becken- und der Baucheingeweide* enthalten nur das Bekannte.

Das *Hauptcapitel* behandelt die 5 von H e g a r bisher angeführten Operationsmethoden. Bei jeder derselben unterscheidet Vf. 3 Akte: Die Bloslegung des Operationsfeldes, die Anfrischung und Glättung der Wunde und schliesslich die Naht.

I. Von der *Perine-Auxesis* unterscheidet Vf. eine *einfache Form* für nicht zu grosse Vorfälle von den complicirteren Verhältnissen. Hegar setzt unter Beistand von 4—5 Assistenten behufs Bloslegung und Spannung des Operationsfeldes eine amerikanische Kugelzange oder ein Häkchen in der Mittellinie der *hintern* Scheidenwand 5—6 Ctmtr. vom Introitus oder 3—4 Ctmtr. unterhalb der Portio vaginalis an und zieht die gesammte Stelle so weit als möglich in den Scheideneingang und gleichzeitig nach vorn und oben gegen den untern Schoossfugenrand. Zwei andere Zangen oder Häkchen werden im Introitus in den seitlichen Portionen der hintern Scheidenwand nahe der Commiss. posterior angesetzt und nach aussen und unten angezogen. So wird *vor* den Genitalien ein Kreisausschnitt angespannt, welcher die Form des auszuschneidenden Lappens darstellt. In den vorgezeichneten Linien werden zuerst mit einem kleinen bauchigen Bistouri die seitlichen Schnitte ausgeführt; man beginnt an der Spitze des Kreisausschnittes; hierauf trennt man dieselbe Spitze von ihrer Unterlage ab, indem man sie mit der Pincette fasst. Ist der oberste Zipfel hinreichend losgetrennt, so kann man ihn mit den Fingern fassen und loszichen. Ist der Lappen zur Hälfte abpräparirt, so führt man den bogenförmigen Schnitt längs der hintern Commissur und präparirt dann den Lappen ganz ab, wobei man zuletzt 1 oder 2 Finger in den Anus einbringt. Das Glätten der Wunde geschieht mit der Cooper'schen Scheere. Zur Naht benutzt Hegar nur halbmondförmig gekrümmte Nadeln von verschiedener Grösse und meist Silber- oder Kupfersilberdraht, nur zur eigentlichen Dammnaht ganz feine Seide. Die Anlegung der Nähte beginnt an der Spitze der Wunde, wobei die Zangen oder Häkchen weniger fest angezogen werden als beim Schnitte. Die Hauptbedingung zur Prima intentio ist ein Umstechen des ganzen Grundes der Wundfläche und das Ein- und Ausstechen an correspondirenden Punkten der seitlichen Schnittlinien. Nach Anlegung von 2—3 tief greifenden Nähten kann man sie mit Hülfe des Drahtschnürers knüpfen. Ist der oberste Theil der Wunde vereinigt, so geht man nur mit abwechselnd tiefen und oberflächlichen Nähten weiter. Bei den mehr an der Basis gelegenen Suturen kann die Nadel zur Anlegung der tiefen Naht meist nicht mehr in einer Tour unter der Wunde hindurchgeführt werden; man sticht nahe der Mitte der Wunde heraus und dicht daneben wieder ein. Die letzten Nähte sind die eigentlichen Dammnähte, die durch die Basis bildenden Wundränder, die nach ihrer Vereinigung die Verlängerung der Dammrhaphe nach vorn darstellen, angelegt werden; sie brauchen minder tief zu sein. Nachdem nun die Scheide durch Irrigationen mit Chlorwasser gereinigt ist, wird die Wunde gar nicht mehr berührt, bis man die Nähte herausnehmen will. Zuerst werden die Dammnähte entfernt (6. bis 8. Tag,

Seidensuturen auch früher); die Scheidensuturen bleiben 12—14, zuweilen 21 T. liegen. Am 3. bis 5. T. Abführung. Complicirtere Verhältnisse werden geschaffen durch grössere Vorfälle mit sehr schlaffer Scheide; hier kann dann das Operationsfeld nicht mit einem Male hervorgezogen und angespannt werden, sondern es muss die Bloslegung in mehreren Etagen nach einander ausgeführt werden.

II. Bei Vorfall beider Scheidenwände wird ausser dieser Operation noch die *Elytrorrhaphia anterior* ausgeführt. Behufs derselben wird die *vordere* Scheidenwand durch 3 Kugelzangen oder doppeltkrallige Häkchen in den Scheideneingang so herabgezogen, dass das Operationsfeld nahezu senkrecht vor dem Operateur steht. Nachdem man die hintere Scheidenwand mit einem breiten Sims'schen Speculum zurückgedrängt hat, packt die eine der Zangen einen der Portio vaginalis bis auf 1—2 Ctmtr. naheliegenden Punkt der Mitte der vordern Scheidenwand und zieht ihn nach abwärts in den Scheideneingang herab. Die zwei andern Zangen werden vorn ca. 1—2 Ctmtr. vom Introitus vaginae in die Scheidenwand eingesetzt und nach den beiden Inguinalgegenden hin angezogen. Hierauf wird ein meist elliptischer Schnitt geführt, dessen hinteres Ende im Scheidengewölbe bis auf 1—2 Ctmtr. von der Portio vaginalis hinaufreicht und dessen vordere Spitze sich 1½—2 Ctmtr. vom Orific. urethrae externum sich findet. Sind die Zirkelschnitte beendigt, so packt man den Lappen an der obern Spitze und trägt ihn wie oben ab. Nach der Glättung der Wundfläche beginnt dann die Naht, worauf die beiden Hälften der erstern genau aneinander passen müssen. Die Nachbehandlung ist wie oben; nur können die Drähte meist schon gegen den 8. bis 10. T. herausgenommen werden. — Bei vorgefallenem Uterus wird die Operation vor den Genitalien ausgeführt und erst nach der Naht die Reposition vorgenommen.

III u. IV. Die *Elytrorrhaphia lateralis duplex* und *posterior* wurden zwar einige Mal ausgeführt, es wurde aber ein ausreichender Erfolg nicht erzielt, so dass eine der beiden übrigen Operationen entweder gleichzeitig oder später noch ausgeführt werden musste.

V. Die *Excisio colli uteri* kann weder durch eine gute Perine-Auxesis, noch durch die beste Elytrorrhaphia anterior umgangen werden, da häufig trotz der gelungenen Operation der Uterus wieder herabtritt, weil eben das Collum zu sehr hypertrophirt ist. Nachdem letzteres auf die gewöhnliche Art blosgelegt ist, fasst der Operateur die vordern Lippen mit einer Museux'schen Zange und zieht dieselben in den Introitus herab; hierauf wird ein zirkelförmiger Schnitt um die Basis der Portio vaginalis herumgeführt, indem man die Schneide eines bauchigen Bistouri oder eines nach der Fläche gebogenen Fistelmessers in der nach unten liegenden Wand des Scheidentheils ansetzt und den Schnitt nahe an der Grenze des Scheidengewölbes über die vordere Wand nach oben zieht. Alsdann wird die hintere Lippe gepackt und der Schnitt über die hintere Wand des Scheidentheils ebenfalls mehr am Ansatze des Scheidengewölbes unter Beachtung der nöthigen Cautelon ausgeführt. Nach Vollendung des Grenzschnittes beginnt die Excision, wobei die tiefer gehenden Schnitte nicht rechtwinklig zum Clavikularende, sondern schief von unten und aussen nach oben und innen geführt werden; so wird ein keil- oder kegelförmiges Stück excidirt, dessen oberer Theil in den supravaginalen Theil des Collum fällt. Die entweder jetzt oder schon nach theilweiser Excision anzulegende Naht bezweckt hauptsächlich die von Sims empfohlene Umsäumung der Schleimhaut des Cervikalkanals und ihrer Vereinigung mit der Schleimhaut des Scheidenansatzes. Man sticht deshalb mit der Nadel in der Mitte der durchstochenen Wand der Portio heraus und sogleich daneben wieder ein, um sie durch die Schleimhaut hindurch zu führen. Bei der Vereinigung legen sich dann der äussere und innere Wundrand sehr gut zusammen. Im Ganzen werden 8—12 Nähte angelegt. Nach der Operation Ausspülen mit Chlorwasser, ruhige Rückenlage, 4 bis 5 T. lang knappe Diät; die Nähte werden am 8. bis 10. T. entfernt. Spiegelberg hält diese Operationsmethode weder für alle Fälle für passend, noch überhaupt für empfehlenswerth, weil durch sie der Stumpf des Collum sich noch weiter vom Scheidenansatz zurückzieht, als er es bei der linearen Abtragung in der Ebene des äussern Schnittes schon thut (Sp.: Die Amputation des Scheidentheiles, Archiv f. Gynäkol. V. 3. 1873).

Nur Hegar's Geschicklichkeit und Sorgfalt ist es zuzuschreiben, dass die Erfolge seiner Operationen, welche Huffell hier mittheilt, so glänzend sind. Zu wünschen ist jedoch, dass die Patientinnen im Auge behalten werden, damit man späterhin erfahren kann, ob der erreichte Nutzen ein lebenslänglicher bleibt, oder wie lange überhaupt er gewährt worden ist.

Kormann.

63. Compendium der physiologischen Optik. Für Mediciner und Physiker bearbeitet von Dr. H. Kaiser, grossh. hess. M.-R. und Kreisarzt zu Dieburg. Wiesbaden 1872. C. W. Kreidel. gr. 8. XVIII u. 368 S. mit 3 lithogr. Taf. u. 112 Holzschn. (2½ Thlr.)

Dieses Buch füllt eine schon längst gefühlte Lücke in der ophthalmologischen Literatur aus, da das bekannte grosse Werk von Holmholtz kaum in die medicinischen Kreise eingedrungen ist und die Handbücher der medicin. Physik diesen Theil nicht mit der nöthigen Ausführlichkeit darstellen können. Ueberdiess ist es von Vortheil für die ophthalmologischen Schriftsteller, auf ein solches Werk verweisen zu können, welches auch die augenärztlichen Handbücher zweckmässig von dem physiologischen Zubehör entlasten kann. Es zerfällt naturgemäss in 2 ungleich grosse Abschnitte. Der erste (S. 1—132) handelt von dem Sehwerkzeuge, also von dem Gange

der Lichtstrahlen, der Messung der brechenden Flächen, von der Accommodation, von der Abweichung des Auges von dem idealen Schema und von den optischen Fehlern desselben. Der zweite Abschnitt handelt von dem Lichte und den Farben, von der Netzhaut, den Gesichtswahrnehmungen, den Augenbewegungen, vom Sehmodus überhaupt und schliesst mit den Theorien der Projektion und der Stereoskopie.

Vf. hat sein Buch sowohl für Mediciner als für Physiker bestimmt und diese Absicht dadurch zu erreichen gesucht, dass er die Resultate der Forschungen gesondert dargestellt und jedem einzelnen Capitel als „Corollarium" die mathematische Begründung beigefügt hat. Selbstverständlich setzt letztere eine genaue Kenntniss der analytischen Geometrie und der höheren Rechnungen voraus, wiewohl sich Vf. bestrebt hat, soweit es möglich, auch die einfachere, elementare Entwicklung zu geben.

Die Ausstattung der Schrift ist untadelhaft; ein sehr ausführliches Register ist besonders hervorzuheben.

Geissler.

64. Jahresbericht über die Verwaltung des Medicinalwesens, die Krankenanstalten und die öffentlichen Gesundheitsverhältnisse der Stadt Frankfurt a. M.; herausgegeben von dem Ärztlichen Verein. Jahrg. XIV. 1870: IV u. 314 S. XV. 1871: IV u. 281 S. XVI. 1872: IV u. 263 S. Frankfurt a. M. 1871 bis 1873. J. D. Sauerländers Verlag. gr. 8.

Die äussere Anordnung der vorliegenden Jahresberichte[1]) ist dieselbe, wie die der früher erschienenen. Eröffnet werden sie gleichmässig in ihrem 1. Theile durch die sorgfältigst ausgearbeiteten Beiträge zur Topographie der Stadt Frankfurt a. M. von Dr. Alexander Spiess, die die meteorolog. Verhältnisse und Stand u. Bewegung der Bevölkerung in den betreffenden Jahren betreffen. Ein genaueres Studium der Abschnitte über die meteorolog. Verhältnisse, namentlich der in ihnen enthaltenen Tabellen u. ein Vergleich derselben mit den entsprechenden Zahlen selbst solcher Orte, die sich als klimatische Kurorte eines grossen Rufes erfreuen, zeugt für die bekannten günstigen klimatischen Verhältnisse von Frankfurt a. M. Wenn trotzdem die Frankfurt a. M. früher stets auszeichnende niedere Mortalitätsziffer von 18 bis 19 per Mille seit einer Reihe von Jahren nicht mehr erreicht wird (sie betrug i. J. 1872 20.9%), so hat bereits der Jahresbericht vom J. 1867 bewiesen und beweisen es die vorliegenden Berichte wiederum: „dass die Mortalitätsziffer eines Ortes viel zu sehr von der Zusammensetzung der Bevölkerung beeinflusst wird, als dass sie für eine Scala des Gesundheitszustandes des Orts gelten könnte", — ein Satz, gegen

---

[1]) Für deren Uebersendung ich dem geehrten Vereine den verbindlichsten Dank ausspreche. Wr.

den, so wahr er auch ist, dennoch wissentlich und
unwissentlich tagtäglich gesündigt wird.

Der 2. *Theil* der Jahresberichte giebt die *ärztlichen Berichte* für die betreffenden Jahre, und zwar
zunächst die *Uebersicht der vorgekommenen Todesfälle* nach Ursache und Zeit des Todes, nach Alter
und Geschlecht der Verstorbenen aus den amtlichen
Todesscheinen zusammengestellt von Dr. A l e x a n -
d e r S p i e s s, mit entsprechender Berücksichtigung
der Todesfälle in den Kriegslazarethen der J. 1870
und 1871. Ein Anhang zum Berichte vom J. 1872
giebt das Schema des ärztlichen Theiles der von den
Aerzten auszufüllenden Todesscheine für die Stadt
Frankfurt a. M., aus welchen wir die behufs ihrer
wissenschaftlichen und statistischen Benutzung „in
möglichst genauer Zuverlässigkeit und Ausführlichkeit" auszufüllenden Rubriken über Todesart und
Todesursache, sowie über die Wohnungsverhältnisse
(Sind Wohn- und Schlafräume der Familie getrennt?
ungetrennt? Aus wieviel Zimmern besteht die Wohnung? Wie viele Personen incl. des Gestorbenen
bewohnen die Wohnung?) als beachtenswerth hor-
vorheben.

Den ebenfalls von Dr. A l e x a n d e r S p i e s s
erstatteten Berichten über den *Gesundheitszustand
der einzelnen Jahre* entnehmen wir in Betreff der
Kindersterblichkeit, dass eine Zusammenstellung der
Zahl der Todesfälle im 1. Jahre mit der Zahl der
Geburten, sowie mit der Zahl der Lebenden im
1. Jahre im Berichte vom J. 1872 ergiebt, *dass im
Allgemeinen in Frankfurt eine bedeutende Zunahme der Kindersterblichkeit nicht stattha*t und
dass speciell gegen das Vorjahr das J. 1872 wesentlich günstigere Verhältnisse zeigt. Ein wesentlicher
Einfluss der Kriegslazarethe und ihrer *Typhus-
kranken* auf die Civilbevölkerung in den JJ. 1870
und 1871 liess sich nicht constatiren. Nur in den
Herbstmonaten das J. 1870 liess sich die Ursache
einer Anzahl Typhusfälle direkt auf die Lazarethe
zurückführen (namentlich bei einigen Wärtern und
Wärterinnen), aber trotzdem blieb die Gesammtzahl
der Typhustodesfälle noch etwas unter dem Mittel
und brachte selbst in die in den letzten Jahren in
Frankfurt a. M. bemerkbare Abnahme des Typhus
kaum eine Steigerung. Ueber eine localisirte *Typhusepidemie* in Bockenheim im August 1872 berichtet
Dr. J a c o b i jun., dem dabei der Typhuskeim dem
verunreinigten Boden entsprungen zu sein, das verdorbene Trinkwasser dagegen die Rolle eines die
Disposition zur Erkrankung steigernden, bez. deren
Ausbruch fördernden Momentes gespielt zu haben
scheint. — In dem Jahresberichte von 1871 finden
sich als dankenswerthe Beigaben noch ein Bericht
von Dr. E. M a r c u s über die *Wirksamkeit der Institute für Krankenpflege* in dem genannten Jahre,
ein Bericht von Dr. V ö m e l über die Wirksamkeit
des auf Anregung des Frankfurter Gesundheitsraths
während der Blatternepidemie vom königl. Polizei-
präsidium ins Leben gerufenen *Impfinstituts*, in
welchem vaccinirt wurden 58 Kinder, revaccinirt

1081 Personen, endlich ein auf Grund sorgfältiger
Untersuchung der Augen der Schüler des Frankfurter
Gymnasiums von Dr. G. K r ü g e r gegebener *Beitrag zur Entwicklungsgeschichte der Kurzsichtigkeit*.

Unter den *Leistungen der Hospitäler und dahin gehörigen Anstalten* steht wie früher der Bericht
des *Hospitals zum heiligen Geist* obenan, für die
JJ. 1870 und 1871 noch in seinem allgemeinen
Theile und für die medicin. Abtheilung erstattet von
Dr. G e o r g V a r r e n t r a p p, der in früheren
Jahresberichten die Früchte einer langjährigen hospi-
talärztlichen Thätigkeit dem ärztl. Publikum mitgetheilt, mit dem J. 1872 aber die Leitung seiner medicin. Abtheilung, und damit auch die Berichterstattung über dieselbe, an Dr. W i e s n e r übertragen
hat, während der früher unter Dr. F a b r i c i u s res.
stehende chirurg. Abtheilung von Dr. H a r b o r d t
übernommen wurde. Letzterer hält in dem Special-
berichte vom J. 1871 der Ruhe, als erstem und
wichtigstem Heilmittel in der Chirurgie, und zwar in
der Form sowohl der Ruhe des ganzen Körpers in
Bette, als der Lagerung und Ruhigstellung einzelner
Theile, und der Reinlichkeit, als zweitwichtigstem
Hülfsmittel der chirurg. Behandlung, eine warme
Lobrede. Als Hülfsmittel für die Reinlichkeit, nicht
als Waffen gegen Pilze und Keime, erscheint ihm
auch der Gebrauch der *Desinfektion*: Carbolsäure
in wässriger oder öliger Lösung, und Chlorwasser,
welches sich in Fällen, wo es sich um grössere
jauchige, mit reichlicher Gewebsnekrose einher-
gehende Wunden handelt, besser bewährte als die
Carbolsäure. In therapeut. Beziehung sei noch hervorgehoben der Gebrauch des *Chloralhydrat* in
grossen Dosen (bis zu 10, 15 und mehr Grmm. in
Zeit von 1—2 Tagen) bei *Säuferdelirium*, wo es
sich schliesslich durch Herbeiführung vollständiger
und definitiver Heilung stets bewährte, u. die günstige
Wirkung des *Liq. ferri sesquichlor.* gegen Wund-
gangrän, welche mehr das patholog.-anatom. Bild
berücksichtigende Bezeichnung Dr. H a r b o r d t
dem in Ätiolog. Beziehung so verfänglichen Namen
„Hospitalbrand" vorzieht. Uebersichten der Krankheitsfälle auf der medicin. und der chirurg. Abtheilung und Uebersichten der vollzogenen Operationen
reihen sich den Specialberichten an.

Die Uebersichten über die auf der medicin. und
chirurg. Abtheilung des Dr. *Senckenbergischen
Bürgerhospitals* behandelten Kranken u. a, w. geben
Dr. J e a n S c h m i d t und Dr. P a s s a v a n t; über
das Dr. *Christ'sche Kinderhospital* berichtet Dr.
C a r l L o r e y unter Aufführung zahlreicher Krankengeschichten und ausführlicher Sektionsbefunde.
Seinen therapeut. Angaben sei entnommen, dass er
bei *Pleuritis* der Kinder die *Thorakocentese*, in
Erwägung des ungünstigen Ausganges fast aller
Fälle, nur in absolut hoffnungslosen Zuständen für
angezeigt erachtet, in welchen durch die Operation
die quälende Athemnoth vorübergehend gemildert
werden kann. Bei *Tussis convulsiva* wurde die

Chloralbehandlung eingeschlagen. Zur Behandlung des *Typhus* bemerkt der Bericht vom J. 1871: „Wenn auch der Typhus im Kindesalter viel seltner, als bei Erwachsenen bedrohliche Erscheinungen mit sich bringt und in vielen Fällen eine vollkommen exspektative Behandlung erträgt wird, so dürfte es doch bei der überaus günstigen Wirkung der Bäder und der Leichtigkeit ihrer Verabreichung, sich empfehlen, dieselben stets von Anfang an zu verordnen, da durch dieselben nicht nur eine momentane Herabsetzung der Temperatur, sondern auch oft eine Abkürzung des Fieberstadium sich wird erzielen lassen." Der Bericht vom J. 1872 gedenkt zweier Fälle, bei einem 13jähr. Knaben und einem 12jähr. Mädchen, wo neben den Bädern durch starke Chiningaben (0.5 Grmm. pro die) stets ein mehrstündiger Abfall der Temperatur bis zu 2° C. erzielt wurde. Bei Behandlung der *Rhachitis* bewährte sich eine Combination von Chinin. tannic. c. Calcaria phosph. statt des früher verordneten, leicht Diarrhöe hervorrufenden Pulvers aus Ferr. lactic. c. Magnes. carb. et Calcaria phosph. Gegen die rhachitische Verkrümmung des Brustkorbs glaubt Dr. L o r e y entschiedenen Nutzen von consequent durchgeführter Lagerung auf dem Rücken gesehen zu haben. Ihre Entstehung aber glaubt er (Bericht vom J. 1872) erklären zu können durch die von ihm bei Untersuchung der Brustwandung an Rhachitis verstorbener Kinder ausser der Auftreibung am sternalen Ende, der sogen. Perlschnur, gefundene gleiche Verdickung am vertebralen Ende der Rippen, mit deren Zunahme, bei der geringen Höhe der Wirbelkörper in den ersten beiden Lebensjahren, die Beweglichkeit der Rippen in hohem Grade vermindert, selbst, wenn die Knoten der einzelnen Rippen sich nahezu berühren, beinahe unmöglich gemacht wird.

„Die Rippenknochen werden bei der Rhachitis nicht erweicht, sie können nicht nachgeben, sondern halten wie Zangen die seitlichen Flächen der untern Lungenlappen umklammert. Nun muss aber bei der Inspiration eine Ausdehnung der Lungen Platz finden, und wird sich diese den günstigsten Angriffspunkt suchen, also die nachgiebige Verbindung zwischen Rippenknochen und Rippenknorpel. An dieser Stelle bildet sich allmälig ein nach aussen offner Winkel, indem das Brustbein und der mit letzterem in fast derselben frontalen Ebene bleibende Rippenknorpel bei jeder Inspiration sich auch so bewegen, während die Rippenknochen wenig oder gar nicht durch den Respirationsakt ihre Stellung verändern. Die inspiratorische Einziehung wird um so ausgesprochener sein, in je früherem Alter und je intensiver ein Kind von Rhachitis befallen wird, während bei ältern Kindern die beträchtlichere Höhe der Wirbelkörper eine Anschwellung der Rippenenden weniger hemmend für die Beweglichkeit der Rippen werden lässt. Auf diese Weise würde sich auch ungezwungen die oft beobachtete Thatsache erklären, dass die Einziehung der Brustwand schwindet, sobald das Kind die Rhachitis übersteht, indem dann die Auftreibung zurückgeht oder wenigstens in Folge des allgemeinen Körperwachsthums aufhört, ein Hemmschuh für die Bewegung der Rippen zu sein."

Den Angaben über Zahl der Aufgenommenen u. s. w. in der Dr. *Christ'schen* und *v. Mühlen'schen Entbindungsanstalt* von Dr. C a r l L o r e y und in dem *städtischen Entbindungshause* von

Physikus Dr. C r a i l s h e i m , folgen die ausführlichen Berichte Dr. A l e x. K n o b l a u c h 's über das zweitgrösste Frankfurter Krankenhaus, das *Rochushospital*, im J. 1872 nach den Angaben des Hospitalarztes zusammengestellt von Dr. J. d e B a r y. Nur der Bericht vom J. 1870, wie erwähnt von Dr. Knoblauch selbst verfasst, enthält, analog dem in frühern Jahresberichten Mitgetheilten und entsprechend der Bestimmung des Rochushospitals als Krankenhaus für *Syphilitische* und *Blatternkranke*, überaus werthvolle Mittheilungen hospitalärztlicher Erfahrungen namentlich in Bezug auf diese beiden Krankheiten. In Bezug auf Therapie entnehmen wir ihnen zunächst die Empfehlung des Einlegens von *Glycerintanninstäbchen bei Tripper*, auf Grund günstiger Erfahrungen Dr. Knoblauch's in der Privatpraxis, obschon das Verfahren in 2 Fällen im Hospital negatives Resultat ergab. Die schon in früheren Berichten zur Sprache gebrachte Wahrnehmung, dass die Fortleitung des schankrösen Giftes in den zunächst gelegenen *Lymphdrüsen* eine Entzündung und Eiterung zu Stande bringt, welche, statt zum Durchbruch zu kommen, allmälig *wieder zur Resorption* gelangt und von dem gesundheitsgemässen Zustande der Theile gefolgt ist, wurde auch im J. 1870 in 4 Fällen (bei 2 M. und 2 W.) bestätigt, wobei ausdrücklich bemerkt wird, dass es sich nicht um sympathische, sondern um essentielle virulente Bubonen handelte. In dem Falle eines rechtsseitigen Bubo, der schon in den ersten Wochen des Hospitalaufenthalts des Kranken eine frische lebendige Beschaffenheit der Wunde vermissen liess und am 67. Tage die Symptome eines rapid verlaufenden Phagedaenismus zeigte, den weder durch innere Mittel, noch durch die verschiedenen Verbandweisen, auch nicht durch Carbolsäure und Cauterium actuale Schranken gesetzt werden konnten, gelang es erst der continuirlichen Anwendung der Eisblase, dem fressenden Charakter der Wunde zu begrenzen und der Granulationsbildung zuzuführen. Am 170. Tage des Hospitalaufenthalts des Kranken traten aber bei ihm die Blattern unter der Form der Variola vera haemorrhagica auf, die den Kranken in Lebensgefahr brachten; der Bubo ward brandig und faul, blutete oft und erheblich, entsprechend den Hämorrhagien und Vibices des Hautleidens, so dass sich erst mit dem Beginn von Chlorvollbädern, anfangs 2mal täglich von saurer Dauer, später täglich 1mal und länger, der Zustand zum Bessern und schliesslich zu einem glücklichen Ausgange lenkte. Was die Behandlung des *indurirt syphilit. Geschwürs* (des syphilit. Primäreffekts) betrifft, so huldigt Dr. K n o b l a u c h dem Grundsatze, dasselbe im *Allgemeinen blos lokal zu behandeln*. Dürfte schon hiergegen sich vielfach Opposition erheben, die ein solches Verfahren als äusserst bedenklich erachtet, so möchte das noch mehr der Fall sein, wenn auch der sekundäre Schanker, bei dem im Allgemeinen eine Merkurialkur zur Anwendung kam, bei 4 Weibern einer blos lokalen Behandlung unterzogen wurde, „einmal, bemerkt Dr. K., weil wegen der Unfolgsamkeit und Rohheit fraglicher Kranken eine Quecksilberkur voraussichtlich doch von keinem Erfolge begleitet gewesen wäre, und dann, weil ich zufolge ihres gewerblichen Betriebs als Prostituirte das Leiden gewissermaassen für ein habituelles betrachtete, das nur bei einem radikal geänderten Lebenswandel Aussicht auf gründliche Tilgung eröffnet hätte."

Die weitaus interessantesten Mittheilungen sind die über *Blattern*, die *in den JJ.* 1870 u. 1871 in einer Weise *epidemisch* auftraten, wie diess nach den Berichten des Rochushospitals in Frankfurt a. M. noch nicht vorgekommen war, trotzdem dass, wie aus den frühern Mittheilungen über die Thätigkeit des Arztl. Vereins erhellt, der indirekte Impfzwang in strenger Weise zur Ausführung kam, da für den Schulbesuch, den Diensteintritt, die Eheschliessung ein Impfzeugniss verlangt wurde. Nach dem vom Dr. Knoblauch Mitgetheilten muss es fast scheinen, — was allerdings schwer glaublich ist — dass es in Frankfurt a. M. *Aerzte* gegeben habe, die an dem Nutzen der Revaccination, bez. ihrer Nothwendigkeit zweifeln konnten; traurig, wenn sie erst durch die Epidemie und ihren Verlauf eines Bessern belehrt werden mussten. Es wurden *im J.* 1870 aus dem Hospital entlassen 203 Blatternkranke (115 M., 88 W.), welche eine Gesammtverpflegzeit von 3236, und eine mittlere von 15.8 Tagen brauchten. Geheilt wurden von ihnen 181 (103 M., 78 W.) = 89.2%; ungeheilt blieb 1 Mann und gestorben sind 21 (11 M., 10 W.) = 10.4%. Die Epidemie stieg rasch im Monat März, erreichte ihren Höhepunkt im Mai, fiel von da bis zum Septbr. wieder rasch ab und würde sicherlich ihr Ende erreicht haben, wenn nicht zu dieser Zeit die vielfachen Militärtransporte und namentlich die Evacuationen Gefangener aus Frankreich ihre Wiederzunahme bedingt hätten, wozu weiter als fördernd noch hinzukamen das ungerechtfertigt lange Zurückhalten von Blatternkranken in ihren Wohnungen seitens vieler Aerzte behufs Sicherstellung einer präcisen Diagnose, andererseits auch das völlige Belassen derselben in ihren nicht abgesperrten Privatlokalitäten bei verhältnissmässig unbedeutender und nichtssagender Erkrankung, endlich das Unterlassen der Revaccination. Die meisten Todesfälle kamen im Decbr. vor, dann zunächst im April u. Juni. Gleichlautend mit allen frühern Beobachtungen fielen die meisten Erkrankungen in die Zeit zwischen dem 20. und 29. Jahre, ihr am nächsten kam die Periode der 30er Jahre und nahm von da an die Empfänglichkeit für das Contagium wieder ab; in dem Zeitraum von 1—14 Jahren verschwand sie völlig. Es erstreckte somit die im kindlichen Alter vorgenommene *erste* Impfung ihre schützende Kraft bis zu und etwas über die Pubertätsentwicklung hinaus, was weiter bestätigt wird durch die geringe Zahl von Blatternfällen vom 1.—19. Lebensjahre. Während die Empfänglichkeit für Blatternansteckung in den ersten

Lebenswochen und im Greisenalter auf ein Minimum herabsinkt, steigert sich dagegen die Gefährlichkeit der Krankheit und die mit ihr Hand in Hand gehende Sterblichkeit für diese Lebensalter wesentlich; da *ungeimpfte Säugling und nicht revaccinirte Greise büssen bei Blatternerkrankungen ungleich häufiger ihr Leben ein, als der selbst nicht wieder geimpfte Jüngling und Mann.* Nach Entwicklungs- und Verlaufsweise unterscheidet Dr. Knoblauch, wie in frühern Berichten, die *regelrecht verlaufende Variola vera und die Variola abortiva;* letztere eine ungefährliche Krankheit, bei der Sterbefälle nie vorkommen.

Die V. vera trennt er in V. v. *gravis*, bei welcher das ganze Krankheitsbild die Zeichen eines ernsten und tiefen Leidens an sich trägt, und V. v. *mitis*, welche in Gegentheile das Gepräge einer ruhig sich entwickelnden Krankheit zeigt. Von V. v. *gravis* waren 28 Erkrankte befallen (17 M., 11 W.), welche einer Gesammtverpflegzeit von 367 Tagen bedurften. Es genasen 10 (6 M., 4 W.) — 35.8%, starben 18 (11 M., 7 W.) — 64.2%. Zwei unter 1 J. alte Blatternkranke betrafen eines 8 W. alten und einen 1/2 J. alten ungeimpften Knaben; der älteste Individuum war eine 69jähr. Magd. Was die Impfnarben anlangt, so fanden sich unter den Geblatterten 7 (5 M., 2 W.) vor, welche gute Narben, 19 (10 M. 9 W.), welche verwachsene Vaccinenarben, u. die beiden ungeimpften Knaben, welche keine aufzuweisen hatten.

Als feststehenden Erfahrungssatz spricht es dabei Dr. Knoblauch aus, „dass *die von der ersten in der Kindheit vorgenommenen Impfung herrührenden Narben, mögen sie sich in spätern Lebensaltern noch in deutlicher nachweisbarer oder charakteristischer Form zu erkennen geben, oder mögen sie vernarbt oder völlig unkenntlich sein, weder die Sicherheit eines Nichtbefallenwerdens von der Menschenblattern, noch die Gewissheit eines milderen und gutartigen Verlaufs der Krankheit beim Ausbruche derselben abgeben."* Bei den schönsten Narben traten schwere Erkrankungen und tödtlicher Ausgang ein, während die schlechtesten und verwachsensten Impfnarben mit der Abortivform der Blattern einhergingen. Die meisten schweren Erkrankungsfälle hatte der Mai, April und December die meisten Todesfälle aufzuweisen. Bei delirirenden, resp. tobenden Kranken zeigte sich einzig und allein Morphium in grossen Dosen oder kalte Begiessungen im warmen Vollbade, mitunter beide zugleich, wirksam. Um die Eiterresorption vorzubeugen, schienen in einzelnen Fällen frühzeitig gereichte grössere Chinindosen sich wirksam zu erweisen. während die Phenylsäure sich vollkommen unwirksam zeigte. [Ref. glaubt in solchen Fällen von der öfteren Darreichung grösserer Dosen von Alkohol in der Form seines Weins besten Erfolg gesehen zu haben.] Besonders häufig traten in der Epidemie ein sehr reichlicher, wässrig-opaliner, durch transsudirten Blutfarbstoff röthlich gefärbter Auswurf und ungewöhnlich starker Ptyalismus auf, beide Erscheinungen mitunter sehr intensiv u. daher sehr belästigend auftretend und beide ihr Zustandekommen dem ausserordentlich zahlreichen und weit verbreiteten Auftreten kräftig entwickelter Pocken auf der

Schleimhaut des Mundes, der Zunge, des Rachens u. des Respirationstraktus verdankend. Dabei war das Schlingen sehr erschwert, zeitweise unmöglich, und sehr quälender Husten mit Heiserkeit, oft völlige Stimmlosigkeit vorhanden. Kali chloric. als Gurgelwasser gewährte geringe Erleichterung bei dem Ptyalismus und sein innerlicher Gebrauch bei dem Husten und Auswurfe.

An Variola vera *mitis* litten 63 Individuen (28 M., 35 W.), die eine Gesammtverpflegzeit von 1216 Tagen brauchten; 60 von ihnen (28 M., 32 W.) = 95.2% u. 3 von ihnen (3 W.) starben = 4.7%. Die Altersperiode der zwanziger Jahre hatte die meisten Blatternfälle anfzuwehren. Das jüngste Individuum war ein 2 Monate alter Knabe, das älteste eine 66jähr. Frau. 20 Erkrankte (7 M., 13 W.) hatten gute, d. h. von der Kindheit abstammende Narben; 55 (19 M., 19 W.) schlechte, kaum merkbare Narben, 5 (2 M., 3 W.), und zwar Kinder im Alter von 2, 3, 7 und 8 Mon. waren ungeimpft. Der Mai zeigte auch hier die meisten Erkrankungsfälle.

Einer der Fälle, die ungeimpfte Kinder betrafen, gab die unumstössliche Gewissheit, dass *Varicella* und *Variola* zwei getrennte und nicht eine und dieselbe Krankheit sind.

„Es war uns nämlich, sagt Dr. K., am 24. März ein 7 Mon. altes ungeimpftes Mädchen, angeblich an *Menschenblattern* leidend, überbracht worden, welches die Nacht im Pockenhause zuzubringen gezwungen war und sich bei der folgenden Morgenvisite als *varicellenkrank* unzweifelhaft präsentirte. Seine Entfernung aus der ihm verderblich Lokalität wurde sofort angeordnet. Am 6. April wurde uns dasselbe Kind wiedergeführt mit dem ersten Auftreten der Variolaflecken und Knötchen im Gesicht, nachdem es am 3. April, also nach einem 10tägigen Incubationsstadium, zu kränkeln begonnen hatte. Jetzt entwickelte sich eine regelrecht verlaufende Variola vera mitis, welche sich unmittelbar auf die letzten Spuren der oben abgelaufenen Varicella aufpfropfte. Das Kind war vom 24. auf den 25. März bei bestehender Varicella vom Pockencontagium ergriffen und letzteres bei ihm zur weiteren Reifung angebildet worden.“

Auch bei V. v. mitis trat öfter lästige und quälende, oft mehrere Pfunde täglich betragende Salivation ein, die sich nicht selten über das Stadium der Desiccation fortschleppte und nicht unwesentlich zu der schweren u. langsamen Erholung der Kranken beitrug. Für die drei Todesfälle bot auch die Sektion keinen genügenden Erklärungsgrund.

An Variola *abortiva* erkrankten 112 Kr. (70 M., 42 W.), welche zu ihrer Heilung 1853 Tage bedurften. 111 von ihnen genasen (69 M., 42 W.) = 99.1%, ein Mann entsprang ungeheilt. Auch hier kamen die meisten Erkrankungen auf das Alter zwischen 20 und 29 J. Das ungste ergriffene Individuum war ein 8jähr. Knabe, das älteste ein 82jähr. W. Gute Impfnarben zeigten 60 Kr. 41 M., 19 W.), schlechte 52 Kr. (29 M., 23 W.). Auch hier zeigte der Mai die meisten Erkrankungen.

Als charakteristisch für die V. abortiva führt Dr. K. das sich immer gleichbleibende 3tägige Prodromalstadium u. das Eruptionsstadium an, in welchem das Exanthem zuerst im Gesicht erscheint, sich zur Vesikel, nicht aber zur Pustel ausbildet und durch Desiccation heilt. — Was im Allgemeinen die Ansteckungsfähigkeit der Blattern betrifft, so spricht sich der Bericht vom Jahre 1870, gestützt auf Erfahrungen in diesem und dem nächstfolgenden Jahre,

dahin aus, dass durch gesunde und gesund bleibende Personen, welche mit Pockenkranken umgegangen sind, auf andere gesunde, mit der Mittelsperson im Verkehr tretende Individuen der Ansteckungsstoff übergeführt werden könne.

„Den sprechendsten Beweis hierfür lieferten die beiden auf der syphilitischen Abtheilung des gesonderten Haupthauses gelegen habenden Kranken, denen sich im J. 1871 noch 5 weitere Fälle unter genau denselben Verhältnissen anreihten. Hier waren entweder die die Pockenkranken transportirenden Wärter, welche die Syphilitischen pflegten, oder, was mir wahrscheinlicher dünkt, meine Person, welche als Arzt beide Stationen, wenn auch mit den nöthigen Vorsichtsmaasregeln, gleichzeitig zu versehen hatte, der vermittelnde Faktor des übertragenen Krankheitsgiftes.“ Ref. scheint, dass Erfahrungen, wie sie hier vorliegen und auch anderwärts gemacht sind, auf das eindringlichste, wenigstens für grössere Städte, die Errichtung besonderer Blatternspitäler von andern Hospitälern durchaus unabhängigen, ärztlichen Personen befürworten müssten. — Was die Zeitperiode der Krankheit anlangt, während welcher sie ansteckt, oder während welcher ihre Ansteckungskraft am intensivsten ist, so wurde früher bereits durch eine zweifellose Thatsache in dem Jahresberichte von 1868 die Ansteckungsfähigkeit während der Incubationsperiode bewiesen; in dem Berichte v. J. 1870 wurde durch einen ausführlich mitgetheilten Fall die Ansteckung während des Prodromalstadium erläutert. Dass für Floritions- und Suppurationsstadium die Ansteckungsfähigkeit ausser Zweifel steht, ist bekannt, für letzteres aber und den ersten Anfang des Desiccation dürfte sie am höchsten sein, weshalb auch, speciell im Hinblick auf die Desiccationsperiode, schon der Bericht vom J. 1865 befürwortete, keinen Geblatterten dem öffentlichen Verkehre zu übergeben, bei dem nicht alle Schorfe der überstandenen Krankheit völlig entfernt sind. — Was die *Impfung* betrifft, so bestätigt die Thatsache, dass mit Ausnahme der 7 ungeimpften Säuglinge sämmtliche im Rochushospitale behandelten Blatternkranken nur einmal, und zwar in der Kindheit, geimpft waren, den Erfahrungssatz, dass eine einmalige Impfung für die Lebensdauer die geimpften Individuum *keinen* Schutz gegen Blatternansteckung gewährt, sondern höchstens bis zu einem gewissen Lebensalter vor der Contagion bewahrt, dass also die Impfung 1, auch 2 Mal wiederholt werden muss. „Es giebt nur ein absolutes Schutzmittel gegen das Befallenwerden der Menschenpocken, u. das ist die richtig gehandhabte Vaccination u. Revaccination, letztere ein oder zwei Male in bestimmten Zwischenräumen wiederholt.“ Diesen Satz Dr. K's. eignet sich auch der ärztliche Verein zu Frankfurt a. M. nach dem Berichte vom J. 1871 als Glaubenssatz an. Was das gewöhnliche Nichtangehen der Revaccination betrifft, so findet Dr. Knoblauch den Grund davon in dem meist

40

lich überwiegenden Mehrzahl der Fälle in einem Fehler der operativen Technik oder einer schlechten Beschaffenheit des Impfstoffes. Möge übrigens nach erfolgter Revaccination die Impfpocke ihren regelrechten oder einen praecipitirten Verlauf nehmen, so dürfe ihr doch weder in dem einen noch in dem andern Falle die Schutzkraft gegen die Menschenpocke abgesprochen werden, was aber in ganz entschiedener Weise geschehen müsse, wenn die Revaccination nicht angegangen sei. In Betreff der Frage, ob auch die Lymphe von revaccinirten Erwachsenen zum Ab - und Weiterimpfen verwendet werden könne, so bejaht dieselbe Dr. Knoblauch.

„Sobald die Impfpocke ihren regelmässigen, an bestimmte Stadien gebundenen Verlauf, wie im sam 1. Male geimpften kindlichen Organismus, derart durchgemacht hat, dass zwischen dem 7. und 8. Tage der Impfung eine mit *klarem Serum* gefüllte, von einem kaum linienbreiten Rande umgebena geröthete Vesikel sich zeigt, welche, angestochen, eine *durchsichtige blutfreie* Lymphe zu Tage treten lässt. Diese, aber auch nur diese Fälle halte ich zum Ab- und Weiterimpfen für vollkommen tauglich und das von ihnen gelieferte Produkt in seiner Wirksamkeit und Schutzkraft für eben so sicher, als die Lymphe von zum 1. Male vaccinirten Kindern. Freilich sind diese Fälle selten. Auch den Glauben an die Gefahr der Uebertragung von Krankheiten auf Gesunde theile ich nicht, sobald die eben festgesetzten Bedingungen beim Ab- und Weiterimpfen Erwachsener *strengstens* eingehalten werden. Die helle, durchsichtige, *von Blut freie* Vaccinalymphe von Kindern und Erwachsenen birgt keine Krankheitskeime.

Letzterer Satz, sowie der, dass man von Erwachsenen, wenn die Impfung regelmässig wie bei einem Kinde verlaufe, ohne Anstand und mit gutem Erfolge abimpfen könne, und dass der Nichterfolg der Revaccination meist in Fehlern der operativen Technik oder schlechter Beschaffenheit des Impfstoffs liege, fanden im Schoosse des Aerztl. Vereines mehrfachen Widerspruch.

Den Schluss des Berichts vom J. 1870 bilden 2 Tabellen, deren 1. die Quelle nachweist, aus der die einzelnen Blatternfälle in das Hospital geliefert wurden, die 2. eine Uebersicht sämmtlicher Blatternfälle giebt nach ihrer Erkrankungsform, dem Alter und Geschlecht der Erkrankten, dem Narbenvorhältnisse derselben und dem Krankheitsausgange. Schliesslich spricht Dr. Knoblauch den Wunsch aus, dass die massgebenden Behörden dem Rochushospital die verdiente Würdigung durch einen vollständigen Neubau zu Theil werden lassen möchte. Die Nothwendigkeit der Realisirung dieses Wunsches scheint auch aus dem in dem Bericht öfter erwähnten Entspringen von Kranken hervorzugehen.

Im J. 1871 wurden im Rochushospitale an Blattern behandelt 807 Kr. (476 M., 331 W.) mit einer mittleren Verpflegszeit von 17.01 Tagen, von denen geheilt wurden 699 (421 M., 278 W.), starben 108 (55 M., 53 W.) — 13.4%. Im letzten Drittheile des J. 1871 erlöschende Epidemie führte somit dem Hospitale im Ganzen 1058 Blatterkranke zu, von denen 860 (584 M., 356 W.) geheilt wurden, 129 (66 M., 63 W.) starben. Den im Hospitale behandelten Kranken gesellen sich noch 54 in Privatpflege Behandelte zu, so dass — ungerechnet die verheimlichten Fälle — der Totalkrankenstand an Blattern während der Epidemie sich für Frankfurt und die nächstliegenden Ortschaften auf 1112 Köpfe beziffert. Von den 807 Kr. des J. 1871 wurden behandelt an V. v. gravis 132 (78 M., 54 W.) mit 97 (53 M., 44 W.) Todesfällen — 73.4% und mit 35 Heilungsfällen (25 M., 10 W.); an V. v. mitis 218 (111 M., 107 W.) mit 10 (2 M., 8 W.) Todesfällen

— 4.5% und 208 (109 M., 99 W.) Fällen von Heilung: an V. abortiva 457 (287 M., 170 W.) mit 456 Heilungsfällen und 1 Todesfall, welcher letztere eine schon ausserhalb des Hospitales an Puerperalfieber Erkrankte und hierauf von der Abortivform der Blattern Ergriffene betraf. Im Ganzen waren somit in den beiden J. 1870 und 1871 ergriffen von V. v. gravis 160 (95 M., 65 W.), von denen starben 115 (64 M., 51 W.); von V. v. 281 (139 M. 142 W.), von denen starben 13 (2 M., 11 W.) und von V. abortiva 569 (357 M., 212 W.), von denen 1 Weib starb. Auch im J. 1871 fiel die Mehrzahl aller Erkrankungen in die Periode vom 20. bis zum 29. Lebensjahr, nämlich 384 Kranke (206 M., 118 W.) mit 21 Todesfällen (11 M., 10 W.), während die meisten Erkrankungsfälle — 172 (102 M., 70 W.) — der März, die meisten Todesfälle — 23 (14 M., 9 W.) — der April hatte.

Im J. 1872 wurden an Blattern behandelt 117 Kr. (69 M., 48 W.), von welchen 97 (59 M., 38 W.) — 83.7%, genasen, 20 (10 M., 10 W.) — 17.3% starben. Davon litten an V. v. gravis 21 (10 M., 11 W.), von welchen starben 19 (10 M., 9 W.), an V. v. mitis 42 (21 M., 21 W.) von denen 1 W. an Eklampsie starb, an V. abortiva 54 (38 M., 16 W.), welche sämmtlich genasen. Die meisten Erkrankungen (32) und Todesfälle (6) an Blattern fielen auf den März. Die Periode vom 20. bis zum 29. Lebenszeigte auch hier die meisten Erkrankungen, die meisten Todesfälle (4 bei 13 Erkrank.) das 50. bis 59.

So weit die so höchst dankenswerthen Mittheilungen des Rochushospitals, auf die ausführlich einzugehen der Raum sich bei der Wichtigkeit der Sache nicht versagen konnte.

Der Bericht Dr. H. Hoffmann's über die Anstalt für Irre und Epileptische weist im J. 1871 an der Hand der Berichte über den Krankenbestand seit einer Reihe von Jahren auch für Frankfurt a. M. die oft bezweifelte Thatsache nach, dass die Zahl der psychischen Cerebralerkrankungen selbst zugenommen habe, hebt aber dabei mit Recht hervor, dass diese nicht etwa *nur* in schlimmen Seiten der heutigen socialen Verhältnisse begründet scheine, sondern eben als ein nothwendiger dunkler Schatten hellerer Lichtentwicklung betrachtet werden müsse.

Aus den Berichten der Aerzte u. s. w. der Armenklinik sei hervorzuheben, dass der Bericht v. J. 1870 allerdings ohne weitere Details, einer bei einem 24jährigen Mädchen mit Erfolg ausgeführten *Ovariotomie* gedenkt. Im Berichte des J. 1871 gedenkt Dr. H. Schwarzschild der bevorstehenden, für 80 Betten berechneten Neubaus eines *Fremdenhospitals* der israelit. Gemeinde und die betreffenden Aerzte des 21 Betten enthaltenden neuen Hauses der *Frankfurter Augen-Heilanstalt*.

Ueber die Krankenabtheilung des *Versorgunghauses*, die Dr. Steffan'sche *Augen-Heilanstalt* und im Bericht vom J. 1872 über das *Diakonissenhaus* berichten die betr. Aerzte. Hervorzuheben sind noch aus dem J. 1872 interessante casuistische Mittheilungen Dr. Steffan's über Hyperästhesia retinae mit concentrischer Gesichtsfeldeinschränkung, über spontane nitrige Cyclitis und Cyclochorioiditis und über einen Fall von intraocularem Cysticercus cellulosae, bei dem sich die Entwicklungsgeschichte des Cysticercus vom Ursprunge ab verfolgen liess.

Von besonderem Interesse sind in den Berichten vom J. 1870 und 1872 die Mittheilungen über und aus Dr. Bockenheimer's *chirurgischer Klinik* namentlich wegen ihrer Casuistik kriegschirurgischer Fälle, unter denen wiederum beachtenswerthe Fälle von *Resektionen* besonders hervorzuheben sind. Ueberhaupt bekennt sich Dr. Bockenheimer als

Anhänger eines streng conservativ-exspektativen und conservativ-operativen Verfahrens. Wo die Vornahme einer Resektion überhaupt möglich und ausführbar sei, müsse sie vorgenommen werden und schliesse sich hierbei die Amputation von selbst aus, so z. B. bei Caries im Kniegelenk. Wenn in dem letzten Kriege gerade die Kniegelenksresektionen fast alle ungünstig verlaufen seien, so sei diess ziemlich leicht erklärlich, da diese Operationen in überfüllten Kriegsspitälern, schon wegen der hier häufig auftretenden accidentellen Wundkrankheiten, nicht vorgenommen werden sollen, auch der behandelnde Arzt hier öfters wechseln müsse.

„Die Nachbehandlung und nicht die Operation selbst halten wir für die Hauptsache. Wir meinen hierbei nicht nur die absolute Ruhe, sondern eine Masse Kleinigkeiten, die sich hauptsächlich auf die Reinhaltung, die Lagerung des Beins, den Abfluss des Eiters, Verhinderung von Eiteransammlungen und auf den Wechsel des Verbandes beziehen. Letzteren darf man überhaupt nie einem Gehülfen überlassen, sondern der betreffende Operateur muss hier immer selbst die Hauptsache übernehmen. Eine primäre Resektion im Kniegelenk scheint wohl überhaupt bei Schussverletzungen unstatthaft, auch ist eine rein conservative Behandlung in der ersten Zeit geboten; nach vorgenommener Operation ist eine Evacuirung der Operirten nicht mehr möglich, wenigstens nicht ohne Schaden auszuführen, während vor der Operation bei einem nur für den Transport angelegten Gipsverband eine ziemlich weite Zerstreuung leicht auszuführen ist."

Ueberhaupt erscheinen Dr. B. gut angelegte *Gipsverbände* als Transportverbände unentbehrlich und durch keinen andern Verband zu ersetzen. Anders bei Behandlung z. B. der Hüftgelenksentzündungen, wo selbst der bestangelegte Gipsverband schwerfällig sei und das Gelenk nicht vollständig zur Ruhe kommen lasse, während bei der Behandlung mit Gewichten die Extremität vollständig geradestreckt sei, der Verband von dem Pat. am leichtesten ertragen werde, die Bewegungen im Becken dabei nicht so schmerzhaft seien und der Luxation des Caput femoris vorgebeugt werde. Ebenso schien sich nach späteren Mittheilungen des Oberstabsarztes Dr. Baerwindt im ärztl. Verein zu Frankfurt a. M. bei Oberschenkelschussfrakturen in den Feldlazarethen des 11. Armeecorps die Behandlung durch Extension mittels Gewicht, verbunden nach Bedürfniss mit Gegenzug, besonders zu bewähren.

Bei Behandlung der Schusswunden ohne Knochen- und ohne tiefere Verletzungen stellt Dr. Bockenheimer als leitenden Grundsatz auf: Reinlichkeit und Reinhaltung der Wunde bei Hintanhaltung aller Schädlichkeiten, also Ruhe der Wunde. Bei Resektionswunden entfernt er, ehe er die Wunde vereinigt, alle diejenigen Theile, von denen anzunehmen ist, dass sie durch eine spätere Eiterung sich abstossen würden und eine längere Eiterung zu unterhalten im Stande wären, so dass vor Schliessung der Wunde ihre Fläche vollständig rein, sauber und geebnet ist. Der Annahme, dass die Heilresultate besser seien bei offener Behandlung als bei Schliessung der Wunden, schliesst er sich nicht an, da die Ursache des Todes nicht hiermit zusammenhänge, sondern mit

andern Gründen. Mit Stauung der Eiterung und den hierdurch entstehenden Gefahren habe das Schliessen nichts zu thun, da unter allen Umständen und nöthigenfalls durch Gegenöffnungen für Abfluss des Eiters gesorgt werden müsse und auch die innere Wunde gereinigt und gesäubert werden könne, wohl aber erziele man bei Schliessung der Wunde in allen Fällen eine raschere Heilung, eine schönere Narbenbildung und schütze auch den Pat. vor accidentellen Wundkrankheiten. Was speciell das Aufschneiden der Schusskanäle betreffe, so scheine dasselbe immer nur Nachtheile zu bringen, die Wunde werde vergrössert, sei namentlich bei Transporten stärkern Insulten ausgesetzt, die Heilung werde verzögert u. s. w. Bei specieller Beschreibung eines Falles von Resektion im *Ellenbogengelenk* und späterer Amputation im Oberarm wirft Dr. B. die Frage auf, ob nicht bei bestehenden Klappenfehlern, wobei eine Störung im venösen Gefässsysteme stattfindet, eine grössere Disposition zur Thrombosenbildung und zur Resorption putrider Stoffe stattfinde.

„Unsere Wundbehandlung nach Amputationen und Resektionen ist sehr einfach. Charpie und andere deckende Verbände kennen wir eben so wenig als Salben u. Pflasterverbände. In der Regel lassen wir in den ersten Tagen Eiscompressen appliciren, nach 3—4 Tagen folgen gewöhnliche Wasseraufschläge, die nach einigen Tagen durch feuchtwarme ersetzt werden. Hierbei kommt zuweilen eine einfache Carbolsäurelösung je nach dem speciellen Falle in Anwendung, wie wir überhaupt je nach der Sachlage Modifikationen eintreten lassen, so dass die Behandlungsmethode nie eine stereotype ist, sondern sich immer nach dem betreffenden Falle richten muss. Reinhaltung, Sauberhaltung, fleissiges Abspülen der Wunde sind dabei selbstverständlich."

Beachtenswerth sind noch im Bericht vom J. 1870 die Winke für Behandlung des *Stotterns* durch Orthopädie der Zunge (Aussprechen der einzelnen Laute für sich, so dass bei den Mitlauten der Stimmlaut nicht mit ausgesprochen wird) und im Bericht vom J. 1871 die speciellen Berichte über einen glücklich operirten Fall von Haematometra und über eine tödtlich endende Ovariotomie bei einer 32jähr. Kr., während dieselbe Operation als bei einer 26jähr. Kr. ausgeführt im Bericht vom J. 1870 nur kurz erwähnt wird.

Den Angaben über Zahl und Art der seitens der Armenärzte der niederländischen, katholischen und deutsch-reformirten Gemeinde behandelten Kranken folgen die Berichte über *Stand und Thätigkeit der arzneiwissenschaftl. Vereine* und an erster Stelle die über die Thätigkeit des *ärztlichen Vereins* in den betreffenden Jahren. Unter den Verhandlungen desselben nehmen die hervorragendste Stelle ein die über Gegenstände aus dem Gebiete der *öffentlichen Gesundheitspflege* und der *Epidemiologie* und, den Zeitverhältnissen entsprechend, die über *Militärsanitätspflege*. Auf Anregung des Vereins erfolgte im J. 1870 die Bildung eines provisorischen Gesundheitsrathes. Aus den epidemiolog. Mittheilungen heben wir die über eine Epidemie von *Diphtheritis* im J. 1871 in dem benachbarten Oberrad hervor,

ferner die Notiz von dem Auftreten der *Masern* im
jetzt 2jähr., früher 3jähr. Cyklus und ihrer dem
entsprechend nur 2 Drittel der früheren betragenden
Sterblichkeit. Nach den Verhandlungen über Gegenstände der Kriegsheilkunde scheint es, dass die
Unterbringung in *Baracken* sich u. a. für Rheuma-
tiker und Lungenkranke, für an Trismus und Tetanus
Leidende, ebenso bei durch nasskalte Witterung
erzeugter Dysenterie nicht durchweg empfiehlt.
Ohne Widerspruch scheint die beherzigenswerthe
Behauptung auf- und angenommen worden zu sein,
dass, was chirurgische Kranke betrifft, überall Un-
glück auftreten werde, wo man nicht mit der streng-
sten Sorgfalt und Reinlichkeit beim Operiren, Son-
diren und Verbinden verfahre, einerlei ob in Baracken
oder in geschlossenen Räumen. Zur Therapie sei
erwähnt, dass im Verein folgende Behandlung der
im Allgemeinen leicht auftretenden *Dysenterie* gut-
geheissen wurde: im Beginn öfter wiederholte Dosen
Ol. ricini (im Nothfall ohne Nachtheil durch Sal
amar. ersetzt) und kein Opium, welches erst später
gegeben werden dürfe. Gegen den Schmerz und
die Durchfälle Morphium-Injektionen in die Bauch-
decke von 0.01—0.015 Grmm. pr. dosi (DDr. Varrentrapp, Getz). Es wurde durch diese bei
80—90 täglichen Ausleerungen 8stündiger ruhiger
Schlaf ohne Stuhlgänge erzielt. Clysmata irgend
welcher Art wurden nach den meisten Erfahrungen
nicht vertragen, doch erreichte Dr. Stiebel durch
Suppositorien aus Tannin und Opium gute Erfolge.
Zur Behandlung des *Typhus* sei schliesslich noch
hervorgehoben, dass Dr. Cuyrim von 30 von ihm
im Vereinslazarethe, meist in der Winterszeit mit
kalten Bädern von 18—20° R. mit nachfolgender
kalter Uebergiessung behandelten Kr. mit Typhus
abdom. keinen verlor. Gleich günstige Resultate sah
Dr. Krüger bei etwa 20 von ihm im Feldlazareth
behandelten Typhösen, von denen keiner starb. Sie
wurden mit kalten Compressen und Abwaschungen,
nicht mit Bädern, behandelt und bekamen, da das
Trinkwasser als der erheblichste Faktor der Ansteckung angesehen wurde, nur abgekochtes Reis-
wasser mit Rothwein als Getränk.

Unter den in dem ärztlichen Verein mitgetheilten
Krankengeschichten und gehaltenen anderweiten Vor-
trägen, von denen eine grössere Zahl als separate
Aufsätze in medicin. Zeitschriften erschienen sind,
seien nur erwähnt im Berichte vom J. 1871 ein F. von
Vergiftung durch Theer in Folge von Einreibungen
von gleichen Theilen Ol. cadin. und Glycerin, wegen
Ekzem, und im Bericht vom J. 1872 ein Fall von
halbseitiger Atrophie des Gesichts mit vollständiger
Erhaltung der Geistesfunktionen. Interessant auch
ist im Bericht vom J. 1872 eine Notiz über eine
im J. 1817 in Weimar erschienene, in der Frankfurter Bibliothek befindliche Schrift von Dr. Phil.
Bozzini (gest. 1803 in Frankfurt a. M. als Phy-
sicus extraord., 37 J. alt): „Der Lichtleiter, oder
Beschreibung einer einfachen Vorrichtung und ihrer
Verwendung zur Erleuchtung innerer Höhlen und

Zwischenräume des lebenden animalischen Körpers"
welche erste Schrift über Anwendung der künstlichen
Beleuchtung und des Spiegels von der Kaiserl. Akademie in Wien verdammt wurde.

Wie die frühern Berichte des ärztlichen und des
von ihm abgezweigten mikroskop. Vereins zu Frankfurt a. M. ein Bild regsten wissenschaftlichen Lebens
bieten, so auch die vorliegenden. Mit vollem Recht
durfte G. A. Spiess sen. in seiner Festrede am
25jähr. Stiftungsfeste des ärztlichen Vereins am
3. November 1870 von demselben sagen, dass er
nicht allein mehr als einer Generation von Aerzten
die mannichfachste wissenschaftliche Förderung und
Anregung geboten, sondern auch vielfach Gelegenheit
gehabt, sich durch Rath und That dem Gemeinwesen
unmittelbar nützlich zu erweisen, und neben andern
Vereinen ähnlicher Art nicht wenig dazu beigetragen
habe, der Stadt Frankfurt a. M. weithin die Anerkennung eines regen wissenschaftlichen Lebens und
eines willigen Zusammenstehens und Zusammenwir-
kens zu verschaffen. In glänzendster Weise be-
gerade der ärztliche Verein zu Frankfurt a. M. das
Princip der freien Association zur Geltung gebracht
und der Beweis darfte nicht beizubringen sein, dass
auf anderer Basis beruhende ärztliche Vereine med-
oder auch nur Gleiches für Collegialität, für die
Wissenschaft im Allgemeinen und für die öffentliche
Gesundheitspflege im Besondern gethan und erzielt
haben.

In üblicher Weise bilden *Personalnachrichten*
den Abschluss der Jahresberichte, und wie bei den
Nekrologe[1]), in Freundschaft und Pietät niederge-
schrieben, ernste Bilder des ärztlichen Lebens ent-
rollen, so schliessen sie auch würdig die Berichte,
die ihrerseits selbst Denksteine und ernsten wissenschaftlichen Sinnes und Strebens.   Friedrich.

65. Deutscher Medicinal-Kalender, herausgegeben von Dr. Carl Martius, kön. Bezirksarzt in Nürnberg. *Erster Jahrgang* 1871
Erlangen 1874. E. Besold. 16. 12 Bogen-
Kalender, V u. 216 S. Text. (2 Thlr.)
Dazu (für Auswärtige nur auf Verlangen, aber
gratis): *Zweiter Theil. Schematismus*
der im Königreich Bayern zur Praxis berech-
tigten Civil- und Militärärzte nach amtlichen
Quellen. Erlangen 1874. Ebendas. 4. 46 S.

In Bayern ist durch eine Ministerial-Entschlies-
sung vom 3. Jan. 1873 die seit 1853 angeordnete
Veröffentlichung der sogen. „*Kreisschematismen der
Medicinalpersonals*" aufgehoben worden, angeblich
„wegen der in Folge der neuern Gesetzgebung eingetretenen Veränderungen im Medicinalwesen." Ein
Grund, welcher uns nicht einleuchten will. Denn
gerade jetzt, nach Freigebung des Kurirens, muss es
ja (unseres Erachtens) den Behörden wie dem Publikum doppelt wichtig sein, ein Verzeichniss der wirk-

[1] 1871: D. W. Sömmering; H. G. Demeth;
Valent. Murdner. — 1872: F. W. Fabricius.

lieb approbirten, wissenschaftlich gebildeten und geprüften Medicinalpersonen aller Art zu besitzen! Und dafür müssen doch wohl die Behörden der einzelnen Staaten am Besten sorgen, wenigstens so lange, als nicht von Reichswegen ein solches Verzeichniss erscheint, was gewiss sehr wünschenswerth wäre, aber noch in weitem Felde liegt. Ein Gleiches hat man denn auch (wie es scheint) in Bayern gefühlt, und es hat daher der Vf. von dem Medicinalreferenten im bayer. Ministerium, Herrn Ober-Med.-Rath Dr. Klinger, die Anregung erhalten, sich dieser Aufgabe zu unterziehen. Der Obermedicinalausschuss hat in seiner Plenarsitzung vom 7. Juli 1873 sich dahin ausgesprochen, „dass das Bestehen eines ärztlichen Landes-Schematismus ein allgemein gefühltes dringendes Bedürfniss sei." Nachdem die nöthigen Anstalten dazu für Bayern getroffen waren, wendete man sich an die Ministerien anderer deutscher Staaten. Es ergab sich, dass man daselbst das Bedürfniss ebenfalls gefühlt und die Veröffentlichung eines solchen ärztlichen Personal-Verzeichnisses theils schon ausgeführt, theils vorbereitet habe. Eine Vereinigung mit dem vorliegenden Unternehmen war, für dieses Mal wenigstens, nicht thunlich. Doch hofft Vf., diese Schwierigkeiten bis zum nächsten Jahre zu überwinden. *Wir hätten alsdann die Aussicht, von 1875 an ein Verzeichniss aller im deutschen Reiche approbirten Medicinalpersonen (Aerzte, Apotheker, Hülfspersonal) zu erhalten, analog dem nachstehend angezeigten Annuaire médical von Roubaud.*

Der Herausgeber verbindet diese Arbeit nach einer ältern, aber vom Ref. nicht gebilligten Gewohnheit, mit einem *ärztlichen Taschenkalender*, entsprechend dem *preussischen Medicinalkalender*. Dieser *Taschenkalender*, das Buch noch um den Kalenderstempel vertheuernd, enthält 186 leere Blätter, mit dem Datum bezeichnet, in welche der prakt. Arzt seine Visiten eintragen soll! Eine sehr unpraktische Methode! Ich habe seit 1831, macht 43 Jahre, die Methode, für jeden Monat einen Bogen Schreibpapier, achtfach zusammengebrochen, also 32 Seiten in Halboctav-Format, in der Brusttasche bei mir zu führen (wozu mir meine Patientinnen gewöhnlich ein gesticktes Papptäschchen liefern, auch wohl die Monatshefte selbst vom Buchbinder besorgen, bedrucken und mit Goldschnitt verzieren lassen). Wessen Praxis noch umfänglicher ist, der kann 2 Bogen in Octav-Format dazu verwenden. Ende des Jahres werden die 12 Hefte zusammengeknüpft und so aufbewahrt. Diess ist gewiss praktischer als das ganze Jahr über einen dicken, allein über 70 Grmm. wiegenden Taschenkalender bei sich zu tragen.

Die *zweite Hälfte des Taschenbuches* enthält II. „*die Arzneimittel der deutschen Pharmakopöe, ihre Dosis, Art der Anwendung und Preis nach der bayerischen und preussischen Arzneitaxe zusammengestellt* von Prof. Dr. Christian Bäumler in Erlangen" (nebst Zusatz einiger nicht

in der Pharm. germ. enthaltenen Arzneimittel); — ferner III. „*systematische Uebersicht der wichtigsten Heilquellen und Kurorte*" und *alphabetische Zusammenstellung* derselben. Beides vom klin. Assistenzarzt Dr. Ludwig Acker zu Erlangen. — IV. *Kurze Anleitung zur Untersuchung der Sehschärfe, Refraktion und Accommodation*, von Prof. Julius Michel, nebst Beilage am Schluss, die *Schnell'schen Schriftproben* enthaltend. — V. Desgl. *zur Untersuchung der wichtigsten Arterien*, von Dr. Wilhelm Mayer. — VI. Das Wichtigste über *die akuten Vergiftungen*, Diagnostik, Therapie und chem. Nachweis *der Gifte*. Bearbeitet von Dr. A. Hilger, a. o. Prof. zu Erlangen. — VII. Die für die Diagnose wichtigsten Momente der *chemischen Harnuntersuchung*. Von Demselben. — VIII. *Ueber Boden und Bodenuntersuchung* in hygieinischer Beziehung. Von ***. — IX. Anleitung *zur Kohlensäurebestimmung der Grundluft*. Von Stabsarzt Dr. Port. — X. Das *Pfeiffer'sche Psychrometer*. Nach einer Mittheilung des Vfs. — XI. Kurze Anleitung zu *chemischer Wasseruntersuchung*. Von Dr. Hermann Kämmerer, Prof. d. Chem. an der Industrieschule zu Nürnberg. — XII. Verzeichniss der öffentl. und privaten *Irrenanstalten in Deutschland*. — XIII. *Maasse und Gewichte des menschl. Körpers*. (Nach dem Meter-System.) — XIV. *Schwangerschaftskalender*. — XV. *Gewichte und Maasse*. — XVI. *Reduktionstafel der drei Thermometer*. — XVII. *Ventilationsprogramm* nach Morrin. — Schliesslich *Bücher-Anzeigen*.

Man sieht, dass der Inhalt dieses Taschenbuchs reichhaltig, praktisch und zeitgemäss ist. Er sichert demselben eine gute Aufnahme und günstige Prognose für spätere Jahrgänge! *H. E. Richter.*

66. *Annuaire médical et pharmaceutique de la France. Par le Docteur* Félix Roubaud, *Médecin aux Eaux minérales de Pougues (Nièvre).* 26. *Année.* 1874. *Paris au bureau de la France médicale (etc. etc.).* 16. 467 pp. (4 Frcs.)

Dieses Handbuch, welches Jedem der in ärztlichen Dingen mit Frankreich zu thun hat, so zu sagen unentbehrlich ist, hat Ref. schon vor 20 Jahren, bei seinem mehrmonatlichen Aufenthalt in Paris und seitdem bei verschiedenen Reisen innerhalb Frankreichs nützen und schätzen gelernt. Dasselbe enthält in gedrängter Kürze ziemlich Alles, was man über die medicinischen Einrichtungen und Persönlichkeiten Frankreichs zu wissen braucht, nämlich:

I. *Medicinische und pharmaceutische Gesetze:* das med. Unterrichtswesen, Studium, Promotion, Curse, Praxis der Medicin; pharmaceut. Unterricht und Apothekerordnung, Gifthandel, Geheimmittel etc.

II. *Oeffentliche Gesundheitspflege, Gesetzgebung,* Gesundheitsausschüsse, Mineralwasser.

III. *Militärärztl. Organisation und „Fachschulen."*

IV. Verschiedenes, auf die Medicinalpersonen bezügliche *Bestimmungen der Civil- u. Criminal-Rechtspflege.*

V. *Die Behörden im medicinisch-pharmaceut. Fach vom Unterrichtsministerium an:* die Fakultäten und Specialschulen; die Akademien u. deren Mitglieder (ordentl. und corresp.), die gelehrten und Hülfs-Vereine. — Das *Minister, des Innern* und die von demselben abhängigen Anstalten, z. B. für Irre, Blinde, Taubstumme, Hülflose. — Die *Ministerien für Ackerbau u. Handel, Finanzen, Krieg, Marine* und die dazu gehörigen Anstalten. Die Theater und deren ärztliche Reisände.

VI. *Paris,* seine Eintheilung, seine Anstalten und deren ärztl. Personal, insbesondere die Krankenhäuser, die Gefängnisse, die Gerichtsärzte.

VII. *Aerztl. u. pharmaceut.* Journale von Paris und den Provinzen.

VIII. *Verzeichniss aller Med.-Personen:* 1) an den *Mineralquell-Anstalten;* 2) Aerzte, Sanitätsofficiere und Apotheker von *Paris* (S. 153—238, erst alphabetisch, dann nach den Stramen); 3) *allgemeine Listen aller franz. Med.-Personen* (S. 239—379), wobei am Schlusse nicht nur Algerien, sondern auch *Elsass-Lothringen* mit aufgeführt werden, als ob das Jahr 1871 gar nicht dagewesen sei! — Eine *Beilage* von 12 S. enthält eine Menge von *Inseraten-Anzeigen.*

Wir sehen, dass Frankreich doch von seiner Centralisation manchen wesentlichen Vortheil zieht. Wir haben in Deutschland nichts Aehnliches, als die allerdings sehr fleissig gearbeiteten *preussischen Medicinal-Kalender.* Für *Sachsen* erscheint ein solches *Verzeichniss der Med.-Personen etc.* alljährlich im Auftrag des Ministerium des Innern. *Bayern* hat seinen „*Schematismus*" ausdrücklich eingehen lassen; einen Ersatz dafür liefert indessen die Beilage zu dem so eben besprochenen deutschen Med.-Kalender in dieser wichtigen Angelegenheit. Es ist dringend nöthig, dass einmal für das *Gesammtreich Deutschland* etwas Gründliches unternommen werde! H. E. Richter.

D. Medicinische Bibliographie des In- und Auslands.

Sämmtliche Literatur, bei der keine besondere Jahreszahl angegeben ist, ist vom Jahre 1873.

I. Medicinische Physik und Chemie.

Brefeld, Oscar, Untersuchungen über die Alkoholgährung. Verh. d. phys.-med. Ges. zu Würzburg. N. F. V. 2 u. 3. p. 163.

Cunningham, D. Douglas, Microscopic examinations of air. Calcutta. Printed by the Superintendent of Government printing. Folio. 58 pp. with diagrams and plates.

Dew-Smith, A. G., Ueber eine unlösl. zuckerbildende Substanz im Penicillium. Journ. of Anat. and Physiol. VIII. [2. S. Nr. XIII.] p. 82. Nov.

Ewald, C. Anton, Ueber den Kohlensäuregehalt des Harns beim Fieber. Arch. f. Anat., Physiol. u. wiss. Med. 1. p. 1.

Forster, J., Versuche über die Bedeutung der Aschebestandtheile in der Nahrung. Ztschr. f. Biol. IX. 3. p. 297.

Grehant, N., Ueber die Elimination des Kohlenoxyd. (Soc. de biol.) Gaz. de Par. 50. p. 676.

Grützner, Paul, Methode zur colorimetr. Bestimmung von Pepsinmengen. Arch. f. Physiol. VIII. 8 u. 9. p. 452.

Hamel, Ueber Dosirung des Sauerstoffs im Sauerstoffwasser u. andern Flüssigkeiten. Journ. de Brux. LVII. p. 236. Sept.

Hammerschmied, Joh., Das Ozon u. seine Wichtigkeit im Haushalte der Natur z. des menschl. Körpers. Mit einem Anhang über allgem. chem.-physikal. Fragen. Wien. Gerold's Sohn. 8. 161 S. ⅔ Thlr.

Hardy, E., Ueber Dosirung des Harnstoffs. Bull. de Thér. LXXXV. p. 503. 545. Déc. 15. 30.

Häfner, Gust., Ueber die Entwicklung des Begriffs Lebenskraft u. seine Stellung zur heutigen Chemie. Tübingen. Fues. gr. 8. 36 S. 9 Gr.

Klebs, E., Zersetzung des Leimes durch Schistomyceten. Arch. f. experiment. Patholog. u. Pharmakol. I. 6. p. 443.

Laking, Francis, Ueber Indican im Harne. St. George's Hosp. Rep. VI. p. 97.

Leuder, a) Das atmosphär. Ozon. Deutsche Klin. 45. 50. 52. — b) Ozon-Apparate u.-Präparate. (Berl. med. Ges.) Berl. klin. Wchnschr. X. 49. p. 568.

Lépine, Ueber die saure Reaktion der Zellen der sogen. Pepsindrüsen des Magens. (Soc. de biol.) Gaz. de Par. 51. p. 691.

Liversidge, Archibald, Ueber das amyloyt. Ferment des Pankreas. Journ. of Anat. and Physiol. VIII. [2. S. Nr. XIII.] p. 23. Nov.

Märker, Max, Zur Bestimmung des Stickstoffgehaltes der Eiweissstoffe, nach Untersuchungen von O. Abasser. Arch. f. Physiol. VIII. 4 u. 5. p. 195.

Mathieu, F., u. V. Urbain, Ueber die Bedeutung der Gase für die Eiweissgerinnung. (Ac. des sc.) Gaz. de Par. 42. p. 562.

Mayer, Adf., Lehrbuch der Gährungs-Chemie. In 11 Vorlesungen. Mit 23 eingedr. Holzst. Heidelberg. C. Winter. gr. 8. VIII u. 166 S. 1½ Thlr.

Mohr, Frdr., Lehrbuch der chem. analytischen Titrirmethode. 4. Aufl. 1. Abth Braunschweig 1874. Vieweg u. Sohn. gr. 8. XII u. 544 S. mit eingedr. Holzst. u. Tabellen. 4 Thlr.

Nasse, Otto, Ueber d. Eiweisskörper. Arch. f. Physiol. VIII. 6 u. 7. p. 381.

Nencki, Leon v., Ueber das Verhalten einiger aromat. Verbindungen im Thierkörper. Arch. f. experiment. Pathol. u. Pharmakol. I. 6. p. 420.

Oidtmann, H., Die Untersuchung der Luft in geschlossenen Räumen. Niederrhein. Corr.-Bl. f. öff. Gesundh.-Pfl. II. 22—24.

Paschutin, Victor, Ueber die Trennung der Verdauungsfermente. Arch. f. Anat., Physiol. u. wiss. Med. 3 u. 4. p. 382.

Paschutin, Victor, Ueber die buttersaure Gährung. Arch. f. Physiol. VIII. 6 u. 7. p. 352.

Pettenkofer, M. v., Ueber die Zersetzungsvorgänge im Thierkörper bei Fütterung mit Fleisch u. Kohlehydraten allein. Ztschr. f. Biol. IX. 4. p. 435.

Salkowski, E., Ueber die Entstehung der Schwefelsäure u. das Verhalten des Taurin im thier. Organismus. Virchows Arch. LVIII. 3 u. 4. p. 460.

Schützenberger u. Quinquaud, Ueber die Absorption des Sauerstoffs durch die Bierhefe. (Soc. de biol.) Gaz. de Par. 51. p. 693.

Schukowsky, Adrian, Ueber den Fettgehalt der Frauenmilch. Ztschr. f. Biol. IX. 3. p. 432.

Stein, Th., Der Heliopictor, Apparat zur Darstellung von mikroskop. Abbildungen. Berl. klin. Wchnschr. X. 46.

Steiner. J., a) C. A. v. Wistinghausen's endosmot. Versuche über die Betheiligung der Galle bei der Absorption der neutralen Fette. — b) Ueber die hämatogene Bildung des Gallenfarbstoffs. Arch. f. Anat., Physiol. u. wiss. Med. 2. p. 137. 160.

Welcke, H., u. E. Wildt, Ueber die Zusammensetzung der Knochen bei kalk- oder phosphorsäurearmer Nahrung. Ztschr. f. Biol. IX. 4. p. 541.

8. a. III. 3. Luchsinger. VIII. 3. a. Wilson; 6. Schmeidler; 8. Primavera, Rosenstirn; 9. Foot. X. DeSinety. XVI. Berg. XIX. 2. Schulte.

II. Botanik.

Ahles, W., Wandtafeln der Pflanzenkrankheiten. ... in Farbendruck ausgeführte Tableaux. Imp.-Fol. mit Text: Das Mutterkorn u. der Rost des Getreides. Die Kartoffel- u. Traubenkrankheiten (Mehlthau, Honigthau, Russthan etc.). Ravensburg. Ulmer. gr. 8. 54 S. 2 Thlr.

Chevallier, A., Ueber die Wirkung gasartiger Produkte auf Pflanzen. Ann. d'Hyg. 2. Sér. XL. p. 285. Oct.

Debeaux, O., Ueber die Seealgen in d. Umgegend von Bastia (Corsika). Rec. de mém. de méd. etc. milit. 3. Sér. XXIX. p. 526. Sept. et Oct.

Ferrand, E., Ueber die Rhabarberpflanze. Journ. de Brux. LVII. p. 438. Nov.

Sanderson, J. Burdon, Ueber elektr. Vorgänge im Blatte der Dionaea muscipula. Med. Centr.-Bl. XI. 53.

8. a. VIII. 11. Endo- u. Epiphyten. XIX. 2. Pilze als Krankheitserreger.

III. Anatomie und Physiologie.

1) Allgemeines; Generatio aequivoca; Paläontologie; Anthropologie.

Jahresbericht üb. die Fortschritte der Anatomie u. Physiologie in Verbindung mit Proff. Braune, Hoyer, Kronecker u. A., herausg. von Proff. Fr. Hofmann u. G. Schwalbe. 1. Bd Literatur 1872. Leipzig. F.C.W.Vogel. gr. 8. VIII u. 612 S. 4 Thlr.

Köstlin, Otto, Ueber die Grenzen der Naturwissenschaft. 2. Aufl. Tübingen. Fues. gr. 8. 34 S. 8 Gr.

Pettigrew, J. Bell, Ueber die Beziehung der Pflanzen u. Thiere zu unorgan. Stoffen u. über die Wechselwirkung der vitalen u. phys. Kräfte. Lancet II. 20; Nov.

Pettigrew, J. Bell, Ueber Vitalität. Lancet II. 24; Dec. p. 855.

Ross, James, Ueber Pettigrew's Ansichten über die Vitalität. Lancet II. 22; Nov. p. 789.

Samuelson, Paul, Ueber Abiogenesis. Arch. f. Physiol. VIII. 4 u. 5. p. 377.

Scheuthauer, Gustav, Ueber die Beziehungen der Philosophie zu den Naturwissenschaften, insbesondere zu den neuern Ergebnissen der Hirnanatomie. Pester med.-chir. Presse IX. 43. 44.

Schmidt, Oscar, Die Anwendung der Descendenzlehre auf den Menschen. Leipzig. F. A. Brockhaus. 8. VI u. 39 S.

8. a. I. Häfner. III. 3. Heitsmann.

2) Zoologie. Vergleichende Anatomie.

Bernard, Claude, Ueber Eigenschaften u. Struktur der weissen Muskeln beim Kaninchen u. Kochen. (Ac. des sc.) Gaz. de Par. 48. p. 644.

Boll, Franz, Die Struktur der elektr. Platten von Torpedo u. Malapterurus. Arch. f. mikroskop. Anat. X. 1. 2. p. 101. 242.

Bütschli, O., Beiträge zur Kenntnis des Nervensystems der Nematoden. Arch. f. mikroskop. Anat. X. 1. p. 74.

Eckhard, C., Die Erektion bei Vögeln betreffend. Med. Centr.-Bl. XI. 53.

Frenkel, F., Beiträge zur anatom. Kenntnis des Kreuzbeins der Säugethiere. Jen. Ztschr. f. Med. u. Naturw. VII. 4. p. 391.

Haeckel, Ernst, Zur Morphologie der Infusorien. Jen. Ztschr. f. Med. u. Naturw. VII. 4. p. 516.

Goltz, Fr., u. A. Freusberg, Ueber die Funktionen des Lendenmarks beim Hunde. Arch. f. Physiol. VIII. 8 u. 9. p. 460.

Humphry, Depressionen in den Seitenwandbeinen bei einem Orang u. beim Menschen; überzähl. Mahlzähne beim Orang. Journ. of Anat. and Physiol. VIII. [2. S. Nr. XIII.] p. 136. Nov.

Mayer, Sigmund, Ueber die direkte elektr. Reizung der Säugethiernerven. (Sits.-Ber. d. k. k. Akad. d. Wiss. LXVII. 3. Juli.] Wien. Gerold's Sohn. Lex.-8. 128. mit 2 Tafeln. 13 Gr.

Nicoladoni, Carl, Untersuchungen über die Nerven aus der Kniegelenkskapsel des Kaninchens. Wien. med. Jahrbb. IV. p. 401.

Petrowsky, Zur Frage über das Wachsthum der Muskelfasern u. der Muskeln beim Frosch. Med. Centr.-Bl. XI. 49.

Struthers, John, Rudimentäre Fingermuskeln bei einem Wallfisch (Hyperoodon bidens). Journ. of Anat. and Physiol. VIII. [2. S. Nr. XIII.] p. 114. Nov.

Turner, Ueber einen bidentalen Schädel beim Narwall. Journ. of Anat. and Physiol. VIII. [2. S. Nr. XIII.] p. 133. Nov.

Watson, M., Zur Anatomie des indischen Elephanten (Kopf). Journ. of Anat. and Physiol. VIII. [2. S. Nr. XIII.] p. 85. Nov.

8. a. III. 3. Blumberg, Custor, Götte. X. Reichert.

3) Anatomie u. Physiologie des Menschen. — Anthropologie. — Ethnologie.

Aeby, Chr., a) Zur Architektur der Spongiosa. — b) Ueber die Beziehungen des Knochenknorpels zum Kalkphosphat. Med. Centr.-Bl. XI. 50. 54.

Arndt, Rudolph, Ueber d. Ganglienkörper des N. sympathicus. Arch. f. mikroskop. Anat. X. 2. p.208.

Basch, S. v., Die Hemmung der Darmbewegung durch den N. splanchnicus. (Sitz.-Ber. d. k. Akad. d. Wiss. LXVIII. 3. Juni.] Wien. Gerold's Sohn. Lex.-8. 23 S. mit 1 Tafel. 9 Ngr.

Bernhardt, M., Zur Frage von den Funktionen einzelner Theile der Hirnrinde des Menschen; nebst Bemerkungen von C. Westphal. Arch. f. Psychiatrie u. Nervenkrankh. IV. 2. p. 480. 482.

Berthelot, Ueber die thierische Wärme. (Ac. des sc.) Gaz. de Par. 49. p. 556.

Bloch, Ueber die Cirkulation in den Hautcapillaren. Arch. de Physiol. V. 6. p. 681. Nov.

Blumberg, Albert, Ueber die Entwicklung der Samenkörperchen des Menschen u. der Thiere. Inaug.-Diss. Königsberg i. Pr. Hartung'sche Verl.-Druckerei. 8. 30 S.

Bochefontaine, Zur Physiologie der Milz. Arch. de Physiol. V. 6. p. 664. Nov.

Braune, W., Das Venensystem des menschl. Körpers. I. u. II. Abth. Leipzig. Veit u. Co. gr. 4. 3½ Thlr.

Brunn, A. v., Varietät des Musc. interosseus dors. manus II. Arch. f. Anat., Physiol. u. wiss. Med. 1. p.126.

Budge, Albrecht, Ueber die Entstehung der normalen Wirbelsäulenkrümmungen. (Med. Ver. zu Greifswald.) Berl. klin. Wchnschr. X. 50. p. 600.

Canter, Die Histologie nach ihrem neuesten Standpunkte. Mit 32 Holzschn. Berlin 1874. Oliven. 8. 128 S. 1 Thlr.

Custor, J., Ueber die relative Grösse des Darmkanals u. die hauptsächlichsten Körpersysteme beim Menschen u. den Wirbelthieren. Arch. f. Anat., Physiol. u. wiss. Med. 3 u. 4. p. 478.

Cyon, E., a) Ueber die Funktion der halbsirkelförm. Kanäle. — b) Zur Lehre von der reflektor. Erregung d. Gefässnerven. — c) Ueber den Einfluss der Temperaturveränderungen auf die centralen Enden der Herznerven. — d) Ueber den Einfl. der hintern Wurzeln auf die Erregbarkeit der vordern. Arch. f. Physiol. VIII. 6 u. 7. p. 306. 327. 340. 347.

Dew-Smith, A. G., Ueber doppelte Nerven-Erregung. Journ. of Anat. and Physiol. [2. S. Nr. XIII.] p. 74. Nov.

Dwight, Thomas, Zur Anatomie d. Foramen jugulare. Amer. Journ. N. S. CXXXII. p. 409. Oct.

Ebner, Ritter v., Die acinösen Drüsen d. Zunge u. ihre Bezieh. zu d. Geschmacksorganen. Graz. Leuschner n. Lubensky. gr. 4. 66 S. mit 2 Steintaf. 1 Thlr. 26 Gr.

Esbach, G., Ueber die Funktion der Intercostalmuskeln u. des Zwerchfells. Gaz. de Par. 48. 45. 51.

Falk, F., Ueber eine Eigenschaft des Capillarblutes. Virchow's Arch. LIX. 1. p. 26.

Féréol, Ueber die anatom. Verbindung zwischen den Ursprüngen des 3. u. 6. Nervenpaares. L'Union 140.

Forster, J., Beiträge zur Ernährungsfrage. Ztschr. f. Biol. IX. 3. p. 381.

Fournié, Zur Geschichte der neuern Physiologie. Gaz. des Hôp. 136.

Fritsch, Henricus, Nonnulla de pelvibus specierum humanarum. Diss. inaug. Halis Saxonum. Formis Karrasianis. 8. 30 S.

Funke, Otto, Ueber den Einfluss der Ermüdung auf den zeitlichen Verlauf der Muskelthätigkeit. Arch. f. Physiol. VIII. 4 u. 5. p. 213.

Gegenbaur, C., Zur Bildungsgeschichte lumbosacraler Uebergangswirbel. Jen. Ztschr. f. Med. u. Naturw. VII. 4. p. 438.

Genzmer, Alfred, Untersuchungen über die Sinneswahrnehmungen des neugebornen Menschen. Inaug.-Diss. Halle. Plötz'sche Buchdr. 8. 28 S.

Goette, Alexander, Zur Entwicklungsgeschichte der Wirbelthiere. Arch. f. mikroskop. Anat. X. 2. p. 145.

Gruber, Wenzel, 1) Ueber einige merkwürdige Oberkiefer-Abweichungen. — b) Ueber d. Kiefernschläfenbogen am Jochbeine. — c) Ueber supernumeräre Knochen am Jochbeine. — d) Ueber d. Semilunardibulum inframaxillare u. d. Sulcus mylohyoideus. Arch. f. Anat., Physiol. u. wiss. Med. 2—4. p. 195. 206. 348. 357.

Hall, J. M., Ueber Einbalsamirung. Philad. med. and surg. Reporter XXIX. 15. p. 253. Oct.

Heidenhain, E., Mikroskop. Beiträge zur Anatomie u. Physiologie der Nieren. Arch. f. mikroskop. Anat. X. 1. p. 1.

Heitzmann, C., Untersuchungen über das Protoplasma. II. Das Verhältniss zwischen Protoplasma u. Grundsubstanz im Thierkörper (vgl. a. Wien. med. Presse XIV. 48. — Wien. med. Wchnschr. XXIII. 48). III. Die Lebensphasen d. Protoplasma. IV. Die Entwicklung der Beinhaut, d. Knochens u. d. Knorpels. [Sitz.-Ber. d. k. Akad. d. Wiss. XLVII. XLVIII. 3. Abth. Mai, Juni, Juli.] Wien. Gerold's Sohn. Lex.-8. 20 S. mit 2 Taf. (12 Ngr.), 10 S. mit 1 Taf. (9 Ngr.), 12 S. mit 1 Taf. (9 Ngr.)

Hénocque, Ueber die Textur der Gelenkknorpel. (Soc. de biol.) Gaz. de Par. 46. p. 617.

Hermann, L., Experimentelles u. Kritisches über Elektrotonus. Arch. f. Physiol. VIII, 4 u. 5. p. 258.

Hitzig, Eduard, Zur Physiologie des Gehirns. Arch. f. Anat., Physiol. u. wiss. Med. 3 u. 4. p. 397.

Jurié, Gustav, Beiträge zur Kenntniss des Baues u. der Verrichtung der Blase u. Harnröhre. Wien. med. Jahrbb. IV. p. 415.

Kölliker, Albert, Die normale Resorption des Knochengewebes u. ihre Bedeutung für d. Entstehung der typischen Knochenformen. Leipzig. F. C. W. Vogel. gr.4. VI u. 86 S. mit 8 Taf. u. 2 Holzschn. 6½ Thlr.

Kolb, C., Grundriss der Anatomie des gesunden menschl. Körpers. Braunschweig. Fr. Wreden. 16. X u. 372 S. mit Holzschn.

Konstantinowitsch, V., Die Anordnung der Gefässe des Mastdarms. Petersb. med. Ztschr. N. F. III. 6. p. 529.

Krause, W., Histologische Notizen. Med. Centr.-Bl. XI. 52.

Langlet, Ueber d. Bezieh. d. Schlafes zur Ernährung d. Nervencentren. Journ. de Brux. LVII. p. 224. Sept.

Lesshaft, P., Ueber einige d. Urethra umgebende Muskeln u. Fascien. Arch. f. Anat., Physiol. u. wiss. Med. 1. p. 17.

Luchsinger, B., Zur Glykogenbildung in der Leber. Arch. f. Physiol. VIII. 6 u. 7. p. 289.

Martin, H. Newell, Ueber d. Struktur d. Riechschleimhaut. Journ. of Anat. and Physiol. VIII. [2. S. Nr. XIII.] p. 39. Nov.

Meynert, Theodor, Skizze des menschl. Grosshirnstammes nach seiner Aussenform u. seinem innern Bau. Arch. f. Psychiatrie u. Nervenkrankh. IV. 2. p.387.

Müller, Koloman, Ueber den Einfluss der Hautthätigkeit auf die Harnabsonderung. Arch. f. experiment. Patholog. u. Pharmakol. I. 6. p. 429.

Nothnagel, H., Experimentelle Untersuchungen über die Funktionen des Gehirns. Virchow's Arch. LVIII. 3 u. 4. p. 420.

Onimus, Ueber Occlusion d. Auriculo-Ventrikular-Ostien u. d. Spiel d. Klappen während d. Herzsystole. (Soc. de méd. de Par.) Gaz. des Hôp. 142. p. 1132.

Parker, W. Kitchen, Ueber die morpholog. Elemente des Schädels. Journ. of Anat. and Physiol. VIII. [2. S. Nr. XIII.] p. 62. Nov.

Paton, George, Ueber die Herzaktion u. die Herztöne. Edinb. med. Journ. XIX. p. 407. [Nr.CCXXI.] Nov.

Rabuteau, Ueber den Mangel des Fettes in den normalen Muskelfasern des Herzens. (Soc. de biol.) Gaz. de Par. 47. p. 629.

Ransome, Arthur, Ueber die Respirationsbewegungen beim Menschen, nebst Beschreibung eines neuen Instrumentes zur Messung der Bewegungen des Thorax. Med.-chir. Transact. LVI. p. 61.

Ranvier, L., Zur Entwicklung d. Knochengewebes. (Ac. des sc.) Gaz. de Par. 52. p. 705.

Riegel, Franz, Zur Lehre von der Wärmeregulation. Virchow's Arch. LIX. 1. p. 114.

Romiti, Guglielmo, Zur Embryogenie. Riv. clin. 2. S. III. 12. p. 863.

Rouget, Charles, Ueber Struktur, Entwicklung u. physiolog. Eigenschaften der Blut- u. Lymphcapillaren. Arch. de Physiol. V. 6. p. 603. Nov.

Schachowa, Ueber intercellulares Knochenwachsthum. Med. Centr.-Bl. XI. 37.

Schlesinger, Wilh., Ueber die Centra der Gefäss- u. Uterusnerven. (K. k. Ges. d. Aerzte.) Wien. med. Wchnschr. XXIII. 44. 45. p. 1008. 1028.

Simon, Theodor, Ueber die Persistenz der Stirnnaht. Virchow's Arch. LVIII. 3 u. 4. p. 573.

Spina, Arnold, Untersuchungen über den Bau der Sehnen. Wien. med. Jahrbb. III. p. 384.

Story, W., Ueber die Beziehungen zwischen der Grösse der Protuberantia occipitalis u. der der Hoden. Lancet II. 22; Nov. p. 790.

Thanhoffer, Ludwig v., Zur Fettresorption u. histolog. Struktur der Dünndarmzotten. Arch. f. Physiol. VIII. 8 u. 9. p. 391.

Thin, George, Ueber die Struktur der Tastkörperchen. Journ. of Anat. and Physiol. VIII. [2. S. Nr. XIII.] p. 30. Nov.

Turner, Ueber die Beziehungen zwischen den Hirnwindungen u. der äussern Schädel- u. Kopfoberfläche beim Menschen. Journ. of Anat. and Physiol. VIII. [2. S. Nr. XIII] p. 142. Nov.

Untersuchungen aus dem Institute für Physiol. u. Histologie in Graz. Herausg. von Alex Rollett. 3. Heft. Leipzig. Engelmann. gr. 8. S. 257—312 mit 1 Taf. u. eingedr. Holzschn. 1 Thlr.

Voss, Beschreibung in Südamerika ausgegrabener Schädel. Norsk Mag. 3. R. IV. 1. Ges.-Verh. p. 200.

Wickens, Hermann, Ueber die Rotationsbewegungen des Herzens, nach einer direkten Beobachtung am lebenden Menschen. Deutsches Arch. f. klin. Med. XII. 3 u. 4. p. 233.

v. Wittich, Ueber die Pylorusdrüsen. Arch. f. Physiol. VIII. 8 u. 9. p. 444.

Wundt, Wilh., Grundzüge der physiolog. Psychologie. 1. Hälfte. Leipzig. Engelmann. gr. 8. 463 S. mit 150 eingedr. Holzschn. 3 Thlr.

Zuppinger, Hermann, Methode, Achsencylinderfortsätze d. Ganglienzellen d. Rückenmarks zu demonstriren. Arch. f. mikroskop. Anat. X. 2. p. 255.

S. a. 1. Lepine, Liversidge, Nenski, Pasohutin, Pettenkofer, Salkowski, Steiner, Weiske. III. 1. Scheutbauer; 2. Frenkel, Humphry. VIII. 2. a. Boyd, Ferrier. XII. 8. Albert.

Ueber die Anatomie der weiblichen Sexualorgane, des Seh- u. Gehörorgans, des Zahnsystems s. IX. X. XIII. XIV. XV.

4) Missbildungen und angeborne Bildungsanomalien.

Bennett, E. H., Angeborne Missbildung der Clavicula. (Pathol. Soc. of Dubl.) Dubl. Journ. LVI. p. 413. [3. S. Nr. 23.] Nov.

Curnow, John, Abnormität der Art. ophthalm. u. Meningea media. Journ. of Anat. and Physiol. VIII. [2. S. Nr. XIII.] p. 155. Nov.

Dareste, C., Ueber die Entstehung u. die Entwicklungsweise der Omphaloclten-Monstra. (Ac. des sc.) Gaz. de Par. 47. p. 627.

Dohrn, Ueber die Erklärung des Zusammenhangs von Nabelschnurbruch u. Atresia ani. Arch. f. Gynäkol. VI. 1. p. 134.

Dureau, A., Ueber zusammengesetzte Missgeburten. Gaz. de Par. 50.

Dwight Jun., Thomas, Abnormes Ligamentum ischio-trochantericum. Journ. of Anat. and Physiol. VIII. [2. S. Nr. XIII.] p. 134. Nov.

Fienzal, Exomphalus der Leber in Folge von Entwicklungshemmung. Gaz. des Hôp. 138.

Honel, Spina bifida der Sacralgegend, doppelte Hüftgelenksluxation u. doppelter Klumpfuss bei einem Foetus. (Soc. de chir.) Gaz. des Hôp. 132. p. 1053.

Phillpeaux, Dreifache menschl. Missbildung durch Einschliessung. Gaz. de Par. 41.

Ronlin, Fall von Doppelmissbildung. (Ac. des sc.) Gaz. de Par. 46. p. 616.

Ruppersberg, Julius, Ein Fall von Hirnbruch mit Spaltbildungen des Gesichts u. Truncus. Inaug.-Diss. Marburg 1873. Druck von C. L. Pfeil. 8. 18 S. mit Abbild.
Med. Jahrbb. Bd. 160. Hft. 3.

Russell, J. A., Fälle von fortbestehender Communikation zwischen der Nabelvene u. Pfortader beim Menschen. Journ. of Anat. and Physiol. VIII. [2. S. Nr. XIII.] p. 149. Nov.

Smith, Thomas, Angeborner Mangel beider Arme. Clin. Soc. Transact. VI. p. 59.

Struthers, John, Fall von Theilung des Os scaphoideum. Journ. of Anat. and Physiol. VIII. [2. S. Nr. XIII.] p. 113. Nov.

Tarnier, Mangel des Afters; Communikation zwischen Darm u. Blase; Fissur der vordern Wand des Oesophagus u. der hintern Wand der Trachea. (Soc. de chir.) Gaz. des Hôp. 138. p. 1099.

West, S. H., Eigenthüml. Musc. digastricus; Varietät d. Occipito-hyoideus. Journ. of Anat. and Physiol. VIII. [2. S. Nr. XIII.] p. 150. Nov.

Yeo, J. Barney, Fall von angeb. Mangel der Sternal- u. Costal-Theile d. Pectoralis major u. minor. Clin. Soc. Transact. VI. p. 95.

S. a. III. 3. Braun, Gruber. VIII. 4. Parser. IX. Atlee, Bernuts, Brelsky, Heppner, Lamm, Pancoast. X. Ginsburg, Marstrander, Porro. XII. 4. Hasenscharte, Gaumenspalte, Spina bifida, Atresie d. Rectum; 6. Hewett; 9. Braun, Heppner. XIV. Schmitz.

IV. Hygieine und Diätetik.

Adams, E. J., Ueber Anwendung der Desinfektionsmittel. Brit. med. Journ. Nov. 8.

Anilinfarben, Einfluss der Fabrikation auf die Gesundheit der Arbeiter. Niederrhein. Corr.-Bl. f. öff. Gesundheitspfl. II. 16. 17. 22—24.

Beivinkler, F. K., Stadienmässige Besprechung der Reinigung u. Entwässerung der Städte durch Kanalisirung. Budapest. Kilian. gr. 8. 19 S. mit 1 Steintafel. 1/2 Thlr.

Berieselung der Felder mit Schleusenwasser (Sewage Farms). Lancet II. 19; Nov. p. 667.

Brooks, Theo. D., Ueber Diätetik. The Clinic V. 25; Dec.

Canvet, Ueber Fälschungen des Kaffees. Ann. d'Hyg. 2. Sér. XL. p. 302. Oct.

Cohelli, Ruggero, Einfluss des Wassers der Spino-Quelle auf die Sterblichkeit an Abdominaltyphus, gastr. Fieber u. d. Gesammtsterblichkeit d. Stadt Roveredo. Ztschr. f. Biol. IX. 4. p. 558.

Corfield, W. H., Ueber d. Fortschritte d. hygiein. Wissenschaft. Brit. med. Journ. Oct. 25.

Dickinson, Wm. Howship, Ueber die schädl. Wirkungen des Alkohol, namentlich bei Personen, welche im Spirituoshandel beschäftigt sind. Med.-chir. Transact. LVI. p. 27.

Domus; Belgrand; Fordos, Ueber die Wirkung des lufthaltigen Wassers auf Blei, vom Standpunkte der Hygieine u. Medicinalgesetzgebung. (Ac. des sc.) Gaz. de Par. 49. p. 655. 656; 51. p. 691.

Ennsle, William, Sanitäre Einrichtungen in Wohnhäusern, Hospitälern u. öffentl. Gebäuden. Brit. med. Journ. Nov. 8. p. 545; Dec. 20. p. 734.

Esse, C. H., Das Augusta-Hospital u. das mit demselben verbundene Asyl für Krankenpflegerinnen zu Berlin. Berlin. Th. Enslin. Fol. 29 S. mit 12 Taf. Abbildungen. 6 1/2 Thlr.

Ewich, Schwemm-Kanäle oder Liernur? Erwiderung auf Fr. Sander's Bemerkungen. Niederrhein. Corr.-Bl. f. öff. Gesundheitspfl. II. 20. 21.

Farquhar, T., Zur Statistik der Krankheiten, zu denen schulpflichtige Kinder am meisten disponirt sind. Lancet II. 21; Nov.

Finkelburg, Ueber den Einfluss der Volks-Erziehung auf die Volks-Gesundheit. Niederrhein. Corr.-Bl. f. öff. Gesundheitspfl. II. 22—24.

41

Fritzen, Ueber die Kanalisirung, resp. Entwässerung der Stadt Düsseldorf. Niederrhein. Corr.-Bl. f. öff. Gesundheitspfl. II. 20. 21.

Frölich, H., Erfahrungen über den Beurle'schen Dampfkochtopf. Deutsche Vjhrschr. f. öff. Gesundheitspfl. V. 4. p. 566.

Gimbert (Cannes), Verbesserung der Gesundheitsverhältnisse sumpfiger Gegenden durch Anpflanzungen des Eucalyptus globulus. (Ac. des Sc. Oct. 6.) Bull. de Thér. LXXXV. p. 380. Oct. 30.

Göttisheim, Die Kanalisation in Basel. Deutsche Vjhrschr. f. öff. Gesundpfl. V. 4. p. 523.

Göttisheim, Anilinfarben-Fabriken. Deutsche Vjhrschr. f. öff. Gesundpfl. V. 4. p. 569.

Greenway, Henry, Ueber Construktion von Hospitälern. Brit. med. Journ. Nov. 15.

Guérard, A., Ueber die hygiein. Verhältnisse der Arbeiter, welche die Abwartung von Dampfmaschinen anvertraut ist. Ann. d'Hyg. 2. Sér. XL. p. 345. Oct.

Hammerschmied, Joh., Die sanitären Verhältnisse u. die Berufskrankheiten der Arbeiter bei den k. k. österr. Berg-, Hütten- u. Salinen-Werken u. Forsten. Wien. Gerold's Sohn in Comm. gr. 8. VIII u. 181 S. 1½ Thlr.

Hirt, Ludw., Ueber Verwendung gifthalt. Farben zu gewerbl. Zwecken u. die darauf bezügl. san.-polis. Vorschriften. Jahresber. d. schles. Ges. f. vaterl. Kultur. 50. Jahrg. p. 213.

Hirt, Ludwig, Die gewerbl. Thätigkeit d. Frauen vom hygiein. Standpunkte aus. Mit spec. Hinweisen auf die an eine Fabrikgesetzgebung zu stellenden Anforderungen. Breslau u. Leipzig. Ferd. Hirt u. Sohn. gr. 8. 54 S. ½ Thlr.

Knby, Zur Desinfektionsfrage. Bayer. ärztl. Intell.-Bl. XX. 48.

Latham, Edw., Sanitary Engineering: a Guide to Construction of Works of Sewage and House Drainage. London. L. and F. N. Spon. 8. 352 pp. Vgl. Lancet II. 23; Dec. p. 814.

Lauber, A., Zur Latrinenfrage. Eine Studie, mit Bezieh. auf d. Verhältnisse Stuttgarts. Stuttgart. Schickhardt u. Ebner. gr. 8. 56 S. mit eingedr. Holzschn. ½ Thlr.

Le Blanc, Félix, Ueber Beleuchtung mit Hydrooxygengas. Ann. d'Hyg. 2. Sér. XL. p. 241. Oct.

Leudet, E., Ueber die Ursachen, welche eine vorübergehende oder immerwährende Unerträglichkeit des Tabakrauchens bedingen. Bull. de Thér. LXXXV. p.426. Nov. 15.

Levieux, Ueber die Handhabung der öffentl. Hygiene u. des Gesundheitsdienstes in Frankreich. Ann. d'Hyg. 2. Sér. XL. p. 318. Oct.

Lipschitz, Ueber Fabrikation v. Vertriebe von buntem Papieren in san.-polis. Beziehung. Jahresber. d. schles. Ges. f. vaterl. Kultur. 50. Jahrg. p. 211.

Lobmayer, Heckmann's Heiz- u. Ventilationssystem. Wien. med. Presse XIV. 52.

Märklin, Städtisches Krankenhaus u. Baracken in Crefeld. Niederrhein. Corr.-Bl. f. öff. Gesundpfl. II. 22—24.

Mascher, Die Dortmunder Wasserleitung u. der Anschluss d. Stadt Hörde an dieselbe. Niederrhein. Corr.-Bl. f. öff. Gesundpfl. II. 20. 21.

Menzies, J. A., Ueber die Gesundheitsverhältnisse in Neapel. Lancet II. 24; Dec. p. 859.

Müller, Alex., Ueber den gegenwärtigen Stand der Städtereinigungs- u. Wasserbeschaffungs-Frage für Berlin. Chemnitz. Focke. gr. 8. 33 S. 6 Gr.

Müller, Alex., Ueber die Anwendbarkeit des Abfallkalkes der Ammoniak- u. Sodafabrikation für Strassendammschüttung. Deutsche Vjhrschr. f. öff. Gesundpfl. V. 4. p. 538.

Müller, Jul., Ueber den Werth der Filter aus plastischer Kohle. Jahresber. d. schles. Ges. f. vaterl. Kultur. 50. Jahrg. p. 217.

Pasteur, Ueber das Blut u. die Verhütung seiner Veränderungen. (Ac. des sc.) Gaz. de Par. 51. p. 611.

Popper, M., Die Ueberschwemmungen vom Standpunkte der öffentl. Gesundheitspflege. Oesterr. Ztschr. f. prakt. Heilk. XIX. 45. 46. 49. 50. 53.

Rattray, Alexander, Analyse der Luft an Schiffen. Med.-chir. Transact. LVI. p. 157.

Reinigung u. Entwässerung Berlins. Existirende Verhandlungen u. Berichte üb. mehrere auf Veranlassung des Magistrats der kön. Haupt- u. Residenzstadt Berlin angestellte Versuche u. Untersuchungen. Berlin Hirschwald. 10. u. 11. Heft. gr. 8. 2 Thlr.

Ross, Geo., Ueber Ventilation von Schulen, Hospitälern u. öffentl. Gebäuden. (Assoc. of med. officers of health.) Med. Times and Gaz. Nov. 22. p. 594.

——, Ueber Quellwasserleitung in Frankfurt aus dem Vogelsberg. Deutsche Vjhrschr. f. öff. Gesundpfl. V. 4. p. 665.

Smith, Edward, Handbook for inspectors of nuisances. London. Knight and Co. 8. XIV and 29; pp with woodcuts. 5½ Sh.

Sommaruga, Hugo v., Die Städtereinigungs-Systeme in ihrer land- u. volkswirthschaftl. Bedeutung. Inaug.-Diss. Halle. Buchdr. d. Waisenhauses. 8. 91 S.

Sonderegger, Ueber den jetzigen Stand der Desinfektionsfrage, d. h. über den Schmutz in St. Gallen (Aerztl. Cantonalvereins.) Schweiz. Corr.-Bl. 23.

Sonderegger, Vorposten der Gesundheitspflege im Kampf um's Dasein der Einzelnen u. ganzer Völker. Berlin. H. Peters. Vgl. Schweiz. Corr.-Bl. 23. p. 641.

Stevenson, Thomas, Ueber Verfälschung des Brodes. Brit. med. Journ. Nov. 29. p. 647.

Trinkwasser, Bleigehalt solches bei Verwendung bleierner Leitungsröhren; Verhandlungen in der Acad. des Sciences. Gaz. des Hôp. 133.

Varrentrapp, Ueber die neue Kanalisation Frankfurts. Deutsche Vjhrschr. f. öff. Gesundpfl. V. 4. p.651

Virchow, Rud., Bericht über die Arbeiten der Berliner städtischen Deputation wegen Kanalisation u. Abfuhr. Niederrhein. Corr.-Bl. f. öff. Gesundpfl. II. 20. 21.

Wiel, Joseph, Diätetisches Kochbuch mit besond. Rücksicht auf den Tisch für Magenkranke. 2. Aufl. Freiburg i. Br. Wagner'sche Buchh. 8. XVI u. 270 S. 1½ Thlr

Wolff, Ueber die Behandl. der Abfüsse aus den Rübenzuckerfabriken. Vjhrschr. f. ger. Med. N. F. XII 2. p. 342. Oct.

S. a. I. Cunningham, Oldmann. VIII. 3. Mayet, Perry; 3. d. Fleck; 5. Thompson. XII 3. Kerschensteiner, Letheby.

V. Pharmakologie.

1) Allgemeines.

Biechele, Max, Deutsche Miniatur-Pharmakopie. Vollständiger Inhalt der deutschen Pharmakopöe mit Berechnung sämmtl. Vorschriften auf ein bestimmtes Gewicht, sowie Angabe der Bereitungsweise, der Verunreinigungen u. der Ausbeute der chem. Präparate. Eichstädt. Krüll. 16. IV u. 405 S. 1 Thlr.

Cotton, S., Ueber Receptur. Journ. de Brux. LVII. p. 449. Nov.

Duflos, Adf., Die in der deutschen Reichspharmakopöe aufgenommenen chem. Präparate, deren Erkennung u. Prüfung auf Echtheit u. Güte. 2. Aufl. Leipzig Hirt auf Sohn. 8. IV u. 286 S. mit Abbildgn. in eingedr. Holzschn. 1½ Thlr.

Hartlaub, H., Kritik der sogen. Pharmacopoe homoeopathica polyglottica, od. die neue Pharmakopie im Widerspruch mit der homöopath. Pharmacie, sowie mit der Homöopathie überhaupt u. mit sich selbst. Jena Frommann. gr. 8. VIII u. 37 S. ½ Thlr.

Hirsch, R., Die Pharmacopoea germanica verglichen mit den jüngern Ausgaben der Pharmacopoea borussica, dem Schacht'schen Supplement. Berlin. v. Decker. 8. VIII u. 547 S. 3 Thlr.

Schlicknum, O., Taschencommentar zur Pharmacopoea germanica mit Uebersetzg. des Textes u. Hülfs-Tabellen zum Gebrauche bei der Bereitung u. Prüfung der Arzneimittel. Mit zahlr. Holzschn. Leipzig. E. Günther's Verl. 8. VI u. 512 S. 2 Thlr.

Schwander, M., Mittheilungen aus dem vorhandenen statist. Material üb. die Verbreitung von Apotheken im deutschen Reich, ein Beitrag zur Beleuchtung der Apothekergewerbe-Frage. Grünberg. Weiss's Nachf. gr. 8. 12 S.

Series medicaminum. Sammlung der in den deutschen Staaten auf dem Wege der Verordnung vorgeschriebenen Verzeichnisse derjenigen Arzneimittel, welche in den Apotheken vorräthig gehalten werden müssen. Nebst Verzeichn. aller von der Pharmacopoea germanica recipirten Arzneimittel. Berlin. Springer's Verl. 8. V u. 297 S. ⅔ Thlr.

Ziemssen, Hugo v., Pharmacopoea clinici Erlangensis. Kurze Anleitg. zur Ordination der wichtigsten Arzneimittel. Mit bes. Rücksicht auf die Arzneipraxis für klin. Praktikanten u. angeh. Armenärzte. 2. Aufl. Erlangen 1874. Besold. 16. VII u. 52 S. 28 Gr.
S. a. II. Ferrand. XVII. Hahn. XIX. 3. Allgemeine Heilmethoden.

2) Einzelne Arzneimittel.

Allan, James W., Ueber d. Anwendung d. Nux vomica. Brit. med. Journ. Dec. 27. p. 755.

Baker, Benson, Ueber Crotonchloralhydrat. Brit. med. Journ. Oct. 25.

Barrett, Alfred E., Ueber Anwendung d. Podophyllin. Brit. med. Journ. Oct. 18. p. 460.

Bernheim, Ueber die Wirkung des salpetrigs. Amyloxyd. Arch. f. Physiol. VIII. 4 u. 5. p. 253.

Blos, Die therap. Verwendung des Bromkalium. Deutsche Klinik 48.

Bochefontaine, Ueber d. Wirkung d. Chinin auf d. Vibrionen. Arch. de Physiol. V. 6. p. 724. Nov.

Boehm, R., Ueber die physiolog. Wirkungen des Pseudaconitin, nach Unters. von C. Ewers. Arch. f. experiment. Pathologie u. Pharmakologie I. 6. p. 385.

Bradley, S. Messenger, Ueber therap. Anwendung d. Phosphor. Brit. med. Journ. Nov. 29. p. 630.

Burdel, E., Ueber Eucalyptus u. dessen fiebertreibende Eigenschaften. Bull. de Thér. LXXXV. p. 529. Déc. 30.

Colten, G. Q., Ueber Stickstoffoxydul als Anästheticum. Lancet II. 24; Dec. p. 857.

Dannecy, Ueber Saccharüre zur Bereitung von Syrupen. Bull. de Thér. LXXXV. p. 310. Oct. 15.

Dercken, Ludwig, Beitrag zur Kenntniss der Wirkung des Chlorammonium. Inaug.-Diss. Marburg. Druck v. C. L. Pfeil. 8. 31 S.

D'Ornellas, Antonio Evaristo, Ueber d. physiolog. u. therapeut. Wirkung d. Emetin. Gas. de Par. 43. 43.

Drasche, Ueber d. Anwendung u. Wirkung subcutaner Ergotin-Injektionen bei Blutungen. (Aerztl. Ber. der k. k. Krankenanstalt Rudolfstiftung in Wien 1871.) Oesterr. Ztschr. f. prakt. Heilk. XIX. 49. 50. 52.

Eberty, Paul, Ueber d. Wirkung d. Mutterkorns auf die Herzthätigkeit u. d. Blutdruck. Inaug.-Diss. Halle. Buchdr. von Lippe. 8. 34 S. mit 1 Tab.

Eulenburg, Albert, u. Paul Guttmann, a) Ueber d. physiolog. Wirkung d. Bromcalcium u. anderer Kalksalze. — b) Ueber Amylnitrit. Arch. f. Anat., Physiol. u. wiss. Med. 3 u. 4. p. 436. 442.

Fick, Johannes, Ueber d. Wirkung d. Spartein auf d. thier. Organismus. Arch. f. experiment. Pathol. u. Pharmakol. I. 6. p. 397.

Fourrier, Ueber Anwendung d. Alkohol b. Typhus infect. Bull. de Thér. LXXXV. p. 292. Oct. 15.

Freyssinge, Nicht-alkalinischer Theerliquor. Gaz. des Hóp. 137.

Fronmüller, Das salzsaure Apomorphin. Memorabilien XVIII. 9.

Gimbert, Ueber d. therapeut. Anwendung d. Eucalyptus globulus. L'Union 152.

Grisar, Vinc. Val., Experimentelle Beiträge zur Pharmakodynamik d. äther. Oele. Inaug.-Diss. Bonn. 8. 62 S.

Hamberg, Ueber Cyanäthyl u. Propylamin. Hygiea XXXV. Br. läkaresällsk. förh. 8. 159.

Jolyet u. Blanche, Ueber d. Wirkung d. Stickstoffprotoxydgas. Journ. de Brux. LVII. p. 239. Sept.

Köhler, Hermann, Ueber d. physiolog. Wirkung d. Bitterstoffe u. Blutcirkulation u. Blutdruck. Prag. Vjhrschr. CXX. [XXX. 4.] p. 49.

Laborde, J. V., Ueber d. physiolog. u. toxische Wirkung d. Opium u. seiner Alkaloide. Bull. de Thér. LXXXV. p. 337. 492. 536. Oct. 30. — Déc. 30.

Latour, Ueber Bereitung d. Kalksaccharatglycerols u. dessen Verwendung zu d. Oel-Kalkliniment. Bull. de Thér. LXXXV. p. 409. Nov. 15.

Léger, Ueber abführende Limonaden mit Magnesiametatartrat. Bull. de Thér. LXXXV. p. 359. Oct. 30.

Liebreich, Oscar, Ueber d. Wirkung u. Anwendung des Crotonchloralhydrat. Brit. med. Journ. Dec. 20.

Lohmann, Jac. Thdr., Beitrag zur Kenntniss d. Wirkung d. Sabadillins. Inaug.-Diss. Marburg. Druck von C. L. Pfeil. 8. 30 S.

Mac Vicar, John G., Ueber d. Ursache d. prophylakt. u. therap. Werthes d. Kochsalzes, d. Jodkalium u. einiger anderer Mittel. Edinb. med. Journ. XIX. p. 417. [Nr. CCXXI.] Nov.

Magnes-Lahens, Ueber Bereitung d. Jodeisenpillen. Bull. de Thér. LXXXV. p. 452. Nov. 30.

Martel, F., Ueber d. Wirkung d. Terebinthin auf d. Nieren- u. d. Harn- u. Geschlechtswerkzeuge. Bull. de Thér. LXXXV. p. 362. Oct. 30.

Maxzel, Arthur, Ueber parenchymatöse Jodinjektionen in akut entzündete Gewebe (Diphtherie; Furunkulose). Wien. med. Wochschr. XXIII. 45.

Möller, M., Ueber d. Wirkung d. Stickstoffoxydul als Anästhetikum bei Augen- u. Zahnoperationen. Hosp.-Tidende XVI. 34.

Neumann, J., Ueber krankhafte Erscheinungen an der Haut des Menschen nach innerl. Gebrauche von Bromkalium. Wien. med. Wochschr. XXIII. 49.

Oddo, Ueber d. Anästhesirung mit Stickstoffprotoxyd. Bull. de Thér. LXXX. p. 566. Déc. 30.

Onsum, Ueber Apomorphin u. Amylnitrit. Norsk Mag. f. Laeg. R. III. 12. Ges.-Verh. p. 155. 157.

Pick, Rob., Ueber das Amylnitrit u. seine therap. Anwendung. Med. Centr.-Hl. XI. 51.

Rabuteau, A., Ueber eine Veränderung d. Chloroform u. deren Verhütung. (Soc. de biol.) Gas. de Par. 50. p. 676.

Rabuteau, A., Ueber vergleichsweise Wirkung d. Atropin b. Menschen u. Thieren. L'Union 154.

Roberts, Charles, Ueber d. therap. Wirkung d. Schwefels. St. George's Hosp. Rep. VI. p. 179.

Ross, James, Ueber d. Wirkung d. Alkohol. Brit. med. Journ. Oct. 25.

Schroff jun., C., Ueber Digitalin. Mittheil. d. ärztl. Ver. in Wien II. 23. — Wien. med. Presse XIV. 50. p. 1160.

Siegen, Thdr., Ueber d. pharmakol. Eigenschaften von Eucalyptus globulus. Inaug.-Diss. Bonn. 8. 46 S.

Smith, T. Curtis, Ueber Coffein. The Clinic V. 18; Nov.

Steinauer, E., Ueber d. physiolog. Wirkung d. Brompräparate. Virchow's Arch. LIX. t. p. 65.

Thomson, Elihn, Ueber Inhalation von Stickstoffoxydul, Nitrogen, Hydrogen u. andern Gasmischungen. Philad. med. Times IV. 107. Nov.

Tidd, C. H., Ueber Phytolacca decandra, deren Eigensch. u. Anwendung. The Clinic V. 22. p. 263; Nov.

Van Pelt, F., Ueber Rhamnus cathartica. Journ. de Brux. LVII. p. 446. Nov.

Wernich, A., Ueber den wirksamen Bestandtheil des Mutterkorns. Med. Centr.-Bl. XI. 58.

Widal, Ueber d. therap. Werth d. krystallisirten Digitalin. Rec. de mém. de méd. etc. milit. 3. Sér. XXIX. p. 385. Juillet et Août. (Vgl. Jahrbb. CLVIII. p. 239.)

S. a. VII. Andant, Hartley, Schell. VIII. 2. c. Harley, Heberle, Hoegh, Hossander, Stoppani. Tarchetti; 2. d. Bartholow, Bradley, Thompson; 3. a. Barclay, Duer, Ebstein, Fourrier, Wills; 3. c. Monchot; 3. d. Bidard; 3. e. Daga, Fiechter, Vallin; 3. f. Blanc, Bourgogno, Hasper, Klein, Parker, Panlier; 4. Jones; 5. Libermann, Ogle; 6 Koumans, Thorowgood; 8. Engelsberg; 9. Domingues; 10. Ferran. X. Athill, Baudon, Ruge. XII. 3. Allan; 5. Plagge, Valerani. XIII. Barrows, Cohn, Cook, Hippel, Taylor.

3) Elektrotherapie.

Apparate f. elektr. Behandlung. Brit. med. Journ. Oct. 25. p. 493; Dec. 13. p. 704.

Barth, Ueber die Anwendung der Electricität im warmen Bade. Petersb. med. Ztschr. N. F. III. 6. p. 530.

Bischoff, E., Ein neuer Stromwender. Deutsch. Arch. f. klin. Med. XII. 3 u. 4. p. 377.

Clemens, Theodor, Die elektr. Behandlung der Eierstockgeschwülste. Deutsche Klinik 48.

Elektropunktur von Aneurysmen. Brit. med. Journ. Nov. 15. p. 576; Dec. 6. p. 667.

Faucher, Portative elektr. Apparate. (Soc. de biol.) Gaz. de l'ar. 47. p. 699.

Frommhold, Carl, Ueber Elektrokatalyse. Pester med.-chir. Presse IX. 41—44.

S. a. I. Ueber physiolog. Elektricität. II. Sanderson. III. 2. Holl. III. 3. Herrmann. VIII. 2. a. Fleher; 2. b. Duménil, Paul; 2. c. Erb, Wilhelm; 2. d. Poore; 4. Bastian, Holmes; 5. Hansen. XII. 2. Amussat; 5. Trélat; 12. Bottini, Bruns, Galvanokaustik. XIII Brière, Dor. XIV. Clark, Voltolini. XV. Althaus.

VI. Balneologie; Hydrologie; Molken-, Trauben-, klimatische Kurorte.

Biermann, Warme Sandbäder. Pester med.-chir. Presse IX. 45.

Bonyer, A., Ueber d. schwefelhalt. Inhalationen an Amélie-les Bains im Winter. Gaz. des Hôp. 128. 129.

Caspari, Meinberg als Kurort für Frauenkrankheiten. Deutsche Klinik 50. 51.

Chevallier, Ueber die Mineralwässer von Pierre-Brune, Enzet u. Saint-Andéol de Bourlenc (Quelle Bertoile). Bull. de l'Acad. 2. Sér. II. 41. p. 1204. Oct. 14.

Durand, Ueber d. Arsen-Eisensalze d. Dominicuequelle zu Vals. Gaz. des Hôp. 125. 135. 150.

Fiellis, Gustav, Gesundbrunnen u. Bad Lauchstädt in seiner Anwendung für das weibl. Geschlecht. Inaug.-Diss. Halle. Buchdr. von Lipke. 8. 30 S.

Grimm, J., Die Militär-Kumys-Heilanstalt bei Samara. Petersb. med. Ztschr. N. F. III. 6. p. 548.

Hansen, Engvald, Ueber Dampfbäder. Norsk Mag. 3. R. III. 11. p. 660.

Leured, Arthur, Mogador als Winteraufenthaltsort für Kranke. Lancet II. 17; Oct.

Manegger jun., Méran-Obermais, station climatérique pendant les saisons d'automne, d'hiver et de printemps. Traduit de l'Allemand par le Prof. Charle Falk. Méran 1874. 8. Pötschberger 8. 64 pp.

Pétrequin, J. E., Ueber d. Mineralwässer von Royat (Puy-de-Dôme), nebst einer neuen Theorie über d. Ursprung d. Thermalquellen. Gaz. de l'ar. 51.

v. Sigmund, Ueber südliche klimatische Kurorte. Wien. med. Wohnschr. XXIII. 49. 52.

Thomas, H. J., Beiträge zur allgem. Klimatologie u. Mittheilungen über Cadenabbia, Lugano, Spezia als klimat. Kurorte. Erlangen. Enke. gr. 8. IV u. 106 S 84 Gr.

Thompson, E. Symes, Ueber Höhenklimakurorte auf d. südl. Hemisphäre. Med.-chir. Transact. LVI. p. 287.

Wallis, Curt, Om Catanias klimat. Inaug.-Diss Malmö. C. A. Andersson u. Comp. 8. 54 S. mit Tabellen — Ueber klimat. Kurorte Siciliens. Nord. med. ark. V. ; Nr. 21. — Ueber das Klima Aegyptens. Hygiea XXIV. 10. 11. p. 567. 639.

S. a. V. 3. Barth. VIII. 3. a. Greenhow, Johnson, Sonthey; 3. d. Kaltwasserbehandlung der Typhus; 5. Sonplet, Williams. XIX. 3. Ueber Hydrotherapie, Peacock.

VII. Toxikologie.

Allbutt, T. Clifford, Vergiftung durch Kampher in homöopath. Gabe. Brit. med. Journ. Dec. 6. p. 667.

Anästhetika, Todesfälle b. d. Anwendung solch. Brit. med. Journ. Dec. 13. p. 692.

Andant, Jean Paul Emile, Ueber Phosphorvergiftung u. deren Behandlung mit Terpentinöl. Ann. d'Hyg. 2. Sér. XL. p. 397. Oct.

Busey, Samuel C., Vergiftung mit Rhus toxicodendron. Amer. Journ. N. S. CXXXII. p. 436. Oct 140.

Carayon, Vergiftung durch Pilze. Gaz. des Hôp 140.

Chaumont, P. de, Fall von Vergiftung durch Kohlengas. Lancet II. 17; Oct.

Cleveland, J. L., Vergiftung durch Aconittinktur. Hellung. The Clinic V. 21; Nov.

Conserat; Chevreuse; Bloch; Carayon Vergiftung durch Pilze. L'Union 131. 151.

Curtis, Ueber Tod bei Aetherisirung. Gaz. hebd 2. Sér. X. 51.

Davidson, Andrew, Ueber Tanghinia venenifera (d. Gottesurtheils-Gift von Madagaskar). Journ. of Anat and Physiol. VIII. [2. S. Nr. XIII.] p. 97. Nov.

Duflos, Adf., Handbuch d. angewandten gerichtlich-chemischen Analyse d. chem. Gifte, ihre Erkennung in reinem Zustande u. in Gemengen betreffend. Als Anleitung bei gerichtl.-chem. Untersuchungen. Leipzig Hirt u. Sohn. 2. Ergänzungsbd. s. chem. Apothekerbuch Lex.-8. VIII. 292 S. mit Abbild. in eingedr. Holzschn 2²/₃ Thlr.

Edholm, Nitrobenzinvergiftung. Hygiea XXXV Sv. läkaresällsk. förh. S. 138.

Ewald, Carl Anton, Glykosurie nach Vergiftung mit Nitrobenzin. Med. Centr.-Bl. XI. 52.

Fayrer, J., Versuche über Schlangengift. Med Times and Gaz. Nov. 1.

Girard, Ch., Zur Casuistik d. Chloroformunfälle Deutsche Ztschr. f. Chir. III. 5 u. 6. p. 579.

Uréhant, Ueber Bestimmung d. Natur gewisser durch Blei bedingter Verfärbungen d. Gewebe. Arch. de Physiol. V. 6. p. 747. Nov.

Halford, George B., Ueber Vergiftung mit Schlangengift u. deren Behandlung. Med. Times and Gaz. Oct. 25, Nov. 22, Dec. 27.

Hartley, Edmund, Vergiftung durch Laudanum, Injektion von Liquor Ammon. ohne Erfolg. Lancet II. 19; Nov. p. 684.

Herrmann, F., Vergiftung durch scharfe Gase u. Dämpfe. Petersb. med. Ztschr. N. F. III. 6. p. 499.

Hess, Ed., Fall von Vergiftung durch Semen Daturae Stramonii. Schweiz. Corr.-Bl. 21. (Jahrbb. CLX. p. 240.)

Jäderholm, A., Vergiftung mit arsenikhaltigem Anilinroth. Hygiea XXXV. 6. S. 323. — Deutsche Klin. 47.

Jochelsohn, Jacob, Ueber d. Einfluss d. künstlichen Respiration bei Strychninvergiftung. Inaug.-Diss. Würzburg. Stahel. 8. 27 S. — Verhandl. d. phys.-med. Ges. zu Würzburg. N. F. V. 2 u. 3. p. 107.

Johnson, George, Vergiftung durch homöopath. „concentrirte Kampheriösung". (Clin. Soc. of London.) Lancet II. 21; Nov. p. 740.

Karell, Ueber Fälle von Raphanie. (Deutsch. ärztl. Ver. zu St. Petersburg.) Petersb. med. Ztschr. N. F. III. 6. p. 575.

Kröulein, R. U., Zur Casuistik d. Carbolismus acutus. Berl. klin. Wchnschr. X. 51.

Levin, P. A., Vergiftung durch äussorl. Anwendung von Arsenik. Hygiea XXXV. 2. p. 62.

Parrish, Joseph, Vergiftung mit Opium. Philad. med. and surg. Reporter XXIX. 20. 21. p. 343. 361.

Rosenthal, Vergiftung durch Vanille-Eis. (Berl. med. Ges.) Berl. klin. Wchnschr. X. 51. p. 612.

Schall, H. S., Fall von Opiumvergiftung; Anwendung d. Atropin. Philad. med. Times IV. 109; Nov.

Schuppert, M., Ueber Chloroformtod. Deutsche Ztschr. f. Chir. III. 5 u. 6. p. 569.

Schwarz, Vergiftung durch Carbolsäure; fahrlässige Tödtung. Vjhrschr. f. gerichtl. Med. N. F. XIX. 2. p. 329. Oct.

Schwerin, Ernst, Vergiftung durch Collodium cantharidatum. Berl. klin. Wchnschr. X. 44.

Sée, Vergiftung durch Schwefelsäure. Gas. des Hôp. 138.
S. a. XII. 3. Wilks; 7. Dandridge; 8. Tillaux.

VIII. Pathologie u. Therapie.

1) *Allgemeines.*

Cavafy, John, Bericht über d. med. Abtheilung des St. George's Hosp. f. 1870 u. 1871. St. George's Hosp. Rep. VI. p. 301. 315.

Celli, Bonaventura, Bericht über Cantani's med. Klinik zu Neapel f. 1870—1872. Il Morgagni XV. 10. p. 709.
S. a. XIX. 2. *Ueber Untersuchungsmethoden*, Karmel; 4. *Berichte aus Krankenhäusern.*

2) *Krankheiten des Nervensystems.*

a) Allgemeines und Krankheiten der Nervencentren.

Annuske, Ueber Neuritis optici b. Hirngeschwülsten. Arch. f. Ophthalmol. XIX. 3. p. 165.

Anstie, Tod in Folge von Meningealcongestion ohne Entzündung. (Clin. Soc. of London.) Lancet II. 21; Nov. p. 740.

Armaingand, Ueber schmerzhafte Punkte über d. Spinalapophysen bei Neuralgien u. über Spinalirritation. Gas. des Hôp. 136.

Arndt, Rudolf, Zur Hirngeschwulst. Arch. f. Psychiatrie u. Nervenkrankh. IV. 2. p. 432.

Balfour, W. G., Geschwülste an d. Dura-mater. Paralyse in Folge des Drucks auf d. Oberfläche d. Gehirns. Lancet II. 19; Nov., 24; Dec.

Boyd, Robert, Ueber widernatürl. Höhlen im Gehirn bei Gesunden u. Geisteskranken. Med.-chir. Transact. LVI. p. 325.

Burder, Fall von Hirnabscess. Lancet II. 25; Dec. p. 877.

Chvostek, Fr., Beiträge zur herdweisen Sklerose d. centralen Nervensystems. Wien. med. Presse XIV. 47. 49. 50.

Clark, T. E., Hirnabscess bei einem Kinde. Brit. med. Journ. 39. p. 532.

Clarke, J. Lockhart, Fall von Cysten im Kleinhirn. Clin. Soc. Transact. VI. p. 68.

Cornil, V., Chron. Entzündung d. Lymphgefässe d. Dura-mater b. Malum Pottii. (Soc. de biol.) Gas. de Par. 52. p. 707.

Carschmann, H., Klinisches u. Experimentelles zur Pathologie der Kleinhirnschenkel. Deutsch. Arch. f. klin. Med. XII. 3 u. 4. p. 356.

Debove, Zur Histologie d. inselförmigen Sklerose. Arch. de Physiol. V. 7. p. 745. Nov.

De Lisle, Frederick Irving, Niedriger Barometerstand als Urs. von Stirnkopfschmers. Med. Times and Gas. Dec. 13. p. 676.

Dickson, J. Thompson, Ueber Depression u. Erregung d. sympath. Nervensystems. Lancet II. 22; Nov., 23; Dec.

Durrant, C. M., Fälle von Spinalaffektionen. Brit. med. Journ. Oct. 18.

Ferrier, David, Experimentaluntersuchungen in Bezug auf d. Physiologie u. Pathologie d. Gehirns. Journ. of Anat. and Physiol. VIII. [2. S. Nr. XIII.] p. 152. Nov.

Fieber, Fedr., Die Behandlung d. Nervenkrankheiten mit Elektricität. Eine Uebersicht d. gegenwärt. Umfangs d. elektr. Behandlung u. d. Anzeigen für dieselbe. Wien. Czermak. 8. 66 S. ½ Thlr.

Foot, A. W., Spindelzellensarkom d. Dura-mater. (Pathol. Soc. of Dubl.) Dubl. Journ. LVI. p. 421. [3. S. Nr. 23.] Nov.

Gillespie, James, Ueber Cerebrospinalmeningitis. Philad. med. and surg. Reporter XXIX. 26. p. 463. Dec.

Glover, J. G.; W. B. Kesteven u. W. Henry Kesteven, Fall von Aphasie. Clin. Soc. Transact. VI. p. 96. 98.

Goldsieher, W., Die Geschwülste des Sehnerven. Arch. f. Ophthalmol. XIX. 3. p. 119.

Griesshammer, Richard, Ueber Aphasie u. Anarthrie. Inaug.-Diss. Jena 1872. Druck von Fr. Frommann. 8. 27 S.

Hill, W. Scott, Fall von Encephalocele. Amer. Journ. N. S. CXXXII. p. 573. Oct.

Hirschsprung, H., Geschwulst im kleinen Gehirn bei einem Kinde. Hosp.-Tidende XVI. 21.

Jackson, J. Hughlings, Langenapoplexie (hämorrhag. Infarkt) b. Gehirnapoplexie. Brit. med. Journ. Oct. 25.

Jackson, J. Hughlings, Ueber Gehirngeschwülste. Med. Times and Gas. Nov. 15.

Kjellberg u. Blix, Pachymeningitis interna haemorrhagica. Hygiea XXXV. 8v. läk. sällsk. förh. 8. 11. 17.

Lange, C., Ueber chron. Rückenmarksentzündung. Hosp.-Tidende XVI. 26. 27. 29. 37—40. 46—53.

Lingen, Ueber eine tödtlich verlaufene Gehirnerweichung. (Deutscher Ärztl. Ver. zu St. Petersburg.) Petersb. med. Ztschr. N. F. III. 6 p. 565.

Ogle, Gehirnaffektion, anscheinend syphilit. Ursprungs. Med. Times and Gas. Nov. 22. p. 577.

Paget, James, Ueber Vortäuschung von Organkrankheiten durch Nervenkrankheiten. Lancet II. 18. 21. 22. 24; Nov., Dec.

Petersen, Alb., Ueber multiple Hirnsklerose. Inaug.-Diss. Bonn. 8. 29 S.

Protze, Herm., Ein Beitrag zu den neuropathol. Vorgängen im Bereich der obern Extremität. Inaug.-Diss. Halle. Plötz'sche Buchdr. 8. 29 S.

Ramskill, Fälle von Cysten im Gehirn. Brit. med. Journ. Dec. 13. p. 691.

Rosenthal, M., Die Hirnapoplexie. Wien. med. Presse XIV. 42. 44. 45. 48. 50. 52.

Schnabel, Exophthalmus als Symptom von Meningitis. Jahresber. d. Schles. Ges. für vaterl. Kultur. 50. Jahrg. p. 308.

Smith, J. Lewis, Ueber Cerebrospinalfieber, mit Bezug auf eine Epidemie in New York. Amer. Journ. N. S. CXXXII. p. 313. Oct.

Troisier, Em., Fälle von Sklerose d. Rückenmarks. Arch. de Physiol. V. 6, p. 709. Nov.

Wahl, Gliomatöse Geschwulst des Kleinhirns. Peterab. med. Ztschr. N. F. III. 5. p. 551.

Warner, Francis, Gehirnabscess bei einem Kinde. Brit. med. Journ. Oct. 18.

Westphal, C., Ueber die Krankheiten d. centralen Nervensystems. Arch. f. Psychiatrie u. Nervenkrankh. IV. 2. p. 335.

S. a. III. 4. Ruppersberg. VIII. 3. a. Greenhow; 3. c. Martyn; 5. Purser; 9. Dshring; 10. Russell. XII. 2. Dubois, Duplais; 3. Broca, Legg, M'Leod, Nieden, Spitzer, Stewart, Wilks; 4. Zaufal; 6 Hewett. XIII. Michel, Perls. XVI. Raymond, Zippe. XVII. Faure, Griffith. XIX. 2. Duckworth, Joffroy, Ribeiro.

b) Lähmungen; Anästhesien.

Barwell, Richard, Ueber Kinderlähmung u. d. daraus entspringenden Difformitäten. Lancet II. 23; Dec.

Bernhardt, M., Ueber eine der spinalen Kinderlähmung ähnl. Affektion Erwachsener. Arch. f. Psychiatrie u. Nervenkrankh. IV. 2. p. 370. (Jahrbb. CLX. p. 17.)

Bischoff, E., Enorme Respirationsfrequenz, bedingt durch Paralyse der die Respiration hemmenden Fasern d. Nerv. laryng. bei Hyperästhesie d. Vagus. Deutsch. Arch. f. klin. Med. XII. 3 u. 4. p. 262.

Burkhardt, Gottlieb, Linkseitige Facialislähmung in Folge eines Hufschlags. (Med. Ges. in Basel.) Schweiz. Corr.-Bl. 22. p. 606.

Chvostek, Franz, Zur Pathologie u. Therapie der Lähmung des M. serratus ant. major. Oesterr. Ztschr. f. prakt. Heilk. XIX. 45. 47.

Clarke, J. Lockhart, Progressive Muskelatrophie mit Muskelstarre u. Gelenkcontrakturen; Untersuchung d. Gehirns u. Rückenmarks. Med.-chir. Transact. LVI. p. 103.

Dalby, W. B., Verletzung d. Portio dura als Urs. von Gesichtsatrophie. Clin. Soc. Transact. VI. p. 67.

Dowse, Thomas Streich, Fall von akuter Ataxie. Med. Times and Gas. Nov. 22.

Duménil, L., Atrophie d. Unterextremität nach Nekrose d. Tibia; Heilung durch Galvanisation. Bull. de Thér. LXXIV. p. 472. Nov. 30.

Emminghaus, H., Ueber halbseitige Gesichtsatrophie. Deutsches Arch. f. klin. Med. XII. 5. p. 497.

Fränkel, Zur Bulbär - Paralyse. Irrenfreund XV. 8.

Greenhow, Edward Headlam, Fall von akuter Muskelatrophie. Clin. Soc. Transact. VI. p. 149.

Guttmann, Paul, Zur Kenntniss d. Vaguslähmung b. Menschen. Virchow's Arch. LIX. 1. p. 51.

Horner, Fälle von Trigeminusparalyse mit sekundärer Erkrankung des Auges. Schweiz. Corr.-Bl. 24. p. 670.

Jackson, J. Hughlings, a) Muskelcontraktionen nach Gesichtslähmung. — b) Ueber Verhalten d. Glieder b. Hemiplegie. Brit. med. Journ. Nov. 22. p. 631.

Mills, Charles K., Fall von Hemiplegie. Philad. med. Times IV. 108; Nov. p. 119.

Ord, William Miller, Fall von Paralysis pseudohypertrophica. (Royal med. and chir. Soc.) Lancet II. 19; Nov. p. 664.

Panas, Ueber d. sogen. rheumat. Paralyse d. N. radialis. Journ. de Brux. LVII. p. 439. Nov.

Paul, Constantin, Ueber Behandl. d. rheumat. Gesichtslähmungen mit Elektricität. Gas. de Par. 48—51.

Schlesinger, Ludwig, Zur Casuistik d. Pseudohypertrophia musculorum. Wien. med. Presse XIV. 49. 51.

Schüppel, Fall von allgemeiner Anästhesie. Arch. d. Heilk. XV. 1. p. 44. 1874.

Shaw, T. Clay, Ueber Athetose, od. Imbecillität mit Ataxie. St. Bartholom. Hosp. Rep. IX. p. 130.

S. a. VIII. 3. a. Balfour; 3. c. Johnson. Keating; 3. a. Hirschsprung, Magnan; 10. Anstie. X. Edis. XIV. Gruber, Harlan, Jackson. XVI. Ueber allgem. Paralyse.

c) Krampfkrankheiten.

Annandale, Thomas, Fall von chron. Tetanus, geheilt durch Abtragung einer Narbe u. der mit dieser zusammenhängenden Nerven. Edinb. med. Journ. XIX. p. 400. [Nr. CCXXI.] Nov.

Epilepsie, forensische Bedeutung, Diskussion in der Berl. med.-psychol. Ges. Berl. klin. Wchnschr. X. 45. p. 541.

Erb, W., Zur Lehre von der Tetanie, nebst Bemerk. über die Prüfung der elektr. Erregbarkeit motor. Nerven. Arch. f. Psychiatrie u. Nervenkrankh. IV. 1 p. 271.

Goodwin, Ralph S., Epilepsie in Folge eines fremden Körpers im Ohr. Philad. med. and surg. Reporter XXIX. 24. p. 422. Dec.

Harley, John, Fälle von atakt. Muskelbewegungen mit Bezug auf die Wirkung des Conium. Lancet II 25; Dec. p. 878. — Brit. med. Journ. Dec. 27. p. 757.

Heberle, Behandlung Epileptischer mit Bromkalium in grossen Dosen. (Psychiatr. Ver. zu Heidelberg.) Allg. Ztschr. f. Psychiatr. XXX. 4. p. 470.

Höegh, S., Amylnitrit gegen Epilepsie. Norsk Mag. 3. R. III. 12. p. 715.

Jackson, J. Hughlings, Ueber beschränkte convulsive Anfälle u. über die Nachwirkungen starker nervöser Entladungen. Lancet II. 24; Dec. p. 840.

Johnson, George, Trismus, Facialneuralgie. Lähmung u. Epilepsie durch einen fremden Körper in einer Wunde an der Wange bedingt. Clin. Soc. Transact. VI p. 38.

Keating, John M., Epilept. Convulsionen u. Hemiplegie bei einem Erwachsenen, wahrscheinl. durch Spulwürmer bedingt. Philad. med. Times IV. 103; Oct. p. 39.

Le Faucheux, A., Heilung in einem Falle von sehr schwerer Epilepsie. Gas. des Hôp. 133.

Ogle, John, Klon. Contrakt. der Halsmuskeln, wahrscheinl. in Folge von Spinalaffektion. Clin. Soc. Transact. VI. p. 114.

Riegel, Franz, Zur Lehre von der Tetanie. Deutsches Arch. f. klin. Med. XII. 5. p. 399.

Rittl, Ant., Chorea; psychische Störungen; Hallucinationen; Heilung. L'Union 132.

Roussander, C. J., Fall von Schreiberkrampf; Anwendung von Strychninjinktionen. Hygiea XXXV. 7. 8. 397. — Deutsche Klin. 46.

Schupmann, Xaver, Dreissig Schädel von Epileptischen. Inaug.-Diss. Halle. J. G. Lipke, Buchdr. 44 S.

Stoppani, Giuseppe, Fall von Tetanus rheumaticus, geheilt durch subcutane Injektion von Curare. Gaz. Lomb. 47.

Tarchetti, Maurizio, Chorea, geheilt durch Bromkalium in grossen Gaben. Ann. univers. CCXXVI. p. 76. Oct.

Wilhelm, Zur Behandlung der Epilepsie mittelst Galvanismus. (Aus der Abtheil. des Dr. Fieber in Wien.) Pester med.-chir. Presse IX. 49.

Wilkins, G. L., Ueber Tetanus. Philad. med. and surg. Reporter XXIX. 22. p. 385. Nov.

Wood, H. C., Ueber Epilepsie. Philad. med. Times IV. 106; Nov. p. 84.

Wood, H. C., Ueber lokale Chorea. Philad. med. Times IV. 107; Nov. p. 101.
S. a. VIII. 3. c. Daga; 5. Hulke; 10. Guyot. X. *Eklampsie der Schwangern, Gebärenden u. Wöchnerinnen*, Fehling. XII. 7. Gross. XVII. Larondelle. XIX. 2. Filehne.

d) Neuralgien u. Neurosen.

Bartholow, Roberts, Ueber tiefe Injektion von Chloroform bei Behandl. des Tic douloureux. Philad. med. and surg. Reporter XXIX. 19. p. 329. Nov.

Berkart, J. B., Ueber das Wesen des sogen. Bronchialasthma. Brit. med. Journ. Nov. 8. Vgl. a. Lancet II. 20. Nov. p. 703.

Bradley, S. Messenger, Ueber Anwendung des Phosphor bei Neuralgien. Brit. med. Journ. Oct. 18. p. 460.

De Berdt Hovell, D., Ueber das Wesen der Hysterie. Lancet II. 25; Dec.

Hamon, L., Hemikranie; Nutzlosigkeit verschied. Mittel; Nutzen lokaler Blutentziehung mittels des künstl. Blutegels am Oberkiefer. Bull. de Thér. LXXXV. p. 506. Déc. 15.

Huebner, F. v., Zur Therapie der Angina pectoris. Deutsches Arch. f. klin. Med. XII. 5. p. 514.

Poore, G. V., Fall von Lumbago, behandelt mit Galvanisation u. rhythmischer Uebung der erkrankten Muskeln. Lancet II. 26; Dec. p. 899.

Rochlitz, K. v., Die Seekrankheit u. das Mittel sie zu verhüten, das Philatiseticum. Pest. Kilian. gr. 8. 45 S. 12 Gr.

Rollet, Emil, Ueber die neuralgischen Affektionen bei Coryza. Wien. med. Presse XIV. 50. 51.

Schnitzler, Joh., Ueber Sensibilitätsneurosen d. Kehlkopfes. Wien. med. Presse XIV. 46. 48.

Schuppert, M., Fälle von rechtseitigem (*Fothergill'schem*) Gesichtsschmerz, mit Nervenresektion behandelt. Deutsche Ztschr. f. Chir. III. 5 u. 6. p. 550.

Thompson, J. Ashburton, Ueber Anwendung des Phosphors bei Neuralgien. Brit. med. Journ. Nov. 8. p. 541.

Thorowgood, John C., Ueber Bronchialasthma. Brit. med. Journ. Nov. 22.

Vignier, Henri, Ueber Angina pectoris. Arch. gén. 6. Sér. XXII. p. 671. Déc.
S. a. VIII. 2. a. Armaingaud; 5. Gull; 7. Bordier, Dujardin-Beaumetz; 10. Desbayes. XII. 6. Terrillon. XIII. Philippe. XIX. 2. Douville, Duckworth, Ribeiro.

3) *Blutkrankheiten. Constitutions- u. Infektionskrankheiten.*

a) Im Allgemeinen.

Barclay, A. W., Ueber Anwendung des Chinin b. Behandl. des fieberhaften Rheumatismus. St. George's Hosp. Rep. VI. p. 101.

Bouchut, E., Ueb. Capillarembolie u. Blutinfarkte der subcutanen Zellgewebes bei Cholera, Diphtherie u. septikäm. Krankheiten. Gas. des Hôp. 119. 122. 123. 130.

Bouchut, Ueber Abtragung der Mandeln bei Diphtherie. Gas. des Hôp. 137.

Bouchut, E., Ueber Behandlung der diphtherit. Bubonen. Bull. de Thér. LXXXV. p. 269. Oct. 15.

Casagrande, Giuseppe, Ueber Angina diphtherica u. ihre Heilung. Il Raccoglitore med. XXXVI. 34. 35. p. 473. 505. Dic.

Championnière, Ueber Scorbut, sein Wesen, seine Ursachen u. seine Behandlung. (Ac. des sc.) Gas. de Par. 50. p. 673.

Colin, Ueber die Wirkung der putriden Stoffe u. über Septikämie. Bull. de l'Acad. 2. Sér. II. 40—42. 44. p. 1175. 1208. 1240. 1322. Oct. 7. 14. 21., Nov. 4.

Cook, John L., Fall von Febris remittens mit Congestion im Gehirn. Philad. med. and surg. Reporter XXIX. 23. p. 400. Dec.

Crichton, H. W., Zur Aetiologie der Diphtherie. Brit. med. Journ. Dec. 20. p. 717.

Davaine, C., Ueber Septikämie. Bull. de l'Acad. 2. Sér. II. 43. p. 1372. Oct. 28.

Davaine, C., Ueber die Wirkung der sogenannten Antiseptika gegen d. Milzbrandvirus. (Ac. des sc.) Gas. de Par. 45. p. 603.

Duer, Edward L., Ueber Behandl. der Diphtherie mit Calomel u. kohlens. Natron. Amer. Journ. N. S. CXXXII. p. 578. Oct.

Ebstein, Wilhelm, u. Julius Müller, Ueber die Behandl. der Zuckerharnruhr mit Carbolsäure. Berl. klin. Wchnschr. X. 49.

Fincham, Subakuter Rheumatismus mit Endokarditis; Tod an Verstopfung der Lungenarterie. Brit. med. Journ. Nov. 15. p. 573.

Fourrier, Akuter Gelenkrheumatismus, behandelt mit Trimethylaminchlorhydrat; Genesung. Bull. de Thér. LXXXV. p. 412. Nov. 15.

Franke, Heinrich, Ueber die Heilbarkeit des Diabetes mellitus. Inaug.-Diss. Halle. Plötz'sche Buchdruck 8. 26 S.

Greenhow, Edward Headlam, Fall von akutem Rheumatismus mit Gehirnerscheinungen u. hoher Temperatur, behandelt mit kalten Bädern. Clin. Soc. Transact. VI. p. 7.

Greenhow, Edw. Headlam, Fall von Diabetes, behandelt mit abgeschöpfter Milch. Clin. Soc. Transact. VI. p. 182.

Heitzmann, C., Ueber künstliche Hervorrufung von Rhachitis u. Osteomalacie. Wien. med. Presse XIV. 45. — Wien. med. Wchnschr. XXIII. 45. p. 1048.

Hirschsprung, H., Diphtherit. Lähmung. Hosp.-Tidende XVI. 21.

Hirschsprung, H., Ueber die Bezieh. zwischen Hämaturie, Albuminurie u. Harnsäuresedimenten. Hosp.-Tidende XVI. 41.

Huber, Zur myeologenen Leukämie. Deutsch. Arch. f. klin. Med. XII. 3 u. 4. p. 389.

Hunter, John M., Febris remittens an der Westküste von Afrika. Brit. med. Journ. Nov. 29.

Johnson, George, Temporäre Albuminurie in Folge von kaltem Baden. (Clin. Soc. of Lond.) Brit. med. Journ. Dec. 6. p. 664.

Jones, Joseph, Ueber Gelbfieber. Med. Times and Gas. Nov. 8. 22., Dec. 13.

Kelsch, Ueber Rotz bei Menschen. Arch. de Physiol. V. 6. p. 734. Nov.

Koehmann, Max, Beitrag zur Lehre von der furunkulösen Entzündung. Inaug.-Diss. (Strassburg). Prag. J. G. Calve'sche Buchhdl. 8. 60 S. — Arch. f. Dermatol. u. Syph. V. 3 u. 4.

Kraus, Josef, Ursachen u. Vorbeugungsmittel d. Scorbuts. Allg. mil.-ärztl. Ztg. 41—44. 46—52.

Külz, E., Studien über Diabetes mellitus u. insipidus. Deutsch. Arch. f. klin. Med. XII. 3 u. 4. p. 248.

Labadie-Lagrave, Ueber die Complicationen des Croup u. der Diphtheritis von Seiten des Herzens. Journ. de Brux. LVII. p. 423. Nov.

Mancini, Secondo, Ueber die Diphtherie in Colle Val d'Elsa in den Jahren 1871—73. Il Raccoglitore med. XXXVI. 31. p. 377.

Magnan, Ueber Hemianästhesie d. Allgemeingefühls u. der Sinne bei chron. Alkoholismus. Gas. hebd. 2. Sér. X. 46. 47.

Mangiagalli, Luigi, Ueber Adenie. Gazz. Lomb. 44. 47.

Martin, W. D., Ueber Hämaturie. Philad. med. Times IV. 107; Nov.

Mayet, Ueber eingezuckerte Früchte, mit Bezug auf deren Anwendung bei Diabetischen. L'Union 130.

Moore, S. W., Fall von Osteomalacie. St. George's Hosp. Rep. VI. p. 57.

Murchison, Diphtherie; Tracheotomie; Temperatursteigerung; Tod. Lancet II. 22; Nov. p. 771.

Ogle, John W., Akutes rheumat. Fieber; Perikarditis mit starkem Erguss; Pleuresie; Genesung; nebst Bemerkungen über Paracentesis pericardii. Clin. Soc. Transact. VI. p. 131.

Perl, Leopold, Ueber den Einfluss der Anämie auf die Ernährung des Herzmuskels. Virchow's Arch. LIX. 1. p. 39.

Perry, Alfred W., Ueber Desinfektion bei Gelbfieber. The Clinic V. 21; Nov.

Pritchard, J. F., Fall von Carbunkel. Philad. med. and surg. Reporter XXIX. 17. p. 291. Oct.

Rauchfuss, Croupendemie auf der contagiösen Abtheilung des Kinderhospitals. Petersb. med. Ztschr. N. F. III. 6. p. 556.

v. Rothmund, Ueber den Sonnenstich. Bayer. ärztl. Int.-Bl. XX. 43.

Russell, Fall von akutem Rheumatismus mit Erguss in Herzbeutel u. Pleurasack. Med. Times and Gaz. Dec. 6.

Saint-Vel, O., Ueber einige Analogien zwischen Cholera u. Gelbfieber. Gaz. hebd. 2. Sér. X. 41.

Schaller, Job. v., Die Wuthkrankheit, ihre Natur, ihre Heilbarkeit u. ihre Behandlung. Inaug.-Diss. Freiburg i. Br. 1872. Fr. Wagner'sche Buchdr. 8. 56 S.

Schopplern, V., Fälle von Leukämie u. Pseudoleukämie. Hosp.-Tidende XVI. 31. 32. 33.

Schwarz, J., Die Therapie der Diphtheritis im letzten Decennium. Wien med. Presse XIV. 42. 44. 46.

Seligson, Ed., Zur Behandlung der Diphtherie. Deutsche Klinik 47. 48.

Semple, Robert Hunter, Ueber Diphtherie, mit Bezug auf eine Epidemie in Italien. Med. Times and Gaz. Nov. 15. 29., Dec. 13.

Sheriff, Moodeen, Epidemie von Denguefieber in Madras im J. 1872. Med. Times and Gaz. Nov. 15.

Southey, R., Fall von akutem Rheumatismus mit hoher Temperatur u. Delirium, behandelt mit kalten Begiessungen; Tod; Leichenbefund. Clin. Soc. Transact. VI. p. 1.

Steudener, F., Fall von schwerer Rhachitis. Deutsche Ztschr. f. Chir. IV. 1. p. 90.

Tholozan, J. D., Ueber die Entwicklung der Pest in Gebirgsgegenden u. auf Hochebenen in Europa, Asien u. Afrika. (Epidemiolog. Soc.) Brit. med. Journ. Dec. 20. p. 726.

Thursfield, W. N., Ueber den Zusammenhang der Diphtherie mit lokalen gesundheitsschädlichen Verhältnissen. Brit. med. Journ. Dec. 6.

Urtel, Herm., Ueber Rhachitis congenita. Inaug.-Diss. Halle. 8. 48 S. mit 1 Tafel.

Willis, C. S., Ueber Anwendung des Capsicum bei Delirium tremens. Med. Times and Gaz. Dec. 20. p. 704.

Wilson, Thomas G., Mikroskop. Blutuntersuch. bei Gelbfieber. Lancet II. 18; Nov.

Wucherer, O., Bemerkungen über das Gelbfieber u. seine Verbreitungsweise. Deutsches Arch. f. klin. Med. XII. 5. p. 391.

S. a. VIII. 2. b. Panas; 3. c. Niemeyer, Wilks; 11. Wagner. XIII. Galezowski, Haltenhoff, Magnus. XIV. Jackson. XVII. Pronst. XVIII. Bollinger. XIX. 2. Davaine.

b) Krebs.

Holmes, T., Fall von Krebs der Oberlippe nach Lupus. St. George's Hosp. Rep. VI. p. 193.

Venning, Edgcombe, Fall von Krebsgeschwür an der Innenfläche der Oberlippe. St. George's Hosp. Rep. VI. p. 189.

Weil, C., Beiträge zur Kenntniss d. Muskelkrebses. Wien. med. Jahrbb. III. p. 285.

S. a. VIII. 2. a. Foot; 6. Fincham, Good. IX. Beck, Hicks, Kesteven, Kunert, Nunn, Spiegelberg. XII. 2. Hill, Kohrer; 8. Buch; 9. Farrington, Poncin, Santesson; 12. Santesson, Welchselbaum.

c) Tuberkulose.

Burkart, A., Ueber Miliartuberkulose u. über das Verhältniss der Tuberkulose überhaupt zum Abdominaltyphus. Deutsch. Arch. f. klin. Med. XII. 3 u. 4. p. 277.

Friedel, Fall von Lymphadenitis colli mit consekutiver Tuberkulose; Transfusion; Tod. Deutsche mil.-ärztl. Ztschr. II. 11 u. 12. p. 630.

Friedländer, Carl, Ueber lokale Tuberkulose. [Sammi. klin. Vorträge, herausgeg. von R. Volkmann. Nr. 64. Inneres Med. Nr. 23.] Leipzig. Breitkopf u. Härtel. gr. 8. S. 515—534. 7½ Gr.

Fox, Wilson, Ueber Temperatur, Puls u. Respiration bei Phthisis u. akuter Tuberkulose der Lunge. Med.-chir. Transact. LVI. p. 399.

Gross, S. D., Fall von Tuberkulose der Wirbelsäule. Philad. med. Times IV. 108; Nov.

Heitler, M., Rechtseitiger Pneumothorax u. alg Hautemphysem in Folge von Lungentuberkulose. (Aus Prof. Löbel's Abthlg.) Wien. med. Presse XIV. 42.

Köster, Ueber lokale Tuberkulose. Med. Centr.-Bl. XI 58.

Latour, Amédée, Ueber einen Fall von beginnender Lungentuberkulose. L'Union 146.

Martyn, Tuberkulöse Basilarmeningitis; doppelseit. Neuritis optici. Med. Times and Gaz. Dec. 20. p. 691.

Monchot, Alphonse, Tuberkulose (Pneumophymie) bei einem 16jähr. Mädchen; Anwendung von Kalkphosphat; Heilung. L'Union 149.

Niemeyer, Paul, Fall von Tuberkulose u. Scrofulose an einem Individuum. Pester med.-chir. Presse IX. 46.

Tubercle, the anatomical relations. Reports of speeches and papers by Wilson Fox, Moxon, Lionel Beale, Bastian, Payne, Douglas Powell, C. J. B. Williams, Green, Crisp, J. R. Pollock and Burney Yeo. London T. Richards. 8. 86 pp. 1½ Sh.

Wilks, Ueber tuberkulöse u. scrofulöse Diathese. Lancet II. 23; Dec. p. 807.

S. a. VI. Klimakuren. VIII. 5. Lungenphthisis. XIX. 3. Seereisen.

d) Typhus.

Böhler, Ueber Kaltwasserbehandlung des Typhus. Gaz. des Hôp. 141.

Hehse, Eduard, Ueber Typhus exanthematicus u. Febricula mit besond. Berücksicht. der Aetiologie u. Statistik, des Verhaltens der Eigenwärme u. des Krankheitsverlaufs im Kindesalter. Dorp. med. Ztschr. V. 1. p. 1. 1874.

Bertulus, Evariste, Zur Geschichte d. Dothienenterie. Gaz. de Par. 51.

Bidard, René, Atakt. u. adynam. Typhus; drohender Tod; Tartarus stib. innerl. u. als Klystir; Genesung. Bull. de Thér. LXXXV. p. 312. Oct. 15.

Hjering, Zur Aetiologie des Typhus. Hosp.-Tidende XVI. 43.

Birch-Hirschfeld, Untersuchungen zur Pathologie des Typhus abdominalis. Allgem. Ztschr. f. Epidemiol. I. 1. p. 31.

Fleck, Einfluss von Trink- u. Nutzwasser auf die Verbreitung des Typhus. Allgem. Ztschr. f. Epidemiol. I. 1. p. 25.

Foot, A. W., Peritonitis bei Typhus. (Pathol Soc.) Dubl. Journ. LVI. [3. S. Nr. 24.] p. 548. Dec.

Guillemin, Ueber Ursprung u. Verbreitung des Typhus. Gaz. hebd. 2. Sér. X. 51. 52.

Hachtmann, Gust., Statistische Uebersicht der während des J. 1872 im XII. (k. sächs.) Armeecorps aufgetretenen Typhen. Inaug.-Diss. (Halle). Leipzig. 8. 31 S.

Hamilton, George, Ueber die Ursachen der Ausbreitung des Typhus. Philad. med. Times IV. 112; Dec.

Hertaka, Herm., Typhus mit schweren Complikationen. (Aus der Abtheil. des Dr. Haller.) Wien. med. Presse XIV. 44.

Hirschfeld, Ludwig, Zur Kaltwasserbehandl. des Typhus. Pester med.-chir. Presse IX. 45.

Holmboe, J. A., Begrenzte Typhusepidemie. Norsk Mag. 3. R. III. 11. p. 654.

Jürgensen, Th., Ueber die leichteren Formen d. Abdominaltyphus. [Samml. klin. Vorträge, herausgeg. von Rich. Volkmann. Nr. 61. Innere Med. Nr. 21.] Leipzig. Breitkopf u. Härtel. gr. 8. 8. 477—495. 7½ Gr.

King, Robert, Fälle von Typhus mit sehr hoher Temperatur. Brit. med. Journ. Dec. 20. p. 724.

König, Die Typhusepidemie zu Glan-Münchweiler i. J. 1873. Bayer. ärztl. Int.-Bl. XX. 44.

Küchenmeister, Friedr., Der Reinhardtsdorfer Typhus 1872/73. Allgem. Ztschr. f. Epidemiol. I. 1. p. 1.

Logie, Cosmo G., Ueber Uebertragung des Typhus. Med. Times and Gaz. Nov. 22. p. 593.

Lowes, Frederick J., Ueber den Typhus zu Cambridge. Med. Times and Gaz. Dec. 20. p. 704.

Möller, Typhusepidemie in Aker. Norsk Mag. 3. R. IV. 1. Ges.-Verh. p. 184.

Newlin, F. S., Zur Pathologie u. Therapie des Typhus. Philad. med. and surg. Reporter XXIX. 24. p. 422. Dec.

Roger, Ueber Typhus bei Kindern. Journ. de Brux. LVII. p. 229. Sept.

Heggel, Zur Typhusfrage. Bayer. ärztl. Int.-Bl. XX. 51.

Seitz, Franz, Die Krankheiten, besonders das typhöse Fieber, zu München, während des Jahres 1872. Bayer. ärztl. Int.-Bl. XX. 51. 52.

Typhus im Middlesex Hospital vom Juli—Oct. 1873. Brit. med. Journ. Nov. 22. p. 602.

Vallin, Ueber die ambulante oder apyretische schwere Form des Typhus. Arch. gén. 6. Sér. XXII. p. 513. Nov.

Weisflog, Gustav E., Ueber die Typhusepidemie von 1872 zu Elterlein. Deutsch. Arch. f. klin. Med. XII. 3 u. 4. p. 390.

Woodjan, H. C., Typhus; kalte Einwickelungen; Recidiv; Genesung. Philad. med. Times IV. 115; Oct. p. 39.

S. a. IV. Oobelli. V. 2. Fourrier. VIII. 3. o. Burkart; 7. Chater, Dujardin-Beaumets; 8. Bouchut.

e) Wechselfieber.

Daga, Malaria-Intoxikation; epileptiforme Convulsionen mit maniakal. Delirien u. Selbstmordversuchen; Heilung durch Chin. sulph. u. Antispasmodika. Bull. de Thér. LXXXV. p. 454. Nov. 30.

Fieber in Afrika. Lancet II. 23; Dec. p. 827.

Flechter, R., Ueber die Wirkung der Tinctura Eucalypti globuli bei Intermittens. Deutsch. Arch. f. klin. Med. XII. 3. p. 508.

Vallin, E., Ueber Anwendung des Bromkalium bei Wechselfieber. Bull. de Thér. LXXXV. p. 433. Nov. 30.

S. a. V. 2. Burdel, Gimbert, Siegen. VIII. 3. f. Bourgogne.

f) Cholera.

Balestreri, F. M., Cholera in Genua im J. 1873. Ann. univers. CCXXVI. p. 381. Nov.

Ball, B., Ueber Cholera. Gaz. des Hôp. 120. 125. Med. Jahrbb. Bd. 160. Hft. 3.

Besnier, Ernest, Ueber die Choleraepidemien in Paris von 1866—1873. L'Union 121. 127. 128. 133. 136. 142.

Besnier, Ueber Injektion von Wasser oder Salzlösungen in die Venen bei Cholera. Bull. de Thér. LXXXV. p. 570. Oct. 30.

Blanc, Henry, Ueber die Anwendung des Chloraluminium bei Cholera. L'Union 123. 126. 129. — Gaz. hebd. 2. Sér. X. 47. p. 751.

Boggs, A., Ueber Cholera. Gaz. de Par. 49.

Bourgogne jun., Ueber die angebl. Identität der Cholera mit gewissen Sumpffiebern u. die Anwendung d. Chininianaal gegen dieselbe. Journ. de Brux. LVII. p. 399. 515. Nov., Déc.

Cantani, Arnaldo, Istruzioni popolari concernenti il choléra asiatico. Napoli. Tip. Gennario de Angelis. 8. 16 pp. 15 Cent.

Cholera, Untersuchungsplan zur Erforschung der Ursachen derselben u. deren Verhütung; verfasst von der Choleracommission der deutschen Reiches. Deutsche Vjrschr. f. öffentl. Gesundheitspfl. V. 4. p. 591. — Würtemb. Corr.-Bl. XLIII. 33—34. — Oesterr. Ztschr. f. prakt. Heilk. XIX. 43—48. 51.

Cholera, Diskussion über dieselbe. Bull. de l'Acad. 2. Sér. II. 43. 44. 45. 47. 49. 51. p. 1281 fig. Oct.—Déc. — Gaz. des Hôp. 119. 125. p. 948. 997.

Cholera, Casuistik. Gaz. des Hôp. 121.

Clemens, Theodor, Reflexionen über Cholera-Aetiologie. Deutsche Klinik 45.

Damaschino, Ueber die prämonitor. Diarrhöe b. Cholera. L'Union 124.

Delpech, Ueber die Choleraepidemie in Paris im J. 1873. Bull. de l'Acad. 2. Sér. II. 40. 42—45. p. 1175 fig. Oct. 7. 21. 28., Nov. 4. 11.

Dujardin-Beaumets, Ueber Injektion von Wasser u. Salzlösungen in die Venen während des Stadium algidum der Cholera. L'Union 124.

Edholm, Ueber die Cholera zu Höganäs. Hygiea XXXV. Sv. läkaresällsk. förh. 8. 225.

Fallerton, E. B., Ueber die Cholera. The Clinic V. 19; Nov.

Goldbaum, M., Der Transsudationsprocess bei der Cholera. Berl. klin. Wchnschr. X. 46.

Hasper, Neues Mittel gegen die Cholera (subcutane Injektion mit Carbolsäure). Wien. med. Presse XIV. 52.

Hermann, Adolf, Zur Diagnose der Cholera. Wien. med. Wchnschr. XXIII. 46. 47. 48.

Högyes, Andreas, Versuche über die Wirkung der frischen Choleraentleerungen an Thieren. Med. Centr.-Bl. XI. 50. 51.

Jones, Jos., Choleraepidemie in New Orleans. Amer. Journ. N. S. CXXXII. p. 581. Oct.

Klein, Inhalationen reinen Sauerstoffs als Förderungsmittel rationeller Therapeutik der Cholera. Bayer. ärztl. Int.-Bl. XX. 42. 46.

Kühne, Carl, Beiträge zur Erklär. d. Symptome im Stadium algidum der asiat. Cholera. Inaug.-Diss. Halle. Plötz'sche Buchdr. 8. 29 S.

Lubelski, Ueber die Cholera in Warschau im Juli, Aug. u. Sept. 1873. Gaz. hebd. 2. Sér. X. 43.

Massart, B., Ueber hypodermat. Injektionen bei Cholera. L'Union 122.

Mühlhäuser, F. A., Ueber Durchfälle während Choleraepidemien. Berl. klin. Wchnschr. X. 50.

Netter, A., Ueber Injektionen in die Venen bei Cholera. Gaz. des Hôp. 139.

Oser, Ueber Quarantäne bei Cholera. (Referat für den internat. med. Congress in Wien.) Wien. med. Jahrbb. IV. p. 476.

Parker, Charles R. G., Schweflige Säure gegen Cholera. Lancet II. 24; Dec.

Paulier, A., Ueber Anwendung des Chloraluminium bei Cholera. Gaz. hebd. 2. Sér. X. 45.

42

Peters, John C., Ueber die Cholera in Amerika. Philad. med. and surg. Reporter XXIX. 20. p. 357. Nov. — The Clinic V. 19. 20. 24; Nov., Dec.

Pettenkofer, Max v., Bericht des Sanitary Commissioner J. M. Cuningham über die Cholera 1872 in Indien. Ztschr. f. Biol. IX. 3. p. 411.

Reiss, Carl, Erfahrungen während der Choleraepidemie im J. 1873. Wien. med. Presse XIV. 42.

Resek, Erfahrungen über Cholera. Wien. med. Presse XIV. 48. 49.

Rodolfi, Rodolfo, Ueber Cholera. Gazz. Lomb. 48.

Vignard, Val., Ueber Behandlung der Cholera. Gaz. de Par. 44.

Weyrich, V., Ueber die Choleraepidemie zu Dorpat im J. 1871. Dorp. med. Ztschr. IV. 3 u. 4. p. 193.

Wienkowski, Ueber das Verhalten der in den Darmentleerungen der Cholerakranken enthaltenen Pilze gegen Kali hypermanganicum u. Chinin. Wien. med. Wchnschr. XXIII. 45.

Wolffhügel, Gustav, Zur experimentellen Bearbeitung der Cholerainfektionsfrage. Arch. f. experim. Pathol. u. Pharmakol. I. 6. p. 414.

S. a. V. 2. Fourrier. VIII. 3. a. Bouchut, Saint-Vel. XVII. Proust.

4) Krankheiten des Gefässsystems. Embolie. Thrombose.

Allbutt, T. Clifford, Affektion des Herzens u. der Aorta in Folge von Ueberanstrengung. Clin. Soc. Transact. VI. p. 101.

Barella, Hipp., Ueber Krankheiten des Herzens, der Aorta u. der grossen Gefässe, nach engl. Mittheil. Journ. de Brux. LVII. p. 185. 385. 526. Sept.—Déc.

Bastian, H. Charlton, Aneurysma d. Arcus aortae, behandelt durch Galvanopunktur. Brit. med. Journ. 22. 29.

Bouchut, Endo-Perikarditis u. Myokarditis; beträchtlicher, anfangs seröser, dann hämorrhag. Erguss; Punktion u. Aspiration; 2malige zufällige Punktion des Herzens ohne Folgen; Tod. Gaz. des Hôp. 142. 143. 145.

Bruselius, Fetthers mit papillärer Insufficiens bei einem Kinde. Hygiea XXXV. 3. Sv. läkaresällsk. förh. S. 37.

Colli Vignarelli, Domenico, Aneurysma des Truncus brachio-cephalicus. Riv. clin. 2. S. III. 11. p. 340.

Dallmann, Julius, Beitrag zur Casuistik des Aortenaneurysma. Inaug.-Diss. Halle. Buchdr. von Lipke. 8. 31 S.

Dayman, Henry, Plötzl. Tod in Folge von Verengung der Aorta. Brit. med. Journ. Dec. 27. p. 755.

Fischer, Georg, Vier Fälle von Aneurysma der Aorta. Inaug.-Diss. Nürnberg 1872. J. L. Stich'sche Buchdr. 8. 32 S.

Foot, A. W., a) Aortenaneurysma u. Capillarbronchitis. — b) Quere Zerreissung d. Aorta; Bluterguss in d. Perikardium. (Pathol. Soc. of Dubl.) Dubl. Journ. LVI. [3. S. Nr. 23.] p. 416. 427. Nov.

Foster, Balthasar, Zerreissung der Aortenklappen bei einem Sturze. Med. Times and Gaz. Dec. 13. 20. — Brit. med. Journ. Dec. 20.

Galvagni, Ercole, Ueber Symphysis cardiaca u. systol. Rückstauung. Riv. clin. 2. S. III. 11. p. 321.

Greenhow, Edward Headlam, Abdominalaneurysma, erfolgreich behandelt durch Druck auf die Aorta. Med.-chir. Transact. LVI. p. 385.

Hayden, Fall von Perikarditis. (Pathol. Soc. of Dublin.) Dubl. Journ. LVI. p. 417. [3. S Nr. 23.] Nov.

Hayem, Plötzl. Tod durch unvollständige Zerreissung des linken Herzohrs. (Soc. de biol.) Gaz. de Par. 16. p. 618.

Heath, Christopher, Weiterer Verlauf in einem Falle nach Unterbindung der linken Carotis comm. wegen Aneurysma arcus aortae. Clin. Soc. Transact. VI. p. 117.

Holmes, T., Fall von Aneurysma der Aorta u. innominata; gleichzeitige Unterbindung der rechten Subclavia u. Carotis ohne Erfolg; Galvanopunktur; Tod. St. George's Hosp. Rep. VI. p. 233.

Huchard, Ueber Behandl. der Herzkrankheits-Journ. de Brux LVII. p. 424. Nov.

Jones, C. Handfield, Fälle von Herzkrankheiten mit Rücksicht auf die Wirkung der Digitalis. Med. Times and Gaz. Oct. 25.

Isham, A. B., Plötzl. Tod; allgem. seröser Erguss in die Hirnhöhlen; enorme Vergrösserung u. Hypertrophie des Herzens. The Clinic V. 18; Nov.

Levis, R. J., Aneurysma der Subclavia. Philad med. Times IV. 104; Oct.

Little, T. E., Fall von Aneurysma der Aorta. Dubl. Journ. LVI. p. 426. [3. H. Nr. 23.] Nov.

Mollière, Humbert, Sehr ausgebreitete Thrombose des rechten Astes der Art. pulmonalis. Gaz. hebd. 2. Sér. X. 43.

Moxon, Walter, Ueber die unmittelbaren Ursachen der Veränderungen des Herzens bei Endokarditis. Lancet II. 18; Nov.

Nixon, Fettentartung des Herzens. Dubl. Journ LVI. [3. S. Nr. 24.] p. 550. Dec.

Nycander, Ca. Ma., Ueber die Anwend. der schwed. Heilgymnastik bei Herzkrankheiten. Journ. de Brux. LVII. p. 377. Nov.

Pepper, William, Fall von Zerreissung der Aortenklappen. Philad. med. Times IV. 104; Oct.

Pepper, William, Ueber innere Aneurysmen. Philad. med. and surg. Reporter XXIX. 17. 18. 19. p. 265 flg. Oct., Nov.

Pepper, William, Ueber Krankheiten des Herzens. Philad. med. and surg. Reporter XXIX. 23. 24 25. p. 397. 419. 441. Dec.

Peter, Michel, Ueber die bei Untersuchung des Herzens u. der Brustaorta gewonnenen diagnost. u. prognost. Zeichen. L'Union 131.

Ponfick, Ueber embolische Aneurysmen, nebst Bemerkungen über das akute Herzaneurysma (Herzgeschwür). Virchow's Arch. LVIII. 3 u. 4. p. 528.

Pürser, J. M., Verengung der Aorta; Erkrankung der Mitralklappe; Hemmung der Geschlechtsentwicklung; Pneumonie. Dubl. Journ. LVI. [3. S. Nr. 24.] p. 464 Dec.

Reid, James, Fall von Embolie der Aorta. Brit med. Journ. Nov. 8.

Seitz, Johannes, Zur Lehre von der Ueberanstrengung des Herzens. Deutsch. Arch. f. klin. Med XII. 3. 4. 5. p. 297. 483.

Spracheling, Herzzerreissung bei Verletzung; Tod nach 8 Stunden. Brit. med. Journ. Oct. 18. p. 462.

Stabell, Fr., Chron. Perikarditis u. Verwachsung des Perikardium. Norsk Mag. 3. R. III. 12. p. 689.

Tufnell, Jolliffe, Erfolgreiche Behandlung der Aneurysmen durch Lagerung u. Diät. (Royal med. and chir. Soc.) Brit. med. Journ. Dec. 27. p. 757. — Lancet II. 25; Dec. p. 878.

Wipham, T., Ueber Thrombose bei normaler Beschaffenheit der Gefässwände u. Eingeweide. St. George's Hosp. Rep. VI. p. 249.

S. a. V. 2. Drasche, Eberty, Köhler; 3. Elektropunktur. VIII. 3. a. Fincham, Labadie, Ogle, Perl, Russell; 6. Rasmussen; 10. Greenhow, Russell. XII. 3. Gangrän; 7. Basin; 11 Callender.

5) Krankheiten der Respirationsorgane.

Baader, A., Empyem; Perforation in die Bronchien; Heilung. Schweiz. Corr.-Bl. 22.

Bettelheim, Fall von Bronchitis crouposa. (Aerztl. Ver. in Wien.) Wien. med. Presse XIV. 49.

Bensdorff, E. J., Ueber Behandl. des Croup. Nord. med. ark. V. 3. Nr. 20.

Brügelmann, Wilh., Die Inhalationstherapie bei Krankheiten der Lunge, der Luftröhre u. der Bronchien. Mit 1 Taf. Leipzig. E. H. Mayer. 8. 46 S. 16 Gr.

Bruseilus, Ueber Pneumonia migrans. Hygiea XXXV. 3. 8v. läkaresällsk. förh. 8. 22.

Casalas, Ueber den Einfl. des Klima bei Behandl. der Lungenphthisis. L'Union 148.

Cotton, Richard Payne, Ueber Schwindsucht. Brit. med. Journ. Dec. 20.

Dobell, Horace, Ueber den Nutzen u. die Gefahren der Ruhe bei Schwindsucht. Brit. med. Journ. Nov. 22.

Evans, Horace Y., Ueber einige Ursachen der Hämoptyse. Philad. med. Times IV. 108; Nov.

Ewart, Joseph, Fall von Empyem, antiseptisch behandelt. Lancet II. 23; Dec. p. 809.

Farrington, W. H., Subakute Pleuresie; Adspiration; Tod durch Synkope. Philad. med. Times IV. 108; Nov. p. 118.

Gibb, G. Duncan, Cyanopyon laryngis (Thyreoiditis mit blauer Eiterung). Brit. med. Journ. Dec. 13.

Guénoau de Mussy, Noël, Ueber Vergrösserung der Bronchialdrüsen. Brit. med. Journ. Nov. 8.

Hansen, Engvald, Erfolgreiche Anwendung der Elektricität bei Capillarbronchitis eines kleinen Kindes. Norsk Mag. 3. R. III. 12. p. 702.

Haring, Friedr., Ueb. Bronchialasthma. Inaug.-Diss. Halle. Plötz'sche Buchdr. 8. 29 S.

Heitler, M., Zur Lehre von der Thorakocentese. Wien. med. Wchnschr. XIV. 47—50.

Johnson, George, Fall von Pleuresie. Brit. med. Journ. Oct. 25.

Lebert, Ueber die operative Behandl. der Brustfellentzündung. Berl. klin. Wchnschr. X. 46. 47. 48. 50. 51.

Libermann, Wahrscheinliche Arthritis blennorrhagica des Larynx. Gaz. des Hôp. 136. — L'Union 151. 153.

Libermann, Ueber Inhalation des Ammoniakchlorhydrat bei chron. Affektionen d. Respirationswege u. d. Rachens. Rec. de mém. de méd. etc. milit. 3. Sér. XXIX. p. 422. Juillet et Août. — Bull. de Thér. LXXXV. p. 340. Oct. 30.

Maclean, Daniel, Ueber Brustkrankheiten bei Kindern u. deren Behandl. mit Blasenpflastern. Brit. med. Journ. Dec. 13.

McCrea, John, Ueber die Beschränkung der Bewegungen der Brust bei manchen Lungenaffektionen. Dubl. Journ. LVI. p. 360. [3. S. Nr. 23.] Nov.

Montard-Martin, Ueber Operation d. Empyem. (Soc. de Thér.) Gaz. de Par. 42. p. 563.

Noble, G. M., Ueber Behandl. der Capillarbronchitis. Philad. med. and surg. Reporter XXIX. 22. p. 395. Nov.

Nothnagel, H., Ueber Diagnose u. Aetiologie der einzeitigen Lungenschrumpfung. [Samml. klin. Vorträge, herausgeg. von Rich. Volkmann. Nr. 66., innere Med. Nr. 24.] Leipzig 1874. Breitkopf u. Härtel. gr. 8. S. 536 —550. 7½ Gr.

Ogle, Lungenphthisis mit hoher Temperatur; Wirkungslosigkeit des Chinin. Med. Times and Gas. Nov. 22. p. 577.

Purser, J. M., Entzündung des linken untern Lungenlappens; Meningitis. Dubl. Journ. LVI. [3. S. Nr. 24.] p. 479. Dec.

Schönberg, Fall von Heufieber. Norsk Mag. 3. R. III. 11. Ges.-Verh. p. 143.

Schulin, Carl, Beitrag zu der Lehre von der Entstehung der Bronchiektasie. Inaug.-Diss. Marburg. Druck von C. L. Pfeil. 8.+44 S.

Scott, George, Akute Pleuresie mit raschem Ausgang in Empyem; Operation; Heilung. Med. Times and Gas. Nov. 1.

Sonplet, Ueber die Anwendung lauwarmer Bäder bei Brustkrankheiten, bes. bei Lungenphthisis. Arch. gén. 6. Sér. XXII. p. 549. Nov.

Stiller, Berthold, Bemerkungen üb. d. Lungenödem. Pester med.-chir. Presse IX. 46—48.

Strobl, Ferdinand; Beitelheim, Karl, Zwei Fälle von Bronchitis crouposa. Mittheil. des ärztl. Vereins in Wien II. 23.

Sturges, Octavius, Ueber Behandl. d. Pneumonie. Brit. med. Journ. Dec. 20. p. 739.

Thompson, E. Symes, Ueber Staubinhalation als Quelle von Lungenkrankheit. Med. Times and Gas. Oct. 25.

Tutschek, Lorenz, Die Thorakocentese mittels Hohlnadelstiches u. Aussaugung zur kurativen Behandl. seröser pleurit. Exsudate. München. Ackermann. gr. 8. 52 S. 12 Gr.

Wiberg, Empyem, geheilt durch Thorakocentese u. Jodeinspritzung. Hosp.-Tidende XVI. 30.

Williams, C. Theodore, Fälle von Pyrexie bei Phthisis, behandelt mit kalten Bädern. Clin. Soc. Transact. VI. p. 54.

Winternitz, Wilhelm, Ueber katarrhalische u. rheumat. Processe u. ihre Behandl. (Aerztl. Verein zu Wien.) Wien. med. Presse XIV. 47. p. 1085.

Wising, Ueber Thorakocentese u. neuere Instrumente für dieselbe. Hygiea XXXV. 5. 8v. läkaresällsk. förh. 8. 75.

Woilfes, Mittel zur Verhütung des durch Husten bei Schwindsüchtigen bedingten Erbrechens. Bull. de Thér. LXXXV. p. 395. Nov. 15.

3. a. V. 2. Libermann. VIII. 2. a. Jackson; 2. c. Kollet; 3. c. Lungentuberkulose; 4. Purser; 7. Montard-Martin; 9. Bouchut. IX. Floupe. XI. Reisland. XII. 5. Lee; 11. Barwell, Day, Klein, Sham. XIX. 2. Filehne.

6) Krankheiten der Schling- und Verdauungs-Organe.

Bäumler, Chr., Chron. pseudomembranöse Peritonitis nach wiederholter Paracentesis abdominis. Virchow's Arch. LIX. 1. p. 156.

Bergeret, Ueber Ascites mit fetthaltiger Flüssigkeit. Journ. de l'Anat. et de la Physiol. IX. 6. p. 586. Nov. et Déc.

Brönniche, A., Fall von purulenter Peritonitis, geheilt durch Adspiration u. Drainage. Hosp.-Tidende XVI. 22.

Bryant, Thomas, Fall von Darmverstopfung. (Med. Soc. of Lond.) Lancet II. 22; Nov. p. 773.

Callender, George W.; J. S. Gray, Fälle von Darmverstopfung. Clin. Soc. Transact. VI. p. 189. 193.

Cole, Thomas, Fall von Kothansammlung. Brit. med. Journ. Nov. 29. p. 639.

Dawson, Erkrankung des Rectum; Hypertrophie des submukosen Gewebes. The Clinic V. 18; Nov. p. 208.

Erichsen, Fall von Perityphlitis. Petersb. med. Ztschr. N. F. III. 6. p. 560.

Feuvrier, Epidemie von Stomatitis ulcerosa. Rec. de mém. de méd. etc. milit. 3. Sér. XXIX. p. 449. Sept. et Oct.

Fincham, a) Chron. Magengeschwür mit Durchbruch in die Art. splenica; Tod an Verblutung. — b) Scirrhus des Netzes bei chron. Cystenerkrankung der Ovarien. Brit. med. Journ. Nov. 15. p. 573.

Flügel, Bemerkungen über die Ruhr u. ihre Behandl. Blätter f. Heilwiss. IV. 20. 22.

Fuller, Hartnäckige habituelle Verstopfung bei einem Kinde. Brit. med. Journ. Oct. 18. p. 461.

Fussel, E. F., Tödtlich verlaufener Fall von Dysphagie mit reichlichem Speichelfluss. Lancet II. 18; Nov.

Goodwin, Ralph S., Colloidkrebs des Magens u. Netzes. Philad. med. and surg. Reporter XXIX. 24. p. 421. Dec.

Gull, W., Anorexia (Apepsia) hysterica. (Clin. Soc. of London.) Brit. med. Journ. Nov. 1. p. 597.

Hulke, J. W., Fall von Oesophagismus (spasmod. Striktur des Oesophagus). Clin. Soc. Transact. VI. p. 52.

Jones, L. Herbert, Fall von Anhäufung von Fäkalmassen. Brit. med. Journ. Dec. 13. p. 689.

Kelsch, Zur patholog. Anatomie der akuten Dysenterie. Arch. de Physiol. V. 6. p. 687. Nov.

King, H. Kirwan, Zerreissung des Magens nach Einklemmung von Gallensteinen. Brit. med. Journ. Nov. 22. p. 602.

Kouwaes van Dam, P., Hartnäckige Obstipation, gehoben durch innere Anwendung von Mercurius vivus. Nederl. Tijdschr. 1. Afd. 48. p. 668. Dec.

Laboulhène, A., Ueber Sand u. Conkretionen im Darmkanal. Arch. gén. 6. Sér. XXII. p. 641. Déc. — L'Union 141. 142. — Bull. de l'Ac. 2. Sér. II. 46. p. 1383. Nov. 19.

Leube, W. O., Ueber die Therapie der Magenkrankheiten. (Samml. klin. Vorträge, herausgeg. von Rich. Volkmann. Nr. 62. Innere Med. Nr. 22.] Leipzig. Breitkopf u. Härtel. gr. 8. S. 493—514. 7½ Gr. (Jahrbb. CLX. p. 305.)

Leudet, E., Ueber die Vortheile der Capillarpunktion bei Ascites mit Erweiterung der Nabelnarbe. Bull. de Thér. LXXXV. p. 483. Déc. 15.

Luton, A., Ueber Anwendung von Brechmitteln bei Indigestion. Gas. hebd. 2. Sér. X. 41.

Manriac, Charles, Ueber Psoriasis der Zunge u. der Mundhöhlenschleimhaut. L'Union 129. 130. 132. 133.

Massotti, Luigi, Fall von totaler Hypertrophie der Muskelfasern des Magens mit successiver Colloidentartung. Riv. clin. 2. S. III. 12. p. 353.

Minich, A. K., Tödtl. Peritonitis nach Durchbruch eines Beckenabscesses. Philad. med. Times IV. 103; Oct.

Rasmussen, V., Tödtl. Hämatemese bei Berstung eines kleinen aneurism. Aneuryama an der Art. coronaria ventr. sin. in einem corrosiven Magengeschwür. Hosp.-Tidende XVI. 7.

Ritter (Rottenburg), Speichelstein in der rechten Unterkieferdrüse. Würtemb. Corr.-Bl. XLIII. 35.

Schliep, F., Ueber Anwendung der Magenpumpe bei chron. Magenkrankheiten. Clin. Soc. Transact. VI. p. 41.

Schmeidler, Fall von Stearrhöe u. der diagnost. Werth dieses Symptomes; nebst chem. Analyse von Apoth. Jul. Müller. Jahresber. der Schles. Ges. f. vaterländ. Cult. 50. Jahrg. p. 227.

Silver, Fall von chron. Verengung des Pylorus mit Magenerweiterung. Med. Times and Gas. Dec. 13. p. 662.

Thorowgood, John, Ueber den Nutzen der Ipecacuanha bei Durchfall. Clin. Soc. Transact. VI. p. 171.

Wenzel, Bodo, Zur Behandlung der Ruhr. Berl. klin. Wchnschr. X. 48.

S. a. III. 3. Konstantinowitsch. VIII. 3. d. Foot; 5. Libermann; 11. Wagner. XI. Schneider. XII. 3. Wood; 4. über mechan. Oesophagusstriktur; 5. Hämorrhoiden; 6. Ileus, mechan. Darmverstopfung; 9. Heath.

7) Krankheiten des Milz - Leber - Systems; des Pankreas.

Bordler, A., Ueber Behandlung. d. Leberkolik. (Soc. de Thér.) Gas. de Par. 47. p. 632.

Bruselius, Interstitielle Hepatitis mit Ikterus. Hygiea XXXV. Sv. läkaresällsk. förh. 8. 41.

Chater, George, Leberabscess nach Typhus. Brit. med. Journ. Nov. 15.

Cornil, Ueber d. Zustand d. Gefässe b. Leberzirrhose. (Soc. de biol.) Gas. de Par. 48. p. 645. 60. p. 671

Cummiskey, James, Fall von Leberabscess. Philad. med. Times IV. 105; Nov. p. 67.

Duffin, Alfred, Ueber d. Punktion b. Hydatidencysten d. Leber. Clin. Soc. Transact. VI. p. 23.

Dajardin-Beaumets, Ueber Krampf d. Gallenwege, mit Bezug auf Behandlung d. Leberkolik. Bull. de Thér. LXXXV. p. 385. Nov. 15.

Fuller, Mehrfache suppurirende Hydatidencysten in der Leber; Punktion an 3 Orten; Heilung. Brit. med Journ. Oct. 18. p. 461.

Garrigues, H. J., Ueber Behandlung des Leberechinococcus. Hosp.-Tidende XVI. 8. 9.

Immermann, H., Fall von hämatogenem Ikterus. Deutsches Arch. f. klin. Med. XII. 5. p. 509.

Klebs, E., Ueber akute gelbe Leberatrophie. Böhm. Ärztl. Corr.-Bl. 9. p. 258.

Lasègue, Hydatidencysten d. Leber; Vereiterung d. Cystenhöhle; Communikation mit d. Darm; Entleerung d. Hydatiden; Heilung. Arch. gén. 6. Sér. XXII. p. 715 Déc.

Mayet, Ueber Leberabscesse. Gas. hebd. 2. Sér X. 42.

Moutard-Martin, Hydatidencyste d. Leber mit Eröffnung in d. rechten Pleurasack; Pyopneumothorax abundante Vomicae; Empyemoperation; Heilung. L'Union 145. 147.

Nothnagel, H., Harneylinder beim Ikterus. Deutsch. Arch. f. klin. Med. XII. 3 u. 4. p. 326.

Prougeansky, Marie, Ueber d. multiloculäre ulcerirende Echinococcus-Geschwulst in d. Leber. Inaug.-Diss. Zürich, Druck von Zürcher u. Furrer. 8. 66 S. mit 1 Tafel.

Zander, Zur Bakterienfrage b. akuter gelber Leberatrophie. Virchow's Arch. LIX. 1. p. 153.

S. a. 4. Russel. VIII. 5. King. X. Paul.

8) Krankheiten der Harn- und männlichen Geschlechts-Werkzeuge.

Bruselius, Pyelonephritis calculosa. Hygiea XXXV Sv. läkaresällsk. förh. 8. 242.

Dickinson, Wm. Howship, Ueber disseminirte Vereiterung der Niere nach gewissen Veränderungen der Harns. Med.-chir. Transact. LVI. p. 223.

Engelsberg, L., Wirksamkeit des phosphor. Kalks in einem Fall von hartnäckiger Nierenblutung Wien. med. Wchnschr. XXIII. 52.

Galabin, A. L., On the connection of Bright's Disease with Changes in the vascular System. London Smith, Elder u. C. 8.

Gee, Samuel, Fall von Nierenateleis. (Royal med and chirurg. Soc.) Lancet II. 23; Dec. p. 810.

Howitz, F., Ueber bewegliche Niere (27 Fälle) Hosp. Tidende XVI. 14.

Johnson, George, Ueber chron. Bright'sche Krankheit mit Schrumpfung der Niere. Med.-chirurg Transact. LVI. p. 139.

Key, Partielle Hydronephrose mit doppelten Ureteren. Hygiea XXXV. Sv. läkaresällsk. förh. 8. 135

Kisch, Albert, Bright'sche Krankheit; Suppression d. Harnentleerung; Wiederherstellung derselben; Tod an Convulsionen. Brit. med. Journ. Nov. 22.

Lee, Henry, Ueber syphilitische u. nicht syphilitische Ausflüsse aus der Harnröhre und über prostatische Ausflüsse. St. George's Hosp. Rep. VI. p. 1. 17. 37.

Malmsten, Fall von Perinephritis suppurativa. Hygiea XXXV. 4. Sv. läkaresällsk. förh. 8. 67.

Primavera, Aug. Murri, Ueber die Veränderungen d. Harnstoffs b. Nierenkrankheiten. Journ. de Brux. LVII. p. 542. Déc.

Rosenstirn, Julius, Ueber einige Bestandtheile des Harns bei Morbus Addisonii. Inaug.-Diss. Berlin. 1872. Druck u. Verl. v. Georg Reimer. 8. 13 S.

Southey, Chron. Bright'sche Krankheit b. einem Syphilitischen. (Clin. Soc. of London) Lancet II. 17; Oct. p. 597.

Southey u. Thomas Smith, Eröffnung eines nephrit. Abscesses vom Rücken aus. Lancet II. 22; Nov. p. 773.

Stewart, T. Grainger, Ueber Bright'sche Krankheit, besond. d. cirrhot. Form. Brit. med. Journ. Nov. 15.

Thompson, Symes, Scrofulöse Erkrankung der Niere. (Med. Soc. of London.) Lancet II. 21; Nov. p. 739.

Yeo, Gerald, Fall von Nierenstein. (Pathol. Soc. of Dublin.) Dublin. Journ. LVI. p. 419. [s. S. Nr. 23.] Nov.

8. a. III. 3. Jarlé. IV. Dickinson. VIII. 3. a. Hirschsprung; 9. Henoch. XII. 9. Clemens. XIII. Galezowski, Hogg, Magnus.

9) Hautkrankheiten und Vaccination.

Alderson, Fred. H., Vaccination von 4 Personen von einem pockenkranken Kinde, ohne Nachtheil. Brit. med. Journ. Dec. 6.

Alford, Richard, Abimpfung von einem Variolösen ohne Uebertragung der Variola. Brit. med. Journ. Dec. 13. p. 689.

Beseth, Ueber Impfung d. Vaccine u. Retrovaccination. Nederl. Tijdschr. 1. Afd. 44. p. 677. Dec.

Boeck, W., a) Fälle von Lupus. — b) Fall von Elephantiasis Arabum. Norsk. Mag. 3. R. III. 11. Ges.-Verh. p. 130 134.

Bonchut, Ueber eine eigenthüml. Form d. Pemphigus b. Croup u. Typhus. Gaz. des Hôp. 131.

Burchardt, Wieviel Impfpusteln sind erforderlich zum Schutz gegen Ansteckung mit Menschenpocken. Deutsche milit.-ärztl. Ztschr. II. 11 u. 12. p. 563.

Carter, H. V., Zur Pathologie der Leprose. Med.-chir. Transact. LVI. p. 267.

Deane, J., Ueber Vaccination. Lancet II. 23; Dec. p. 836.

Domingues, E., Subcutane Injektionen mit Hydr. bichlor. gegen Elephantiasis Graecorum. El Siglo méd. 1019. Julio p. 427.

Duckworth, Dyce, Ueber Diagnose u. Behandl. d. Herpes circinatus. Brit. med. Journ. Nov. 1.

Duhring, Louis A., Fall von schmerzhaften Neuromen an der Haut. Amer. Journ. N. S. CXXXII. p. 413. Oct.

Dumm, S. C., Ueber Behandlung d. Erysipelas b. alten u. geschwächten Leuten. The Clinic V. 17; Oct. p. 301.

Foot, Arthur Wynne, Fall von blauem Schweiss. (Med. Soc. of the Coll. of Phys.) Dubl. Journ. LVI. [3. Ser. Nr. 24.] p. 511. Dec.

Foss, R. W., Begrenste Variolaepidemie. Lancet II. 21; Nov.

Fox, Tilbury, Fall von parasitärer Sykose. (Clin. Soc. of Lond.) Lancet II. 17; Oct. p. 596.

Fox, Tilbury. Ueber Hautkrankheiten (Herpes circinatus; Phthoriasis; nicht parasitäre Sykose). Lancet II. 21; Nov., 26; Dec.

Fritsche, Gustavus, Fälle von Elephantiasis Arabum (Dermatolysis). Clin. Soc. Transact. VI. p. 160.

Gaskoin, George, Fall von tuberkulöser Lepra. Brit. med. Journ. Dec. 6.

Gaskoin, George, Ueber d. Wirkung d. Atmosphäre auf Hautkrankheiten. Med. Times and Gaz. Dec. 6.

Gayton, W., Ueber die Grenzen d. Schutzkraft d. Vaccination. Brit. med. Journ. Nov. 8.

Goldie, Geo, Ueber eine Pockenepidemie in Leeds. Lancet II. 15; Nov. p. 685.

Gross, S. D., Onychie d. Zeigefingers. Philad. med. Times IV. 105; Nov. p. 67.

Hallopeau, H., Fall von Sklerodermie mit Atrophie gewisser Knochen u. mehrfachen Gelenkaffektionen. Gaz. de Par. 44.

Henoch, Ueber Nephritis scarlatinosa. Berl. klin. Wchnschr. X. 50.

Juler, H. Cundell, Fall von Keloid mit d. Anscheine von Molluscum fibrosum. Philad. med. and surg. Reporter XXIX. 24. p. 426. Dec.

Kahler, O., Ueber Pocken. Prager Vjhrschr. CXX. [XXX. 4.] p. 108.

Kleinhaus, A., Ueber Vitiligo. Blätter f. Heilwissensch. IV. 21. — 23. (Jahrbb. CLX. p. 255.)

Koser, Simon S., Ueber Favus. Philad. med. and surg. Reporter XXIX. 16. p. 371. Oct.

Lee, Benj., John Curwon, W. R. Dewitt, Ueber Impfung. Transact. of the med. Soc. of the state of Pennsylvania IX. 2. p. 54.

Lombroso, Cesare, Zur Aetiologie d. Pellagra. Gazz. Lomb. 49.

Marsh, Madison, Ueber Behandlung d. Warzen. Philad. med. and surg. Reporter XXIX. 15. p. 254. Oct.

Moore, J. W., Ueber d. Einfluss d. Lufttemperatur auf d. Pocken. Brit. med. Journ. Dec. 20. 27.

Morton, T. G., Ueber Lepra tuberculosa a. Graecorum. Philad. med. Times IV. 112; Dec. p. 183.

Murray, John, Fälle von Molluscum fibrosum b. Kindern. Med.-chir. Transact. LVI. p. 235.

Neumann, Ueber Purpura variolosa. (K. k. Ges. d. Aerzte.) Wien. med. Presse XIV. 52. p. 1183.

Orsi, Gerolamo, Ueber Variola u. Vaccination. Ann. univers. CCXXVI. p. 551. Dic.

Pollock, George, Ueber Molluscum fibrosum. Med.-chir. Transact. LVI. p. 255.

Schutzimpfung, General-Conspect über die gesetzliche in Bayern 1872 u. über die stattgefundene Revaccination. Bayer. ärztl. Intell.-Bl. XX. 44.

Wiltshire, Ueber d. gewöhnl. Hautkrankheiten b. Kindern. (Obstetr. Soc. of London.) Lancet II. 22; Nov. p. 775.

Wirth, St., Das Schabinstrument in seiner Anwendung gegen Hautkrankheiten. Bayer. ärztl. Intell.-Bl. XX. 53.

Wood, George G., Fälle von Tinea Sycosis. Philad. med. Times IV. 110; Dec.

8. a. V. 2. Neumann. VIII. 6. Mauriac; 10. Vaccinosyphilis, syphilitische Hautkrankheiten. X. Barnes, Crawford. XI. Bierbaum, Lec. XII. 5. Leisrink. XIII. Bull.

10) Syphilis und Tripper.

Anstie, F. E., Fall von syphilit. Paralyse mit raschem Schwund u. Wiederherstellung d. Muskeln. Clin. Soc. Transact. VI. p. 15.

Barnes, Latente Syphilis als Hinderniss f. Vereinigung einer Fraktur d. Tibia 7 Mon. lang; rasche Heilung b. specif. Behandlung. Lancet II. 11, Nov. p. 627.

Coste, Fälle von Vaccinosyphilis. Gaz. des Hôp. 145. 145.

Deshayes, Charles, Ueber syphilit. Neuralgien. Gaz. hebd. 2. Sér. X. 46.

Duhring, Louis A., a) Syphilit. Dermatose. — b) Hereditäre Syphilis. — c) Papulo-squamöses Syphilid. Philad. med. Times IV. 103. Oct. 112; Dec.

Eisenschitz, Das latente Stadium der hereditären Syphilis. Wien. med. Wchnschr. XXIII. 48. 49.

Ferran, Ueber Anwendung d. Cubeben u. d.Oleoresinen b. Behandl. d. Urethritis. Rec. de mém. de méd. etc. milit. 3. Sér. XXIX. p. 522. Sept. et Oct.

Foster, Phillp, Ueber Behandl. d. Gonorrhöe bloss mit lokalen Mitteln. Med. Times and Gaz. Oct. 25.

Fox, Tilbury, Ueber angebl. Vaccinosyphilis. Lancet II. 19; Nov.

Frank, Sigmund, Ueber Emplastrum Hydrargyri gegen Syphilis. Luang.-Diss. Bonn. 8. 30 S.

Greenhow, Edward Headlam, Muskelgeschwülste u. Phlebitis mit Verstopfung d. oberflächl. Venem beider Unterschenkel bei einem an constit. Syphil. Leidenden. Clin. Soc. Transact. VI. p. 143.

Guyot, J., Ueber Kiefarklemme bei Syphilis; Myositis d. Masseter; Gummageschwülste an der Backe. L'Union 193.

Hillairet, Syphilis mit ganz abnormem Verlaufe. L'Union 144.

Hutchinson, Jonathan, Ueber Uebertragung d. Syphilis durch d. Vaccination. Med.-chir. Transact. LVI. p. 189.

Lancereaux, E., Ueber die geograph. Verbreitung d. Syphilis. Gaz. de l'Par. 44.

Langlebert, Ed., Ueberstandene Syphilis als Ehehinderniss. Gaz. des Hôp. 133—135.

Oewre, Adam, Ueber Vererbung d. Syphilis. Nord. med. ark. V. 3. Nr. 19.

Russell, Constitutionelle Syphilis, chron. allgem. Meningitis; Verstopfung der Art. cerebr. media; Ataxie; unvollkommene Sprache; Gesichtslähmung; Erweichung d. Corpus striatum. Med. Times and Gaz. Oct. 25. p. 464.

Syphilis, Zur Geschichte derselben. Deutsche Klinik 49—51.

Zeissl, Zur Therapie der Syphilis n. einiger ihrer lokalen Erscheinungen. Wien. med. Wochschr. XXIII. 46.

S. a. VIII. 2. a. Ogle; 5. Libermann; 8. Lee, Southey. X. Chiarleoni. XII. 9. Bardinet, Clemens. XIII. Theobald. XVI. Linstow.

11) *Endo- u. Epizoën; Endo- u. Epiphyten.*

Cullingworth, Charles J., Bemerkenswerther Fall von Bandwurm. (Taenia lophosoma.) Med. Times and Gaz. Dec. 13.

Wagner, E., Die Intestinalmykose u. ihre Beziehung zum Milzbrand. Arch. d. Heilk. XV. 1. p. 1. 1874. S. a. VIII. 2. e. Keating; 7. Duffin, Fuller, Garrigues, Laségue, Montard-Martin, Prougeansky, Zander; 9. Fox. XII. 2. Hansen. XVII. Küchenmeister. XVIII. Uhde. XIX. 2. *Parasiten als Krankheitserreger.*

IX. Gynäkologie.

Aron, Haarige Dermoidcyste d. Ovarium bei einer 63jähr. Frau. Gaz. des Hôp. 134.

Atlee, Washington L., Fälle von Ovariotomie. Philad. med. Times IV. 104; Oct. p. 54.

Atlee, Washington L., Fall von multilokulärer Eierstockcyste, mit Cystenbildung im Ligam. latum. Philad. med. Times. IV. 107. Nov.

Atlee, Washington L., Fälle von doppeltem Uterus. Transact. of the med. Soc. of the State of Pennsylvania IX. 2. p. 112.

Baginsky, Adf., Das Leben des Weibes. Diätetische Briefe. Berlin. Denicke's Verl. 8. IV u. 190 S. 1 Thlr.

Bailey, F. K., Ueber Gebärmutterkrankheiten. Philad. med. and surg. Reporter XXIX. 25. p. 444. Dec.

Beck, T. Snow, Fettentartung d. contraktilen Uterusgewebes, nebst Bemerkungen über d. Blumenkohlgewächs. (Royal med. and chirurg. Soc.) Lancet II. 23; Dec. p. 810.

Belgei, Herm., Die Krankheiten des weibl. Geschlechtes vom klin., pathol., u. therap. Standpunkte aus dargestellt. 1. Bd. Allgem. Theil. Physiologie, l'athologie u. Therapie der Menstruation, Krankh. d. Eierstöcke. Mit 1 lith., 4 color. Taf. u. 226 eingedr. Holzschn. Erlangen. Enke's Verl. gr. 8. XVI u. 603 S. 5½ Thlr.

Bernutz, Ueber d. Bildung u. Entwicklung d. Geschlechtsorgane b. Weibe mit Bezug auf Bildungsfehler. Gaz. des Hôp. 146. 148.

Bischoff, Erfahrungen über chron. Endometritis cervicalis. Schweiz. Corr.-Bl. 22. p. 604.

Bonchard, Darmverstopfung durch 2 fibröse Ovariengeschwülste bedingt; Tod. Gaz. des Hôp. 149. 150.

Breisky, A., Hydrometra lateralis als Folge congenitalen Verschlusses eines Scheidenrudiments b. Uterus duplex. Arch. f. Gynäkol. VI. 1. p. 89.

Brouardel, Haematocele retrouterina menstrualis. Gaz. des Hôp. 147.

Browne, Lennox, Zur Geschichte der Ovariotomie. Med. Times and Gaz. Dec. 20. p. 703.

Burnham, Walter, Ovariengeschwulst, entfernt mittels Enucleation. Amer. Journ. N. S. CXXXII. p. 580. Oct.

Cyon, E., Ueber die Innervation d. Gebärmutter. Arch. f. Physiol. VIII. 6 u. 7. p. 349.

Düring, A. v., Beiträge zur gynäkologischen Chirurgie. Deutsche Klin. 1. 1874.

Fehling, H., Fall von Vaginalruptur mit Vorfall der Gedärme. Arch. f. Gynäkol. VI. 1. p. 103.

Fioupe, Solide Geschwulst d. Ovarium; Luagraphthisis; Tod. Gaz. de Par. 47.

Foot, A. W., Multilokuläres Ovariencystoid. (Pathol. Soc.) Dubl. Journ. LVI. [3. S. Nr. 24.] p. 551. Dec.

Griffiths, T. D., Ueber Aetiologie u. Pathologie d. verschied. erworbenen Lageveränderungen d. Uterus. Brit. med. Journ. Dec. 13.

Gross, S. D., Fall von Ovariotomie. Philad. med. Times IV. 107; Nov. p. 101.

Guénean de Mussy, Noël, Ueber einige Ursachen d. Sterilität. L'Union 143.

Hardie, J. R., Polyp in der Höhle u. im Halse d. Gebärmutter. Edinb. med. Journ. XIX. p. 102. [Nr. CCXXI.] Nov.

Heppner, Mangel d. Vagina. Petersb. med. Ztschr. N. F. III. 5. p. 552.

Hewitt's, Grailly, Diagnose, Pathologie u. Therapie der Frauenkrankheiten. Deutsch. herausgeg. von Herm. Beigel. 2. Aufl. mit 159 eingedr. Holzschn. Erlangen. Enke. gr. 8. XX u. 770 S. 5 Thlr.

Hicks, J. Braxton, Ueber Blumenkohlexcrescenz am Os uteri. Brit. med. Journ. Dec. 20. p. 738. — Lancet II. 24; Dec. p. 859.

Hofmann, Franz, Fälle von Ovariotomie. Berl. klin. Wchnschr. X. 45.

Howitz, F., Fälle von Ovariotomie. Hosp.-Tidende XVI. 1. 2.

Hunt, H., Spontane Reduktion eines seit 8 Wochen invertirten Uterus. Amer. Journ. N. S. CXXXII. p. 574 Oct.

Keith, Thomas, Ueber Darmverstopfung nach d. Ovariotomie. Brit. med. Journ. Dec. 20.

Keith, Thomas; E. D. Mapother, Zur Geschichte der Ovariotomie. Brit. med. Journ. Dec. 20 p. 739.

Kesteven, W. B., Primärer Scirrhus d. Brust b. Weibe, behandelt durch Kaustika u. Incisionen. Clin. Soc. Transact. VI. p. 147.

Knnert, Ed., Ueber Sarcoma uteri. Arch. f. Gynäkol. VI. 1. p. 111.

Lamm, Fall von Defectus uteri. Hygiea XXXV. Sv. läkaresällsk. förh. S. 236.

Laub, H., Mastdarmstriktur, durch ein kolossales perimetrit. Exsudat bedingt; Operation; Heilung. Hosp.-Tidende XVI. 10.

Leopold, Gerhard, Die Lymphgefässe d. normalen nicht schwangeren Uterus. Arch. f. Gynäkol. VI. 1. p. 1.

Levy, Der Gypsshppen, ein diagnostisches u. therapeutisches Mittel f. Form- und Lageveränderung des Os und Collum uteri. Bayer. ärztl. Intell.-Bl. XX. 51.

Liebmann, Moritz, Einiges zur Exstirpation der Uterusfibroide u. des Uterus durch die Gastrotomie. Pester med.-chir. Presse IX. 45.

Lorain, Tod nach einer Vaginalinjektion. Gas. des Hôp. 140.

Lowder, H. R., Ueber Diagnose einiger Erkrankungen der Beckeneingeweide b. Weibe. Philad. med. and surg. Reporter XXIX. 17. p. 291. Oct.

Martin, A., Intraparietale Fibromyome. (Geburtsh. Ges.) Berl. klin. Wchenschr. X 51. p. 612.

Mayer, Ginstino, Zur Behandl. d. Sterilität b. Weibe. Il Morgagni XV. 10. p. 700.

Meadows, Alfred, Ueber Haematocele pelvica. Lancet II. 20; Nov., 23; Dec.

Mease, A. Leslie, Geschwulst im Vesico-Vaginalseptum. Med. Times and Gas. Dec. 13. p. 676.

Mottenheimer, C., Ueber praktische Fragen, die sich an die Folgen von Beckenexsudaten mit Durchbruch in d. Inguinalfalte knüpfen. Memorabilien XVIII. 10. p. 433.

Müller, P., Zur operativen Behandlung d. Uterusmyome. Arch. f. Gynäkol. VI. 1. p. 125.

Norström, a) Ueber mechan. Behandl. d. Lageveränderungen d. Uterus. — b) Ovariotomie. — c) Operation d. Blasenscheidenfistel. Hygiea XXXV. 8v. läkaresällsk. förh. 3. 86. 124. 126.

Norström, Exstirpatio uteri. Hygiea XXXV. 8v. läkaresällsk. förh. 3. 252.

Nunn, T. W., Fälle von Krebs d. linken Brust b. Weibe. Clin. Soc. Transact. VI. p. 47.

Owen, Edmund, Eingeklemmte Hernie d. r. Ovarium in d. r. Schenkelgegend; Operation; Heilung. Brit. med. Journ. Dec. 13. p. 690.

Pancoast, Wm. H., 2 zusammengewachsene Mädchen mit einem einfachen Uterus. (Pygopagus symmetros). Transact. of the med. Soc. of the State of Pennsylvania IX. 2. p. 115.

Petersen, Angelo, Ovariencyste, behandelt mit Jodinjektion. Hosp.-Tidende XVI. 35.

Potter, Jno. B., Zur Geschichte d. Ovariotomie. Brit. med. Journ. Dec. 27. p. 770.

Reeve, J. C.; Craig, T. E., Fälle von Ovariotomie. The Clinic V. 19; Nov.

Roberts, D. Lloyd, Hymen imperforatus; Operation; Entleerung einer grossen Menge retirirten Menstrualblutes. Brit. med. Journ. Oct. 18.

Romiti, Wilhelm, Ueber den Bau u. d. Entwicklung d. Eierstockes u. d. Wolff'schen Ganges. Arch. f. mikroskop. Anat. X. 2. p. 200.

Salomonson, W. L., Fistula vesico-uterina; Kolpokleisis; Tod. Hosp.-Tidende XVI. 18.

Schmidt, C., Fälle von erfolgreicher Ovariotomie. Deutsche Ztschr. f. Chir. III. 3 u. 4. p. 371.

Schönberg, Fall von Atresia hymenalis. Norsk. Mag. 3. R. III. 12. Ges.-Verh. p. 158.

Scott, John, Grosses submuköses Uterusfibroid, entfernt durch Enucleation u. Torsion. Lancet II. 25; Dec.

Simonin, K., Innocuité et utilité de l'extrême et rapide dilatation de l'urèthre chez la femme pendant l'anésthésie obtenue à l'aide du chloroforme prouvées par de nouveaux faits cliniques importants. Nancy. Berger-Levrault. Vgl. Bull. de Thér. LXXXV. p. 565. Déc. 30.

Skene, A. J. C., a) Zellgewebsentzündung, complicirt mit Beckenabscess. — b) Peritonitis pelvica; Abgang purulenter Massen durch d. Rectum. Philad. med. and surg. Reporter XXIX. 23. p. 403. 404. Dec.

Spiegelberg, O., Fall von primärem u. isolirtem Carcinom d. Gebärmutterkörpers mit Zerstörung d. hintern Wand u. d. Grundes u. Abkapselung d. Krebsgeschwürs. Arch. f. Gynäkol. VI. 1. p. 193.

Squarey, Charles E., Ueber Flexionen d. Uterus als Urs. von Dysmenorrhöe. Lancet II. 19. 21; Nov.

Thomas, T. G., a) Fall von Retroversio uteri. — b) Behandl. d. Anteflexio u. Retroversio uteri. — c) Fälle von Gebärmutterbroiden. — d) Sterilität; Erkrankung d. Ovarien. — e) Geschwulst im Rectum b. einer Frau. — f) Zerreissung einer Ovariencyste; Ovariotomie. —

g) Gebärmutterfibroide. — h) Schmerz b. d. Cohabitation in Folge von Vorfall d. Ovarium. — i) Hämatocele pelvica u. subseröses Fibroid. — k) Fibroid d. Cervix mit d. Ausscheine von Inversion. — l) Prolapsus uteri bei einer Jungfrau. Philad. med. and surg. Reporter XXIX. 17. 20. 22. 23. 24. Oct.—Dec.

Thomas, Wm., Ovariotomieklammer. Lancet II. 23; Dec. p. 828.

Thompson, Henry, Abtragung der Brust beim Weibe mittels Kautschukligaturen. Med. Times and Gas. Nov. 29. — Brit med. Journ. Nov. 29. p. 631.

Tilt, E. J., Ueber Verhütung der Gebärmutterentzündung. Brit. med. Journ. Nov. 1.

Tracy, Richard T., Fall von Hydrops ovarii, Operation während eines Anfalls von akuter Peritonitis. Med.-chir. Transact. LVI. p. 21.

Voss, Fall von Retention von Menstrualblut bei Hymen imperforatus; Incision. Norsk Mag. 3. R. IV. 1. Ges.-Verh. p. 199.

Wells, T. Spencer, Bericht über 100 Fälle von Ovariotomie, nebst Bemerkungen über die Erfolge in 500 Fällen. Med.-chir. Transact. LVI. p. 113.

Westhoff, K., Ueber die Zeit des Eintritts der Menstruation nach Angabe von 3000 Schwangern in der k. Entbind.-Anstalt zu Marburg. Marburg. 8. 74 S.

Whittell, H. T., Ueber Operation d. Rectovaginalfistel. Lancet II. 21; Nov.

Wilson, J. G., Fall von Hartwuchs bei einer Frau. Lancet II. 21; Nov. p. 756.

Zwaan, H. de, Fälle von Ovariotomie. Nederl. Weekbl. v. Geneesk X. 1.

S. a. III. 3. Schlesinger. V. 2. Drasche. Eberty. VI. Caspari, Flelitz. VIII. 2. d. Ueber Hysterie; 6. Fincham. XII. 4. Heath; 6. Heath; 9. Allix. XVII. Brown. XIX. 1. Jahresbericht (Olshausen).

X. Geburtshülfe.

Agnew, D. Hayes, Ueber Behandl. des Dammrisses. Amer. Journ. N. 8. CXXII. p. 576. Oct.

Anderson, A., Ueber die puerperalen Entzündungen in dem Uterus und seiner Umgebung. Nord. med. ark. V. 3. Nr. 17.

Atthill, Lombe, Ueber Verhütung der Blutung nach der Entbindung. Brit. med. Journ. Nov. 1.

Atthill, Lombe, Ueber Anwendung d. Ferrum sesquichloratum bei Blutungen nach der Entbindung. Brit. med. Journ. Nov. 29.

Baader, A., Fälle von Eklampsie bei Schwangern. Schweiz. Corr.-Bl. 20. 21. 23. 24.

Barnes, Edgar G., Bericht über d. Gebärabtheilung des St. George's Hosp. von 1854—1871, mit besond. Rücksicht auf die Revaccination während der Pockenepidemie im J. 1871. St. George's Hosp. Rep. p. 411.

Barnes, Robert; Percy Boniton, Ueber Verhütung u. Behandl. d. Blutung nach der Entbindung. Brit. med. Journ. Nov. 29. p. 627. 629.

Barnes, Robert, Ueber den Sitz d. Placenta bei Placenta praevia. Brit. med. Journ. Dec. 20. p. 738.

Bassett, John; Ewing Whittle; D. De Berdt Hovell; W. Boyd Musbot, Ueber Verhütung und Behandlung der Blutung nach der Entbindung. Brit. med. Journ. Nov. 22.

Baudon, Eklampsie, geheilt durch Blutentziehungen u. Chloral. Bull. de Thér. LXXXV. p. 506. Déc. 15.

Bellieu, E., Ueber das Verhalten des Scheideneinganges nach d. Geburt. Arch. f. Gynäkol. VI. 1. p. 132.

Brelsky, Zur Behandlung des Puerperalfiebers. Schweiz. Corr.-Bl. 20.

Broers, H. E., Ueber Abortus. Nederl. Tijdschr. 1 Afd. 39. p. 597. Nov.

Cathcart, J. H., Fall von Tubenschwangerschaft, Zerreissung der Cyste u. Tod nach 3 Wochen. Philad. med. Times IV. 113; Dec.

Chiarleoni, Giuseppe, Ueber die Beziehung d. Syphilis zur Diätetik. Ann. univers. CCXXVI. p. 67. Ott.

Cohnstein, Ueber chirurg. Operationen an Schwangern. [Sammel. klin. Vorträge, herausgeg. von Rich. Volkmann, Nr. 59, Gynäkol. Nr. 20.] Leipzig. Breitkopf u. Härtel. Gr. 8. S. 471—494. 7½ Gr.

Cordwent, Geo., Ueber plötzl. Tod durch Eindringen von Luft in die Uterinvenen. St. George's Hosp. Rep. VI. p. 79.

Crawford, J. B., Erysipelas mit folgender Puerperalperitonitis. Amer. Journ. N. S. CXXXII. p. 442. Oct.

Depaul, Eventration in Folge von Entwicklungshemmung; Schultervorlage. Gaz. des Hôp. 135.

Depaul, a) Fälle von Dystokie. — b) Extrauterinschwangerschaft; Gastrotomie. Gaz. des Hôp. 144.

Desprès, Phlegmone des kleinen Beckens a. der linken Hinterbacke nach Entbindung; Phlegmasia alba dolens; O-troperinitis u. Nekrose eines Theils des Os sacrum n. Hei; puriplente Infektion. Gaz. des Hôp. 119.

Diessl, Ruptura uteri mit sehr verzögerter Ausstossung des Kindes. Berl. klin. Wchnschr. X. 44. p. 531.

De Rinety, Ueber den Harn während der Laktation. Gaz. de Par. 43. 45.

Deshayes, Charles, Conception b. einer 50jähr. Frau, 2 J. nach der Menopause; Eklampsie nach d. Entbindung; Genesung. Gaz. hebd. 2 Sér. X. 46.

Dohrn, Ueber d. Durchtrittsweise d. vorausgehenden Schädels durch den Eingang eines einfach platten Beckens. Arch. f. Gynäkol. VI. 1. p. 82.

Duncan, J. Matthews, a) Eindruck am Kindeskopf, durch die Finger des Geburtshelfers hervorgebracht, und dessen Folgen. — b) Ueber die Urn. der Blutung bei Abortus oder Geburt mit Placenta praevia. Brit med. Journ. Oct 18., Nov. 22. 29.

Duncan, J. Matthews, Ueber Blutung während der Schwangerschaft b. Placenta praevia. Edinb. med. Journ. XIX. p. 385. [Nr. CCXXI.] Nov.

Duncan, J. Matthews, Die spontane Trennung der Placenta bei Placenta praevia. Arch. f. Gynäkol. VI. 1. p. 55.

Edis, Arthur W., Plötzl. auftretende rechtseit. Hemiplegie während der Schwangersch.; Besserung nach d. Entbindung; Heilung. Clin. Soc. Transact. VI. p. 195.

Fehling, H., a) Ueber die Compression des Schädels bei der Geburt. — b) Fall von Chorea gravidarum. Arch. f. Gynäkol. VI. 1. p. 66. 137.

Gebärmutterblutung nach der Entbindung, Verhütung ders. Brit. med. Journ. Dec. 30. 27.

Ginsburg, M., Geburt bei gespaltenem Becken u. Ekstrophie der Harnblase. Petersb. med. Ztschr. N. F. III. 6. p. 525.

Goodell, William, Ueber die Fortschritte der Geburtshülfe u. Gynäkologie. Transact. of the med. Soc. of the State of Pennsylvania IX. 2. p. 65.

Haynes, Stanley, 14 Tage lang anhaltende Blutung während der Schwangerschaft. Brit. med. Journ. Nov. 29. p. 630.

Hennig, C., Ueber Graviditas ovario-tubaria. Arch. f. Gynäkol. V. 1. p. 138.

Hennig, Rich., Zur Statistik der Entbindungs-Anstalt zu Fulda 1865—1872. Inaug.-Diss. Marburg. 8. 14 S.

Hicks, J. Braxton, a) Schwangerschaft nach 8monatl. Amenorrhöe; heftiger Schmerz während der Uterincontraktionen. — b) Harnincontinenz in Folge von Zellgewebeentzündung in der Umgebung der Urethra nach der Entbindung. Brit. med. Journ. Dec. 6. p. 439.

Ingerslev, V., Abortus nach Ovariotomie. Hosp.-Tidende XVI. 4.

Keller, Ueber Entfernung von Cervicalpolypen durch Erweiterung des Cervikalkanals mit Pressschwamm. Inaug.-Diss. Marburg. 8. 21. pp.

Keyt, A. T., a) Zwillingsschwangerschaft; Extraktion d. 1., in Scheitellage befindl. Kindes mit der Zange; Vorlage der Füsse bei dem 2. Kinde; Extraktion mit der Zange nach Wendung. — b) Querlage; Vorfall einer Hand u. des Nabelstranges; Wendung auf die Füsse. The Clinic V. 25; Dec.

Lang, Extrauterin-Schwangerschaft mit Durchbruch in d. Mastdarm. Memorabilien XVIII. 10. p. 452.

Lee, R. J., Ueber Anatomie u. Physiologie des Fötus in den ersten Monaten d. Schwangerschaft. Lancet II. 18; Nov.

Litzmann, H. K. W., Ueber Dammrisse. Inaug.-Diss. Kiel. v. Weehmar. 4. 17 S. ½ Thlr.

Marstrander, Geburt einer Doppelmissbildung Norsk. Mag. 3. R. III. 12. Ges.-Verh. p. 151.

Meenig, Michael v., Ueber Behandl. der Metrorrhagien Neuentbundener mit Beschreibung eines neuen Verfahrens. Inaug.-Diss. Würzburg. J. Frank'sche Buchhandl. 8. 66 S.

Moldenhauer, W., a) Totale gangränöse Abstossung d. Harnblasenschleimhaut durch lange bestehende Retroflexio uteri gravidi. — b) Fall von Ruptura uteri. Arch. f. Gynäkol. VI. 1. p. 108. 135.

Moormann, Wm, Ueber Verhütung der Nachgeburtsblutung. Brit. med. Journ. Nov. 15. p. 572.

More, James, Ueber Anwendung der Zange in der Geburtshülfe. Lancet II. 17; Oct.

Müller, P., Anatomischer Beweis der Purusten des Cervicalkanals während der Schwangerschaft; Verletzung der äusseren Genitalien. Verh. der phys.-med. Ges. zu Würzburg. N. F. V. 2 u. 3. p. 179. (Jahrbb. CLX. p. 155.)

O'Farrell, Gerald D., Abcess in der Placenta. Philad. med. Times IV. 109; Nov.

Olshausen, R., Die blutige Erweiterung des Gebärmutterhalses. [Samml. klin. Vortr., herausgeg. von Rich. Volkmann, Nr. 67, Gynäkol. Nr. 21.] Leipzig. 1874 Breitkopf u. Härtel. Gr. 8. S. 495—508. 7½ Gr.

Orth, Untersuchungen über Puerperalfieber. Virch. Arch. LVIII. 3 u. 4. p. 437.

Pallen, M. A., Unstillbares Erbrechen während der Schwangerschaft. Amer. Journ. N. S. CXXXII. p. 579

Paul, Comegys, Zwillingsschwangerschaft im 6 Monate; Gelbsucht; Ascites; Tod. Philad. med. Times IV. 107; Nov.

Plana, Gaetano, Fall von Puerperaleklampsie. Il Raccoglitore med. XXXVI. 35. p. 517. Dic.

Pippingsköld, J., Bericht über die Gebärabtheilung im allgem. Krankenhaus zu Helsingfors f. 1871 u 72. Finska läkaresällsk. handl. XV. 3. p. 133.

Porro, Edoardo, Ueber Anwendung des Muttterspiegels in der Geburtshülfe Ann. univers. CCXXVI p. 295. Nov.

Porro, Edoardo, Fussvorlage bei Positio sacrocotyloidea dextra anterior; unregelmässige Gebärmutter-contraktionen; Vorfall der rechten Unterextremität; Fibrocystengeschwulst im untern Uterussegment; Thrombus vaginae. Gazz. Lomb. 45. 46.

Porro, Edoardo, Fall von eigenthümlicher Missbildung, nebst Bemerkungen über den Geburtsverlauf bei Missbildung oder Krankheit des Fötus. Gazz. Lomb. 50. 51. 52

Reichert, C. B., Ueber eine frühzeitige menschliche Frucht im bläschenförmigen Bildungszustande, nebst vergleich. Untersuchungen über die bläschenförm. Frucht d. Säugethiere u. d. Menschen. Arch. f. Anat., Physiol. u. wiss. Med. 1. p. 127. (Jahrbb. CLX. p. 191.)

Rota, Antonio, Kaiserschnitt, einige Minuten nach dem Tode der Mutter. Gazz. Lomb. 42.

Runge, P., Ueber die Wirkung des Ergotin auf die Varices bei Schwangern (Ges. f. Geburtsh.) Berl. klin. Wchnschr. X. 44. p. 531.

Randwell, Edw., Drillinge, lebende Knaben. Brit. med. Journ. Nov. 22. p. 602.

Schröder, Karl, Lehrbuch der Geburtshülfe mit Einschluss d. Pathologie d. Schwangersch. u. d. Wochenbettes. Bonn. Cohen u. Sohn. 4. Aufl. gr. 8. XVI. u 782 S. mit 107 eingedr. Holzschn. 4½ Thlr.

Spiegelberg, Otto, Ueber den Geburtsmechanismus bei den gewöhnlichen Formen der Beckenenge, mit diagnost. Bemerkungen. Brit. med. Journ. Oct. 18.

Steele, A. B., Binde f. Anwendung bei Blutungen nach der Entbindung. Brit. med. Journ. Dec. 6.

Stern, Mor., Ueber excentrische Nabelschnurinsertion u. deren Ursachen. Inaug.-Diss. Marburg. 8. 14 S.

Stilegele, Kaiserschnitt mit günstigem Ausgang für Mutter und Kind. Württemb. Corr.-Bl. XLIII. 31.

Tait, Lawson, Extrauterinschwangerschaft, Gastrotomie mit günstigem Ausgange. Med.-chir. Transact. LVI. p. 189.

Theopold, Geburtshülfliche Miscellen. Deutsche Klinik 49.

Vedeler, Ueber die Contagiosität des Puerperalfiebers. Norsk. Mag. 3. R. III. 11. Ges.-Verh. p. 136.

Verardini, Ferdinando, Ueber gewaltsame Entbindung nach d. Tode Schwangerer. Gazz. Lomb. 52.

Vetterlein, Max, Ueber die combinirte Wendung bei Placenta praevia nach Braxton-Hicks. Inaug.-Diss. Marburg. 8. 24 pp.

Vianden, Joh., Ueber die histor. Entwicklung u. den prakt. Werth der zur Einleitung der künstl. Frühgeburt angegebenen Operationsmethoden. Inaug.-Diss. Bonn. 8. 37 S.

Wilee, Künstl. Frühgeburt bei Eklampsie. Norsk. Mag. 3. R. III. 11. Ges.-Verh. p. 142.

Wiege, P., Prolapsus uteri während der Schwangerschaft. Norsk Mag. 3. R. III. 11. Ges.-Verh. p. 139.

Woodbury, II. E., Extrauterinschwangerschaft; Ausstossung eines 10wöchentlichen Fötus durch das Rectum; Heilung. Philad. med. Times IV. 108; Nov.

S. a. I. Schukowsky. V. 2. Drasche, Eberly. XII. 7. Gross, Leisrink. XVII. Edling. XIX. 1. Jahresbericht (Hildebrandt).

XI. Kinderkrankheiten.

Bierbaum, J., Das Sklerem der Neugebornen. Deutsche Klinik 46. 47. 49—51.

Breslau, Anleitung zu e. vernunftgemässen Ernährung und Pflege der Neugebornen u. kleinen Kinder. 3. verm. Aufl., besorgt durch H. Spöndly. Zürich. Orell. Füssli u. Comp. 8. 48 S. ¼ Thlr.

Cornil, Ueber den Tod Neugeborner an Inanition. (Soc. de biol.) Gaz. de Par. 42. p. 553.

Dawosky, Pemphigus neonatorum syphiliticus. Blätt. f. Hellw. IV. 24.

Eisenschitz, J., Ueber Körperwägungen bei Neugebornen u. Säuglingen. Mitth. d. ärztl. Ver. in Wien II. 24.

Englisch, Jos., Ueber Retentionscysten d. weiblichen Harnröhre bei Neugebornen und ihre Beziehung zur Entwicklung der Karunkel. Wien. med. Jahrbb. IV. p. 440.

Heschl, Ueber fötale u. vorzeit. Obliteration der Schädelnähte. Prag. Vjhrschr. CXX. [XXX. 4.] p. 135.

Jacobi, A., Infant diet. New York. G. P. Putnam's sons. 8. 50 pp.

Kjellberg, A., Ueber die Diät bei kleinen Kindern. Hygiea XXXV. Sv. läkaresällsk. förh. S. 227.

Lee, R. J., Ueber die gewöhnlichsten Formen von Hautkrankheiten bei Kindern. St. George's Hosp. Rep. VI. p. 67.

Metz, Aug., Ueber Gewichtsveränderungen der Neugebornen. Inaug.-Diss. Marburg. 8. 20 S. nebst 1 Taf.

Reisland, Zur Casuistik der sog. Gehirnpneumonien der Kinder. Memorabilien XVIII. 9.

Ringleb, Friedrich, Kinder-Morbilität u. -Mortalität in Würzburg. Verh. der phys.-med. Ges. zu Würzburg. N. F. V. 2 u. 3. p. 91.

Schneider, Ueber die Ursachen der Sommer-Diarrhöen der Kinder. Niederrhein. Corr.-Bl. f. öffentl. Gesundhpfl. II. 92—94.

Med. Jahrbb. Bd. 160. Hft. 3.

Simon, J., Ueber Missbrauch der warmen Bäder bei Neugebornen. Gaz. des Hôp. 139.

Taylor, James L., Aussergewöhnl. Abdominalgeschwulst bei einem Kinde. The Clinic. V. 17; Oct.

Wilson, Ellwood, Fall von Eklampsie bei einem neugebornen Kinde. Philad. med. Times IV. 105; Nov.

S. a. V. 2. Fourrier; 3. Clemens. VIII. 1. a. Clark, Hirschsprung, Warner; 2. b. Barwell, Bernhardt; 3. a. Ranchfuss; 3. d. Behse, Roger; 4. Bruselius; 5. Hansen, Maclean; 6. Fuller; 9. Murray; Vaccination; 10. Vaccinasyphilis. XII. 2. Guénlot; 6. Guénlot; 8. Lee; 9. Smith; 11. Gwynn; 12. Hulke. XIX. 1. Jahresbericht (Gerhardt).

XII. Chirurgie.

1) Allgemeines.

Böttger, Zur conservativen Chirurgie. Memorabilien XVIII. p. 444.

Dubois, Victor, Bericht über Dr. Van Volzem's chirurg. Klinik für das 1. Halbjahr 1872/73. Journ. de Brux. LVII. p. 208. Sept.

Englisch, Jos., Chirurgisches von der Weltausstellung. Wien. med. Presse XIV. 43. 44. 48.

Erichsen, Ueber d. Methode in d. chirurg. Diagnose. Med. Times and Gaz. Nov. 1. 8.

Fritsen, Hnr., Beobachtungen über Lister's Wundbehandlung auf d. chirurg. Klinik zu Bonn. Inaug.-Dissert. Bonn. 8. 26 S.

Haward, J. Warrington, Bericht über die chirurg. Abtheilung d. St. George's Hosp. f. 1870 u. 1871. St. George's Hosp. Rep. VI. p. 331.

Heuter, C., Die allgemeine Chirurgie. Eine Einleitung in d. Studium d. chirurg. Wissenschaft. Leipzig. F. C. W. Vogel. Gr. 8. XXII u. 803 S. mit 1 Taf. u. 2 Holzschn. 4½ Thlr.

Hugnier, P. C., Ueber d. Bedeutung d. Daumens u. d. Chirurgie desselben. Arch. gén. 6. Sér. XXII. p. 567. 692. Nov. Déc.

Lesser, L., Ueber die Lister'sche Methode der Wundbehandlung. Deutsche Ztschr. f. Chir. III. 5 u. 6. p. 402.

Longnet, Maurice, Ueber blaue Färbung der Verbandstücke. Arch. gén. 6. Sér. XXII. p. 656. Déc.

Lund, Edward, Ueber Täuschungen u. Mängel d. antisept. Chirurgie. Brit. med. Journ. Oct. 18.

Sendler, Paul, Ueber Lister's Methode d. Wundheilung. Inaug.-Dissert. Halle. 8. 29. pp.

S. a. V. 2. Ueber Anästhetika, Drasche, Eberly; 3. Ueber Galvanokaustik. VII. Todesfälle beim Anästhesiren. VIII. 2. c. Tetanus, Trismus, J. Cohnstein. XVII. Kriegschirurgie. XIX. 2. Ueber Eiterung, Young; 3. Wolter; 4. Berichte aus Hospitälern, Laségue.

2) Geschwülste und Polypen.

Amussat jun., A., Ueber Behandl. d. Stern-Blutcysten d. Halses mittels Elektricität. Bull. de Thér. LXXXV. p. 321. Oct. 15.

Arnott, Henry, Welche bösartige Geschwulst in d. Parotisgegend, dauernd beseitigt durch Kauterisation. Clin. Soc. Transact. VI. p. 85.

Bergeret, Ueber d. epidem. Kropf in d. Kaserne von St. Etienne. (Ac. des sc.) Gaz. de Par. 45. p. 603.

Boye, F., Ueber d. operative Behandl. d. präperitonäalen Geschwülste. Hosp.-Tidende XVI. 45.

Cowell, Fettgeschwulst d. Vorderarms, mittels unblutiger Operation abgetragen. Lancet II. 26; Dec. p. 899.

De Morgan, Cystengeschwulst d. Mamma b. einem Manne. Brit. med. Journ. Nov. 6. p. 549.

43

Devain, Ueber Tracheocele oder Hernie d. Trachea. Gaz. de Par. 46. — Gaz. des Hôp. 129. p. 1028.

Dubois u. Ledeganck, Falsches subcutanes Neurom d. Regio sacro Iliaca; Exstirpation; Heilung. (Aus Dr. *Van Volzem's* Klinik.) Presse méd. XXV. 49.

Dubruell, Ueber Abtragung von Lipomen mittels Kauterisation. Bull. de Thér. LXXXV. p. 521. Déc. 15. — Gaz. des Hôp. 135. p. 1076.

Duplay, Subcutanes Neurom an d. Vorderfläche d. Handgelenks, traumat. Ursprungs. Arch. gén. 6. Sér. XXII. p. 607. Nov.

Fleury, Operation eines Nasenrachenpolypen mittels partieller Abtragung des Oberkiefers, mitgetheilt von *Collandre.* Gaz. des Hôp. 127.

Freyer, Moritz, Zur Casuistik der Kreuzbeingeschwülste mit fötalem Inhalt. Virchow's Arch. LVIII. 3 n. 4. p. 509.

Geschwülste, erektile, Behandl. mittels d. Vaccination. (Soc. de chir.) Gaz. des Hôp. 129. 132. p. 1028. 1051.

Gillet, Plötzlicher Tod b. Parotitis. Gaz. des Hôp. 141.

Gnéelot, Erektile Geschwülste b. einem 11 monatl. Kinde. (Soc. de chir.) Gaz. des Hôp. 141. p. 1124.

Hansen, E., Zur Diagnose der äussern Echinococcusgeschwülste. Deutsche Ztschr. f. Chir. III. 3 n. 4. p. 554.

Hill, Berkeley, Medullarsarkom d. Femur; Tod. Med. Times and Gaz. Nov. 15. p. 547.

Hill, Berkeley, Myeloidgeschwulst des untern Femorendes; Amputation; antisept. Behandlung; Heilung fast ohne Eiterung. Med. Times and Gaz. Dec. 20. p. 690.

Hulke, Ligatur d. Carotis communis wegen Blutung nach Abtragung einer Geschwulst aus Halse mittels elast. Ligaturen. Med. Times and Gaz. Nov. 29. p. 607.

Hulke; Morris, Fälle von Schleimbeutelgeschwülsten. Med. Times and Gaz. Nov. 1. p. 496.

Jessop, Cystenkropf; Exstirpation; Heilung. Lancet II. 24; Déc. p. 841.

Laroyenne, 1) Ueber Asphyxie während d. Abtragung von Geschwülsten am Nacken mittels d. linearen Ecrasements. — 2) Larynxpolyp, Abtragung nach Thyreotomie. Gaz. hebd. 2. Sér. X. 47. 49.

Lawson, George, Epitheliomatöse Geschwulst d. Oberkiefers, Excision d. kranken Theils u. Applikation von Escharoticis. Clin. Soc. Transact. VI. p. 90.

Le Fort, Léon, Fall von Lipom. (Soc. de chir.) Gaz. des Hôp. 138. p. 1099.

Mc Millen, C. W., Cysten-Geschwulst am Halse. The Clinic V. 24; Dec.

Méplain, F., Schleimpolyp d. Gaumensegels; Heilung durch interstitielle Injektion nach erfolgloser Anwendung d. Excision u. verschiedener Aetzmittel. Bull. de Thér. LXXXV. p. 547. Déc. 30.

Michel, Ueber Exstirpation d. Schilddrüse b. Erstickungserscheinungen bedingendem Kropf. Gaz. hebd. 2. Sér. X. 44. 45.

Morris, Epitheliom hinter d. linken Ohr; Excision; Anwend. d. Chlorzinkpaste. Brit. med. Journ. Nov. 8. p. 542.

Moura, Ueber Operation von Geschwülsten im Kehlkopf. Gaz. des Hôp. 129.

Nivet, Ueber epidem. Kropf. Gaz. des Hôp. 140.

Panas, Fibromyom an d. Abdominalwandungen; Operation; Heilung. Gaz. des Hôp. 123.

Poncet, A., Sehnencysten am Handgelenk u. Hand; Incision oder Exstirpation d. Cysten; Verband mittels inamovibler Occlusion; Heilung ohne alle Entzündungserscheinungen. Bull. de Thér. LXXXV. p. 96. Déc. 15.

Rohrer, C. F., Fungus haematodes in der Fossa jugularis et suprascapularis; Perforation in die Lunge. Schweiz. Corr.-Bl. 23.

Stich, Eduard, Zur Lehre von d. Geschwülsten. Berl. klin. Wchnschr. X. 47. 48. 49. 51.

Störk, Karl, Zur Heilung des Parenchym- v. Cystenkropfes. Wien. med. Wchnschr. XXIII. 43—46.

Thornton, W. Pugin, Thyreotomie zur Entfernung von Geschwülsten im Larynx. Clin. Soc. Transact. VI. p. 90.

Tillaux, Epithelialgeschwulst d. Epiglottis u. d. Plicae glossoepiglott.; Kauterisation mittels d. Galvanokauters. Gaz. des Hôp. 144.

Werber, Pneumatocele cranii supramastoidea. Deutsche Ztschr. f. Chir. III. 5 u. 6. p. 381.

Wood, John, Fälle von Geschwülsten am Oberschenkel. Lancet II. 23; Dec. p. 808.

S. a. VIII. 3. a. Bouchut, Mangiagalli; 3. b. Krebsgeschwülste. 9. Marsh. IX. Geschwülste a. Polypen der weibl. Genitalien. XI. Taylor. XII. 5. Gefässgeschwülste; 9. Wolff. XIII. Riechl. XVI. Baillarger.

3) Wunden, Brand, Verbrennungen, Erfrierungen.

Adams, William, Ueber d. Wachsen d. Narben von Wunden aus d. Kindheit u. über d. angebliche Verschwinden mancher Narben. Brit. med. Journ. Dec. 13. — Lancet II. 22; Nov. p. 773.

Brandt, Josef, Exstirpation einer Niere nach vorhergegangener unfälliger Verletzung; vollständige Heilung. Wien. med. Wchnschr. XXIII. 48. 49.

Broca, Schussverletzung d. Kleinhirns ohne specielle Symptome. Gaz. des Hôp. 147.

Brooks, Schusswunde d. Magens u. d. Nier. Amer. Journ. N. S. CXXXII. p. 582. Oct.

Bull, Ed., Symmetr. Gangrän an d. Extremitäten. Norsk Mag. 3. R. III. 12. p. 695.

Callender, George W., Ueber d. Wundverband. Clin. Soc. Transact. VI. p. 74.

Collis, William, Fälle von Schussverletzung. Lancet II. 23; Dec.

Fischer, H., Ueber das traumat. Emphysem. [Samml. klin. Vorträge, herausgeg. von *Rich. Volkmann.* Nr. 65, Chir. Nr. 22.] Leipzig 1874. Breitkopf u. Härtel. gr. 8. 427—444. 7½ Gr.

Fronmüller, Contusion des Thorax; Leber-Einriss; Plätschergeräusch d. Herzens. Memorabilien XVIII. 9.

Gangrän, trockne des Unterschenkels, bedingt durch Embolie d. Art. poplitaea. Bull. de Thér. LXXXV. p. 420. Nov. 15.

Klebs, Demonstration einer frischen, perforirenden Schusswunde am Präparate. Böhm. ärztl. Corr.-Bl. 9. p. 256.

Legg, J. Wickham, Fall von Anoemie nach einem Schlage. Lancet II. 19; Nov.

Leisrink, H., Ueber d. Entzündung d. Mamma b. jungen Männern. Deutsche Ztschr. f. Chir. IV. 1. p. 19.

Loens, W. Geo., Ueber Pneumatose in Beckenabscessen. Inaug.-Dissert. Halle. 8. 31 S.

M'Leod, Fall von Heilung nach ausgedehnter Verletzung d. Gehirns. Edinb. med. Journ. XIX. p. 428. [Nr. CCXXI.] Nov.

Massaronti, Carlo, Fälle von Verletzung bei einem Eisenbahnunfalle. Riv. clin. 2. S. III. 12. p. 353.

Morton, T. G., Fall von Schussverletzung d. Magens. Philad. med. Times IV. 106; Nov. p. 86.

Owen, Edmund, Schnittwunde d. Handgelenks mit Verletzung des Carpalgelenks; Heilung mit geringer Bewegungsstörung. Brit. med. Journ. Oct. 25.

Pichot, Traumatische Umklappung d. Nase. Gaz. des Hôp. 121.

Bitter (Rottenburg), Unterbindung der Arteria cruralis, wegen Verletzung d. Oberschenkels. Württemb. Corr.-Bl. XLIII. 35.

Rosenberger, A.; Glogner, Ueber Anheilung
ränal. abgetrennter Körpertheile. Berl. klin. Wchnschr.
V. 52.
Spencer, H. A., Mortifikation d. Unterschenkels
o. einem 73jähr. Manne; Amputation; Heilung. Philad.
med. and surg. Reporter XXIX. 15. p. 256. Oct.
Spitzer, V, Fall von Verletzung der Gehirnsub-
stanz. Wien. med. Presse XIV. 46.
Stewart, J. L., Excision eines 3 Zoll langen
Stückes vom N. medianus lange Zeit nach einer Schuss-
verletzung des linken Ellbogens. Transact. of the med.
Soc. of the state of Pennsylvania IX. 2. p. 62.
Wilks, Wahrscheinl. Dinterguss zwischen d. Hirn-
häute in Folge von Verletzung; Bleivergiftung; Heilung.
Lancet II. 25; Dec. p. 876.
Wood jun., H. C., Traumatische mit Verstopfung
verbundene Colitis; antiphlogist. Wirkung d. Quecksilbers;
Genesung. Philad. med. Times IV. 110; Dec.
Woodman, John, Verletzung d. Vena jugularis
interna bei Halsabschneiden; Ligatur; Heilung. Brit.
med. Journ. Oct. 18.
Wyman, Hal C., Nachtheilige Folgen eines
Bienenstichs. The Clinic V. 20; Nov. p. 238.
S. a. VIII. 2. b. Burkhardt, Dalby; 4. Foot,
Forster, Sprakeling. IX. Fehling. XII. 5. Gore,
McShane; 7. Bazin, Wood; 8. Gelenk- u. Knochen-
verletzungen; 9. Schussverletzungen d. Blase, Harnröhre.
XIII. Talko. XVII. Larondelle, Rota.

4) Abscesse, Geschwüre, Fisteln, Stenosen, abnorme Trennungen u. Verwachsungen.

Agnew, D. Hayes, Abscess in der Hohlhand.
Philad. med. and surg. Reporter XXIX. 21. p. 366. Nov.
Bruen, E. T., Ueber Behandl. d. Unterschenkel-
geschwüre mittels Circumcision. Philad. med. Times IV.
107; Nov.
Crocq, J., Ueber Behandl. d. Lymphdrüsenabscesse
durch Capillarpunktion. Presse méd. XXV. 51.
Gross, S. D.; F. G. Morton, Fälle von Oesopha-
gusstriktur. Philad. med. Times IV. 105. 106. p. 67.
86. Nov.
Heath, Christopher, Fall von Recto-Vesical-
istel b. einer Frau, geheilt nach Colotomie. Clin. Soc.
Transact. VI. p. 128.
Jaap, J., Striktur d. Oesophagus, behandelt durch
Dilatation. Lancet II. 22; Nov.
Maas, Hermann, Die Behandlung von Geschwü-
ren mit besonderer Berücksicht. d. Reverdin'schen Trans-
plantation. [Samml. klin. Vorträge, herausgeg. von Rich.
Volkmann. Nr. 60, Chir. Nr. 20.] Leipzig. Breitkopf u.
Härtel. gr. 8. S. 385—400. 7½ Gr.
Mac Cormac, William, Ueber Onychia maligna.
Brit. med. Journ. Dec. 6.
Norström, Ueber die Anwendung des scharfen
Löffels b. Geschwüren. Hygiea XXXV. 5. Sv. läkaresällsk.
Förh. H. 84.
Phlegmone, Ueber solche des Halses; Perforation
in die Luftwege; Heilung. Schweiz. Corr.-Bl. 22.
Pick, T. P., Operation bei gespaltenem Gaumen.
St. George's Hosp. Rep. VI. p. 147.
Richardson, Fall von Striktur des Oesophagus.
Lancet II. 17; Oct. p. 596.
Smith, Robert, Fall von chron. Abscess, behan-
delt mit Carbolsäure. Edinb. med. Journ. XIX. p. 414.
Nr. CCXXI.] Nov.
Studsgaard, C., Oesophagotomia interna wegen
narbiger Striktur. Hosp.-Tidende XVI. 44.
Tarnier, Mangel d. Afters; Resektion d. Coccyx
zur Bildung eines künstl. Afters. Bull. de Thér. LXXXV.
2. 553. Déc. 30.
Torrillon, Ueber Beingeschwüre mit neuralg.
Form. [Bericht von Ledentu in d. Soc. de chir.] Gaz.
des Hôp. 141. p. 1123.

Whittaker, Jas. D., Heilung eines Beingeschwürs
durch Hauttransplantation. The Clinic V. 21; Nov.
Zaufal, Ueber Abscessbildung in den Zellen des
Warzenfortsatzes mit sekundärer Thrombose im Sinus
sigmoideus u. Entzündung d. Meningen ohne Otitis. Böhm.
ärztl. Corr.-Bl. 9. p. 354.
S. a. III. 4. Dohrn, Nouel, Tarnier. VIII. 6.
Hulke, Minich; 8. Nouthey. IX. Fisteln an den
weiblichen Genitalien. XII. 8. Albert; 9. Heath;
11. Day.

5) Gefässkrankheiten und Aneurysmen.

Agnew, D. Hayes, Aneurysma d. Arcus palmaris.
Philad. med. and surg. Reporter XXIX. 21. p. 367.
Arterientorsion, Anwendung b. Operationen.
Brit. med. Journ. Dec. 27. p. 755.
Bec, Léon. Phlegmasia alba dolens an d. Ober-
extremitäten. Gaz. des Hôp. 134.
Bernheim, Paul, Zur Casuistik d. cavernösen
Angiome. Inaug.-Dissert. Halle. 8. 31 S.
Dickersteth, E. R., Aneurysma d. Subclavia,
Ligatur der Innominata nach zeitweiliger Compression
derselben. Med.-chir. Transact. LVI. p. 129.
Dawson, W. W., Ligatur der Art. brachial., se-
kundäre Blutung am 44. Tage. The Clinic V. 23. p. 271.
Dec.
Demarquay, J. N., Ueber Kauterisation d. Hä-
morrhoiden mittels d. rothglühenden Eisens. Gaz. de
Par. 42.
De Smet, Ed., Ueber d. Anwendung d. Oels von
Croton tiglium b. Behandl. d. Muttermäler. Presse méd.
XXV. 48.
Erichsen, Axillaraneurysma; Compression; Hei-
lung. Lancet II. 20; Nov.
Gherini, Ambrogio, Aussergewöhnl. Fall von
Varix aneurysmaticus d. äussern begleitenden Vene nach
Venasection im Ellenbogen, complicirt mit umschriebe-
nem Aneurysma. Ann. univers. CCXXVI. p. 273. Nov.
Gore, Diffuses Aneurysma d. rechten Poplitaea;
Unterbindung d. Femoralis; sekundäre Blutung; Unter-
bindung d. Iliaca ext.; sekundäre Blutung; Gangrän d.
Fusses u. Unterschenkels; Amputation; Tod. Lancet II.
17; Oct. p. 594.
Gosselin, Spontanes Aneurysma d. Art. poplitaea.
Gaz. des Hôp. 129.
Guild, James, Operation wegen traumat. Aneu-
rysma. Philad. med. and surg. Reporter XXIX. 18.
p. 313. Nov.
Hain, Joh., Beitrag zur Lehre vom Aneurysma
traumaticum. Inaug.-Dissert. Marburg. 8. 21 S.
Hofmokl, Ausgebreitete Teleangiektasie am link.
obern Augenlide, b. einem 1½jähr. Kinde; Heilung durch
Punktur m. glühenden Nadeln. Wien. med. Presse XIV. 46.
Holmes, Timothy, Ueber d. chirurg. Behandl.
d. Aneurysmen. Lancet II. 17; Oct. — Brit. med. Journ.
Dec. 27. p. 770.
Lane, James, Fall von Occipitalaneurysma.
Brit. med. Journ. Nov. 8. p. 543.
Leisrink, H., a) Unterbindung d. Art. cruralis
wegen Elephantiasis cruris. — b) Unterbindung d. Art.
tibialis ant. wegen Aneurysma spurium, mit Hülfe des
Esmarch'schen Apparates für lokale Anämie. Deutsche
Ztschr. f. Chir. IV. 1. p. 9. 23.
Longworth, L. R., Ueber Ligatur d. Carotis
externa. Amer. Journ. med. Sc. CXXXIII. p. 380. Oct.
Marshall, Lewis W., Zerreissung d. Art. fem.
commun. durch einen Stoss. Brit. med. Journ. Nov. 22.
p. 603.
May, Bennett, Fälle von Unterbindung d. Art.
fem. wegen Stichverletzung. Lancet II. 21; Nov. p. 736.
McShane, Charles, Aneurysma d. Art. tibialis
postica; Compression; Ligatur; Gangrän; Amputation;
Heilung. Lancet II. 23; Dec. p. 809.

Morelli, Pasquale, Ueber Behandl. d. innern Hämorrhoiden. Il Morgagni XV. 10. p. 719.

Morton, T. G., Aneurysma d. Popliti&alart., geheilt durch Flexion. Philad. med. Times III. 112; Dec. p. 182.

Pick, T. P., Ueber partielle Zerreissung von Arterien durch äussere Gewalt. St. George's Hosp. Rep. VI. p. 161.

Plagge, Th., Aneurysma arteriae femoralis m. Ergotininjektion behandelt. Memorabilien XVIII. 10. p. 441.

Rissoli, F., Di un aneurisma arterioso-venoso attraversante la parete del cranio costituito da un grosso ramo dell' arteria occipitale sinistra e dal seno trasverso destro della dura madre, non che di un altro aneurisma, e di ferite pure dell'arteria occipitale. Bologna Tipi Gamberini e Parmeggiani. 4. 30 pp. con tavola.

Smith, Stephen, Ueber d. Schwierigkeiten bei Diagnose d. Aneurysmen. Amer. Journ. N. S. CXXXII. p. 401. Oct.

Tillaux, Ueber Behandl. d. Aneurysma diffusum. Bull. de Thér. LXXXV. p. 348. Oct. 30.

Trélat, Erektile Geschwülste; Abtragung mittels Galvanokaustik. (Soc. de chir.) Gaz. des Hôp. 145. p. 1156.

Valerani, Flavio, Ueber Radikalheilung d. Varices durch Injektion von Chloralhydrat. Ann. univers. CCXXVI. p. 518. Dic.

Walter, Clement, Fall von Aneurysma d. Femoralarterie. St. George's Hosp. Rep. VI. p. 185.

Wheelhouse, Aneurysma der Iliaca externa, geheilt durch Druck m. Lister's Abdominaltourniquet. (Clin. Soc. of London.) Lancet II. 25; Dec. p. 879. — Brit. med. Journ. Dec. 27. p. 758.

S. a. V. 3. Elektropunktur. VIII. 4. Aneurysmabildung; 6. Fincham. XII. 2. Hulke; 3. Ritter Woodman; 12. Weichselbaum. XIX. 3. Leeper'

6) Hernien, innere Einklemmungen (Ileus), Vorfälle.

Behncke, C., Fall von Hernia inguinalis omentalis incarcerata, complicirt m. Incarceratio stercoralis. Hosp.-Tidende XVI. 36.

Cruveilhier, Eingeklemmter Leistenbruch; Kelotomie ohne Eröffnung d. Sacks; Fortbestehen d. Einklemmung. (Soc. de chir.) Gaz. des Hôp. 148. p. 1179.

Desprès, Ueber Operation eingeklemmter Hernien. Gaz. des Hôp. 133.

Duncan, John, Reduktion grosser Hernien durch Kautschukbänder. Edinb. med. Journ. XIX. p. 399. [Nr. CCXXI.] Nov.

Ensing, J., Fall v. Prolapsus ani. Nederl. Tijdschr. 1. Afd. 40. p. 613. Nov.

Faucon, Ueber eine Varietät d. innern Einklemmung durch innere Hernien. Journ. de Brux. LVII. p. 431. Nov. Vgl. A. Guéniot's Bericht. Gaz. des Hôp. 138. p. 1100.

Guéniot, Angeborne eingeklemmte Hernie b. einem 2monatl. Kinde; Operation. (Soc. de chir.) Gaz. des Hôp. 147. p. 1173.

Heath, Christopher, Fall von Hernie in den Schamlippen. Lancet II. 22; Nov.

Heath, Christopher; Thomas B. Bott, Fälle von Colotomie. Brit. med. Journ. Nov. 15.

Hewett, Prescott, Ueber angeborne Encephalocele u. Hydrencephalocele. St. George's Hosp. Rep. VI. p. 117.

Holthouse, Eingeklemmte Hernie; Operation; Radikalkur. Lancet II. 24; Dec. p. 841.

Hulke, Zur Casuistik d. Hernien. Lancet II. 17; Oct. p. 592, 19; Nov. p. 662.

Hutchinson, Jonathan, Gastrotomie wegen Intussusception; Heilung. (Med.-chir. Soc.) Lancet II. 21; Nov. p. 737. — Brit. med. Journ. Dec. 6. p. 651. 669. Jessop, Fall von Colotomie; Heilung. Lancet II. 21; Nov. p. 736.

Key, Volvulus d. Coecum u. Colon adscendens. Hygiea XXXV. Sv. läkaresällsk. förh. S. 137.

Kleeberg, B., Hernia interstitialis inguinalis dextr. cum descensu testiculi. Deutsche Ztschr. f. Chir. III 5 u. 6. p. 577.

Lawrence, H. Cripps, Angeb. Nabelbruch. Brit. med. Journ. Dec. 13. p. 689.

Leichtenstern, Darm-Invagination von Ileo natl. Dauer. Deutsch. Arch. f. klin. Med. XII. 3. u. 4 p. 381.

Leichtenstern, O., Ueber Darm-Invagination. Prag. Vjhrschr. CXX. [XXX. 4.] p. 59.

Mason, Erskine, Fälle von Lumbarcolotomie mit Bemerkungen über die Operation u. einer Statistik über 80 Fälle. Amer. Journ. N. S. CXXXII. p. 354. Oct.

Oxley, M. G. B., Eingeklemmte Nabelhernie Operation; Heilung. Brit. med. Journ. Nov. 15.

Randolph, Henry W., Fall v. Hernia diaphragmatica. Brit. med. Journ. Nov. 1.

Thörner, Geo., 13 Fälle von Nabelschnurbruch. Inaug.-Diss. Marburg. (Münster 1873.) 8. 19 S.

Vallin, E., Ueber eingeklemmten Zwerchfellbruch. Gaz. hebd. 3. Sér. X. 49.

Vogt, Verbandapparat zur Zurückhaltung d. Prolapsus ani. (Med. Ver. zu Greifswald.) Berl. klin. Wchnschr. X. 50. p. 600.

Wood, John, Ueber Umbilicalhernien. Med. Times and Gas. Nov. 29.

S. a. III. 4. Dohrn. VIII. 6. Bryant, Callender, Koumans. IX. Bouchard. XII. 2. Derals

7) Frakturen und Luxationen.

Ashhurst, John, Ueber Behandl. d. Frakturen am untern Radiusende. Philad. med. Times IV. 107; Nov.

Basin, Schussfraktur d. Femur; Gangrän d. Fusses; embollsche Erscheinungen; Genesung. Gas. des Hôp. 15.

Bourgnet, E., Ueber einige Modifikationen b. Behandlung d. Frakturen d. untern Radiusendes. Bull. d. Thér. LXXXV. p. 400. Nov. 15.

Dandridge, N. P., Chloroformtod während d. Reduktion einer Luxation. Philad. med. and surg. Reporter XXIX. 20. p. 349. Nov.

Davies, W. G., Dislokation d. Radius nach hinten. Brit. med. Journ. Nov. 1. p. 516.

Dowling, Jeremiah, Ueber Behandl. d. Frakturen mit M'Intyre's Schiene od. Stärkeverbänden. Brit. med. Journ. Nov. 1. p. 516.

Gross, S. D., Reduktion einer während Puerperalconvulsionen entstandenen Schultergelenkluxation. Philad. med. Times IV. 105; Nov. 66.

Guild, James, Complicirte Fraktur des Unterschenkels. Philad. med. and surg. Reporter XXIX. 11 p. 313. Nov.

Heiberg, Jacob, Fraktur d. Stirnbeins m. sackfolgender Atrophie d. Sehnervenpapille u. Augenmuskellähmung. Norsk Mag. 3. R. IV. 1. Ges.-Verh. p. 183.

Haime, Edward, Fraktur d. Proc. coracoideus durch Muskelgewalt. Lancet II. 21; Nov. p. 737.

Hurm, W., Fall von Verrenkung d. Sprunggelenks mit Bemerkungen über d. Mechanismus dieser Luxationen. Inaug.-Diss. Bonn. 8. 28 S.

Krönlein, E. U., Zur Casuistik d. Frakturen am obern Ende d. Oberarmbeins. Deutsche Ztschr. f. Chir. IV. 1. p. 1.

Krambholtz, Emil, Luxation d. Oberschenkels auf das Foramen ovale; Heilung. Memorabilien XVII. 1

Küstner, Otto, 2 Fälle von Osteoklase wegen nicht reducirbarer Luxation der Hüfte. Inaug.-Diss. Halle. 8. 29 S.

Lelsrink, H., Luxation beider Capitula radii nach vorn, entstanden b. d. Geburt, am linken Arm complicirt mit einer habituellen Luxation d. Ulna nach hinten. Deutsche Ztschr. f. Chir. IV. 1. p. 16.

Markham, H. C., Subspinose Dislokation im Schultergelenk; Reduktion. Amer. Journ. N. S. CXXXII. p. 573. Oct.

Mc Nalty, G. W., Zusammenlegbare Eisendrahtlade f. Frakturen. Lancet II. 19; Nov.

Nankivell, A. W., Fälle von mehrfachen Frakturen. Lancet II. 17; Oct. p. 593.

Ormsby, Fraktur des Schädels u. der Clavicula. (Pathol. Soc. of Dubl.) Dubl. Journ. LVI. p. 420. [3. S. Nr. 23.] Nov.

Pagello, Roberto, Fraktur beider Unterschenkelknochen; Anwendung eines inamovibleu Apparats; Heilung. Gazz. Lomb. 46.

Peltavy, L., Reduktion einer 6 Monate alten Luxation auf das Foramen ovale. Aus der Klinik des Prof. Czerny zu Freiburg i. Br. Wiener med. Wchnschr. XXIII. 47.

Phillppe, Fälle von Frakturen an d. untern Extremität (Femur, Kniescheibe, Unterschenkel.). Gaz. des Hôp. 125. 131.

Ranke, Hans Rnd., Ueber Beugungsluxation d. Lendenwirbel. Inaug.-Diss. Halle. 9. 26 S.

Riedinger, Ferd., Traumat. Dorsalluxation des Daumens nebst einer neuen Einrichtungsmethode. Inaug.-Diss. Würzburg. gr. 8. 24 S.

Smith, R. W., a) Ablösung d. obern Epiphyse des Radius; Fraktur d. Ulna. — b) Schädelfraktur. (Pathol. Soc. of Dubl.) Dubl. Journ. LVI. p. 424. 425. [3. S. Nr. 23.] Nov.

Smith, W. Johnson, Compllc. Fraktur d. Femur an d. Tibia d. linken Seite; Dislokation d. linken Hand; Amputation d. verletzten Unterextremität; Heilung. Lancet II. 18; Nov. p. 627.

Sutcliffe, Fall von gleichzeit. Fraktur beider Patellae. (Mitgetheilt von Rich. Johnston.) Brit. med. Journ. Nov. 1. p. 517. — Lancet II. 19; Nov.

Tillaux, Seit d. Kindheit bestehende Luxation des obern Endes d. Radius nach vorn b. einem 64jähr. Manne. Gaz. des Hôp. 124.

Wood, John, Complicirte Fraktur des rechten Arms; Gangrän; Amputation im Schultergelenk; Heilung. Med. Times and Gaz. Dec. 20. p. 689.

S. a. III. 4. Honel. VIII. 10. Barnes. XII. 6. IIIII.

8) Knochen-, Knorpel-, Sehnen-, Muskel- und Gelenk-Krankheiten.

Albert, Ed., a) Ueber d. Capacität d. Gelenkräume b. verschiedenen Lagen. — b) Zur Kenntnis der Coxitis. — c) Periartikuläre Abscesse. Wien. med. Jahrbb. III. p. 304. 316. 350.

Buch, Herm., Ein Fall von multipler primärer Sarkomatose des Knochenmarkes u. eine eigenthümliche Affektion d. 4 grossen Gelenke. Inaug.-Diss. Halle. 8. 32 S. m. 3 Taf.

Curjel, Fall von Gonitis scrtissima. Hosp.-Tidende XVI. 16.

Davies-Colley, Erkrankung des Hüftgelenks; Exclsion. Lancet II. 21; Nov. p. 735.

Dawson, Fall von Pott'scher Krankheit. The Clinic V. 18; Nov. p. 307.

Friedel, Fall von Osaena, durch eine neue Methode geheilt. Deutsche milit.-ärztl. Ztschr. II. 10. p. 532.

Gillebert d'Hercourt, Ueber Behandlung d. Malum Pottii. (Soc. de méd. de Par.) Gaz. des Hôp. 130. 136. p. 1036. 1084.

Haward, J. Warrington, Fall von Caries d. Kniegelenks, behandelt mit lokaler Applikation v. Schwefeläure. Clin. Soc. Transact. VI. p. 12.

Hayes, Erkrankung d. Kniegelenks; Resektion. (Pathol. Soc. of Dublin.) Dubl. Journ. LVI. p. 423. [3. S. Nr. 23.] Nov.

Helmcken, W., Ueber d. Nekrose d. Knochen. Samml. klin. Vorträge, herausgeg. von Rich. Volkmann.

Nr. 63. Chir. Nr. 21.] Leipzig. Breitkopf u. Härtel. gr. 8. S. 401—426. 7½, Gr.

IIIII, Dislokation d. Sehne d. M. sartorius. Lancet II. 19; Nov. p. 662.

Jessett, F. B., Fälle von complicirten Gelenkverletzungen mit Ausgang in Heilung. Lancet II. 19; Nov. p. 663.

Lawson, Chrou. Erkrankung d. Handgelenks; Amputation mit Verhütung d. Blutung nach Esmarch's Verfahren. Brit. med. Journ. Nov. 8. p. 542.

Leo, Benjamin, Knochhusten als Ursache von Caries der Wirbelsäule. Transact. of the med. Soc. of the State of Pennsylvania IX. 2. p. 95.

Leisrink, H., Resektion d. Os cuboideum u. angrenzender Knochentheile wegen Caries. Deutsche Ztschr. f. Chir. IV. 1. p. 21.

MacCormac, Suppuration des Ellbogengelenks; Punktion; Heilung. Clin. Soc. Transact. VI. p. 113.

Mignot, Zur Diagnose fremder Körper in d. Gelenken. L'Union 154.

Nunn, Carles d. Tarsus u. Metatarsus; Syme's Amputation mit Anwendung d. Blutleere nach Esmarch. Brit. med. Journ. Nov. 8. p. 542.

Paschen, W., Ueber Gewichtsbehandlung bei Coxitis acuta. Deutsche Ztschr. f. Chir. III. 3 u. 4. p. 272.

Podraski, Fraktur d. 10. Rippenknorpels durch Niesen. Oesterr. Ztschr. f. prakt. Heilk. XIX. 44.

Poore, Fälle von angeerbten Exostosen. Lancet II. 22; Nov. p. 771.

Rasmussen, Vald., Ueber Anwendung d. Adspiration bei serösem Ergusse im Kniegelenk. Hosp.-Tidende XVI. 14. 15.

Reyher, Carl, Zur Behandl. d. Kniegelenksentzündungen mittels d. permanenten Distraktion. Deutsche Ztschr. f. Chir. IV. 1. p. 26.

Ribbing, S., Fall von Tumor albus; Kniegelenksresektion; Heilung. Hygiea XXXV. 6. S. 319.

Schmidt, Henno, Fall von Ostitis deformans. Arch. d. Heilk. XV. 1. p. 81. 1874.

Smith, A., Gelenkmausoperation mit günstigem Ausgang. Norsk Mag. 3. R. III. 12. p. 697.

Smith, J. Kellet, Ausgedehnte Erkrankung des Kniegelenks; Amputation des Kniegelenks b. künstlicher Blutleere; Heilung. Lancet II. 25; Dec. p. 878.

Smith, R. W., a) Vollständige Ankylose zwischen Femur u. Tibia nach Exclsion d. Gelenkes. — b) Atrophie u. Erweichung d. Skelets. (Pathol. Soc. of Dubl.) Dubl. Journ. LVI. p. 421. 426. [3. S. Nr. 25.] Nov.

Tillaux, Ueber Phosphornekrose. (Soc. de chir.) Gaz. des Hôp. 132. p. 1051.

Tyrrell, Ausgedehnte Nekrose d. Tibia. (Pathol. Soc. of Dublin.) Dubl. Journ. LVI. p. 414. [3. S. Nr. 23.] Nov.

Wahl, Fall von Genu valgum. Petersb. med. Ztschr. N. F. III. 6. p. 662.

v. Weber, Ueber Spondylolisthesis mit Demonstration an zwei Becken. (Ver. deutsch. Aerzte in Prag.) Böhm. ärztl. Corr.-Bl. 9. p. 257.

S. a. VIII. 2. a. Cornll; 2. b. Duménil; 3. a. über Rhachitis u. Osteomalacie, Heitzmann; 3. c. Gross; 9. Hallopeau. XII. 4. Zaufal; 12. Resektionen. XIX. 2. Ogle.

9) Krankheiten der Harn- und männlichen Geschlechtswerkzeuge.

Allis, Oscar H., Ueber Erweiterung d. Harnröhre b. Weibe, behufs Entfernung von Blasensteinen. Philad. med. Times IV. 105; Nov.

Bardinet, Verfahren zur Reduktion d. Paraphimose. L'Union 146.

Braun, E, Exstrophia vesicae mit Fissura ossium pubis. Hygiea XXXV. 1. p. 17.

Brunker, E. G., Ueber d. Anwendung d. Holt'-schen Katheters. Dubl. Journ. LVI. [3. S. Nr. 24.] p. 474. Dec.

Bruns, Paul, Ueber Schussverletzungen d. Blase. Deutsche Ztschr. f. Chir. III. 5 u. 6. p. 528.

Cadge, William, Entfernung eines fremden Körpers aus d. männl. Harnblase durch Lithotritie. Brit. med. Journ. Nov. 15.

Carter, H. V., Ueber Steinkrankheit in Bombay u. einigen andern Theilen von Indien. St. George's Hosp. Rep. VI. p. 85.

Cazaux, Extraktion einer in d. Urethra abgebrochenen Metallsonde. Gaz. hebd. 3. Sér. X. 42.

Clemens, Thdr., Meine Behandlung der Krankheiten der Harnröhre u. der Blase m. Salben-Bougies u. Elektricität. Frankfurt a. M. Auffarth. 8. 30 S. ¹⁄₂ Thlr.

Crowther, W. L., Ueber Urethrotomie u. Lithotritie b. alten, geschwächten Leuten. Lancet II. 18; Nov.

Danek, Fall von Seitensteinschnitt mit dem Instrumente von Smith. Wien. med. Wchnschr. XXIII. 50.

Englisch, Jos., Ueber Fieberzufälle nach Operationen an d. Harn- u. Geschlechtsorganen. Wien. med. Presse XIV. 42. 46. 47. 49. 51.

Farrington, W. H., Bösartige Erkrankung des Hodens. Philad. med. Times IV. 108; Nov. p. 118.

Forster, J. Cooper, Fall von Cystitis mit heftigem Schmerz u. Harnincontinenz, behandelt durch Injektionen mit Opiaten in d. Blase. Clin. Soc. Transact. VI. p. 16.

Fürstenheim, Ueber chron. Prostatitis. Berl. klin. Wchnschr. X. 44.

Gutteridge's Operation b. Blasenstein. Med. Times and Gaz. Nov. 15. p. 548.

Gutteridge, Thomas, Ueber Lithotomie. Lancet II. 23; Nov. p. 789.

Gamgee, Sampson, Lithotomia hypogastrica. Lancet II. 23; Dec.

Hayek, Zur Casuistik d. Hodengeschwülste (Prof. Dietl's Klinik). Wien. med. Wchnschr. XXIII. 52.

Heath, Chronischer Abscess in d. Regio prostatica urethrae mit d. Erscheinungen einer Striktur; Peritonitis. Med. Times and Gaz. Oct. 25.

Heppner, Fall von Epispadie bei einem 10jähr. Knaben. Petersb. med. Ztschr. N. F. III. 6. p. 563.

Hill, Berkeley, Urethrotom zur Einscheidung in Narbenstrikturen. Brit. med. Journ. Nov. 29.

Hofmokl, Lithlasie; Lithontripsie mit nachfolgender Lithotomie; abermalige Lithontripsie; Heilung. Wien. med. Presse XIV. 44.

Jackson, Vincent, u. Newnham, Fälle von Lithotomie. Brit. med. Journ. Oct. 25. p. 484.

Lonstalot u. Andnut, Fremde Körper in der Harnröhre; Extraktion ohne chirurg. Operation u. ohne Urethralfieber. Bull. de Thér. LXXXV. p. 458. Nov. 30.

Morton, T. G., Vermuthung eines Steins im Ureter; direkte Untersuchung d. Ureter. Philad. med. Times IV. 112; Dec. p. 182.

Napier, William Donald, Ueber Behandlung d. Blasensteine. Med. Times and Gaz. Dec. 6.

Napier, William Donald, Ueber Nachweis u. Entfernung von Blasensteinen. Brit. med. Journ. Dec. 20.

Poncia, Louis, Epitheliom d. Penis; Operation; Heilung. (Aus Prof. Thiry's Klinik.) Presse méd. XXV. 50.

Richardson, P. Wills, Sonde f. d. Untersuchung von hinten nach vorn b. Harnröhrenstrikturen. Dubl. Journ. LVI. p. 353. [3. S. Nr. 23.] Nov.

Santeson, C., u. C. Blix, Cystoma carcinomatosum testiculi. Hygiea XXXV. 3. 5. 146.

Savory, William S., Ueber Behandl. der Harnröhrenstrikturen. Brit. med. Journ. Dec. 20.

Smith, Henry, Tödtl. verlaufene Harnretention, durch ein Fibroid bedingt, b. einem kleinen Kinde. Lancet II. 26; Dec.

Symons, C. G., Punktion der Blase oberhalb der Symphyse. Lancet II. 21; Nov. p. 760.

Teevan, J. Ward Cousins, Fälle von Blasensteinen. Med. Times and Gaz. Nov. 8. p. 531.

Teevan, Harnretention in Folge von Harnröhrenverengung mit Bildung eines in einen Blindsack endigenden falschen Kanals; Hebung d. Retention u. Heilung der Striktur. Lancet II. 25; Dec. p. 977.

Teevan, W. F., Ueber d. weitern Verlauf nach Operation d. Harnröhrenstriktur in 12 Fällen. Clin. Soc. Transact. VI. p. 81.

Thompson, Henry, Ueber d. Zukunft d. Blasensteinoperationen. Lancet II. 25; Dec.

Tillaux, Ueber Behandlung der Haematocele tunicae vaginalis. Bull. de Thér. LXXXV. p. 511. Déc. 30.

Tyson, James, Ueber med. Behandlung der Harnsands u. der Harnsteine. Philad. med. Times IV. 111; Dec.

Wagborn, A. R., Fall von Blasen-Harnröhrenstein. Lancet II. 20; Nov.

Wolff, K. Chstn., Beitrag zur Lehre von den Urachus-Cysten. Inaug.-Diss. Marburg. 8. 28 S.

S. a. VIII. 8. IX. Simoula. X. Hicks, Moldenhauer. XII. 6. Kleeberg.

10) Orthopädik.

Ahronholm, Alb., Die Skoliose in ihrer rationellen Heartheilung u. Behandlung. Monographisch dargestellt. Berlin. Peiser's Sort. in Comm. gr. 8. 68 S. ¹⁄₂ Thlr.

Aufrecht, E., Apparat zur Behandl. d. Skoliose. Berl. klin. Wchnschr. X. 45.

Elliott, William A., Ueber scitl. Verkrümmung u. ihre Behandlung. Dubl. Journ. LVI. [3. S. Nr. 24.] p. 453. Dec.

Taylor, Chas. Fayotte, Die orthopädische Behandlung der Pott'schen Kyphose. Aus d. Engl. übersetzt von Dr. Paul Riesenthal. Berlin. Peiser's Verl. 8. 42 S. mit 20 Holzschn. 20 Ngr.

Ulrich, Axel Sigfrid, Pathologie u. Therapie d. muskulären Rückgratsverkrümmungen. Bremen 1873. C. Ed. Müller's Verlagsbuchhdlg. gr. 8. VI n. 109 S. mit 3 Tafeln.

S. a. III. 3. Budge. VIII. 3. a. Cornil; 3. b. Barwell. XII. 3. Adams; 8. Ueber d. Pott'sche Uebel XIX. 3. Heilgymnastik.

11) Fremde Körper.

Barwell, Richard, Fremder Körper im rechten Bronchus. Clin. Soc. Transact. VI. p. 130.

Callender, GeorgeWilliam, Entfernung einer Nadel aus dem Herzen; Genesung. Med.-chir. Transact LVI. p. 203.

Day, W. H., Durchgang eines fremden Körpers durch die r. Lunge; Pneumonie; Abscess; Heilung. Clin Soc. Transact. VI. p. 126.

Durham, A. E., Entfernung eines Leinwandstücks, welches durch die Oeffnung der Operation d. Empyems eingedrungen war. (Med. Soc. of London.) Lancet II. 21 Nov. p. 739.

Gwynn, Edm.; John J. Leckin, Fälle von Verschlucken fremder Körper durch Kinder. Lancet II. 21. p. 761. Nov.

Klein, Franz, Zur Casuistik der fremden Körper im Kehlkopf. Wien. med. Presse XIV. 45.

Langenbeck, M., Zur Casuistik der Fremdkörperverletzungen. Memorabilien XVIII. 9.

Ritter, C., Jahre langes Verweilen eines Fremdkörpers in einem Wundkanal. Memorabilien XVIII. 10. p. 451.

Shann, Einkeilung ein. Knochens in d. Oesophagus; Verletzung d. Lunge; Pneumonie; Tod. Brit. med. Journ. Nov. 8. p. 543.
8. a. VIII. 2. c. Goodwin, Johnson. XII. 8. Mignot, Smith; 9. *Fremdkörper in der Harnröhre und Blase.*

12) Operationen. Instrumente. Verbandlehre.

Adspiration zur Entleerung von Ergüssen. VIII. 4. *Bouchut;* 5. *Farrington;* 6. *Brünnicke.* XII. 8. *Rasmussen;* 12. *Kode.* XIX. 3.
Agnew, D. Hayes, Amputation von Fingern. Philad. med. and surg. Reporter XXIX. 21. p. 365. Nov.
Amputationen s. XII. 2. *Hill;* 3. *Spencer;* 5. *Gore, Mc Shane;* 7. *Smith, Wood;* 8. *Nunn, Smith;* 12. *Agnew, Bottini, Cauchois, Cumming, Curtis, Gross, Iversen, Lefort, Square, Tay.*
Arnott, Anwendung d. *Esmarch'*schen Verfahrens zur Erzeugung künstl. Blutleere. (Clin. Soc. of Lond.) Brit. med. Journ. Dec. 6. p. 664.
Bellamy, Subperiosteale Excision d. Hüftgelenks; Heilung. Lancet II. 22; Nov. p. 779.
Bergwall, J. E., Ueber elastische Ligaturen. Hygiea XXXV. 4. p. 209.
Bottini, Enrico, Fälle von Amputation d. Penis mittels Galvanokaustik. [Mitgetheilt von *Edoardo Martelli.*] Ann. univers. CCXXVI. p. 566. Dic.
Braun, Paul, Die galvanokaustische Amputation der Glieder. (Aus d. Arch. f. klin. Chirurgie.) Berlin. Hirschwald. gr. 8. 44 S. 8 Gr.
Callender, George W., Ueber Behandlung d. Operationswunden. Brit. med. Journ. Nov. 1. 8. 22.
Cauchois, Anwendung d. künstl. Blutersparung b. einer Amputation u. b. Abtragung einer Geschwulst. Bull. de Thér. LXXXV. p. 449. Nov. 30.
Cousin, A., Ueber Exploration d. Rectum u. Durchschneidung d. Sphincter ani als therapeut. Verfahren. Bull. de Thér. LXXXV. p. 296. Oct. 15.
Croft, John, Excision d. Hüftgelenks nach d. Methode von Sayre. Clin. Soc. Transact. VI. p. 174.
Cumming, Arthur J., Amputation d. Hüftgelenks; Heilung. Lancet II. 22; Nov. p. 779.
Curtis, R. J., Ueber Amputation b. alten Leuten. Philad. med. and surg. Reporter XXIX. 17. p. 304. Oct.
Dawson, W. W., Fall von Pirogoff's osteoplast. Operation. The Clinic V. 24; Dec. p. 282.
De Courval, Ueber Anwendung d. Glaserkitts in d. Chirurgie. Bull. de Thér. LXXXV. p. 303. Oct. 15.
Demarquay, Ueber *Esmarch's* Verfahren zur Herstellung künstl. Blutleere, nebst Diskussion in der Soc. de Chirurgie. Gaz. des Hôp. 147. p. 1170; 149. p. 1187; 150. p. 1195.
Drainages. VIII. 6. *Brünnicke.*
Ellert, Resultate der während des Krieges von 1870/71 ausgeführten Gelenkresektionen. Deutsche mil.-ärztl. Ztschr. II. 10. p. 536.
Entrikin, F. W., Fall von Transfusion wegen Erschöpfung. The Clinic V. 17; Oct.
Esmarch's Verfahren zur Herstellung von Blutleere bei Operationen: s. XII. 5. *Leisrink;* 8. *Lawson, Nunn, Smith;* 12. *Arnott, Cauchois, Demarquay, Fayrer, Gamgee, Keen, Koch, Langenbeck, Rouge, Square.*
Fayrer, J., Ueber Blutsparung bei Operationen. Med. Times and Gaz. Nov. 15. p. 563.
Frigerio, L., Ueber Transfusion des Blutes. Il Raccoglitore med. XXXVI. 34. p. 489. Dic.
Galvanokaustik, Diskussion in d. Soc. de chir. Gaz. des Hôp. 124. p. 988. 989; 135. p. 1077.
Gamgee, Sampson, Ueber *Esmarch's* Methode zur Erzeugung künstl. Blutleere f. Operationen. Lancet II. 25; Dec.
Gant, Frederick James, Excision d. Kniegelenks wegen chron. Erkrankung; Heilung. Med.-chir. Transact. LVI. p. 213.

Gant, Excision d. Zunge mit Abtragung d. ganzen Bodens d. Mundhöhle. Lancet II. 19; Nov. p. 662.
Gayda, Ueber d. Watteverband u. seine Anwendung im Felde. Rec. de mém. de méd. etc. milit. 3. Sér. XXIX. p. 505. Sept. et Oct.
Girard, Alfred C., Ueber Hauttransplantation b. Geschwüren u. über Contentiv-Verband b. Orchitis. Philad. med. Times III. 111; Dec.
Gross, S. D., a) Amputation d. Unterschenkels wegen Caries d. Fussgelenks. — b) Epitheliom am Vorderarm; Amputation. Philad. med. Times III. 111; Dec. p. 167. 168.
Hauttransplantation: s. XII. 12. *Girard, Maxwell, Paterson.* XIII. *Owen.*
Hofmokl, Caries d. l. Hüftgelenks; Resektion. Nebst Bemerk. über die Lagerung nach ausgeführter Resektion. Wien. med. Presse XIV. 43.
Hofmokl, Tonsillotomie, ausgeführt mit Zuhülfenahme des Lustgases. Wien. med. Presse XIV. 45.
Holthouse, C., Ueber elastische Ligaturen. Brit. med. Journ. Dec. 13. p. 690.
Jelenffy, Ueber d. Laryngofission. Wien. med. Wchnschr. XXII. 50. 51.
Iversen, Axel, Ueber Amputation im Kniegelenk. Hosp.-Tidende XVI. 11. 12. 13.
Kade, Referat über d. m. d. Apparat von Dieulafoy gemachten Erfahrungen. Petersb. med. Ztschr. N. F. III. 6. p. 571.
Keen, W. W., Ueber *Esmarch's* Methode zur Erzeugung künstl. Blutleere. Philad. med. Times IV. 113. Dec.
Koch, Ludwig, Ueber *Esmarch's* unblutige Operationsmethode. Bayer. ärztl. Int.-Bl. XX. 49.
Koch, Wilh., Weiterer Verlauf in einem Falle von Resektion d. Ellenbogengelenks. (Berl. med. Ges.) Berl. klin. Wchnschr. X. 44. p. 529.
Krönlein, R. U., Ueber d. totale Resektion d. Oberkiefers. Deutsche Ztschr. f. Chir. III. 3. u. 4. p. 364.
Landois, Leonard, Transfusion mit dem Blute verschiedener Thierarten. Med. Centr.-Bl. XI. 56. 57.
Langenbeck, B. v., Die *Esmarch'*sche Constriction d. Glieder zur Erzeugung künstl. Blutleere bei Operationen. Berl. klin. Wchnschr. X. 52.
Laroyenne, 1) Ueb. Ausführung d. Tracheotomie. 2) Amygdalotomie mittels eines modificirten Fahnenstock'schen Instrumentes. Gaz. hebd. 2. Sér. X. 51. 52.
Le Fort, Léon, Osteoplast. Amputation zwischen Tibia u. Calcaneus, modificirte osteoplast. Pirogoff'sche Amputation. Gaz. hebd. 2. Sér. X. 45.
Lund, Edward, Ueber Anwendung d. Resina statt d. Cerata f. Wundpflaster. Brit. med. Journ. Dec. 6.
Maunder, C. F., Ueber Schnarren mit Sägezähnen. Med. Times and Gaz. Dec. 27.
Mayer, Ludwig, Ueber partielle Resektionen d. Gelenke. Deutsche Ztschr. f. Chir. III. 5 u. 6. p. 444.
Maxwell, G. Troup, Hauttransplantation von einem Weissen auf einen Neger. Philad. med. Times IV. 103; Oct.
Merkel, Joh., Ueber Knochenoperationen in d. Privatpraxis. Bayer. Ärzt. Int.-Bl. XX. 49. 50.
Mitchell, S. Weir, Ueber Neurotomie. Philad. med. Times IV. 110; Dec.
Morton, Thomas G., Ueber Excision von Nerven. Amer. Journ. N. S. CXXXII. p. 392. Oct.
Nervenresektion, s. XII. 3. *Stewart;* 12. *Mitchell, Morton.*
Paracentese, des Perikardium. VIII. 3. a. *Ogle;* 4. *Bouchut.* —, des Abdomen. VIII. 6. *Bäumler, Leudet.*
Paterson, John, Ueber Hauttransplantation. Med. Times and Gaz. Nov. 22. 578.
Polaillon, Ueber d. Naht an d. Sehnen d. Hand. (Soc. de méd. de Par.) Gaz. des Hôp. 122. p. 973.

Poncet, A., Ueber subperiostenle Resektion d.
Ellenbogengelenke, mit Bezug auf Regeneration d. Gelenk-
enden u. Brauchbarkeit d. Gelenks; aus *Ollier's* Klinik zu
Lyon. Gaz. des Hôp. 128. 130. 131.

Rabe, L., Statistische u. klinische Beiträge zu d.
Prognose der Resektionen am Oberkiefer u. d. Hülfsope-
rationen bei dens. Deutsche Ztschr. f. Chir. III. 3 u. 4.
p. 300.

Richardson, Benjamin W., Scheere mit Sägezähnen. Med. Times and Gaz. Dec. 20.

Riedinger, Ferd., Resektion d. Oberkiefers mit
Erhaltung d. muköse-periostealen Ueberzugs des harten
Gaumens. (Aus Prof. v. *Linhart's* Klinik.) Berl. klin.
Wchnschr. X. 44.

Rouge, Ueber *Esmarch's* Verfahren zur Blutstillung.
Gaz. des Hôp. 137.

Roussel, Ueber seinen Transfuseur. (k. k. Ges.
d. Aerzte.) Wien. med. Wchnschr. XXII. 50. p. 1128.
Vgl. Jahrbb. CLX. p. 52.

Santesson, C., Ossificirendes periosteales Sarkom
an d. Scapula; Resektion des grössern Theiles d. letztern.
Hygiea XXXV. 7. S. 402.

Square, Amputation wegen Nekrose; Anwendung
des *Esmarch'*schen Verfahrens zur Erzeugung künstlicher
Anämie. Brit. med. Journ. Dec. 6. p. 660.

Tay, Warren, Amputation im Hüftgelenke. Brit.
med. Journ. Oct. 19. p. 461.

Thorakocentese s. VIII. 5. *Heitler*, *Lebert*,
Moutard-Martin, *Scott*, *Tutschek*, *Wiberg*, *Wising*.

Tracheotomie s. VIII. 3. a, *Murchison*. XII. 12.
Laroyenne.

Transfusion s. VIII. 3. c. *Friedel*. XII. 12.
Entrikin, *Frigerio*, *Landois*.

Verneuil, Zur Geschichte der temporären Resektionen. (Reklamation d. Priorität für franz. Chirurgen
gegen B. v. Langenbeck; Soc. de Chir.) Gaz. des
Hôp. 121. p. 963.

Wheeler, W. J., Abtragung eines sehr grossen
Lipoms an d. Stirn mittels d. *Messers*. Dubl. Journ. LVI.
[3. S. Nr. 24.] p. 449. Dec.

Weichselbaum, A., Zungenkrebs-Exstirpation
nach Unterbindung der Arteria lingualis. Wien. med.
Wchnschr. XXIII. 43. 44.

. Wood, John, Fall von Rhinoplastik. Med. Times
and Gaz. Dec. 27. p. 714.

Wylie, J. L., Fall von Exclsion d. Hüftgelenks,
mit tödtl. Ausgange. The Clinic V. 26; Dec.

S. a. VIII. 2. c. Annandale; 2. d. Schuppert;
3. a. Bouchut. IX. Thompson. XIV. Garrigou.
Vgl. ausserdem VIII. 3. b. *Operationen wegen Krebs.*
IX. *Fistuloperationen*, *Ovariotomie*, *Perinäorrhaphie.*
X. *Kaiserschnitt.* XII. 2—11. *Operationen wegen den
einzelnen Abschnitten angehöriger Krankheiten.*

XIII. Augenheilkunde.

Abadie, Ueber Operation d. Keratoconus. (Soc. de
chir.) Gaz. des Hôp. 127. p. 1012.

Barrows, Thos., Ueber Anwendung d. Strychnin
u. Atropin bei Ophthalmie. Phllad. med. and surg.
Reporter XXIX. 15. p. 267. Oct.

Baumeister, E., a) Retinitis pigmentosa uni-
lateralis mit gleichzeit. Taubheit. — b) Akute Amblyopie
mit allgem. Parese d. Augenmuskeln. — c) Einfl. d. Kopf-
haltung auf die Sehschärfe bei Nystagmus. — d) Zur
Diagnose d. Trochlearislähmung. — e) Direkte Reaktion
d. einzelnen Pupillen auf Licht bei angeborner Amaurose.
Arch. f. Ophthalmol. XIX. 2. p. 261. 264. 267. 269. 272.

Decker, Otto, Ueber Strikturen im Thränen-
kanal ohne Ektasie d. Thränensacks. Arch. f. Ophthalmol. XIX. 3. p. 353.

Brière, Léon, Keratitis bulbosa; zahlreiche Recidive; Besserung nach Galvanisation u. Iridektomie; aus
der Klinik von *Sichel*. L'Union 135. 137.

Bull, O. B., and H. A. Hansen, The leprous
diseases of the eye. Christiania. Cammermeyer. 8. 27 pp
with 6 coloured plates.

Burchardt, Ueber hohe Grade von Sehschärfe.
Deutsche mil.-ärztl. Ztschr. II. 11 u. 12. p. 617.

Carter, Rob. Brudenell, Geschwülste beide
Irides; Iridektomie. Lancet II. 18; Nov. p. 626.

Carter, Rob. Brudenell, Ueber contagiöse
Ophthalmie u. deren Ausbreitung in Arbeitshäusern u.
Armenschulen. Lancet II. 25. 26; Dec. — St. George's
Hosp. Rep. VI. p. 195.

Classen, Ueber d. Hülfsmittel zur Orientirung über
d. Ort d. gesehenen Dinge. Arch. f. Ophthalmol. XIX
3. p. 53.

Cohn, Herm., Ueber d. Wirkung d. Strychnin auf
d. gesunde Augen. Wien. med. Wchnschr
XXIII. 43. 44. 47.

Conjunctiva, Diskussion über d. Katarrh derselben. Norsk Mag. 3. R. III. 12. Gen.-Verb. p. 145.

Cook, A. B., Ueber Cincho-Chinin in Bezug auf
seinen Einfluss auf das Sehvermögen. Phllad. med. and
surg. Reporter XXIX. 18. p. 311. Nov.

Critchett, G., Ueber Behandlung der Staarleiden
den vor d. Operation. Ann. d'Oculist. LXX. [10. Sér
X.] p. 161. Sept. et Oct.

Dobrowolski, W., Ueber Vorzüge d. rauchgrauen
vor den blauen Brillengläsern. Ann. d'Oculist. LXI
[10. Sér. X.] p. 156. Sept. et Oct.

Dor, U., Zur Elektrotherapie d. Augenkrankheiten
Arch. f. Ophthalmol. XIX. 3. p. 316.

Favre, A., Ueber Daltonismus bei Eisenbahn
beamten. Journ. de Brux. LVII. p. 540. Déc.

Fick, A., Zur Theorie der Farbenblindheit. Verh
d. phys.-med. Ges. zu Würzburg. N. F. V. 2 u. 3. p. 15t

Frickenhaus, Gust. Gottfr., Beitrag zur
Aetiologie u. Therapie d. typischen Pigment-Entartung
d. Netzhaut. Inaug.-Diss. Marburg. 28 S.

Fumagalli, Achille, Fall von Zerreissung d.
Linsenkapsel, mit Bezug auf d. Theorie d. Accommodations
mechanismus. Ann. univers. CCXXVI. p. 355. Nov.

Galezowski, X., Ueber Retinitis u. Retino-
Chorioiditis bei Albuminurie u. deren Behandlung
L'Union 146.

Gayat, Ueber *Desmarres'* Priorität in Bezug auf
d. subconjunctivale Kataraktoperation *Hamer's*. Gaz.
des Hôp. 124.

Gayat, a) Ueber Entzündung an alten Hornhaut
trübungen. — b) Ueber Regeneration d. Linse. (Soc. de
chir.) Gaz. des Hôp. 147. p. 1171. 1172.

Haltenhoff, G., Retinitis haemorrhagica bei
Diabetes mellitus. Mon.-Bl. f. Augenheilk. XI. p. 291.
Oct.

Hansen, Edm., a) Ueber d. Liebreich'sche Staaroperation. — b) Ueber die Periodicität des Schielens.
Hosp.-Tidende XVI. 3. 4. 16. 17.

Harlan, George C., Simulirte Amaurose. Amer.
Journ. N. S. CXXXII. p. 429. Oct.

Harlan, George C., a) Accomodative u. mus-
kulare Asthenopie; Hypermetropie. — b) Fälle von Astigmatismus. — c) Insufficiens d. Rectus internus u. d.
Rectus inferior. Phllad. med. Times IV. 112; Dec.
p. 183. 184.

Helberg, Jacob, a) Ueber fremde Körper in d.
Hornhaut. — b) Fall auf d. Hinterkopf mit folgendt
Abducenslähmung u. Neuritis. — c) Tropfenglas f. Einträu-
felungen in das Auge. Norsk Mag. 3. R. III. 11. 13.
p. 666. 703. 714.

Hennum, J. O., Ueber Untersuchung d. Auges an
d. Planspiegel im aufrechten Bilde. Norsk Mag. 3. R.
III. 12. p. 709.

Hermann, L., Apparat zur Demonstration d. aus
d. Listing'schen Gesetz folgenden scheinbaren Raddrehun-
gen. Arch. f. Physiol. VIII. 6 u. 7. p. 305.

Hippel, A. v., Ueber d. Wirkung d. Strychnins auf d. normale u. kranke Auge. Berlin. Otto Müller's Verlag. 8. 77 S. mit 7 Tabellen u. 3 Taf. 1½ Thlr.

Hirschler, Ueber Anästhesia retinae. Wien. med. Presse XIV. 50. 52. p. 791. 1208.

Hochecker, Th., Ueber angeborne Farbenblindheit. Arch. f. Ophthalmol. XIX. 3. p. 1.

Hoffmann, Hugo v., Augenuntersuchung in vier Wiesbadener Schulen u. Vergleichung der Resultate mit den an andern Orten gewonnenen Zahlen. Mon.-Bl. f. Augenheilk. XI. p. 269. Oct.

Hogg, Jabez, Fall von Retinitis nephritica. Lancet II. 20; Nov. p. 701.

Hoorweg, J. L., Versuch einer elementaren Theorie der Cylinderlinsen. Arch. f. Ophthalmol. XIX. 2. p. 236.

Hnike, J. W., Ueber purulente Ophthalmie der Kinder. Med. Times and Gas. Dec. 6.

Javal, Apparate zur Messung des Astigmatismus. (Soc. de biol.) Gas. de Par. 44. p. 589.

Jeaffreson, C. S., Ein neues Perimeter. Brit. med. Journ. Dec. 27.

Kaiser, H., Theorie d. Metamorphopsie. Arch. f. Ophthalmol. XIX. 2. p. 186.

Knabe, Ferd., Ein Fall von isolirter Parese d. Obliquus inferior. Inaug.-Diss. Halle. 8. 31 S.

Kreuchel, Valdemar, Ueber Pathogenese des Hohlsehens, bes. über Verminderung der Fusionsbreite, sowie über Theorie der Schieloperation. Hosp.-Tidende XVI. 19. 20. 24. Vgl. a. Arch. f. Ophthalmol. XIX. 2. p. 275.

Landolt, E., u. Nuel, Versuch einer Bestimmung d. Knotenpunktes f. excentrisch in das Auge fallende Lichtstrahlen. Arch. f. Ophthalmol. XIX. 3. p. 301.

Laqueur, Zur Mikrometrie d. Augenhintergrundes. Med. Centr.-Bl. XI. 59.

Leber, Th., Ueber den Flüssigkeitswechsel im Auge. Arch. f. Ophthalmol. XIX. 2. p. 87.

Liebreich, R., 22 J. langes Verweilen eines Stahlstücks im Innern des Auges; Extraktion. Brit. med. Journ. Dec. 6 p. 659.

Liebreich, R., Ueber Strabismus convergens. Brit. med. Journ. Dec. 20.

Magnus, Hugo, Die Albuminurie in ihren ophthalmoskopischen Erscheinungen. Mit 9 Abbildungen auf 4 chromolith. Taf. Leipzig. Engelmann. Lex.-8. VI u. 46 S. 2½ Thlr.

Mandelstamm, Emanuel, Ueber Sehnervenkreuzung u. Hemiopie. Arch. f. Ophthalmol. XIX. 2. p. 39.

Michel, a) Ueber den Bau des Chiasma nervorum opticorum. — b) Ueber eine Hyperplasie des Chiasma u. des rechten N. opticus bei Elephantiasis. Arch. f. Ophthalmol. XIX. 2. 3. p. 59. 145. 375.

Morano, F., Ueber die Nerven der Conjunctiva (Erwiderung gegen Helfreich). Arch. f. Ophthalmol. XIX. 3. p. 374.

Norton, Arthur Trehern, Ueber d. Mechanismus der Accommodation. Brit. med. Journ. Dec. 27.

Owen, D. C. Lloyd, Fall von traumat. Ektropion d. obern Lides, behandelt durch Transplantation. Brit. med. Journ. Oct. 25, p. 485.

Pagenstecher, Herm., u. Carl Genth, Atlas der patholog. Anatomie des Augapfels. Wiesbaden. Kreidel. 1. Lief. 10 S. mit 5 Taf. 3 Thlr.

Panas, Phlegmone d. Orbita; consekutive Meningo-Encephalitis; Neuritis optici mit Amaurose; spontane Perforation in Folge von Osteitis. Gas. des Hôp. 144.

Passauer, a) Fall von trachomatöser Neubildung im Innern des Auges; nebst einem Zusatz von Th. Leber. Arch. f. Ophthalmol. XIX. 2. p. 303. 308. — b) Partielle Umstülpung der Iris nach innen, bei dem Versuche einer Iridektomie. Das. p. 315.

Med. Jahrbb. Bd. 160. Hft. 3.

Perls, M., Wahres Neurom d. N. opticus. Arch. f. Ophthalmol. XIX. 3. p. 287.

Philippe, Ueber Zona ophthalmica; Bericht über die Abhandlung von Hybord über diese Affektion. L'Union 148.

Poncet, Ueber spontane Ablösung d. Retina. Gas. hebd. 2. Sér. X. 44.

Raehlmann, E., Zur Lehre vom Daltonismus u. seine Bedeutung für d. Young'sche Farbentheorie. Arch. f. Ophthalmol. XIX. 3. p. 88.

Reich, Michail, Zur Physiologie der Thränensekretion. Arch. f. Ophthal. XIX. 3. p. 28.

Reynolds, Dudley S., Symptomat. Diplopie. Philad. med. and surg. Reporter XXIX. 21. p. 375. Nov.

Ricchi, Tebaldo, Ueb. Kropf mit Exophthalmus. Il Raccoglitore med. XXXVI. 32 e 33. p. 400.

Robertson, C. A., Amaurose nach Verletzung an d. Augenbraue. Philad. med. and surg. Reporter XXIX. 15. p. 256. Oct.

Schauenburg, C. H., Ophthalmiatrik. Braunschweig. Vieweg u. Sohn. 6. Aufl. gr. 8. XVI u. 347 S. mit 41 eingedr. Holzst. 2½ Thlr.

Schenkel, Adolph, Ueber Croup d. Conjunctiva. Böhm. ärztl. Corr.-Bl. 9. p. 268.

Schirmer, Rudolf, Ueber erworbene u. angeborene Anomalien des Farbensinnes. Arch. f. Ophthalmol. XIX. 2. p. 194.

Sitzungsbericht d. ophthalmol. Gesellschaft im J. 1873. Mon.-Bl. f. Augenheilk. XI. p. 365. Dec.

Inhalt: Warlomont, a) Vorzeigung einiger Instrumente. b) Ueber d. Methoden der Staarextraktion u. bes. über die sogen. mediane Extraktion. p. 365. 368. — v. Welz, Ueber Linearextraktion p. 370. — Landolt, Farbenperception der Netzhautperipherie. p. 376. — v. Wecker, Ueber Iridotomie. p. 377. — Nagel, Ueber vasomotor. u. sekretor. Neurosen des Auges p. 394. — Manz, Wachspräparate, einzelne Phasen d. Entwicklungsgeschichte des Wirbelthierauges darstellend. p. 408. — Steffan, Zur Anaestheisa retinae mit concentr. Gesichtsfeldbeschränkung. p. 411. — Snellen, Ueber einige Instrumente u. Vorrichtungen zur Untersuchung d. Augen. p. 424. — Ed. Meyer, Ueber Hornhauttrepanation p. 441. — Nagel, Burow's Brillenkasten. p. 449. — Edmund Landolt, Das Chiastometer. p. 450. — v. Welz, Vorzeigung von Instrumenten. p. 453. — Gayat, Experimentalstudien über Linsenregeneration. p. 454. — Critchett, Ueber Behandlung noch nicht operationsreifer Staare. p. 456. — Th. Leber, Ueber Farbenblindheit. p. 467. — Edmund Landolt, Achsenlänge u. Krümmungsradius d. Auges p. 473. — Alfred Gräfe, Methode zum Nachweis simulirter einseitiger Amblyopie oder des Grades der Uebertreibung der p. 481. — Legatschikow, Linearextraktionen nach v. Gräfe. p. 483. — Reich, Ueber d. Retina des lichtes. p. 486. — Landsberg, Fall von Aderhautsarkom. p. 487. — Horner, Refraktionsänderungen p. 488.

Smith, Priestley, Ueber d. Mechanismus d. Accommodation. Brit. med. Journ. Dec. 6.

Snellen, Herm., Probebuchstaben zur Bestimmung d. Sehschärfe. 4. Ausg. I. Berlin. Peters. 8. 19 S. und 5 Tafeln. 20 Gr.

Stromeyer, G., Ueber d. Ursachen d. Hypopyus-Keratitis. Arch. f. Ophthalmol. XIX. 2. p. 1.

Talko, Jos., a) Ectropion sarcomatosum utriusque conjunctivae, geheilt durch Ausschneiden der Conjunctiva. — b) Sarcoma conjunctivae palpebrae superioris. Genesung nach der Excision desselben. — c) Epithelioma conjunctivae bulbi. Genesung durch Excision der Neubildung nebst der Conjunctiva des Augapfels. — d) Teleangiectasia conjunctivae bulbi. — e) Ein Extravasat zwischen dem Sehnerven u. dessen Scheide, sowie ein Extravasat im linken Glaskörper in Folge von Schädel-

44

bruch u. Zerreissung der Art. mening. media. Mon.-Bl. f. Augenheilk. XI. p. 321 fig. Nov.

Taylor, Chas. Bell., Aether als Anästhetikum b. Augenoperationen. Brit. med. Journ. Nov. 15. p. 574.

Taylor, C. Bell, Ophthalmolog. Mittheilungen: Behandl. d. Amaurose mittels hypodermat. Injektionen von Strychnin. — Doppelte Iridektomie. Lancet II. 24; Dec.

Theobald, Samuel, Ueber interstitielle oder syphilit. Karatitis. Amer. Journ. N. S. CXXXII. p. 419. Oct.

Terday, F., Fall von Gliomsarkom. Pester med.-chir. Presse IX. 50.

Van den Bossche, Sarkom d. Chorioidea; Enucleation d. Augapfels; Einsetzung eines künstlichen Auges. Presse méd. XXV. 52.

Vogel, Heinr., Ueber Perichondritis des Tarsalknorpels. Inaug.-Diss. Bonn. 8. 23 S.

Wagner, Herm., Eine Hyperostose d. Chorioidea neben diffuser Verknöcherung derselben. Inaug.-Diss. Halle. 8. 30 S. mit 1 Taf.

Warlomont, Ueber die Methoden der Kataraktextraktion, speciell über die mediane Extraktion. Gas. hebd. 2. Sér. X. 50.

Warlomont, Ophthalmolog. Instrumente. Ann. d'Oculist. LXX. [10. Sér. X.] p. 219. Nov. et Déc.

Watson, W. Spencer, Fall von akuter Entzündung d. Glaskörpers beider Augen. (Med. and chir. Soc.) Lancet II. 17; Oct. p. 596.

Watson, W. Spencer, Nävus d. Orbitalzellgewebes, behandelt mit Ligatur u. Cauterium actuale. Clin. Soc. Transact. VI. p. 166.

Wecker, L. v., Ueber Iridotomie. Ann. d'Oculist. LXX. [10. Sér. X.] p. 133. Sept. et Oct.

Wecker, L. v., Ueber Vorlagerung der Augenmuskeln mittels doppelter Fäden. Ann. d'Oculist. LXX. [10. Sér. X.] p. 225. Nov. et Déc.

Wilson, a) Ossifikation d. Chorioidea. — b) Ossifikation d. Linse. (Pathol. Soc. Dublin.) Dubl. Journ. LVI. p. 415. 424. [S. S. Nr. 23.] Nov.

Weinow, M., Das Accomodationsvermögen bei Aphakie. Arch. f. Ophthalmol. XIX. 3. p. 107.

Zehender, W., Ueber die neuesten Vervollkommnungsversuche auf dem Gebiete der Staarextraktion. Mon.-Bl. f. Augenheilk. p. 315. Nov.

S. a. I. Stein. V. 2. Möller, VIII. 2. a. Affektion des Auges bei Hirnaffektionen, Goldzieher; 2. b. Horner; 3. c. Martyn. XII. 5. Hofmokl; 7. Helberg. XV. Vierteljahrsschrift (Gill). XIX. 2. Böttcher, Doeremaal.

XIV. Gehör- und Sprachheilkunde.

Besold, Die Perforation des Warzenfortsatzes vom anat. Standpunkte aus. Mon.-Bl. f. Ohrenheilk. VII. 11.

Breuer, Josef, Die Bogengänge als Organ für d. Raumwahrnehmung. Wien. med. Wchnschr. XXII. 51. p. 1148.

Clark, Thomas E., Elektrolyt. Behandl. einer Exostose im Gehörgange. Brit. med. Journ. Dec. 8.

Cobbold, C. W. S., Fall von Othaematom. Brit. med. Journ. Oct. 16.

Dalby, W. B., Ueber den Einfluss von Hörstörungen auf Stimme u. Sprache. St. George's Hosp. Rep. VI. p. 171.

Dalby, W. B., Bericht über d. Ohrenklinik im St. George's Hospital. St. George's Hosp. Rep. VI. p. 401.

Dalby, William Bartlett, Ueber nicht purulenten Katarrh des mittleren Ohrs. Med.-chir. Transact. LVI. p. 1.

Dalby, W. B., Fälle von traumat. Zerreissung des Trommelfells. Clin. Soc. Transact. VI. p. 178.

Garrigou-Desarènes, Ueber Trepanation d. Proc. mastoideus. Gas. des Hôp. 148. 150.

Gruber, Josef, Zur Casuistik der eitrigen Mittelohrentzündung mit Lähmung d. Nervus facialis. Mon. Schr. f. Ohrenheilk. VII. 10.

Harlan, George C., Bösartige Erkrankung des Ohres mit Lähmung einiger Hirnnerven. Philad. med Times IV. 111; Dec.

Jackson, J. Hughlings, Ueber harte Aussprache d. welchen Explosivlaute bei diphtherischer Lähmung d Gaumens. Lancet II. 21; Nov. p. 735.

Kräuter, J. F., Das physiolog. System d. Sprachlaute. Arch. f. Anat., Physiol. u. wiss. Med. 3 u. 4. p. 449.

Küpper, Ueber die Bedeutung der Ohrmuschel des Menschen. Arch. f. Ohrenheilk. N. F. II. 3. p. 158. 1874.

Meyer, Wilh., Ueber adenoide Vegetationen in d Nasenrachenhöhle. Arch. f. Ohrenheilk. N. F. II. 3. p. 129. 1874.

Michaud, Anatom.-patholog. Untersuch. über einen Fall von Taubstummheit. Journ. de l'Anat. et de la Physiol. IX. 6. p. 601. Nov. et Déc.

Onimus, Ueber d. Sprache als automat. Phänomen u. als solch. eines phono-motor. Nervencentrum. Journ de l'Anat. et de la Physiol. IX. 6. p. 545. Nov. et Déc. Poorten, Mittheilungen aus d. otiatr. Praxis. Dorp. med. Ztschr. IV. 3 u. 4. p. 342.

Schmitz, Ferd., Ueber Fistula auris congenita u. andere Missbildungen d. Ohres. Inaug.-Diss. Halle. 8. 29 S.

Seely, Ueber mechan. Hülfsmittel zur Verbesserung d. Gehörs. The Clinic V. 25; Dec.

Turnbull, Laurence, Bericht über 291 Fälle von Ohrenkrankheiten. Transact. of the med. Soc. of the State of Pennsylvania IX. 2. p. 102.

Transactions of the american otological Society 6. annual meeting. Boston 1873. Alb. Mudge a. S. 8. 131 pp Inhalt: Burnett, Charles H., Ueber die Fortschritte der Otologie. — Buck, Albert H., a) Traumat. Aneurysma d Art. auric. post. b) Schleimanhäufung in d. Paukenhöhle c) Akute Entzündung des Mittelohrs in Folge von Abscess der Zellen des Mastoideus. — Kipp, Charles J., a) Purulente Entzündung d. Mittelohrs mit mehrf. Complikationen. b) Falsches Othämatom an beiden Ohren nach Verbrennung. — Green, J. Orne; R. M. Bartolet, Ueber Tenotomie des Tensor tympani. — Pomeroy, Oren D., Paracentese des Trommelfells. — Burnett, Charles H., a) Schwerhörigkeit für tiefe Töne. b) Zur Elektrootiatrik c) Trepan für d. Paukenhöhle. — Green, J. Orne, Ulceration am Trommelfell. — Blake, Clarence J., a) Reaktion d. Gehörnerven auf d. galvan. Strom. b) Ueber d. diagnost. Werth hoher musikal. Töne. — Roosa, D. B. St. John, Deformität d. Ohrmuschel nach Entzündung d äussern Gehörgangs. — Knapp, H., Taubheit in Folge von epidem. Cerebrospinalmeningitis.

Voltolini, R., Ueber eine neue Operation am Trommelfelle zur Verbesserung des Gehörvermögens. Berl. klin. Wchnschr. X. 52.

Voltolini, R., a) Emphysem beim Katheterismus der Tuba Eustachii. — b) Anwendung der Galvanokaustik in d. Ohrenheilkunde. Mon.-Schr. f. Ohrenheilk. VII. 10.

Voltolini, R., Fall von Erblichkeit der Schwerhörigkeit. Mon.-Bl. f. Ohrenheilk. VII 11.

Yale, C. J. F., Ueber Oeffnung u. Schliessung der Tuba Eustachii. Journ. of Anat. and Physiol. VIII [2. S. Nr. XIII.] p. 127. Nov.

S. a. II. Stein. III. 3. Cyon. V. 2. Möller. VIII. 2. a. Ueber Aphasie; 2. c. Goodwin. XII. 4. Zaufal. XIII. Baumeister. XIX. 4. Wilhelm.

XV. Zahnheilkunde.

Althaus, Julius, Anelektrotonus der Zahnnerven bei Zahnschmerz. Brit. med. Journ. Nov. 1.

Bayer, Leo, Die Zahncysten der Kiefer. Tübingen. Fasc. 8. 42 S.

Tomes, John, et Charles S. John, Traité de chirurgie dentaire ou traité complet de l'art du dentiste. Traduit de la 3me. édition anglaise par le Dr. G. Darin. Bruxelles. G. Mayolez. 8. avec 263 grav. dans le texte. 10 Fr.

Vierteljahrschrift, deutsche, f. Zahnheilkunde. XIII. 4; Oct. Inhalt: E. Mühlreiter, Die Natur der anomalen Höhlenbildung im obern Seitenschneidezähne. p. 367. — Robert Baume, Allgemeinerscheinungen im Zahnbeln. p. 373. — G. v. Langsdorff, Das Füllen d. Zähne. p. 391. — Fr. Kleinmann, Zahnzange. p. 408. — Baume, Casuistik. p. 412. — Kleinmann, Ueber zahnärztl. Garantie. p. 418. — H. Z. Gill, Störungen d. Sehvermögens durch Neuralgie des 5. Nervenpaares nach Krankheiten der Zähne. Uebersetzt von G. v. Langsdorff. p. 422.

White, James W., Ueber krankhafte Dentition. Philad. med. Times IV. 104; Oct.

8. a. V. 2. Anästhetika.

XVI. Medicinische Psychologie und Psychiatrik.

Baillarger, Ueber die Beziehungen zwischen Kropf u. Cretinismus. Gaz. des Hôp. 146. p. 1165; 149. p. 1181; 150. p. 1197.

Bertbier, P., Ueber Klassifikation u. Diagnose d. Geisteskrankheiten. Ann. méd.-psychol. 5. Sér. X. p. 365. Nov.

Bertbier, Ueber das Zittern in Folge von Erregung in seiner Beziehung zu Geistesstörung. Gaz. des Hôp. 134.

Brückmann, Bericht über die Wirksamkeit der Provinzial-Irrenanstalt zu Schwetz vom 1. Mai 1870 bis 31. Dec. 1872. Allgem. Ztschr. f. Psychiatr. XXX. 4. p. 483.

Bucknill, John Charles, Eine neue Klassifikation der Geisteskrankheiten. Lancet II. 20; Nov.

Cullerre, A., Ueber Lypemanie mit Stupor. Ann. méd.-psychol. 5. Sér. X. p. 394. Nov.

Flemming, Zur Genesis der Wahnsinn-Delirien. Allg. Ztschr. f. Psychiatrie XXX. 4. p. 437.

Gutsch, Wohin mit d. geisteskranken Sträflingen? Allg. Ztschr. f. Psychiatr. XXX. 4. p. 393.

Henningsen, Aus den Anstalten Dänemarks. Allg. Ztschr. f. Psychiatr. XXX. 4. p. 442.

Horts, Kennzeichnung der Stelle, welche die Hallucinationen in den psychischen Störungen einnehmen. Allg. Ztschr. f. Psychiatr. XXX. 4. p. 471.

Hoppe, J. J., Entstehen die Phantasmen durch eine centrifugale Erregung der Sinnesnerven? Deutsche Klinik 44—47.

Huguenin, Zur path. Anatomie der Dementia paralytica. Schweiz. Corr.-Bl. 21. 22. 24.

Irrenanstalten, Ueber solche in Hamburg. Allg. Ztschr. f. Psychiatr. XXX. 4. p. 484.

Irrenwesen, Ueber solches in Schlesien. Allg. Ztschr. f. Psychiatr. XXX. 4. p. 484.

Kelp, P., Melancholia activa mit bes. hervortretenden Gemeingefühlsstörungen. Allg. Ztschr. f. Psychiatr. XXX. 4. p. 461.

Koster, Gallerie verkannter Fälle von Irrsein. — Ueber Bummler u. Vagabunden u. deren Wahnsinn. Irrenfreund XV. 8. 9. 10.

Koster, Krankenbewegung in Marsberg i. J. 1872. Irrenfreund XV. 9.

Leidesdorf, Max, Sandos vor dem Forum der patholog. Anatomie. Wien. med. Wochschr. XXII. 30.

Lentz, Fr., Ueber d. Ursachen d. zunehmenden Anfüllung d. Irrenhäuser u. d. Mittel zu ihrer Verhütung. Nebst Bemerkungen über das Familienleben von Brierre de Boismont. L'Union 146.

v. Linstow, Ueber Geisteskrankheit mit Lähmung in Folge von Syphilis in ihrem Verhältnisse zur Dementia paralytica. Arch. f. Psychiatrie u. Nervenkrankh. IV. 2. p. 465.

Lombroso, Cesare, Klin. u. anthropometrische Studien über Mikrocephalie u. Cretinismus. Riv. clin. 2. S. III. 11. p. 333.

Lunier, L., Ueber die Wirkung grosser polit. u. socialer Ereignisse auf die Entstehung von Geisteskrankbeiten. Ann. méd.-psychol. 5. Sér. X. p. 430. Nov.

Paralyse, allgemeine, Besieh. ders. zur Ataxia locomotoria; Diskussion in der Soc. méd.-psychol. Ann. méd.-psychol. 5. Sér. X. p. 472. Nov.

Pelmann, Ueber staatl. Fürsorge f. Geisteskranke mit Bezug auf die Verhältn. im Elsass. Arch. f. Psychol. u. Nervenkrankh. IV. 2. p. 474.

v. Rabenau, Ueber das Verhältniss der Körpchenzellen-Myelitis zur progress. Paralyse der Irren. Arch. f. Psychiatr. u. Nervenkrankh. IV. 2. p. 317.

Raymond, Lypemanie mit temporärer Aphasie u. Amnesie bei einem mit rheumat. Diathese behafteten Manne. Gaz. hebd. 2. Sér. X. 43.

Sankey, W. H. O., Ueber akute primäre Manie. Brit. med. Journ. Oct. 25.

Schols, Bekenntnisse eines an perverser Geschlechtsrichtung Leidenden. Vjhrschr. f. gerichtl. Med. N. F. XIX. 2. p. 331. Oct.

Winge, P., Ueber Geisteskrankheiten. Norsk Mag. 3. R. III. 11. p. 585. IV. 1. p. 1.

Zenker, Wilh., Beobachtungen über intermittirende Respiration bei Psychosen. Allg. Ztschr. f. Psychiatr. XXX. 4. p. 419.

Zippe, Heinrich, Ueb. gerichtsärztl. Untersuch. Geisteskranker. Wien. med. Wchnschr. XXIII. 51. 52.

8. a. III. 3. Gensmer, Hitzig, Nothnagel, Turner, Wundt. VIII. 2. a. Boyd; 2. c. Ritti; 3. e. Daga. XIV. Cobbold. XVII. Böhler, Faure, Gutachten über zweifelhaften Geisteszustand, Sick.

XVII. Staatsarzneikunde; Kriegsheilkunde.

Alcock, Nathaniel, Ueber Kriegssanitätswesen, nach Pirogoff's Besichtigung der Kriegsspitäler z. z. w. Med. Times and Gas. Nov. 8.

Andräe, Zur Reform der Vorbildung der Mediciner u. Pharmaceuten. Bayer. ärztl. Int.-Bl. XX. 45.

Arndt, Rudolph, Gutachten über d. Zulässigkeit der Grossjährigkeitserklärung in einem Falle. Vjhrschr. f. gerichtl. Med. N. F. XIX. 2. p. 279. Oct.

Athinson, Wm. B., Ueb. Kennzeichen d. Lebens b. Neugebornen. Philad. med. and surg. Reporter XXIX. 18. p. 309. Nov.

Böhler, Ueber Ungültigkeit eines Testamentes von einem Geisteskranken. Ann. d'Hyg. 2. Sér. XL. p. 450. Oct.

Berg, J. W., Ueber gerichtl. Nachweis von Blut in sehr kleinen Flecken. Hygiea XXXV. 2. p. 69.

Billroth, Th., Ueber E. Gurlt's Werk: „Zur Geschichte der internationalen u. freiwilligen Krankenpflege im Kriege". Militärztl. VII. 22.

Brown, Charles W., Ueber den Werth des unverletzten Hymen für Beurtheilung d. Virginität. Philad. med. Times IV. 106; Nov.

Burckhardt, Albert, Die neue Sanitätsdienst-Organisation in der Schweiz. Schweiz. Corr.-Bl. 20.

Dauby, Gutachten über den Geisteszustand eines Betrügers. Ann. méd.-psychol. 5. Sér. X. p. 464. Nov.

Devilliers, Devergie u. Gallard, Untersuchungen über Kindesmord. Ann. d'Hyg. 2. Sér. XL. p. 432. Oct.

Edling, C., Fruchtabtreibung; Arsenik im Uterus. Hygiea XXXV. 2. p. 90. (Jahrbb. CLX. p. 263.)

Ellert, Ueber Kriegslazareth-Baracken mit bes. Berücksichtigung der Literatur des letzten (deutsch-französ.) Feldzuges 1870—71. Deutsche mil.-ärztl. Ztschr. II. 10. p. 544.

Faure, Cerebrospinale Zufälle; Simulation von Geistesstörung. Arch. gén. 6. Sér. XXII. p. 596. Nov.

Foville, Achille, Ueber Heilanstalten für Trunkenbolde. L'Union 136. p. 778; 137. p. 789.

Friedel u. Epplug, Gutachten über den Geisteszustand eines Soldaten. Deutsche mil.-ärztl. Ztschr. II. 10. p. 540.

Fröhlich, H., Ueber einige der deutschen Militär-Medicinal-Statistik noththuende Grundsteine. Allg. mil.-ärztl. Ztg. 41—45.

Gordon, C. A., Ueber d. Gesundheitsverhältnisse der Soldaten an der Goldküste u. Gesundheitsregeln für solche. Lancet II. 17; Oct.

Grätzer, J., Ueber die öffentl. Armenpflege in Breslau im J. 1871. Nebst Beitr. zur Bevölkerungs-, Armen-, Krankheits- u. Sterblichkeits-Statistik Breslau's, nach der Einw.-Zähl. vom 1. Dec. 1871. Abhandl. der Schles. Ges. f. vaterl. Cult.; Abth. f. Naturw. u. Med. 1872/73. p. 1—45.

Griffith, Thomas T., Zur Diagnose zwischen Apoplexie u. Betrunkenheit. Brit. med. Journ. Dec. 6. p. 667.

Gurlt, E., Zur Geschichte der internationalen u. freiwilligen Krankenpflege im Kriege. Leipzig. F. C. W. Vogel. gr. 8. XX u. 866 S. 6 Thlr.

Hahn, Eduard, Die wichtigsten der bis jetzt bekannten Geheimmittel u. Specialitäten mit Angabe ihrer Zusammensetzung u. ihres Werthes. 2. Aufl. Berlin 1874. Jul. Springer. 8. 166 S.

Hallin, O. F., Ueber das Hospitalwesen in Schweden im J. 1871. Hygiea XXXV. 8. 8. 445.

Harvey, Alexander, Ueber einige Uebelstände im med. Unterricht. Lancet II. 22. 23; Nov. Dec.

Hofmann, Eduard, Ueber vorzeitige Athembewegungen in foetus. Beziehung. Vjhrschr. f. gerichtl. Med. N. F. XIX. 2. p. 217. Oct.

Kapff, Ueber Marschdiät. Deutsche Klinik 47.

Krafft-Ebing, R. v., Ueber fälschliche Beschuldigungen Geisteskranker vor Gericht gegen die eigene Person oder gegen Andere. Vjhrschr. f. gerichtl. Med. N. F. XIX. 2. p. 299. Oct.

Krankenrapporte, Zur Glaubwürdigkeit solcher beim Militär u. der Zählblätter. Militärarzt VII. 22.

Küchenmeister, Friedr., Gutachten über die vermuthlich vom Fleischladen eines Fleischers in C. aus verbreitete Trichinenepidemie u. die Straf- oder Nichtstrafbarkeit des Fleischers vom Gesichtspunkte des Sachverständigen. Oesterr. Ztschr. f. prakt. Heilk. XIX. 48. 49.

Lange, C., Ueber Baracken lazarethe. Hosp.-Tidende XVI. 5. 6.

Laroudelle, Gerichtl.-med. Mittheilungen: Kopfverletzung; Tetanus; Tod. Journ. de Brux. LVII. p. 216. Sept.

Leopold, J. H., Ueber den Gemüthszustand einer der Kindestödtung Angeklagten. Vjhrschr. f. gerichtl. Med. N. F. XIX. 2. p. 307. Oct.

Liouville, Untersuchung über den plötzl. Tod eines Geisteskranken. Ann. d'Hyg. 2. Sér. XL. p. 425. Oct.

Loewenhardt, Fall von Kindestödtung. Vjhrschr. f. gerichtl. Med. N. F. XIX. 2. p. 274. Oct.

Morache, G., Ueber d. neue Organisation des Medicinalwesens in Elsass u. Lothringen. Ann. d'Hyg. 2. Sér. XL. p. 366. Oct.

Mosetig, Die internationale Privatconferenz vom 6.—9. Oct. 1873 im Sanitätspavillon der Wiener Weltausstellung. Militärarzt VII. 20. 21.

Mühlwenz, F., Ueber die im Sanitätspavillon ausgestellt gewesenen Sanitätszüge. Mitth. des ärztl. Ver. in Wien II. 25.

Nasse, Bericht über d. Verhandlungen der zur Berathung über die Grundzüge eines Gesetzes über Errichtung u. Beaufsichtigung von Krankenanstalten gewählten Commission. (Psychiatr. Ver. der Rheinprovinz.) Allg. Ztschr. f. Psychiatr. XXX. 4. p. 473.

Oeffentliche Gesundheitspflege, Mittheilungen über öffentliche Akte im Interesse solcher, mit Rücksicht auf Epidemie. Allg. Ztschr. f. Epidemiol. 1. p. 73.

Penard, Louis, Ueber einen Fall von Mordversuch. Ann. d'Hyg. 2. Sér. XL. p. 458. Oct.

Pietra Santa, Prosper de, Ueber die Leichenverbrennung. L'Union 121.

Pini, Gaetano, Ueber Leichenverbrennung. Ann univers. CCXXVI. p. 529. Dic.

Proal, Friedrich, Die sociale Stellung d. Aerzte in Oesterreich. Wien. med. Presse XIV. 42.

Proust, Adrien, Essai sur l'hygiène internationale, ses applications contre la peste, la fièvre jaune et le choléra asiatique. Avec une carte, indiquant la marche des épidémies de choléra. Paris. G. Masson. 8. 421 pp. 15 Fr.

Ramskill, Eigenthüml. spasmod. Bewegungen bei einem vermeintl. Simulanten; Selbstmord durch Erstickung. Med. Times and Gas. Nov. 1. p. 497.

Rawlin, Das Belagerungs-Artillerie-Regiment vor Paris (Südfront) während der Cernirung u. Beschiessung von Paris. Deutsche mil.-ärztl. Ztschr. II. 11 u. 12. p. 608.

Rota, Antonio, Gutachten über eine Körperverletzung mit tödtl. Ausgange. Gass. Lomb. 43.

Rupprecht, Wahnsbruch; Simulation von Tobsucht oder Raptus melancholicus. Vjhrschr. f. gerichtl. Med. N. F. XIX. 2. p. 292. Oct.

Sachs, Ueber die freie Vereinsthätigkeit auf dem Gebiete der öffentl. Gesundheitspflege. Deutsche Vjhrschr. f. öff. Gesdhpfl. V. 4. p. 646.

Sanitäts-Corps, Die neueste Organisation des deutschen. Militärarzt VII. 24.

Schmidt, Rudolf, Ueber Lazarethzüge aus Güterwagen mit besonderer Berücksichtigung des preussischen Lazarethzuges. Deutsche Vjhrschr. f. öff. Gesdhpfl. V. 4. p. 563.

Schumacher, Fall von Kindesmord. Vjhrschr. f. gerichtl. Med. N. F. XIX. 2. p. 259. Oct.

Sick, Verfügung des Minister. des Innern, betr. den Betrieb u. die Ueberwachung von Privat-Irrenanstalten. Würtemb. Corr.-Bl. XLIII. 37.

Sorel, Ueber den Sanitätsdienst im Felde. L'Union 141.

Tardieu, A., Gerichtsärztl. Untersuchung in Bezug auf das Ueberlebthaben bei 5 zugleich Ertrunkenen. Ann. d'Hyg. 2. Sér. XL. p. 371. Oct.

Thiry, Ueber den höheren Unterricht in Belgien. Presse méd. XXV. 46. 47.

Tod, Kennzeichen des. (Bericht von Devergie über die Bewerbungsschriften um den Preis d'Ourches.) Bull. de l'Acad. 2. Sér. II. 46. p. 1417. 1474. Déc. 2. 9.

Ulmer, Feldsanitäre Betrachtungen aus der Reisemappe (Deutschland betreffend). Militärarzt VII. 23. 24.

Voigtel, Notizen über das neu erbaute Garnisonlazareth zu Altona, mit bes. Berücksichtig. der Heiz- u. Ventilations-Anlagen. Deutsche mil.-ärztl. Ztschr. II. 10. p. 523.

Wollenhaupt, Vom Wiener Weltausstellungsplatze: Militär-Sanitätswesen. Deutsche mil.-ärztl. Ztschr. II. 10. p. 562.

8. s. IV. V. 1. Apothekerwesen, Pharmakopoe VII. VIII. 2. c. Epilepsie; 3. a. Gelbfieber, Hydrophobie; 9. Vaccination; 10. Vaccinesyphilis, Langlebert X. Verardini. XIII. Carter, Favre, Harlan, Hoffmann. XVI. Gutsch, Loutz, Lunier, Peimann. XVIII. Royani, Uhde. XIX. 2. Collin, Falk.

XVIII. Thierheilkunde u. Veterinärwesen.

Bollinger, a) Ueber Leukämie bei Hunden. — b) Ueber sogenannte Syphilis der Feldhasen. Schweis. Corr.-Bl. 24. p. 670 flg.

Bollinger, a) Zur Kenntniss der Fohlenlähme. — b) Ueber Epithelioma contagiosum beim Hausbahn u. die sogen. Pocken des Geflügels. Virchow's Arch. LVIII. 3 u. 4. p. 329.

Günther, J. A., Die Rotzkrankheit des Pferdes. Nebst einem Nachtrag: Stallhaltung u. Gesundheitslehre des Pferdes. Leipzig. Willferodt. 8. VI u. 63 S. ½ Thlr.

Hayem, Fälle von Pachymeningitis spinalis haemorrhagica bei Kaninchen. (Soc. de biol.) Gas. de Par. 46. p. 645.

Laroher, O., Ueber die Affektionen der weibl. Geschlechtstheile bei den Vögeln. Journ. de l'Anat. et de la Physiol. IX. 6. p. 565. Nov. et Déc.

Lebert, Herm., Die Lungenkrankheiten der Affen u. ihr Verhältniss zu denen der Menschen. Jahrsber. d. Schles. Ges. f. vaterl. Cultur 50. Jahrg. p. 223. — Deutsch. Arch. f. klin. Med. XII. 3 u. 4. p. 332.

Ogle, John W., Epidemie unter Fischen; lebende Bakterien im Blute. Lancet II. 19 ; Nov.

Reynal, J., Traité de la police sanitaire des animaux domestiques. Paris. Asselin. 8. Vgl. L'Union 127. p. 665.

Siegmund, Ueber Rotz bei den Thieren. (Med. Ges. in Basel.) Schweis. Corr.-Bl. 22. p. 603.

Uhde, C. W. F., Ueberricht über die Ergebnisse der Untersuchung der geschlachteten Schweine auf Trichinen im Herzogth. Braunschweig von Ostern 1872 bis 1873. Virchow's Arch. LIX. 1. p. 160.

S. a. III. 2. VIII. 11. *Endo- u. Epizoën.*

XIX. Medicin im Allgemeinen.

1) *Allgemeines. Sammelwerke, Volksschriften.*

Bruckner, Th., Homöopathischer Hausarzt. Anleitung zur Selbstbehandl. m. bes. Berücksicht. der neuesten homöopath. Literatur Nordamerika's. 3. Aufl. Leipzig. Schwabe. 8. VIII u. 302 S. 24 Gr.

Jahresbericht über d. Leistungen u. Fortschritte der gesammten Medicin. Herausgeg. von Rud. Virchow u. A. Hirsch, unter Specialredaktion von E. Gurlt u. A. Hirsch. Berlin. A. Hirschwald. gr. 4. Bericht f. d. J. 1872. — II. Bd. 3. Abtheil. Gynäkologie; von R. Olshausen — Geburtshülfe; von Hildebrandt. — Kinderkrankheiten; von Gerhardt. — Namen- u. Sach-Register. Medicinal-Kalender für den preuss. Staat auf das Jahr 1874. Berlin. A. Hirschwald. 8. IV u. 356 u. XXX u. 398 S. 1½ Thlr.

Medicinal-Kalender, deutscher, brsg. von Carl Martius. I. Jahrg. 1874. Erlangen. Besold. geb. 8. 216 S. 2 Thlr.

S. a. IX. Baginsky. XI. Breslau. XIX. 3. Kerschensteiner.

2) *Allgemeine Pathologie; patholog. Anatomie.*

Addison, William, Ueber Entzündung. Brit. med. Journ. Nov. 1.

Allan, J. W., Chron. Anschwellung des Unterschenkels; fieberhafte Erscheinungen; Besserung nach Anwendung von Salicin. Lancet II. 26; Dec. p. 899.

Andral; Amédée Latour, Ueber Klinik u. Physiologie. L'Union 150.

Ansteckungsstoffe, systematische Eintheilung derselben. Allgem. Ztschr. f. Epidemiol. I. 1. p. 38.

Baas, J. Herm., Ueber perkuto-auskultatorisches Athmogeräusch (sog. bruit de pot fêlé). Deutsches Arch. f. klin. Med. XII. 5. p. 481.

Hetz, Ueber Temperaturmessung bei Krankheiten. Transact. of the med. Soc. of the State of Pennsylvania IX. 2. p. 142.

Biakiston, Peyton, Klinische Reminiscenzen. IV. Auskultation. Med. Times and Gaz. Nov. 22. p. 586.

Boettcher, Arthur, Experimentelle Untersuchungen über die Entstehung der Eiterkörperchen bei traumat. Keratitis. Virchow's Arch. LVIII. 3 u. 4. p. 362.

Bouillaud, Ueber den Puls bei Gesunden u. Kranken. (Ac. des sc.) Gaz. de Par. 42. p. 563.

Bryan, John M., Ueber den Ursprung der miasmat. Krankheiten. Brit. med. Journ. Dec. 13.

Caldwell, J.J., Ueber Anwendung des Spektrum-Mikroskops bei Untersuchung auf Parasiten. Philad. med. and surg. Reporter XXIX. 19. p. 527. Nov.

Carlet, G., u. J. Kirans, Ueber die Funktionirung des Respirationsapparats nach Eröffnung d. Thoraxwandung. (Ac. des sc.) Gaz. de Par. 42. p. 562.

Clementi, Gesualdo, u. George Thin, Untersuchungen über die putride Infektion. Wien. med. Jahrbb. III. p. 292.

Colin, Léon, Ueber den Einfl. d. Krankenvertheilung in d. Hospitälern auf contagiöse u. infektiöse Krankheiten. Gaz. hebd. 2. Sér. X. 48.

Copello, Giovanni, Die Cellularpathologie *Virchow's* in ihrer Beziehung z. Klinik. Ann. univers. CCXXVI. p. 3. 225. 465. Ott. —Dic.

Davaine, C., Ueber d. Wirkung d. Hitze auf das Milzbrandcontagium. (Ac. des sc.) Gaz. de Par. 42. p. 562.

Dooremaal, J. C. van, Die Entwicklung der in fremden Grund versetzten lebenden Gewebe (nach Versuchen am Auge). Arch. f. Ophthalmol. XIX. 3. p. 359.

Douvillé, Ueber Kopfschmerzen. Journ. de Brux. LVII. p. 413. Nov.

Dreyer, U., Ueber d. zunehmende Virulenz des septikäm. Blutes bei fortgesetzter Uebertragung. Med. Centr.-Bl. XI. 59.

Duckworth, Dyce, Ueber Ursachen u. Behandl. gewisser Formen von Schlaflosigkeit. Brit. med. Journ. Dec. 27.

Duval, J., Ueber Metamorphosismus u. Umwandelbarkeit gewisser Mikrophyten. (Ac. des sc.) Gaz. de Par. 42. p. 644.

Eberth, C. J., Wundmykose der Frösche u. ihre Folgen. Med. Centr.-Bl. XI. 53.

Eichhorst, Hermann, Ueber Nervendegeneration u. Nervenregeneration. Virchow's Arch. LIX. 1. p. 1.

Eisberg, Louis, Zur Geschichte der Laryngoskopie u. verwandter Untersuchungsmethoden. Philad. med. Times IV. 109; Nov.

Eppinger, H., Sektionsergebnisse an der Prager pathol.-anatom. Lehranstalt vom 1. Jan. 1866 bis 30. Juni 1871. Prager Vjhrschr. CXX. [XXX. 4.] p. 1.

Falk, F., Ueber eine namentl. auf Schlachtfeldern beobachtete Art von Leichenstarre. Deutsche mil.-ärztl. Ztschr. II. 11 u. 12. p. 588.

Fenger, Chr., Bericht über 422 im Communehospital zu Kopenhagen vom 1. Sept. 1871 bis 1. Sept. 1872 vorgenommene Sektionen. Nord. med. ark. V. 3. Nr. 18.

Fliehne, Wilhelm, Ueber Apnöe u. die Wirkung eines energischen Kohlensäurestroms auf die Schleimhäute des Respirationsapparats u. über den Einfl. beider auf verschied. Krampfformen. Arch. f. Anat., Physiol. u. wiss. Med. 3 u. 4. p. 361.

Foster, M., Ueber die Wirkung allmäliger Temperaturerhöhung auf die Reflexbewegungen beim Frosche. Journ. of Anat. and Physiol. VIII. [2. S. Nr. XIII.] p. 45. Nov.

Galabin, A. L., Ueber sekundäre Pulswellen im sphygmograph. Hildern. Journ. of Anat. and Physiol. VIII. [2. S. Nr. XIII.] p. 1. Nov.

Garrod, A. H., Ueber das Gesetz der Regulirung der Pulsfrequenz. Journ. of Anat. and Physiol. VIII. [2. S. Nr. XIII.] p. 54. Nov.

Greisenkrankheiten s. a. VIII. 9. Dunn. XII. 3. Spencer; 9. Crowther; 12. Curtis.

Hollis, W, Ainslie, Ueber Metabolismus der Gewebe oder küenstl. Einleitung von Strukturveränderungen im lebenden Organismus. Journ. of Anat. and Physiol. VIII. [2. S. Nr. XIII.] p. 120. Nov.

Joffroy, Fettentartung der Muskeln nach Verletzung u. Entartung der Rückenmarks. (Soc. de biol.) Gas. de Par. 41. p. 554.

Jones, H. Macnaughton, Ueber photograph. Registrirung der Pulscurven. Dubl. Journ. LVI. p. 356. [3. S. Nr. 23.] Nov.

Karmel, J., Die Resorptionsfähigkeit der Mundhöhle. Deutsches Arch. f. klin. Med. XII. 5. p. 466.

Körperwärme s. III. 1. Berthelot; 3. Riegel. VIII. 3. a. Murchison, Southey; 3. c. Fox; 3. d. Behm, King; 5. Ogle. XII. 3. Nieden. XIX. 2. Betz, Mosengeil, Stockton.

Küchenmeister, Ludwig, Ueber Contagium, Miasma u. contagiös-miasmat. Krankheiten nach den Begriffsbestimmungen d. med. Schule. (K. Ges. d. Aerzte.) Wien. med. Wchnschr. XXIII.

Labus, Carlo, Laryngoskop. Beleuchtungsapparat. Gass. Lomb. 51.

Lithiasis s. VIII. 6. Ritter; 8. Bruzelius, Gee, Yeo. XII. 9. Harnblasensteine.

Lorent, Hermann, Beitrag zur Lehre vom Pulse in fieberhaften Krankheiten. Inaug.-Diss. Strassburg. J. H. E. Heitz, Univ.-Buchdr. 8. 36 S. mit 12 Taf.

Mahomed, F. A., Ueber die physiolog. u. klin. Anwendung des Sphygmographen. Med. Times and Gas. Nov. 1. 29.

McVail, D. C., Ueber die Ursachen des Dikrotismus. Med. Times and Gas. Dec. 20. p. 704.

Mermagen, Die Laryngoskopie auf der Weltausstellung. Wien. med. Wchnschr. XXIII. 43—46.

Modrzejewski, E., Zur Kenntniss der amyloiden Substanz. Arch. f. experim. Pathol. u. Pharmakol. I. 6. p. 436.

Mosengeil, C. v., Ueber specifische Energie des Temperaturorganes, Wahrnehmungen während eines Fiebers bei Wundinfektion. Arch. f. klin. Chir. XV. 3. p. 755.

Niemeyer, P., Grundriss der Perkussion u. Auskultation nebst einem Index sämmtl. In- u. ausländ. Kunstausdrücke. 2. Aufl. Erlangen. Enke. gr. 8. XVI u. 131 S. mit 27 eingedr. Holzschn. ¾ Thlr.

Niemeyer, Paul, Kritisches zur Technik der mittelbaren Perkussion. Deutsche Klinik 44.

Ogle, John W., Ueber den Einfl. des Nervensystems auf die Knochen. St. George's Hosp. Rep. VI. p. 265.

Perls, M., Zur Unterscheidung zwischen Pettinfiltration u. fettiger Degeneration. Med. Centr.-Bl. XI. 51.

Piek, Eugen, Ueber die durch sensible Reizung hervorgerufene Innervation der Gefässe, normaler u. entzündeter Gewebe. Arch. f. Anat., Physiol. u. wiss. Med. 1. p. 103.

Poore, Geo. Vivian, Ueber küenstl. Verstärkung der Auskultationsgeräusche an der Brust. Clin. Soc. Transact. V. p. 66.

Ribeiro, Manoel Ferreir, Ueber Schlafkrankheit. Gas. de Par. 46. p. 542.

Robin, Ch., Ueber Exsudation u. Exsudate. Journ. de l'Anat. et de la Physiol. IX. 6. p. 626. Nov. et Déc.

Salter, John H., Fall von fast gänzl. Mangel der Muskulatur. Lancet II. 26; Dec.

Sanders, William R., Ueber die Methode der klin. Untersuchung. Edinb. med. Journ. XIX. p. 429. [Nr. CCXXI.] Nov.

Sanderson, J. Burdon, Ueber infektiöse Wirkung des Exsudates bei akuter Entzündung. Med.-chir. Transact. LVI. p. 345. — Wien. med. Jahrbb. III. p. 368.

Schulte, Theodor, Ueber die Ausscheidungsverhältnisse der an Alkalien u. Erden gebundenen Phosphorsäure durch den Harn in fieberhaften Zuständen. Inaug.-Diss. Marburg. 8. 31 S.

Smart, Ueber die Epidemien in den JJ. 1872—1873. Lancet II. 24; Dec.

Stockton-Hough, John, Ueber die Verschiedenheit der Körpertemperatur beim männl. u. weibl. Geschlecht. Philad. med. Times IV. 106; Nov.

Thin, George, n. Gessaldo Clementi, Experimentaluntersuchungen über putride Infektion. Il Morgagni XV. 10. p. 673.

Todesfälle, plötzliche, s. VIII. 4. Dayman, Hayem, Isham. X. Cordwent. XII. 2. Gillet. XVII. Liouville.

Uhle s. Wagner, Handbuch der allgemeinen Pathologie. 6. verm. Aufl. Herausg. von Ernst Wagner. Leipzig. O. Wigand. gr. 8. XVI u. 901 S. 4 Thlr.

Wiebecke, Ueb. Infektionskrankheiten. Vjhrschr. f. gerichtl. Med. N. F. XIX. 2. p. 366. Oct.

Winiwarter, Felix v., Der Widerstand der Gefässwände im normalen Zustande u. während der Entzündung. [Sitz.-Ber. d. k. Akad. d. Wiss. LXVIII. 3; Juli.] Wien. Gerold's Sohn. Lex.-8. 5 S. mit 1 Tafel. 9 Gr.

Wolff, Max, Zur Bakterienfrage. Virchow's Arch. LIX. 1. p. 145.

Young, A, Ueb. Absorption an eiternden Flächen. Amer. Journ. N. S. CXXII. p. 575. Oct.

Zielonko, J., Ueber die Entstehung u. Proliferation von Epithelien u. Endothelien. Med. Centr.-Bl. XI. 56.

S. a. I. Ewald, Hardy, Laking, Stein. III. 3. Ransome. XII. 3. Fromüller. XV. Bäume.

Ueber die pathologische Anatomie einzelner Organe s. VII. VIII. IX. X. XII. 9. XII. 5. XII. 6. XII. 8. XII. 9. XIII. XIV. XV. XVI. XVIII.

3) Allgemeine Therapie.

Adspiration, Methode der med. Verwendung. Med. Times and Gas. Oct. 25. p. 466; Nov. 1. 8. p. 499. 595. Vgl. a. XII. 12.

Atkinson, F. Page, Ueber Gebrauch u. Missbrauch der Abführmittel. Edinb. med. Journ. XIX. p. 404. [Nr. CCXXI.] Nov.

Baum, S., Ueber Hydrotherapie. (Allg. Poliklin. in Wien, Abtheil. d. Dr. Winternitz.) Wien. med. Presse XIV. 43. 47.

Bouchard, Modificirtes Adspirationsinstrument. Rec. de mém. de méd. etc. milit. 3. Sér. XXIX.* p. 500. Sept. et Oct.

Brunton, T. Lauder, Ueber die Wirkung vereinigt gegebener Arzneimittel auf den Organismus. Journ. of Anat. and Physiol. VIII. [2. S. Nr. XIII.] p. 95. Nov.

Ciccone, Vincenzo, Ueber die Zukunft der Therapie. Il Raccoglitore med. XXXVI. 36. p. 537. Déc.

Cohen, J. Solis, Ueber Hausmittel. Philad. med. Times IV. 110; Dec.

Hartelius, T. J., Ueber Heilgymnastik. Hygiea XXXV. 6. S. 809.

Heilgymnastik s. VIII. 4. Nycander. XIX. 3. Hartelius, Hewetson, Milo.

Hewetson, H. Bendelack, Ueber gymnast. Uebungen, deren Anwendung u. Missbrauch. Lancet II. 22; Nov.

Karst, Injektionen von defibrinirtem Blute in das subcutane Bindegewebe. Berl. klin. Wchnschr. X. 49.

Kerschensteiner, J., Ueber öffentl. Gesundheitspflege. Der Heilmittelschatz der Gegenwart. 2 Vorträge. Augsburg. Lampart u. Comp. 8. 26 S. ½ Thlr.

Klimakuren s. VI. VIII. 5. *Cazalas*.

Lee, R. J., Zur Inhalationstherapie. St. George's Hosp. Rep. VI. p. 91.

Leeper, William Waugh, Ueber Behandlung d. Epistaxis. Dubl. Journ. LVI. p. 364. [3. S. Nr. 33.] Nov.

Letheby, H., Ueber die richtige Anwendung der Desinfektionsmittel. Med. Times and Gas. Nov. 1. S.

Libermann, Ueber die diagnost. u. therapeut Bedeutung der Adspiration. Rec. de mém. de méd. etc. milit. 3. Sér. XXIX. p. 465. Sept. et Oct.

Luton, A., Ueber subcutane Injektionen. Arch. gén. 6. Sér. XXII. p. 533. Nov.

Milo jun., J. G., Gymnastik zur Heilung von Missbildungen u. andern chron. Gebrechen. Nederl. Tijdschr. 1. Afd. 41. p. 629. Nov.

Mosler, Fr., Ueber den Nutzen der Einführung grösserer Mengen von Flüssigkeit in den Darmkanal bei Behandlung innerer Krankheiten. Berl. klin. Wchnschr. X. 45.

Peacock, Thomas B., Ueber den günstigen Einfluss von Seereisen auf einige Krankheiten. Med. Times and Gas. Dec. 20. 27.

Schmidt, Carl, Zur chines. Diätetik u. Pharmakologie. Dorp. med. Ztschr. IV. 3 u. 4. p. 372.

Senator, H., Ueber antifebrile Mittel u. Methoden. (Berl. med. Ges.) Berl. klin. Wchnschr. X. 44. p. 530. Vgl. a. 48. p. 576.

Subcutane Injektionen s. V. 2. *Drasche*, *Menzel*. 1. 2. c. *Rossander*, *Stoppani*; 2. c. *Bartholow*; 3. f. *Hasper*, *Massart*; 9. *Dominguez*. XIII. *Burrows*. XI. 3. *Luton*.

Waldenburg, L., Ueber die mechan. Wirkung des transportablen pneumat. Apparates auf Herz u. Blutcirkulation. Berl. klin. Wchnschr. X. 46. 47.

Warren, Frederick, Apparat zur Eisbereitung. Lancet II. 18; Nov. p. 647.

Willbrand, L., Vereinfachte Methode zur gewaltsamen Injektion grösserer Flüssigkeitsmengen in den Darmkanal. Berl. klin. Wchnschr. X. 49.

Williams, Charles J. B., Ueber die akust. Verhältnisse der Stethoskope u. Hörrohre. (Royal med. and chir. Soc.) Lancet II. 19; Nov. p. 664.

Wolter, Herm., Ueber das Ferrum candens als sogen. Derivans. Inaug.-Diss. Bonn. 8. 30 S.

s. a. IV. Brooks. V. 2. *Anästhetika*; 3. *Elektrotherapie*. XIX. 2. *Laryngoskopie*.

4) Med. Geographie, Statistik, Geschichte, Bibliographie und Biographie.

Bartholow, Robert, Der Arzt in der modernen Novelle. The Clinic V. 23. p. 265. Dec.

Bericht des k. k. Krankenhauses Wieden zu Wien vom J. 1871. Wien. Druck d. k. k. Hof- u. Staatsdruckerei. 8. 369 S. mit 1 Tabelle u. 2 Plänen.

Bericht der kais. Krankenanstalt Rudolph-Stiftung in Wien vom J. 1871. Wien. Druck d. k. k. Hof- u. Staatsdruckerei. 8. 265 S.

Besnier, Ernest, Bericht über die herrschenden Krankheiten zu Paris im Juli, Aug. u. Sept. 1873. L'Union 133. 134.

Brohns, C., Resultate aus den meteorologischen Beobachtungen, angestellt an den 24 k. sächs. Stationen im J. 1870. 7. Jahrg. Leipzig. Teubner. gr. 4. V u. 85 S. 1½ Thlr.

Congress, internationaler medicinischer zu Wien. Oesterr. Ztschr. f. prakt. Heilk. 43. 45. 47. 48. — Wien. med. Presse XIV. 43—46.

Creissel, A., Med. Topographie von Ouargla (Oase in Algerien). Rec. de mém. de méd. etc. milit. 3. Sér. XXIX. p. 337. Juillet et Août.

Friedländer, Ludwig, Ueber die Aerzte u. die ärztl. Praxis im kaiserl. Rom. Berl. klin. Wchnschr. X. 49. 50. 51.

Fröllch, Bericht über die Sterblichkeit in Stuttgart für Aug., Sept., Oct. 1873. Würtemb. Corr.-Bl. XLIII. 32. 35. 37.

Hoffmann's med. Führer durch Wien, dessen Unterrichts-, Sanitäts- u. Humanitäts-Anstalten, nebst allen einschläg. Gesetzen u. einer vollständ. Uebersicht des med. Lehrkörpers u. sämmtl. Sanitätspersonen. Wien. Czermak. 8. XI u. 256 S. 1⅓ Thlr.

Katharinenhospital zu Stuttgart, Bericht über das Verwaltungsjahr vom 1. Juli 1872 bis 30. Juni 1873. Würtemb. Ärztl. Corr.-Bl. XLIII 36—38.

Laségne, Ch., u. S. Duplay, Ueber den amerikan. Krieg vom med. u. chirurg. Standpunkte. Arch. gén. 6. Sér. XXII. p. 707. Déc.

Majer, Carl, Die Sterblichkeit in München, Nürnberg u. Augsburg während der Jahre 1871 u. 1872. Bayer. ärztl. Intell.-Bl. XX. 46. 47.

Marine, kais. deutsche, statistische Uebersicht der in derselben vorgekommenen Krankheits-, Unbrauchbarkeits-, Invaliditäts- u. Sterblichkeits-Verhältnisse im 1. Halbj. 1873. Mon.-Bl. f. med. Statistik 12.

Medicin, auf der Weltausstellung. Oesterr. Ztschr. f. prakt. Heilk. XIX. 43—45. 46. 50—52.

Mortalität in Constantinopel. Deutsche Klin. 46.

Mortalitäts-Statistik der Gemeinden Nesse, Mettmann, Duisburg. Niederrhein. Corr.-Bl. f. öff. Gesundhpfl. II. 20. 24.

Poulet, V., Statist. Untersuchungen üb. die Sterblichkeit zu Plancher-les-Mines seit einem Jahrhundert. Gas. de Par. 42. 49. 50. 52.

Sachs, Zur Einführung der Mortalitätsstatistik. Deutsche Vjhrschr. f. öff. Gesundhpfl. V. 4. p. 513.

Stadelmayer, Bericht über die im 1. Quart. 1872 ärztl. behandelten Unterofficiere u. Soldaten der bayer. Armee. Bayer. ärztl. Intell.-Bl. XX. 35—38.

Stockton-Hough, John, Ueber d. Einfluss der Heimath (Eingeborene oder Eingewanderte) der Eltern auf die Fruchtbarkeit u. das Verhältnis der Geschlechter bei den Kindern. Philad. med. Times IV. 113; Dec.

Vacher, L., Ueber den Gesundheitszustand u. die Sterblichkeit in Paris im J. 1872. Gas. de Par. 41.

Wilhelmi, Barnim Felix, Statistik der Taubstummen des Reg.-Bez. Magdeburg, nach d. Volkszählung von 1871 (pro 1871). Mon.-Schr. f. med. Statistik 11.

S. a. VIII. 3. a. Hunter, Tholosan; 3. d. Solti; 10. Lancereaux, *Syphilis*. XVII. *Mortalitätsstatistik*.

D. Miscellen.

Satzungen des deutschen Vereins für öffentliche Gesundheitspflege.

§ 1. *Zweck des Vereins* ist die praktische Förderung der Aufgaben der öffentlichen Gesundheitspflege. Zur Erreichung dieses Zweckes soll eine jährlich wiederkehrende Versammlung alle diejenigen Männer vereinigen, die auf wissenschaftlichem oder technisch-praktischem Gebiete oder als Verwaltungsbeamte der öffentlichen Gesundheitspflege ihre Theilnahme zuwenden.

§ 2. Zur *Mitgliedschaft* ist Jeder berechtigt, der Interesse an öffentlicher Gesundheitspflege hat und den festgesetzten Jahresbeitrag zahlt. — Der Jahresbeitrag beträgt 2 Thlr.; er ist bei Empfangnahme der Mitgliedskarte zu entrichten. Jedes Mitglied ist berechtigt, an allen Versammlungen u. Abstimmungen des Vereins Theil zu nehmen und erhält einen Abdruck der Verhandlungen der Versammlungen.

§ 3. Eine *Versammlung* des Vereins findet in der Regel einmal im Jahre statt. Ausserordentliche Versammlungen können berufen werden, wenn es der Ausschuss (§ 7) für zweckmässig hält oder wenn 20 Mitglieder es verlangen. Zutritt zu den Versammlungen haben nur die Mitglieder gegen Vorzeigung ihrer Mitgliedskarte.

§ 4. Die Verhandlungen der Versammlungen leitet ein *Vorsitzender*, der in der ersten Sitzung von den anwesenden Mitgliedern gewählt wird. Derselbe ernennt 2 Stellvertreter, sowie 2 Schriftführer u. setzt die Tagesordnung jeder Sitzung fest.

Er ist als solcher auch leitender Vorsitzender des Ausschusses (§ 7) für das Jahr bis zur nächsten Versammlung.

§ 5. Bei allen *Beschlüssen* der Versammlung, sowie bei Wahlen entscheidet die einfache Stimmenmehrheit der anwesenden Mitglieder. Bei Stimmengleichheit giebt die Stimme des Vorsitzenden den Ausschlag.

§ 6. Alle *Anträge* an die Versammlung sind dem Vorsitzenden schriftlich mitzutheilen.

§ 7. Vor dem Schlusse einer jeden Versammlung wird für das nächste Geschäftsjahr ein *Ausschuss* gebildet; derselbe besteht aus:

1) dem Vorsitzenden der Versammlung (§ 4),

2) fünf für das Jahr bis zur nächsten Versammlung gewählten Mitgliedern,

3) einem stimmberechtigten *ständigen* Sekretär, welche von dem Ausschusse zu wählen und zu engagiren ist.

Der Ausschuss mit Ausschluss des Vorsitzenden und des ständigen Sekretärs wird von der Jahresversammlung durch schriftliche Abstimmung gewählt.

Der Ausschuss setzt seine Geschäftsordnung selbst fest.

Der Ausschuss sorgt für die Ausführung der von der Versammlung gefassten Beschlüsse, er bestimmt Zeit und Ort der nächsten Versammlung, erlässt die Einladungen dazu, bereitet die Versammlung vor, bestimmt die Tagesordnung, vorbehaltlich etwaiger von der Versammlung beliebter Aenderungen, er ernennt für die einzelnen Gegenstände der Tagesordnung Referenten, event. Correferenten, er nimmt Beitrittserklärungen neuer Mitglieder entgegen, fertigt die Mitgliedskarten aus, empfängt die Beträge, bestreitet die Ausgaben und legt der nächsten Versammlung Rechnung ab; er beruft in den § 3 vorgesehenen Fällen ausserordentliche Versammlungen; er ergänzt sich selbst, falls eines oder mehrere seiner Mitglieder während des Geschäftsjahres ausscheiden.

§ 8. Zur Bearbeitung einzelner Fragen kann die Versammlung besondere *Commissionen* ernennen, die das Recht haben, sich weitere Mitglieder zu cooptiren. Diese Fragen sind dann auf die nächstjährige Tagesordnung zu setzen; der Vorsitzende der Commission hat dem Ausschuss vor der nächsten Versammlung über die Thätigkeit der Commission Mittheilung zu machen.

§ 9. *Abänderungen dieser Satzungen* können von der Versammlung durch einfache Stimmenmehrheit beschlossen werden, jedoch nur auf schriftlichen Antrag, der vier Wochen vor dem Zusammentritt der Versammlung dem Ausschuss mitgetheilt worden ist.

Anmeldungen zum Beitritt sind zu machen bei einem der Mitglieder des Ausschusses: Oberbürgermeister Hobrecht, Berlin (Vorsitzender); Oberbürgermeister Erhardt, München; Dr. med. Lent, Cöln; Geh. San.-R. Varrentrapp, Frankfurt a. M.; Geh. Oberbaurath Wiebe, Berlin; Oberbürgermeister v. Winter, Danzig; Dr. med. Alex. Spiess, Frankfurt a. M. (ständiger Sekretär).

Sach-Register.

(Die Zahlen beziehen sich auf die Seite.)

46

Namen-Register.

Druck von Walter Wigand in Leipzig.

INTELLIGENZBLATT

zu den
Jahrbüchern der In- und ausländischen gesammten Medicin.

№ 7.] Insertionsgebühren werden mit 1½ Ngr. für die gespaltene Petitzeile berechnet.
Schriften für das medizinische Publikum dürften nur durch unsere Jahrbücher am
schnellsten und erfolgreichsten bekannt gemacht werden. **[1873.**

Bei **Otto Wigand** in Leipzig ist erschienen und durch alle Buchhandlungen zu beziehen:

JAHRES-BERICHT

ÜBER DIE LEISTUNGEN

DER

CHEMISCHEN TECHNOLOGIE

für das Jahr

1872.

Herausgegeben

von

Rudolf Wagner

Dr. der Staatswirthschaft und der Philosophie, ordentl. öffentl. Professor der Technologie an der k. Universität Würzburg.

XVIII. oder Neue Folge III. Jahrgang.

Mit 94 Holzschnitten.

5 Thlr.

Leipzig, Walter Wigand's Buchdruckerei.

Bei Otto Wigand in Leipzig ist erschienen und durch alle Buchhandlungen zu beziehen:

JAHRES-BERICHT
ÜBER DIE LEISTUNGEN
DER

CHEMISCHEN TECHNOLOGIE

für das Jahr

1872.

Herausgegeben

von

Rudolf Wagner

Dr. der Staatswirthschaft und der Philosophie, ordentl. öffentl. Professor der Technologie an der k. Universität Würzburg.

XVIII. oder Neue Folge III. Jahrgang.

Mit 94 Holzschnitten.

5 Thlr.

INTELLIGENZBLATT

zu den
Jahrbüchern der in- und ausländischen gesammten Medicin.

№ 9.]　Insertionsgebühren werden mit 1½ Ngr. für die gespaltene Petitzeile berechnet.
Schriften für das medicinische Publikum dürften nur durch unsere Jahrbücher am
schnellsten und erfolgreichsten bekannt gemacht werden.　[1873.

INTELLIGENZBLATT

zu den

Jahrbüchern der In- und ausländischen gesammten Medicin.

№ 10.] Insertionsgebühren werden mit 2½ Ngr. für die gespaltene Petitzeile berechnet. Schriften für das medicinische Publikum dürften nur durch unsere Jahrbücher am schnellsten und erfolgreichsten bekannt gemacht werden. **[1873.**

Für Aerzte.

Sammlung klinischer Vorträge

in Verbindung mit deutschen Klinikern

herausgegeben von Richard Volkmann, Professor in Halle.

Diese Sammlung, an deren Herausgabe sich eine grosse Zahl bedeutender Fachmänner betheiligt, bietet der ärztlichen Welt eine Reihe abgerundeter Vorträge über die wichtigsten Gegenstände aus allen Fächern der praktischen Medicin, welche in ihrem Ganzen von höchstens 100 Nummern die Hauptfragen der gesammten Pathologie erschöpfend behandeln.

Jeder Vortrag kostet einzeln 7½ Ngr., bei Subscription mit 5 Thlr. auf 30 hintereinander folgende Vorträge nur 5 Ngr.

Bereits erschien die I. u. II. Serie (Heft 1—80, 81—60), worüber ausführliche Verzeichnisse zu Diensten stehen, sowie Heft 61—64 (Heft 1—4 der III. Serie).

Alle Buchhandlungen nehmen Subscriptionen auf die beginnende III. Serie (Heft 61—90) wie auch Bestellungen auf die complete erste und zweite Serie und auf einzelne Vorträge an. Ausführliche Prospecte werden gratis geliefert.

Leipzig, im December 1873.

Breitkopf & Härtel.

☞ Für Aerzte. ☜

Soeben erschien:

DEUTSCHER MEDICINAL-KALENDER.
Unter Mitwirkung der Herren Prof. Bäumler, Dr. Acker, Prof. Michel, Prof. Hilger, Stabsarzt Dr. Port, Prof. Kämmerer herausgegeben von Dr. Carl Martius, kgl. Bezirksarzt in Nürnberg.
Erster Jahrgang. 1874. geb. Preis 1 Thlr. — 1 fl. 48 kr.

HOFFMANN, Prof. Dr. Carl Ernst Emil, Die Körperhöhlen des Menschen und ihr Inhalt. Nebst Anleitung zu ihrer Eröffnung und Untersuchung. Zweite Auflage.
Mit 16 farbigen Tafeln und 16 Holzschnitten.
Preis 6 Thlr. 27½ Sgr. — 12 fl. rh.

ZIEMSSEN, Prof. Dr. Hugo von, Pharmacopoea clinici Erlangensis. Kurze Anleitung zur Ordination der wichtigsten Arzneimittel. Mit besonderer Rücksicht auf die Armenpraxis für klinische Praktikanten und angehende Armenärzte zusammengestellt. Zweite Auflage. gebunden und mit Schreibpapier durchschossen.
Preis 26 Sgr. — 1 fl. 36 kr.

Verlagsbuchhandlung von Eduard Besold in Erlangen.

Bei August Hirschwald in Berlin erschien soeben und ist durch alle Buchhandlungen zu beziehen:

Archiv für Psychiatrie und Nervenkrankheiten.

Herausgegeben von den Professoren
B. Gudden, E. Leyden, L. Meyer, Th. Meynert, C. Westphal.

IV. Band. 2. Heft.
Gr. 8. Mit 5 lithogr. Tafeln. Preis 2 Thlr. 10 Sgr.

Verlag der H. Laupp'schen Buchhandlung in Tübingen.

So eben erschien und ist in allen Buchhandlungen zu haben:

Klinik der Brustkrankheiten
von
Dr. Hermann Lebert,
Professor an der Universität Breslau.

2 Bände (100 Bogen).

gr. 8. I. Band I. & II. Hälfte. Preis Rthlr. 4. 20.

Keine Literatur hat bis jetzt ein ähnliches Werk über die Krankheiten der Athmungsorgane und ihrer Behandlung aufzuweisen, und darf daher solches wohl bei der hohen Wichtigkeit dieses Krankheitsgebietes als unentbehrlich für jeden praktischen Arzt bezeichnet werden. — Vom 2. Band erscheint die 1. Hälfte im Laufe des Dezembers 1873 und folgt der Schluss des ganzen Werkes ganz sicher zu Anfang des Jahres 1874.

Verlag von August Hirschwald in Berlin.
(Durch alle Buchhandlungen zu haben.)

Archiv für Psychiatrie und Nervenkrankheiten. Herausgegeben von den Professoren B. Gudden (Zürich), E. Leyden (Strassburg), L. Meyer (Göttingen), Th. Meynert (Wien) und C. Westphal (Berlin). Redigirt vom Prof. Dr. C. Westphal. IV. Band. 2. Heft. Mit 4 lithogr. Tafeln. 1873. 2 Thlr. 10 Sgr.

Bigelow, Dr. H. J., Mechanismus der Luxationen und Fracturen im Hüftgelenk. Ins Deutsche übersetzt von Dr. E. Pochhammer. gr. 8. Mit 52 Holzschnitten. 1873. 1 Thlr. 15 Sgr.

Eichwald, Prof. Dr. E., Beiträge zur Chemie der gewebbildenden Substanzen und ihrer Abkömmlinge. I. gr. 8. 1873. 1 Thlr. 25 Sgr.

Friedreich, Prof. Dr. N., Ueber progressive Muskelatrophie, über wahre und falsche Muskelhypertrophie. 4°. Mit 11 Tafeln. 1873. 7 Thlr. 10 Sgr.

Klebs, Prof. Dr. E., Handbuch der pathologischen Anatomie. IV. Lieferung. Geschlechtsorgane. I. gr 8. Mit 32 Holzschnitten. 1873. 2 Thlr.

Simon, Dr. O., Die Localisation der Hautkrankheiten. Histologisch und klinisch bearbeitet. gr. 8. Mit 5 Tafeln. 1873. 1 Thlr. 26 Sgr.

Bei Otto Wigand in Leipzig ist erschienen und durch alle Buchhandlungen zu beziehen:

JAHRES-BERICHT

ÜBER DIE LEISTUNGEN

DER

CHEMISCHEN TECHNOLOGII

für das Jahr

1872.

Herausgegeben

von

Rudolf Wagner

Dr. der Staatswirthschaft und der Philosophie, ordentl. öffentl. Professor der Technologie an der k. Universität Würzburg.

XVIII. oder Neue Folge III. Jahrgang.

Mit 94 Holzschnitten.

5 Thlr.

Handbuch

der

chemischen Technologie

zum Gebrauche bei Vorlesungen

an Universitäten, technischen Hoch- und Mittelschulen,

sowie zum

Selbstunterrichte für Chemiker, Techniker, Apotheker, Verwaltungsbeamte und Gerichtsärzte.

Von Rudolf Wagner,

Doktor der Staatswissenschaften u. d. Philosophie, königl. bayer. Hofrath, ordentl. öffentl. Prof. d. chem. Technologie an der staatswissenschaftlichen Facultät der königl. Julius-Maximilians-Universität in Würzburg.

Neunte Auflage.

Lex.-8. 1873. Preis 4 Thlr.

Die Chemie

fasslich dargestellt

nach dem neuesten Standpunkte der Wissenschaft

für

Studierende der Naturwissenschaften, der Medicin und der Pharmacie,

sowie

zum Gebrauche an Gewerb- und Realschulen.

Von

Prof. Dr. Rudolf Wagner.

Sechste umgearbeitete Auflage.

Mit 69 Holzschnitten.

Preis 2 Thlr.

Leipzig, Walter Wigand's Buchdruckerei.

INTELLIGENZBLATT

zu den

Jahrbüchern der in- und ausländischen gesammten Medicin.

№ **11.]**

Insertionsgebühren werden mit 1½ Ngr. für die gespaltene Petitzeile berechnet.
Schriften für das medicinische Publikum dürften nur durch unsere Jahrbücher am
schnellsten und erfolgreichsten bekannt gemacht werden.

[1873.

JAHRES-BERICHT

ÜBER DIE LEISTUNGEN

DER

CHEMISCHEN TECHNOLOGIE

für das Jahr

1872.

Herausgegeben

von

Rudolf Wagner

Dr. der Staatswirthschaft und der Philosophie, ordentl. öffentl. Professor der Technologie an der k. Universität Würzburg.

XVIII. oder Neue Folge III. Jahrgang.

Mit 94 Holzschnitten.

5 Thlr.

Handbuch

der

chemischen Technologie

zum Gebrauche bei Vorlesungen

an Universitäten, technischen Hoch- und Mittelschulen,

sowie zum

Selbstunterrichte für Chemiker, Techniker, Apotheker, Verwaltungsbeamte und Gerichtsärzte.

Von **Rudolf Wagner,**

Doktor der Staatswissenschaften u. d. Philosophie, königl. bayer. Hofrath, ordentl. öffentl. Prof. d. chem. Technologie an der staatswissenschaftlichen Facultät der königl. Julius-Maximilians-Universität in Würzburg.

Neunte Auflage.

Lex.-8. 1873. Preis 4 Thlr.

Leipzig, Walter Wigand's Buchdruckerei.

INTELLIGENZBLATT

zu den
Jahrbüchern der in- und ausländischen gesammten Medicin.

№ 12. | Insertionsgebühren werden mit 1½ Ngr. für die gespaltene Petitzeile berechnet. Schriften für das medicinische Publikum dürften nur durch unsere Jahrbücher am schnellsten und erfolgreichsten bekannt gemacht werden. | **[1873.**

Bei Otto Wigand in Leipzig ist erschienen und durch alle Buchhandlungen zu beziehen:

JAHRES-BERICHT
ÜBER DIE LEISTUNGEN
DER

CHEMISCHEN TECHNOLOGIE
für das Jahr

1872.

Herausgegeben
von

Rudolf Wagner
Dr. der Staatswirthschaft und der Philosophie, ordentl. öffentl. Professor der Technologie an der k. Universität Würzburg.

XVIII. oder Neue Folge III. Jahrgang.

Mit 94 Holzschnitten.

5 Thlr.

Handbuch
der

chemischen Technologie
zum Gebrauche bei Vorlesungen
an Universitäten, technischen Hoch- und Mittelschulen,
sowie zum
Selbstunterrichte für Chemiker, Techniker, Apotheker, Verwaltungsbeamte und Gerichtsärzte.

Von Rudolf Wagner,
Doktor der Staatswissenschaften u. d. Philosophie, königl. bayer. Hofrath, ordentl. öffentl. Prof. d. chem. Technologie
an der staatswissenschaftlichen Facultät der königl. Julius-Maximilians-Universität in Würzburg.

Neunte Auflage.
Lex.-8. 1873. Preis 4 Thlr.

Die Chemie
fasslich dargestellt

nach dem neuesten Standpunkte der Wissenschaft
für
Studierende der Naturwissenschaften, der Medicin und der Pharmacie,
sowie
zum Gebrauche an Gewerb- und Realschulen.

Von
Prof. Dr. Rudolf Wagner.

Sechste umgearbeitete Auflage.

Mit 69 Holzschnitten.

Preis 2 Thlr.

Leipzig, Walter Wigand's Buchdruckerei.

www.ingramcontent.com/pod-product-compliance
Lightning Source LLC
Chambersburg PA
CBHW021940220326
41599CB00011BA/929